# TRAITÉ

## ELÉMENTAIRE ET PRATIQUE

### DES

# MALADIES MENTALES

SUIVI

DE CONSIDÉRATIONS PRATIQUES SUR L'ADMINISTRATION
DES ASILES D'ALIÉNÉS

PAR

## H. DAGONET

PROFESSEUR AGRÉGÉ A LA FACULTÉ DE MÉDECINE DE STRASBOURG, MÉDECIN EN CHEF DE L'ASILE
PUBLIC D'ALIÉNÉS DE STÉPHANSFELD (BAS-RHIN), MEMBRE TITULAIRE ET CORRESPONDANT
DE PLUSIEURS SOCIÉTÉS SAVANTES

Accompagné d'une carte statistique des établissements d'aliénés de l'empire français

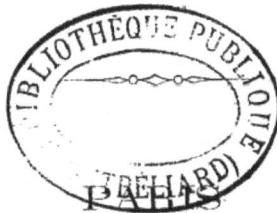

## J. B. BAILLIÈRE ET FILS

LIBRAIRES DE L'ACADÉMIE IMPÉRIALE DE MÉDECINE, RUE HAUTEFEUILLE, 19

LONDRES | MADRID

H. BAILLIÈRE, RÉGENT-STREET, 219 | C. BAILLY-BAILLIÈRE, PLAZA DEL PRINCIPE ALFONZO, 13

1862

# TRAITÉ ÉLÉMENTAIRE ET PRATIQUE

DES

# MALADIES MENTALES

STRASBOURG,

IMPRIMERIE DE VEUVE BERGER-LEVRAULT, RUE DES JUIFS, 26.

# INTRODUCTION.

L'ouvrage que nous soumettons à l'indulgente appréciation de nos lecteurs, est le résultat d'une expérience acquise, pendant un grand nombre d'années, au milieu d'importants établissements d'aliénés; il est aussi le résumé succinct des écrits nombreux qui ont été publiés dans ces derniers temps sur l'aliénation mentale, tant en France qu'à l'étranger.

Tous nos efforts ont eu pour but d'exposer, d'une manière aussi complète et aussi exacte que possible, l'état actuel de la science sur l'une des affections les plus complexes et, sans doute, les plus difficiles à bien étudier. Attaché, comme professeur agrégé, à une Faculté de médecine, dont l'enseignement se distingue par un esprit essentiellement pratique, nous avons cherché à ne pas nous écarter des excellentes traditions de cette école, et nous nous sommes placé, pour la rédaction de notre travail, au point de vue purement médical et exclusivement pratique.

Nous avons voulu que cette œuvre, pour laquelle nous n'avons épargné ni soins, ni peines, puisse être un guide, si nécessaire aujourd'hui, non-seulement pour le médecin, que la clientèle éloigne d'une étude en quelque sorte exclusive, mais encore pour celui qui veut se consacrer à la spécialité des maladies mentales.

1

Dans cette intention, nous nous sommes efforcé de recueillir, sous une forme concise, toutes les notions qui se rapportent à l'aliénation mentale, et qu'il est à peu près impossible d'acquérir, lorsqu'on ne peut joindre, à des recherches souvent pénibles, une longue et patiente observation.

Si nous avons émis de temps à autre des idées qui nous sont propres et une manière de voir qui nous est personnelle, nous n'avons cependant pas eu la prétention de chercher à faire une œuvre originale. Nous avons seulement voulu donner un travail utile, et nous nous sommes, en conséquence, appliqué à laisser de côté tout ce qui n'était pas marqué au coin de la description exacte et de l'exposition scientifique.

Tant de systèmes se sont déjà produits, tant de théories ont surgi, à propos de l'aliénation mentale, que nous ne nous sentons pas le courage d'essayer d'en grossir le nombre et d'ajouter encore à la confusion qui, depuis quelques années, tend à se faire, à propos de cette science.

Nous le répétons, nous n'avons d'autre but, nous n'ambitionnons d'autre mérite que celui d'être un narrateur exact, un historien fidèle; nous voulons, en quelque sorte, dresser l'inventaire de la science, établir son niveau, et faire profiter de nos recherches ceux de nos confrères, pour lesquels l'étude de l'aliénation resterait nécessairement peu familière, et serait, par conséquent, environnée d'une profonde obscurité.

Notre époque présente, au moins pour ce qui concerne l'aliénation mentale, une singulière et bien regrettable tendance; on dirait qu'il existe comme une sorte de réaction contre tout ce qui est de simple observation et d'application essentiellement médicale.

On se plait aujourd'hui à douter de la médecine, de son intervention; le scepticisme envahit les intelligences les mieux organisées; l'esprit de recherche est poussé à ses dernières limites; on se met à la poursuite de l'*ultima ratio*; on veut, à tout prix, connaître la nature intime, la cause dernière, le mécanisme, pour ainsi dire, de chaque phénomène qui vient à se produire, et l'on ne s'aperçoit pas que l'on quitte le terrain de la science, et que l'on met à la place des faits l'explication théorique.

C'est ainsi que l'on arrive à dénaturer les phénomènes les plus simples, à obscurcir et à encombrer de plus en plus le champ que Pinel, Esquirol, et quelques autres observateurs distingués, ont eu tant de peine à débarrasser. Nous n'essayerons pas, on le comprend, de nous aventurer dans une voie si peu sûre, d'ailleurs si brillamment exploitée par quelques-uns de nos savants confrères; nous envisagerons seulement l'étude de l'aliénation mentale comme science d'observation, et nous examinerons les phénomènes qui la caractérisent, au point de vue surtout de leurs rapports avec l'application thérapeutique, but suprême de la science médicale.

Les maladies mentales, dit Moreau de Sarthes, comme les maladies corporelles, se présentent rarement dans un état de simplicité qui permette, dans la pratique habituelle, de les rapporter ainsi à des espèces distinctes, à des types dont il est bien plus fréquent de rencontrer des combinaisons et des mélanges. (Encyclopédie méth., t. IX, p. 141.)

Certes, il est difficile en médecine, et particulièrement pour la pathologie mentale, de créer une classification tellement parfaite qu'elle comprenne toutes les variétés, toutes les nuances que le délire de la folie peut engendrer. Quels seront les signes différentiels auxquels nous devrons nous rattacher? Est-il possible, dit M. le Dr Lisle, dans l'état actuel de la science, de faire une bonne classification de la folie? Ce n'est pas, ajoute cet auteur, que nous manquions, ni de théories, ni de classifications; loin de là, chacun a voulu faire la sienne. Lorsqu'on relit avec attention tout ce qui a été écrit sur la matière, il est impossible de comprendre pourquoi on a dépensé tant d'efforts d'imagination et de style, pour en arriver toujours à refaire la classification de Pinel et d'Esquirol. (Essai de classification médicale, 1861.)

Sans doute, cette classification n'est pas à l'abri de reproches.

Esquirol lui-même, comme le fait judicieusement observer le
D<sup>r</sup> Lisle, qui l'avait adoptée, propagée, autant qu'il était en lui,
et qui l'a toujours défendue contre les attaques de ses élèves et
de ses émules, ne s'en cache pas cependant. Après avoir énuméré dans son premier chapitre ce qu'il appelle les formes générales de la folie, il ne craint pas d'ajouter :

« Ces formes, qui ont servi de base à la classification de Pinel, expriment le caractère générique de l'aliénation mentale;
étant communes à beaucoup d'affections mentales, d'origine,
de nature, de traitement, de terminaisons bien différentes,
elles ne peuvent caractériser les espèces et les variétés qui se
reproduisent avec des nuances infinies. L'aliénation peut affecter
successivement et alternativement toutes les formes : la monomanie, la manie, la démence s'alternent, se remplacent, se
compliquent, dans le cours d'une maladie, chez un seul individu.
C'est même ce qui a engagé quelques médecins à rejeter toute
distinction et à n'admettre dans la folie qu'une seule et même
maladie qui se masque sous des formes variées. Je ne partage pas une semblable manière de voir, et je regarde les
genres dont je viens de parler comme trop distincts pour pouvoir jamais être confondus.» (Esq., Des maladies mentales, t. I,
p. 24.)

Est-il besoin de rappeler, comme le fait observer M. Baillarger
(Archives cliniques, n° 1), que depuis longtemps déjà on a nié
l'existence de la monomanie, et que tout récemment un médecin
distingué, dans un ouvrage classique, vient de supprimer la manie
et la mélancolie. On me reprochera, sans doute, dit M. Morel,
de rayer deux formes essentielles généralement adoptées : la
*manie* et la *mélancolie.* Mais j'ai déjà fait observer que la manie
(exaltation) et la mélancolie (dépression), sont des symptômes que
l'on rencontre dans toutes les variétés de la folie, et qui, par
conséquent, ne constituent pas des formes essentielles. «L'auteur, ajoute M. Baillarger, était déjà de ceux qui n'admettent
pas la monomanie, de sorte qu'il ne resterait presque plus rien
des classifications de Pinel et d'Esquirol. »

Nous ne parlerons pas ici des points de départ opposés, ni des données hypothétiques, plus irrationnelles les unes que les autres, au point de vue de traitement, comme à celui de l'étude pratique des maladies mentales, que l'on propose, pour renverser une classification qui a traversé près d'un siècle, qui a résisté à tous les efforts tentés contre elle, sans laquelle les progrès réalisés n'auraient pu se produire, et que l'on devrait plutôt s'attacher à perfectionner qu'à saper par la base.

Sans doute, la classification de Pinel et d'Esquirol, même avec les perfectionnements que l'expérience lui a fait subir, est insuffisante à caractériser et à classer certaines variétés de la folie.

Il existe, par exemple, des formes mixtes difficiles à distinguer d'une manière satisfaisante; on observe même, selon la juste remarque d'Esquirol, des transformations véritables d'une espèce d'aliénation dans l'autre.

On rencontre, dit M. Jules Falret, des états qui, sous certains rapports, participent des caractères des délires généraux, et qui, par certains autres côtés, se rapprochent des délires partiels; il en résulte que toute ligne de démarcation sérieuse devient impossible entre les délires généraux et les délires partiels.

On est alors obligé, pour rentrer dans la vérité de l'observation, d'employer ces expressions hybrides et contradictoires de *mélancolie maniaque* ou de *manie mélancolique,* auxquelles certains auteurs ont eu recours, pour dénommer ces états intermédiaires, si fréquents dans la pratique. (Annal. méd. psych., 1861, p. 154.)

Pour notre part, nous ne voyons pas un si grand inconvénient à employer, dans les circonstances que nous venons d'indiquer, ces dénominations qui indiquent le caractère complexe du trouble mental, en même temps qu'elles peuvent fournir des indications thérapeutiques spéciales.

N'observe-t-on pas, d'ailleurs, en pathologie, non-seulement de semblables transformations d'espèces différentes l'une dans l'autre, mais encore ces états complexes qui rendent nécessaire une désignation appropriée?

Et, pour ne citer que la pneumonie, ne doit-on pas admettre des distinctions, suivant qu'il existe telle ou telle complication; telles sont la broncho-pneumonie, la pleuro-pneumonie, etc.? Qui ne sait qu'une bronchite peut se compliquer d'emphysème, de pneumonie; qu'une gastralgie peut se transformer en une gastrite; celle-ci précéder, déterminer même le cancer de l'estomac, etc.? Ne sait-on pas, d'ailleurs, que cette transformation est dans la nature même, qu'elle est, en quelque sorte, le phénomène caractéristique de cette grande classe de maladies que l'on désigne sous le nom de *névroses*. L'extase, la catalepsie, le somnambulisme, viennent compliquer et remplacer alternativement les affections de cause hystérique. L'épilepsie elle-même se complique, ou s'accompagne des accidents nerveux les plus variables.

Quoi d'étonnant que les types essentiels de l'aliénation mentale, la manie, la monomanie, la lypémanie, la stupidité viennent se transformer l'une dans l'autre, et qu'ils se présentent, dans des cas, d'ailleurs, relativement exceptionnels, comme des formes mixtes, avec les caractères de l'une ou l'autre des principales manifestations, par lesquelles s'exprime la folie.

Ces difficultés de la science, ces nuances mal définies, ne suffisent certainement pas pour renverser la classification d'Esquirol. Celle-ci nous paraît satisfaire aux exigences de la science, et, nous le croyons, sans elle, on ne manquerait pas de retomber dans la plus déplorable confusion; nous reculerions au lieu d'avancer. La symptomatologie lui sert de base, comme cela a lieu pour une foule d'autres espèces admises en nosographie; les caractères sur lesquels elle repose sont connus, peu sujets à controverse, et les dénominations employées ne viennent pas à tout moment soulever des questions de principe. Les types admis par Esquirol, ceux qui plus tard ont dû être rattachés à sa classification, ont leur raison d'être; ils se distinguent les uns des autres, aussi bien par leurs phénomènes extérieurs, que par leurs modes d'évolution, leur durée et leur terminaison; ils

doivent donc être précieusement conservés, en ajoutant, toutefois, certaines modifications, que les travaux contemporains
peuvent indiquer et que réclame l'état actuel de nos connaissances.

Nous admettrons en conséquence les formes générales décrites par Esquirol pour l'aliénation mentale, telles sont :

La lypémanie (mélancolie des anciens), que caractérise le
délire partiel, délire roulant sur un objet, ou sur un petit
nombre d'objets, avec prédominance d'une passion triste et dépressive.

La monomanie, dans laquelle le délire est également partiel
et borné à un seul objet, ou à un petit nombre d'objets, avec
prédominance d'une passion gaie et expansive.

La manie, dans laquelle le délire s'étend sur toutes sortes
d'objets et s'accompagne d'excitation.

La démence, dans laquelle les malades déraisonnent, parce
que les organes de la pensée ont perdu leur énergie et la force
nécessaire pour remplir leurs fonctions.

L'imbécillité et l'idiotie, dans lesquelles les organes de l'intelligence n'ont jamais été assez bien conformés, pour que ceux
qui en sont atteints puissent raisonner justement. (Esquirol,
t. I, p. 22.)

Georget a admis, sous le nom de stupidité, une sixième forme
importante à conserver, au point de vue pratique.

Enfin, nous aurons à décrire, sous le nom de paralysie générale, avec tous les détails qu'elle comporte, une affection qui a
été l'objet, dans ces derniers temps, de nombreuses et intéressantes monographies.

L'expression de monomanie, comme devant caractériser une
affection opposée, dans ses principaux traits, à la lypémanie,
nous paraît, sans aucun doute, impropre, et nous voudrions
lui voir substituer celle de *mégalomanie*, déjà proposée par
d'autres auteurs ; la dénomination de monomanie pourrait
être réservée à quelques affections fort rares, aux délires im-

pulsifs et véritablement restreints. Nous reviendrons sur cette question dans le chapitre consacré à cette forme d'aliénation.

La manie se présente, elle aussi, sous des formes multiples, complexes, importantes à connaître, qu'Esquirol et d'autres auteurs ont à peine indiquées, et dont nous avons cherché à tracer les caractères principaux avec toute l'exactitude possible.

Enfin, la démence présente une physionomie spéciale et très-différente, suivant qu'elle survient comme une affection primitive, ou comme une affection secondaire. Dans les deux cas, il n'est pas sans importance d'en résumer les signes distinctifs.

Il ne saurait être ici question de rechercher la cause intime, la nature essentielle de la folie; nous n'entrerons à ce sujet dans aucune discussion philosophique, et nous laisserons de côté les développements d'un intérêt, pour nous fort médiocre, que réclamerait ce sujet. Quelle qu'elle soit, la cause qui a présidé au développement de l'une ou de l'autre des diverses formes de l'aliénation mentale, a nécessairement porté son action sur l'organe qui sert d'instrument à la pensée.

Passagère ou non, elle imprime au système cérébral une modification spéciale, en vertu de laquelle le jugement s'obscurcit, la volonté est opprimée, et l'expression des idées plus ou moins entravée. Pour peu que ce trouble persiste, il est rare qu'il ne donne pas lieu à des lésions organiques du cerveau, ou de ses enveloppes, facilement appréciables après la mort à nos moyens habituels d'investigation.

« L'étude de l'âme isolée du cerveau, dit avec raison M. le Dr Buchez, comme l'étude du cerveau isolée, abstraction faite de l'âme, sont des prétentions dont la réalisation est impossible.

« Elles sont l'opposé de la vérité, elles sont le principe de la séparation qui s'est établie entre les physiologistes et les métaphysiciens, elles sont la cause de l'état arriéré de la science dans la question qui nous occupe.

« Les anatomistes sont loin de regarder le cerveau comme un

organe unique et comme une sorte de table rase dépourvue de
toute disposition spéciale où l'on pourrait mettre tout ce que
l'on voudrait. Loin de là, au contraire, on le considère en général comme une collection d'organes multiples doués chacun
d'aptitudes spéciales.

« J'ai été, dès le début, ajoute l'éminent auteur que nous citons, et je suis encore opposé à ce qu'on appelait la doctrine
de Gall; j'ai pensé, et j'ose le dire, avec la majorité des médecins, que la cranioscopie était une erreur, sinon un charlatanisme; j'ai trouvé que la nomenclature des facultés et des aptitudes imaginées par ce docteur était absurde, au point de vue
philosophique, qu'elle n'était nullement justifiée et parfaitement
incomplète. Mais, autre chose est l'idée générale qui, d'ailleurs,
n'est pas de Gall. De celle-là, on peut affirmer qu'elle est rigoureusement exacte. Le cerveau est donc une collection de petits
organismes spéciaux, ou d'aptitudes multiples; mais quel est le
nombre, quelle est la nature de ces aptitudes?

« Quant au nombre, Charles Bonnet disait que chaque filet nerveux, ou plutôt chaque trajet nerveux était une aptitude spéciale;
cela serait possible; rien ne le prouve, rien ne le nie; dans
cette question de nombre, notre ignorance est complète. Quant
à la nature des aptitudes, les opinions sont nombreuses et variées; mais j'ose dire qu'il n'y en a aucune, soit d'acceptée,
soit même un peu probable; il faut donc encore avouer notre
ignorance.

« Comment nier, dit plus loin M. Duchez, cette influence
réciproque exercée sur le cerveau, tantôt par des phénomènes intellectuels, tantôt, au contraire, par des phénomènes
d'ordre moral. Les idées même ont une influence évidente
sur le développement du cerveau. Les études entreprises par
M. Serres donnent cette conclusion générale, à savoir, qu'à mesure que la civilisation s'élève, c'est-à-dire que la masse des
idées, le nombre et la complication des relations et la somme
des raisonnements s'accroissent, les parties antérieures et supérieures du crâne, la partie cérébrale, en un mot, se déve-

loppe. Le trou auriculaire semble reculer et se porter en arrière, le sphénoïde s'élargit, etc.

«Le mouvement des idées a donc une action sur le cerveau et le développe. Et comment n'en serait-il pas ainsi? Pourquoi le cerveau échapperait-il à la loi commune, qui préside à la nutrition, à savoir, que là où il y a activité, la circulation, la nutrition et le volume augmentent.» (Ann. méd. psych., 1854, p. 166; Buchez.)

Dans l'étude à laquelle nous allons procéder, il nous paraîtrait difficile de suivre une meilleure marche, une meilleure méthode que celle indiquée par Esquirol lui-même ; c'est, en quelque sorte, l'œuvre de ce grand maître que nous cherchons à placer à la hauteur des connaissances actuelles.

Dans ce but, nous envisagerons d'abord l'aliénation mentale à un point de vue général, et nous résumerons, dans différents chapitres, les notions historiques, les caractères symptomatologiques considérés dans leurs rapports avec les variétés de la folie; la marche, le pronostic, l'anatomie pathologique, les maladies incidentes que l'on observe chez les aliénés ; enfin, l'étude des causes si nombreuses, en les rattachant, autant que possible, aux affections mentales elles-mêmes auxquelles elles donnent naissance. Nous décrirons ensuite, avec les détails qu'elles comportent, les formes principales de l'aliénation, et ses variétés les plus importantes. Le traitement, examiné d'une manière générale, méritait des développements nombreux; nous avons eu soin, toutefois, de nous borner à exposer succinctement les notions qui s'y rapportent.

Ce chapitre, consacré au traitement, se termine par des considérations fort importantes sur l'administration des asiles d'aliénés. M. le Dr Renaudin, dont chacun connaît la double capacité de médecin aliéniste et d'habile administrateur, a bien voulu se charger, à notre demande, de la rédaction de ce travail. C'est en quelque sorte un manuel administratif, indispensable à ceux qui aspirent à la direction médicale des établissements d'aliénés; ils y puiseront des renseignements précieux, devenus plus nécessaires, depuis les nouveaux règlements qui régissent les asiles publics ou privés, consacrés au traitement de l'aliénation.

Nous aurions voulu résumer d'une manière succincte les principes qui doivent être suivis, lorsqu'il s'agit de l'organisation et de la construction des asiles d'aliénés; mais, pour être complet, il nous aurait fallu entrer dans de nombreux détails. C'est une question essentiellement complexe, qui demande à être traitée avec étendue; nous n'aurions pu, d'ailleurs, qu'analyser ce qui a été dit à cet égard dans l'excellent ouvrage de M. Parchappe, inspecteur général du service des aliénés; nous ne pouvons mieux faire que d'y renvoyer le lecteur.

Je dois ici exprimer toute ma reconnaissance à deux autres de mes collaborateurs et amis, pour le concours précieux qu'ils m'ont apporté.

M. le Dr Barth, ancien interne de l'établissement de Stéphansfeld, s'est chargé de la rédaction du chapitre consacré à l'imbécillité et à l'idiotie; et M. le Dr Kœberlé, professeur agrégé à la Faculté de Strasbourg, a bien voulu entreprendre l'étude du crétinisme, et résumer les notions qui se rapportent à cet important sujet. Je les prie de recevoir mes remercîments, pour leur savante collaboration, et pour les recherches nombreuses auxquelles ils ont dû se livrer.

Nous avons, d'ailleurs, mis à contribution, il est inutile de le répéter, de nombreux travaux; nous n'avons pas négligé, autant que cela nous a été possible, de citer la source à laquelle nous avons puisé; nous avons mis largement à profit les annales médico-psychologiques et les annales psychiatriques qui se publient en Allemagne. Ce sont deux recueils riches de faits et qui ont contribué, pour une large part, aux progrès de la science.

Si l'œuvre à laquelle nous avons patiemment travaillé remplit le but que nous nous sommes proposé, si elle est, aux mains du médecin pour lequel elle est écrite, un livre pratique qui le guide dans ses recherches, et lui donne, sur l'une des affections les plus complexes, des notions aussi claires et aussi précises que le permet l'état actuel de la science, nous nous trouverons amplement dédommagé des efforts qu'elle nous aura coûtés.

CHAPITRE PREMIER.

# HISTORIQUE.

———

Avant de pénétrer plus avant dans l'étude de l'aliénation mentale, il nous paraît important de jeter un coup d'œil rapide sur les différents auteurs qui se sont occupés de cette branche importante de la science, et d'examiner les opinions qui se sont produites et les systèmes qui ont régné tour à tour à ce sujet. Nous abrégerons autant que possible cette partie de notre travail.

MM. Trélat, Archambault, les auteurs du *Compendium,* MM. Moreau de Sarthes, Brachet, etc., ont publié, dans des mémoires remarquables, leurs recherches sur les écrits que nous ont laissés les anciens auteurs; nous résumerons ce que ces savants médecins ont écrit à cet égard.

On trouve seulement, dans les auteurs qui ont vécu antérieurement à l'ère chrétienne, des faits isolés et de courtes observations à propos de l'aliénation mentale. Saül, que sa désobéissance aux ordres du Seigneur jette dans des accès de fureur et dans une sombre mélancolie; Nabuchodonosor, que l'orgueil et la vanité rendent halluciné et précipitent dans un accès de lycanthropie, tels sont les exemples les plus anciens de folie que la tradition nous ait légués. Nabuchodonosor (562 av. J. C.) fut chassé de la compagnie des hommes; il mangea du foin comme un bœuf, les cheveux lui crûrent comme les plumes d'un aigle, et ses ongles devinrent comme les griffes des oiseaux (Daniel, chap. IV, 5-28, cité par Trélat). Chez les anciens Grecs, les

maladies avaient une origine sacrée, et l'aliénation mentale con-
serva, plus longtemps que les autres affections, ce caractère
divin.

Oreste, le fils d'Agamemnon, devient la proie des furies;
pour fuir ces épouvantables déesses, il erre de contrée en contrée et s'adresse à l'oracle qui lui indique Athènes comme le
terme de ses maux.

**Écoles de la Grèce.** — La révolution scientifique provoquée
par les écoles philosophiques de la Grèce, dit M. Archambault
(traduction d'Ellis, p. XXIII), constituée en dehors de l'esprit
théocratique et contre son influence, en provoque une autre, au
sein même de la congrégation des Asclépiades qui, jusqu'alors,
avaient joui du monopole des choses médicales. Cet institut fut
dissous par ses membres eux-mêmes qui divulguèrent les connaissances pratiques que le temps et l'observation avaient léguées
à leur ordre. Les notes consignées dans les temples d'Esculape
par les malades, ainsi que c'était l'usage, au rapport de Strabon,
furent publiées. Il paraît même que l'ouvrage hippocratique des
Prénotions de Cos et le premier livre des Prorrhétiques ne seraient qu'un recueil de ces notes. Ces livres, évidemment antérieurs à Hippocrate, signalent la tristesse avec taciturnité,
l'amour de la solitude, comme les caractères de la mélancolie.
Le même livre semble révéler également la gravité du délire,
compliqué des symptômes de paralysie chronique, soit qu'ils
suivent, soit qu'ils précèdent la manie. Les mouvements convulsifs, compliquant la manie, sont regardés comme mauvais;
l'insomnie est indiquée comme signe précurseur du délire.
(Prorrhétiques, liv. Ier, et Prénotions de Cos, III, voir Archambault.)

L'aliénation mentale avait donc été étudiée médicalement avant
Hippocrate.

Elle était alors rapportée à la présence d'une espèce de bile,
la bile noire, appelée mélancolie (μελας χολη), mot qui, depuis,
servit à désigner, non plus la cause de la maladie, mais la mala-

die elle-même, ou du moins une de ses formes[1]. Le traitement consistait dans l'évacuation de cette bile noire, à l'aide du vomi-purgatif habituel, l'ellébore, dont l'usage remonte aux temps mythologiques.

**Hippocrate.** — La collection hippocratique, due à Hippocrate et aux médecins grecs, ses disciples et ses successeurs, renferme, sur la question qui nous occupe, des notions vagues et éparses, qui sont loin de former un ensemble uniforme, un corps de doctrine, ou une histoire.

Trois causes physiologiques sont attribuées à l'aliénation mentale, d'abord et principalement *la bile;* ensuite *la pituite* et *le souffle* (les esprits). Le traitement est à peu près physique; il repose presque uniquement sur la purgation. (Archambault, *Op. cit.*)

**Celse.** — Pour trouver de nouvelles notions sur l'aliénation mentale, il faut arriver au commencement du christianisme et se transporter à Rome, alors la capitale du monde. Celse, qui vivait sous l'empire de Tibère, dans son livre, *De medica*, traite assez longuement de l'aliénation mentale. Il établit trois genres de délire, *insania;* l'un aigu, accompagné de fièvre; une seconde espèce, caractérisée par la tristesse; enfin, une troisième espèce, caractérisée par les vains fantômes qui assiégent l'esprit du malade (hallucinations), et par le délire de l'intelligence. On commence à voir dans cette distinction les progrès que tend à faire la science de l'aliénation mentale.

**Arétée.** — Arétée de Cappadoce, vers la fin du premier siècle de notre ère, commence à émettre sur l'aliénation mentale quelques données exactes. Les écrits de ce célèbre médecin sont les premiers monuments littéraires, où se forme, d'une manière positive, la chaîne qui unit les connaissances acquises par les anciens sur la médecine mentale, aux recherches et aux

---

1. Atrabilaire, synonyme de *mélancolique,* vient également du latin *atra bilis,* bile noire.

observations des modernes. Il donne sur la mélancolie et sur la manie une description fort exacte sous plusieurs rapports. On y trouve, en outre, une indication des symptômes qui caractérisent la démence. (Voy. chap. 18, liv. III, *De signis morb. diuturn.* Traduction française de Renaud.)

**Cœlius Aurelianus.** — Cœlius Aurelianus, qui paraît avoir vécu peu de temps avant Galien, donne une traduction latine de Soranus, médecin d'Éphèse, qui exerça sa profession, cent ans auparavant, à Alexandrie, et ensuite à Rome, sous les règnes de Trajan et d'Adrien.

Il commence par établir nettement les caractères qui distinguent le délire, placé sous la dépendance de la fièvre, de celui qui caractérise la folie. Il expose ensuite d'une manière remarquable les principaux symptômes de la manie. On ne se doute guère généralement, disent les auteurs du *Compendium*, que cette description ne diffère que peu de celle de nos meilleurs manigraphes modernes. La description qu'il donne de la mélancolie diffère peu de celle qu'avait donnée Arétée; il insiste particulièrement sur les symptômes physiques, ceux surtout qui se montrent du côté des voies digestives.

Le traitement hygiénique est bien formulé; le traitement moral est indiqué.

« La description de l'aliénation mentale par Arétée, et le traitement de cette maladie par Cœlius Aurelianus, sont bien certainement, dit M. Archambault (*Op. cit.*, p. XXIII), le dernier mot de l'ancienne médecine sur les affections de l'esprit. Et quand on réfléchit que, pendant seize siècles, les malheureux, atteints d'aliénation mentale, resteront victimes des préjugés et de l'ignorance des médecins; que, pendant seize siècles, ils devront, au fond de loges sales et humides, les membres meurtris par le poids des fers, subir les indignes traitements contre lesquels s'élevait déjà le sage médecin de Sica, l'âme est attristée, et du sort des infortunés malades, et de l'aveuglement des hommes qui, pendant si longtemps, restèrent sourds aux conseils de la raison et de l'expérience. »

**Galien.** — L'an 150 après Jésus-Christ, Galien, dont l'immense influence devait s'exercer sur les siècles suivants, au point d'arrêter en quelque sorte les progrès de la science, résuma les travaux de ses devanciers. Il cherche dans l'humorisme la cause prochaine de la manie. Suivant lui, le transport de la pituite dans la substance cérébrale détermine la mélancolie ; quand c'est la bile noire qui abonde dans la tête, elle donne lieu à la fureur, au délire maniaque, compliqué ou non de fièvre. (*De locis affectis*, L. III, chap. III, cit. par Archambault.)

La faculté de penser, dit Galien, est-elle résidente en nous et pour ainsi dire comme dans un domicile momentané, ou bien, le principe de cette faculté est-il une portion matérielle de notre corps? S'il est difficile de juger cette question, du moins l'expérience nous apprend que la compression du cerveau nous fait perdre tout sentiment et tout mouvement ; si une inflammation se développe dans cet organe, on voit aussitôt survenir ces mêmes accidents et constamment la lésion de la pensée. De là, cette conclusion, que le cerveau doit être considéré comme étant à la fois le foyer des mouvements volontaires, de l'intelligence, du sentiment et de la mémoire.

«Les beaux travaux anatomiques de Galien sur le système nerveux auraient pu exercer, bien que d'une manière indirecte, la plus heureuse influence sur les progrès de la pathologie mentale; mais ses successeurs s'attachèrent malheureusement de préférence à ses vues théoriques, négligeant les faits pratiques contenus dans ses livres. Pendant quatorze siècles, lo galénisme, c'est-à-dire, le code systématique dans lequel le médecin de Pergame avait renfermé la science des maladies, pesa sur les esprits, sans que nul n'osât s'élever contre un seul de ses dogmes. Nous verrons bientôt que c'est, en quelque sorte, d'hier que l'étude de l'aliénation mentale, ramenée dans la voie tracée par Arétée et C. Aurelianus, a été reprise et que les successeurs immédiats de ces deux médecins sont, sous le point de vue des progrès de la science, malgré le nombre des siècles qui les séparent, Pinel et Esquirol.» (Archamb., *Op. cit.*)

2

Après Galien, la science fait un immense pas en arrière;
ce ne sont plus que discussions humoristiques, hypothèses
plus absurdes les unes que les autres, atrabile, ferment, âcreté
des humeurs, bouillonnement des esprits, bile noire, bile
jaune, etc.

Les *Arabistes* ne firent eux-mêmes qu'entraver, par leurs
théories, la marche de la science. Ils introduisirent dans le
traitement de la folie, comme ils l'avaient fait pour toutes les
autres maladies, une polypharmacie, qui renchérit de beaucoup
sur le galénisme humoral alors en faveur. Possesseurs de tous
les remèdes aromatiques et actifs des Indes, ils s'occupèrent de
les préparer sous mille formes plus ou moins bizarres.

**Moyen âge.** — Le galénisme a tout obscurci; la superstitieuse crédulité du moyen âge enfante des doctrines non-seulement contraires à l'esprit d'observation, mais qui aboutissent à
un effrayant développement de folies religieuses. On voit tour à
tour régner les explications chimiques de Paracelse et le spiritualisme de Van Helmont, qui vante la submersion sous l'eau
des insensés, pour combattre la fureur de l'*archée,* dont l'agitation occasionne la manie. Les idées absurdes engendrent des
méthodes de traitement extravagantes; les aliénés, enchaînés,
sont exposés à l'indécente curiosité d'un public entretenu dans
une stupide ignorance; et non content de leur infliger un traitement abrutissant, on les brûle au besoin tout vifs, comme
possédés du diable. Telle est l'irrésistible influence des doctrines.

De Galien, il faut sauter jusqu'à la seconde moitié du dix-huitième siècle, pour retrouver enfin la chaîne interrompue des faits
scientifiques et une nouvelle impulsion imprimée à l'étude de
l'aliénation mentale.

**Lory.** — En 1765, Lory publie un traité de la mélancolie et
des maladies mélancoliques.

On y trouve plutôt les recherches d'une vaste érudition et des
faits rares et curieux, qu'une analyse rigoureuse et une connaissance pratique des altérations mentales.

Il confond dans une même description l'hystérie, l'hypochondrie, la mélancolie; il passe en revue tous les antispasmo-
diques puisés dans les trois règnes de la nature. On peut juger,
dit M. Brachet, de l'immensité de son travail, en envisageant
l'étendue que le traitement occupe dans son ouvrage : le second
volume lui est entièrement consacré.

**Cullen.** — Vers la même époque, Cullen, médecin anglais,
vient imprimer aux travaux sur l'aliénation une direction plus
rationnelle; toutes ses recherches tendent à découvrir la cause
prochaine de la folie. (Trélat, Recherches historiques.)

Il l'attribue à une inégalité d'excitation des différentes parties
du cerveau.

On ne peut nier, dit-il, la présence d'un fluide subtil, très-
mobile, renfermé dans, ou adhérent d'une manière inconnue à
chaque partie de la substance médullaire du cerveau et des
nerfs, et se portant, chez l'homme jouissant d'une bonne santé,
d'une partie quelconque du système nerveux à une autre.

On a, en effet, des preuves très-évidentes que cet agent se
rend fréquemment, des extrémités sentantes des nerfs, vers le
cerveau, où il produit une sensation. Il est également prouvé
que la puissance nerveuse se porte du cerveau dans les muscles,
ou dans les organes du mouvement, en conséquence de la voli-
tion. Or cette puissance nerveuse jouit, suivant les circonstances,
de plus ou moins de force et de mobilité, par exemple dans la
veille, le sommeil, l'état intermédiaire à ces deux situations
physiologiques. Avant le sommeil profond, avant le réveil parfait, les idées ont une incertitude et une imperfection remarquables. Ces associations d'idées confuses, de jugements erronés, ne semblent-elles pas alors trouver leur cause dans l'inégalité d'excitation du cerveau, dans le réveil inégal de ses
différentes parties?

L'état de folie ne serait, suivant Cullen, que le prolongement
d'une semblable disposition, et c'est pourquoi une passion trop
vive, une colère violente, une émotion profonde, en imprimant
une trop vive excitation au cerveau, jette l'intelligence dans

le plus grand désordre. (Traité de médecine pratique, Paris, 1797; trad. française de Bosquillon.)

**Pinel.** — C'est incontestablement à Pinel et à son illustre disciple Esquirol que la science de l'aliénation mentale doit l'impulsion remarquable et les progrès vraiment prodigieux qu'elle a faits depuis le commencement de ce siècle.

Pinel n'a point cherché à expliquer la cause intime du délire de la folie. Il se borne à dire que ce délire a un caractère essentiellement nerveux; il ne s'est pas abandonné à cette irrésistible tendance, à laquelle ont été entraînés tant d'esprits distingués, d'aller à la découverte de la cause organique de la folie ou, du moins, de l'altération correspondant à telle ou telle forme de délire.

Dans l'état de la science, à cette époque, comme de nos jours, cette recherche devait être suivie d'un succès plus que douteux, en présence surtout des notions imparfaites que nous possédons encore sur les fonctions du cerveau. Pinel a fait mieux : il a résumé, dans un remarquable traité, les symptômes caractéristiques de la folie et les causes qui peuvent contribuer à son développement (Traité médico-philosophique sur l'aliénation mentale; Paris, 1809). Mais, ce qui entourera toujours son nom d'une gloire impérissable, ce sont les principes qu'il posa et qu'il s'empressa d'appliquer à la thérapeutique. Depuis 1500 ans, les malheureux atteints d'aliénation, enchaînés, obligés de vivre dans d'infects cachots, étaient l'objet de la brutalité grossière des gardiens chargés de les surveiller. Grâce à lui, les chaînes tombent, les malades, étonnés et reconnaissants, ne tardent pas à tirer un remarquable bénéfice des soins dont ils sont l'objet; ils reprennent leurs droits à l'humanité; les mauvais traitements, les violences corporelles, sont, à tout jamais, bannis de la thérapeutique mentale; il pose en principe l'influence incontestable du traitement moral.

« L'usage des chaînes en fer, dit-il dans l'introduction de son remarquable traité, était encore en vigueur (ans II et III de l'ère républicaine), et comment distinguer alors l'exaspération qui en était la suite, des symptômes propres à la maladie?

«Les vices du local, le défaut de division des aliénés en sections séparées, suivant leur degré d'agitation ou de calme, une instabilité continuelle dans les administrations, la privation de bains et de plusieurs autres objets nécessaires, opposaient encore de nouveaux obstacles.»

Les efforts que Pinel venait de tenter, en faveur d'une classe nombreuse de malades, l'immense réforme qu'il venait d'opérer dans le service des maisons d'aliénés, et surtout l'œuvre remarquable d'Esquirol, qui fixa définitivement la science, attirèrent, de tous côtés, l'attention sur une des affections les plus singulières, les plus cruelles, et, jusque là, le moins étudiées.

**Broussais.** — Broussais voulait, en 1828, appliquer sa doctrine à l'examen de la folie. Il combattait Pinel avec ardeur, et tous ceux qui ne reconnaissaient dans cette maladie qu'un état nerveux. Cet esprit éminent, mais systématique, ne voyait, dans les diverses formes d'aliénation, qu'un état inflammatoire plus ou moins aigu de l'organe cérébral. Cette idée popularisée devait aboutir à des résultats fâcheux en matière de traitement, notamment à l'abus si pernicieux des émissions sanguines.

**Esquirol.** — On sait quel immense et légitime retentissement accueillit l'ouvrage d'Esquirol sur les maladies mentales, en 1838, ouvrage qui, malgré les nouveaux progrès réalisés depuis, reste encore aujourd'hui le meilleur traité à consulter, pour celui qui veut se rendre familière l'étude de ces affections. Malgré les tentatives faites dans ces derniers temps contre la classification qu'il a édifiée, celle-ci est encore la seule qui puisse servir de base, non-seulement à l'observation, mais encore au traitement de l'aliénation. Sans doute, les symptômes en ont été plus tard mieux étudiés, sa classification a été complétée par l'introduction de quelques formes qui jusqu'alors n'avaient été qu'entrevues; mais, la précision avec laquelle il a décrit la symptomatologie des maladies mentales, l'esprit philosophique qui l'anime dans toutes ses descriptions, l'immense expérience qui distingue son œuvre, et les innombrables observations qui

l'enrichissent, en feront toujours un monument littéraire et
scientifique indispensable pour tout médecin aliéniste.

Esquirol s'est peu étendu sur la nature et le siége de l'aliénation; il se borne à émettre cette opinion, à laquelle, d'ailleurs, il ne donne pas d'autre développement, que la folie a sa
cause dans une lésion des forces du cerveau.

Depuis cet illustre médecin, de nombreux auteurs se sont
produits, tant en France qu'à l'étranger. Nous citerons, entre
autres, Georget, Marc, Hoffbauer, Guislain, Heinroth, Jacobi,
Ideler, etc. On comprend que nous ne puissions pas donner
une analyse, même d'une manière abrégée, des importants ouvrages ou mémoires qui, dans ces dernières années, ont eu
pour objet l'étude de l'aliénation; nous nous bornerons à résumer quelques-unes des tendances scientifiques et des idées systématiques qui se sont montrées, pour expliquer la cause intime
et la nature des manifestations délirantes, si variées, qui caractérisent la folie. En Allemagne, deux écoles se sont produites,
il y a quelques années : l'une, *spiritualiste*, l'autre, *somatique*.

**École spiritualiste.** — L'école spiritualiste, ou psychologique
allemande a son origine, son point de départ, dans la doctrine de
Stahl. Ce médecin, on le sait, admettait, en dehors de la matière,
un principe supérieur de développement et de conservation sans
lequel tout composé organique se décomposerait promptement.
Ce principe supérieur, c'est l'âme. Celle-ci est chargée de réagir
contre la corruption inhérente à la matière : si le désordre s'é-
tablit dans l'économie, cela vient d'un trouble originel apporté
dans l'âme elle-même, par suite de la désobéissance de l'homme
à la mission qu'il a reçue et de son entraînement vers une tendance contraire aux lois morales.

L'école psychologique allemande alla plus loin : elle exagéra
encore cette abstraction métaphysique, en ce qui concerne l'aliénation, et en fit le principe du traitement de la folie. Heinroth,
le plus illustre représentant de cette école, soutenait que l'aliénation mentale doit être seulement considérée comme un état

de l'âme, et qu'elle n'a d'autre origine qu'une prédisposition engendrée par le vice et la dépravation. Les altérations de structure du cerveau, qu'on observe dans quelques cas, seraient, suivant lui, l'effet, et non la cause de cet état vicieux de l'âme.

Dans cette singulière théorie, la folie dépendrait entièrement de la moralité même de l'individu; elle serait une conséquence de la perversité morale; elle tendrait à jeter une défaveur marquée sur les malheureux atteints d'aliénation; elle est, d'ailleurs, en opposition directe avec l'expérience de chaque jour qui nous fait voir les individus les plus honnêtes, atteints d'aliénation, et les plus grands criminels en être exempts.

Une division de l'école spiritualiste n'arrive pas à cette conclusion regrettable de Heinroth; elle la condamne même formellement. Pour elle, la folie est bien une maladie de l'âme; celle-ci, en effet, ne peut se maintenir dans l'état de santé qu'à la condition de conserver la libre activité des penchants naturels. C'est par la *passion*, ou par un degré supérieur du penchant, qu'a lieu le passage de l'état normal à l'aliénation mentale.

Le traitement consiste à découvrir la nature du penchant prédominant, à en arrêter le développement excessif et à rétablir l'harmonie des tendances, nécessaire à leur exercice normal.

**École somatique.** — L'école somatique allemande tombe dans un extrême opposé et rejette bien loin de semblables théories. Elle trouve la source unique des maladies mentales, non-seulement dans l'organe cérébral, mais encore dans les différents viscères de l'économie. Suivant Jacobi, l'illustre représentant de cette école, les dénominations de manie, de mélancolie, d'idiotie, comme celles de surdité, cécité, d'asthme, etc., ne servent qu'à désigner les symptômes de nombreuses maladies organiques. Les maladies improprement appelées psychiques (c'est le terme qu'emploient les Allemands pour désigner les maladies mentales), ne sont que les symptômes d'une affection

somatique; et le siége de l'affection mentale doit être cherché
dans tel ou tel organe malade, ou du moins dans tel ou tel appareil organique.

Dans cette théorie, chaque organe de l'économie aurait pour
ainsi dire sa signification psychique; son développement, plus
ou moins considérable, donnerait lieu à telle ou telle disposition
de l'âme, et, par conséquent, sa lésion produirait telle ou telle
forme de trouble intellectuel.

On comprend quel appui ont dû apporter à cette théorie les
données mêmes de la physiologie. Si l'homme, comme l'a dit
un philosophe, est une intelligence servie par des organes, il
n'en faut pas moins reconnaître que, dans l'état de maladie,
l'intelligence subit souvent le joug de ses serviteurs. Le développement anormal, ou la modification pathologique de certains appareils organiques, vient entraver dans un grand nombre
de cas le libre exercice des facultés intellectuelles; il n'est pas
de médecin, ni de physiologiste, qui n'aient observé l'influence
puissante que les affections d'un ordre purement organique
peuvent exercer sur la disposition morale elle-même.

Les lésions intestinales, celles du foie, du cœur, des poumons,
la suppression de flux périodiques, la simple disposition hémorrhoïdale, viennent imprimer à l'état moral une physionomie
particulière, une sorte de cachet, qui lui-même devient un élément important de diagnostic. Mais il y a loin d'une semblable
action à celle qui détermine l'aliénation mentale. Sans doute,
des circonstances d'une importance plus ou moins grande, l'état
puerpéral, un phlegmon, un simple abcès, peuvent suffire à
produire un accès de folie. Mais ces causes agissent seulement
à titre de cause occasionnelle; elles sont comme le coup de
fouet qui eût frappé dans le vide, s'il n'avait existé une prédisposition congéniale, ou accidentellement acquise, prédisposition
que des symptômes particuliers, sur lesquels nous aurons à
revenir, peuvent révéler à l'observation du médecin expérimenté.

**Théories modernes. Buchez.** — Il n'entre pas dans le plan de cet ouvrage d'examiner, l'une après l'autre, les diverses opinions qui se sont produites, à propos du siége et de la nature de l'aliénation. Une semblable exposition nécessiterait une discussion qu'il n'est pas dans notre intention d'aborder, et qui, d'ailleurs, n'ajouterait rien au but pratique que nous cherchons à donner à notre travail.

Cependant, quelques auteurs, d'une vaste érudition et d'une haute expérience, ont produit à cet égard des idées qui nous paraissent dignes d'être rapportées succinctement. Voici, entre autres, l'opinion émise par M. Buchez :

« Il y a 30 ans, dit ce savant médecin, on expliquait facilement la pathogénésie de la folie. On appliquait à l'aliénation les théories des affections aiguës de l'encéphale, c'est-à-dire, la théorie de l'inflammation. On n'établissait pas d'autre différence que celle de l'état aigu à l'état chronique. Ainsi, la folie était attribuée, tantôt à une irritation chronique du cerveau, tantôt à une méningite chronique, ou bien à une hypérémie de la pulpe, à un épaississement de la dure-mère, etc.

« Le mot *délire,* qui aujourd'hui paraît un terme impropre à la désignation des phénomènes de la folie, parce qu'il établit une confusion, soit avec les états fébriles, soit avec les états inflammatoires, était alors une expression parfaitement conséquente. Seulement, lorsqu'il s'agissait d'aliénation, on y ajoutait le mot chronique. Enfin, comme la doctrine de Gall régnait alors, on expliquait les monomanies et les lypémanies par une irritation, ou inflammation partielle. On expliquait la manie par une irritation générale. Cependant, on fit bientôt la remarque qu'il y avait une différence entre le délire des fous et le délire fébrile ou de la méningite. On ne s'arrêta pas à cette remarque; on fit des autopsies et on discuta les faits. On reconnut, enfin, ce qui est généralement admis aujourd'hui, dans ce temps d'anatomie pathologique, à savoir : qu'il n'y a aucune lésion physique appréciable et constante dans la folie, soit au début, soit pendant une bonne partie de sa durée, et que, par conséquent, les

lésions trouvées à la fin sont le résultat et non la cause de l'aliénation. »

M. le D^r Buchez rappelle ensuite ce qu'il a déjà dit relativement à l'âme, savoir qu'elle ne peut être lésée. « Or, certainement, ajoute-t-il, il y a dans la manie une lésion correspondante au phénomène. Cette lésion n'étant point psychique, elle
est donc nécessairement somatique. Mais, ne peut-il y avoir, n'y
a-t-il pas dans le système nerveux d'autres lésions communes
au reste de l'économie? c'est-à-dire des hypertrophies, des
indurations et des ramollissements, des inflammations, des suppurations, des œdèmes, etc. Je sais qu'à cette question l'on
répond le plus souvent qu'il n'y a aucune preuve anatomique
relativement à un autre genre de lésion. Mais l'anatomie, c'est
l'étude du cadavre : elle ne trouve que ce que la vie laisse après
elle, et c'est la vie qu'il s'agit d'étudier ici. »

Notre éminent confrère, après avoir fait remarquer que ce
défaut de lésions dites anatomiques ne s'observe pas seulement
dans la folie, mais encore dans beaucoup d'affections nerveuses,
et même de névralgies, croit pouvoir placer la cause intime qui
produit la manie, l'espèce de lésion qui n'est pas anatomique,
dans ce qu'il y a de plus vivant parmi toutes les choses soma-
tiques, c'est-à-dire, dans la nutrition du système nerveux.

A l'appui de cette théorie, l'auteur cite les faits suivants :
Ne remarque-t-on pas que, toutes les fois qu'on tire beaucoup
de sang à un homme, sa susceptibilité nerveuse augmente? Or,
qu'est-ce que soustraire trop de sang à l'activité vivante? N'est-
ce pas changer les conditions de la nutrition?

Il n'y a guère de modification plus générale et plus commune
dans la constitution que celle qui signale la chlorose; or, quel
est l'accompagnement ordinaire des pâles couleurs? Ce sont des
névroses multipliées. La même chose arrive chez les hommes
qui subissent des hémorrhagies répétées. Cette cause n'est-elle
pas pour quelque chose dans l'état nerveux des femmes, pendant
la menstruation? On peut admettre que dans la manie, la nutrition du système nerveux cérébral se fait irrégulièrement dans

le cerveau : là intermittente, là en excès, là en défaut, et tout
cela simultanément. Il en résulte dans les fonctions le plus
grand, le plus étrange et le plus effroyable désordre. Cette théorie se rattache à des idées émises sur la nutrition du système
nerveux, dans un mémoire publié antérieurement par l'auteur.
(Annales méd. psych., 1854, p. 194.)

Les faits sur lesquels s'appuie M. le D$^r$ Buchez sont, en effet,
d'une rigoureuse exactitude. Il est certain que toute déplétion
sanguine un peu considérable vient, d'une manière presque infaillible, exercer sur le système nerveux un retentissement
fâcheux : elle trouble le jeu des principales fonctions, elle augmente le désordre, quand celui-ci existe déjà. C'est, à ce titre,
que la saignée doit être bannie en principe du traitement des
diverses névroses; on pourrait ajouter, de la thérapeutique de
toutes les affections, qui ne reconnaissent pas une cause essentiellement inflammatoire et qui s'accompagnent particulièrement
d'accidents du côté du système nerveux.

Cependant l'interprétation des faits, donnée par M. Buchez,
nous paraît exagérée, et nous croyons que les phénomènes observés pourraient servir de point de départ à toute autre théorie.
Nous pourrions déjà faire à l'auteur le reproche banal de ne pas
fournir la preuve expérimentale de cette lésion de nutrition. Sans
doute, un sang appauvri ne doit plus fournir les éléments réparateurs des organes chargés des fonctions importantes, et surtout du système nerveux. Mais cela suffit-il pour expliquer le
trouble des fonctions intellectuelles? Il est vrai aussi que le
traitement général de l'aliénation, de la manie surtout, se trouve
heureusement influencé, après la période aiguë, par l'emploi
de médicaments essentiellement réparateurs. Est-ce à dire pour
cela, que les agents débilitants soient une cause si fréquente de
la folie? Ne voit-on pas tous les jours des individus plongés
dans la plus profonde misère, atteints d'états cachectiques,
souffrant d'une de ces affections chroniques qui viennent peu à
peu tarir les sources de la vie, sans être pour cela en proie à
l'une ou l'autre des diverses formes de l'aliénation mentale?

Cet affaiblissement, cette débilité plus ou moins profonde, peut tout au plus agir comme cause déterminante.

Mais combien ne sont pas plus fréquentes les influences morales et les conditions matérielles qui viennent porter leur action sur le système nerveux, et d'où résultent les troubles fonctionnels qui caractérisent la manie, la stupeur, etc.? D'ailleurs, n'est-il pas des circonstances où l'aliénation se produit dans des conditions contraires à celles qui résultent de l'appauvrissement du sang?

Ne voit-on pas des individus, doués d'une constitution vigoureuse, d'un tempérament pléthorique, être pris, à la suite de certaines contrariétés, d'accès plus ou moins violents d'aliénation? S'il nous paraît difficile d'accepter la doctrine de M. Buchez, nous n'en devons pas moins méditer ses judicieuses observations, et penser avec lui que, quelle que soit la forme du délire, on doit reconnaître, non une altération psychique, mais une lésion nerveuse correspondant au trouble fonctionnel.

**Bergmann.** — Qu'il nous soit permis de citer une autre opinion, émise par l'un des médecins aliénistes les plus laborieux de l'Allemagne, M. le D$^r$ Bergmann. Ce savant auteur a passé 45 années de sa vie au milieu des aliénés, et n'a cessé, pendant cette longue période de temps, de s'occuper de recherches sur le système nerveux.

Nous devons dire préalablement qu'il a tenté d'édifier une théorie nouvelle sur le système nerveux, théorie qui est elle-même le point de départ de ses explications sur quelques-uns des troubles nerveux qui se rattachent aux diverses formes d'aliénation. Il croit même avoir trouvé, dans les phénomènes pathologiques qu'il a observés, la confirmation de ses hypothèses psychologiques. Les cavités du cerveau, dit le D$^r$ Bergmann, présentent à l'extérieur, faisant saillie à travers l'épendyme (membrane cellulaire qui les recouvre) des faisceaux ou groupes de fibres, dont l'existence n'a rien de variable, comme le suppose Valentin, dans l'Anatomie de Sœmmering. Le nombre et la forme de ces faisceaux sont en rapport avec l'âge et le sexe. Il les désigne sous le nom de fibres médullaires, cordes (*Chorden*).

Ces cordes, situées sur les parois des cavités du cerveau, ressemblent extérieurement aux linéaments du plat de la main, et particulièrement à ceux du bout des doigts; souvent elles font saillie à travers la membrane cellulaire; on peut quelquefois les en détacher; dans ce cas, elles sont visibles à l'œil nu. Elles apparaissent toujours dans un ordre et une disposition déterminés. C'est ce qui constitue le *chordensystem*, système des fibres, des cordes de Bergmann.

Ces cordes, ou cordicules, décrites déjà par Wagner, Bergmann les considère comme les fibres conductrices de la vie psychique : elles sont l'essence, *la substance tangible* de Bâcon (*Essentia tangibilis*), entre les sens externes et les sens internes.

Dans les différentes maladies psychiques, on voit apparaître des troubles très-variés dans le système *cortical :* amoindrissement, déformation, etc.; et l'on peut voir par là le rôle que ces faisceaux fibreux jouent dans les fonctions psychiques du cerveau. Citons comme exemple les systèmes suivants : Dans le premier et le second ventricule du cerveau, se trouvent l'éventail et le pinceau, destinés aux fonctions des organes de la vue; le peigne, *la fosse corticale* et les cordes tordues auprès de l'ouverture de Monro; ces faisceaux ne se rencontrent que chez l'homme. Dans l'aqueduc de Sylvius, on trouve le fil à plomb, le cône, l'orgue pneumatique, ou clavier, qui se composent de 40 cordicules très-fines, couchées transversalement, etc.

Sans la connaissance de ces organes suprêmes, la physiologie du cerveau, dit Bergmann, est impossible, et toute saine psychologie n'est qu'une chimère. C'est là, véritablement, le problème souverain de l'anatomie et de la physiologie. (Recherches sur l'organisation intérieure du cerveau, Hanovre, 1851.)

L'anatomie microscopique et la psycho-pathologie ont eu le tort, suivant Bergmann, de négliger, jusqu'à ce jour, ces faisceaux, dont les modifications ont un rapport intime avec les diverses formes des maladies psychiques. Malheureusement, cet auteur n'a pu obtenir, jusqu'à présent, dans ses recherches sur cette partie de l'anatomie pathologique, qu'un résultat imparfait. Il y a lieu d'attendre, suivant lui, que des progrès nouveaux, faits dans cette voie, aient démontré les modifications qu'impriment aux divers organes du cerveau et au système *cortical* certaines affections mentales, parfaitement déterminées et non complexes, pour qu'il soit possible d'espérer, enfin, une base anatomique de ces mêmes affections. Bergmann croit pouvoir constater, de 800 autopsies qu'il a pratiquées, que la raison aurait pour siége véritable la partie postérieure des grandes cavités cérébrales, l'aqueduc de Sylvius et le système qui le surmonte. La glande pinéale serait la partie centrale de toute l'activité psychique. Ce serait là l'organe des organes, le point central de la vie psychique. Quelques savants allemands, allant plus loin dans cette voie de localisation, ont tiré, des recherches nécroscopiques auxquelles ils se sont livrés chez les aliénés, des conclusions qui tendraient à confirmer les observations de Bergmann. Les auteurs des Annales thérapeutiques de Hanovre font connaître les résultats suivants :

Dans la démence et dans la manie chronique (manie excentrique, *moria*), on trouve toujours une désorganisation de la voûte. Suivant eux, la voûte a trois piliers, et l'aqueduc de Sylvius seraient le centre de la conscience. Les cornes d'Ammon, la voûte, sont en quelque sorte le levier de la dynamique vitale (volonté). L'induration, le ramollissement, la dilatation, la contraction de ces organes, sont les causes principales des diverses affections psychiques.

**Conclusion.** — Nous nous arrêterons à ces considérations d'anatomie pathologique trop spéciale, qu'il nous serait facile de prolonger, mais que nous ne pourrions poursuivre avec l'autorité que l'expérimentation et des notions anatomiques approfondies peuvent seules donner. Évidemment, l'anatomie pathologique n'a pas dit son dernier mot, et les recherches d'observateurs consciencieux nous permettront, sans doute, d'arriver plus tard à la connaissance des altérations, qui devront être considérées comme la lésion caractéristique de certaines formes d'aliénation. Nous nous bornerons à faire cette simple observation, à savoir, que les lésions trouvées à l'autopsie chez les aliénés doivent être, en général, considérées comme des lésions organiques; et par conséquent les modifications vitales que le cerveau peut subir dans quelques variétés de la folie nous échapperont probablement longtemps encore.

Nous devons donc, dans la plupart des cas, nous résigner à étudier les formes actives, aiguës de l'aliénation, en dehors même des modifications pathologiques, qui viennent les tenir sous leur dépendance; en un mot, dans l'état actuel de la science, nous ne pouvons envisager cette affection que par les phénomènes morbides par lesquels elle se manifeste, et sous les différents aspects qu'elle présente; absolument comme cela a lieu pour d'autres névroses, pour l'épilepsie, l'hystérie, la chorée, pour une foule d'affections déterminées par certaines intoxications: la rage, les fièvres paludéennes, pour les maladies contagieuses, la syphilis, la variole, qui, toutes, ne nous sont connues que par les troubles mêmes qu'elles apportent dans les divers systèmes de l'économie, sans qu'il soit possible de se rendre compte, d'une manière exacte, du rapport qui existe entre la cause et l'effet produit.

«Pour ce qui concerne l'anatomie pathologique, dit M. le docteur Sandras, nous devons avouer d'abord, que nous ne croyons pas qu'il y ait, dans les fonctions, des désordres graves et prolongés, durant la vie, sans qu'il y ait eu des modifications dans la manière d'être, de sentir, de vivre, des organes. Mais nous croyons aussi que toutes ces modifications fonctionnelles, peuvent avoir existé, sans qu'on trouve dans les organes morts la preuve, la démonstration, la présence réelle de lésions graves et constantes. En effet, n'est-il pas une foule d'états morbides: asthme, palpitations, névralgies, intoxications diverses, que la médecine peut, dans un grand nombre de circonstances, heu-

reusement modifier, et dont il serait au moins superflu de s'é-
vertuer à chercher le siége anatomique? Et dans un autre ordre
d'idées, ne sait-on pas qu'il existe des relations sympathiques
qui unissent mystérieusement les appareils organiques entre
eux, et qui donnent lieu à des influences réciproques des uns à
l'égard des autres? Qui n'a vu fréquemment le trouble de telle
fonction entraîner le désordre de telle autre?»

Il n'est, du reste, douteux pour personne que l'aliénation
mentale, quelle qu'en soit la forme, n'ait sa raison d'être dans
une modification pathologique de l'organe cérébral. C'est par
cet organe que s'expriment les manifestations de l'intelligence
et de la conscience, et si l'on *raisonne* par lui, dit Esquirol,
c'est évidemment par lui que l'on doit *déraisonner*. La lutte n'est
plus entre le somatisme et le spiritualisme, et la preuve anatomique qui servirait à démontrer dans la folie l'existence d'une
affection du cerveau, ne nous paraîtrait avoir qu'une importance
secondaire, au point de vue surtout de la thérapeutique.

Cette preuve ne se manifeste-t-elle pas de mille manières?
n'est-elle pas dans toutes ces lésions cérébrales : tumeurs, com-
pressions, congestion du cerveau, qui viennent déterminer les
délires symptomatiques?

N'apparaît-elle pas dans les exemples de folie sympathique,
que vient provoquer la lésion d'organes plus ou moins éloignés
des centres nerveux?

L'impression morale, elle-même, pourrait-elle avoir lieu,
sans déterminer une modification vitale sur les fibres du cerveau?

Mais, nous dira-t-on, en vertu de quel mécanisme? Nous
répondrons : L'esprit d'investigation doit cesser, là où la science
ne peut plus le diriger. En médecine, plus encore que pour toute
autre science, l'imagination ne doit pas être mise à la place de
l'observation rigoureuse; il faut savoir s'arrêter à certaines
limites et ne pas s'aventurer sur un terrain sur lequel nous ne
pouvons plus nous maintenir d'un pas ferme et assuré.

## CHAPITRE II.

## SYMPTOMATOLOGIE ET PHYSIOLOGIE PATHOLOGIQUE.

Avant d'aborder l'étude des différentes formes que présente l'aliénation mentale, il est indispensable de jeter un coup d'œil rapide sur les phénomènes morbides qui peuvent servir à caractériser cette maladie. Cette étude préalable est seule capable de donner une idée exacte, et surtout pratique, d'une des affections les plus remarquables et qui réclame, plus que toute autre, une longue et patiente observation. Il existe, d'ailleurs, un grand nombre de manifestations délirantes qu'il serait difficile de classer dans l'une ou l'autre des diverses variétés de la folie, et que l'on ne pourrait convenablement caractériser, si l'on ne possédait à l'avance les notions générales que nous allons résumer d'une manière succincte.

### A.

### TROUBLES DE L'INTELLIGENCE. — DÉLIRE.

Sous le nom générique de folie, ou d'aliénation mentale, on comprend des états pathologiques de nature essentiellement variable, mais qui tous ont pour caractère commun une manière d'être anormale des facultés morales et intellectuelles, et qui se caractérisent principalement par ce qu'on appelle le *délire*.

Nous devons ici nous arrêter un instant sur cette dernière expression. Le délire et l'aliénation mentale sont deux choses parfaitement distinctes, et qu'on aurait tort de confondre. L'un n'est qu'un symptôme, mais un symptôme très-général, appartenant à une foule d'affections très-diverses; l'autre désigne toute une classe de maladies particulières.

Le délire, dit M. Falret, embrasse dans sa généralité tous les désordres de l'intelligence, quelles qu'en soient la cause, l'origine, la durée. Ce phénomène se manifeste à la suite d'une modification durable, ou passagère, dans la manière d'être normale du cerveau.

Il survient quand trop de sang excite cet organe, ou quand ce fluide, en trop petite quantité, y détermine une excitation insuffisante. Il se produit après l'ingestion de substances étrangères : alcooliques, belladone, opium, etc., ou encore à la suite de l'excitation que reçoit le cerveau dans les affections graves des viscères importants. (Londe, Dictionn. de médec. et chir., art. Délire.)

Nous n'insisterons pas sur la définition donnée par les auteurs à cette expression de *délire*. Son étymologie vient, on le sait, des deux mots latins *de lira*, hors du sillon, de la voie tracée par la raison humaine. L'homme dans le délire ne s'appartient plus, sa volonté n'est plus libre, il n'a plus la conscience de ses actes; ses jugements sont entachés d'erreur, et ses idées ne peuvent plus s'enchaîner d'après les lois qui déterminent leur association normale.

On a voulu diviser à l'infini les différentes variétés que présente le délire, on en a admis, pour ainsi dire, autant d'espèces que de causes qui viennent le produire. On peut, ainsi que l'a fait M. Londe, distinguer les trois catégories suivantes :

1° Le délire qui caractérise les diverses formes d'aliénation mentale ;

2° Celui qui accompagne un grand nombre d'affections aiguës, plus particulièrement les affections parenchymateuses, et qui se complique toujours d'un état fébrile intense ;

3° Enfin celui qui n'est que momentané et qui est causé par l'ingestion de substances toxiques.

Le délire, chez les aliénés, celui qui formera l'objet de l'étude à laquelle nous allons nous livrer, survient lentement. Rarement il se manifeste d'une manière brusque, sans donner lieu à une période prodromique; presque toujours, et c'est là une règle qui souffre peu d'exceptions, il se fait pressentir longtemps à l'avance : l'individu devient plus irritable, son caractère se modifie peu à peu, on observe des anomalies de l'intelligence, de la sensibilité; la volonté devient impuissante, il survient insensiblement des aberrations de la conscience, une perversion des sentiments; en un mot, on ne tarde pas à remarquer des désordres plus ou moins intenses des facultés morales, alors même que les autres fonctions de l'économie s'accomplissent avec leur régularité presque normale.

Au contraire, le *délire fébrile* survient brusquement, peu de temps après la cause qui l'a déterminé; il existe en même temps un trouble important des fonctions organiques : il y a de la chaleur, de la sécheresse à la peau, perte de l'appétit; les mouvements volontaires sont plus ou moins altérés, etc. Presque toujours grave, il est nécessairement de courte durée. Il existe enfin des caractères tirés de l'inflammation qui le produit, et sur lesquels nous n'avons pas à insister.

Quant au délire déterminé par l'*ingestion de substances toxiques*, il présente des phénomènes variables, suivant la substance même qui a été ingérée; nous ne pouvons que renvoyer pour leur description aux ouvrages spéciaux de pathologie et de toxicologie.

On pourrait encore en distinguer quelques espèces qui ne peuvent entrer, que d'une manière incomplète, dans le cadre des affections mentales. Tel est le *délire nerveux*, qu'avait observé Dupuytren, moins fréquent de nos jours par suite de l'usage du chloroforme, et qui survenait à la suite de grandes opérations, alors même qu'il n'y avait pas de fièvre, et que la plaie suivait une marche régulière. A l'époque de la puberté, on voit, chez quelques jeunes personnes, la disposition nerveuse s'exalter momentanément, et donner lieu à l'explosion d'un délire de courte durée, quelquefois sous l'influence des circonstances les plus insignifiantes. Enfin, les pertes sanguines, un jeûne prolongé, peuvent être suivis d'un état d'excitation cérébrale qui peut se prolonger, tant que persiste la cause même qui vient à le produire.

Ces diverses espèces de délire diffèrent essentiellement de l'aliénation mentale. Ce sont des manifestations délirantes transitoires qui reconnaissent, en quelque sorte, des causes spéciales,.et qu'il suffit d'indiquer, pour dissiper la confusion qui pourrait s'établir à cet égard.

**Intelligence.** — Nous devons maintenant passer rapidement en revue les nombreux symptômes qui caractérisent l'aliénation mentale; nous commencerons par ceux qui dépendent de cette faculté primordiale que l'on désigne sous le nom d'intelligence. On sait que, par cette expression, l'on comprend une force active, en vertu de laquelle l'homme pense, crée des idées, combine entre eux différents groupes d'idées, pour en former un seul fait intellectuel.

L'intelligence a besoin, pour s'exercer d'une manière normale, de l'intervention d'autres facultés principales : de l'attention, de la mémoire, de l'imagination, etc., qui perçoivent les sensations, conservent les images et les idées, pour les réveiller au besoin, telles que le cerveau les a senties et que la conscience les a perçues. Ces facultés s'exercent, à l'état normal, dans une solidarité intime. Un principe supérieur, une puissance qui forme l'attribut spécial de l'homme, la raison, vient en régler le développement et l'exercice normal. Cette dernière a pour mission de modérer les tendances instinctives, et d'arrêter les mouvements passionnés, qui vont remuer jusqu'aux fibres du cœur.

La raison apprend à l'homme dont l'esprit est cultivé, à se servir de l'expérience du passé, pour marcher, d'un pas plus assuré, dans la voie de l'avenir, et à ne point se laisser aveuglément enchaîner aux lois naturelles, qui régissent la matière avec laquelle notre intelligence se trouve intimement associée.

On comprend qu'elle se manifeste de diverses manières, suivant les individus eux-mêmes; elle se lie étroitement à la conscience, à ce point, que l'altération de l'une entraîne, presque toujours, l'affaiblissement de l'autre. C'est ce pouvoir dirigeant et suprême qui nous échappe, et, avec lui, la conscience de l'exercice de nos facultés, quand nous venons à être frappés d'aliénation mentale.

Nous n'avons pas à rechercher ici, en vertu de quel mécanisme, les sensations, les idées, les mouvements, s'accomplissent par l'intermédiaire du cerveau. Cette connaissance nous restera sans doute longtemps ignorée, quelle que soit l'importance des découvertes scientifiques qui ont eu lieu dans ces derniers temps, à propos des centres nerveux.

Il nous suffit de constater, pour le moment, ce fait incontestable, qu'une modification morbide du cerveau entraîne nécessairement un trouble, plus ou moins profond, des fonctions cérébrales.

Chez les aliénés, les facultés continuent à s'exercer; mais cet exercice est entravé, restreint, ou se fait d'une manière vicieuse. L'impressionnabilité anormale du malade, l'impossibilité dans laquelle il se trouve de diriger convenablement son attention, et, par conséquent, de juger sainement des circonstances qui l'entourent, toutes ces conditions donnent un cachet spécial aux combinaisons qui résultent du jeu souvent fortuit de la mémoire, du jugement, de l'imagination, et peuvent donner naissance aux conceptions les plus singulières et les plus inattendues. Les désordres de l'intelligence dans la folie, dit M. Foville, sont aussi nombreux que les combinaisons possibles de la pensée, aussi diversifiés que nos passions, notre éducation, nos préjugés, nos penchants, nos affections. L'on pourrait répéter avec Esquirol, que nul ne pourrait se flatter d'avoir observé et de pouvoir décrire tous les désordres intellectuels qui caractérisent la folie, même dans un seul individu. (Compend. méd., p. 145.)

**Augmentation de l'activité intellectuelle.** — La surexcitation des facultés, leur activité exagérée, se rencontre, non-seulement dans certaines formes d'aliénation, et particulièrement dans les formes extatiques, etc.; mais elle est le caractère habi-

tuel et saillant de la période prodromique des diverses variétés
de la folie. En même temps que les idées deviennent surabon-
dantes et que l'imagination présente une sorte d'exubérance, on
voit diminuer la solidité du jugement. Quelques malades, pendant cette période de simple surexcitation, peuvent présenter à
l'observation des aptitudes dont ils n'avaient donné jusqu'alors
aucune espèce de preuves. Quelques-uns parlent et écrivent en
vers, d'autres deviennent inspirés et peuvent s'exprimer dans
un langage prophétique, souvent empreint d'une véritable éloquence.

Les idées et les conceptions sont d'autant plus vastes et plus
sublimes, que la surexcitabilité encéphalique est plus profonde et
plus énergique. Or, il est des cas de surexcitabilité nerveuse,
provoquée par un état pathologique spécial, où ce phénomène
singulier devient encore plus remarquable; tels sont l'hystérie,
la catalepsie, l'extase, etc. (Ann. méd. psych., 1846, p. 217.)

Les formes d'aliénation mentale qui détachent l'esprit des faits
extérieurs, pour le concentrer dans un même ordre de sentiments
et de phénomènes intérieurs, peuvent donner lieu à une puissance intellectuelle plus ou moins remarquable. Sous l'influence
de ce stimulant morbide, imprimé aux fonctions de l'intelligence,
on voit apparaître tout à coup des souvenirs qui semblaient, depuis longtemps, effacés de la mémoire, et que l'on ne supposait
pas avoir dû faire sur l'esprit une impression aussi profonde. Il
semble, pour me servir d'une heureuse expression de Ch. Nodier, que les rayons, si divergents et si éparpillés, de l'intelligence
malade, se resserrent tout à coup en faisceau, comme ceux du
soleil, dans une lentille, et prêtent alors aux discours du pauvre
aliéné, tant d'éclat, qu'il est permis de douter qu'il ait jamais été
plus savant, plus clair et plus persuasif, dans l'entière jouissance de sa raison. (Ch. Nodier, J. François, les Bas bleus; A.
M. P., 1846, p. 217.)

Lorsque la folie revêt un caractère intermittent, il n'est pas
rare de voir l'excitation intellectuelle précéder de quelques jours
le développement de l'accès. On assiste alors à ce curieux spec-

tacle d'individus qui sortent peu à peu de leur état d'indifférence, ou de demi-stupeur, et de sombre préoccupation, et qui deviennent gais, pétulants, communicatifs, spirituels même; puis, l'excitation, en continuant à suivre sa marche progressive, se transforme insensiblement en un désordre plus ou moins effrayant.

C'est ainsi que l'on voit, dans la manie franchement aiguë, des jeunes filles qui ont reçu l'éducation la plus convenable, dont la conduite a toujours été irréprochable, révéler dans leur délire les idées les plus obscènes et dont on aurait difficilement soupçonné l'existence chez elles.

**Mémoire.** — Cette activité anormale, également imprimée à la mémoire, permet à un grand nombre de malades, même au plus fort de leur délire, de conserver, d'une manière indélébile, les sensations étranges, les illusions bizarres auxquelles ils ont été en proie, au milieu du désordre de leurs pensées. Un maniaque lit dans le cahier de visites de M. Leuret sa propre observation et corrige quelques inexactitudes peu importantes relatives à ce qu'il avait dit l'avant-veille.

Quand l'aliéné vient à guérir, presque toujours, on le voit se souvenir des circonstances qui ont présidé au développement de sa maladie; il se rappelle jusqu'aux détails les plus insignifiants qui ont eu lieu pendant son délire; il conserve la mémoire de ses hallucinations, des idées fausses qui l'avaient préoccupé, et cela, d'autant mieux qu'il reprend davantage l'exercice normal de ses facultés. Les malades, dit Georget, se rappellent alors parfaitement les bons ou les mauvais procédés dont ils ont été l'objet, et, quand ce souvenir apparaît d'une manière tout à fait exacte, on peut compter sur une guérison durable.

**Imagination.** — L'imagination joue un rôle essentiel dans la plupart des manifestations qui caractérisent la folie; elle est la source la plus commune des sensations erronées et des illusions dont quelques malades sont le jouet continuel. Le maniaque ne prête aucune attention aux phénomènes qui se passent autour

de lui, il en altère bien vite la véritable signification. Le lypémaniaque, dont l'esprit reste sans cesse absorbé dans les mêmes
préoccupations, ne prend des objets qui frappent ses yeux, des
paroles qui retentissent à ses oreilles, que ce qui peut lui servir
à augmenter encore ses sombres pensées. L'un et l'autre s'assi-
milent, grâce à leur imagination surexcitée, ce qu'ils voient et
ce qu'ils entendent autour d'eux ; mais cette assimilation se fait
d'une manière vicieuse et n'aboutit, en définitive, qu'à donner
au délire un nouvel aliment. Pour rendre compte des sensations
qu'ils éprouvent, ils font appel aux explications les plus étranges;
ils admettent les théories les plus absurdes, ils parlent de magnétisme, d'électricité, de machinations impossibles, de francs-
maçons qui se servent de tubes et de canaux souterrains, qui
opèrent à une distance de plusieurs centaines de lieues, qui ont
le pouvoir d'arrêter la circulation de leur sang, de le faire re-
fluer vers le cœur, etc.

Rêves. — A l'excitation des facultés, se rattache la disposition
aux rêves, si commune chez un grand nombre d'aliénés.

Les rêves peuvent être considérés comme un symptôme précurseur de la folie; ils se remarquent d'ailleurs comme un phénomène prodromique des affections qui viennent porter leur atteinte plus ou moins directe sur l'organe cérébral, comme dans
les fièvres ataxiques, le typhus, la fièvre typhoïde, la méningite,
les convulsions chez les enfants; mais, de toutes les affections, ce
sont sans contredit les névroses, et particulièrement l'aliénation
mentale, dont l'invasion est le plus souvent annoncée par des
rêves bizarres et extraordinaires.

Non-seulement ceux-ci peuvent se montrer comme phénomène précurseur, mais bien souvent aussi ils accompagnent et
compliquent les états aigus de la folie. Chez quelques aliénés, le
sommeil est un sujet d'indications précieuses. Esquirol dit avoir
plus d'une fois passé des nuits à les écouter et bien souvent ses
veilles ont été récompensées; les malades lui révélaient en dor-
mant l'objet de leur délire.

Ordinairement la nature et le caractère des rêves sont en rapport avec l'espèce de folie elle-même. Ainsi, dans la lypémanie ils sont tristes, oppressifs, ils laissent une impression profonde et pénible; dans la paralysie générale, comme dans la monomanie ambitieuse, ils sont expansifs, gais et riants. Dans la manie, ils se ressentent du bouleversement des facultés et sont étranges, fugitifs et incohérents; enfin, dans la démence, les songes sont rares et ne laissent en général aucun souvenir. Les auteurs ont remarqué que les désordres de la folie se sont quelquefois reproduits pendant le sommeil, après la guérison. (Ann. méd. psych., 1847, p. 27; D^r Macario.)

Cette disposition n'est, après tout, que l'exagération d'un phénomène psychique normal; les impressions fortes se reproduisent d'habitude pendant le sommeil, sous forme de songes; cela a lieu surtout chez les individus d'une grande imagination, dont l'impressionnabilité a été surexcitée; chez les jeunes gens, par exemple, qui s'adonnent à des lectures romanesques et mystiques.

**Association des idées.** — Mais c'est surtout au point de vue de l'association des idées, que l'aliénation mentale présente des particularités véritablement remarquables, qui deviennent elles-mêmes un des éléments les plus précieux pour le diagnostic des diverses formes du délire.

L'association des idées s'accomplit, à l'état normal, suivant des lois que l'étude de la psychologie nous apprend à connaître, et dans des conditions spéciales que certaines circonstances viennent déterminer.

Cette association a besoin de l'exercice actif de nos principales facultés : de la perception, de la mémoire, du jugement, de l'imagination, etc., qui entrent immédiatement en exercice, sous l'influence de la volonté. Il en résulte que les idées de même nature se suivent et s'enchaînent dans un ordre régulier, que l'idée qui suit tient ordinairement à celle qui précède, qu'une sensation entraîne aussitôt le souvenir de pensées qui sont en rapport avec elles, et révèle à l'esprit les diverses circonstances qui en ont accompagné la formation.

Chez les aliénés, la transition naturelle que les idées présentent entre elles, leur enchaînement logique, est tantôt interrompu et en quelque sorte brisé, ou bien, il s'exerce d'une manière vicieuse et pour ainsi dire fatale. Dans ce dernier cas, on les voit toutes, se ranger dans un même ordre, dans une espèce de cercle, dont il est bien difficile de les faire sortir.

**Incohérence.** — Le premier cas caractérise ce qu'on appelle l'*incohérence*. On rencontre ce phénomène dans deux formes principales d'aliénation : la manie et la démence, avec ou sans paralysie. Le défaut de liaison entre les idées, et quelquefois même entre les éléments qui concourent à la formation de la pensée, présente toutes les nuances possibles et tous les degrés variables, suivant la nature de l'affection, son ancienneté, etc.

Il n'est pas toujours facile de constater l'existence de ce symptôme. Il est des malades dont les paroles sont naturellement liées entre elles, mais dont les écrits sont, sous ce rapport, dénués de toute espèce de sens. S'ils se possèdent assez pour imprimer à leurs facultés une direction momentanément normale, ils ne le peuvent déjà plus quand ils sont livrés à eux-mêmes, et les divagations qui remplissent leurs écrits témoignent suffisamment combien il leur est difficile de lier leurs pensées les unes aux autres. On comprend que dans ce cas il importe de ne pas se borner à faire parler les aliénés, et combien il est avantageux de les faire écrire, en les laissant, autant que possible, abandonnés à leurs propres forces.

Il est aussi une cause d'erreur que l'on doit soigneusement éviter, quand on cherche à constater ce phénomène morbide; l'incohérence peut être seulement apparente chez quelques aliénés et ne pas exister en réalité. Il est des individus dont les paroles et les écrits sont empreints d'une telle singularité, qu'à un examen superficiel on les croirait privés de toute liaison; il n'en est plus de même, si l'on prête à ce sujet une attention suffisante. On peut alors découvrir, sous le langage emprunté, et sous l'expression métaphorique dans lesquels leur pensée se trouve enveloppée, un raisonnement parfaitement logique et un ordre d'idées auquel on eût été loin de s'attendre. Leur langage bizarre tient essentiellement à l'originalité même, à l'étrangeté des conceptions qui les préoccupent.

**Incohérence partielle.** — Le défaut d'enchaînement naturel des idées peut avoir des degrés variables d'universalité; en d'autres termes, il peut être très-général, s'étendre indistinctement à toutes espèces d'objets, ou bien, il peut s'exercer d'une manière extrêmement restreinte et ne se manifester, en quelque sorte, que dans un ordre spécial d'idées, dans une série d'objets pour ainsi dire exclusive. Dans ce cas, on voit l'incohérence se produire seulement sous l'influence de conditions spéciales, par suite du réveil de souvenirs irritants et d'impressions pénibles qui viennent jouer véritablement le rôle de cause provoquante. Ainsi, l'on peut observer des malades dont la conversation est suivie, qui font preuve, dans leur réponses, de beaucoup d'intelligence et de présence d'esprit, qui présentent, pour les travaux auxquels ils sont employés, des aptitudes remarquables, et, ces mêmes malades, pour peu qu'on vienne à toucher *la corde sensible,* on les voit, à l'instant même, s'exprimer avec une volubilité et une incohérence extraordinaires, et débiter une foule de paroles qui n'ont entre elles aucune espèce de rapports.

Un malade, cité par M. le D$^r$ Morel (t. 2, p. 372), se montre, au début d'une conversation, l'homme le plus calme et le plus raisonnable; si l'on continue à causer avec lui, il s'anime peu à peu, son œil devient brillant, les traits de sa face prennent une expression impossible à décrire et bientôt l'ensemble de ses paroles, de ses idées, de ses gestes, de toute sa physionomie, résume le maniaque dans son état le plus violent de paroxysme. Voici quelques-unes des paroles qui terminent ses explications, au sujet de certaines phases pénibles de son existence..... « *C'est pourquoi, le 26 novembre 1834 nous débarquâmes à Montévidéo,*

*nous fîmes main basse sur tous ces êtres monstrueux des crèches*
*et des dépôts de mendicité, vivant de leurs propres illusions, dans*
*l'ordre physique, mystique, moral et positif. Ces petits êtres hon-*
*teux, infects et scrofuleux se tenaient poussement dans l'attitude*
*voulue pour les illusions sacerdotales. Ils s'aimaient dans eux,*
*vivaient dans eux, et se faisaient constamment porter en chœur*
*avec toute la batterie de leur être par cette eau d'hommes infects*
*qu'on appelait Don Antonio Costro, cartouche de l'ordre Gréphiny,*
*général des Jésuites, frère Nicos et tout le groupe de la collégiale*
*de ces petits monstres, etc.* Cette incohérence et cette excessive
volubilité ne se manifestaient chez ce malade que dans certains
moments de surexcitation, et lorsqu'on faisait appel à des souvenirs pénibles.

Nous avons encore observé un maniaque ambitieux qui était,
sous ce rapport, un exemple remarquable. Doué de beaucoup de
jugement, il raisonnait d'habitude d'une manière parfaitement
logique; mais, si l'on venait à faire allusion aux idées qui l'avaient
toujours vivement préoccupé, on le voyait aussitôt débiter d'une
voix entrecoupée de sanglots, les extravagances les plus incroyables et les plus incohérentes.

Non-seulement cette désassociation des actes intellectuels
peut présenter un caractère plus ou moins marqué de généralité,
d'universalité, mais elle peut encore offrir des degrés variables
d'intensité.

**Mobilité des idées.** — Ainsi, à un premier degré, nous
aurons la mobilité simple des idées; à peine remarque-t-on le
défaut de liaison qui les rattache les unes aux autres. Le malade
saute trop facilement d'un sujet à un autre; il est incapable de
suivre le fil d'une conversation, de l'approfondir et de l'épuiser,
en quelque sorte. Il n'est déjà plus le maître de diriger convenablement ses facultés, particulièrement son attention; en un
mot, il est superficiel, et toutes ses phrases sont écourtées.

Ce fait a son importance et doit être soigneusement constaté.
Si l'on se borne, par exemple, à poser des questions isolées,

sans chercher à en provoquer les développements naturels, il est à peu près certain que la situation mentale échappera à l'appréciation de l'observateur.

La mobilité des idées se remarque particulièrement comme symptôme initial de quelques formes d'aliénation mentale, principalement de la manie.

Dans certaines circonstances, elle apparaît comme phénomène transitoire, dans le cas, par exemple, de transformation d'une espèce dans l'autre. Enfin, elle est le signe précurseur des accès intermittents d'excitation maniaque, auxquels sont sujets une catégorie de malades. Quelquefois aussi elle est le phénomène caractéristique, le symptôme prédominant d'un état morbide spécial, d'autant plus grave, qu'il repose sur des éléments en apparence vagues et mal définis, et qui, par conséquent, affecte presque toujours une marche chronique.

L'incohérence peut être seulement incomplète, en ce sens, que le malade laisse son attention s'égarer facilement et qu'il est incapable de lui imprimer une direction suffisamment prolongée. Il saisit la portée des questions qu'on lui adresse, mais, en laissant son esprit s'attacher successivement à une série d'idées accessoires, il a bientôt perdu de vue le sujet principal de la conversation. On peut, en le rappelant à lui-même, fixer son attention et obtenir ainsi une réponse satisfaisante.

**Incohérence violente.** — A un degré plus élevé, l'incohérence représente assez bien une sorte de déroulement, de déchaînement des idées qui sont violemment chassées les unes à la suite des autres, sans que le malade puisse modérer cette singulière explosion. On dirait d'une horloge privée de son balancier et dont les rouages se détendent brusquement. Quelques-uns de ces malheureux semblent avoir la conscience de leur impuissance à arrêter ce désordre effrayant, et leur figure bouleversée a quelque chose d'étonné, comme s'ils assistaient eux-mêmes au désolant spectacle qu'ils offrent à ceux qui les entourent.

Cette espèce d'incohérence s'accompagne toujours d'une loquacité et d'une volubilité extraordinaires. Le malade ne trouve
pas quelquefois les expressions suffisantes pour rendre sa pensée, et l'on assiste à un véritable déluge de paroles, derrière
lesquelles il est difficile de saisir la moindre pensée sérieuse.
Non-seulement alors les phrases ne se suivent plus; mais les
mots eux-mêmes viennent se placer les uns à côté des autres,
sans ordre et sans but.

**Diagnostic.** — L'incohérence des idées peut tenir à des
conditions toutes opposées; tantôt à la faiblesse même des
organes préposés à l'exercice des fonctions intellectuelles, tantôt à une véritable surexcitation imprimée à ces organes eux-
mêmes et à l'impossibilité dans laquelle se trouve le malade
d'en régler le mouvement. Dans ce dernier cas, la multiplicité
des impressions, et les illusions nombreuses dont il est l'objet,
ne lui laissent pas le temps de se reconnaître, de classer dans
un ordre méthodique tant d'éléments épars et de juger la nature
des sensations, la valeur des idées, et la réalité des images qui
viennent l'assaillir en foule.

C'est surtout, nous l'avons dit, chez les maniaques, à la période aiguë de leur maladie, qu'on observe l'incohérence avec
ses caractères les mieux tranchés. Tout indique chez eux une
évidente surexcitation. Les circonstances les plus insignifiantes,
la vue d'un objet, une parole, le moindre bruit, éveillent aussitôt une série de pensées, de souvenirs, d'impressions qui n'ont
entre elles ni rapport, ni liaison, qui apparaissent et qui s'entre-croisent comme les objets eux-mêmes qui viennent accidentellement frapper les regards de l'individu.

Citons un exemple, entre autres, des interprétations erronées
dont les impressions subies par certains aliénés peuvent être
l'objet.

Un jeune maniaque est conduit par son père à l'établissement
de Stéphansfeld. Il voit, en arrivant à la station du chemin de
fer, un journalier avec une *jambe de bois,* et la pensée lui vient

aussitôt qu'on le dirige sur l'*Hôtel des invalides*. En traversant la commune, il remarque et entend des *oies crier dans les rues;* de suite, il s'imagine que l'ennemi s'approche et *qu'elles donnent l'éveil au Capitole;* son pied glisse en touchant le seuil de l'asile, et il pense aussitôt que l'établissement lui appartient, se rappelant l'exemple d'un illustre conquérant, qui fit de sa chute, dans le pays qu'il abordait, un signe de favorable augure.

Lorsque l'incohérence est portée au plus haut degré, lorsque ce ne sont plus les phrases, mais les mots eux-mêmes, qui échappent sans aucune liaison, il est rare qu'elle ne dépende pas, dans ce cas, de la faiblesse même des organes de l'intelligence. Elle appartient alors à la forme essentiellement chronique de la manie, à la démence et à une période avancée de la paralysie générale. Chez les individus qui en sont atteints, les impressions deviennent confuses, la mémoire n'est plus apte à recueillir le moindre souvenir, l'attention fait complétement défaut, et l'association des idées devient impossible, faute des éléments les plus nécessaires à son accomplissement.

Cette forme d'incohérence, par affaiblissement intellectuel, a des caractères tranchés, qui la distinguent nettement de celle que nous avons décrite plus haut. Ce n'est plus un état qui s'accompagne de mouvements passionnés, d'une réaction énergique, d'une succession rapide d'émotions, en rapport avec l'agitation, la loquacité, l'intempérance de langage, etc. Loin de là, on observe une sorte de placidité et d'indifférence, la physionomie exprime l'hébétude et l'engourdissement, on rencontre enfin les signes caractéristiques d'une déchéance intellectuelle plus ou moins avancée.

A ce dernier point de vue, on pourrait reconnaître deux sortes d'incohérence : l'une de forme active, offrant ordinairement des chances de guérison; l'autre, de forme passive, nécessairement incurable.

**Idées fixes.** — Les idées, au lieu de se manifester sans ordre et sans suite, présentent, chez d'autres aliénés, un phénomène contraire; leur association se fait d'une manière essentiellement vicieuse.

On les voit alors se ranger toutes dans un même ordre, se dérouler dans une espèce de cercle dont il est à peu près impossible de les faire sortir.

Dans ce cas, elles ont presque toujours pour origine des impressions douloureuses, des sensations pénibles; elles donnent lieu à des sentiments de haine et de méfiance, à des accusations perfides et à cette soif de vengeance qui caractérisent une catégorie remarquable d'aliénés ordinairement dangereux.

On désigne sous le nom d'*idée fixe*, les préoccupations qui naissent dans ces conditions d'impressionnabilité douloureuse et de souffrance morale.

L'idée fixe ne saurait être à elle seule, on le comprend, un caractère absolu d'aliénation mentale. On la rencontre chez les personnes qui jouissent de la plénitude de leurs facultés et de l'intégrité de leur raison, non-seulement lorsqu'elles sont dominées par une passion violente, mais encore chez celles-là même qui se font remarquer par une impressionnabilité très-vive et dont l'imagination ardente est souvent un obstacle sérieux à la solidité de leur jugement. On voit alors une pensée habituelle, un simple soupçon, revêtir une sorte de ténacité et se rapprocher singulièrement des idées maladives que l'on observe chez les aliénés. Si absurde qu'elle puisse être, l'idée fixe, comme l'a fait justement remarquer M. Leuret, ne suffit pas pour caractériser la folie. Il n'est pas difficile, ajoute cet auteur, de réunir un certain nombre d'absurdités, qui circulent çà et là dans le monde soi-disant raisonnable, et même dans le monde des savants. (Fragm. psycholog.)

Dans l'aliénation mentale, les idées fixes sont bien véritablement le résultat de l'exercice involontaire des facultés, et de l'impossibilité dans laquelle les malades se trouvent de réagir contre les impressions pénibles qui viennent les assiéger, et contre les sentiments haineux qui en sont la conséquence. Elles tiennent à cette disposition d'esprit que présentent la plupart

d'entre eux et qui les pousse sans cesse à chercher autour d'eux
l'explication des phénomènes étranges dont ils sont l'objet. Nous
verrons plus loin, que si elles ont quelquefois pour origine des
illusions, ou plutôt des hallucinations, il arrive souvent aussi
qu'elles revêtent des caractères tels qu'il n'est plus guère possible de les distinguer des fausses sensations elles-mêmes.

Ce phénomène pathologique présente une intensité variable;
quelques malades sont, sous ce rapport, d'une telle susceptibilité,
que les moindres circonstances prennent à leurs yeux une importance extraordinaire et une signification à laquelle on était
loin de s'attendre. Ajoutons que, chez quelques personnes nerveuses et impressionnables, une émotion violente a été souvent
le point de départ d'idées fixes, qui ont formé plus tard le signe
caractéristique du délire. Une jeune fille assiste au triste spectacle d'une exécution capitale; elle voit la tête du supplicié
tomber dans une espèce de tonneau; depuis ce moment, son
imagination est frappée, elle a toujours devant les yeux cet horrible spectacle, et bientôt, devenue aliénée, elle est poursuivie
par la pensée que son dernier jour est près d'arriver; elle répète
sans cesse qu'on fera tomber sa tête dans le fatal tonneau. C'est
surtout dans la lypémanie qu'on voit se manifester au plus haut
degré cette association vicieuse des idées. L'un redoute l'approche
d'ennemis imaginaires, conjurés pour sa perte; l'autre se dit
damné et se reproche les fautes les plus légères comme des
crimes impardonnables. Une jeune fille éprouve dans ses sentiments d'amour une déception cruelle : bientôt son esprit s'exalte,
sa conscience s'alarme, elle se reproche amèrement d'avoir reçu
les assiduités de celui qu'elle se plaisait à appeler autrefois son
fiancé. Elle cherche, dans un excès de dévotion, des consolations qui jettent au contraire son âme dans un trouble plus profond. «Je suis damnée, s'écrie-t-elle, un enfer éternel pour mes
péchés! Il n'y a plus de sauveur, plus de ciel, plus de paradis
pour moi!»

**Ténacité des idées fixes.** — Quand une fois l'idée fixe est

4

devenue une sorte d'explication des phénomènes dont la raison ne peut se trouver dans les faits d'un ordre naturel, quand elle a pénétré dans l'esprit des malades, elle s'y attache avec une ténacité extrême, quels que soient les moyens employés pour la combattre, et quels que soient les efforts tentés en vue d'en démontrer l'absurdité et la fausseté. Ce caractère est d'une importance majeure, en matière de traitement, puisque, surtout à la période croissante de l'affection, toute discussion, tout raisonnement avec le malade reste absolument sans succès. L'intimidation, à cette même période, ne saurait arriver à un résultat plus favorable; dans quelques circonstances, elle peut avoir, au contraire, des inconvénients sérieux. On épuise en vain toute sa logique, on se fatigue inutilement, sans autre bénéfice que d'exalter encore l'irritabilité déjà considérable de celui dont on ne saurait trop ménager la susceptibilité.

Non-seulement le malade puise un aliment nouveau dans le fait même de la discussion, mais il semble s'assimiler, et faire tourner au profit du délire les divers éléments qu'il peut trouver en lui-même, comme autour de lui, dans son intelligence, dans son éducation, en un mot, dans les circonstances particulières au milieu desquelles il s'est trouvé placé.

C'est surtout, quand l'affection est arrivée à son maximum d'intensité qu'on voit ce phénomène prendre un véritable caractère d'irrésistibilité, et s'emparer d'autant plus de l'esprit de l'aliéné, qu'il est d'autant plus absurde de croire à sa réalité. Une jeune fille, pendant son accès de lypémanie, se croit transformée en chenille. Un autre malade, atteint de lypémanie chronique, doué d'une constitution robuste, et d'ailleurs fort intelligent, se met parfois à pousser d'horribles gémissements, en fixant ses regards sur la serrure d'une porte; il craint l'affreux supplice d'être obligé de traverser dans quelques instants le trou même de la serrure.

L'idée fixe peut se manifester chez l'aliéné tout à coup, d'une manière subite, à la suite, par exemple, d'une émotion violente, qui aurait elle-même entraîné l'explosion du délire. Mais le plus souvent elle se développe lentement, progressivement, consécutivement à des impressions douloureuses répétées; elle est très-souvent aussi la conséquence d'un phénomène pathologique extrêmement remarquable que nous décrirons sous le nom d'hallucination, et qui donne ordinairement à l'affection mentale un certain caractère de ténacité.

Elle a, d'ailleurs, avec cette dernière, des points de contact remarquables; comme celle-ci, elle prend sa source dans des conditions spéciales de délire restreint et systématisé, et elle paraît avoir pour base le même état de dépression, ou d'exaltation expansive de la sensibilité morale. Le malade, quels que soient ses efforts, ne peut, à la période croissante de l'affection, les chasser ni l'une, ni l'autre de son esprit; et lors même que sa raison et sa conscience seraient encore en état de lui en démontrer la fausseté, il reste dans l'impuissance absolue de réagir contre elles, il en subit fatalement l'influence et se laisse passivement diriger par elles. Seulement, dans l'hallucination, les idées prennent un corps, une forme matérielle; elles se transforment en véritables sensations; et, sous ce rapport, elles impressionnent peut-être davantage le malade. Nous reviendrons à l'occasion sur ces différentes particularités; nous devons nous borner à faire remarquer qu'il existe probablement dans les deux cas une même disposition mörbide du cerveau.

**Diagnostic.** — L'idée fixe, rare dans la démence et la paralysie générale, se rencontre surtout, avec les caractères qui lui sont propres, dans la lypémanie, et dans cette forme décrite par Esquirol sous le nom de monomanie.

On peut aussi la rencontrer, mais avec des caractères moins tranchés, dans quelques variétés de la stupidité. Elle n'est le plus souvent que l'expression la plus accentuée de la manifestation délirante et de l'état morbide de la sensibilité morale ; elle est comme le reflet des angoisses poignantes qui tourmentent le malade, ou de ses désirs ardents et de ses espérances ambitieuses.

Un aliéné souffre-t-il de l'estomac; sous l'empire des douleurs qu'il ressent, il conçoit l'idée fixe qu'on l'a empoisonné, qu'on a mêlé de l'arsenic à ses aliments, etc. Cet autre a pris son gendre en profonde aversion; il est dominé du vif désir d'en être pour toujours débarrassé, et bientôt il croit fermement que ce dernier est allé mourir de la fièvre jaune à la Martinique. La vue même de ce gendre ne fait que l'irriter, sans lui ôter un seul moment sa conviction.

Il serait superflu de multiplier les exemples de ce genre; ils suffisent pour démontrer tout ce qu'il y a d'impraticable à attaquer de front de semblables convictions. Il est alors préférable d'employer des moyens ingénieux, et de chercher, par un chemin détourné, à vaincre l'erreur et l'obstination dans lesquelles le malade s'entretient.

Un monomaniaque religieux, cité par Leuret, refuse obstinément de manger, persuadé que le démon a répandu sur ses aliments une influence diabolique; il suffit qu'un prêtre fasse le simulacre de les bénir pour qu'il les prenne aussitôt. Il est à remarquer que c'est surtout quand ce symptôme revêt une forme religieuse qu'il pousse les infortunés qui en sont atteints aux actes les plus redoutables. Quelques-uns de ces malheureux, animés d'une sauvage énergie, se laissent littéralement mourir de faim; d'autres exercent sur eux-mêmes, ou les personnes qui leur sont le plus chères, des actes d'une cruauté révoltante.

Si nous nous sommes arrêté quelques instants sur ces deux phénomènes, si opposés l'un à l'autre, l'*incohérence* et les *idées fixes*, c'est qu'ils constituent deux symptômes essentiels, et qu'il est bien rare de ne pas les rencontrer dans l'une ou l'autre des diverses formes qu'affecte l'aliénation mentale. Ce sont les deux termes généraux par lesquels la folie vient s'exprimer d'habitude, et l'on peut dire, jusqu'à un certain point, avec des auteurs recommandables, M. Foville entre autres, que lorsqu'ils n'apparaissent pas d'une manière évidente, c'est que le malade a encore la force de dissimuler sa situation, ou bien, c'est que l'examen de l'observateur n'a pas été suffisamment prolongé,

Sous ce rapport, le mode d'association des idées pourrait servir de base au diagnostic des diverses formes d'aliénation mentale.

Il n'y aurait à considérer que deux sortes d'aliénés : ceux chez lesquels on remarque une évidente interruption dans l'association des idées, et ceux dont les idées viennent constamment s'enchaîner d'une manière vicieuse.

Les idiots et les imbéciles, les déments, les maniaques et quelques stupides présentent cette interruption dans l'association de leurs idées; les uns, par suite d'un arrêt de développement des facultés, ou d'un affaiblissement survenu progressivement, les autres, par le fait même de la surexcitation désordonnée, ou de l'engourdissement de ces mêmes facultés.

Nous ne donnerons pas à cette division une importance qu'elle ne peut avoir; nous n'ignorons pas que, dans des cas assez exceptionnels, il peut y avoir folie, sans qu'il soit possible de constater un trouble intellectuel nettement caractérisé.

**Sensibilité morale.** — Au point de vue de la sensibilité morale proprement dite, de nos affections, de nos passions, etc., on trouve chez les aliénés des particularités remarquables et véritablement caractéristiques.

«La sensibilité morale, dit un aliéniste célèbre (Guislain, Leçons sur les phrénopathies, 1852, II, p. 121), cette corde qui vibre avec tant de force, est un point de départ dans les actes conservateurs, comme dans les actes libres. Elle s'identifie étroitement avec nos plus chers intérêts; elle est plus d'une fois l'origine de nos passions; c'est par elle qu'on est heureux, qu'on est malheureux; elle est la source mystérieuse des forces de l'âme.»

Les Allemands l'appellent *Gemüth*, les Anglais la confondent généralement sous l'expression de *Moral*. C'est pour ainsi dire l'*animus* des Romains, le Θυμος des Grecs; c'est presque le cœur, dans son acception morale. C'est le sens qui crée les émotions, *le sens émotif*, suivant une expression récemment

employée par le docteur Cerise, dans une lettre adressée à
M. le professeur Longet; le *sens affectif* de Guislain.

Ce sens affectif, émotif, qui fait couler des larmes de tristesse,
de joie, d'attendrissement, d'admiration, d'enthousiasme, est le
*punctum saliens* de l'âme, son point central, son noyau vital,
*der lebendige Kern- und Mittelpunkt, gleichsam das* Punctum
saliens *unseres Seelenlebens*. (Heinroth, *die Seelenstörung*, cité
par Guislain.)

Les affections seraient, d'après la définition de Henle, des
mouvements sympathiques, entre l'organe de la pensée et les
nerfs.

Cette disposition morale présente, suivant les individus, des
différences essentielles.

Les sentiments expansifs et dépressifs, par lesquels s'expriment
la joie et la douleur, varient naturellement, suivant la forme et
l'intensité avec lesquelles ils se manifestent. Les causes qui chez
les uns viennent les exalter, agissent chez les autres d'une manière presque imperceptible.

A ce point de vue, l'on peut admettre, ainsi que le fait Wachsmuth, deux sortes de tempéraments : l'un expansif et l'autre
dépressif.

Toujours est-il, que dans toutes les formes d'aliénation mentale, quelles qu'elles soient, on trouve presque constamment un
trouble plus ou moins profond de cette grande et primordiale
faculté, la sensibilité morale.

Il existe même, ainsi que le reconnaissent la plupart des médecins, des affections mentales qui n'ont point pour caractère
le désordre des facultés intellectuelles, mais bien le trouble du
sens affectif, de la sensibilité proprement dite. Ainsi, les Allemands distinguent les affections morales proprement dites (*Ge-
müthskrankheiten*) des affections mentales (*Geisteskrankheiten*),
et Prichard admet une aliénation morale, *Moral insanity*, qui
ne s'accompagnerait pas d'un trouble évident de la raison.

Ce sont, dit Esquirol, les impressions morales qui provoquent
la folie.

Presque toujours des émotions douloureuses plus ou moins prolongées sont venues préluder à l'invasion du délire; c'est une souffrance morale qui en caractérise la période incubatoire.

C'est ainsi qu'on observe, en règle presque absolue, comme signe prodromique de la maladie, une transformation plus ou moins complète du caractère de l'individu.

**Sentiments affectifs.** — Les aliénés sont ordinairement d'une impressionnabilité extraordinaire. Leurs affections se modifient peu à peu; ils prennent en aversion les personnes qu'ils chérissaient le plus, ou du moins, s'ils n'ont pas pour elles des marques d'un profond mépris, ils ne leur témoignent plus qu'une indifférence complète.

« Quelques-uns, dit Esquirol, semblent cependant faire exception à cette loi générale et conservent une sorte d'affection pour leurs parents et amis; mais cette tendresse, qui est quelquefois excessive, existe sans confiance, sans abandon pour les personnes qui, avant la maladie, dirigeaient les idées, les actions des malades. Ce mélancolique adore son épouse, mais il est sourd à ses avis, à ses prières; ce fils immolerait sa vie pour son père, mais il ne fera rien par déférence pour ses conseils, dès qu'ils auront son délire pour objet.

« Cette aliénation morale, ajoute l'auteur que nous venons de citer, est si constante qu'elle me paraît un caractère essentiel de l'aliénation mentale. Il est des aliénés dont le délire est à peine sensible; il n'en est point dont les passions, les affections morales ne soient désordonnées, perverties ou anéanties.» (Esquirol, t. II, p. 16.)

Les exemples les plus remarquables de perversion morale s'observent particulièrement dans les formes d'aliénation à délire systématisé, et surtout dans celles qui reposent sur une exagération morbide des sentiments religieux, comme dans la démonomanie; les individus atteints de cette espèce de folie accomplissent de sang-froid des actes d'une cruauté inouïe.

Nous aurons l'occasion d'en citer plus tard des exemples
remarquables. Dans presque tous les cas de manie, les malades
sont également poussés à des actes de méchanceté, ou de malveillante espièglerie; ils se plaisent à déchirer, à détruire, à
faire le mal; ils injurient, calomnient; ils rient du mal qu'ils
font et qu'ils voient faire.

«Le retour des affections morales dans leurs justes bornes, les
larmes de la sensibilité, le besoin d'épancher son cœur, de se
retrouver avec les siens, de reprendre ses habitudes, sont des
signes certains de guérison.

« La diminution du délire n'est un signe certain de guérison
que lorsque les aliénés reviennent à leurs premières affections. »
(Esquirol, t. I, p. 16.)

**Irritabilité.** — L'irritabilité est un caractère essentiel de
toutes les formes d'aliénation, surtout à leur période aiguë. Les
malades subissent alors avec la plus singulière facilité toutes
espèces d'émotions. Qu'on vienne, par exemple, toucher maladroitement chez eux à leurs conceptions délirantes, et l'on provoque aussitôt une source intarissable d'impressions douloureuses. Une opposition malveillante, systématique, les jette
infailliblement dans la disposition d'esprit la plus regrettable.
Si, au contraire, on les écoute avec bienveillance, si l'on prend
intérêt à leur situation pénible, on parvient à captiver peu à
peu leur confiance et à les soumettre insensiblement au traitement que leur maladie réclame.

La colère, la fureur, constitue aujourd'hui chez les aliénés
un état véritablement exceptionnel. Elle était autrefois un symptôme habituel et caractéristique des maladies mentales. Ce symptôme a disparu depuis qu'ils sont devenus l'objet d'un traitement humain et rationnel.

On observe surtout les accès de fureur les plus intenses dans
quelques cas de manie aiguë, particulièrement lorsque celle-ci est
consécutive à des attaques d'épilepsie. Ils se produisent souvent
d'une manière périodique; rarement ils font explosion tout à

coup. Ils ont leur période d'incubation, d'augmentation et de décroissance. Presque toujours ils sont annoncés par des prodromes qui permettent de placer les malades à temps dans les conditions habituelles de surveillance.

Chez les aliénés en proie à la fureur, les forces physiques sont pour ainsi dire décuplées. Ce qui les rend ainsi redoutables, dit Esquirol, c'est que le sentiment de leur force est soustrait au calcul de la raison. Plusieurs même ont la conviction qu'ils possèdent une force surnaturelle, indomptable, et lorsqu'ils en font usage, ils sont d'autant plus dangereux, qu'une idée de supériorité les domine, ou qu'ils ont moins d'intelligence (Esq., t. 1, p. 153.)

Il n'est pas rare de voir l'accès de fureur suivi d'un état d'affaissement et de prostration plus ou moins considérable, qui, dans quelques cas, peut se transformer en un état de véritable stupeur, ou de démence confirmée.

**Passions.** — Toutes les passions peuvent prendre, chez les aliénés, un développement extraordinaire. Il existe sous ce rapport un défaut de proportion véritable entre la cause et l'effet. Les impressions les plus légères sont suivies d'une réaction inattendue.

Les passions expansives, celles qui expriment le contentement, le bien-être individuel, forment, par leur exagération, le caractère pathognomonique de deux formes spéciales d'aliénation, la monomanie d'Esquirol, et la paralysie générale, à ses deux premières périodes. On voit alors les malades se montrer d'une gaîté excessive, quelques-uns prétendent jouir d'une félicité sans bornes. De malheureux paralytiques, arrivés au dernier degré du marasme et de la paralysie, couverts d'escharres gangréneuses, plongés dans les matières fétides qui souillent continuellement leur lit, ne cessent de bégayer, jusqu'au dernier moment de leur triste existence, des paroles emphatiques, par lesquelles ils expriment leur indicible bonheur; possesseurs de millions, ils ne voient autour d'eux que reliques précieuses et richesses inépuisables.

Au contraire, les passions dépressives, celles qui expriment la crainte, le chagrin, la frayeur, se rencontrent dans les diverses variétés de lypémanie, et dans une forme spéciale de stupidité. Nous verrons en effet plus loin qu'il y a lieu d'admettre plusieurs espèces de délire stupide.

Les malades, devenus soupçonneux, sombres, taciturnes, évitent avec soin ceux qui les approchent; ils voient dans ceux qui les entourent des persécuteurs de toutes sortes, quelquefois ils ne peuvent ni comprendre, ni expliquer le motif de leurs angoisses et de leurs terreurs.

Chez les hypochondriaques, le souci de leur existence, leurs préoccupations incessantes, au sujet de leur santé, absorbent toute leur activité. Leur impressionnabilité morbide se traduit chez eux par un grand nombre de sensations douloureuses. Un rien les incommode; la lumière, le moindre bruit leur fait pousser des cris effroyables. Ils sentent une griffe de fer qui les déchire, un fer rouge qui les consume. Un hypochondriaque, cité par Leuret, prétend que la langue n'a point de termes pour exprimer ce qu'il ressent. C'est, dit-il, comme un vase qui se remplit goutte à goutte, et dont toutes les gouttes sont des torrents de maux. (Fragments psych., p. 392.)

Chez les maniaques, au contraire, les passions présentent une remarquable instabilité; elles se succèdent les unes aux autres avec une rapidité que rien ne motive. Le malade passe sans transition de la joie la plus vive à toutes les manifestations de la douleur la plus profonde; il ne garde aucune mesure dans les sentiments de haine, de vengeance qui l'animent tout à coup, et qui font brusquement place aux expressions contraires d'une amitié sans bornes.

**Volonté.** — Tout atteste chez les aliénés la lésion profonde que subit la volonté. Plus j'observe ces malades, dit M. Baillarger, plus j'acquiers la conviction, que c'est dans l'exercice involontaire des facultés qu'il faut chercher le point de départ de tous les délires. Dès que l'excitation cérébrale survient, ils deviennent incapables de diriger leurs idées ; elles s'imposent à eux, ils sont forcés de les subir. (Ann. méd. psych., 1856, p. 55.)

La volonté, dit M. Lélut, est ce qu'il y a de personnel, de réellement humain dans l'homme. Il faut, dans l'appréciation de ses actes, tenir autant de compte du sentiment que de l'idée, de la passion que du jugement, la psychologie doit faire une grande place aux affections, aux penchants, aux instincts même où la volonté va puiser les éléments de ses déterminations. (Ann. méd. psych., 1844, p. 160.)

Il existe, sous ce rapport, une distinction importante à établir chez les aliénés. Dans un cas, leur sensibilité morale étant profondément modifiée, leurs sentiments pervertis, on comprend que leurs déterminations viennent refléter cette perversion profonde que la maladie a provoquée. Les circonstances les plus insignifiantes donnent lieu chez eux à des mouvements passionnés, qui viennent s'ajouter aux convictions et aux idées erronées qui les préoccupent, et contribuent à donner à leurs actes un véritable caractère d'irrésistibilité. C'est ainsi que le lypémaniaque poursuit, avec une étonnante préméditation, le but insensé vers lequel le poussent ses souffrances morales. Le monomaniaque ambitieux, l'air dédaigneux, l'attitude hautaine, dans la persuasion qu'il possède un pouvoir sans bornes, qu'il est général, roi, empereur, frappe aveuglément celui qui refuse de se soumettre à son impérieuse domination. Le maniaque peut agir, lui aussi, sous l'influence d'idées préconçues ; il peut se croire un instant capable de planer dans les airs, et se précipiter par une fenêtre. Dans toutes ces circonstances, le malade agit sous l'empire de mobiles déterminés, ses actes ont leur raison d'être dans les sentiments, les passions, les angoisses, qui faussent son intelligence et obscurcissent sa conscience.

**Impulsion irrésistible.** — Mais il arrive aussi, dans quelques circonstances, que le malade est dominé par un entraînement irrésistible, qui arme son bras, et le porte malgré lui à des actes dangereux. Il existe même quelques formes d'aliénation qui ont

pour caractère principal cette lésion plus ou moins profonde de
la volonté. Des malheureux, sous l'influence d'une excitation
maladive, sont véritablement poussés à commettre des crimes
pour lesquels ils éprouvent eux-mêmes une véritable répulsion.
Esquirol a parfaitement décrit toutes ces lésions si nombreuses
et si diverses de la volonté.

Les uns, dit-il, se condamnent au repos, au silence, à l'inaction, ne peuvent vaincre la puissance qui enchaîne leur activité; les autres marchent, chantent, dansent, écrivent, sans pouvoir s'en abstenir. On en a vu s'échapper de chez leurs parents,
sans autre motif que le besoin de marcher, courir pendant
plusieurs jours et ne s'arrêter à peine que pour prendre quelque
nourriture. Ces impulsions irrésistibles, ces déterminations automatiques, semblent être indépendantes de la volonté! (Esquirol, t. I, p. 12.)

On trouve, en dehors de l'aliénation mentale, dans quelques
cas d'hystérie, un phénomène à peu près analogue, mais seulement dans un ordre différent. Quelques femmes hystériques, ou
seulement atteintes de chloro-anémie, ne peuvent exécuter certains mouvements; elles se trompent sur le degré d'effort nécessaire et sont même dans l'impossibilité, si elles ont les yeux
fermés, de remuer certaines parties de leurs membres.

On observe aussi des individus qui sont devenus tout à fait
incapables de diriger leur volonté dans une sphère déterminée
d'idées et de sentiments. Quelques lypémaniaques, dit Esquirol,
n'ont plus de volonté; s'ils veulent, ils sont impuissants pour
exécuter; après avoir lutté, combattu contre un désir qui les
presse, ils restent sans action. « Vos conseils sont très-bons, disait un ancien magistrat à son médecin, je voudrais suivre vos
avis, mais faites que je puisse vouloir, de ce vouloir qui détermine et exécute; je sais ce que je dois faire, mais la force m'a-
bandonne, lorsque je devrais agir. »

Il est, en effet, une forme de lypémanie remarquable et particulièrement caractérisée par cette impuissance dans laquelle se
trouvent les malades, lorsqu'ils veulent mettre à exécution leurs

meilleures résolutions. Le défaut d'initiative et d'énergie est poussé à un tel point qu'ils négligeraient jusqu'à la satisfaction des besoins les plus impérieux de leur existence, si l'on n'avait soin de suppléer à ce manque de toute spontanéité.

Nous observerons encore quelques formes de manie, dans lesquelles l'individu ne présente aucun trouble intellectuel apparent, et qui se caractérisent précisément par cette lésion spéciale de la volonté. Quoique animé des meilleures dispositions, on voit le malade, lorsqu'il est livré à lui-même, s'abandonner à des extravagances que rien ne justifie; il se laisse aller aux tendances mauvaises que sa raison répudie, mais que sa volonté est impuissante à dominer. (Manie sans délire.)

**Attention.** — L'attention, cette faculté qui mesure en quelque sorte la puissance de la volonté, présente naturellement un trouble variable chez les aliénés. « Ils ne jouissent plus, dit Esquirol, de la faculté de fixer, de diriger leur attention; cette privation est la cause primitive de leurs erreurs. Chez le maniaque, les impressions sont si fugitives et si nombreuses, les idées sont si abondantes, qu'il ne peut porter assez son attention sur chaque objet, sur chaque idée. Chez le monomaniaque, cette faculté est tellement concentrée, qu'elle ne se porte plus sur les objets environnants, sur les idées accessoires. Qu'une impression forte, inattendue, fixe un instant l'attention de ces malades, l'on ne tarde pas à voir l'aliéné devenir raisonnable. Ce retour à la raison dure aussi longtemps que l'effet de l'impression même, c'est-à-dire qu'il reste le maître de diriger et de soutenir son attention. » (Esquirol, t. I, p. 20).

On peut dire que la lésion plus ou moins étendue de cette faculté principale est un moyen indicateur, une espèce de thermomètre, qui permet d'apprécier la profondeur, la nature, l'intensité du trouble intellectuel lui-même. A mesure que la convalescence s'établit, lorsqu'elle vient à se confirmer, on voit l'attention reprendre chaque jour une force nouvelle, et permettre peu à peu le retour de l'exercice normal des facultés.

**Imitation.** — L'affaiblissement de la volonté, l'excitation imprimée à certaines facultés et le spectacle toujours dangereux de certaines excentricités, rendent parfaitement compte de cette tendance singulière à l'imitation qu'on rencontre chez les aliénés, spécialement dans quelques cas de manie.

Cette particularité a son importance, surtout au point de vue du traitement. Les malades imitent ce qu'ils voient, ils s'excitent au milieu des éléments d'excitation, et, comme de véritables enfants, ils crient et s'agitent au milieu des cris et de l'agitation. La présence de personnes furieuses les porte à des actes de fureur, et leur délire s'accroît, au milieu du trouble et de la confusion qu'ils voient autour d'eux. Cette tendance à l'imitation doit être soigneusement réprimée dans la plupart des cas; dans quelques circonstances, il est possible de la faire tourner au profit du malade lui-même. Les éléments d'ordre, de discipline, peuvent exercer sur son esprit une influence des plus salutaires et des plus remarquables; il est tel individu turbulent et agité, chez lequel on voit bientôt disparaître la conduite désordonnée, lorsqu'il est tout à coup placé dans des conditions de calme et de tranquillité.

**Affaiblissement des facultés.** — Les facultés principales, le jugement, la mémoire, l'imagination, etc., viennent s'affaiblir successivement dans les formes chroniques de l'aliénation, surtout dans celles qui tendent à la démence. Les malades oublient les faits qui les concernent et qui devraient les intéresser au plus haut degré. Ils ne reconnaissent bientôt plus, ni parents, ni amis; il en est qui, immédiatement après leur repas, oublient qu'ils viennent de manger.

De même, on voit peu à peu s'éteindre et s'anéantir les éléments qui se rattachent à la sensibilité morale. Les individus atteints de démence se montrent insensibles aux causes qui venaient autrefois les stimuler; ils sont sans passions, leurs sentiments sont émoussés, et ils n'éprouvent plus que l'indifférence la plus profonde, à l'égard des diverses personnes de leur famille.

A un degré avancé de cet état de déchéance intellectuelle qui frappe quelques individus, on voit ceux-ci donner la preuve d'une singulière faiblesse de volonté. Dénués de toute spontanéité, leurs déterminations sont vagues et incertaines; machines vivantes, ils se laissent aller au gré des circonstances.

Nous avons rapidement passé en revue les troubles principaux qui appartiennent à la sensibilité, à l'intelligence et à la volonté; il nous reste à examiner d'autres phénomènes, non moins remarquables, et qui se rapportent plus spécialement à l'ordre physique.

### B.

**Sensibilité physique.** — L'hyperesthésie, l'exaltation de la sensibilité physique s'observe rarement dans l'aliénation mentale. On la remarque cependant dans quelques formes de lypémanie, principalement dans l'hypochondrie et dans la folie compliquée d'accidents hystériques. On voit, chez quelques malades, le contact le plus léger donner lieu à une réaction énergique. Il n'est pas douteux que, dans certains cas, l'imagination surexcitée ne transforme, à elle seule, en de graves violences les impressions les plus insignifiantes. Ce fait constitue alors un état d'apparente hyperesthésie.

On rencontre plutôt une diminution de la sensibilité physique dans la mélancolie avec stupeur et chez les individus atteints de démence paralytique et de paralysie générale. On peut remarquer, dans ces diverses circonstances, une insensibilité presque complète à la suite de contusions, de plaies, de fractures et d'opérations chirurgicales diverses. Et peut-être, cette absence de l'élément douleur est-elle une condition favorable à la cicatrisation rapide des plaies qu'on observe alors.

Quelques aliénés restent insensibles au froid, à la chaleur; ils peuvent fixer, pendant des heures entières, l'éclat du soleil, sans en être nullement incommodés.

Ce phénomène doit être considéré comme la conséquence d'une sorte d'habitude que contractent les organes, par le fait de la répétition des actes organiques eux-mêmes.

Il est encore une distinction importante à faire. Quelques aliénés, des lypémaniaques, des extatiques, paraissent absolument insensibles à l'action même des stimulants les plus énergiques. Concentrés en eux-mêmes, quelquefois dominés par des idées délirantes spéciales, ils sont dans l'impossibilité de réagir; ils sentent la douleur; mais, privés de toute initiative, ils ne témoignent par aucun signe extérieur les souffrances qu'ils endurent.

Ainsi que le remarque Esquirol, les idiots sont souvent de la plus grande insensibilité. Nous nous rappelons entre autres un idiot qui ne cessait, malgré les moyens employés, de se déchirer avec les dents la langue et la lèvre inférieure. Dans cette catégorie de malheureux, qui semblent prendre plaisir à se mutiler, nous devons encore ranger quelques épileptiques, ceux surtout qui présentent un arrêt plus ou moins grand de développement intellectuel.

**Mouvement.** — Les signes tirés du mouvement sont nombreux et importants chez les aliénés. Le mouvement, qui est la manifestation extérieure la plus évidente et la plus spontanée de l'exercice de la volonté, indique très-bien chez ces malades à quel degré cette faculté même est lésée.

Les mouvements des maniaques sont ordinairement sans ordre et sans but. Ceux-ci éprouvent, nous le verrons, un besoin irrésistible de se mouvoir, de courir, de sauter; cette incessante mobilité peut varier depuis le degré le plus faible jusqu'au degré le plus élevé et le plus inconcevable. Leurs gestes réfléchissent le chaos, le désordre qui est en eux; c'est véritablement l'image de la confusion qui règne dans leurs idées et dans leurs sentiments. Ils entremêlent les rires et les sanglots, les chants et les injures, et leurs déterminations portent évidemment l'empreinte de l'indécision dans laquelle se trouve leur volonté. Les muscles de la face, ceux de la bouche, sont souvent agités de mouvements convulsifs.

Dans la plupart des formes aiguës de l'aliénation, il suffit

presque d'examiner l'attitude d'un malade, pour avoir déjà apprécié la forme même et la nature du délire dont il est atteint.

Chez le lypémaniaque, chez le stupide, les mouvements sont
empreints d'une remarquable lenteur; c'est un état d'apathie,
d'engourdissement, qui tient chez eux à la lenteur même de
leur conception et à la difficulté qu'ils éprouvent, pour recueillir
leurs idées, et produire des actes volontaires. Pour d'autres mélancoliques, cette nonchalance qu'ils présentent, cette incertitude dans les mouvements, a sa raison d'être dans l'existence
de leurs terreurs imaginaires et des idées fixes qui les portent
à rester immobiles, dans la crainte d'attirer sur eux, ou sur les
autres, un malheur imaginaire.

Les individus qui ont un intérêt à simuler la folie, peuvent,
par certaines extravagances, laisser un instant dans le doute le
médecin qui les observe; ils arrivent quelquefois à simuler certaines formes d'aliénation; mais il leur est bien difficile d'imiter
pendant longtemps l'attitude, les gestes et les mouvements des
malades dominés par des idées fixes, de ceux qui sont en proie
à des accès extatiques, à des hallucinations, ou qui sont atteints
de stupeur, de démence, etc. Lorsque la forme d'aliénation se
complique d'hystéricisme, on peut observer les mouvements les
plus étranges et les plus bizarres.

Ce sont, dit Georget, des tics convulsifs permanents, des
rétractions spasmodiques de quelques parties, des accès de suffocation, des paralysies partielles, le plus souvent incomplètes,
des sens, ou des mouvements volontaires. Une jeune malade
présente à notre observation, surtout à l'approche de ses règles,
cette disposition nerveuse si remarquable : elle perd la parole,
elle est momentanément atteinte d'une véritable surdité, et elle
ne cesse de faire des mouvements de déglutition et de porter
la main à son cou, comme s'il existait à cette région un obstacle
qu'elle cherche en vain à faire disparaître. En même temps, elle
est prise d'hallucinations spéciales de la vue; et, dans un état
d'immobilité presque complète, elle montre du doigt un objet
qu'elle croit placé près d'elle et qui paraît l'effrayer. Il est,

d'ailleurs, impossible d'obtenir d'elle aucune explication à ce sujet.

Il est inutile d'ajouter que ces phénomènes de contraction, d'insensibilité partielle, d'amaurose, de cophose, sont essentiellement mobiles, qu'ils apparaissent et disparaissent brusquement.

C'est particulièrement dans l'aliénation, compliquée de chloro-anémie grave, qu'on rencontre les symptômes de contracture et l'état extatiforme poussés à leur plus haut degré. On voit alors de malheureuses jeunes filles prises d'une raideur musculaire véritablement tétanique. La tête, fortement renversée en arrière, les yeux largement ouverts, fixes, les pupilles dilatées, ne se contractant qu'avec peine sous l'influence du stimulant le plus énergique, les mâchoires serrées l'une contre l'autre, la sensibilité générale à peu près abolie, le pouls petit, fréquent, les battements du cœur tumultueux et précipités, tels sont les phénomènes variables, suivant les degrés, que présentent les individus atteints d'une des formes de la folie extatique.

Dans les cas d'extase religieuse, les mouvements sont loin d'exprimer cet état de souffrance et de douloureuse tension. Les malades ressentent, au contraire, disent-ils, une sorte de fraîcheur délicieuse et une disposition suave, qui les porte à la prière et imprime à leur attitude un caractère tout spécial.

Dans les formes qui s'accompagnent de congestion cérébrale, de paralysie, on rencontre des attaques épileptiformes, des secousses spasmodiques de la tête, des mouvements convulsifs des muscles de la face, de ceux des membres, du tronc, etc.

Dans la démence paralytique, dans la paralysie générale, on observe un affaiblissement musculaire progressif, particulièrement la gêne de certains mouvements, de ceux d'abord qui sont destinés à accomplir les actes de précision.

Par suite de l'aggravation des troubles de la motilité, les malades deviennent bientôt incapables de quitter leur lit; plus tard, ils tombent dans un état de marasme; lorsque les mouvements de la déglutition sont empêchés, ils finissent par mourir d'inanition, faute de pouvoir avaler.

La contracture permanente des muscles s'observe particulièrement aux extrémités inférieures. Elle est le résultat ordinaire de la position vicieuse que les malades ont prise, souvent par suite de soins inintelligents et de l'habitude dans laquelle on les a laissés de s'accroupir, soit dans leur lit, soit par terre. Cette difformité s'observe particulièrement chez quelques lypémaniaques et chez les stupides; lorsqu'elle a duré pendant un certain temps, il n'est plus possible de remédier au raccourcissement définitif des muscles fléchisseurs.

Chez quelques stupides, on a pu observer la contracture des muscles de la région antérieure du cou, des sterno-mastoïdiens, poussée à un point tel que les malades restent dans l'impossibilité de relever la tête. Une femme atteinte de lypémanie stupide nous a offert une perforation d'une partie du sternum, produite par le fait même de la pression exercée par le menton. On comprend combien il importe, à différents points de vue, d'apprécier l'importance et la signification des altérations du mouvement qui viennent compliquer l'aliénation mentale. Elles sont pour le diagnostic comme pour le pronostic un élément dont il faut tenir un compte sérieux.

**Physionomie.** — M. Guislain désigne sous le nom de masque de l'aliénation, cet ensemble de phénomènes qui donne à la physionomie du malade une expression significative. Cette expression varie naturellement suivant l'espèce d'aliénation.

L'étude de la physionomie n'est pas, dit Esquirol, un objet de futile curiosité; elle sert à démêler le caractère des idées, des impulsions qui prédominent; elle met sur la voie du diagnostic de la maladie elle-même.

Le maniaque présente d'habitude le teint coloré, la physionomie animée; ses yeux sont brillants et vifs, souvent hagards; ses traits sont mobiles et les muscles de la face sont agités de mouvements spasmodiques.

Le lypémaniaque a les traits de la figure contractés, les yeux ternes, enfoncés dans leurs orbites; la souffrance morale et toutes les passions dépressives donnent à sa physionomie une expression caractéristique.

Dans la stupeur, le regard est fixe, immobile; l'individu paraît étonné, sa figure a quelque chose d'hébété.

Chez le dément, les traits sont relâchés et la face bouffie dénote l'absence de toute initiative.

Lorsque la convalescence tend à se produire, on ne tarde pas à voir une expression remarquable de bien-être se répandre sur la physionomie. C'est là un signe d'un augure favorable et qui annonce une guérison prochaine. Le regard devient naturel, et le jeu des muscles ne forme plus un contraste frappant avec les pensées et les paroles elles-mêmes.

L'état de la physionomie est, dans certains cas, tellement important à étudier, qu'il peut être le seul signe capable de faire reconnaître si l'individu conserve encore ou non des préoccupations maladives. Quand rien ne dénote plus chez le malade, ni dans les paroles, ni dans les gestes, le moindre symptôme d'aliénation, il y a lieu de porter un pronostic réservé et de ne pas croire à une guérison, tant que la figure offre à l'observation un caractère étrange et peu naturel; dans quelques circonstances, ce seul fait a suffi pour indiquer à l'observateur exercé une rechute imminente et faire penser que le calme n'était qu'apparent et tenait seulement à une rémission de la maladie.

**Insomnie.** — L'insomnie est un caractère essentiel de l'aliénation, surtout à la période aiguë de cette maladie. Elle se présente quelquefois avec un tel degré de persistance et d'opiniâtreté, qu'on a pu voir des aliénés rester pendant plusieurs semaines et même des mois entiers, malgré les moyens employés, sans pouvoir goûter un seul instant de repos.

L'insomnie est un des signes prodromiques les plus constants, et il est bien rare que, surtout au début de l'affection, les ma-

lades ne se plaignent pas de l'espèce de torture que leur fait
éprouver la privation absolue de sommeil. Suivant M. le Dʳ Renaudin, l'absence de sommeil, lorsqu'elle est provoquée par des
circonstances accidentelles, peut même jouer un rôle important
dans le développement de la folie. Ce médecin distingué a pu
observer des infirmiers attachés à des quartiers d'agités, devenir
impropres à leur service et tomber dans un véritable état de
stupidité, lorsqu'ils étaient soumis à une privation prolongée de
sommeil. Il fait en outre cette remarque très-juste, que la période de prostration est d'autant plus grande que la période
d'excitation a été signalée par une insomnie plus opiniâtre.

**Parole, voix.** — Comme cela a lieu pour les gestes, pour la
physionomie, l'expression de la parole offre chez l'aliéné des
signes d'une incontestable valeur. La parole peut être lente, mal
accentuée; ainsi que cela a lieu au début de la paralysie générale; elle est rauque, lorsque le malade ne cesse de vociférer et
de chanter.

La parole, donnée à l'homme, dit Esquirol, pour exprimer
ses pensées et ses affections, décèle le désordre de l'intelligence
du maniaque. De même que les pensées se présentent en foule
à son esprit, se pressent et se poussent pêle-mêle, de même
les mots, les phrases s'échappent de ses lèvres sans liaison et
sans suite, avec une volubilité extrême. Il est des aliénés, particulièrement des déments, qui répètent souvent plusieurs heures
le même mot, la même phrase, sans paraître y attacher le moindre
sens.

La parole étant le signe le plus constamment en rapport, chez
les idiots, avec la capacité intellectuelle, donne le caractère des
principales variétés de l'idiotie. Ainsi, dans un premier degré,
l'idiot n'a à son usage que des mots, des phrases très-courtes;
à un deuxième degré, les idiots n'articulent que des monosyllabes ou quelques cris; au troisième degré, il n'y a plus ni parole, ni phrase, ni mots, ni monosyllabes. (Esquirol, t. II, p.
151 et 340.)

Enfin, il est des aliénés qui gardent un mutisme obstiné, sous l'empire des craintes imaginaires, des idées fixes et des hallucinations qui les dominent. Quelques-uns, dit Pinel, restent enfermés dans un silence obstiné de plusieurs années, sans laisser pénétrer le secret de leurs pensées.

Un de nos malades, forcé par des moyens d'intimidation de rompre le mutisme opiniâtre qu'il gardait depuis plusieurs semaines, répond aux questions qu'on lui adresse à ce sujet, que la manifestation de ses opinions lui ayant attiré des persécutions, il avait dû, pour sa propre sûreté, se déterminer à garder le silence.

Dans cette sorte de mutisme, dit Guislain, l'expression des yeux est souvent pleine d'intelligence et les malades peuvent écrire des lettres très-sensées, qui ne font nullement soupçonner leur état de folie.

Dans quelques cas d'hystérie, les femmes sont véritablement empêchées de parler; on les voit remuer les lèvres et faire d'inutiles efforts pour répondre aux questions qu'on leur adresse. La simple vue des personnes qu'elles ont en antipathie, suffit pour les mettre dans l'impossibilité absolue de s'exprimer.

Un jeune homme, atteint de lypémanie consécutive à des accès de *delirium tremens*, refuse chaque fois de s'expliquer, lorsque la visite des médecins se fait dans la salle où il se trouve; avant, comme après, il répond très-convenablement; interrogé sur cette bizarrerie, il répond qu'au moment de la visite il se sent magnétisé et qu'il lui est alors impossible de prononcer la moindre parole.

Le mutisme doit être considéré, dans la plupart des cas, comme une sorte de fantaisie morbide. C'est un élément accessoire et assez exceptionnel de certaines formes d'aliénation. C'est un symptôme caractéristique de l'affection que l'on a désignée sous le nom de stupidité.

**Digestion.** — Les troubles de la digestion se présentent fréquemment dans l'aliénation mentale, particulièrement à la période prodromique et à la période de développement de cette affection. D'après Flemming, les troubles digestifs sont alors tellement fréquents, que les cas dans lesquels on ne les rencontrerait pas, devraient être regardés comme de véritables exceptions. Il importe au plus haut degré, dans le traitement de l'aliénation, de prendre en grande considération les anomalies qui se produisent de ce côté, et de diriger ses efforts en vue de rétablir l'activité normale de cette importante fonction.

Lorsque l'aliénation mentale revêt un caractère périodique, lorsqu'elle se montre sous forme d'accès intermittents, presque toujours on observe, comme signe prodromique, un embarras gastrique qui vient annoncer à l'avance le retour du trouble mental.

Pinel, frappé de cette particularité morbide, qu'on remarque surtout dans la manie périodique, avait émis l'opinion que le siége fondamental de la maladie doit être presque toujours recherché dans la région de l'estomac, et que les accès de folie s'irradient de ce point central, comme par une sorte de rayonnement.

Tant que l'affection est à sa période aiguë, on observe une altération plus ou moins considérable de la nutrition : les individus peuvent être d'une grande voracité, et, malgré cela, ils restent dans un état d'excessive maigreur. Ajoutons qu'il existe ordinairement une constipation difficile à combattre. Quand, au contraire, l'affection tend à la guérison, on voit la maigreur faire place peu à peu à un embonpoint plus ou moins prononcé. Lorsque l'obésité vient à se manifester, et que l'état mental ne présente aucune amélioration, c'est presque toujours alors, ainsi que l'a fait remarquer Esquirol, un signe de fâcheux augure.

Quelques aliénés, sous l'influence des idées fixes qui les dominent, des craintes d'empoisonnement auxquelles ils sont en proie, repoussent avec une regrettable obstination les aliments qui leur sont offerts. Ce refus de manger, en même temps qu'il les affaiblit, donne à leur délire une intensité nouvelle ; il faut donc les soustraire aux conséquences fâcheuses de leur obsti-

nation, et les forcer, autant que possible, à prendre quelque
nourriture, si l'on ne veut voir leur existence gravement compromise. Dans tous les cas, il faut tenir grand compte de l'état
des organes digestifs.

**Sécrétions.** — Les sécrétions cutanées sont le plus souvent
diminuées; chez un grand nombre de lypémaniaques, la peau
prend une teinte spéciale, de couleur terreuse; elle devient
terne, sèche, de couleur bistre. Quelques malades exhalent
même une odeur particulière qu'on a comparée aux émanations
qui s'échappent du corps de certaines personnes au moment de
l'agonie. Il est probable que, sous l'influence des entraves
apportées à la sécrétion cutanée, ces émanations sont produites
par la décomposition rapide de particules organiques.

**Sécrétion urinaire.** — Des recherches patientes ont été
faites en vue de connaître les anomalies que présente la sécrétion urinaire, dans les différentes formes de l'aliénation mentale. Jusqu'à présent, ces recherches n'ont abouti qu'à des résultats contradictoires.

On a prétendu que l'urine était plus foncée, plus chargée
de matières sédimenteuses dans la mélancolie, et que sa pesanteur spécifique était augmentée. On a cru y trouver aussi, plus
souvent que chez les individus bien portants, un dépôt de matière épithéliale, déchirée et morcelée, de mucus vésical.

Quoi qu'il en soit, nous ne pensons pas que le trouble des
facultés apporte sous ce rapport un élément spécial. Dans quelques cas, on observe une sécrétion urinaire plus abondante que
d'habitude; l'urine peut présenter un certain degré d'alcalinité,
dans le cas de rétention, chez les paralytiques et chez quelques
lypémaniaques. Du reste, la folie ne met pas à l'abri de ces
affections diathésiques, albuminurie, diabète, etc., qui se caractérisent par des troubles graves de la sécrétion urinaire.

**Menstruation.** — La suppression des règles, qu'elle soit
cause ou effet de l'affection mentale, se rencontre très-fréquemment chez les femmes aliénées, surtout à la période de déve-

loppement de leur maladie. Cette suppression constitue une véritable complication; non-seulement elle détermine un état général de souffrance, mais elle est quelquefois une cause de congestion utérine qui, à son tour, vient réagir d'une manière fâcheuse sur le cerveau.

On doit admettre, en outre, que l'absence de cette sécrétion physiologique amène consécutivement une sorte de dyscrasie qui, bien souvent, se manifeste par des phénomènes de chloro-anémie.

Un des signes les plus favorables, et qui peuvent faire présager une guérison prochaine, c'est le retour de la menstruation après une interruption plus ou moins prolongée. Ici se présente une question, celle de savoir si c'est au rétablissement même de cette fonction qu'est due la diminution de l'irritation cérébrale, ou si, au contraire, c'est à l'amélioration survenue dans l'état mental qu'il faut attribuer le retour de la menstruation.

Sans aucun doute, l'exercice régulier de cette importante fonction a des rapports tellement intimes avec les centres nerveux, qu'on peut affirmer qu'il n'est pas une femme qui n'éprouve des accidents névropathiques variables, lorsque les règles viennent à se supprimer. Mais on ne doit pas moins reconnaître que chez les aliénées les médicaments les plus actifs restent presque toujours, sous ce rapport, sans aucun résultat, et que la menstruation se montre rarement avant qu'il ne se soit passé un temps nécessaire à la diminution de l'excitation cérébrale. Nous reviendrons plus tard sur ce sujet.

Ce qu'il importe de signaler dès à présent, c'est qu'une médication trop énergique doit être bannie en pareille circonstance, et qu'il est préférable de se borner à l'emploi de quelques préparations ferrugineuses.

**Circulation, pouls.** — Le pouls, essentiellement placé sous la dépendance du système nerveux, est soumis chez les aliénés à des variations extrèmement nombreuses, non-seulement suivant le moment où on l'observe, mais encore suivant la forme, la nature de la maladie, et suivant les idées accidentellement prédominantes.

D'après Jacobi, un pouls fréquent, précipité, ne peut être donné comme un signe caractéristique de la manie; car, dit-il, si chez quelques individus on le voit présenter un grand développement dans la période d'accroissement de quelques accès, il n'en est plus ainsi dans d'autres accès arrivés chez le même individu; chez d'autres, enfin, il est plus fort dans la rémission que dans l'exacerbation.

Malgré ces variations, si difficiles à ramener à un prototype, Jacobi attache une grande importance aux recherches sur la circulation; il pense que, pour chaque cas isolé, l'étude de l'état du pouls a une grande signification.

MM. Leuret et Mitivié ont établi l'ordre suivant, eu égard à la fréquence du pouls : hallucination, manie, monomanie, démence. Le Dr Carle (Gaz. méd., 1842) croit avoir reconnu que le pouls est plus fréquent dans l'aliénation aiguë que dans l'aliénation chronique, et que la loi générale, d'après laquelle la fréquence du pouls diminue en raison de l'âge, n'existe pas chez les aliénés.

M. le Dr Lisle a étudié la fréquence du pouls seulement chez les aliénés paralytiques (Gaz. méd., 1838), et il a noté : 1° que dans la paralysie commençante, le pouls est un peu plus fréquent que dans l'état normal; 2° qu'il augmente de fréquence quand la diarrhée s'ajoute aux autres symptômes; 3° enfin, qu'il diminue de fréquence dans la dernière période.

Les battements du cœur peuvent être énergiques, tumultueux; ils dépendent alors, non d'une lésion organique, mais de l'état nerveux lui-même; ils augmentent ou diminuent suivant l'exacerbation même de cet état. Les affections du cœur ne sont pas, du reste, absolument rares chez les aliénés; elles se présentent chez eux, suivant M. Guislain, dans le vingtième environ des cas.

**Hématose.** — On s'est demandé si le sang, dans les différentes formes d'aliénation, éprouve une modification particulière. Deux médecins allemands, MM. Hittorf et Erlenmeyer, ont fait à ce sujet des recherches spéciales. Il ne nous paraît pas qu'ils soient arrivés à des résultats concluants. D'après ces auteurs, le sang offrirait dans la manie une diminution dans le chiffre des globules et une augmentation de la sérosité. M. le Dr Michea a constaté, au contraire, que dans la moitié des cas de manie aiguë ou chronique, les principaux éléments du sang restent dans leur proportion normale.

Quant à nous, tout nous porte à croire qu'il existe un grand nombre de femmes, surtout à la période aiguë de la manie, chez lesquelles on observe un état de chloro-anémie. L'hématose semble profondément entravée dans quelques formes de mélancolie, surtout dans celles qui se compliquent d'un état d'immobilité et de stupeur. Chez les malades tourmentés par d'incessantes angoisses, par des frayeurs imaginaires, les mouvements respiratoires sont incomplets et notablement affaiblis. La respiration ne se fait qu'imparfaitement, et le sang conserve en grande partie les éléments viciés dont il ne peut se débarrasser.

Si nous ajoutons que certaines sécrétions, celle de la peau, celle de la menstruation, etc., sont encore souvent empêchées, nous comprendrons le trouble profond qui, dans ce cas, peut être apporté à l'hématose. Il est inutile d'insister sur les conséquences pathologiques qui en résultent, tels que les œdèmes si fréquents des extrémités, les infiltrations plus ou moins étendues, les taches scorbutiques, les tumeurs sanguines, les congestions partielles, et toutes ces affections hypostatiques qui dépendent ordinairement du trouble apporté à la circulation, et de la cachexie que détermine l'obstacle apporté à la rénovation du sang.

**Troubles de la motilité de l'iris.** — L'attention des observateurs s'est portée depuis quelques années sur les anomalies qu'on remarque assez fréquemment du côté de la pupille.

La contraction de la pupille est due, on le sait, à l'action du nerf oculo-moteur commun; la dilatation s'exerce, au contraire, par le moyen de filets fournis par le grand sympathique. Si l'on détruit l'influence de la troisième paire, la pupille sera nécessairement dilatée; elle se contractera, au contraire, si, la troisième paire restant intacte, on paralyse l'influence du grand sympathique.

Des considérations physiologiques de Budge (Brunswick, 1855), il résulte que, des deux antagonistes de l'iris, le nerf oculo-moteur qui fournit l'excitation du muscle sphincter de l'iris, développe plus de force nerveuse, et peut être mis en activité par une excitation beaucoup moins forte que le nerf sympathique qui anime le muscle dilatateur.

La contraction exagérée des pupilles semble prouver une irritation cérébrale, ou bien la compression, ou la destruction du nerf sympathique.

Ainsi, l'on peut observer la contraction anormale dans l'affection qu'on a désignée sous le nom de *tabes dorsalis* et dans les cas de lésion de la moelle épinière, de la région sous-cervicale, par exemple. [1]

La dilatation peut arriver dans des circonstances opposées: quand, par exemple, il existe une irritation du nerf sympathique, ou bien des diverses régions de la moelle où celui-ci vient prendre naissance, ou enfin, et cela paraît être le cas chez les aliénés, quand le nerf oculo-moteur a perdu de sa contractilité. Aussitôt après la mort, la pupille devient beaucoup plus étroite que pendant la vie; puis, à mesure que les nerfs perdent leur irritabilité, la pupille ne tarde pas à prendre une dilatation exagérée. Ce dernier effet, dont la durée est variable, paraît se rattacher à l'irritabilité elle-même, plus longtemps persistante, du nerf sympathique.

Les troubles de la motilité de l'iris s'observent aussi bien chez

---

1. On peut trouver sur ce sujet des considérations très-intéressantes dans : *Allgem. Zeitschr. f. Psychiat.* 1853. p. 544.

les personnes qui jouissent de leur raison que chez les aliénés, et dépendent, nous venons de le voir, de circonstances pathologiques variables. Cependant, pour l'aliénation mentale, l'observation a fait reconnaître quelques particularités intéressantes à signaler. Ce symptôme peut se rencontrer dans toutes les formes de la folie et ne doit pas être considéré comme un signe absolu de pronostic défavorable; toutefois, on le rencontre beaucoup plus fréquemment dans les cas chroniques.

Les alternatives de dilatation et de contraction se remarquent surtout dans les formes aiguës de la manie et de la mélancolie. Il y a lieu de ne pas considérer le malade comme étant entièrement guéri, tant qu'il présente cette susceptibilité et cet état anormal de la motilité de l'iris.

On peut observer la dilatation, ou la contraction exagérée des deux côtés; mais le plus souvent cette dilatation, ou cette contraction ne se présente que d'un seul côté. Ce symptôme, comme nous l'avons dit, ne peut donner à la maladie un pronostic absolument défavorable, puisqu'on l'a constaté chez des personnes dont la convalescence était parfaitement établie. Cependant, c'est dans les affections compliquées de paralysie, et particulièrement dans la paralysie générale, qu'on rencontre les exemples les plus fréquents d'inégalité de la pupille, et c'est l'élargissement de la pupille qu'on observe, plutôt que le rétrécissement. Ce fait s'explique naturellement si l'on considère que le muscle sphincter de l'iris, qui doit être mis en activité par une excitation beaucoup plus forte que le muscle dilatateur, se paralyse plus facilement aussi sous l'influence même de l'épuisement qui vient frapper, dans l'aliénation mentale, cette partie du système nerveux qui préside aux actes volontaires.

D'après les recherches de M. Lasègue, on rencontrerait la dilatation inégale des pupilles dans le tiers des cas de paralysie générale. M. Moreau a trouvé que l'orifice pupillaire gauche est plus souvent dilaté que le droit; il a trouvé la proportion de 24 fois à droite sur 34 à gauche.

C.

## ILLUSIONS ET HALLUCINATIONS.

Les illusions et les hallucinations constituent deux ordres différents de symptômes fort remarquables et, pour ainsi dire, caractéristiques de l'aliénation mentale.

Esquirol a, le premier, décrit et spécialement distingué entre eux ces deux phénomènes importants. Cette division mérite d'être conservée, quoique les illusions et les hallucinations viennent souvent se confondre, et quoique les unes et les autres s'accompagnent, dans quelques circonstances, d'un même trouble fonctionnel des centres nerveux. Ajoutons que, dans quelques cas, les illusions sont plus accessibles à un traitement spécial que les hallucinations, lorsque, par exemple, elles ont pour point de départ une lésion organique qu'il est possible de combattre. Ainsi, l'extraction d'une dent, l'éloignement d'une gastralgie, d'un embarras gastrique, l'évacuation de vers lombrics, etc., peuvent avoir pour résultat d'enlever au délire un de ses éléments et de détruire l'idée qui domine le malade et qui le porte à croire, par le seul fait des souffrances qu'il endure, qu'il est persécuté, qu'on le magnétise, qu'on cherche à l'empoisonner, etc. La description qui va suivre fera ressortir suffisamment les différences essentielles qui distinguent, au point de vue symptomatologique, les illusions des hallucinations.

**Illusions.** — L'illusion est le résultat d'une impression actuellement reçue, d'une véritable perception sensorielle, mais sur laquelle le malade porte un jugement faux et qui, par conséquent, devient une erreur.

M. Michea considère comme fautive cette expression d'illusion, ou erreur des sens, donnée par Esquirol à ce phénomène. Ce n'est pas, dit-il, l'organe sensoriel qui nous trompe dans ce qu'on appelle l'illusion des sens, mais bien notre jugement. Le témoignage des sens est vrai, mais la conséquence que nous en tirons est fausse. (Ann. méd. psych., 1856, p. 388.)

Sans doute, les illusions chez les aliénés ne sont point celles qu'on remarque à l'état physiologique et qui peuvent s'expliquer par les lois de l'optique, par celles du calorique, etc.; ainsi, par exemple, une tour carrée, vue de loin, paraît ronde; le marbre semble plus froid que le bois, etc. Elles ne sont pas, non plus, le résultat ordinaire d'une perception erronée qui dépendrait essentiellement d'une altération spéciale des organes eux-mêmes, ce qui arrive dans le cas d'opacité du cristallin, de la cornée, par suite de la compression de la rétine, où l'on voit se produire les phénomènes connus sous le nom de toile d'araignée, de mouches volantes, de globes lumineux, etc., ou bien, ainsi qu'on l'observe dans certaines affections de l'organe de l'ouïe, dans le cas de rétrécissement du conduit externe, où les malades perçoivent des bourdonnements, des battements sonores, qui ne deviennent pas pour eux, lorsqu'ils jouissent de leur raison, une source d'interprétations vicieuses.

Loin de là, chez les aliénés il n'y a pas, à proprement parler, erreur des sens; ce n'est pas une illusion, comme on l'entend dans la véritable acception du mot; mais ce phénomène morbide se rattache essentiellement à la modification survenue dans l'organe cérébral, chargé de centraliser les perceptions.

La condition nécessaire pour que l'impression sensorielle devienne une erreur de l'esprit, c'est que l'esprit soit sous l'empire d'un sentiment qui lui enlève son libre et complet exercice. (Maury, Ann. méd. psych., 1856, p. 424.)

Quoi qu'il en soit, l'illusion a pour point de départ une sensation réelle, vicieusement interprêtée, mais qui n'en repose pas moins sur une impression transmise par les sens. A ce point de vue, elle mérite de conserver le nom qui lui a été donné; il suffit de s'entendre sur la valeur même de l'expression. Il nous paraîtrait, d'ailleurs, assez difficile de donner à ce symptôme une dénomination qui en fît mieux comprendre la nature et la physionomie.

Au reste, Esquirol ne l'avait pas compris autrement, et il admettait, avant tout, pour rendre compte des illusions chez les aliénés, l'état pathologique du cerveau.

Quelques affections mentales sont presque uniquement caractérisées par ce phénomène remarquable. Tout prend, aux yeux des malades qui en sont atteints, une physionomie en rapport avec les désirs passionnés, les craintes et les angoisses qui les dominent.

Les monomaniaques ambitieux voient dans les individus qui les entourent des personnages de haute distinction. Le lypémaniaque reconnaît dans les paroles les plus insignifiantes, prononcées autour de lui, des accusations formelles qui redoublent ses angoisses; il trouve dans la lecture d'un journal quelconque la confirmation des faits qui le préoccupent, l'annonce des châtiments dont il redoute à chaque moment l'accomplissement.

Une foule de malades lisent, dans les lettres qui leur sont adressées par leurs parents, tout le contraire de ce qui s'y trouve réellement. Les illusions surtout sont communes chez les maniaques; elles sont la source des actes extravagants et des accès de fureur auxquels ils se livrent.

Esquirol sépare les illusions qui ont pour origine les sensations internes de celles qui viennent des sensations externes. Il propose d'appeler les unes ganglionnaires, les autres illusions des sens proprement dites.

**Illusions internes, ganglionnaires.** — Les fausses sensations, qui ont leur siége dans les cavités viscérales, sont, on le comprend, extrêmement nombreuses et variées. La tête, la poitrine, la région de l'estomac, le canal alimentaire, la cavité péritonéale, l'utérus, sont des régions où l'imagination rapporte les sensations les plus étranges.

Les douleurs que la lésion de ces différents organes peut déterminer, sont autant de symptômes sur lesquels les aliénés se trompent, sur la nature et la cause desquels ils portent les jugements les plus erronés.

Une céphalalgie plus ou moins intense fait penser aux uns que leur cerveau est transformé en un morceau de glace; aux autres, qu'il circule du mercure dans leur substance cérébrale.

Des hypochondriaques s'imaginent que leurs poumons sont remplis de particules dangereuses, de poussière de cuivre; on les voit faire des efforts de toux et d'expuition inouïs, pour chercher à en expulser ces matières nuisibles.

M. Leuret cite, dans ses Fragments psychologiques, l'exemple d'une loueuse de chaises, dans une église de Paris, qui était atteinte d'une péritonite chronique. Elle attribuait les douleurs qu'elle ressentait dans la région abdominale à la tenue d'un concile; elle prétendait sentir parfaitement des évêques marcher et gesticuler dans son ventre.

Nous avons observé, il y a quelques années, un malheureux atteint d'un délire religieux compliqué d'idées de suicide. Il nous suppliait, chaque jour, de lui ouvrir le ventre, afin d'en faire sortir un serpent dont il croyait percevoir les mouvements et éprouver les cruelles morsures. A l'autopsie, on trouva chez cet homme deux ulcérations situées dans la grande cavité de l'estomac; l'une d'elles avait amené la perforation de cet organe, et, par suite, la mort subite.

Les affections de l'utérus, ou de ses dépendances, peuvent être le point de départ de certaines formes de délire et donner lieu à des illusions de nature érotique.

Sous l'influence des sensations qu'elles éprouvent, quelques femmes s'imaginent être enceintes; elles prétendent sentir les mouvements de l'enfant. D'autres éprouvent toutes les jouissances que procure l'union sexuelle. Une hystérique démono-maniaque croyait que le diable, que des serpents et d'autres animaux s'introduisaient dans son corps par les organes extérieurs de la génération. (Esq.)

Nous décrirons plus tard une catégorie d'aliénés, désignés sous le nom de démono-maniaques, incubes et succubes, dont les sensations perverties n'ont bien souvent d'autre origine que certaines lésions des organes génitaux, des habitudes vicieuses, une spermatorrhée, etc.

Il existe une autre classe de malades, auxquels on a donné le nom de lycanthropes, de cynanthropes, zoanthropes, qui présentent une perturbation de la sensibilité organique, portée à un haut degré. Non-seulement ils deviennent presque insensibles à l'action d'agents irritants, mais ils se croient encore transformés en animaux sauvages de diverses sortes, en chien, en loup, etc.; ils hurlent, ils aboient, ils mordent, ils rampent par terre; ils imitent, en un mot, par leurs cris et leurs gestes, la manière d'être des animaux dont ils croient avoir subi la transformation.

Une de nos malades s'imagine être changée en chenille, dans ses accès; on la voit alors ronger les feuilles des arbres, à la manière de ces insectes.

Esquirol cite l'exemple d'un aliéné atteint de rhumatisme qui s'imaginait, quand son genou le faisait souffrir, que des malfaiteurs s'étaient introduits dans cette partie; il cherchait à les en faire sortir à force de coups de poings. Ces fausses sensations internes ne sont donc pas, chez les aliénés, une simple création de leur imagination; elles ont leur raison d'être, elles reconnaissent pour origine une altération organique particulière. Elles constituent alors de véritables symptômes, seulement, ceux-ci sont méconnus par les malades qui portent sur eux des jugements en rapport avec la nature de leurs conceptions délirantes. Elles doivent attirer, d'une manière toute spéciale, l'attention du médecin et l'engager à explorer l'organe qui en est le siége. Plus la même illusion se répète, plus on doit lui soupçonner une cause organique.

**Illusions sensorielles.** — Il en est de même pour les illusions qui naissent des sens. Elles sont extrêmement fréquentes chez les aliénés, puisqu'elles consistent à transformer toutes les impressions, venues du dehors, en autant de sensations ayant un rapport plus ou moins direct avec le délire du malade. Seulement, elles reconnaissent beaucoup moins souvent que les illusions viscérales ou ganglionnaires, une lésion organique pour cause. Les plus fréquentes sont naturellement celles que fournissent la vue et l'ouïe.

Dans les illusions de la vue, les malades attribuent aux objets qu'ils aperçoivent, une forme, des qualités qu'ils n'ont pas; ils se trompent sur les personnes, prétendent reconnaître, là, un parent, ailleurs, un ami; ils ramassent précieusement des cailloux qu'ils s'imaginent être des diamants, etc. Ces erreurs sensorielles sont un symptôme fréquent des affections mentales les plus diverses; on les rencontre surtout dans la manie aiguë, à ce point, que l'on ne peut guère observer de maniaque qui n'y soit sujet.

L'on pourrait diviser à l'infini, à l'imitation de quelques auteurs, les illusions de la vue, suivant qu'elles se rapportent au mouvement, à la situation, à la distance, à la couleur, etc. Ces divisions trop subtiles ne nous paraissent avoir aucune signification pathologique; nous nous bornerons à les mentionner. Disons, toutefois, que les illusions de la vue présentent un caractère spécial dans les formes d'aliénation qui ont pour origine l'abus des boissons, et qui s'accompagnent d'attaques de *delirium tremens*, ou qui en sont la conséquence. Dans ce cas, les malades voient autour d'eux les objets revêtir une forme particulière : ceux-ci sont animés d'un mouvement qui les rapproche et les éloigne alternativement de leurs yeux. Ces fausses sensations ne tardent pas, d'ailleurs, à se compliquer et à se confondre avec des hallucinations, sur lesquelles nous aurons à revenir plus tard.

Dans les illusions de l'ouïe, les malades s'imaginent que les paroles qu'on prononce autour d'eux les concernent personnellement, tout ce qu'ils entendent se convertit en autant de voix qui deviennent un écho de leurs incessantes préoccupations. « Je suis un être réprouvé des hommes et de la création entière, écrit un lypémaniaque; il n'y a qu'une voix dans la nature pour me le répéter. Quand tout le monde est d'accord, et je l'entends, il n'est plus possible de douter, *les oiseaux me le disent tous les jours.*»

Un embarras gastrique, si fréquent au début et dans le cours de certaines affections, a pour résultat une perversion spéciale du goût. Les malades prétendent sentir un goût de poison; ils accusent les personnes qui les entourent, de mettre dans leurs aliments, de l'arsenic, des substances corrosives. Quelquefois cette perversion est poussée à tel point, qu'ils trouvent dans les substances les plus repoussantes une odeur et un goût délicieux.

**Résumé.** — En résumé, les illusions ont pour caractère une action matérielle produite sur les sens, et qui devient l'objet d'une fausse perception. Deux conditions sont nécessaires, dit M. Leuret, pour leur production : une grande préoccupation de l'esprit et une sensation. L'esprit, absorbé par une série d'idées plus ou moins circonscrites, devient incapable d'une attention suffisante pour distinguer la valeur de la sensation; il interprète faussement, et dans le sens de son délire, les phénomènes qui se passent hors de lui. Les illusions ont un caractère essentiellement psychologique, et fournissent, dans un certain nombre de cas, des indications spéciales pour le traitement.

Elles sont le plus souvent passagères; en général, elles n'ajoutent aucune gravité au pronostic de l'affection mentale, à moins qu'elles n'aient pour origine une cause organique, de sa nature incurable, telle qu'une phthisie pulmonaire, un cancer de l'estomac, etc.

### HALLUCINATIONS.

Esquirol définit l'hallucination : un phénomène psychique ou cérébral, s'accomplissant indépendamment des sens et consistant en des sensations externes que le malade croit éprouver, bien qu'aucun agent extérieur n'agisse matériellement sur ses sens.

L'hallucination ressemble à la sensation, en ce qu'elle donne, comme cette dernière, l'idée d'un corps agissant actuellement sur les organes; elle en diffère, en ce qu'elle existe sans objet extérieur.

Elle est créatrice, comme la conception, dit M. Leuret; mais ce ne sont pas des idées qu'elle produit, ce sont des images, et ces images ont pour l'halluciné la même valeur que les objets.

**Analyse et théorie.** — Dans l'état actuel de la science, il est encore impossible d'apprécier la nature intime de la modification morbide qui se passe dans l'organe cérébral, lorsqu'une hallucination vient à se produire. De nombreuses théories, des hypothèses plus ou moins ingénieuses et nécessairement contradictoires, ont été hasardées pour expliquer l'existence et la formation de ce remarquable phénomène chez les aliénés. Nous nous bornerons à une courte analyse et à un exposé rapide des opinions émises à cet égard par quelques auteurs. Pour tout ce qui a trait à ce sujet, nous renvoyons le lecteur, désireux d'obtenir de plus amples développements, aux ouvrages remarquables publiés récemment par MM. Brierre de Boismont et Michea.

MM. Lelut et Baillarger se bornent à dire que l'hallucination consiste dans une véritable transformation de la pensée, sous l'influence de certaines conditions névropathiques. Ceci n'est pas, à vrai dire, une explication, c'est la constatation d'un fait que l'on rencontre assez fréquemment. Ainsi, il existe certains cas où l'hallucination n'est bien réellement que le reflet des idées et des pensées qui préoccupent l'aliéné.

Comment a lieu cette transformation? Est-elle le résultat d'une irritation spéciale, d'un éréthisme nerveux qui s'irradie instantanément des parties centrales du cerveau à l'extrémité interne du nerf acoustique? Mais, il arrive souvent que les sensations éprouvées par le malade n'ont aucun rapport avec une idée quelconque; dans ce cas, il ne peut y avoir de transformation de la pensée, en phénomène auditif, visuel, etc. Ainsi, il est des malades qui entendent tout à coup prononcer leur nom; d'autres perçoivent un bruit confus qui résonne à leurs oreilles;

les uns croient entendre des sifflements, des cloches ; les autres aperçoivent une flamme, un monstre hideux qui vient tout à coup les jeter dans l'épouvante.

Contrairement à ce qui se passe pour l'illusion, les organes des sens, dans l'hallucination, sont fermés au monde extérieur, le phénomène s'accomplit indépendamment de toute impression subie. Des aliénés devenus sourds, aveugles, n'en ont pas moins été sujet, pendant un grand nombre d'années, aux hallucinations les plus remarquables.

Esquirol cite un aliéné qui, pendant trente-huit ans, a eu des hallucinations de la vue ; après sa mort, ses nerfs optiques furent trouvés atrophiés dans toute leur étendue. Romberg, dans son Traité des maladies nerveuses, cite un exemple encore plus frappant : un artiste, après avoir souffert de photopsie pendant plusieurs années, finit par devenir entièrement aveugle ; malgré cela, les éblouissements continuèrent jour et nuit, en prenant quelquefois la forme d'anges armés de glaives étincelants. A l'autopsie, on trouve les couches optiques converties en une matière diffluente, ainsi que tout le globe antérieur. Les nerfs optiques étaient comprimés par une masse d'hydatides qui s'étaient développés dans les ventricules latéraux presque entièrement disparus. Malgré cela, et malgré une attaque d'apoplexie, les hallucinations de la vue avaient persisté, au grand tourment du malade, jusqu'à l'heure de la mort.

Leubuscher (De l'origine des hallucinations de la vue, Berlin, 1852) cite plusieurs cas de même espèce. (Wachsmuth, *Pathologie der Seele*, 1859, p. 247.)

La mémoire, l'imagination, la perception, jouent, sans doute, un rôle important dans la production de certaines hallucinations. M. Michea cite l'exemple suivant, pour faire comprendre l'intervention de ces différentes facultés : En 1743, à Londres, pendant que Swedenborg était à table, le Seigneur, entouré de lumière, lui apparut tout à coup, et, d'une voix terrible, lui dit ces paroles : « Ne mange pas tout. »

Ainsi, une perception, la vue d'une table chargée de mets, le souvenir de certaines maximes religieuses et une imagination exaltée, avaient inspiré à cet enthousiaste célèbre la pensée de ne pas s'abandonner à la gourmandise, et cette pensée s'était aussitôt transformée en une véritable hallucination.

Dans ce fait, le sens de la vue est, sans doute, intervenu comme un élément provocateur du phénomène d'hallucination ; mais, dans la majorité des cas, l'hallucination se produit en dehors de toute excitation sensorielle ; tel est, entre autres, l'exemple des individus hallucinés, quoique privés de la vue et de l'ouïe.

Le D<sup>r</sup> Bergmann, de Hildesheim, a émis sur le phénomène morbide qui nous occupe, la théorie suivante : l'hallucination est le résultat de l'éréthisme, de l'hyperesthésie de cette partie de l'encéphale, où l'organe des sens prend son origine, à la région même des parois ventriculaires du cerveau qui, suivant lui, feraient l'office d'une table de résonnance. Les hallucinations de la vue seraient la conséquence de l'irritation spéciale des fibres nerveuses qui composent la paroi interne du ventricule moyen ; celles de l'ouïe auraient pour siége les parois du quatrième ventricule. L'éréthisme produit par l'hallucination serait transmis des différentes parties du cerveau à la région même où les nerfs sensitifs prennent racine.

Le D<sup>r</sup> Brewster a émis cette opinion tout aussi hypothétique, que l'impression primitivement produite sur l'esprit, était reportée par lui-même à la rétine, ou à la partie nerveuse correspondante. [1]

Ces explications si divergentes, et qu'il ne serait pas impossible de multiplier, prouvent la difficulté de rattacher ce symptôme à une lésion organique déterminée. Il suffit au médecin de connaître les particularités qui le caractérisent, et les conditions pathologiques au milieu desquelles il prend son origine.

---

1. Virchow donne à cet égard l'explication suivante : Voir, dit-il, n'est pas encore penser, mais la pensée peut être produite, occasionnée par la vision, que celle-ci ait lieu par l'œil où par l'érection des organes de la sensibilité, comme par l'emploi de narcotiques ou d'autres substances excitantes. Entre la vision objective, qui est la vision proprement dite,

**Diagnostic.** — Lorsque les malades rendent compte de leurs impressions, lorsqu'ils peuvent donner des détails précis sur les phénomènes qui se passent en eux, le diagnostic des hallucinations est facile. Il devient, au contraire, plus ou moins difficile, lorsque l'individu refuse de faire connaître la nature de ses conceptions, ou lorsque celles-ci sont tellement confuses qu'il est à peu près impossible de comprendre les explications données à cet égard. Il existe, dans ce cas, des particularités importantes à connaître, lorsqu'il s'agit de fixer le diagnostic. Les hallucinés ont une attitude spéciale, une physionomie caractéristique, au moment où se produit le phénomène sensoriel : leur regard présente de la fixité, ils semblent écouter attentivement, ou bien ils se livrent à des actes en rapport avec la fausse sensation qu'ils éprouvent. Ils ont une conversation suivie avec l'être imaginaire, avec lequel ils se trouvent momentanément en communication. Ils sourient, ils pleurent, ils font des menaces qui ont leur raison d'être dans la nature même des objets qu'ils voient, des paroles qu'ils entendent, etc.

Il est cependant des malades qui dissimulent parfaitement les fausses sensations dont ils sont l'objet, dans un intérêt particulier, ou seulement dans la crainte d'être considérés comme

---

et qui suppose nécessairement un organe de la vue, l'œil, et la vision subjective (vision prophétique, hallucinations, fantômes), il n'y a pas cette différence que l'une soit réelle et l'autre pas ; l'une et l'autre sont également réelles, l'une et l'autre sont produites par l'érection des organes de la sensibilité ; mais leur rapport avec l'actualité extérieure, objective, diffère essentiellement dans les deux cas. Celui qui voit par les yeux, sent, *perçoit* la réalité extérieure, tandis que celui qui est sous l'empire d'une vision ou d'une hallucination, se sent lui-même. Mais quant aux opérations de la pensée, elles se produisent de la même manière dans les deux cas, dans la sensation objective et dans la sensation subjective, puisque l'une et l'autre, quoiqu'elles soient d'origine très-différente, possèdent cependant la même réalité intérieure. Aussi arrive-t-il tous les jours que le visionnaire attache à ses visions subjectives la même foi qu'à sa vue objective. (*Die Einheitsbestrebungen in der Medizin.*)

atteints d'aliénation. Dans ce cas, on doit les observer sans qu'ils se doutent de l'examen auquel ils sont soumis.

## CARACTÈRES GÉNÉRAUX DES HALLUCINATIONS.

**Hallucinations spontanées ou volontaires.** — Les hallucinations peuvent se manifester par le seul fait de la volonté, d'une manière, en quelque sorte réfléchie; on les rencontre même en dehors de tout état d'aliénation mentale. M. Brierre de Boismont a cité, sous ce rapport, des faits remarquables, dans son important ouvrage. M. le docteur Michea, tout en les admettant, pense qu'elles n'existent pas sans avoir été d'abord spontanées ou involontaires; s'il est difficile d'observer et de bien apprécier ce phénomène en dehors d'un trouble plus ou moins profond des facultés, l'expérience n'en démontre pas moins que, chez quelques aliénés, les hallucinations auxquelles ils sont sujets peuvent réapparaître à volonté : il leur suffit de diriger leur attention dans ce but, pour que la vision, ou la sensation auditive, vienne se manifester presque aussitôt.

Mais, dans la grande majorité des cas, l'hallucination se manifeste sans aucun effort de l'esprit, d'une manière spontanée, involontaire, au moment où l'on s'y attend le moins. Elle semble, chez quelques malades, être tellement la transformation de leur pensée en sensation, qu'ils en ont, en quelque sorte, la conscience, et qu'on les voit se plaindre d'entendre répéter tout haut leurs pensées les plus secrètes. Un de nos hallucinés s'exprime ainsi dans une de ses lettres : «Entendre jour et nuit une voix claire et poignante, frappant, sans cesse, mes oreilles, pour ne m'entretenir que d'empoisonnements, de menaces, d'assassinats, de scandales et de versions les plus obscènes; voir extraire de mon cerveau, pour les contredire et les dénaturer, mes remarques et mes idées les plus morales et les plus secrètes, voilà ma position, créée par une inquisition honteuse, qui doit être frappée de réprobation à l'époque où nous vivons.»

**Conscience.** — L'hallucination peut être la manifestation extérieure de cette lutte intérieure qui se passe chez l'homme à l'état de santé; c'est la lutte du bon et du mauvais esprit; elle semble alors véritablement réfléchir les combats et les hésitations de la conscience. Quelques mélancoliques, dit M. Falret, victimes de ces sortes d'hallucinations, sont dans une anxiété impossible à décrire; ils ne peuvent concevoir qu'on prenne en apparence toutes sortes de précautions pour les empêcher de se tuer, et que, tout bas, on leur en indique les moyens. Cet auteur cite, à ce sujet, l'observation d'un malheureux, dominé par le désir de se donner la mort, et qui avait déjà disposé une corde pour mettre son projet à exécution. Il hésitait encore, quand une voix sinistre lui crie : Courage, ne diffère plus la résolution que tu as prise. Pour obéir à cet ordre fatal, il se passe la corde autour du cou, quand il entend une autre voix s'écrier : Fuis, misérable! et dès ce moment il est délivré de son penchant au suicide.

**Excitation des facultés.** — Il arrive souvent (et c'est là une remarque faite par plusieurs auteurs) que l'hallucination imprime aux facultés intellectuelles une certaine excitation, et, par suite, un développement inusité; c'est ce qu'on constate particulièrement dans les cas d'extase religieuse.

L'état d'exaltation intellectuelle, l'enthousiasme, le ton de conviction et de véritable éloquence qui en résultent, suffisent pour nous rendre compte de l'empire remarquable que des hallucinés ont exercé sur leurs semblables. Nous avons eu l'occasion d'observer un jeune géomètre, sujet à des accès extatiques, sous l'influence desquels il prononçait des paroles prophétiques, d'une voix nettement articulée et véritablement éloquente. Pendant la période d'extase, il marchait à pas égaux, tournant dans une sorte de cercle, et restait tout à fait insensible aux stimulants extérieurs.

**Convictions des hallucinés; souffrances qu'ils éprouvent.** — Non-seulement les malades ajoutent une foi entière à la réalité des phénomènes illusoires auxquels ils sont sujets; mais ils peuvent en éprouver une véritable souffrance qui les porte à des actes dangereux pour eux-mêmes, aussi bien que pour les personnes avec lesquelles ils se trouvent. Un malheureux lypémaniaque se croit sans cesse poursuivi par un être mystérieux, un infatigable ennemi, la seule cause, suivant lui, des tourments qu'il endure: inutile de chercher à lui démontrer ce que ses visions ont de chimérique; pour lui, ses sens sont les témoins irrécusables des sensations étranges qu'il éprouve. Une fois, nous mettions en doute l'existence de son ennemi fantastique; aussitôt nous le voyons s'écrier avec indignation et avec les larmes que lui arrache son émotion violente : «Je vous jure par tout ce qu'il y a de plus sacré, que ce que je vous avance est la vérité la plus exacte.» Cet halluciné rattache tout ce qui lui arrive à la même cause; il croit avec sincérité aux faits les plus inexplicables. Il raconte comment le plancher, la muraille s'entr'ouvre, pour donner passage au personnage mystérieux qui n'apparaît que pour le faire souffrir, et *qui toujours s'échappe,* au moment même où sa victime exaspérée s'apprête à se jeter sur lui. Quand son hallucination l'obsède au plus haut degré, et que son agitation est au comble, on le voit rejeter tout à coup, loin de lui, le drap qui le couvre, et s'écrier d'une voix retentissante : Frappe donc, lâche! que je puisse au moins te voir de près!»

Le langage expressif, dont se servent quelques hallucinés pour dépeindre leurs tourments, indique suffisamment à quel degré de violence leurs souffrances peuvent être portées. «Depuis bien des années, écrit un de ces malheureux, je végète, écrasé d'avanies, d'infamies et d'affronts; j'endure la torture la plus affreuse qui, en m'éloignant des bornes de la raison, me porte au délire, au meurtre même, et me laisse dans l'état le plus malheureux, auquel on puisse réduire les hommes. La galère vocale (c'est ainsi qu'il appelle l'hallucination de l'ouïe à laquelle il est sujet), que je regarde comme l'essence des cruautés que j'endure, vocifère d'infâmes versions avec une ironie satanique, et proclame, comme un exemple moral à donner, un assassinat commis sur la vie d'un homme de bien. Je sais parfaitement que les personnes auxquelles j'ai fait part de ce genre de persécution n'ont pas ajouté foi à mes plaintes répétées; mais je les supplie de croire que c'est, au contraire, la mort la plus exquise et la plus raffinée qu'on puisse appliquer, et qui dépasse de beaucoup la peine des travaux forcés à perpétuité et celle de l'échafaud. »

« Si j'avais su, dit une autre malade à une personne qu'elle accuse d'être la cause des souffrances qu'elle endure, que vous vouliez me donner des voix, je me serais mise à genoux devant vous; je vous aurais suppliée, au nom du ciel, de ne me faire entendre rien de pareil. »

L'hallucination peut revêtir toutes sortes de formes; c'est un phénomène psychologique, presque entièrement lié avec les pensées, les préoccupations, les idées fixes, les passions des malades. Quelquefois même, elle est comme le souvenir imagé, la sensation reproduite d'une impression subie antérieurement, au moment où le délire est venu se manifester.

Un individu, pris d'un accès d'agitation maniaque, se met à courir à travers les rues de sa commune, appelant au secours et criant au feu. Une fois guéri, il nous a expliqué plus tard que cette crainte du feu, et cette vue des flammes qui l'effrayaient, avaient leur source dans une épouvante que lui avait causée un incendie, à une époque antérieure à sa maladie. Il est à remarquer que, par le fait même de l'aliénation, le malade subit certaines impressions que sa volonté ne peut surmonter.

Il semble même conserver, sous forme d'hallucination, les impressions, plus ou moins pénibles, et qui sont de nature à exaspérer encore sa disposition mentale. Une jeune malade est, pendant quelque temps, agacée par le bruit que fait le moulin de sa commune; depuis ce moment, le bruit de ce moulin résonne à ses oreilles, sans qu'elle puisse se débarrasser de cette sensation désagréable.

**Hallucinations suivant les sens affectés.** — De même que les illusions, les hallucinations peuvent affecter chacun des sens : de là, les hallucinations de la vue, de l'ouïe, de l'odorat, etc. Mais nous devons le répéter, les sens, dans ce cas, sont absolument étrangers à la production de ces fausses sensations; elles doivent être uniquement rapportées aux modifications survenues dans l'organe cérébral.

**Ouïe.** — Les hallucinations de l'ouïe, autrement appelées hallucinations vocales, consistent dans la perception réelle, dans l'audition plus ou moins nette des paroles, tantôt ayant rapport aux préoccupations habituelles du malade, tantôt n'ayant aucun rapport avec ces mêmes préoccupations; ce sont alors des sons, des bruits étranges, des injures grossières, etc.

Les hallucinations de l'ouïe sont très-variées, comme toutes les combinaisons de la pensée dont cet organe est l'expression; elles sont aussi les plus fréquentes. La surdité complète, celle surtout qui est survenue avec les progrès de l'aliénation, loin d'être un obstacle, est plutôt une condition favorable au développement de ce symptôme. Une de nos jeunes malades, complétement sourde, ne cesse d'entendre des paroles qui outragent sa pudeur.

Les voix peuvent provenir de différents côtés : d'en haut, d'en bas, de dessous terre, de droite, de gauche; mais le plus souvent le malade entend du même côté. Quelquefois les voix proviennent de diverses régions du corps : de la tête, de la poitrine, du ventre, etc. Dans ce dernier cas, les hallucinations ont été appelées internes ou viscérales; le malade entend parler dans l'intérieur de son corps, comme si un esprit invisible l'habitait. Chez les hystériques, dans le cas de démonomanie, ce phénomène est très-commun.

M. Calmeil cite une hystérique dominée par une singulière idée fixe : elle était persuadée qu'une chienne s'était introduite dans son ventre et y avait mis bas; elle ne cessait d'entendre aboyer la mère et les petits.

Le diagnostic des hallucinations de l'ouïe est en général assez facile, alors même qu'on ne peut obtenir du malade des détails précis à cet égard.

On voit les hallucinés prêter l'oreille à des voix étrangères, s'arrêter en parlant pour mieux écouter, entrer en conversation avec l'esprit invisible, etc.

Les accès de colère subite, les injures qu'ils profèrent tout à coup sont, sous ce rapport, des indices caractéristiques.

Dans quelques cas, cependant, on n'arrive à l'appréciation de ce phénomène que par une observation longue et attentive.

**Vue.** — Les hallucinations de la vue ont aussi reçu le nom de visions, d'où la dénomination de visionnaires donnée à ceux qui en sont affectés. La croyance aux visions, si commune au moyen âge, et qui a été l'origine de ces mystérieuses légendes, si répandues aujourd'hui encore dans quelques localités, a été une des sources les plus fécondes de ces affections spéciales que l'on a désignées sous le nom d'épidémies intellectuelles. En Suède, et plus encore aux États-Unis, il existe des sectes de visionnaires. Dernièrement encore, on observait une épidémie de ce genre dans les environs de Thonon en Savoie.

Les hallucinations de la vue peuvent varier à l'infini et prendre autant de formes qu'il y a, en quelque sorte, d'individualités; de même que pour l'ouïe, la privation de la vue n'est nullement un obstacle à leur production.

M. Calmeil cite l'exemple d'un aliéné qui voyait à sa droite, auprès du mur de sa cellule, des femmes auxquelles il adressait tantôt des injures, tantôt des compliments flatteurs; à sa mort, on put constater l'atrophie des deux nerfs optiques.

Les hallucinations de la vue sont les plus fréquentes après celles de l'ouïe et se combinent fréquemment avec ces dernières. On comprend que, dans ce cas, elles exercent sur l'esprit des malades un empire absolu; elles donnent naissance à des impulsions irrésistibles que la volonté est impuissante à repousser. Un malheureux aliéné, que nous avons eu occasion d'observer à l'asile de Faïns, voyait sans cesse devant lui un homme jaune qui lui ordonnait de tuer sa femme et ses enfants. Cet infortuné, lassé de cette redoutable obsession, et dans la crainte d'y succomber, a pris la fatale résolution de s'ôter la vie, et s'est un jour pendu.

Les hallucinations de la vue sont, en général, d'un diagnostic facile; les malades peuvent rarement les dissimuler; dans le cas où ils n'en racontent pas toutes les particularités, le jeu de leur physionomie indique suffisamment la nature des phénomènes auxquels ils sont en butte.

**Odorat et goût.** — Les hallucinations du goût, celles de l'odorat, se distinguent assez difficilement des erreurs sensorielles que nous avons décrites sous le nom d'illusions. On doit cependant admettre l'existence de l'hallucination, lorsqu'on ne rencontre dans l'organe des sens aucune lésion qui puisse être considérée comme point de départ et cause déterminante de la sensation erronée.

Au début de l'aliénation mentale, et particulièrement dans le délire restreint de forme mélancolique, les malades prétendent ressentir des odeurs désagréables, celles de soufre, de cadavre, de pourriture, etc. Ils se plaignent d'avoir continuellement un goût d'amertume; ils prétendent qu'on leur a introduit dans la bouche des substances vénéneuses, de l'arsenic, des matières stercorales, etc.

On comprend que le diagnostic de ces hallucinations reste, dans la plupart des cas, entouré d'obscurité.

**Tact.** — Sous le nom d'hallucinations du tact, on a désigné les fausses sensations qui font croire aux malades qu'on les frappe, qu'on les meurtrit, qu'on verse sur la surface de leur corps des substances chimiques, âcres, corrosives; ils éprouvent des sensations de froid, de chaud; ils s'imaginent que leurs membres sont transformés, que leurs jambes sont de verre, et que le moindre choc peut les briser, etc.

**Hallucinations générales ou simultanées.** — Les hallucinations qui occupent simultanément tous les sens sont assez rares; cependant il en existe des exemples incontestables. Elles se compliquent le plus souvent d'illusions et donnent lieu chez l'aliéné à des actes contradictoires et à des déterminations dont il est à peu près impossible de saisir et de comprendre l'enchaînement.

**Intensité des hallucinations.** — Les hallucinations présentent différents degrés d'intensité, surtout celles de l'ouïe et de la vue. Le degré le plus faible des premières sont les bourdonnements, le degré le plus élevé, la voix. Celles-ci présentent encore de notables différences : tantôt ce sont des paroles intelligibles, prononcées hautement; tantôt ce sont des voix confuses que les malades comparent à des chuchottements qui semblent venir d'endroits éloignés. Le degré le plus faible des hallucinations de la vue sont les étincelles, les bluettes; le plus élevé consiste à représenter des formes déterminées.

**Durée.** — Elles peuvent varier sans interruption depuis l'intervalle de quelques minutes jusqu'à celui de plusieurs heures. Le plus ordinairement elles se produisent d'une manière intermittente et reviennent sous l'influence des causes diverses qui donnent lieu à l'excitation cérébrale.

**Hallucination dédoublée.** — L'hallucination peut être dédoublée : dans ce cas, elle paraît être seulement transmise par l'une des moitiés symétriques de l'appareil sensoriel. Les malades, par exemple, n'entendent que par une seule oreille, ne voient que par un seul œil..

Ainsi, une malade voit sans cesse passer devant elle des araignées, des spectres et des tombeaux, mais seulement quand elle ouvre l'œil gauche, l'œil droit étant fermé, tandis que la vision n'a plus rien d'étrange dans l'organe opposé; et cependant il a été impossible de constater dans l'œil gauche aucune espèce d'altération.

**Hallucinations compatibles avec la raison.** — Nous

avons dit que les hallucinations pouvaient être compatibles avec l'intégrité des facultés mentales. Cette question, longtemps controversée, paraît avoir été mise hors de doute par M. le D<sup>r</sup> Brierre de Boismont.

David Brewster, dans ses lettres sur la magie naturelle, a rapporté l'expérience suivante de Newton : ce grand physicien, après avoir fixé le soleil dans une glace, dirigea par hasard sa vue sur une partie obscure de l'appartement. Il fut fort surpris de voir le spectre solaire se reproduire et se montrer peu à peu avec des couleurs aussi brillantes et aussi vives que le soleil lui-même. L'hallucination avait lieu aussi souvent qu'il portait ses regards vers l'endroit sombre.

Il est une disposition de l'âme qui prédispose singulièrement à la production de ce phénomène et qu'on appelle la rêverie. Il y a, dit M. Alfred de Vigny, deux sortes de rêveries : celle des faibles et celle des penseurs. Elle mène au vague des idées les pauvres âmes qui ont le désir de la pensée sans pouvoir l'atteindre, mais elle est force et puissance pour les Descartes, les Dante, les Milton ; elle est pour eux le prélude des grandes émotions.

L'académicien Nicolaï, de Berlin, raconte lui-même que pendant quelque temps il fut sujet à des hallucinations bizarres de la vue, qu'il observait avec soin, persuadé que ce jeu de son imagination avait surtout sa cause dans un dérangement spécial de l'organe cérébral. Les apparitions finirent par disparaître, à la suite d'une application de sangsues.

Beaucoup de grands hommes ont cru à des apparitions merveilleuses qui ont été, dans certaines circonstances, un stimulant puissant pour l'exécution des projets conçus. Dans une communication faite à l'Académie des sciences morales (avril 1846), M. Amédée Thierry raconte que l'empereur Napoléon I<sup>er</sup> voyait devant lui, dans toutes les grandes occasions, une étoile brillante qui lui ordonnait d'aller en avant ; elle était pour lui un signe constant de bonheur. Byron s'imaginait quelquefois qu'il était visité par un spectre ; mais il dit que cet effet était dû à la surexcitabilité de son cerveau.

«Il est certain, dit M. le Dʳ Dechambre (Gaz. méd. de Paris,
avril 1850), qu'il y a une distinction profonde à établir entre
les troubles cérébraux, qui portent exclusivement sur les sensations, et ceux qui affectent l'entendement. Que se passe-t-il
alors? Un certain travail se fait spontanément dans le cerveau,
travail qui d'ordinaire s'opère sous l'incitation d'une sensation
matérielle. Le reste du cerveau a continué à fonctionner normalement. Le trouble n'a pas dépassé la sphère des facultés
sensorielles. Pour qu'il y ait aliénation, il faut que l'individu
ne soit plus maître ni de sa volonté, ni de son jugement.»

**Affections autres que l'aliénation mentale.** — Il existe,
en dehors de l'aliénation mentale, un assez grand nombre d'affections dans lesquelles les hallucinations se rencontrent, et que
nous devons ici rapidement passer en revue.

Les ouvrages de pathologie renferment une multitude d'observations, qui mettent hors de doute l'existence des hallucinations dans les fièvres graves, les inflammations des organes, les
maladies les plus diverses.

La congestion ou l'hypérémie cérébrale que précèdent souvent
des étincelles, des bourdonnements d'oreilles, des fourmille-
ments à la peau, est aussi quelquefois annoncée par des hallucinations d'une forme plus vive et plus tranchée.

Les hallucinations et les illusions sont également les signes
précurseurs de l'apoplexie et de l'hémorrhagie cérébrale.

M. Rochoux cite, entre autres, l'observation d'une femme
qui, presque immédiatement avant d'être privée des mouvements
de la jambe et du bras du côté gauche, aperçut des étincelles
devant ses yeux. Une autre personne, cinq minutes avant d'être
atteinte d'une attaque d'hémiplégie du côté droit, ne pouvait
plus apprécier la distance des objets; elle les apercevait, tantôt
plus près et tantôt plus loin d'elle qu'ils ne se trouvaient réellement.

L'inflammation des membranes du cerveau peut aussi donner
lieu à des hallucinations. M. le professeur Tourdes en a cité

plusieurs exemples remarquables, dans l'histoire intéressante qu'il a publiée d'une épidémie de méningite cérébro-spinale.

Dans les méningites, les hallucinations qui se développent, sont-elles en rapport avec telle portion de l'arachnoïde enflammée plutôt qu'avec telle ou telle autre? Suivant M. le D<sup>r</sup> Lambert (Thèse d'agrégation, Paris 1832), elles se lieraient de préférence avec l'arachnitis des ventricules. MM. Martinet et Parent citent deux observations qui paraîtraient se lier à cette altération anatomique; mais les observations citées sont trop peu concluantes pour que cette assertion puisse être acceptée.

D'autres auteurs admettent que les hallucinations se lient presque exclusivement à la phlegmasie de la portion séreuse qui recouvre la convexité des hémisphères. La proportion de ce symptôme paraît, d'ailleurs, assez faible dans la méningite : on l'estime à peu près au 20<sup>e</sup> des cas. Toutefois, si l'attention des pathologistes s'était davantage fixée à cet égard, cette proportion serait certainement plus considérable.

Dans les fièvres graves, le malade, accablé de fatigue, réveillé sans cesse par des rêves horribles, voit à chaque instant passer devant ses yeux des figures fantastiques qui disparaissent aussi rapidement qu'elles sont venues. Cette espèce de désordre peut durer plusieurs heures; s'il augmente, les objets prennent une forme plus nette, et le délire peut en être la conséquence. Les malades parlent alors à des personnes qu'ils supposent présentes, ne reconnaissent plus la voix de leurs amis; ils arrivent à ne plus pouvoir distinguer les sensations vraies des fausses.

**Fièvre typhoïde.** — On observe fréquemment, dans la fièvre typhoïde, des espèces de visions qui tourmentent les malades ; le délire s'accompagne souvent, dans ces sortes de fièvres, dit Hippocrate, de spectres hideux et effrayants. La carphologie consiste, on le sait, dans une agitation automatique et continuelle des mains et des doigts. Les malades semblent vouloir saisir des flocons qui nageraient dans l'air ; d'autres paraissent rouler sans but ou palper de diverses manières, les draps et les couvertures de leur lit.

L'on a souvent remarqué, dans le typhus des armées, des hallucinations de la vue. Il n'est pas rare d'en rencontrer dans quelques cas de pneumonie, dans certaines affections du cœur et dans quelques fièvres intermittentes.

Le froid extrême peut également produire ce phénomène. M. le Dʳ Pruss rapporte qu'il en éprouva lui-même l'influence en 1814, lorsqu'il quitta le corps d'armée pour rejoindre sa famille. A peine avait-il fait une lieue par le froid le plus intense, que son corps lui semblait d'une légèreté extrême; ses yeux se fermaient à chaque instant, malgré lui; alors il était assiégé par une foule d'images gracieuses, il se croyait transporté dans des jardins délicieux, voyait des arbres, des prairies, des ruisseaux, etc.

Les hallucinations s'observent dans le cours de quelques affections nerveuses, plus particulièrement dans l'épilepsie et dans l'hystérie.

**Épilepsie.** — On les rencontre avant ou après l'accès d'épilepsie. Le plus souvent elles sont un des phénomènes précurseurs de l'attaque; elles précèdent alors, d'un temps variable, la perte de connaissance. Plusieurs épileptiques, à l'approche de leurs accès, voient des corps lumineux, entendent des bruits semblables aux éclats de la foudre, sentent des odeurs fétides. Quelquefois il leur semble qu'on les frappe. Toutes ces hallucinations, dit Esquirol, leur inspirent la plus grande terreur; de là ce caractère d'effroi, d'indignation, qu'on observe sur leur physionomie. Des hallucinations du tact se montrent assez souvent dans l'épilepsie dite sympathique. Ce sont elles qui constituent en partie le phénomène de l'*aura*, et qui se manifestent alors par des sensations de froid, de chaleur et de chatouillement. M. Delasiauve a constaté 13 fois des hallucinations sur 28 épileptiques de son service à Bicêtre.

**Éclampsie.** — Dans l'éclampsie des enfants, M. Brachet signale, comme avant-coureurs des accès, les rêves effrayants qui réveillent les enfants en sursaut, donnent à leur figure l'expression de la terreur et leur font pousser des cris d'effroi. Les hallucinations et les illusions sont également très-fréquentes dans l'éclampsie des femmes en couches.

**Extase.** — C'est surtout dans l'état extatique que l'hallucination se rencontre fréquemment, principalement quand il revêt la forme mystique. Les malades alors, plongés dans un indicible ravissement, sont étrangers aux stimulants extérieurs, toutes les forces de leur âme se concentrent dans une vie intérieure et contemplative. L'extase véritable s'observe plus souvent chez les aliénés que chez les personnes saines d'esprit; mais il est certain, dit M. le D$^r$ Sandras, qu'elle n'est pas l'apanage exclusif du dérangement d'esprit ou des maladies du cerveau; elle se rencontre aussi chez les hystériques, sinon comme habitude, du moins, comme une des manifestations extrêmes de leur maladie ordinaire.

### HALLUCINATIONS CHEZ LES ALIÉNÉS.

C'est surtout dans la folie que le délire perceptif joue un rôle considérable : c'est un des symptômes les plus ordinaires et les plus dignes d'attention. Tantôt les hallucinations et les illusions précèdent l'enchaînement de la liberté morale, conduisent à cet état, en sont même l'élément exclusif, ce qui a fait donner, par M. Lélut, à la folie engendrée de la sorte, le nom de folie sensoriale; tantôt elles se manifestent après la perte de la raison. Elles constituent alors un principe nouveau, propre à entretenir le délire et susceptible de l'accroître. Le délire perceptif qui se manifeste après le début de l'aliénation mentale offre, en général, plus de gravité, au point de vue du pronostic; il arrive même souvent, quand le désordre général a entièrement disparu, que les fausses perceptions persistent encore longtemps.

On remarque que les hallucinations exercent sur les aliénés une influence considérable; elles les dominent entièrement et, malgré eux, ils sont fatalement entraînés par les impulsions qu'elles déterminent chez eux.

Elles présentent, dans les folies partielles, des caractères spé-

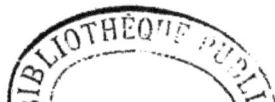

ciaux. Tenaces, circonscrites le plus souvent à un seul sens, elles reviennent sans cesse à peu près identiques à elles-mêmes.

**Lypémanie.** — C'est surtout dans cette forme de délire, caractérisée par des idées fixes, des craintes, des angoisses, qu'on rencontre plus fréquemment l'hallucination. Des mélancoliques, victimes de ces fausses sensations, restent dans une anxiété extraordinaire. Dans la mélancolie religieuse, dans celle surtout que l'on désigne sous le nom de *démonomanie*, les hallucinations se présentent avec le caractère d'une incroyable persistance. M. Calmeil cite, sous ce rapport, des exemples extrèmement remarquables qui se seraient produits en France, à la fin du seizième et au commencement du dix-septième siècle.

**Monomanie.** — Dans la mégalomanie (délire ambitieux), qui a pour caractère une exagération particulière du sentiment de la personnalité, les aliénés entendent des voix qui ne cessent de les entretenir dans leurs idées de grandeur et d'ambition. On peut voir journellement, dans les asiles d'aliénés, des malades de cette sorte, en communication avec toutes les puissances divines et terrestres.

**Stupidité.** — Il est une catégorie d'aliénés dont la physionomie exprime au plus haut degré la stupeur, et qui restent des heures entières dans un état d'immobilité complète. Ces malades sont le plus souvent en proie à des hallucinations spéciales. Un individu, à la suite de chagrins, est atteint de stupidité; il reste immobile, garde un silence obstiné, on est obligé de le faire manger. Guéri, après être resté trois mois dans cette pénible situation, il raconte comment tout s'était transformé autour de lui: il croyait à une sorte d'anéantissement général; la terre tremblait sous ses pas et semblait s'entr'ouvrir devant lui; à chaque instant, il se voyait sur le point d'être englouti dans des abîmes sans fond; des détonations d'armes à feu éclataient de tous côtés; des balles traversaient son corps sans le blesser et allaient tuer d'autres personnes, etc.

**Manie.** — Dans la manie, les hallucinations sont généralement moins fréquentes que les illusions ; elles y sont presque sans importance ; Georget avait déjà fait cette remarque. S'il s'en produit, elles passent inaperçues au milieu d'autres symptômes et ne peuvent guère être étudiées que dans le cas où l'incohérence est moins évidente. Elles sont souvent un signe prodromique qui annonce l'approche d'un nouvel accès. Un de nos malades, chaque fois qu'il était repris de son agitation, voyait apparaître la sainte Vierge qui lui donnait l'ordre d'aller à Rome, révéler au pape des secrets importants.

**Démence.** — La démence, que caractérise spécialement l'affaiblissement graduel des facultés intellectuelles, s'accompagne rarement d'hallucinations. Cependant, on les voit se produire chez quelques malades, pour ainsi dire par une sorte d'habitude ; elles se montrent, chez d'autres, seulement aux périodes d'excitation. Dans quelques formes spéciales et à certaines périodes de paralysie générale, ce phénomène se produit avec une persistance et souvent une intensité remarquables. Ce sont le plus souvent des visions agréables ; le malade s'imagine être en paradis, il sent des odeurs extrêmement suaves. D'autres fois, au contraire, ce sont des fantômes, des ennemis acharnés contre lui. Un dément paralytique, mort récemment, ne cessait de crier : Voleur ! Voleur !

**Idiotie.** — Les imbéciles, les idiots, les crétins, sont peu sujets à des hallucinations. Il est en effet nécessaire, pour que ce phénomène se produise, ainsi que nous l'avons dit précédemment, que certaines facultés, telles que l'imagination, la mémoire, soient mises en jeu. Les individus chez lesquels ces facultés se trouvent à l'état rudimentaire, peuvent cependant avoir quelques hallucinations simples. Un imbécile sourd-muet se met à chaque instant en fureur, en s'essuyant la figure : il s'imagine à tout moment voir au-dessus de lui quelqu'un lui faire des grimaces et même lui cracher à la figure.

**Pathogénie des hallucinations.** — Diverses circonstances exercent sur le développement des hallucinations une influence remarquable, soit comme condition pathogénique de leur formation, soit seulement comme cause déterminante et provoquante de leur production.

Dans un mémoire qui a remporté le prix d'Esquirol, en 1841, M. F. Boureau a rapporté des observations intéressantes, dans lesquelles le délire sensoriel paraissait tenir, soit à la composition anormale du liquide sanguin, comme dans la chlorose, l'anémie, la pléthore, dans quelques inflammations aiguës ou chroniques ; soit, enfin, au trouble apporté à la circulation du sang, comme dans le rétrécissement des valvules ventriculaires, l'hypertrophie du cœur, etc.

Le passage de la veille au sommeil exerce, ainsi que le fait justement remarquer M. Baillarger (Ann. méd. psch., 1854, p. 168), une influence incontestable sur la production des hallucinations chez les sujets prédisposés à la folie, au début, comme dans le cours de cette maladie. Il est des individus chez lesquels il existe des hallucinations au moment du sommeil, longtemps avant l'invasion du délire ; elles se montrent alors comme phénomène précurseur. En général, cependant, elles ne tardent pas à entraîner le délire. On doit tenir grand compte de ce symptôme, dit M. Baillarger, chez les individus nés de parents aliénés, ou qui présentent une prédisposition à l'aliénation mentale.

On a voulu, fort à tort, assimiler les hallucinations aux fausses sensations qui se produisent chez un grand nombre de personnes, dans l'état intermédiaire de la veille au sommeil, à ce moment où les sensations n'arrivent plus que d'une manière confuse à la conscience et que, sous l'influence de conditions organiques diverses, certaines idées, certaines impressions se réveillent avec une nouvelle vivacité et donnent lieu à des combinaisons fortuites et tout à fait bizarres. Les sensations peuvent alors fort bien revêtir des caractères sensibles de forme, de couleur, de son, etc., mais elles diffèrent des hallucinations en ce qu'elles sont plus mobiles que ces dernières, qu'elles se transforment incessamment, qu'elles apparaissent et disparaissent comme les mille et une associations d'idées que vient produire l'exercice involontaire des facultés.

Les hallucinations ne présentent point cette diversité de formes; elles suivent le cours des préoccupations maladives, et revêtent, comme celles-ci, une sorte de fixité; elles ont un caractère de persistance et de durée, qu'on ne remarque pas dans les erreurs sensorielles, qui se manifestent sous l'influence du sommeil. Sans doute, les conditions dans lesquelles ces dernières se produisent peuvent être, jusqu'à un certain point, assimilées à celles dans lesquelles se manifestent les hallucinations proprement dites, ainsi : perte de la conscience, impossibilité de réfléchir, de fixer son attention, etc. Mais cette identité, que présentent certains phénomènes dans le rêve et dans la folie, ne suffit pas pour arriver à cette conclusion : que le délire des aliénés n'est qu'un rêve prolongé.

**Température élevée.** — Une température élevée peut être une condition favorable au développement des hallucinations. On sait que, sous le nom de calenture, l'on a décrit un délire sensoriel particulier qui frappe les marins, lorsqu'ils arrivent sous la ligne de l'équateur ou dans le voisinage des tropiques : le malade voit l'eau se transformer en prairies, en jardins, en forêts magnifiques; il est pris d'un irrésistible désir d'aller s'y promener.

**Obscurité, ténèbres.** — Il est un fait d'observation vulgaire : c'est cette prédisposition à être affecté, la nuit, de fausses sensations. C'est la nuit, quand tout est plongé dans l'obscurité et dans le silence absolu, quand les objets extérieurs ne peuvent plus impressionner les sens et distraire l'attention, c'est alors que l'âme se replie, pour ainsi dire, sur elle-même, et que, sous l'influence d'une vague terreur, l'imagination et la mémoire retracent bientôt les idées fantastiques qui, dans d'autres circonstances, ont pu faire une impression plus ou moins vive.

Un des poëtes célèbres de l'Angleterre, Robert Burne, fut, ainsi qu'il le dit lui-même, élevé, dans son enfance, par une vieille femme superstitieuse. Les légendes fantastiques, les histoires de lutins, d'esprits malins, de feux follets, dont elle l'avait entretenu, se représentaient souvent à son imagination dans ses courses nocturnes, et, parfois, il lui fallait un effort de philosophie pour chasser les vaines frayeurs qui venaient assiéger son esprit.

L'influence de l'absence de la lumière sur le développement de l'hallucination est quelquefois tellement évidente que des aliénés voient, pendant le jour, des spectres, des fantômes, pour peu qu'ils abaissent leurs paupières, et quelques hallucinés peuvent être délivrés de leurs visions, s'ils ont la précaution de se soustraire à l'obscurité.

**Asphyxie par le charbon.** — L'asphyxie par le charbon paraît produire des hallucinations dans quelques cas. Un individu qui faillit mourir à la suite d'une tentative de suicide par le charbon, racontait que, peu de temps avant de perdre connaissance, il voyait passer devant ses yeux une multitude d'étincelles et de flammes.

**Alcooliques.** — Nous ne reviendrons pas sur les excès de boissons dont nous avons déjà parlé plus haut. Tous les narcotiques, la belladone, la jusquiame, le datura stramonium, le haschisch, produisent fréquemment des hallucinations.

**Age.** — Les hallucinations peuvent exister chez les enfants, sous l'influence de certaines conditions pathologiques. M. Thore rapporte des exemples d'hallucinations chez un enfant de quinze mois, empoisonné par le datura stramonium. Il a vu plusieurs autres enfants, de quatre à cinq ans, devenir hallucinés dans des circonstances morbides particulières (Ann. méd. ps., 1849). Mais c'est surtout à l'âge de trente à quarante ans, que, toute proportion gardée, l'on rencontre le plus ordinairement ce phénomène; c'est l'âge où l'activité cérébrale a atteint son plus

haut degré. Dans la vieillesse, les facultés affaiblies fournissent moins d'éléments à la production de ce phénomène
morbide.

**Prolongation extrême d'une même sensation.** — La
prolongation extrême d'une même sensation peut avoir des résultats identiques. Les personnes qui ont passé plusieurs jours
de suite dans les voitures publiques, surtout sur les chemins de
fer, entendent encore, quelques heures après, le bruit de rou-
lement qui les a fatiguées. Lorsqu'on a fixé longtemps une image,
l'impression peut rester après que l'objet extérieur a disparu.
Thomas Reid eut, pendant plusieurs semaines, une hallucination
visuelle dédoublée, longtemps après avoir examiné au téléscope,
de l'œil droit, le passage de Vénus.

La concentration extrême de l'attention peut également produire des hallucinations.

La solitude y prédispose éminemment. De nombreux exemples
mettent cette cause hors de doute : Silvio Pellico entendait dans
sa prison, tantôt des gémissements, tantôt des rires étouffés ; il
avait aussi des vertiges et des hallucinations visuelles très-in-
tenses. L'isolement absolu dans lequel il se trouvait a dû contribuer à la production de ce phénomène, ainsi que le jeûne
forcé auquel il fut soumis, et la chaleur excessive qui le tour-
mentait sous les plombs de Venise.

Plusieurs prisonniers d'un pénitencier de la Suisse sont devenus hallucinés sous l'influence de la réclusion solitaire.
M. Thore cite un criminel qui fut tourmenté d'horribles hallucinations, après avoir passé deux années dans une cellule de la
maison de Beauclerc.

Les remords deviennent certainement une des causes fréquentes d'hallucinations. On peut citer, entre autres exemples
célèbres : Charles IX et Louis XI.

**Pronostic.** — Dans l'état actuel de la science, il est assez
difficile d'établir des données générales pour ce qui concerne le
pronostic des hallucinations. Celui-ci paraît plus défavorable,

quand elles se présentent dès le début de la maladie mentale, comme phénomène précurseur; il semble, au contraire, moins grave, lorsqu'elles se produisent à titre de complication, et, en quelque sorte, comme une conséquence de l'extension même du trouble cérébral.

L'expérience semble démontrer que les hallucinations de l'ouïe sont plus difficiles à guérir que celles de la vue. Une durée de plusieurs années les rend presque toujours incurables.

CHAPITRE III.

# TERMINAISONS, PRONOSTIC, ETC. DE L'ALIÉNATION.

---

L'aliénation mentale, considérée d'une manière générale, présente des particularités sur lesquelles nous devons arrêter un instant notre attention.

Comme toutes les maladies, elle a des prodromes, une période d'incubation d'une durée plus ou moins longue; une fois déclarée, elle affecte une marche variable, et peut présenter différentes terminaisons.

**Période d'incubation. Prodromes.** — L'aliénation mentale, dit M. A. Foville (Dict. méd., chir. prat., t. Ier, p. 523), ne se manifeste, dans le plus grand nombre de cas, qu'après une série de changements qui composent ce qu'on appelle la période d'incubation; il est important de connaître les signes principaux qui annoncent une semblable maladie.

Les prodromes peuvent prendre toutes espèces de formes; ils se multiplient à mesure que l'affection se développe elle-même; ils permettent souvent à la raison de conserver assez d'empire, pour que les individus puissent eux-mêmes juger la situation anormale dans laquelle ils se trouvent.

A la période d'incubation de leur affection, les malades éprouvent, du côté de la digestion, de la respiration et d'autres fonctions importantes de l'économie des désordres particuliers: tantôt perte d'appétit, état saburral des organes digestifs, tension épigastrique, quelquefois voracité. On observe des mouvements spasmodiques de la respiration, des soupirs fréquents, un sentiment de pression à la région précordiale, des palpitations, une sensation de chaleur désagréable, de la céphalalgie, des vertiges, une insomnie persistante, un penchant irrésistible à se livrer à quelques excès, aux excès de boisson, à l'onanisme, etc. .

Au point de vue moral et intellectuel, on peut rencontrer les symptômes suivants : l'individu recherche la solitude ; il s'éloigne de toute personne qui, autrefois, lui était sympathique ; sa conduite présente des anomalies qui frappent d'étonnement son entourage ; on est surpris de trouver chez lui un dérèglement et des passions que, jusqu'alors, on n'avait pas eu l'occasion d'observer. Il passe brusquement d'une tristesse accablante à une gaîté exagérée ; il témoigne un véritable dégoût pour toute occupation intellectuelle ; il a de fréquentes absences d'esprit, et l'on peut facilement constater chez lui une irritabilité inusitée.

Le fait le plus général, dit M. le D<sup>r</sup> Francis Devay (Gaz. méd. Paris, janv. 1851), est un état de lassitude cérébrale ; les malades deviennent hésitants ; il semble que chez eux le cerveau ait perdu son pouvoir pondérateur. La *mémoire* est fréquemment compromise ; quelquefois elle reçoit une excitation qui la rend plus puissante et lui fait reproduire des souvenirs que l'on croyait depuis longtemps effacés de la pensée. L'*attention* se fixe avec peine. La *volonté* s'amoindrit, le malade devient le jouet des personnes qui l'entourent, ses inférieurs même peuvent facilement le dominer. Cet affaiblissement de la volonté suppose une altération du jugement.

Les *facultés morales* se pervertissent, l'homme tombe sous l'empire de l'instinct. De là, l'abjection des idées, la conversation lascive, les propos obscènes chez des personnes qui, autrefois, étaient pleines de décence et de pudeur ; les malades peuvent être entraînés, par suite, à commettre un délit ou un attentat. Le médecin doit avoir l'œil ouvert sur ces indices qui signalent le début des affections mentales.

Mais l'invasion de la maladie peut avoir lieu d'une manièr e brusque, subite, à la suite d'une circonstance excitante, d'une émotion violente, d'une colère, d'une frayeur, d'un chagrin inattendu, etc.

Nous verrons plus loin que, dans le cas où elle a lieu d'une manière subite, l'affection présente, en général, un pronostic moins défavorable. Quoi qu'il en soit, lorsqu'elle est bien déclarée, l'aliénation offre une marche lente, pendant laquelle l'expérience apprend cependant à reconnaître des périodes d'augment, de *statu quo*, de déclin et de convalescence.

Elle peut se montrer tout d'abord avec des symptômes qui lui donnent une forme aiguë ou chronique.

**Forme aiguë.** — Dans la forme aiguë on rencontre plus souvent des symptômes physiques, du malaise, de l'anxiété, de la céphalalgie; l'insomnie est plus opiniâtre, l'agitation plus considérable; dans quelques cas, la prostration musculaire est plus marquée; on observe fréquemment aussi des signes d'irritation gastro-intestinale. Les idées fixes, les hallucinations, les terreurs imaginaires qui tourmentent le malade, exercent, sur sa constitution physique, une influence plus évidente.

**Forme chronique.** — Dans la forme chronique, au contraire, on observe peu de symptômes en dehors de ceux qui caractérisent le délire lui-même; aucune réaction n'est exercée sur l'organisme; les grandes fonctions de l'économie s'accomplissent dans un calme parfait; le sommeil n'est plus troublé; la souffrance morale n'a plus de retentissement sur la constitution physique, qui s'améliore même souvent et donne lieu, parfois, à un embonpoint remarquable.

La folie présente encore dans sa marche une physionomie et des caractères importants à signaler.

**Folie continue.** — En général, elle a une marche continue, régulière; dans ce cas, elle parcourt successivement des périodes d'augment, d'état stationnaire et de décroissance. Lorsqu'elle doit revêtir une forme chronique, presque toujours incurable, elle présente les caractères que nous avons mentionnés plus haut.

**Folie rémittente.** — Mais, comme la plupart des névroses, elle a souvent une marche oscillatoire et des rémittences remarquables. Ainsi, l'on observe à certains moments une diminution complète des symptômes; puis, à d'autres moments, sans qu'on puisse en apprécier la cause, il survient une exacerbation considérable. On voit fréquemment les maniaques offrir, sous ce rapport, les caractères les plus remarquables de rémission : leur agitation excessive, à certaines heures de la journée, ne se montre plus à d'autres heures que sous forme de simple excitation. Chez quelques lypémaniaques, chez les hypochondriaques, les moments de rémission peuvent être extrêmement prononcés; différentes causes, d'ailleurs, que nous aurons à examiner à leur temps, viennent, à des époques irrégulières, donner lieu au retour de l'excitation.

**Folie intermittente.** — Mais la folie affecte quelquefois un type intermittent des mieux caractérisés : elle donne lieu à des intervalles de lucidité plus ou moins complète et d'une durée variable. C'est ainsi qu'on voit les accès d'aliénation cesser complétement, puis réapparaître avec la même forme et avec les mêmes particularités, après plusieurs jours, plusieurs semaines, quelquefois plusieurs mois de retour à la raison.

L'intermittence peut affecter une marche régulière; dans ce dernier cas, elle est dite *périodique :* on voit alors les accès se reproduire de la même manière, présenter la même durée, et offrir le même mode de terminaison.

Presque toujours les accès sont annoncés par des signes précurseurs que distinguent facilement les personnes qui ont pu observer, une ou plusieurs fois, le même malade; ainsi, l'on rencontre ordinairement comme signes précurseurs les caractères suivants: céphalalgie, insomnie, constipation, rêves, loquacité, idées bizarres, mobilité excessive, besoin de marcher, de gesticuler, de rire; changement de caractère, de conduite, irascibilité, etc.

Les accès périodiques se manifestent sous la seule influence des lois qui règlent la périodicité. Le retour se fait quelquefois d'une manière assez subite, les accès durent plusieurs jours, plusieurs semaines, et peuvent aussi disparaître brusquement. On dirait des espèces de convulsions internes, d'une durée prolongée, et qui auraient pour siége les organes mêmes de l'intelligence. Les malades ont presque toujours le sentiment de l'imminence de leur rechute ; quelques-uns demandent à retourner dans la cellule dans laquelle on est obligé de les maintenir pendant la durée de leur agitation, et, chose singulière, les mêmes prodromes viennent chaque fois se reproduire, de sorte qu'il est facile, à celui qui les a observés, de prédire le retour de l'accès, même d'après les indices les plus insignifiants.

Nous avons en ce moment sous les yeux un malade remarquable par l'intermittence même de son affection mentale. Les accès de stupeur panophobe dont il est atteint reviennent brusquement tous les quinze jours environ ; ils durent trois longues semaines, et disparaissent instantanément pour donner lieu à un intervalle lucide à peu près complet. Il a lui-même le sentiment de cette triste disposition morbide, et, dans une de ses lettres, adressées à sa famille, il s'exprime ainsi : « J'ai une drôle de maladie : je suis trois semaines bien, et trois semaines en délire. La fièvre me prend, je tremble, je bégaie, je regarde tout autour de moi avec effroi, avec une impression pénible, tout me fait peur, le feu, l'eau. Le corps entier et la tête me pèsent ; je suis dans un accablement profond ; on pourrait comparer cela à une espèce d'épilepsie interne qui n'a pas de forme extérieure, mais qui ne fait pas moins souffrir. Lorsque c'est passé, tout va bien, je redeviens léger, gai ; mes idées sont nettes, et me voilà comme tout neuf, mais pas pour longtemps ; cela me prend tout d'un coup, et je ne sais plus faire deux pas devant moi. »

Le plus souvent, l'intermittence n'offre pas une forme aussi périodique : les accès reviennent à des époques irrégulières, et quelquefois ils se montrent sous l'influence de certaines causes déterminantes, telles que la menstruation, la grossesse, l'état puerpéral, un changement de saison, etc. Une malade, traitée quatre années de suite à Stéphansfeld, est devenue folle chaque fois à la suite de couches; le délire ne s'est plus reproduit dès qu'elle n'a plus été enceinte.

Sous le nom de folie circulaire, folie à double forme, on a décrit une espèce remarquable d'affection intermittente, dans laquelle les accès maniaques, extrêmement intenses, sont précédés d'une période de dépression plus ou moins marquée, et d'une durée ordinairement assez longue; à l'agitation maniaque succède un intervalle lucide d'un caractère plus ou moins net; puis, la période de dépression se reproduit, pour être suivie de l'état d'agitation, etc. Nous reviendrons plus tard sur cette singulière forme d'aliénation.

«Le caractère d'intermittence se remarque fréquemment, dit M. Aubanel, dans le cours des maladies mentales. Ainsi, le délire maniaque s'annonce ordinairement par des accès intermittents irréguliers, de quelques jours de durée et d'une intensité toujours croissante, pour prendre, enfin, un type continu; de même, on le voit offrir de nouvelles intermittences avant de se terminer d'une manière favorable. Ces intermittences, avant-coureurs de la guérison, se montrent après une durée plus ou moins longue de la maladie; elles ont d'habitude une marche irrégulière, vont et reviennent sans fixité, et ne contractent que très-rarement une périodicité quelque peu régulière. On doit bien augurer de l'issue de la maladie, dès qu'à une certaine période du délire, on remarque des rémissions d'abord, puis de légères intermittences, et enfin, des intervalles lucides de plus en plus prolongés.» (Ann. méd. psych., 1847, p. 388.)

**Intervalle lucide.** — Les intervalles lucides, qui constituent la période de rémission, présentent des caractères variables fort importants à apprécier, suivant les circonstances; on pourrait dire, jusqu'à un certain point, qu'ils diffèrent suivant la forme

même de l'affection mentale à laquelle ils succèdent, et dont ils
peuvent conserver plus ou moins les traces. Il ne faut pas oublier, d'ailleurs, que, quel que soit l'état de lucidité qui les distingue, on ne saurait les assimiler aux périodes de pleine santé
qui ont lieu entre deux affections mentales, dont le retour se
serait reproduit après un intervalle prolongé. L'intervalle lucide
n'est pas plus la santé que, dans la fièvre intermittente, l'espace
entre deux accès n'est la guérison. Quelque apparente que soit
la raison, l'individu n'en est pas moins placé dans une situation
spéciale que les moindres circonstances peuvent facilement et
instantanément transformer en un état morbide. Sans doute, la
distinction est souvent difficile à établir; il appartient au médecin, et surtout au médecin aliéniste, d'en fixer le caractère,
après un examen attentif, dans certains cas spéciaux. Ainsi, il
n'est pas rare d'observer, dans les établissements d'aliénés, des
malades, dans les moments de rémission de leur affection, se
montrer calmes et raisonnables, à ce point qu'il serait difficile
de constater chez eux la moindre particularité de l'ordre pathologique; et cependant, s'ils étaient livrés à eux-mêmes, s'ils
subissaient en quelque sorte l'excitation de la vie extérieure,
ils ne tarderaient pas à être repris de leur dérangement intellectuel.

L'importance de la question des intervalles lucides ne saurait
être niée, surtout au point de vue de la médecine légale. « En
pathologie, dit Wachsmuth, on admet des maladies périodiques
qui, sans cesser entièrement quant à leur nature intrinsèque,
cessent seulement, pendant un certain temps, de produire
extérieurement leurs phénomènes habituels, et, en pathologie,
les maladies périodiques sont précisément celles qui intéressent
le système nerveux. L'expérience apprend que la maladie dure
pendant la rémission, et que celui qui est atteint d'une maladie
mentale périodique est malade aussi dans les intervalles lucides;
il ne saurait donc y avoir pour lui de responsabilité juridique. »
(Wachsmuth, *Op. cit.*, p. 124 et 142.)

Sans admettre, d'une manière absolue, ces conclusions, très-

vraies dans la majorité des circonstances, mais peut-être trop
exclusives, nous croyons que chaque cas doit être soumis à une
appréciation spéciale.

Suivant Hoffbauer, il semble que, pendant l'intervalle lucide,
le malade doive conserver la responsabilité de ses actes; mais
ce serait tomber dans l'absurde que de trop généraliser cette
idée. Car, bien que le malade jouisse dans l'intervalle lucide de
l'intégrité de ses sens, cependant, il peut lui être resté de l'accès
précédent : 1° une conscience inexacte de son état actuel, au
moins dans ses connexions avec le passé; 2° quelques erreurs
indépendantes de lui et qui influent sur ses actions présentes.
On peut ajouter à cela, suivant Esquirol, qu'il n'est pas aisé de déterminer précisément où commence et où finit l'intervalle lucide.

Le chancelier Daguesseau a donné à ce sujet une interprétation remarquable, que nous trouvons rapportée dans l'ouvrage de
Marc (Questions médico-judiciaires).

« Deux conditions, dit Daguesseau, nous découvrent la véritable idée de l'intervalle lucide : l'une est sa nature, l'autre sa
durée. Sa nature : il faut que ce ne soit pas une tranquillité superficielle, une ombre de repos, mais, au contraire, une tranquillité profonde, un repos véritable. Ce n'est point une paix
trompeuse et infidèle, et ce que l'on appelle sur la mer une bo-
nace qui suit une tempête ou qui l'annonce, mais une paix sûre
et stable pour un temps, un calme véritable et une parfaite sé-
rénité. Enfin, sans chercher tant d'images différentes pour rendre
notre pensée, il faut que ce soit non pas une simple diminution,
une rémission du mal, mais une espèce de guérison passagère,
une intermission si clairement marquée, qu'elle soit entièrement
semblable au retour de la santé. Voilà ce qui regarde sa nature;
et comme il est impossible de juger en un moment de la qualité
de l'intervalle, il faut qu'il dure assez longtemps pour pouvoir
donner une entière certitude du rétablissement passager de la
raison; et c'est ce qu'il n'est pas possible de définir en général,
et qui dépend des différents genres de fureur. Mais il est toujours certain qu'il faut un temps, et un temps considérable.

« Voilà ce qui concerne sa durée. »

Cette citation renferme, on le voit, de sages principes qui ne doivent pas être perdus de vue dans les cas qui devront être l'objet d'une appréciation particulière. Nous n'avons pas besoin de faire remarquer qu'il serait toujours grave de considérer, comme jouissant d'une liberté morale absolue, le malade dont les idées délirantes auraient cessé de se manifester; une semblable interprétation des faits ne manquerait pas de conduire à des erreurs regrettables.

**Durée, terminaison.** — La durée de l'aliénation, nécessairement variable, dépend d'une foule de circonstances, et particulièrement de la forme même de l'affection mentale. Chacune des variétés de la folie présente, on le comprend, des nuances, des symptômes spéciaux qui, au point de vue de la durée, du pronostic, donnent lieu à des différences essentielles. Il y a lieu, pour chacune d'elles, de tenir grand compte d'une foule d'éléments; nous reviendrons avec détails là-dessus, lorsque nous aurons à en faire la description particulière.

L'expérience apprend, toutefois, que, lorsque l'aliénation est prise à son début et convenablement traitée, l'issue est le plus ordinairement favorable, et la guérison peut se faire en peu de temps. Quand, au contraire, le malade a été en butte à mille causes d'excitation, qu'il a été l'objet de mauvais traitements, de soins inintelligents, des difficultés nombreuses viennent alors s'opposer à la guérison. [1]

---

1. Sur un relevé assez considérable de malades, nous avons trouvé 64 guérisons pour 100 aliénés (non compris les individus atteints d'idiotie, de démence ou de paralysie) traités dans le premier mois de la maladie; la proportion descend à 40 p. 100, quand la maladie a déjà duré plus de trois mois, et à 27 p. 100, quand elle existe depuis plus d'une année. Le Dr Jacobi, en Allemagne, a lui-même constaté qu'il était possible d'obtenir, dans les deux premiers mois de la maladie, 80 guérisons sur 100 cas d'aliénation vraie; après deux ans, ajoute-t-il, les guérisons deviennent tout-à-fait exceptionnelles.

Certaines formes d'aliénation, la manie, la monomanie, la lypémanie, la stupidité, sont susceptibles de guérison. Celle-ci, lorsqu'elle doit avoir lieu, s'opère d'habitude lentement, graduellement; à mesure qu'elle approche, on observe des rémissions de plus en plus marquées; les intervalles lucides se prolongent davantage; la physionomie de l'individu reprend une expression naturelle ; le sommeil devient régulier; la menstruation se rétablit chez les femmes ; enfin, le malade revient à ses habitudes antérieures; les sentiments de famille réapparaissent avec une nouvelle force; il apprécie à leur juste valeur les erreurs dans lesquelles il s'entretenait, les idées fixes qui le dominaient, les hallucinations dont il était le jouet; il peut donner, à ce sujet, toutes les explications désirables. Rarement la guérison se manifeste d'une manière brusque, inattendue; on doit craindre, dans ce cas, d'avoir affaire à une affection intermittente, et il est alors prudent de prolonger l'observation du malade.

**Phénomènes critiques.** — Il arrive de temps à autre que la guérison se produise consécutivement à certains phénomènes pathologiques, que l'on peut considérer comme des phénomènes critiques qui ont exercé une influence plus ou moins puissante, et qui ont certainement aidé à la cessation ou au moins à la diminution des manifestations délirantes. Toutefois, la doctrine des crises, admise par Esquirol, nous paraît trop absolue : nous ne croyons pas, avec lui, que la guérison n'est certaine que lorsqu'elle a été signalée par quelque crise sensible; ces états morbides qui jugent l'aliénation mentale, sont, au contraire, assez exceptionnels. Nous n'en avons pas moins vu, ainsi que beaucoup d'autres observateurs, des faits extrêmement remarquables sous ce rapport. Des aliénés peuvent recouvrer leur raison au moment même où la vie est près de s'éteindre; il n'est pas rare de voir des affections graves, une pneumonie, une pleurésie, une attaque violente de fièvre intermittente, etc., entraîner le retour à la raison. Quel médecin n'a pas observé, sous ce rapport, des exemples plus ou moins frappants? L'expérience n'apprend-elle pas qu'en règle très-générale une affection grave fait en quelque sorte diversion à une affection moins grave ? que celle-ci peut, en conséquence, disparaître entièrement pour ne plus se reproduire. Ce fait se présente surtout dans les cas de folie aiguë.

Au nombre des phénomènes critiques on a signalé le développement d'une grande quantité de furoncles à la surface du corps, le retour des règles, des sueurs abondantes, une entérite plus ou moins intense, etc.

Enfin, la crise peut être de nature morale, et on a vu la guérison suivre de près une impression violente, une vive frayeur, une secousse morale énergique.

Le principe de la doctrine des crises, vrai en lui-même, ne manquerait pas d'amener des résultats fâcheux, s'il était l'objet d'une interprétation trop rigoureuse et trop exclusive. C'est ainsi qu'on a conseillé le mariage, la grossesse, l'accouchement, l'avortement, dans certains cas d'aliénation.

Sous ce rapport, on est presque toujours arrivé à des résultats diamétralement opposés à ceux que l'on s'efforçait d'obtenir. Il résulte des relevés statistiques de M. le D$^r$ Bouchet, et des observations recueillies par cet honorable praticien, que la grossesse, les suites de couches, la lactation, n'ont jamais offert une diminution dans le délire, que toutes, au contraire, l'ont provoqué ou augmenté. (Ann. méd. psych. 1844, p. 355.)

**État chronique.** — La forme aiguë de l'aliénation peut faire place, nous l'avons dit, à la forme chronique; nous avons résumé plus haut les signes qui pouvaient faire reconnaître cette fâcheuse terminaison.

Il en est de même pour la démence qui peut être la conséquence de toutes les formes de la folie; on observe, dans ce cas, l'affaiblissement progressif des facultés; la maladie revêt alors un caractère d'incurabilité.

**Transformations.** — Nous avons déjà fait remarquer que

les variétés de la folie se fondaient quelquefois l'une dans l'autre;
qu'elles venaient se compliquer entre elles, de manière à former, suivant l'expression d'Esquirol, des combinaisons complexes, des composés binaires, ternaires, etc. Ainsi, l'on
observe des manies avec mélange de lypémanie, de monomanie;
des démences qui présentent les caractères principaux de la
manie, de la stupeur, etc. L'on observe souvent aussi la transformation complète et plus ou moins brusque d'une forme
dans une autre.

L'élément morbide se déplace, change de nature, se porte
en quelque sorte d'un appareil fonctionnel sur un autre. Une
dame, citée par Esquirol, restait lypémaniaque pendant une
année; l'année suivante, elle devenait maniaque et hystérique.

Une jeune fille, traitée à Stéphansfeld, a été affectée, pendant cinq à six mois, de lypémanie religieuse, puis elle fut
prise, pendant un an, de manie aiguë avec agitation et délire
furieux; cet état fut enfin suivi d'une guérison complète. Un
même malade, dit M. Guislain, peut passer pendant le cours de
l'aliénation mentale par toutes les formes de la folie.

Les transformations ne sont pas rares, surtout au début des
affections mentales; il est assez fréquent, nous le verrons plus
tard, de voir la dépression morale, un état lypémaniaque plus
ou moins accentué, précéder de quelque temps l'excitation maniaque.

**Rechutes.** — Les rechutes sont plus fréquentes pour l'aliénation mentale que pour d'autres maladies; elles se produisent
particulièrement dans le cas de prédisposition héréditaire. Il
résulte des relevés statistiques que nous avons pu faire à cet
égard, que le chiffre des récidives a été d'un tiers environ
pour 712 malades, traités à Stéphansfeld, et sortis guéris de
l'établissement. On a remarqué que les femmes étaient plus
sujettes à retomber que les hommes.

En général, les accès d'aliénation par rechute deviennent
d'autant plus graves et ont une durée d'autant plus grande,

qu'ils se sont renouvelés plus fréquemment et à des intervalles plus courts.

**Pronostic.** — Il nous reste encore, avant de terminer ces considérations générales, à dire quelques mots du pronostic, considéré d'une manière générale dans les maladies mentales. Lorsqu'il s'agit de formuler une opinion à cet égard, il importe de mettre en ligne de compte des éléments variables, et d'en apprécier rigoureusement les caractères. On comprend qu'une semblable appréciation ne peut être convenablement faite que par un médecin déjà expérimenté.

Les signes qui doivent servir au pronostic se tirent d'abord de la forme même d'aliénation : ainsi, la démence, les affections qui s'accompagnent de paralysie, l'idiotie, l'imbécillité, ne sont pas susceptibles de guérison. Le délire, qui est la conséquence d'attaques épileptiques plus ou moins répétées, se guérit rarement ; il laisse presque toujours des traces fâcheuses sur la constitution morale et physique. La manie aiguë se guérit plus vite que la lypémanie ; celle-ci se termine aussi plus rapidement que la stupidité et la monomanie ambitieuse.

Mais chacune de ces affections présente dans sa marche, dans sa physionomie, des caractères importants à apprécier. Après de fortes atteintes de manie aiguë, quelques malades conservent, par exemple, un léger degré de faiblesse intellectuelle.

La folie peut être idiopathique, ou bien, elle reconnaît quelquefois une cause organique éloignée ; elle est ce que l'on appelle alors de nature sympathique ; enfin, elle peut avoir pour origine des lésions graves du cerveau ; on la désigne, dans ce cas, sous le nom de folie symptomatique. Dans ces différentes circonstances, le pronostic varie : il est évident que le délire disparaîtra d'autant plus facilement qu'on aura pu supprimer la cause sous la dépendance de laquelle il se trouve. Nous reviendrons à l'occasion sur ces différences essentielles.

M. Guislain a exposé quelques indications intéressantes à ce sujet et que nous ne pouvons mieux faire que de résumer. (Phrén., t. II, p. 224.)

La marche de la maladie, dit-il, doit être prise en considération. Les auteurs s'accordent à penser qu'une invasion explosive est on ne peut plus favorable à la guérison, lorsque la maladie suit de près l'action de la cause.

Les symptômes peuvent se succéder avec une grande rapidité; en quelques jours, la maladie atteint le *summum* de l'évolution; une pareille situation n'est pas alarmante. Lorsque le début a été lent, on doit, à coup sûr, s'attendre à un état chronique; si le malade est épuisé ou avancé en âge, on peut craindre de voir la transformation de la maladie en démence.

La durée de la maladie est, certes, d'un poids considérable dans l'appréciation de la curabilité ou de l'incurabilité de l'aliénation. Après deux ans, les guérisons deviennent beaucoup moins fréquentes: n'oublions pas, toutefois, qu'il est des aliénés qui ont pu guérir après un grand nombre d'années et que l'on ne doit pas, à la légère, affirmer l'incurabilité. Un pronostic semblable peut, dans quelques cas, être suivi des conséquences les plus fâcheuses.

Certaines complications viennent aggraver le pronostic; au nombre de ces complications se trouvent : l'épilepsie, l'état fébrile, diverses affections organiques, l'incontinence d'urine, les selles involontaires. Ces derniers symptômes sont d'un pronostic assez fâcheux; toutefois ils ne sont pas liés nécessairement à un état de paralysie. Les intumescences séreuses, la disposition aux infiltrations, peuvent faire craindre une fin prochaine.

Le pronostic varie surtout selon la cause du mal. En général, les aliénations, suites de causes morales, se guérissent bien plus vite que les aliénations, suites de causes physiques. L'aliénation par ivrognerie seule se guérit facilement; mais, nous l'avons dit, si cet état est suivi de récidives fréquentes, il faut désespérer de la guérison. Les aliénations qui succèdent à des excès sexuels sont ordinairement chose fâcheuse et mènent facilement à la paralysie. — L'aliénation que complique une affection organique du cœur est, en général, d'un augure défavorable; la manie puerpérale se guérit le plus souvent assez vite, à moins que l'on ne constate une profonde altération des fonctions nutritives.

Le jeune âge est, également, une condition favorable au rétablissement.

CHAPITRE VI.

## MALADIES INCIDENTES.

_____

**Considérations générales.** — Les affections incidentes, auxquelles les aliénés peuvent être sujets, présentent, dans quelques cas, des particularités assez remarquables, et qui ont attiré l'attention de plusieurs médecins aliénistes, parmi lesquels nous citerons Georget, Ferrus, M. Calmeil et le D<sup>r</sup> Thore. Ce dernier auteur en a fait l'objet d'une intéressante monographie insérée dans les Annales médico-psychologiques, 1844-45. Nous lui emprunterons quelques-unes des données qui feront l'objet de ce chapitre.

On peut d'abord se demander, si les affections que l'on rencontre chez les aliénés, diffèrent réellement de celles que l'on observe dans d'autres circonstances, et, dans ce cas, en quoi ces différences existent et quelle en est la raison. L'expérience nous démontre un premier fait, c'est que les aliénés, ceux surtout qui sont recueillis dans de grands établissements, sont soumis à certaines influences délétères que les progrès de la science et la bonne organisation des asiles eux-mêmes tendent chaque jour à faire disparaître. Au nombre des conditions fâcheuses qui viennent s'appesantir sur eux, nous citerons: le manque de la quantité nécessaire d'air respirable, son défaut de renouvellement, la privation de lumière, l'encombrement et l'entassement des malades, qui engendrent des affections à forme contagieuse et épidémique de diverses sortes. L'absence de tout travail et l'immobilité à laquelle se condamnent quelques-uns de ces malheureux, amènent l'étiolement, la bouffissure des chairs, une diathèse séreuse, et une plus grande facilité à contracter des maladies graves; enfin, nous devons encore mettre en ligne de compte l'onanisme, cause d'un affaiblissement progressif, et la diminution de quelques sécrétions physiologiques qui viennent, à leur tour, prédisposer à la congestion chronique d'organes importants. Non-seulement la folie peut être, à elle seule, suivant les circonstances, une cause de mort, mais la forme même de l'aliénation a sur la mortalité et le développement des maladies accidentelles une influence incontestable.

La manie, lorsqu'elle se manifeste avec une certaine intensité, peut être suivie d'un état d'affaissement considérable; nous passons naturellement toutes les circonstances fâcheuses qui, pour ces malades dépourvus de la plus vulgaire prévoyance, deviennent autant de causes occasionnelles, d'affections plus on moins graves.

Le lypémaniaque se trouve, à un autre point de vue, dans une disposition organique tout aussi défavorable. Par suite de l'état d'inertie, dans lequel il se maintient, les fonctions de la circulation, de la respiration, ne s'accomplissent plus que d'une manière imparfaite; nous avons vu que l'hématose était insuffisante et qu'il pouvait en résulter une entrave apportée aux fonctions d'absorption, de sécrétion, d'excrétion, et consécutivement, une disposition aux œdèmes, aux stases sanguines et à des affections chroniques des appareils circulatoire et respiratoire.

Dans la démence, plus que dans toute autre forme d'aliénation, le malade est exposé aux causes délétères qui l'environnent. Les habitudes de malpropreté, l'instinct qui le porte à dévorer ce qui se trouve à sa portée, son inaptitude à discerner les substances qui peuvent lui être nuisibles, etc., toutes ces conditions le placent sans cesse sous l'imminence de dangers sérieux. C'est, en effet, chez les déments que l'on observe surtout les affections graves du tube intestinal.

Quoi qu'il en soit, le diagnostic des maladies qui viennent atteindre les aliénés, est souvent entouré d'assez grandes difficul- tés. L'état d'insensibilité et d'indifférence, dans lequel vivent la plupart de ces malheureux, le peu de réaction qu'ils offrent, le défaut de conscience de leur situation, et, par conséquent, de la gravité des affections qui les atteignent, sont autant de par- ticularités suffisantes pour nous expliquer comment les maladies incidentes peuvent souvent passer inaperçues chez eux.

On voit quelquefois des individus mourir subitement, sans avoir présenté pendant la vie les moindres symptômes de l'af- fection dont ils pouvaient être atteints depuis longtemps déjà. L'examen d'un aliéné, lorsqu'il vient à tomber malade, présente d'ailleurs, dans une foule de cas, des difficultés insurmontables ; ce qui tient, chez les uns, à leur délire et à leur excessive agita- tion, chez les autres, à l'affaiblissement considérable de leurs facultés. Les commémoratifs manquent, en général, d'une ma- nière à peu près complète, on ne peut remonter à la cause ; rarement on voit un aliéné se plaindre ; les uns ne souffrent réellement pas ; d'autres ne peuvent exprimer ce qu'ils éprou- vent. Au milieu des scènes violentes, auxquelles on assiste, il est facile, dit M. Thore, de négliger l'examen des organes qui peuvent être lésés ; enfin, la marche de la folie peut rendre suf- fisamment compte des phénomènes que l'on observe, et l'on ne fait pas les recherches que l'on croit inutiles. Il faut, en géné- ral, avoir recours aux changements survenus dans les habitudes de l'aliéné : dès qu'on voit les malades maigrir, s'affaiblir, il faut de suite porter son attention sur les diverses fonctions de l'économie. L'interrogatoire du malade est souvent impossible ; dans une foule de circonstances, il n'y a même pas à tenir compte des renseignements, non-seulement insignifiants, mais inexacts, qu'il vient à donner.

Ajoutons, pour terminer ces considérations générales, que le pronostic des maladies incidentes est, ordinairement, grave chez les aliénés, et que le traitement présente d'autant plus de diffi- cultés, que le diagnostic est souvent incertain, et que l'affection mentale se montre à titre de complication, et vient ajouter aux phénomènes morbides un nouvel élément dont il faut tenir compte, dès qu'il s'agit d'instituer la méthode thérapeutique. Enfin, dans quelques cas, la maladie incidente peut avoir une influence véritablement favorable sur l'aliénation mentale, et jouer, pour ainsi dire, le rôle de phénomène critique ; c'est alors qu'il faut agir avec la plus grande circonspection, éviter, autant que possible, un traitement intempestif, perturbateur, dont le résultat serait d'aggraver l'état mental. Ainsi, les saignées répétées coup sur coup qui, dans quelques circonstances, exercent une heureuse action sur certaines affections aiguës, manquent rarement, chez les aliénés, d'augmenter l'intensité de leur délire, et quelquefois elles empêchent l'effort réactionnaire si nécessaire pour l'heureuse issue de la maladie.

Nous allons maintenant examiner, successivement, et d'une manière rapide, les affections principales qui peuvent être, sous ce rapport, l'objet de considérations particulières.

**Pneumonie.** — «On hésite, dit M. Ferrus, à considérer la pneumonie comme une inflammation des poumons, lorsqu'elle s'accompagne à peine d'accélération du pouls, qu'il n'y a point de crachats rouillés, et, qu'à l'autopsie, on trouve la partie postérieure des poumons gorgée d'un liquide séro-sanguinolent un peu spumeux, mais sans hépatisation.»

Esquirol cite le fait suivant: «Une vieille femme, reine de tous les lieux, remarquable par sa loquacité habituelle, se promenait et pérorait, un matin, avec la même énergie que de coutume, lorsque tout à coup elle tombe et meurt. Le poumon tout entier était converti en une hépatisation grise. La pneumonie était arrivée à sa troisième période.»

«Il arrive dans plus d'un cas, dit M. Calmeil, qu'une hépatisation d'un lobe, de tout un poumon, n'est pas même soupçonnée pendant la vie, et, quand le malade vient à mourir, on découvre avec surprise l'inflammation qui existe dans la poitrine.»

On a prétendu que les aliénés étaient, plus que d'autres personnes, prédisposés à l'inflammation des poumons. Dans la lypémanie, par exemple, sous l'influence de l'affaissement moral dans lequel se trouve le malade, des entraves plus ou moins considérables peuvent être apportées à la fonction de la respiration. Les muscles thoraciques agissent incomplétement; les mouvements inspirateurs et expirateurs se font d'une manière imparfaite; non-seulement la colonne d'air introduite dans les ramuscules bronchiques est insuffisante, mais elle ne peut en être entièrement expulsée; le sang amené au contact du fluide atmosphérique ne trouve plus qu'un gaz en partie vicié et impropre à sa rénovation. De là des stases sanguines, des congestions passives, qui deviennent autant de conditions favorables à la production de l'inflammation pulmonaire.

De même, chez le dément et dans la paralysie, le système musculaire est dans un état d'inertie tel, que les muscles thoraciques et le diaphragme éprouvent dans leurs fonctions une entrave plus ou moins considérable.

Chez les épileptiques, la répétition fréquente de leurs attaques détermine un engouement habituel, une congestion définitive, qui se transforme, sous l'influence des causes excitantes les plus légères, en une forme d'hépatisation presque toujours grave.

Quelques auteurs allemands ont même prétendu que l'irritation cérébrale se communiquait souvent aux fibres nerveuses du pneumo-gastrique, qui portent leur action sur les capillaires du poumon. De là, une sorte de paralysie de ces vaisseaux, et, par suite, une exsudation plus ou moins rapide du sang dans les cellules pulmonaires. On sait, en effet, que l'hypérémie et l'inflammation du poumon peuvent provenir des altérations, de la paralysie ou de la section artificielle de ce nerf. C'est ainsi qu'on a attribué à la paralysie du nerf vague, les hépatisations pulmonaires rencontrées précisément du côté paralysé, chez les enfants morts à la suite de méningite.

Quoi qu'il en soit, la pneumonie présente chez les aliénés,

au point de vue des symptômes et à celui de la marche, des particularités qui méritent de fixer l'attention.

Tantôt l'invasion est brusque et rapide, tantôt elle est lente, cachée. Le premier mode est le plus fréquent, ce qui tient, en général, à ce que les signes prodromiques ne peuvent être perçus chez la plupart des malades; une fois déclarée, l'affection marche avec rapidité.

Le frisson initial, d'une si grande importance dans le diagnostic, n'est jamais constaté chez l'aliéné.

La toux et l'expectoration sont rares; l'on ne constate pas, dans le plus grand nombre de cas, ces crachats transparents, visqueux, contenant de nombreuses bulles d'air, teints en rouge ou en jaune abricot. Les forces expiratrices sont insuffisantes pour expulser des bronches la matière de l'expectoration, et ce fait doit avoir une grande influence sur la gravité et la marche rapide de la pneumonie; les malades meurent, autant par asphyxie, que par l'inflammation même des poumons.

La dyspnée est un phénomène plus constant, mais il faut souvent beaucoup de soin pour la constater; les mouvements respiratoires sont quelquefois très-peu prononcés.

La douleur est nulle; même quand il y a coïncidence de pleurésie, les malades continuent à soutenir qu'ils se portent bien.

Le bruit respiratoire est souvent difficile à percevoir; chez quelques aliénés, l'expansion pulmonaire est à peine marquée à l'état sain; le souffle tubaire et la respiration bronchique de la pneumonie se trouvent habituellement masqués par des râles humides et sonores. Le râle crépitant, fin, sec, ne se montre guère que chez les individus placés dans de bonnes conditions et dont l'état mental est peu grave; c'est un symptôme que l'on rencontre seulement au début de la maladie; il faut, par conséquent, avoir été mis, par le malade lui-même, au fait des phénomènes morbides qui ont pu se succéder.

La percussion fait constater une matité plus ou moins étendue; mais il arrive souvent encore que ce moyen soit rendu impraticable à cause de l'indocilité, de l'agitation de l'individu, des cris qu'il pousse, des efforts qu'il oppose, etc. La fièvre est en général peu marquée, la température de la peau n'est pas très-élevée, on observe rarement aussi la coloration des pommettes, soit du côté où le malade se couche, soit des deux côtés; la face conserve ordinairement sa coloration habituelle. Le sang tiré de la veine est presque toujours séreux, la couenne inflammatoire est à peine marquée; chez les paralytiques, le caillot est sans consistance. On trouve, dit M. Thore, auquel nous empruntons la plupart de ces détails, dans un grand nombre de pneumonies, tous les symptômes de l'adynamie. L'inappétence est le phénomène qui trahit, presque à lui seul, l'existence d'une affection quelconque chez l'aliéné.

L'état de l'intelligence n'est pas modifié en général; l'apathie et la stupeur sont seulement plus prononcées chez quelques malades; chez les maniaques, le délire subit un temps d'arrêt; il peut momentanément cesser, mais pour reprendre, à mesure que la guérison se prononce; il peut cependant disparaître d'une manière définitive.

En un mot, la forme adynamique l'emporte de beaucoup sur la forme inflammatoire; on comprend dès lors que, dans la plupart des cas, l'hépatisation rouge, au lieu d'être caractérisée à l'autopsie par un tissu compacte, rouge, friable, à tranches granulées, etc., présentera, au contraire, le parenchyme rougeâtre lie-de-vin, sans granulations, laissant écouler un liquide rouge spumeux; les tranches projetées dans l'eau gagnent immédiatement le fond du vase. L'engouement et l'hépatisation grise n'offrent pas à l'autopsie des particularités dignes d'être notées.

**Traitement.** — Cette évolution particulière de la pneumonie donne lieu à des indications thérapeutiques spéciales. Le traitement antiphlogistique ne doit être mis en usage qu'avec

modération, on se trouvera presque toujours mieux des émissions sanguines locales ; il importe en tous cas d'éviter l'emploi
des moyens qui pourraient aggraver l'état de prostration du
malade. L'expérience a consacré l'administration du tartre stibié, du kermès, surtout au début de l'affection. Le sucre de
Saturne, lorsque la pneumonie tend à la résolution, les révulsifs cutanés, les boissons diurétiques, tels sont les moyens
qui devront former la base de la thérapeutique.

**Pneumonie gangréneuse.** — La pneumonie gangréneuse
est une affection assez rare ; elle se rencontre particulièrement
dans quelques formes de la folie. On l'observe surtout chez les
aliénés qu'on a désignés sous le nom de *jeûneurs* et qui refusent
toute espèce de nourriture; on peut encore la remarquer chez
les déments et chez quelques épileptiques; en un mot, chez
les individus dont la constitution est profondément altérée,
qui souffrent d'un état cachectique habituel, et qui présentent
déjà une disposition aux œdèmes, aux congestions passives, aux
suffusions sanguines, etc. La gangrène pulmonaire survient
quelquefois à la suite d'une pneumonie; d'habitude, cependant,
elle se développe d'emblée.

Voici, d'après Guislain, les symptômes propres à cette affection : l'haleine répand une odeur infecte, qui devient de jour
en jour plus pénétrante et plus insupportable. Le malade ex-
pectore d'abord des mucosités spumeuses, puis ces mucosités
sont mêlées de stries de sang pur; elles sont bientôt remplacées par une sanie brunâtre d'une fétidité extrême.

On trouve à la percussion et à l'auscultation, de la matité,
du souffle tubaire, quelquefois des râles humides. Le pouls est
accéléré, la sueur froide, la face altérée, terreuse. La prostration est de plus en plus marquée, le malade va s'affaiblissant, il est sujet à des lypothimies, et la mort survient
promptement.

Le poumon présente, à l'autopsie, une coloration noirâtre
dans une grande partie de son étendue; en y faisant des inci-

sions, il s'en échappe une sanie verdâtre, brunâtre, d'une odeur insupportable. Le tissu est friable et granuleux.

La pneumonie gangréneuse paraît se rencontrer chez les aliénés, dans la proportion de 5 à 6 pour 100 décès, tandis que chez les individus non aliénés on l'observe à peine dans la proportion de 2 pour 100 décès.

**Phthisie pulmonaire.** — La phthisie pulmonaire est ordinairement d'un diagnostic assez facile; elle peut cependant passer inaperçue, surtout au début; quelques phénomènes importants font parfois défaut; l'expectoration, la toux, les douleurs thoraciques manquent dans quelques circonstances, et c'est seulement quand l'affection a fait des progrès, quand l'individu maigrit et s'affaiblit, que l'attention est fixée sur ce point.

Sur un relevé de 428 décès, nous avons trouvé, pour la phthisie pulmonaire, le chiffre de 109 ; 49 hommes et 60 femmes ; c'est le quart environ du nombre total des décès; proportion presque double de celle que l'on rencontre dans la population libre de nos contrées.

On doit admettre que, d'un côté, certaines formes d'aliénation prédisposent spécialement à la phthisie; telle est, par exemple, la lypémanie; et que, d'un autre côté, la nécessité d'une séquestration plus ou moins absolue vient aussi exercer sa part d'influence fâcheuse. On comprend que la phthisie doive se rencontrer plus fréquemment chez les femmes astreintes à des occupations sédentaires, et obligées de passer une forte partie de leur temps dans des salles où l'application la plus rigoureuse des règles hygiéniques remédie difficilement à la viciation de l'air.

Nous devons mentionner ici les chiffres donnés par quelques auteurs, pour exprimer la fréquence de la phthisie chez les aliénés.

D'après Calmeil il y a 1 phthisique sur 5 aliénés.

— Webster — 1 — 4 —

D'après Sc. Pinel il y a 1 phthisique sur 6 aliénés.

— Flemming — 1 — 8 —

Le développement de la phthisie pulmonaire exerce-t-il quelque influence sur l'état mental des malades? Nous avons vu mourir un assez grand nombre d'aliénés à la suite de phthisie; nous ne nous rappelons pas avoir vu l'intelligence reprendre sa lucidité, à mesure que la tuberculisation faisait elle-même des progrès. Tout au contraire, les maniaques deviennent souvent plus agités, les mélancoliques sont en proie à de nouvelles terreurs, à d'incessantes anxiétés; l'hébétude et la prostration deviennent de plus en plus profondes chez le dément.

**Affections du cœur.** — Les affections du cœur se rencontrent fréquemment chez les aliénés; elles entraînent cependant assez rarement la mort par elles-mêmes. Suivant M. Guislain, cette complication se montrerait chez les aliénés dans la proportion d'un sixième environ; l'altération la plus fréquente est l'hypertrophie. Il n'est pas irrationnel d'admettre que les terreurs de certains lypémaniaques, l'agitation, les cris, la fureur de quelques maniaques, les entraves diverses apportées à la circulation dans d'autres circonstances viennent exercer une influence plus ou moins marquée sur le développement de l'hypertrophie cardiaque.

**Affections abdominales.** — L'entérite, la diarrhée chronique doit être placée en tête des affections du tube intestinal, que l'on observe le plus souvent chez les aliénés; elle est une cause de mort fréquente; elle sévit quelquefois d'une manière épidémique. Elle tient à des conditions de constitution médicale, de température élevée, d'encombrement, etc.; elle dépend surtout d'une prédisposition individuelle que crée l'affaiblissement survenu dans la constitution de quelques malades; elle se rencontre principalement chez les déments.

Au point de vue symptomatologique, l'entérite n'offre rien de spécial. Sa marche est lente; rarement il y a réaction, fièvre, inappétence. Les malades sont pris de diarrhée; ils n'accusent aucune souffrance; quelquefois même ils continueraient à manger comme d'habitude, si l'on n'avait soin de modérer leur régime. Le ventre est souple, insensible à la pression; la langue n'est pas chargée. Peu à peu, les selles finissent par se décolorer, elles deviennent muqueuses, séreuses, muco-purulentes, puis, enfin, sanguinolentes; quelquefois même, il survient de véritables hémorragies intestinales.

A l'autopsie, on trouve des ulcérations disséminées au pourtour du tube intestinal; elles se remarquent principalement dans le gros intestin; elles sont d'autant plus étendues et d'autant plus nombreuses qu'on se rapproche davantage de la valvule iléo-cœcale. On peut aussi, dans quelques cas, les observer dans l'intestin grêle. Les ulcérations ont un aspect variable; tantôt elles sont faites comme à l'emporte-pièce; dans ce cas, elles sont petites, à bords nets et franchement coupés; leur fond repose sur la membrane séreuse, qui est elle-même plus ou moins injectée. Souvent la muqueuse intestinale ne présente aucune trace d'injection ou d'inflammation, dans l'intervalle qui sépare ces ulcérations. Le plus ordinairement cette dernière repose sur un fond noirâtre, d'où paraît s'être exhalée une certaine quantité de sang; les bords sont inégalement découpés; la muqueuse tout autour est boursoufflée, œdématiée, et l'on observe une injection plus ou moins étendue de l'intestin; elle s'accompagne presque toujours alors, pendant la vie, d'hémorragies intestinales.

L'entérite, devenue chronique, est extrêmement difficile à combattre; ce n'est qu'au début qu'on peut espérer d'en arrêter les progrès; à une période avancée, elle devient ordinairement réfractaire à tous les moyens employés.

Le traitement comprend deux sortes de moyens : les premiers consistent à placer le malade dans des conditions hygiéniques favorables, à le soumettre à un régime réglé, analeptique et de facile digestion ; les seconds tirent leur indication de la thérapeutique. Au nombre des médicaments qui réussissent le mieux,

nous citerons les narcotiques, les astringents et le sous-nitrate
de bismuth à dose élevée.

**Affections chirurgicales.** — Nous n'avons pas l'intention
de nous étendre longuement sur les plaies, blessures, tumeurs,
etc., qui peuvent être observées chez les aliénés, et qui, dans
la plupart des cas, n'offrent rien de spécial; nous nous bornerons
à présenter, à cet égard, de courtes considérations.

On a remarqué avec raison que les aliénés sont sujets à une
sorte de diathèse, qui peut avoir des analogies avec la pyémie,
d'où résulte chez eux une disposition spéciale aux panaris, aux
furoncles, à l'érysipèle, au pemphigus, etc. Ainsi que l'avait
déjà remarqué Esquirol, il n'est pas rare d'observer ces différentes affections se présenter comme phénomène critique,
comme signe précurseur d'une guérison plus ou moins prochaine.
M. Ferrus a également signalé les effets favorables que de grandes
suppurations pouvaient déterminer sur la marche de l'aliénation
mentale. L'érysipèle de la face et du cuir chevelu a quelquefois
exercé sur la terminaison de cette maladie une action heureuse.
Nous nous rappelons trois malades, entre autres, dont deux atteints de manie ancienne et un de stupidité portée à un haut
degré d'intensité, chez lesquels un érysipèle de la face avait
imprimé au délire une remarquable tendance vers la guérison;
par contre, nous avons vu, dans d'autres circonstances, l'érysipèle de la face donner lieu à des accidents redoutables de
congestion cérébrale, et déterminer une aggravation de l'affection mentale, ce qui arrive, en règle générale, chez les individus
atteints de paralysie générale.

M. Deguise, chirurgien de la maison de Charenton, a remarqué que les fractures des os chez les malades affectés de paralysie générale guérissaient lentement, quelquefois même pas du
tout. Suivant lui, on ne doit entreprendre chez de tels aliénés
aucune opération chirurgicale, à moins de nécessité absolue,
car les blessures prennent bientôt un mauvais aspect. (Mém.
soc. chir., t. III, fasc. 1). Nous croyons, pour notre part, que

cette observation s'applique à ceux qui sont arrivés à une période
avancée de la paralysie générale; on rencontre, au contraire, à
un degré peu avancé, la guérison assez rapide des plaies et des
blessures qui peuvent accidentellement survenir. Nous avons
déjà fait ailleurs la remarque que, chez les aliénés, quelle que
soit la forme de leur affection mentale, les lésions traumatiques
se guérissaient facilement. Ce fait, assez remarquable, nous
l'avons dit, peut trouver son explication dans l'absence même,
ou plutôt dans la diminution de la douleur, que l'on observe
chez la plupart d'entre eux; soit que cet état d'insensibilité
existe en réalité, par suite des progrès mêmes de la maladie
mentale, soit, au contraire, qu'il ne soit qu'apparent et placé,
en quelque sorte, sous la dépendance de la concentration des
facultés et des idées fixes prédominantes.

**Hématome ou tumeur sanguine de l'oreille.** — Une des
affections les plus singulières, et que l'on observe spécialement chez les aliénés, est la tumeur sanguine de l'oreille, que
l'on peut encore désigner sous le nom d'hématome auriculaire.
M. Ferrus a, l'un des premiers, appelé l'attention à ce sujet
(Gazette des Hôpitaux, 1838); depuis, d'autres observateurs en
ont fait l'objet de leurs études. Cette tumeur consiste dans un
épanchement de sang qui se produit lentement, et qui a lieu,
non sous la peau, comme le fait remarquer M. A. Foville, mais
sous le périchondre détaché du cartilage. Elle a son siège à la
face externe du pavillon de l'oreille, dans la fosse naviculaire;
elle s'étend de là dans toute l'oreille, le lobule excepté. Elle
présente une coloration bleuâtre; elle est molle, fluctuante et
plus ou moins volumineuse. De la grosseur d'une fève au début,
elle va peu à peu en s'agrandissant, jusqu'à atteindre le volume
d'un gros œuf de pigeon. Elle est ordinairement indolente et ne
s'accompagne que rarement d'inflammation. Arrivée à son plus
haut degré, elle reste stationnaire huit, quinze jours et plus,
puis le liquide épanché finit par se résorber.

Si l'on ouvre cette tumeur pendant sa période de développe-ment, il s'en écoule un sang liquide et noirâtre; au bout de quelques jours, la poche se remplit de nouveau, en dépit des moyens employés pour empêcher l'épanchement.

Lorsque celui-ci vient à se résorber, on voit alors le gonfle-ment diminuer, tandis que la peau qui double le cartilage se rétracte et s'épaissit; il en résulte une déformation très-remar-quable de la partie de l'oreille qui en est le siége. Le périchondre ainsi détaché, dit M. Foville, revient sur lui-même et entraîne, dans son retrait, les autres portions du pavillon, ce qui explique les déformations consécutives à ce genre de tumeurs, le ratati-nement qui ne s'observe jamais qu'à la partie supérieure du pavillon de l'oreille et jamais au lobule. Voici comment l'auteur, que nous venons de citer, explique l'épaississement consécutif du pavillon de l'oreille.

Le périchondre, périoste du cartilage, est chargé de sécréter le cartilage, comme le périoste sécrète l'os. Séparé du carti-lage, il devra évidemment continuer son travail de sécrétion normale et produire une couche cartilagineuse de nouvelle for-mation, ce qui rend parfaitement compte de l'épaississement du cartilage, lequel se produit, soit sous forme d'une couche unie à toute sa surface, soit sous celle d'îlots indépendants, plus ou moins éloignés les uns des autres. (Ann. méd. psych., juill. 1859.)

L'anatomie pathologique de l'hématome auriculaire a, en effet, démontré que la tumeur consistait dans une poche pro-duite par le décollement de la peau doublée du périchondre, ce décollement n'a lieu que sur la partie concave du cartilage. Les parois postérieures et antérieures de la cavité hémorragique sont formées par un tissu membraneux, qui ne présente au microscope aucune trace d'organisation, et qui résulte d'une couche de sang déposée à la surface; entre ces deux fausses membranes, on trouve un cartilage de nouvelle formation qui, au microscope, présente absolument les mêmes caractères que le fibro-cartilage de l'oreille. De là cet épaississement qui produit la déformation si remarquable que présente l'oreille de tous les malades qui ont été atteints de cette affection. (Leubuscher et Fischer, *Allg. Psych.*)

Les causes qui favorisent le développement de cette tumeur sont assez obscures. Pour quelques auteurs, elle serait le résultat d'une diathèse générale et d'une disposition aux suffusions sanguines, à l'état scorbutique; d'autres font une large part à des causes occasionnelles, à l'action d'agents extérieurs. Nous croyons, avec M. Foville, qu'elle résulte d'un trouble général de la circulation céphalique, qu'elle tient à un obstacle apporté sous ce rapport, et à une stase sanguine qui s'étend des capillaires du cerveau à ceux de l'oreille.

Ces tumeurs, quoique de beaucoup plus fréquentes chez les aliénés, ne seraient pas cependant exclusives à cette classe de malades; on en a constaté un exemple chez un jeune homme qui avait présenté des symptômes bien tranchés d'hystérie.

M. Jarjavay en a vu plusieurs chez des lutteurs de profession, et M. Müller en a cité deux cas observés chez des écoliers soumis aux lois d'un maître d'études trop partisan des répressions physiques. (Gaz. hôpit., 20 août 1859.)

L'hématome auriculaire, plus fréquent chez les hommes, ne se montre guère que dans les cas chroniques et incurables de la folie; ce serait, par conséquent, un symptôme de fâcheux augure. Nous l'avons cependant observé, il y a peu d'années, chez une jeune fille, qui s'est parfaitement rétablie.

Le traitement est palliatif; on doit se borner à éviter toute lésion extérieure. L'épanchement se résorbe de lui-même, après un certain temps d'évolution de la maladie; l'incision de la tumeur ne doit être pratiquée que dans des circonstances exceptionnelles, car presque toujours elle est suivie d'inflammation douloureuse, quelquefois même d'ulcération des cartilages.

CHAPITRE V.

## ANATOMIE PATHOLOGIQUE.

———

**Considérations générales.** — «Il y a trente ans, disait Esquirol (Traité des maladies mentales, 1838), j'aurais écrit volontiers sur la cause pathologique de la folie; je ne tenterais pas aujourd'hui un travail aussi difficile, tant il y a incertitude, contradiction dans les résultats des ouvertures des cadavres d'aliénés faites jusqu'à ce jour.» Ce qu'Esquirol disait à l'époque où il écrivait, il pourrait encore le penser aujourd'hui, malgré les incontestables progrès que la pathologie des maladies mentales a faits dans ces derniers temps. Aujourd'hui, pas plus qu'il y a vingt ans, il ne nous est pas donné de connaître la cause intime de la folie, quelle qu'en soit la forme. La lésion essentielle qui la produit, le mécanisme, en vertu duquel telle ou telle aberration des facultés se manifeste, la modification pathologique, enfin, qui détermine l'une ou l'autre des manifestations, par lesquelles s'exprime l'aliénation, échappe souvent à notre connaissance, aussi bien que les modifications vitales, imprimées par la pensée elle-même aux diverses parties de l'organe cérébral, ce merveilleux instrument de l'âme et de l'intelligence.

Nous nous garderons bien d'aller à la recherche d'une semblable inconnue; nous n'essaierons pas d'exposer de vaines théories, et nous ne tenterons pas de poursuivre la découverte d'une cause qui, jusqu'à présent, est restée impénétrable à toutes les recherches; notre rôle, plus modeste, consistera à résumer succinctement les résultats fournis par l'anatomie pathologique chez les aliénés, tels que la science les possède aujourd'hui, en les rattachant autant que possible aux diverses espèces d'aliénation.

Dans les formes susceptibles de guérison, dans les cas surtout d'affection récente, et, bien entendu, lorsque celle-ci n'est pas symptomatique d'une lésion organique du système cérébral; dans toutes ces circonstances, le scalpel irait inutilement à la découverte du siége anatomique de l'aliénation. Qui ne sait, du reste, que c'est encore là un moyen peu sûr pour une semblable recherche, et que les autres éléments d'investigation que nous pouvons posséder, sont encore bien imparfaits, et d'un emploi difficile.

D'ailleurs, nous l'avons dit, la mort ne peut révéler certaines modifications morbides qui se produisent pendant la vie, et qui viennent en déranger les fonctions; modifications pathologiques à la tête desquelles se trouvent celles qui se rattachent au système nerveux.

Lorsque la physiologie du cerveau est encore si peu connue, comment l'anatomie pathologique de cet organe pourrait-elle reposer sur des données de quelque certitude? Les altérations que nous allons décrire, et qui se rencontrent particulièrement chez les aliénés, peuvent aussi être observées chez ceux-là même dont l'intelligence n'avait pas été sensiblement atteinte. Elles sont, en général, consécutives à l'excitation prolongée, imprimée dans la folie aux diverses parties du cerveau, et ne doivent pas en être regardées dans la majorité des cas comme le point de départ.

**Circulation cérébrale.**—Un fait primordial et déjà entrevu par quelques auteurs, c'est le trouble grave apporté dans un grand nombre de circonstances à la circulation cérébrale. Ce premier phénomène a pour résultat la congestion sous ses diverses formes, et de nombreuses conséquences pathologiques.

Le Dr Otto Müller a exposé à ce sujet, dans le recueil psy-chiatrique allemand, quelques considérations intéressantes. (*Allgem. Zeitschrift*, 1860, p. 32).

Suivant cet auteur, on n'a pas attaché une attention suffisante à la pression active produite par les mouvements cérébraux, et qui a pour résultat une pression passive si funeste aux fonctions de l'encéphale.

On s'est le plus souvent borné à considérer la pression pas-sive opérée sur cet organe à la suite de certaines lésions du crâne, d'exostoses, d'épanchements, etc. Dans les meilleurs traités, il est à peine fait mention de l'effet produit dans les maladies cérébrales par le mouvement du cerveau lui-même, quoique la thérapeutique s'efforce souvent de combattre avec succès l'effet de cette pression active, en employant des moyens directs, c'est-à-dire, en diminuant la force de l'impulsion arté-rielle venant de la région du cœur; par exemple, la digitale, les antiphlogistiques, les évacuants, etc.

Serres a démontré, dans ses expériences sur les nerfs ciliaires, que le tissu nerveux se contracte sous l'influence d'agents irri-tants. Lorsque le tissu cérébral a séjourné longtemps dans l'al-cool, non-seulement il se contracte sensiblement, mais encore il devient très-élastique. Si l'on détend les fibres dont il est composé, elles reprennent aussitôt leur position primitive, dès qu'on cesse de les détendre. Qui pourrait dire si, chez beau-coup d'aliénés, les accès de fureur ne sont pas autre chose qu'une sorte de convulsion des hémisphères cérébraux? Telle est l'opinion de Guislain.

Si l'on pouvait démontrer péremptoirement, ce qui déjà est très-probable, que chaque exercice intellectuel produit dans le cerveau un mouvement dont l'intensité est proportionnelle à l'intensité de l'exercice, il serait dès lors prouvé par là com-ment les influences psychiques réagissent sur le cerveau; on s'expliquerait comment, sous l'influence d'une vive émotion, d'une frayeur, la vie psychique peut être troublée subitement.

La conséquence immédiate de l'affaiblissement de l'impulsion

du cœur doit nécessairement diminuer l'affluence du sang artériel dans le cerveau : Par conséquent, le mouvement d'impulsion diminue aussi, et le cerveau est porté avec moins de force
contre les parois intérieures du crâne. La pie-mère, qui contient à la fois des vaisseaux artériels et veineux, doit être d'autant plus copieusement pourvue de sang, que les vaisseaux
cérébraux en ont moins, parce qu'à mesure que l'affluence du
sang diminue, la circulation s'affaiblit elle-même, et le cerveau
s'élève d'autant moins vers les parois crâniennes.

Cette diminution de la circulation du sang dans l'encéphale
peut donc produire un état congestionnaire de la périphérie du
cerveau.

Ainsi, chaque affaiblissement dans l'impulsion du cœur devient
pour l'organe cérébral une cause d'anémie, et, pour les méninges, une cause d'hypérémie.

Il semble résulter des recherches de Schlossberg que l'amoindrissement du fluide artériel dans les éléments nerveux amène
une sorte de coagulation de la substance cérébrale, et, par conséquent, une diminution de volume de celle-ci. L'anémie du
cerveau produirait donc l'augmentation de consistance, et en
même temps la diminution de volume.

La consistance extraordinaire du cerveau, qu'on remarque chez
quelques mélancoliques, aurait des rapports avec cette théorie.

L'hypérémie des enveloppes cérébrales, qui se développe
sous l'influence de différentes causes, et qui est d'autant plus
forte que le retour du sang veineux est plus entravé, doit nécessairement amener à la surface des hémisphères d'autres
altérations ; telles sont : l'épaississement des méninges, les
épanchements, les adhérences avec le cerveau, l'atrophie des
circonvolutions, etc.

### HYPÉRÉMIE CÉRÉBRALE.

L'hypérémie du cerveau joue un rôle important dans les diverses formes d'aliénation, et mérite que nous nous y arrêtions
quelques instants.

Il est remarquable de voir la congestion se localiser plus particulièrement à la surface du cerveau. C'est, en effet, la pie-mère
et la substance corticale, qui sont le siége à peu près constant
de l'hypérémie, dans la plupart des diverses formes de la folie à
l'état aigu et principalement dans la paralysie générale.

L'arachnoïde n'est le plus souvent affectée que d'une manière
secondaire, ce qui n'est pas un des signes distinctifs les moins
importants, qui viennent séparer l'aliénation de la méningite.
Elle est, seulement plus tard, le siége d'une irritation consécutive qui a pour résultat diverses lésions, telles que les opacités,
les adhérences, les infiltrations, etc., lésions qui amènent peu à
peu l'affaiblissement de l'activité intellectuelle et sur lesquelles
nous aurons à revenir tout à l'heure.

Le docteur Conolly prétend avoir rencontré l'hypérémie cérébrale chez tous les aliénés décédés pendant la période de la
manie aiguë, dans les autopsies qu'il a pratiquées depuis dix ans
à Hanwel. L'hypérémie cérébrale s'accompagnait de l'hypérémie
des membranes. Il dit l'avoir aussi rencontrée de temps à autre
dans les cas chroniques.

C'est la pie-mère qui est ordinairement le siége de l'état congestionnaire chez les aliénés, dit Guislain (Leçons orales, t. Iᵉʳ,
p. 367). Elle se présente injectée d'un rouge brunâtre, gorgée
en même temps de sérosité. L'état congestionnaire se fait principalement remarquer par la rougeur et la distension des vaisseaux
qui se rendent de la pie-mère dans la substance grise des circonvolutions.

Cette hypérémie domine dans la pathogénie de la manie aiguë;
on la rencontre chez ceux-là surtout qui sont sujets à des accès
paroxystiques d'agitation, et qui, sous l'influence d'intermittences
périodiques, présentent une surexcitation plus ou moins violente.
Nous avons souvent observé cette altération, à l'autopsie de malades décédés dans le cours d'une affection maniaque aiguë qui
avait eu déjà une durée prolongée.

Dans les cas où la diathèse anémique est portée à ses dernières
limites, on peut remarquer la congestion de la pie-mère élevée

au plus haut degré. Nous nous souvenons entre autres de deux
jeunes filles atteintes de manie aiguë et profondément anémiques.
Au plus fort de leurs accès, il était survenu un épanchement
hémorragique à la surface des hémisphères, qui avait eu pour
résultat un état comateux avec résolution générale et la mort.
On comprend que l'appauvrissement considérable du sang, joint
à la persistance de l'état fluxionnaire de la pie-mère, aie pu
avoir, dans ce cas, pour conséquence, l'hémorragie sous-
arachnoïdienne.

La congestion, ou plutôt la fluxion de la pie-mère, il importe
de le répéter, ne reconnaît aucun élément inflammatoire ; elle
existe sans exhalation de lymphe plastique, et ne donne pas lieu
à ces adhérences avec la substance cérébrale qu'on peut observer dans d'autres circonstances. Nous ajouterons qu'elle ne
doit pas être considérée comme la cause du délire ; elle en
est seulement un résultat.; elle est, en un mot, l'expression la plus significative du trouble apporté dans la circulation
cérébrale.

En vertu de quel mécanisme cette fluxion vient-elle à se produire?

La substance grise peut être elle-même congestionnée, et,
par suite, déterminer l'état fluxionnaire de la pie-mère par une
sorte de *vis à tergo;* mais l'obstacle, apporté à la circulation,
semble avant tout reconnaître pour cause une sorte de spasme
nerveux, de rigidité des fibres cérébrales, qui vient ainsi s'opposer à la libre circulation du sang.

Enfin, on peut admettre que l'excitation cérébrale, qui caractérise certaines formes d'aliénation, se manifeste elle-même
aux dépens de l'excitation physiologique nécessaire à la circulation cérébrale; les forces nerveuses, en excès d'un côté,
viendraient faire défaut d'autre part.

Quoi qu'il en soit, l'état actuel de la science fait reconnaître
que l'hypérémie des méninges se rencontre dans la plupart des
formes aiguës de la folie. Cette lésion a attiré particulièrement
l'attention de M. Parchappe, qui l'a décrite avec beaucoup d'exac-

titude : « Lorsqu'on détache, dit cet auteur, les membranes de la surface cérébrale, dans la région où l'on observe les plaques rougeâtres, on peut s'assurer que les petits vaisseaux qui de la pie-mère se rendent dans le pli des circonvolutions, sont hypérémiés ; en outre, la membrane détachée, ordinairement un peu épaissie, offre une coloration uniforme d'un rouge vif qu'on n'efface pas en l'essuyant. Les ecchymoses, toujours partielles, se montrent souvent dans la région moyenne de la partie latérale des hémisphères ; en avant, en arrière, au niveau de la scissure de Sylvius. » (Parchappe, Recherches sur l'encéphale, p. 90.)

Déjà Bayle avait remarqué que l'hypérémie de la pie-mère pouvait exister seule, indépendamment de toute hypérémie de la substance cérébrale. Elle est alors partielle, dit-il, et a pour siége le plus ordinaire les parties supérieures et latérales de chaque hémisphère dans les deux tiers antérieurs ; l'arachnoïde ne participe presque jamais à l'injection de la pie-mère.

D'après un relevé assez considérable de malades décédés à la période croissante de la manie aiguë, dans tous les cas où le délire était essentiellement généralisé, où le désordre des idées venait s'ajouter à l'excessive mobilité des sensations, il nous a semblé qu'une action morbide s'exerçait primitivement sur la pie-mère qui, par suite, se fluxionne. La congestion sanguine ne tarde pas à envahir consécutivement l'organe cérébral lui-même ; l'arachnoïde, en raison de son voisinage, subit, elle aussi, une sorte d'irritation d'où résulte une hypersécrétion plus ou moins abondante. De là, particulièrement chez les maniaques, la formation de taches opaques, plus ou moins étendues, qui siègeht sur les différentes parties de la membrane séreuse, surtout sur les régions supérieures et latérales. Fischer a rencontré cette lésion chez plus du tiers des individus qui avaient été atteints de diverses formes de manie ; elle s'accompagnait presque constamment de l'infiltration séreuse de la pie-mère. (Path. anal. Bef. 1854.)

Cette hypérémie de la pie-mère, quelle qu'en soit la cause,

10

doit être prise en sérieuse considération ; elle nous donne l'explication d'autres lésions anatomiques, rencontrées à l'autopsie ; elle nous initie à la transformation de ces produits organo-pathologiques si communs chez les aliénés, et que nous devrons résumer succinctement ; elle nous rend compte, enfin, de l'action évidente de certains moyens employés avec succès dans le traitement des aliénés : tels que la réfrigération de la tête qui, momentanément, opère la rétraction des vaisseaux capillaires ; les bains tièdes prolongés qui, en distendant les capillaires cutanés, appellent·le sang à la surface de la peau ; le régime analeptique et névrosthénique ; les dérivatifs du canal intestinal, etc. A ce titre, il ne nous a pas paru superflu de nous arrêter quelques instants sur cet intéressant sujet.

**Hypérémie cérébro-méningienne.** — L'état congestionnaire peut aussi envahir tout le système encéphalique ; on le rencontre dans quelques formes aiguës de la manie et de la mélancolie, et surtout aux deux premières périodes de la paralysie générale.

Lorsque la congestion est prononcée, dès qu'on incise la dure-mère, le sang s'échappe ordinairement mêlé à de la sérosité ; on rencontre, vers les régions temporales, pariétales, et quelquefois occipitales, des ecchymoses de l'arachnoïde et de la pie-mère, sous forme de plaques de grandeur variable. Dans quelques cas, l'arachnoïde présente un aspect rougeâtre, ayant l'apparence d'une conjonctive enflammée ; quelquefois cette membrane est comme marbrée, des veines gorgées de sang noir serpentent dans tous les sens. L'état congestionnaire de la pie-mère se fait remarquer à la distension des vaisseaux qui se rendent de la pie-mère dans la substance grise des circonvolutions. M. Foville distingue, sous le nom d'altération aiguë de la substance grise, une hypérémie de la couche corticale qui présente une coloration très-intense, approchant de celle d'un érysipèle ; cette coloration est encore plus prononcée dans l'épaisseur de la substance grise. Quelquefois, dit-il, la superficie des circonvolu-

tions, dépouillées de leurs membranes, peut sembler peu différente
de l'état normal; mais, si l'on pratique de légères excisions de la
substance corticale, si l'on en sépare, dans plusieurs points, des
couches assez minces pour ne pas mettre à découvert la substance blanche, on remarque alors une teinte rouge plus ou
moins foncée, quelquefois uniforme et très-intense, mais plus
ordinairement inégale, offrant l'aspect de marbrures nombreuses,
au milieu desquelles on peut rencontrer des petits points plus
foncés, des sortes de piquetures de sang, qui donnent l'idée
d'épanchements sanguins d'un très-faible volume. C'est toujours
dans l'épaisseur de la substance grise que l'on voit l'altération
de couleur et la diminution de consistance plus prononcées. Les
régions frontales des hémisphères sont celles où cette altération
se montre le plus marquée. On trouve souvent que les vaisseaux si ténus qui, dans l'état sain, pénètrent la substance
corticale, ont acquis un volume assez considérable pour qu'une
section bien nette laisse voir beaucoup de canaux, dans lesquels pourrait pénétrer sans effort une épingle ordinaire.
Quelquefois la consistance des vaisseaux semble augmenter en
raison inverse de celle de la substance corticale elle-même, et
le bistouri, qui la divise, pousse devant lui ces vaisseaux qui se
laissent plus facilement déraciner que diviser.

Cette hypérémie, que l'on rencontre dans les folies aiguës, est
en elle-même assez légère; elle peut aussi s'observer avec
d'autres altérations qui appartiennent aux cas chroniques. (Foville, Dict. méd. chir. prat., art. *Aliénés*.)

D'après M. Parchappe, l'injection pointillée de la substance
grise accompagne presque toujours les ecchymoses arachnoï-
diennes. La superficie de la couche corticale offre, dans un espace plus ou moins circonscrit, une multitude de ponctuations
rouges, dues à des gouttelettes de sang suintant à la surface
cérébrale. Lorsqu'on essuie cette surface, les ponctuations ne
disparaissent pas complétement. L'injection, quelquefois, est
bornée à la surface : en enlevant, avec le bistouri, une lame
mince de substance grise, toute altération disparaît. Enfin, la

couche corticale peut présenter une coloration plus ou moins intense, s'étendant quelquefois à toute son épaisseur. La substance blanche présente, en même temps, un aspect sablé, résultant de l'injection des vaisseaux capillaires. Il est inutile de faire remarquer que cette congestion de tout l'ensemble du système cérébral peut avoir lieu, sans qu'il y ait par cela même un état inflammatoire. C'est, dit M. Guislain, un orgasme vasculaire, qui peut être comparé à l'injection de la face, qu'on observe chez l'homme agité par une violente colère.

On peut admettre, avec Guislain, qu'il existe deux sortes de congestions : l'une active, artérielle; l'autre passive, veineuse. On remarque la première dans les cas où l'aliénation s'accompagne d'une réaction violente, lorsque le malade crie, vocifère, lorsqu'il exhale des torrents d'idées qui s'entre-croisent, etc. La congestion passive se remarque, lorsque les facultés sont comme opprimées, engourdies : chez les mélancoliques, les apathiques, qui sont tourmentés par des angoisses, chez qui la face est rouge, violacée, en même temps que la respiration est embarrassée. L'état congestionnaire, ajoute l'auteur que nous venons de citer, se remarque surtout chez les sujets qui se sont livrés à des excès de boisson. Guislain a soumis au microscope la substance congestionnée non ramollie; il lui a semblé que les cellules primitives, constituant la trame intime du cerveau, subissent dans la congestion une distension et se gonflent par la présence d'un liquide.

**Épanchement séreux. — Infiltration.** — Les congestions cérébrales répétées, l'obstacle à la circulation du sang dans le cerveau, sont une des causes les plus ordinaires des exsudats séreux qu'on rencontre si fréquemment chez les aliénés. Tantôt l'exhalation se fait dans la cavité de l'arachnoïde, tantôt on trouve l'œdème presque simple de la pie-mère, souvent les cavités ventriculaires sont remplies de sérosité ; dans un grand nombre de cas chroniques, on constate, d'une manière manifeste, l'infiltration interstitielle, l'œdème cérébral proprement dit.

**Épanchement arachnoïdien.** — L'on rencontre, particulièrement dans les formes chroniques de la folie, une accumulation énorme de sérosité dans la cavité de l'arachnoïde. Cette sérosité est de couleur citrine, claire; elle peut se colorer en rouge par son mélange avec le sang provenant des vaisseaux qu'on vient d'inciser; elle s'écoule au moment même où l'on incise les membranes. Bayle a trouvé dans un cas douze onces de sérosité accumulée sur la région supérieure du cerveau. Les collections sous-arachnoïdiennes sont fréquentes dans les cas chroniques; presque toujours elles s'accompagnent d'autres lésions méningiennes que nous décrirons.

L'épanchement arachnoïdien peut présenter en quelque sorte un caractère aigu et se former avec une grande rapidité. Une femme Fischer nous est amenée, après avoir été atteinte, depuis quelques jours seulement, d'une agitation maniaque extrèmement intense, sous l'influence de laquelle elle pousse des cris horribles; elle est surtout tourmentée par des remords que la conscience d'une vie, d'ailleurs assez mal remplie, paraît lui susciter. Elle meurt d'une pneumonie, peu de temps après son entrée à l'asile. A l'autopsie, on constate diverses lésions du côté de l'encéphale; à l'incision de la dure-mère, il s'écoule une quantité considérable de sérosité limpide; la pie-mère, injectée et infiltrée, se présente sous la forme d'une membrane transparente, boursoufflée, et offrant l'aspect d'une espèce de gelée; son tissu est parsemé de nombreux kystes séreux; il existe en même temps une hypérémie des deux substances du cerveau. Nous avons trouvé dans un cas analogue, chez un homme qui avait présenté à peu près les mêmes symptômes, une quantité considérable de sérosité épanchée dans l'arachnoïde, en même temps que la pie-mère était œdématiée et boursoufflée.

Dans ces circonstances, d'ailleurs exceptionnelles, on doit admettre une irritation méningitique subaiguë, principalement caractérisée par l'abondance et la rapidité de l'épanchement séreux dans la cavité de l'arachnoïde.

**Œdème de la pie-mère.** — Sous le nom d'infiltration sé-

reuse de la pie-mère, disent les auteurs du Compendium de
médecine (article *Folie*), on décrit une altération constituée par
un épanchement de sérosité dont le siége paraît être le tissu
cellulaire qui sépare la méningine de la méningette. Jamais, en
effet, on ne trouve réellement infiltré le prolongement de la pie-
mère qui revêt les anfractuosités, bien que la sérosité paraisse
surtout être abondante au niveau de ces mêmes anfractuosités.
La sérosité est limpide; elle soulève l'arachnoïde et lui donne
un aspect gélatineux. Elle constitue une espèce d'œdème analogue à celui qui se forme sous la membrane muqueuse du
larynx et sous la plèvre pulmonaire, dans certaines maladies.
(Bayle.)

Il est très-rare de trouver cette infiltration à la base du cerveau ou à la partie postérieure des hémisphères; on la rencontre
ordinairement au niveau des deux tiers antérieurs de la convexité des hémisphères. Tantôt l'infiltration est uniformément
étendue, tantôt elle est beaucoup plus considérable dans certains endroits; la sérosité s'accumule dans quelques anfractuosités qu'elle dilate, en même temps qu'elle resserre les circonvolutions voisines. Au niveau de l'épanchement, la pie-mère est
ordinairement injectée et l'arachnoïde épaissie. (Compendium
de médecine.)

**Œdème du cerveau. — Hydropisie ventriculaire. —**
Quelquefois, l'infiltration séreuse est tellement abondante qu'elle
constitue un véritable état d'œdème cérébral. MM. Foville et
Ferrus ont particulièrement appelé l'attention sur ce phénomène pathologique; le cerveau est alors tellement gorgé de sucs
aqueux, qu'on voit ruisseler une sérosité abondante à la surface
des parties incisées; en pressant l'organe, on peut en exprimer
une certaine quantité de liquide.

Dans tous ces cas, l'hydropisie ventriculaire est plus ou
moins considérable. Les ventricules latéraux sont dilatés par
une quantité énorme de sérosité: leurs parois sont alors amincies et ne consistent parfois qu'en une membrane résistante,

de nature fibreuse, presque toujours granulée à sa surface, et constituée par l'épendyme qui s'est indurée et fortement épaissie.

Les collections séreuses abondantes s'accompagnent ordinairement de l'usure ou du ramollissement de la substance cérébrale; elles donnent lieu à l'affaiblissement graduel des facultés intellectuelles.

Quelques auteurs sont portés à admettre l'hydropisie cérébrale, et particulièrement l'œdème du cerveau, dans une forme d'aliénation assez remarquable, que nous décrirons sous le nom de stupidité.

L'état séreux apoplectiforme se rencontre fréquemment dans la paralysie générale. Il s'annonce par des paralysies transitoires d'un bras, d'une jambe, qui disparaissent en quelques jours.

Suivant Guislain, on remarque pendant la vie, chez les malades atteints de congestion séreuse, une certaine pâleur des paupières, une infiltration marquée, surtout à la paupière supérieure. Les cils sont souvent humides et les pupilles sont dilatées d'une manière anormale; quelquefois on remarque de la stupeur et une turgescence veineuse de la tête.

**Épaississement, opacité de l'arachnoïde.** — L'arachnoïde, dit M. Guislain, subit dans certains cas de profondes altérations; ce que l'on rencontre le plus souvent, c'est un épaississement blanc, grisâtre, de cette membrane. Cette lésion, l'une des plus fréquentes, suivant M. Parchappe, ne se présente pas dans tous les cas avec les mêmes caractères : l'épaississement peut exister sans l'opacité; l'opacité, au contraire, suppose l'épaississement.

Ces épaississements opaques de l'arachnoïde ne paraissent pas être, d'après M. Lélut, le résultat de l'incorporation de pseudomembranes au feuillet cérébral de l'arachnoïde.

Ils siègent toujours, ainsi qu'il a pu s'en convaincre par des dissections attentives, au dehors de cette membrane, et sont dus à une sorte de dépôt de matière albumineuse à sa face externe ou cellulaire.

Ils présentent plusieurs degrés qu'on ne peut guère apprécier que par l'opacité et la ténacité de la méninge.

Cette ténacité est quelquefois telle qu'on peut enlever en une seule pièce la plus grande partie de l'arachnoïde, en traînant après elle la pie-mère intermédiaire aux circonvolutions. (Compendium.)

L'épaississement est rarement général; presque toujours il correspond à la convexité des hémisphères, et rarement il intéresse toute l'étendue de cette convexité. Dans presque tous les cas où il est étendu et continu, l'altération n'existe que dans les deux tiers antérieurs des hémisphères. Dans les cas où l'épaississement n'est que partiel et interrompu, il a son siége au niveau des anfractuosités de la convexité. (Parchappe.)

Il peut être très-considérable. Bayle a vu l'arachnoïde acquérir une épaisseur égale à celle de la plèvre, du péricarde, de la dure-mère, ou même des parois de l'estomac. Dans quelques cas que nous avons observés, l'arachnoïde qui tapisse les parois des ventricules latéraux présentait une consistance tellement prononcée qu'on ne pouvait rompre cette membrane sans effort. L'arachnoïde paraît souvent infiltrée; elle offre alors un aspect lardacé et semble soulevée par des masses vitriformes qui la séparent de la pie-mère. Suivant M. Lélut, ces épanchements de lymphe gélatineuse ne se font pas entre l'arachnoïde et la pie-mère, ainsi que l'ont pensé quelques auteurs, mais à la surface libre de cette première membrane.

Les épaississements opaques de l'arachnoïde appartiennent à l'état chronique de la folie; ils constituent rarement une lésion isolée, et les signes qui pourraient les caractériser se confondent alors avec les symptômes généraux propres à d'autres lésions anatomiques du cerveau (Guislain). Si l'intelligence, si les facultés morales, qui forment l'attribut le plus élevé de l'homme, subissent, par le fait même de cette dégénérescence, un degré d'affaiblissement plus ou moins marqué, du moins ne

remarque-t-on point les symptômes de la paralysie, tant qu'il
ne résulte pas pour le cerveau une compression trop grande, ou
une atteinte profonde.

**Granulations de l'arachnoïde.** — Une altération assez
remarquable, et déjà étudiée par différents auteurs, consiste
dans l'existence de granulations qui se développent à la surface
libre de l'arachnoïde. Cette membrane est alors couverte de
petites aspérités arrondies, sphériques; la surface devient comme
chagrinée; au toucher, elle donne une sensation rugueuse. Elles
peuvent être, dans la plupart des cas, facilement distinguées à
l'œil nu ; elles siégent quelquefois vers le milieu de la convexité
des hémisphères; mais, suivant Bayle, elles sont bien plus fréquemment parsemées en nombre très-considérable sur l'arachnoïde des cavités cérébrales.

Rokitansky les considère comme une forme d'épaississement
de la membrane, consécutif à une hydrocéphale aiguë; elles
seraient produites par les exsudats albumineux plastiques, déposés à la surface de la séreuse.

M. le Dr Meyer, médecin de l'établissement d'aliénés de Hambourg, a lu devant la société médicale de cette ville un intéressant mémoire sur ce sujet. Lorsque cette lésion existe, on peut
voir, dit-il, en y regardant de près, surtout obliquement sur les
deux côtés convexes des hémisphères, de petits grains opaques,
semblables à du sable de quartz. Jusqu'à présent on ne les a pas
rencontrés à la base du cerveau.

L'arachnoïde chargée de ces granulations est toujours plus ou
moins injectée et épaissie; celles-ci sont plus compactes aux
endroits fortement injectés, particulièrement entre les circonvolutions, au fond desquelles se trouvent les plus grandes veines ;
même dans beaucoup de cas il n'y a de granulations qu'en ces
endroits. Suivant cet auteur, ces granulations seraient une sorte
d'hypertrophie de l'épithélium de l'arachnoïde. Au point de vue
histologique, elles méritent d'être observées; car il est remar-

quable que des organes aussi délicats puissent se former sur une membrane entièrement dépourvue de vaisseaux.

Cette production viendrait ainsi jeter un jour.nouveau sur la doctrine de Virchow, concernant l'indépendance des tissus élémentaires vis-à-vis du système nerveux èt des vaisseaux; car jusqu'ici l'on n'a pas trouvé de nerfs dans l'arachnoïde.

Au point de vue pathologique, ces granulations doivent être considérées comme les produits d'une irritation chronique de l'arachnoïde. On les rencontre, en effet, dans les cas où le malade avait été affecté d'irritation cérébrale considérable, ou de congestion cérébrale; chez les individus morts à la suite de *delirium tremens,* chez les épileptiques sujets à des accès de manie, dans la paralysie générale, dans les diverses formes de démence secondaire. Elles ne sont pas d'une importance particulière, en ce qui concerne la marche de la maladie; on ne les trouve que là où il y a encore d'autres altérations cérébrales plus graves, telles que les épaississements des méninges, les adhérences de celles-ci avec les circonvolutions cérébrales, etc. (Dr Meyer, *Correspondenzblatt*, 15 janvier 1860.)

**Adhérences méningo-cérébrales.** — On peut rencontrer, dans quelques circonstances, assez rarement cependant, des adhérences entre les deux feuillets de l'arachnoïde, formées par un tissu cellulaire plus ou moins serré. Bayle les a trouvées à peine huit ou dix fois sur cent; c'est aussi la proportion indiquée par Guislain. Elles se rencontrent surtout le long de la grande scissure, quelquefois à la région correspondante des pariétaux; la faux peut être adhérente à l'arachnoïde dans quelques endroits. Mais une lésion bien autrement grave et importante est celle qui consiste dans des adhérences contractées entre les méninges et la substance cérébrale. La pie-mère est alors intimement unie avec la substance corticale dans une étendue variable, particulièrement le long du bord supérieur des hémisphères cérébraux et à la région des lobes antérieurs. Lorsqu'on cherche à détacher cette membrane, on enlève en même temps des portions.

plus ou moins considérables de la couche superficielle de la substance grise. Cette dernière, dépouillée de la pie-mère, se présente comme parsemée de vastes ulcérations, à fond rugueux et rougeâtre. Il peut arriver, sans doute, que le ramollissement de la substance grise soit porté à un tel degré, que l'on entraîne de petites parcelles de cette substance, à mesure que l'on enlève les méninges. Avec un peu d'attention, l'on ne se laissera pas tromper par cette cause d'erreur.

Rarement les adhérences existent dans les sinuosités des circonvolutions; c'est à la surface même de ces dernières qu'elles se forment ordinairement; elles doivent être considérées comme le résultat d'exsudations plastiques, produites par l'état congestionnaire et l'irritation subinflammàtoire qui en est la conséquence.

L'examen microscopique de la substance cérébrale formant des adhérences avec la pie-mère, n'a pas permis à M. Guislain de reconnaître une différence appréciable entre cette substance et celle qui est simplement congestionnée.

Les adhérences se rencontrent surtout à une période avancée de la paralysie générale. On les observe particulièrement chez les individus chez lesquels l'intelligence a été rapidement obscurcie, qui ont été sujets à des attaques convulsives plus ou moins fréquentes, qui ont enfin éprouvé des signes d'irritation cérébrale, tels que le grincement des dents, cris aigus, perçants, etc.

**Fausses membranes.** — On trouve souvent, disent les auteurs du Compendium de médecine, des fausses membranes, lesquelles ont été bien décrites par MM. Bayle, Calmeil et Lelut. Elles peuvent être organisées ou non organisées; elles sont toujours contenues dans la cavité arachnoïdienne; elles occupent surtout la partie convexe et antérieure des hémisphères cérébraux; elles adhèrent, soit à la face interne du feuillet pariétal de la méninge, soit à la face externe du feuillet viscéral. Elles ont une épaisseur qui varie depuis celle d'une toile d'araignée jusqu'à une demi-

ligne, une ligne et même deux lignes. Cette épaisseur n'est pas
la même dans tous les points; elle est plus considérable sur la
convexité des hémisphères et va en diminuant à mesure qu'on
s'approche de la base du crâne. (Compendium, art. *Folie*,
p. 130.)

M. le D^r Aubanel a inséré à ce sujet un travail intéressant
dans les Annales médico-psychologiques (II, 1843). Il se rattache à l'opinion de M. Baillarger, qui avait déjà essayé de démontrer que la plupart des fausses membranes qu'on trouve
dans l'arachnoïde, sont le résultat, la trace d'anciennes hémorragies des méninges. Il resterait à expliquer comment se font
ces exhalations sanguines chez les aliénés; si elles sont actives
ou passives.

Ainsi qu'il résulte de recherches faites par le D^r Aubanel, les
fausses membranes qui occupent chez les aliénés la grande cavité de l'arachnoïde se présentent, indépendamment de leurs
degrés variables d'organisation, sous deux états : les unes,
constituées par un double feuillet, formant un sac, qui est quelquefois vide, mais qui renferme ordinairement dans une partie
ou dans la totalité de sa capacité des masses fibrineuses plus ou
moins colorées. Ces cas ont été désignés sous le nom d'hémorrhagies enkystées des méninges. Les autres se présentent sous
une forme plus simple : ce sont des fausses membranes à un
seul feuillet, étendues sur une surface plus ou moins grande du
cerveau ; quelquefois à peine visibles, d'autres fois tout à fait
organisées, et ressemblant alors, plus ou moins, à des membranes séreuses. Ces fausses membranes sont le résultat d'hémorragies méningées qui ne diffèrent que par la quantité de
sang exhalé. Dans le premier cas, elles sont dues à un épanchement considérable, dont les couches les plus superficielles se
sont changées en un tissu membraneux; et, dans le second cas,
à une extravasation légère qui a subi, en totalité, cette transformation. Les exhalations sanguines de la cavité de l'arachnoïde,
autrement dit, les apoplexies méningées, peuvent avoir leurs
symptômes propres, mais ces symptômes doivent varier en rai-

son de la quantité de sang qui a été exhalée, du siége que le liquide occupe, etc.

La contracture, une paralysie plus ou moins étendue, le coma, une intermittence dans la perte de connaissance et de mouvement, tels sont les signes que M. Boudet croit appartenir presque exclusivement aux épanchements méningiens.

Quant aux troubles fonctionnels qui tiendraient uniquement aux productions pseudo-membraneuses, la science n'a encore rien appris à ce sujet, et il reste encore à déterminer les symptômes, s'il en existe, qui sont particuliers à cette terminaison des apoplexies méningées (Aubanel, Ann. méd. psych.). D'après M. le Dr Joire, médecin de l'asile d'aliénés de Lille, l'origine veineuse du sang épanché dans l'arachnoïde doit être plus fréquente que l'origine artérielle. Le nombre considérable des vaisseaux de cet ordre qui parcourent les méninges, la turgescence dont ils deviennent le siége sous l'influence de causes multiples, justifient cette opinion. Les hémorragies extraarachnoïdiennes sont pour la plupart le résultat de l'exhalation à travers les parois vasculaires; les épanchements par rupture des vaisseaux sont, au contraire, extrêmement rares.

Des causes diverses interviennent pour produire cette hémorragie : la congestion sanguine de l'encéphale sous l'empire des obstacles apportés à la circulation pulmonaire, la viciation du sang, tel que cela a lieu dans le cas de fièvre typhoïde, d'infection purulente, etc. (Dr Joire, Hémorragies des méninges chez les aliénés, 1857.)

Nous ajouterons que l'entrave subie, chez quelques aliénés, à la circulation du sang dans le cerveau, ainsi que nous l'avons dit au commencement de ce chapitre, contribue encore à nous rendre compte de la congestion veineuse et des exsudations hémorragiques qui peuvent en résulter. En dehors même de l'état d'atonie qui vient atteindre les fonctions nerveuses, et qui est déjà, à elle seule, une cause de ralentissement de la circulation cérébrale, on doit encore admettre des cas de dégénérescence de l'organe cérébral, par suite de laquelle l'oblitération des capillaires peut avoir lieu et déterminer, par conséquent, une congestion plus ou moins étendue, ainsi qu'on le remarque, par exemple, dans certaines affections d'autres organes parenchymateux: la cirrhose du foie, etc. (Voy. Ann. méd. psych. 1860, p. 459; néomembranes et kystes de l'arachnoïde.)

Les diverses lésions de l'arachnoïde, que nous venons de passer en revue, les opacités, l'épaississement de cette membrane, les granulations qui la transforment en une sorte de tissu fibreux, résistant, chagriné à sa surface; les épanchements séreux et hémorragiques qui se forment dans sa cavité, les fausses membranes plus ou moins épaisses qui en résultent, tous ces produits morbides qui, pour la plupart, appartiennent aux diverses formes de la folie devenue chronique, sont en partie le résultat de l'irritation subie par la membrane séreuse. Mais comment se fait-il qu'en présence de pareilles lésions on observe si rarement chez ces malades des accidents de méningite aiguë? Comment se fait-il que cette membrane subisse ainsi passivement, lentement, une semblable transformation, tandis que chez les individus non aliénés, elle donne lieu à de redoutables symptômes, lorsqu'elle vient à éprouver la moindre atteinte? Il y a là, sans doute, une loi mystérieuse, en vertu de laquelle les organes les plus délicats, les plus impressionnables, perdent entièrement leur impressionnabilité sous l'influence de circonstances particulières. C'est ainsi que, dans la paralysie générale, la méningite la mieux caractérisée se développe d'une manière insidieuse, sans déterminer aucun de ces phénomènes de réaction qui se produisent constamment dans d'autres circonstances.

Il n'est d'ailleurs pas rare d'observer les mêmes conditions morbides se produire dans d'autres cavités de l'économie. C'est ainsi que l'obstacle apporté à la circulation de la veine-porte détermine peu à peu l'épanchement séreux de la cavité péritonéale, et des dégénérescences plus ou moins considérables du péritoine, sans qu'il se soit manifesté par cela même les symptômes caractéristiques de la péritonite.

D'ailleurs la congestion même de la pie-mère qui remplit entre l'arachnoïde et le cerveau le rôle de corps isolant, celle de la substance grise, qui donne lieu à l'affaiblissement des fonctions nerveuses, nous explique, jusqu'à un certain point, les effets peu marqués que développe, chez les aliénés, la dégénérescence inflammatoire de l'arachnoïde.

**Ramollissement cérébral.** — On rencontre fréquemment chez les malades, consécutivement à diverses formes d'aliénation, et particulièrement à la suite de la démence et de la paralysie générale, le ramollissement cérébral.

Depuis les recherches importantes de MM. Rostan, Lallemand, Durand-Fardel, Calmeil, etc., on reconnaît deux sortes de ramollissements : l'un, inflammatoire, rouge; l'autre, non inflammatoire, blanc. Cette distinction est importante à conserver. Dans le premier cas, le ramollissement inflammatoire porte le nom de cérébrite.

L'on en a distingué deux espèces évidemment fort différentes l'une de l'autre, et présentant des symptômes variables. La cérébrite est dite diffuse, lorsque l'inflammation, mal limitée, s'étend à une partie considérable du cerveau; elle est dite circonscrite, lorsque, au contraire, elle s'étend à une faible partie de cet organe.

**Ramollissement inflammatoire.** — La cérébrite ou encéphalite diffuse s'accompagne ordinairement d'une inflammation plus ou moins étendue des méninges, elle peut alors porter le nom de méningo-encéphalite; elle appartient surtout à la paralysie générale; nous y reviendrons avec quelques détails, lorsque nous ferons l'histoire de cette affection.

Le ramollissement inflammatoire est dans ce cas une maladie essentiellement secondaire, et qui se présente aussi avec des symptômes différents, en rapport avec l'étendue, la nature et l'intensité de l'inflammation.

Le ramollissement inflammatoire circonscrit se rencontre

beaucoup plus rarement chez les aliénés. Nous l'avons observé dans quelques cas avec une marche particulièrement chronique; les symptômes auxquels il donne lieu sont ordinairement mal caractérisés et ne permettent de spécifier la maladie qu'avec une extrême difficulté.

Nous ne parlons naturellement pas des cas assez nombreux, où le ramollissement inflammatoire circonscrit est survenu consécutivement à certaines causes organiques. Au moment où nous écrivons ces lignes, nous en observons un exemple remarquable. Un pharmacien militaire se présente lui-même à l'établissement de Stéphansfeld. Sa physionomie est empreinte d'hébétude, la mémoire lui fait entièrement défaut; il ne sait pas pourquoi et comment il nous arrive; il nous dit cependant son nom; mais il lui est impossible de fournir des renseignements quelque peu exacts sur ce qui le concerne. L'affaiblissement musculaire est marqué; les réponses sont courtes, la démarche mal assurée; il est très-malpropre; il n'existe pas d'hémiplégie. Quelques jours après, il meurt presque tout à coup, sans agonie et sans que rien n'ait indiqué une aggravation de sa maladie et l'imminence de sa mort. A l'autopsie, on remarque une inflammation d'une partie du cerveau, particulièrement localisée au corps strié de l'hémisphère droit; en incisant cette partie, on trouve une cavité contenant du pus verdâtre, épais, de la grosseur d'une forte noisette. Tout autour, la substance cérébrale est ramollie et présente une coloration lie-de-vin.

Chez ce malade, il n'y a pas eu de perte de connaissance, ainsi que M. Louis paraît l'avoir observé dans tous les cas où le ramollissement occupait le corps strié.

Cette espèce de ramollissement inflammatoire peut se montrer dans tous les points du cerveau. Mais, ainsi qu'il résulte des relevés de M. Durand-Fardel, c'est dans les circonvolutions cérébrales qu'on l'observe ordinairement, et dans ce cas, près d'un tiers des sujets ne présentent de lésion que dans la substance grise. Viennent ensuite les divers points du cerveau à peu près dans l'ordre où se montre l'hémorragie cérébrale : les corps striés, les couches optiques, la protubérance, etc. (Valleix IV, 518.)

Nous n'insisterons pas sur les caractères anatomiques qui servent à distinguer le ramollissement inflammatoire, et qu'on peut trouver décrits dans les différents traités de pathologie. Ainsi le tissu cérébral présente une coloration plus ou moins rougeâtre, lorsqu'on l'observe au début de la maladie. Plus tard, cette coloration devient verdâtre, grisâtre, et dépend de l'infiltration purulente; le pus même se trouve quelquefois réuni au foyer. Si l'on peut, au début, constater une sorte d'induration rouge, le ramollissement ne tarde pas à se manifester, et présente tous les degrés possibles, jusqu'à un état de diffluence complète. Lorsque l'inflammation existe à la surface du cerveau, il se forme des adhérences avec les méninges. On a encore rencontré une variété d'inflammation ulcéreuse, caractérisée seulement par l'ulcération plus ou moins profonde de quelques parties du cerveau.

**Ramollissement blanc, non inflammatoire.** — Le ramollissement non inflammatoire, désigné encore sous le nom de ramollissement blanc, se rencontre assez souvent chez les aliénés dont l'affection est passée à l'état chronique. Il se caractérise par la décoloration et par la diminution de consistance plus ou moins marquée de la pulpe nerveuse. Presque toujours cette espèce de ramollissement est due à l'hydropisie des ventricules, et à l'infiltration même de la substance cérébrale. D'après la remarque de M. Rostan, on ne trouverait guère, pendant la vie, pour caractériser cet état, que les signes suivants : diminution de la contractilité et de la sensibilité; paralysie, stupeur, inertie de l'intelligence, etc.

**Ramollissements partiels.** — Il nous reste à examiner quelques autres particularités qui se rattachent au ramollissement cérébral, et qui ont été principalement observées chez les aliénés. Nous emprunterons aux auteurs du Com-

11

pendium la plus grande partie des détails qui se rapportent à ce sujet.

La substance grise présente deux espèces de ramollissement bien distinctes, décrites, l'une par M. Foville, l'autre par M. Parchappe. Dans la première espèce, la surface des circonvolutions est très-brune, très-humide, d'une mollesse diffluente, et cède au plus léger contact. Des lotions à grande eau suffisent pour la faire disparaître, et il ne reste plus à sa place qu'un enfoncement dont le fond est constitué par la substance blanche. Toute l'épaisseur de la substance grise est également altérée.

Le ramollissement n'est pas toujours général; quelquefois il est circonscrit dans une étendue peu considérable et brusquement limitée.

MM. Foville et Calmeil ont rencontré des ramollissements partiels de cette espèce, consistant dans l'absence complète de substance grise, dans une étendue circulaire de la grandeur d'un demi-pouce à un pouce. Les bords de cette perte de substance sont taillés à pic; le fonds est formé de substance blanche.

La deuxième espèce de ramollissement a été décrite par M. Parchappe. Il lui donne le nom de ramollissement de la partie moyenne de la couche corticale, et il prétend qu'elle n'a été rencontrée jusqu'à présent que dans le cerveau des aliénés.

Suivant cet auteur, la couche de substance grise qui enveloppe la substance fibreuse du cerveau, est constituée par deux plans immédiatement juxtaposés, dans la plus grande partie de l'étendue du cerveau, et séparés par une bandelette blanche, interposée dans les circonvolutions qui terminent en arrière le lobe postérieur. Dans l'état normal, les deux plans de la couche corticale ne se distinguent que par une différence de coloration qui devient plus tranchée au contact de l'air. Le plan externe a une couleur gris de perle plus pure, plus foncée; le plan interne a une couleur gris-jaunâtre, lis blanchâtre plus claire. Le plan interne a une épaisseur plus grande, la ligne qui la sépare de la substance blanche a quelque chose d'indécis, de non-arrêté;

il semble que les deux substances se fondent l'une dans l'autre
sur la limite intermédiaire. L'existence de ces deux plans ne
peut pas être mécaniquement constatée dans l'état normal; elle
est seulement apparente aux yeux. Le ramollissement morbide
paraît avoir son siége au point de jonction des deux plans, ou
plutôt dans la portion externe du plan interne. La pie-mère adhère ordinairement, en plusieurs points des hémisphères, à la
surface du plan externe, et, lorsqu'on la détache dans ces points,
elle entraîne des plaques plus ou moins étendues de la couche
corticale, d'une épaisseur variable, sans que toutefois cette
épaisseur dépasse jamais celle du plan externe. La surface dénudée est rugueuse, mamelonnée, d'un gris sale, souvent
saignante, et offrant à peu près l'aspect d'un ulcère. Si, avec le
manche du scalpel, on soulève les bords qui limitent la surface
dénudée par suite de l'enlèvement des membranes, l'on enlève
des plaques analogues, et les nouvelles surfaces dénudées sont
entièrement semblables aux premières. On s'assure ainsi que
l'enlèvement des plaques par les membranes est moins dû à la
force de l'adhérence de la membrane à la surface cérébrale,
qu'à la diminution de la cohésion de la couche corticale dans sa
partie moyenne, diminution de cohésion qui est telle que l'action mécanique la plus faible détermine la séparation du plan
externe dans le point où il est plus mou.

Dans des cas rares, la couche corticale est ferme et même
plus ferme qu'à l'état normal. Si, avec le manche du scalpel, on
entame la surface de cette couche, et si on soulève les bords
de la division, l'on détermine avec une grande facilité une dé-
cortication tout à fait analogue à celle qui se produit dans les
cas précédents; en se servant de ce procédé, on constate l'existence du ramollissement moyen de la couche corticale, dans des
cas où cette altération passerait tout à fait inaperçue, si l'on
n'avait recours à ce mode d'examen.

Les régions où ce ramollissement est le plus fréquent et a le
plus d'étendue sont : l'extrémité des lobes antérieurs, les parties
inférieures et latérales des lobes moyens, la partie de la con-

vexité des hémisphères qui longe la faux dans ses deux tiers
antérieurs, la substance grise de la corne d'Ammon et celle du
corps strié. (Compendium de médecine, art. *Folie.*)

C'est presque toujours la substance corticale qu'on trouve
ramollie chez les aliénés; quelquefois la substance grise et la
substance blanche sont ramollies en même temps. Lorsque
le ramollissement occupe une vaste étendue, on observe un
affaiblissement, une déformation caractéristique de tout l'organe. La substance blanche cède à l'action la plus légère; elle
se transforme en bouillie, en un élément demi-liquide, qu'on
enlève très-facilement avec le tranchant du scalpel.

La substance cérébrale ramollie, examinée au microscope,
présente une surface composée de cellules irrégulières et affectant une forme polygonale. Ces cellules sont vides, les noyaux
qu'elles contenaient sont libres et se présentent disséminés çà
et là. A la surface de la substance corticale, on peut rencontrer
des capillaires distendus et gorgés de globules sanguins difformes.

Voici, d'après M. Guislain, la succession des phénomènes qui
caractérisent la formation du ramollissement cérébral chez les
aliénés. D'abord, excitation produite par les passions, les idées,
l'usage des liqueurs alcooliques, peu importe, appel permanent, dans les capillaires, des fluides circulatoires; distension
des capillaires, engorgement, stagnation des fluides dans ces
vaisseaux; transsudation séreuse dans les aréoles organiques;
accumulation des fluides séreux dans le tissu de la pie-mère;
pénétration de ces fluides dans la substance grise, effectuée à
travers les canaux qui livrent passage aux capillaires et attachent
la pie-mère à la substance corticale; puis, déformation des cellules primitives, distension considérable de ces cellules, et déplacement de leurs nucléoles. Ces cellules se présentent dix fois
plus grandes que dans l'état normal; c'est qu'alors un fluide
séreux, échappé des vaisseaux, a pénétré dans leur intérieur et
provoqué leur distension. C'est comme une macération de la
substance cérébrale, avec distension et rupture des cellules

primitives. Dans les cas de stase ou d'inflammation, des my-
riades de capillaires, visibles à l'œil nu, partent de tous les
points de la pie-mère et s'enfoncent dans la substance corticale.
Dans les cas de collection séreuse, les liquides épanchés sous la
pie-mère peuvent se frayer un chemin jusque dans la trame intime de la substance corticale, en accompagnant les vaisseaux
dans leur trajet; cette infiltration produit la macération de la
substance cérébrale. Cette dernière possède d'ailleurs une aptitude extrême à se laisser pénétrer par des fluides étrangers à sa
nutrition. Cette propriété est d'autant plus grande que le cerveau
se trouve naturellement plus dépourvu de fluides séreux. Ainsi,
Frédéric et Herrmann Nasse ont démontré que les cerveaux ramollis se laissent bien moins facilement pénétrer par l'eau dans
laquelle ils étaient macérés que des cerveaux non ramollis. Ces
deux expérimentateurs ont prouvé que la substance cérébrale
peut recevoir une énorme quantité d'eau et l'absorber, avant
que le moindre changement se remarque dans sa consistance.
C'est surtout dans les hémisphères que l'imbibition se manifeste
d'une manière plus prononcée. Il y a donc au fond de cette
altération organique un état congestif, une action fluxionnaire
des vaisseaux, en ce sens que, sous l'influence de certaines causes
excitantes, le sang est appelé vers le cerveau.

La stase, la congestion n'est pas, chez les aliénés, l'origine de
tous les ramollissements cérébraux, car il existe des ramollissements anémiques. M. le Dr Brierre admet un ramollissement
où il suppose un retrait de fluide nerveux, et qui arrive surtout
à la suite de causes d'affaiblissement, telles que les émissions
spermatiques abondantes et souvent sollicitées.

D'après M. Guislain, l'indice le plus caractéristique du ramollissement cérébral consisterait dans des paralysies nettement
dessinées. On le reconnaît généralement à une forte décomposition qui se manifeste dans les traits, et qui est telle, qu'on
peut en quelque sorte préciser le moment où le ramollissement
s'accomplit.

De plus, cette lésion se fait reconnaître à des invasions qui

rappellent les épanchements de l'apoplexie. M. Leuret a appelé
l'attention sur une légère déviation de la langue. Ce symptôme
s'observe dans beaucoup de cas de paralysie générale, mais on
ne saurait voir dans ce phénomène un signe certain de ramollissement.

**Induration cérébrale.** — L'induration du cerveau, d'abord
décrite par Scipion Pinel, a encore été désignée sous le nom de
sclérose cérébrale. Le parenchyme peut éprouver un endurcissement si considérable, qu'il offre au scalpel la dureté d'une
pomme encore verte. (Guislain.)

M. le D^r Ferrus dit l'avoir rencontré chez la plupart des épileptiques maniaques.

Pour nous, nous avons observé cette lésion chez quelques-
uns de ces malades; mais il s'en faut de beaucoup que nous
l'ayons constatée dans la majorité des cas. Cette induration spéciale du cerveau, plus ou moins étendue, semble résulter, ainsi
que le professeur Lallemand a cherché à le démontrer, du dépôt
successif de matières infiltrées ou épanchées, combiné avec l'absorption inflammatoire. Le siége de cette induration est nécessairement variable. Nous l'avons remarquée chez une épileptique
fort intelligente, mais aussi extrèmement irritable : la majeure
partie de la substance cérébrale présentait une consistance
anormale; on eût dit une macération du tissu cérébral dans
l'alcool; le cervelet seul n'avait pas participé à l'altération. Nous
avons trouvé, chez une autre malade, une seule circonvolution
indurée; la fermeté qu'elle présentait faisait un singulier contraste avec la flaccidité des parties environnantes. M. Guislain a
cru remarquer que c'est à la base du cerveau, et aux parois intérieures des ventricules latéraux, que cette altération anatomique
se découvre le plus souvent; il a rencontré plus d'une fois le
pont de Varole induré au point d'être presque crépitant. L'endurcissement des olives n'est pas rare suivant lui; l'induration,
ajoute-t-il, affecte surtout la substance grise.

Dans quelques cas d'hydropisie ventriculaire, la substance

cérébrale semble avoir subi une sorte de tassement, et s'être, pour ainsi dire, condensée, comme il arrive pour le tissu pulmonaire dans les épanchements pleurétiques considérables. Il semble, disent les auteurs du Compendium, que l'on coupe du caoutchouc, ou plusieurs morceaux de peau superposés. Il est presque impossible de séparer les fibres cérébrales les unes des autres ; on dirait que chacune d'elles a contracté des adhérences morbides avec des fibres voisines. (Compendium, art. *Folie*, p. 134.)

**Atrophie cérébrale.** — L'atrophie cérébrale se rencontre assez fréquemment chez les aliénés qui ont succombé à une forme chronique de leur affection, chez ceux surtout qui ont offert les symptômes de la démence primitive ou secondaire. On conçoit, d'ailleurs, que l'atrophie du cerveau se présente avec des caractères variables de siége et d'étendue, suivant les altérations mêmes dont elle dépend dans la plupart des cas.

Lorsqu'elle est partielle, elle se borne à atteindre un nombre plus ou moins restreint de circonvolutions ; celles-ci sont amincies, leurs anfractuosités tendent à s'effacer. L'atrophie a surtout lieu vers le sommet, dit M. Foville ; les circonvolutions se terminent alors par une extrémité anguleuse qui semble avoir été pincée entre les doigts ; ou bien, c'est surtout vers leur base que la perte de substance s'est fait sentir, et elles paraissent pédiculées (Dictionn. de méd. et de chir. prat., I, 538). Chose digne de remarque, ajoute l'auteur que nous venons de citer, l'atrophie occupe souvent, d'une manière symétrique, trois ou quatre circonvolutions situées de chaque côté de la suture sagittale, en dedans de la bosse pariétale. Ainsi que MM. Parchappe et Foville l'ont observé, il n'est pas rare de voir la substance grise presque entièrement disparue et réduite à une lame excessivement mince, à tel point, qu'on aperçoit quelquefois au travers la substance blanche.

L'atrophie cérébrale peut être générale et constituer ce que M. Parchappe désigne sous le nom de marasme cérébral. Cet auteur l'a remarquée dans le dixième environ des cas; on l'observe surtout dans la démence chronique. Alors, le cerveau a diminué de volume; il existe un retrait considérable des hémisphères, particulièrement des lobes antérieurs qui se trouvent plus ou moins éloignés de la table interne du crâne; la dure-mère se montre fortement plissée, et, presque toujours, on rencontre un épanchement de sérosité qui remplit l'espace vide formé entre le crâne et la surface du cerveau.

Le D^r Erlenmeyer a publié sur l'atrophie cérébrale une monographie intéressante. Il a surtout cherché à en formuler la physionomie symptomatologique, naturellement très-variable et dépendant, non-seulement des causes mêmes qui déterminent cet état pathologique, mais encore du siége que l'atrophie vient occuper dans les différentes parties du cerveau. Il a aussi décrit, sous ce nom, des états morbides qui appartiennent à la paralysie générale.

Presque toujours l'atrophie générale s'accompagne de lésions nombreuses des méninges et d'exsudats formés dans la cavité de l'arachnoïde, dans laquelle du sang, du pus, des fausses membranes peuvent se rencontrer. Le D^r Erlenmeyer pense que l'atrophie est souvent occasionnée par ces épanchements, et que, réciproquement, ceux-ci peuvent être la conséquence d'une atrophie primitive, qui aurait débuté d'emblée. Cette dernière opinion nous paraît peu probable; il semble difficile d'admettre comme affection primitive, une atrophie qui s'étendrait à une partie considérable du cerveau.

Non-seulement le cerveau diminue de volume, mais il diminue aussi de poids.

Cette diminution de poids et de volume peut exister pour une seule moitié du cerveau, l'autre moitié ne présentant rien d'anormal.

Il ne nous a pas été donné de vérifier par nous-même cette loi qu'on a cherché à établir, en vertu de laquelle une affection chronique, entraînant la destruction ou l'atrophie plus ou moins

marquée d'un hémisphère, a pour conséquence l'altération et
l'atrophie du lobe opposé du cervelet.

**Poids du cerveau.** — Nous avons fait relever exactement,
depuis quelques années, le poids du cerveau; nous avons trouvé,
sous ce rapport, des différences essentielles. On comprend que
celles-ci doivent tenir à des éléments complexes, sur la nature
desquels il nous serait assez difficile d'entrer dans des détails
circonstanciés.

Le cerveau présente, on le sait, un poids variable, non-seulement suivant le sexe, l'âge, mais encore suivant les individus
eux-mêmes. Pour être faite convenablement, cette étude statistique devrait comprendre un nombre considérable de faits; il
importerait, en outre, de pouvoir comparer entre eux, aussi
exactement que possible, les faits de même nature. Quoi qu'il
en soit, nous avons trouvé, sur un total de 150 aliénés des deux
sexes, atteints de diverses formes d'aliénation, pour le poids
moyen du cerveau, 1274 grammes[1]. On observe à peu près la
même moyenne pour la manie, la lypémanie et la paralysie générale; mais le poids présente une diminution notable dans la
plupart des cas de démence. Cette diminution se rencontre d'une
manière à peu près constante dans les cas chroniques de la folie
épileptique.

Il résulte d'une remarque faite par le Dr Boyd, que, dans l'a-
trophie du cerveau, quelle qu'en soit la cause, il y a souvent
inégalité des deux côtés; un des deux hémisphères est ordinairement beaucoup plus petit que l'autre. Cette inégalité, ajoute
ce médecin, s'observe surtout chez les aliénés, et bien plus chez
les hommes que chez les femmes; elle est fréquente aussi chez
les épileptiques. Dans un cas, il y avait une différence en poids
de six onces entre les deux hémisphères. (Union médic., 31 oct.
1857.)

---

1. A l'état physiologique, la moyenne du cerveau, sans distinction
de sexe, est de 1343 grammes pour les adultes de 25 à 55 ans.

Le D^r Conolly, dans les autopsies qu'il a faites à Hanwell, a trouvé, chez quelques épileptiques, un hémisphère cérébral plus gros que l'autre.

**Moelle épinière.** — La moelle épinière est ramollie chez un grand nombre d'aliénés, chez ceux surtout qui présentent des lésions caractéristiques des méninges ou du cerveau. On comprend que, dans tous ces cas, il y ait extension de l'affection par continuité de tissu et identité d'appareil organique. Le ramollissement s'observe dans la plupart des cas de folie chronique : tantôt il se borne à la région dorsale, tantôt à la région lombaire. Nous l'avons vu, d'une manière à peu près constante, chez les individus atteints de paralysie générale. La moelle, chez quelques-uns d'entre eux, était réduite à un état de diffluence extrême.

Nous résumons, dans le tableau ci-dessous, les résultats observés, sous ce rapport, sur 113 individus :

| | Nombre des décès. | Consistance normale de la moelle. | Ramollissement partiel. | Ramollissement de toute l'étendue de la moelle. |
|---|---|---|---|---|
| Monomanie . . . . | 2 | 1 | 1 | » |
| Manie . . . . . . . | 22 | 8 | 5 | 9 |
| Lypémanie . . . . . | 20 | 5 | 5 | 10 |
| Paralysie générale . | 19 | » | 6 | 13 |
| Démence avec ou sans paralysie . . | 36 | 2 | 3 | 31 |
| Épilepsie . . . . . . | 12 | 6 | 4 | 2 |
| Idiotie . . . . . . . | 2 | 1 | 1 | » |
| Total . . . | 113 | 23 | 25 | 65 |

**Ossifications de la dure-mère.** — On trouve chez un certain nombre de malades des noyaux d'ossification, de volume et de forme variables, ayant pour siége les replis de la dure-mère ; ils se rencontrent le plus souvent dans la faux ou dans son voisinage.

Quelquefois ces ossifications sont assez considérables pour déterminer une véritable irritation; elles se présentent dans quelques cas sous la forme d'une épine extrêmement aiguë, et, dans certaines circonstances, elles ont donné lieu à une inflammation plus ou moins étendue de la partie correspondante du tissu cérébral.

Sur 250 autopsies, nous avons trouvé 16 fois des ossifications de la dure-mère ; c'est, par conséquent, la proportion d'environ 1 sur 15. On les remarque dans les formes d'aliénation les plus variables; toutefois, on les observe plus fréquemment chez les individus atteints de démence, de paralysie générale et surtout de folie épileptique; ainsi, nous les avons rencontrées 3 fois chez 29 épileptiques. L'un de ces malades était sujet à des accès de délire furieux; les deux autres étaient atteints de démence.

Ces ossifications peuvent se montrer à la face interne de la dure-mère; on les trouve plus souvent le long du sinus longitudinal supérieur, au point de jonction de la dure-mère avec la faux. Mais, nous l'avons dit, leur siége habituel est sur la faux même, à laquelle elles sont comme appendues, surtout à la partie antérieure, près de sa naissance.

Chose remarquable, nous les avons rencontrées d'une manière presque constante sur la paroi gauche de ce repli de la dure-mère. Chez un démont, atteint d'un état habituel de stupeur, il existait, de ce côté, tout à fait en avant, un noyau présentant la forme et le volume d'une grosse olive, dont la surface était plane au point d'adhérence, et qui avait produit, par sa partie extérieure bombée, l'ulcération de la région correspondante de l'hémisphère gauche. Ce noyau offrait plusieurs couches superposées; les plus externes, extrêmement dures, les couches internes molles et rougeâtres; tout à fait au centre, il existait une petite cavité remplie de sérosité rougeâtre. Ce démont, chez lequel on observa cette lésion, avait succombé aux suites d'une phthisie pulmonaire.

**Tumeurs du cerveau.** — L'histoire des tumeurs du cerveau, malgré les recherches importantes de quelques auteurs, et particulièrement du professeur Lallemand, laisse encore beaucoup à désirer. Nous ne parlons pas de l'anatomie pathologique, mais des symptômes en rapport avec la lésion anatomique. Dans l'état actuel de la science, il est à peu près impossible de poser le diagnostic exact des tumeurs cérébrales; les symptômes auxquels elles peuvent donner lieu se rencontrent également dans d'autres affections graves du cerveau. Les attaques comateuses, les convulsions épileptiformes, la céphalalgie intense, la paralysie de quelques appareils des sens, l'affaiblissement intellectuel, peuvent se rencontrer dans des conditions pathologiques extrêmement variables. Le délire même, lorsqu'il apparaît, n'a rien de caractéristique : tantôt c'est une agitation violente, tantôt une perversion morale excessive, coïncidant avec un état particulier de turbulence et de mobilité; ou bien, c'est une hypocondrie; quelquefois, c'est un délire ambitieux qui présente une singulière ressemblance avec celui qu'on observe dans la paralysie générale.

Quel que soit le siége de la tumeur, les symptômes varient suivant qu'elle donne lieu à une simple irritation de l'organe, à une inflammation plus ou moins violente, à un état de compression, au ramollissement ou à la destruction du parenchyme cérébral. Il n'est pas rare d'observer dans quelques cas la mort subite.

M. Gendrin avait déjà cherché à établir le diagnostic des tumeurs et particulièrement des tubercules, suivant le siége même qu'ils occupaient dans le cerveau. Les signes qu'il a résumés sont loin d'avoir été acceptés par l'expérience clinique. (Tubercules du cerveau, Paris, 1823.)

Le Dr Friedereich, de Würtzbourg, a essayé d'établir cette symptomatologie, voici le résultat de ses recherches à ce sujet :

*Tumeurs dans les hémisphères cérébraux.* — Douleur opiniâtre de la tête, dans la plupart des cas, souvent accompagnée de vomissements; troubles fréquents de la motilité, souvent accompagnés de convulsions, et revêtant volontiers le caractère d'épilepsie; quelquefois hémiplégie, trouble des sens; souvent troubles isolés de la vue, sans que les autres sens soient altérés ; dérangements divers de l'intelligence. Ces symptômes ont été déduits de l'observation de 18 cas.

*Tumeurs à la base du cerveau près du pont.* — Dans les 9 cas observés, on a trouvé la douleur de tête le plus souvent localisée à la région du front ; souvent d'un seul côté et du côté de la tumeur ; paralysie de la vue et des autres nerfs de la tête, du même côté que la tumeur. Ces symptômes de paralysie manquent dans certaines circonstances. Les formes hémiplégiques et paraplégiques sont rares ; les convulsions sont moins fréquentes et ne prennent pas un caractère épileptiforme. La raideur, la courbature dans les membres, signalées par Lebert, sont d'une importance médiocre. La multiplicité des troubles de sens, avec disposition à l'amblyopie, est plus importante.

*Tumeurs du cervelet.* — Douleur occipitale presque constante. Ce symptôme assure d'autant plus le diagnostic que les douleurs augmentent par la pression de la nuque et de la région occipitale. On n'a observé, dans tous les cas, aucun symptôme spécial du côté des organes sexuels. (*Canstatt, Jahresbericht,* 1851, 1855, p. 62.)

Chez une femme morte à Stephansfeld, à la suite de tumeur squirrheuse du cervelet, l'affection mentale s'était annoncée d'une manière lente : incohérence bizarre, disposition au vol, affaiblissement des facultés, particulièrement de la mémoire. Ces symptômes s'accompagnaient d'une perversion morale profonde, d'une malpropreté repoussante, la malade se barbouillait de ses ordures ; elle était d'une pétulance et d'une loquacité excessives. Elle a succombé enfin à un affaiblissement progressif et à des attaques apoplectiformes répétées ; cependant, deux mois avant la mort, cette femme était encore d'une vivacité excessive ; elle courait, dansait, parlait sans cesse, etc.

A l'autopsie on trouva une tumeur squirrheuse de forme conique, logée dans le lobe cérébelleux droit ; les lamelles du cervelet étaient usées.

Une autre de nos malades succombe à la suite d'une attaque

apoplectiforme foudroyante. On avait remarqué chez elle les symptômes principaux suivants : irritabilité, incohérence avec prédominance d'idées religieuses, particulièrement des idées de sorcellerie; hallucinations mal définies, etc.... A l'autopsie, on trouve une tumeur située à la base du crâne, du volume de la moitié d'un œuf de poule, de forme irrégulièrement ovale; elle était logée dans la fosse postérieure gauche du crâne, dans l'angle formé par le rocher et le trou occipital, dans lequel s'allongeait une des extrémités de la tumeur. On constate l'aplatissement de la cuisse droite du cerveau, et celui du pont de Varole, dont la texture n'est cependant pas altérée; le lobe gauche du cervelet présente aussi un aplatissement correspondant. La tumeur offre un aspect squirrheux; elle est ramollie au centre; elle s'est développée sur la dure-mère elle-même et se détache facilement du crâne érodé.

Chez une autre malade, décédée dans un état comateux, nous avons trouvé, à l'autopsie, une tumeur squirrheuse volumineuse, qui se prolongeait dans tout le lobe antérieur de l'hémisphère gauche, et qui avait son point de départ sur la lame criblée de l'ethmoïde. On avait remarqué chez elle, comme principaux symptômes : l'engourdissement douloureux de la tête, névralgies de la face du côté gauche, affaiblissement de l'intelligence, surtout de la mémoire; elle ne se rappelait plus le nom des objets, qu'elle désignait tous par le mot chose. Il existait de l'excitation maniaque, une perversion morale, des impulsions érotiques; on observait en outre l'affaiblissement de la vue, et les mouvements de la langue étaient légèrement embarrassés.

**Affections du crâne.** — La forme du crâne ne paraît avoir aucun rapport avec le développement de l'aliénation, et encore moins avec telle ou telle espèce d'affection mentale. Il faut en excepter toutefois les idiots, chez lesquels on rencontre fréquemment une conformation vicieuse de la tête. Georget n'a observé aucune différence entre les têtes d'aliénés et celles de personnes saines d'esprit. M. Foville, au contraire, a trouvé, sur

300 malades, 50 têtes mal conformées (soit 1 sur 6), en dehors des individus atteints d'idiotie. Suivant cet auteur, certaines déformations prédisposent à l'aliénation, celles surtout que de vicieuses coiffures viennent imprimer au crâne des enfants. C'est ainsi que, dans quelques parties de la France, dans le Limousin, la Bretagne, le Nord et le Nord-Est de la France, on exerce sur la tête des enfants une constriction circulaire, qui a pour résultat l'allongement excessif du crâne. On voit, par suite de cette fâcheuse habitude, les fièvres cérébrales décimer l'enfance, et, au rapport de M. Foville, les maladies mentales sont très-communes dans les contrées où cette pratique a été mise en vigueur.

Il est aisé de comprendre les graves inconvénients qui peuvent résulter de l'exagération d'une semblable pratique, à un âge surtout où la vitalité du cerveau le prédispose, à un si haut degré, à des inflammations. Nul doute qu'elle ne soit aussi une cause d'arrêt de développement des facultés. .

M. Sutherland, fils, émet également l'opinion, qu'il n'existe aucun rapport entre la forme du crâne et le développement des différentes formes de l'aliénation. Suivant cet auteur, le front fuyant serait peut-être l'altération qu'on rencontrerait le plus communément chez les aliénés, toujours abstraction faite des idiots. On peut toutefois admettre, que certaines dispositions instinctives, en rapport avec certaines conformations du crâne, deviennent, par leur exagération, un caractère saillant de quelques formes d'aliénation. Le front déprimé, aplati, en même temps que l'allongement exagéré du diamètre latéral de la tête, se présente assez fréquemment chez les individus poussés par des impulsions dangereuses et des idées fixes de suicide et surtout d'homicide.

Esquirol a rassemblé une collection considérable de crânes d'aliénés, dans le but de vérifier si les formes du crâne correspondent aux données du système physiologique de Gall; aucune des altérations qu'il a rencontrées ne lui a semblé être en rapport avec le délire observé chez les aliénés.

Il n'est pas rare de rencontrer, dans les formes chroniques de l'aliénation, diverses altérations de structure, au sujet desquelles il nous serait difficile d'entrer dans des détails circonstanciés, présentant surtout un intérêt pratique.

Les deux lésions les plus fréquentes sont l'amincissement et l'hypertrophie des os du crâne.

Chez quelques malades les os du crâne sont très-amincis, le diploé est tout à fait effacé, les os sont durs et cassants. Guislain prétend que cela arrive le plus souvent dans la manie; cette opinion nous paraît un peu hasardée.

Tantôt, au contraire, on observe un épaississement, une hypertrophie considérable; le diploé présente un développement exagéré; les tables, externe et interne, sont souvent ramollies.

Nous avons eu récemment l'occasion d'observer un exemple remarquable d'hyperostose crânienne. Le malade, sujet de cette observation, atteint de paralysie générale, d'abord sans délire, vit bientôt son affection se compliquer d'hallucinations et d'un délire lypémaniaque avec angoisses et accès intermittents d'agitation. Le crâne présentait, à sa face interne, une coloration violacée, les sutures étaient effacées; pendant qu'on le divisait avec la scie, il donnait la sensation d'un os ramolli : le tissu diploïque, considérablement hypertrophié, était rougeâtre, friable, et laissait suinter, à la pression, des gouttelettes de sang. Les tables, externe et interne, étaient amincies. Les parois du crâne offraient un épaississement variable, suivant les différentes régions. On trouva les mesures suivantes :

Bord occipital . . . . . . . 18 millimètres.

Bord des deux temporaux 12     —

Le frontal gauche . . . . . 18     —

Le frontal droit . . . . . . 22     —

La dure-mère, les méninges et le cerveau, présentaient, entre autres lésions, une congestion très-prononcée, qui paraissait déjà remonter à une époque éloignée.

**Résumé.** — Nous avons succinctement examiné les lésions qu'on rencontre le plus fréquemment chez les aliénés. Elles sont, nous venons de le voir, nombreuses et variables; nous y reviendrons lorsque nous aurons à faire l'histoire des formes elles-mêmes de l'aliénation mentale. On doit reconnaître, nous le répétons, que les maladies mentales exercent sur l'organe cérébral une action plus ou moins puissante, et que, si dans l'origine une simple modification vitale est souvent la seule condition morbide d'où dépendent les aberrations psychiques qui caractérisent la folie, plus tard, à mesure que l'état chronique se prononce, le cerveau, cet instrument si délicat de la pensée, subit insensiblement quelques-unes des altérations organiques · que nous avons rapidement passées en revue et que l'on doit, par conséquent, considérer comme le résultat de l'excitation imprimée à ses plus éminentes fonctions.

# CHAPITRE VI

## ÉTIOLOGIE DES MALADIES MENTALES.

**Considérations générales.** — L'étude des causes qui viennent produire l'aliénation mentale est environnée de difficultés nombreuses, et jusqu'à un certain point, d'une obscurité qu'il n'est pas toujours possible de dissiper. Moins on connaît l'essence d'une maladie, dit Flemming (Psychoses, 1859), plus on lui assigne de causes. Il en est ainsi pour l'aliénation. L'on a remonté la série des siècles ; on s'est donné la peine d'aller fouiller dans les souvenirs historiques et dans les traditions des temps les plus reculés pour enrichir outre mesure et hors de propos l'étiologie des maladies mentales. On a recueilli minutieusement tout ce qui, dans des cas individuels, a pu ou a dû contribuer à leur développement. Ce qu'il importerait de connaître, c'est le rapport des éléments étiologiques avec le trouble de la fonction psychique, c'est la démonstration de leur connexion réciproque. Cette démonstration restera sans doute encore longtemps un problème difficile à résoudre. Pour l'aliénation, comme pour un grand nombre d'autres affections, il est à peu près impossible, dans l'état actuel de la science, de connaître la nature intime, et d'apprécier le mode d'action des différentes causes qui en ont favorisé le développement.

Essentiellement complexe dans son origine, comme dans ses manifestations, l'aliénation mentale peut être la conséquence des conditions les plus diverses et quelquefois les plus opposées.

Tantôt simple névrose, on la voit survenir à la suite d'émotions vives, prolongées, et surtout pénibles. Si, dans quelques cas, elle laisse des traces de son passage sur le cerveau, il n'en est pas moins difficile d'en déterminer le siége anatomique.

L'aliénation peut être une affection symptomatique ; elle est alors une conséquence directe d'altérations cérébrales plus ou moins graves, d'hémorragies de tumeurs, d'exostoses, d'une irritation avec hypersécrétion des méninges, etc.; toutes conditions matérielles, quelquefois diathésiques, le plus souvent appréciables seulement après la mort, et qui peuvent indifféremment donner lieu aux manifestations délirantes les plus diverses.

Dans d'autres cas, elle constitue, comme on l'a désignée, une affection véritablement sympathique. Le désordre des facultés se manifeste comme une conséquence naturelle du trouble même qui est venu atteindre les autres fonctions de l'économie, et entraver le jeu régulier d'appareils organiques plus ou moins éloignés du système cérébral.

Cette relation sympathique, quoique la science ne puisse nous l'expliquer d'une manière satisfaisante, n'en existe pas moins; elle nous donne la raison de l'influence réciproque de nos organes sur l'intelligence, et de celle-ci sur l'organisme tout entier. Qui n'a vu des individus devenir tristes et inquiets, découragés, même tomber dans un état de profonde mélancolie, par le seul fait d'une simple hypérémie du foie? Il a suffi d'une irritation intestinale, de la suppression d'un écoulement physiologique, pour déterminer peu à peu une impressionnabilité anormale, et, consécutivement, donner lieu au trouble des facultés intellectuelles.

M. Guislain, et plusieurs auteurs après lui, ont cherché à séparer les délires symptomatiques de ce que l'on appelle l'aliénation mentale vraie, essentielle (Leçons sur les phréno-pathies, II, 131). Cette distinction, théoriquement importante, et qui doit être maintenue dans le cas où cela est possible, est, en pratique, impossible à conserver dans la plupart des circonstances. Nous le répétons : une même forme d'aliénation mentale peut être produite par les causes les plus diverses, organiques ou morales; seulement, il est important de connaître ces causes, lorsqu'il s'agit de fixer le pronostic et d'adopter la méthode de traitement.

On comprend donc combien il importe d'étudier l'homme devenu aliéné, dans son ensemble, dans sa constitution morale, aussi bien que dans sa constitution physique, et combien il est nécessaire pour le médecin de scruter les antécédents du malade, et de peser toutes les circonstances qui le concernent. Après cette étude seulement, il est possible de trouver les indications qui doivent nous diriger pour le traitement.

Nous devons aussi faire une remarque importante : c'est que le plus souvent on ne saurait reconnaître une action isolée, une seule et même cause pathogénique. Presque toujours les causes sont multiples; elles se combinent entre elles pour arriver au développement du délire; et s'il est possible de les isoler, quand il s'agit de les étudier, il n'y a plus lieu de les envisager séparément chez l'individu devenu aliéné, et de faire abstraction de l'élément moral ou des conditions organiques qui se seraient montrées comme phénomène précurseur, ou concomittant de l'affection mentale.

Dans l'étude qui va suivre, nous jetterons d'abord un coup d'œil rapide sur les causes générales; nous examinerons ensuite, avec les détails nécessaires, les causes spéciales.

Les premières résultent, on le sait, d'une influence étrangère à la famille et à l'individu; les secondes, au contraire, dépendent d'influences essentiellement individuelles. Les dernières se subdivisent en causes héréditaires, en causes morales et en causes physiques.

## CAUSES GÉNÉRALES.

**Civilisation.** — Les auteurs sont à peu près unanimes pour placer la civilisation en tête des causes générales de la folie.

Cette affection est bien réellement une maladie spéciale aux peuples civilisés. Au rapport de M. de Humboldt, on ne rencontrerait pas d'aliénés parmi les nations nomades et à demi-sauvages de l'Afrique et de l'Asie. Au Caire, d'après une notice publiée par Spengler, on compte seulement, sur une population de 300,000 âmes, soixante et quinze aliénés dans l'établissement de cette ville, et encore il en est qui appartiennent aux contrées avoisinantes. D'après M. Moreau, de Tours, il existe en Orient un nombre d'aliénés bien moins grand qu'en Europe : il n'en a pas rencontré un seul dans la Nubie.

Un missionnaire a transmis à M. Guislain quelques renseignements sur les aliénés de la Palestine : les recherches qu'il a faites à ce sujet n'ont abouti qu'à lui faire découvrir deux aliénés à Alexandrie et deux à Jérusalem. Alexandrie compte 50,000 habitants, Jérusalem en compte 20,000. Un autre missionnaire célèbre, le Père de Smet, n'a rencontré que des idiots et peu d'aliénés proprement dits chez les sauvages de l'Amérique.

Le Dr Williams, qui a résidé en Chine pendant douze ans, a constaté que l'aliénation mentale y est une maladie très-rare. (Guislain, Phrénopathies, t. II, p. 9.)

La civilisation est, en effet, liée aux progrès mêmes des sciences, de l'industrie; elle multiplie les besoins, elle tend à surexciter la sensibilité morale, à exalter les facultés intellectuelles, et à développer une impressionnabilité excessive qu'on ne rencontre pas chez les peuples qui se distinguent par l'uniformité de leurs mœurs, et l'invariabilité de leur constitution morale et politique. Esquirol avait déjà fait la juste remarque que la civilisation multiplie les moyens de sentir, qu'elle fait vivre quelques individus trop et trop vite, et qu'elle imprime, par conséquent, à l'activité cérébrale un développement exagéré.

**Agglomération de la population.** — Les grands centres de population fournissent, toute proportion gardée, un nombre d'aliénés plus considérable que les localités où la population est disséminée; ainsi, les villes en renferment relativement une proportion plus grande que les campagnes.

L'influence de l'agglomération semble ne pas se borner aux grands centres de population eux-mêmes : on la voit diminuer ou augmenter, à mesure qu'on s'éloigne de l'agglomération elle-même. M. Delisle a particulièrement constaté ce fait pour le suicide, dont la fréquence augmente ou diminue, à mesure qu'on se rapproche de Paris, ou qu'on s'en éloigne. Cette même observation s'appliquerait à d'autres centres importants de population en France. Ainsi, la ville de Strasbourg, dont la population est d'environ 76,000 âmes, présente la proportion de 1 aliéné sur 594 habitants; cette proportion est seulement de 1 sur 702 pour le reste de l'arrondissement. M. le D$^r$ Renaudin a trouvé, pour la population totale du département de la Meurthe, 1 aliéné sur 1468 habitants; dans ce nombre, la ville de Nancy figure pour la proportion de 1 aliéné sur 500 habitants (Notice administrative et médicale sur Maréville). Nous verrons plus tard que le nombre des femmes aliénées l'emporte en général sur celui des hommes, dans les grands centres de population.

**Idées régnantes.** — Les idées régnantes d'une époque, d'une contrée, l'agitation politique, religieuse, non-seulement favorisent le développement de l'aliénation, mais lui impriment encore un cachet particulier. C'est aux croyances superstitieuses qui dominent dans certains pays, à la surexcitation des passions qui en résulte, qu'on doit attribuer toutes ces folies épidémiques qui ont régné à diverses époques.

Il y a peu d'années que l'on vit, sous l'influence des prédications des apôtres du méthodisme, surgir en Suède une véritable épidémie intellectuelle. Depuis longtemps, les esprits avaient été fanatisés par des exercices d'une dévotion ardente. Une jeune fille, exaltée par de fréquentes lectures de la Bible, tombe dans un état d'extase, et cet accident devient aussitôt le point de départ d'une épidémie qui se propage de proche en proche avec une incroyable rapidité (1833-1842); nous avons vu ce phénomène se reproduire, dans ces dernières années, dans une petite localité de la France.

Il n'est pas rare de voir en Amérique, particulièrement à la suite de ces grandes réunions qui ont pour motif des pratiques et des exhortations religieuses, éclater un nombre considérable de folies présentant un caractère épidémique.

Enfin, comme influence des idées régnantes sur le développement, comme sur la forme du délire, on peut citer les exemples de lypémanie religieuse, qui ont été observés à la naissance du christianisme ; les folies érotiques et chevaleresques qu'on vit naître à l'époque des croisades ; les cas si nombreux de démonomanie que multipliait la crédulité superstitieuse du moyen âge, etc.

**Éducation.** — Une éducation mauvaise, mal dirigée, ou trop précoce, en développant les organes de l'intelligence à une période de la vie où le corps n'a pas encore pris son entier développement, peut être une cause générale, prédisposant d'une manière plus ou moins puissante à l'aliénation mentale. Les excès d'études, mais surtout la lecture de mauvais livres, d'ouvrages romanesques, viennent, à un âge peu avancé, surexciter d'une manière fâcheuse certaines passions ; elles les développent outre mesure ; elles exaltent l'imagination, et, en pervertissant le sens moral, elles impriment à l'intelligence une direction fâcheuse. De là ces excentricités, ces bizarreries, qui conduisent tôt ou tard à une vie désordonnée, et à une des formes les plus graves d'aliénation.

Un autre vice de l'éducation, dit M. Voisin, un des plus capables de fausser l'entendement et de multiplier les conditions favorables de l'aliénation, c'est de raisonner avec les enfants, de produire chez eux un développement prématuré, et, par une illusion, malheureusement trop commune chez les parents, de croire qu'on peut créer à volonté des hommes supérieurs. La nature, dit Rousseau, veut que les enfants soient enfants avant que d'être hommes ; si nous voulons pervertir cet ordre, nous produirons des fruits précoces qui n'auront ni maturité, ni saveur, et ne tarderont pas à se corrompre; nous aurons de jeunes docteurs et de vieux enfants.

M. Guislain croit devoir admettre, comme une vérité incontestable, l'influence que la découverte de l'imprimerie a exercée sur la fréquence des maladies mentales.

« C'est, dit-il, par la lettre imprimée, qu'on suscite chez les peuples des désirs et des colères, qu'on sème le mécontentement, qu'on verse dans le cœur le poison de l'envie et de la haine. »

Si une éducation efféminée, empreinte de mollesse et de condescendance, peut rendre, plus tard, l'homme incapable de résister aux orages dont la vie est agitée, et faire succomber sa raison sous le poids des circonstances qui viennent l'opprimer, un système contraire d'éducation est souvent suivi des résultats les plus affligeants. «Nous croyons, avec Pinel, dit Esquirol, qu'une sévérité outrée, que des reproches pour les plus légères fautes, que des duretés exercées avec emportement, que les menaces, les coups, etc., exaspèrent les enfants, irritent la jeunesse, détruisent l'influence des parents, produisent des penchants pervers et même la folie, surtout si cette dureté est l'effet des caprices ou de l'immoralité des parents. Ce système de sévérité, ajoute avec raison l'auteur que nous citons, est moins à craindre aujourd'hui que celui de condescendance dont nous avons parlé plus haut, principalement dans la classe aisée et riche. »

Sexe. — La considération des sexes, comme cause prédisposante générale, donne des résultats variables, suivant les différents pays. D'après l'opinion d'Esquirol, on trouve un plus grand nombre de femmes aliénées dans les pays où certains vices d'éducation donnent aux jeunes personnes une activité précoce.

Sur un chiffre de 1584 malades du département du Bas-Rhin, traités à l'établissement de Stéphansfeld, de 1835 à 1858, nous avons trouvé 814 hommes et 770 femmes; en d'autres termes, les hommes ont offert la proportion de 51 p. 100, et les femmes de 49 p. 100.

Cette proportion est à peu près celle donnée dans l'ouvrage publié, en 1857, sur la statistique de la France (Imprimerie Berger-Levrault, à Strasbourg). Or, dit l'auteur de cette statistique, comme il existe plus de femmes que d'hommes dans la population de toute la France, on peut conclure avec une grande probabilité, que la folie est une maladie à laquelle l'homme est plus prédisposé que la femme.

Nous acceptons volontiers cette conclusion, toutefois, avec cette réserve, que l'homme présente surtout une prédisposition aux formes graves de la folie symptomatique, à la démence, la paralysie générale, etc., qui ont leur raison d'être dans une lésion plus ou moins étendue de l'organe cérébral; tandis que la femme offre une plus grande prédisposition aux formes essentielles de l'aliénation mentale, telles que la manie, la lypémanie, etc. Ajoutons cette remarque que nous avons faite déjà : à savoir, que dans les départements qui se font remarquer par d'importantes agglomérations de population, le département de la Seine, par exemple, on trouve pour l'aliénation une supériorité numérique du sexe féminin.

Cette différence tient en grande partie aux conditions défavorables, auxquelles sont exposées les femmes qui séjournent dans les grandes villes.

« D'une part, ainsi que le fait observer M. le Dr Renaudin (compte rendu de la société de Nancy, 1858), la substitution de la vie industrielle aux travaux agricoles vient exercer ses funestes effets; de l'autre, la moralité trouve dans les grandes villes un écueil facile. Aussi voit-on surgir chez les femmes un cortége protéiforme de maladies nerveuses qui, autrefois, étaient parfaitement inconnues. L'aliénation, par suite d'anémie chlorotique, devient chaque jour plus fréquente. Le mariage est trop souvent un marché qui n'est pas à la portée de tout le monde; beaucoup d'hommes sont contraints, par calcul, à rester célibataires, et nous ne devons pas être étonnés si les causes de séduction se multiplïent avec l'exagération industrielle. Aussi, combien de situations ne voit-on pas se dénouer par la dépravation ou par la folie ? »

**Age.** — L'aliénation mentale est une affection qui se développe spécialement à la période moyenne de la vie, à cette époque où l'homme est entré dans le plein et entier exercice de ses facultés, alors que commencent pour lui les soucis de toutes sortes, dont est semée notre existence, et cette agitation qu'excitent autour de lui les luttes et les passions.

L'aliénation mentale, à part les cas d'imbécillité et d'idiotie, est un fait exceptionnel avant l'âge de la puberté : on en rencontre seulement çà et là des exemples plus ou moins remarquables. A partir de cette époque, on observe, aux différentes périodes de la vie, les proportions suivantes que nous avons relevées sur un nombre considérable de malades, et qui sont à peu près celles constatées par la plupart des médecins aliénistes :

De 15 à 20 ans on trouve 7 pour 100 aliénés, ou 1 sur 14.
— 20 à 30      —      21      —      1 — 5.
— 30 à 40      —      29      —      1 — 3.
— 40 à 50      —      24      —      1 — 4.
— 50 à 60      —      11      —      1 — 9.
Après 60 ans  —      7       —      1 — 14.

C'est donc au méridien de la vie, entre 30 et 40 ans, vers l'âge de 35 ans, que les affections mentales viennent se produire en plus grande proportion. Il résulte d'un relevé fait de tous les établissements d'aliénés en Angleterre, que c'est de 30 à 50 ans qu'on y compte le plus d'aliénés.

Tandis qu'on observe chez les femmes des proportions à peu près égales pour les âges de 20 à 30, de 30 à 40 et de 40 à 50 ans, il existe, au contraire, sous ce rapport, des différences essentielles chez l'homme. Ainsi l'on voit chez celui-ci la fréquence de la maladie se doubler, en passant de la période de 20 à 30 à celle de 30 à 40 ans. C'est, en effet, à cette époque de la vie,

que l'homme vient, presque sans transition, se trouver en face
des passions et des déceptions de toutes sortes, tandis que chez
la femme l'heure de la lutte a sonné depuis longtemps déjà.

Esquirol avait admis que la disposition à l'aliénation mentale,
au lieu de décroître à l'âge de retour, ne fait qu'augmenter à
cette époque de la vie. Cette opinion a été combattue par la plupart des médecins qui ont fait, à ce sujet, des recherches statistiques. « Une autre considération, ajoute M. Guislain (Phrénopathies, p. 107), infirmerait, plus ou moins, l'assertion du célèbre médecin français : c'est que, de 40 à 60 ans, il y a plus de
personnes qui ont éprouvé des récidives, que de 20 à 40 ans.
A l'âge de retour, ce sont donc plus souvent des individus ayant
déjà été aliénés qui retournent dans les établissements. »

Si l'on examine la forme de l'aliénation mentale, dans ses
rapports avec les différentes périodes de la vie, on trouve les
résultats suivants : la manie a été plus fréquente, dans les deux
sexes, à l'âge de 20 à 40 ans ; la lypémanie a été observée avec
un excédant très-notable chez les femmes, à l'âge de 40 à 50 ans ;
la démence, dans les deux sexes, a son chiffre le plus élevé entre
40 et 50 ans ; mais, bien plus commune chez les hommes, elle
apparaît chez eux aussi plus fréquemment entre 30 et 40 ans.
Les habitudes de boisson, sur lesquelles nous aurons à revenir
plus tard, ne sont pas, sans doute, étrangères à ce fait.

M. Guislain fait remarquer que la folie homicide s'annonce à
un âge très-jeune. Il a noté aussi différents cas de suicide chez
les enfants.

« Ce qui frappe le plus, dit M. Brierre de Boismont, dans la
plupart des histoires de suicide, commis par des enfants, c'est
la futilité des motifs qui semblent les avoir poussés au suicide.
Un enfant de 9 ans se tue de chagrin d'avoir perdu un oiseau qu'il
aimait ; un autre de 12 ans, cité par M. Falret, se pend de dépit
de n'être que le douzième de sa classe. » (Ann. 1855, p. 80.)

M. Delasiauve a signalé quelques symptômes qui appartiennent
particulièrement à la folie du jeune âge. Ainsi, l'on observe, surtout chez les enfants, une tendance à la stupeur extatique ; des

alternatives d'extase et d'agitation turbulente; l'attitude guindée, quelquefois grotesque des malades; le rire niais, convulsif; la fréquence des hallucinations; l'insomnie opiniâtre; l'amaigrissement; la pâleur du visage; la tête lourde et douloureuse; le pouls ralenti. L'hérédité, les coups, les chutes sur la tête, les convulsions et l'onanisme, telles sont les causes plus particulièrement observées de la folie du jeune âge. (Gazette des hôpitaux, 1852.)

L'on a aussi observé la tendance à mettre le feu, chez de très-jeunes aliénés.

**État civil.** — Depuis Esquirol, on a admis l'influence du célibat comme une cause de prédisposition générale à l'aliénation. Ce fait est incontestable. Ainsi, l'on compte, en France, un aliéné sur 528 célibataires, âgés d'au moins 15 ans, la folie étant exceptionnelle avant cet âge. Pour les veufs, la proportion descend à un sur 942, et pour les personnes mariées, elle est seulement d'un sur 1523. Le nombre des femmes célibataires, devenues aliénées, l'emporte dans les grandes villes sur celui des hommes célibataires. Nous avons déjà indiqué plus haut quelques-unes des raisons principales. Les jeunes filles assujetties, dans les villes importantes, à des occupations sédentaires, deviennent facilement chlorotiques; non-seulement elles sont soustraites à l'air vivifiant des campagnes, mais elles se trouvent encore exposées à des causes nombreuses de séduction, par suite surtout de l'insuffisance de leurs ressources.

**Culte religieux.** — Nous avons fait quelques recherches pour savoir si la forme du culte religieux pouvait exercer une influence générale sur le développement de l'aliénation; voici les résultats auxquels nous sommes arrivés pour le département du Bas-Rhin :

La plus forte proportion des individus atteints d'aliénation s'est rencontrée chez les israélites, puis chez les protestants;

les catholiques ont fourni deux cinquièmes en moins que les premiers, un cinquième en moins que les protestants.

« Le catholicisme, dit Monseigneur Gerbet, en soumettant l'esprit de chaque homme à la tradition de dogmes révélés, le protège contre l'individualisme qui, en isolant l'intelligence, en la livrant à elle-même, sans règle préservatrice, devient par cela même un principe de désordre. Le protestant, qui a chez lui la Bible, qui a le droit de l'interpréter, ne peut toujours le faire sans danger. Les rabbins, eux aussi, ne sont plus entourés de ce pieux respect qui était attaché autrefois au caractère sacerdotal; leur pouvoir ne peut rien pour le salut des âmes. » (Abbé Gerbet, Dogme régénérateur, Paris, 1853.)

Nos recherches n'ont pu porter que sur les deux départements du Haut- et du Bas-Rhin.

Peut-être y a-t-il encore ici une cause spéciale dont il faut tenir grand compte; nous voulons parler de l'influence héréditaire. Les familles qui y professent un culte différent, s'unissent rarement entre elles; or, le nombre des israélites, puis celui des protestants, est beaucoup plus restreint en Alsace que celui des catholiques.

La loi du croisement, si importante au point de vue de l'hygiène, reçoit donc une application plus restreinte pour les israélites d'abord, puis pour les protestants.

Il nous a semblé qu'il existait un rapport général entre telle forme d'aliénation et tel culte religieux. Ainsi, la manie s'est montrée, toute proportion gardée, plus fréquente chez les israélites. La mélancolie, moins fréquente chez ces derniers, présente des proportions à peu près égales pour les catholiques et les protestants.

La monomanie ambitieuse s'est observée plus fréquemment, chez les israélites d'abord, puis chez les protestants, enfin, la démence s'est montrée moins fréquente chez les israélites.

**Résumé.** — Les différentes causes générales que nous venons de passer en revue, tendent surtout à nous faire comprendre l'influence que les conditions antérieures viennent exercer sur l'idiosyncrasie morale de l'individu, et la part qu'elles peuvent prendre à la formation du trouble mental. Nous arrivons maintenant à l'examen des causes spéciales, en tête desquelles nous devons placer la prédisposition héréditaire.

## CAUSES SPÉCIALES.

**Hérédité.** — La prédisposition héréditaire joue un rôle important dans la production des maladies mentales ; elle est, dit avec raison M. Trélat (Ann. méd. psych., 1856, p. 189), une cause primordiale, la cause des causes. L'hérédité fixe l'aliénation dans les familles et la rend transmissible de génération en génération.

Les auteurs sont tous d'accord pour reconnaître l'importance que cette prédisposition joue dans la production des manifestations délirantes ; leur opinion diffère toutefois quant à sa fréquence.

Voici quelles sont les opinions des médecins qui ont fait des recherches à ce sujet :

M. Guislain pense que les maladies mentales sont héréditaires, à peu près dans le quart des familles dont les membres sont admis dans les établissements publics.

M. Parchappe a rencontré cette cause dans le septième des cas, et John Webster, en Angleterre, chez le tiers des aliénés.

Esquirol et M. Brierre de Boismont admettent qu'on trouve la prédisposition héréditaire chez la moitié des aliénés.

Cette divergence dans les opinions tient essentiellement à la nature même des recherches qui ont été faites à cet égard : c'est ainsi que l'hérédité est plus fréquente dans la classe aisée de la société ; les relevés statistiques des établissements privés doivent, par conséquent, accuser une différence notable avec ceux qui ont été faits dans les établissements publics, dont la population se compose, en grande majorité, de malades indigents.

Sur un relevé d'environ mille aliénés, traités à Stéphansfeld, et pour lesquels la cause de la maladie a pu être exactement appréciée, nous avons trouvé un cinquième pour l'hérédité, avec une prédominance marquée du côté des femmes.

Chez la moitié de nos malades, on a pu constater que la transmission héréditaire avait eu lieu directement, c'est-à-dire, par le fait du père ou de la mère; deux fois sur trois, le côté maternel a prédominé. L'expérience nous semble justifier cette remarque déjà faite par M. Baillarger, que les cas les plus nombreux et les plus graves de transmission ont lieu par le fait de la mère. Nous ajouterons que l'idiosyncrasie morale de la femme l'expose, plutôt que l'homme, aux formes essentielles de l'aliénation, qui se transmettent plus facilement par la voie héréditaire, et que cette circonstance pourrait déjà rendre compte des cas d'hérédité plus fréquents, observés chez les femmes. M. Guislain pense aussi que la prédisposition héréditaire provient plus souvent de la mère. En effet, ajoute-t-il, ainsi que cela a lieu chez l'animal, la forme matérielle de la mère se transmet aux enfants plus facilement que celle du père.

L'observation démontre que, dans un grand nombre de cas, il existe dans la même famille, chez des parents à divers degrés, plusieurs exemples d'aliénation. C'est ce qui explique, d'une part, pourquoi des localités, où ces familles viennent s'établir, présentent un nombre proportionnel considérable de malades, tandis qu'il n'existe rien dans la constitution du pays qui puisse nous rendre compte d'une semblable prédominance. Cette circonstance peut nous faire comprendre en partie ces épidémies de folie qu'on voit apparaître de temps à autre sous l'influence de certaines conditions de surexcitation générale, et qui indiquent avant tout le chiffre des prédispositions héréditaires que la contrée peut renfermer.

Il en est de même pour les cas de folie, dite contagieuse, qui ont pu faire croire que le contact des aliénés avait quelque chose de dangereux, et pouvait, à lui seul, déterminer la folie. C'est qu'en effet il a suffi à quelques personnes éminemment prédisposées, d'assister plus ou moins longtemps au spectacle presque toujours pernicieux d'actes excentriques et extravagants, pour en recevoir une impression profonde qui n'a pas tardé à devenir le point de départ de troubles intellectuels.

Nous avons observé plusieurs exemples remarquables sous ce rapport. Il y a quelques années, quatre sœurs étaient atteintes d'aliénation dans une commune du Haut-Rhin, à peu d'intervalle l'une de l'autre; trois d'entre elles étaient amenées, le même jour, à Stéphansfeld. Dans une autre circonstance, deux autres sœurs ont dû être dirigées dans le même établissement : la maladie s'était déclarée chez l'une, peu de jours après qu'elle eut donné l'hospitalité à deux femmes atteintes d'aliénation; l'autre sœur n'avait pas tardé, elle aussi, à subir les effets de cette espèce de contagion.

M. Trélat cite, dans les Annales médico-psychologiques, les faits les plus curieux de cette extension contagieuse de la folie. En moins d'un an, trois surveillantes devinrent aliénées à la Salpétrière, dans le même service, et l'une après l'autre. Toutes les trois avaient eu, ou avaient encore, des aliénés dans leurs familles; deux d'entre elles avaient déjà eu précédemment des accès de folie.

Il ne faut pas, dit ce savant médecin, se laisser fasciner par l'apparence extérieure des faits, l'on doit regarder de plus près, de plus haut, et ne conclure qu'après avoir bien observé.

En tout cas, de pareils exemples ne peuvent être perdus; ils doivent conduire à des mesures d'une sage prophylaxie. La prudence la plus vulgaire prescrit d'éloigner du triste spectacle d'infortunés qui ont perdu leur raison, les personnes chez lesquelles on remarque une susceptibilité spéciale, une imagination vive et mobile, une impressionnabilité anormale; en un mot, une prédisposition quelconque à l'aliénation.

**Causes héréditaires diverses.** — L'influence héréditaire va s'affaiblissant à mesure qu'on s'éloigne de la transmission directe. Il existe cependant, dans la science, des faits authentiques, où l'on a vu la prédisposition sauter d'une génération pour s'appesantir sur la génération suivante, passant ainsi des grands-parents aux petits-enfants. Non-seulement l'aliénation mentale elle-même peut devenir une cause puissante de prédisposition héréditaire, mais encore diverses autres conditions pathologiques; en général, toutes les affections qui viennent porter une atteinte plus ou moins profonde sur le système nerveux des parents.

Les maladies convulsives, les excès alcooliques, quelquefois un développement excessif des facultés intellectuelles, l'âge avancé, l'immoralité des parents, ont été, dans une foule de circonstances, pour les enfants, une cause puissante de prédisposition aux affections mentales. On peut voir, dans une même famille, par le seul fait de l'influence héréditaire, quelques individus tomber dans un état d'aliénation, ou d'idiotie, et d'autres, atteints d'une perversité morale précoce, être insensiblement poussés aux impulsions les plus regrettables et les plus dangereuses.

De ces considérations, il ressort un fait capital : c'est l'importance qu'on doit attacher à la question d'hérédité et l'influence pernicieuse des mariages consanguins, source si féconde des névropathies les plus variables. Il est des familles qui ne croient pas devoir porter à ce sujet la moindre attention, et qui s'inquiètent peu de savoir si les alliances qu'elles contractent, auront ou non pour conséquence regrettable de développer cette triste disposition. « L'on est tenté de se demander, dit Guislain, si une loi prohibitive ne devrait pas intervenir dans de pareils cas. »

Flemming prétend que les enfants conçus pendant l'ivresse du père, quand même ce père ne serait pas un ivrogne, présentent une forte prédisposition à l'aliénation mentale. Chez les uns, elle se serait développée dès l'enfance, sous la forme d'imbécillité ou de faiblesse intellectuelle ; chez d'autres, le développement aurait eu lieu plus tard, sous forme de manie. Suivant cet auteur, l'enfant né pendant un accès de folie de la mère

13

serait moins prédisposé à l'aliénation que celui qui a été conçu pendant l'ivresse du père. Les observations qu'il possède lui donnent à cet égard une conviction complète. (*Psychosen*, Berlin, 1859.)

D'après Esquirol, les enfants nés avant la folie des parents sont moins sujets à l'aliénation que ceux qui naissent après.

L'hérédité peut être à elle seule une cause de développement de l'aliénation, et l'on peut voir, en pareil cas, le délire faire explosion sans qu'il soit possible de le rattacher à aucune autre circonstance excitante. Il semble alors que le germe de la maladie ait besoin de passer par une sorte d'évolution, pour arriver à son entière manifestation. L'on a vu des infortunés s'efforcer en vain d'éviter tout ce qui pouvait contribuer à la production de la folie et succomber fatalement, quand une fois la prédisposition était arrivée au terme de son évolution. Quelquefois, la folie héréditaire se manifeste chez les enfants à la même période de la vie que chez les parents, et, dans quelques cas, elle affecte le même caractère et la même marche.

Le plus ordinairement le délire fait explosion à la suite de diverses causes provoquantes, de nature physique ou morale. Certaines périodes de la vie exercent, dans ce cas, une influence pathogénique incontestable, par exemple, l'époque de la puberté et l'âge critique.

La prédisposition est quelquefois tellement marquée, qu'il a suffi d'affections organiques même légères, pour provoquer l'explosion d'attaques violentes d'aliénation, entièrement placées sous la dépendance de la maladie physique elle-même; celle-ci guérie, l'excitation cérébrale ne tarde pas à disparaître entièrement. C'est ainsi qu'on peut observer des accès de folie se produire à la suite de mouvements fébriles légers, de la plus insignifiante douleur, d'un abcès, d'un furoncle, etc. Ce sont des accidents névropathiques qui peuvent être rangés dans la classe des folies sympathiques; mais il ne faut pas oublier que la cause première réside dans la prédisposition héréditaire.

Des impressions morales vives, subies par la mère lors de la gestation, viennent, elles aussi, exercer une action pernicieuse sur l'enfant qu'elle porte dans son sein, et peuvent déterminer chez lui une disposition nerveuse spéciale.

Guislain admet même l'influence de la nourrice sur son nourrisson; il pense que l'allaitement modifie le caractère et les tendances de l'enfant, et qu'il peut même lui communiquer l'élément de la folie. Il a eu l'occasion d'observer plusieurs faits qui confirmeraient cette manière de voir.

**Signes de la prédisposition héréditaire.** — La prédisposition héréditaire vient, dans un grand nombre de circonstances, se révéler par des particularités qui donnent au caractère une physionomie spéciale. Ainsi, l'on peut remarquer dès l'enfance une impressionnabilité excessive, de l'irritabilité, des bizarreries de conduite, quelques excentricités, des tics nerveux, etc. L'enfant montre quelquefois une nature sauvage, peu sociable : il peut être d'une intelligence faible; il est quelquefois, au contraire, doué d'une intelligence forte et précoce.

Plus tard, vers l'âge de la puberté, on observe une sorte d'hypochondrie, un tempérament nerveux exagéré, d'où résultent des névroses de diverses sortes, des attaques d'hystérie, des mouvements choréiques ; enfin, une idiosyncrasie morale particulière qui devient la source de chagrins incessants, et, dans la plupart des cas, vient troubler la tranquillité du foyer domestique. « En général, dit Moreau de la Sarthe (Encyclopédie méth., t. IX, p. 143), c'est une disposition favorable au dérangement de la raison qu'une imagination vive, une curiosité inquiète et un penchant dominant pour les théories systématiques, et les abstractions qui ne sont pas contre-balancées par des connaissances positives, ou par une culture harmonieuse et régulière des facultés de l'entendement. »

On doit reconnaître, d'ailleurs, que, dans l'état actuel de la science, il est à peu près impossible d'assigner à la prédisposition héréditaire des signes positifs et certains qui la fassent sûrement distinguer, et qui fournissent, par conséquent, une indication de plus pour lui opposer les moyens hygiéniques appropriés.

**Pronostic tiré de l'hérédité.** — La cause héréditaire n'est nullement un obstacle à la guérison des accès d'aliénation. Nous dirons même qu'elle n'ajoute pas, en général, un élément absolument fâcheux pour le pronostic qu'on doit tirer de l'affection mentale. La guérison de l'accès de folie a lieu tout aussi facilement dans ce cas que dans d'autres circonstances; sans doute, on pourra objecter que la guérison n'a rien de durable. La prédisposition persiste, en effet, et il suffit quelquefois de circonstances insignifiantes pour déterminer une rechute. Les états statistiques des asiles d'aliénés démontrent que les réintégrations ont lieu surtout parmi les malades de cette catégorie. Mais il existe aussi des exemples assez nombreux de guérison prolongée qui a pu se maintenir, même pendant tout le reste de l'existence.

Nous avons vu quelquefois le tempérament nerveux se transformer radicalement à la suite d'un accès d'aliénation, et les bizarreries de caractère ont pu, dans quelques cas, disparaître entièrement à la suite de la modification même que l'économie a subie : on sait, en effet, que, chez quelques individus, lorsque la guérison tend à se produire, l'embonpoint succède à une constitution sèche et nerveuse, et que, sous l'influence d'un tempérament plus favorable, les fonctions nerveuses s'accomplissent d'une manière plus régulière.

**Causes déterminantes.** — Les causes déterminantes que l'on désigne encore sous le nom d'occasionnelles, et qui provoquent directement l'aliénation mentale, ont été divisées par les auteurs en causes physiques et en causes morales. Ces causes peuvent, on le comprend, avoir une action complexe, et se combiner entre elles de mille manières.

Les auteurs ont de tout temps remarqué qu'il existe, à un

point de vue très-général, deux circonstances principales dans lesquelles la folie tend à se produire. D'une part, ils ont admis des causes matérielles, organiques, ou autres, venant exercer une influence funeste, directement ou indirectement, sur le système nerveux; d'autre part, ils ont reconnu avec raison, car c'est évidemment la cause la plus fréquente pour les formes essentielles de l'aliénation, des influences d'une nature moins appréciable, dont l'action sur le système nerveux est moins facile à saisir et à bien comprendre, mais dont l'existence n'en est pas moins évidente : nous voulons parler des impressions morales plus ou moins vives. De là, la division établie déjà par Esquirol, et qui mérite d'être conservée au point de vue pratique, de causes physiques et de causes morales.

**Influences physiques et morales.** — Il est inutile d'entrer ici dans des considérations étendues pour ce qui concerne l'influence des causes physiques et celle des causes morales; les preuves les plus manifestes mettent ce point hors de doute.

**Nature complexe de l'homme.** — L'homme est un être essentiellement complexe : il renferme en lui deux modes d'existence intimement liés l'un à l'autre, et qu'il est impossible au médecin de séparer d'une manière absolue. Les deux modes simultanés, mais non identiques, de l'existence humaine, exercent l'une sur l'autre une influence réciproque. Comme être organisé, vivant dans le temps et dans l'espace, l'homme obéit instinctivement à des lois nécessaires, communes à tous les animaux. Comme être intelligent, intelligence servie par des organes, ainsi que le dit Bonald, il a conscience de lui-même et de son intelligence, il assiste sciemment aux phénomènes moraux qui se passent en lui, il possède une liberté morale, une force, en vertu de laquelle il peut non-seulement diriger les mouvements de son corps, mais encore, jusqu'à un certain point, entraver ou modifier certains actes de la vie organique.

Non-seulement les différentes parties d'un même appareil

organique sont liées entre elles de manière à ce que la fonction
s'accomplisse avec régularité, mais encore il existe entre les
divers organes de l'économie une solidarité commune qui les
unit entre eux et les place dans une dépendance réciproque.
Les parties les plus distantes réagissent les unes sur les autres;
de là ces influences nombreuses que les physiologistes ont désignées sous le nom de sympathies, et que M. Longet rapporte
exclusivement aux irradiations du système nerveux. Lorsqu'un
organe vient à s'enflammer, l'on voit aussitôt la sensibilité générale acquérir une susceptibilité nouvelle, la circulation est activée, on observe des spasmes, des mouvements convulsifs, etc.
L'écoulement menstruel donne souvent lieu, on le sait, au gonflement des glandes mammaires.

Les appareils organiques peuvent eux-mêmes exercer sur l'organisme une influence extrêmement remarquable, au point de revêtir, en quelque sorte, une signification psychique ou morale;
c'est ainsi que leur développement exagéré ou incomplet donne
lieu à telle ou telle idiosyncrasie morale : l'hypertrophie du cœur,
par exemple, coïncide presque constamment avec une impressionnabilité exagérée. Ceux qui en sont atteints éprouvent une grande
difficulté à conserver leur calme et leur sang-froid. Cette disposition pathologique, dit M. le D^r Saucerotte, exerce sur l'intelligence et la volonté une influence considérable; elle rend les
individus qui en sont atteints peu susceptibles de cette force
d'attention et de cette puissance d'abstraction qui nous permettent
de poursuivre l'élaboration de certaines idées. Au rapport de
Corvisart, le pouls de Napoléon ne battait que 40 fois par mi-
nute, et son cœur fut trouvé très-petit à l'autopsie.

Les affections de la cavité abdominale déterminent chez la
plupart des malades une sorte de pusillanimité; il suffit, on le
sait, d'une digestion laborieuse pour allourdir la pensée; au
contraire, la diète, le jeûne, donnent presque toujours lieu à
l'exaltation des facultés.

Le développement exagéré des organes de la génération produit également une sorte de tempérament que l'on peut dé-

signer sous le nom de tempérament génital; il imprime aux idées une direction particulière et une teinte plus ou moins colorée.

La connaissance la plus superficielle de nous-mêmes nous montre à son tour l'empire étendu que l'intelligence, les idées, la vie morale, en un mot, viennent exercer sur les organes et leurs fonctions. Sous l'influence d'une émotion morale, la circulation éprouve un trouble plus ou moins profond, le cœur subit une altération dans son rhythme et dans le jeu normal de ses pulsations. La crainte et la frayeur en suspendent les mouvements et produisent des syncopes. Certains mouvements passionnés peuvent à la longue, en se répétant, modifier la nutrition de quelques organes. Le cœur n'a dû quelquefois d'être hypertrophié qu'à la fréquence de certaines passions, de la colère, par exemple; quelquefois même à l'abus des jouissances vénériennes.

Les organes de la digestion sont également soumis au pouvoir des mêmes causes morales : l'estomac, les intestins rejettent les aliments qu'ils contiennent, sous l'influence de brusques impressions.

La tristesse paralyse momentanément l'action musculaire. Il est peu d'organes placés plus immédiatement sous l'influence de l'imagination que les organes de la génération : l'idée d'une personne aimable les excite agréablement; une image désagréable les frappe d'impuissance. C'est à ce pouvoir de l'imagination qu'on doit, chez quelques femmes, l'extension de certaines affections convulsives.

Tout, en définitive, vient aboutir au cerveau, organe de la pensée, instrument immédiat de l'âme, qui communique par des irradiations nombreuses aux diverses parties de l'économie.

L'âme, dit M. Buchez, n'a conscience d'elle-même, de ses propriétés, de ses propres facultés, que par son action sur le cerveau, ou plutôt qu'en se servant de l'intermédiaire de cet organe.

Quoi qu'il en soit, il y a lieu d'examiner, dans l'étude de

l'aliénation, ces deux ordres de causes : les causes physiques et les causes morales. Mais, nous devons le dire, elles n'agissent pas toujours, les unes ou les autres, d'une manière exclusive; souvent elles se combinent entre elles pour déterminer le développement de la maladie mentale.

C'est seulement quand le terrain est suffisamment préparé que la cause devient efficiente. Lorsque l'individu a déjà subi de cruelles atteintes dans sa santé, qu'il a été sujet à des impressions morales de diverses sortes, c'est alors que la maladie tend à accomplir son évolution.

### CAUSES PHYSIQUES.

Les causes physiques peuvent agir de plusieurs manières ; tantôt elles agissent mécaniquement et par une action directe : telles sont les affections qui produisent la compression, la congestion, l'inflammation du cerveau; telles sont encore les coups, les chutes, les exostoses, les tumeurs, les ossifications, etc. Dans cette classe rentrent les cas toujours graves de délire symptomatique que nous avons en partie étudiés dans le chapitre consacré à l'anatomie pathologique.

La folie peut survenir à la suite de l'ingestion de substances qui provoquent un trouble dynamique; tels sont les spiritueux, l'opium, etc.

Enfin, au nombre des causes physiques se trouvent diverses affections organiques, la plupart des affections convulsives, dites névroses, et certaines maladies aiguës qui viennent plus ou moins retentir sur le système nerveux et en dérangent les fonctions.

Quelques troubles fonctionnels, ceux de la menstruation, par exemple, peuvent être invoqués comme une cause déterminante, et même, comme la cause prédisposante de l'aliénation, de même que celle-ci peut, dans quelques cas, être considérée comme les ayant déterminés. Dans ce cas, il existe une action réciproque du trouble fonctionnel et du dérangement des idées.

Ce qu'on peut souvent observer, c'est l'influence toute particulière exercée par la lésion organique sur la forme même du délire; il n'est pas rare alors de voir ce dernier revêtir une physionomie spéciale et un cachet véritablement caractéristique. C'est ainsi qu'une affection du cœur, qu'une maladie thoracique accompagnée de dyspnée, d'accès de suffocation, donnent lieu à une disposition morale placée sous la dépendance de l'obstacle apporté à la respiration. Le délire se complique alors de frayeurs vagues, d'angoisses, de terreurs, d'hallucinations plus ou moins en rapport avec cette phénoménologie morbide. Lorsque, sous l'influence de causes particulières, il survient chez les aliénés des palpitations du cœur, il n'est pas rare de constater des accès intermittents de surexcitation violente, quelquefois d'épouvantables frayeurs, qui portent les malades à des actes de la plus redoutable violence.

**Excès alcooliques.** — En tête des substances qui produisent le trouble plus ou moins durable des facultés, et qu'on a le plus fréquemment occasion d'observer, se trouvent les boissons alcooliques.

M. Magnus Huss a décrit, sous le nom d'alcoolisme, toutes les particularités que présente cette espèce d'intoxication.

L'ivresse donne lieu à un délire immédiat, passager, survenant peu de temps après l'absorption, sous quelque forme que ce soit, d'une quantité variable d'alcool.

Le principe alcoolique, absorbé par les voies digestives, passe en nature dans la circulation et surexcite le cerveau, toutes les fois qu'il en existe plus que la combustion pulmonaire n'en peut dénaturer. Cette action cesse à mesure que ce principe est rejeté de l'économie, et l'on voit en même temps disparaître toute trace de son passage.

Les excès alcooliques déterminent primitivement des congestions cérébrales; celles-ci s'accompagnent, au début, d'un éréthisme nerveux spécial, sous la dépendance duquel se produit l'accroissement de la fonction. A l'autopsie des individus, qui succombent à l'état d'ivresse, on rencontre particulièrement l'injection de la pie-mère qui recouvre la convexité des hémisphères cérébraux. Cette injection, en se continuant, en s'accroissant, ne tarde pas à donner lieu à des lésions diverses, à des exsudats plastiques, à des fausses membranes souvent très-épaisses, et qui peuvent être le résultat d'épanchements hémorragiques sous-arachnoïdiens.

C'est là, on le comprend, une cause fréquente de périencéphalite diffuse plus ou moins étendue. D'après quelques auteurs, l'usage continu de l'eau-de-vie peut modifier profondément la nutrition du cerveau, ainsi que celles d'autres organes, du foie, du cœur, des muscles mêmes. La graisse venant à prédominer dans le sang, finit par s'accumuler dans ces organes dont elle gène et affaiblit les fonctions.

L'ivresse, à la suite de l'intoxication alcoolique, peut se transformer dans quelques cas en un état de manie suraiguë, pendant lequel les malades, dominés par les impulsions les plus dangereuses, se livrent à des actes d'une violence inouïe.

M. Delasiauve s'est attaché à décrire cette forme très-grave de la folie ébrieuse.

Celle-ci se caractérise, suivant l'auteur que nous citons, par une prodigieuse activité nerveuse. Aucune partie du corps n'est exempte d'agitation : les membres tremblent; la face rouge, vultueuse, violacée, grimace par le frémissement prononcé de ses muscles; les yeux roulent dans leur orbite; la peau, chaude, brûlante, s'humecte d'une sueur profonde, visqueuse, exhalant parfois une odeur alcoolique; la langue est le plus souvent desséchée à sa surface, sur les bords, et couverte de croûtes fuligineuses. La soif est vive, inextinguible; la respiration gênée; l'altération des traits indique une prostration profonde; le pouls est tantôt accéléré, tantôt déprimé. En même temps, on observe les symptômes suivants : hallucination de la vue, incohérence des idées, images désordonnées, phrases saccadées, entrecoupées, souvent inintelligibles, agitation considérable; il est rare, cependant, au plus fort de l'exaltation, que toute conscience soit abolie : si l'on parle haut et ferme, on peut momentanément réveiller l'attention du malade et en obtenir des réponses plus ou moins sensées; mais cet effet est passager et le malade ne tarde pas à retomber dans son agitation.

Les attaques épileptiformes sont une complication fréquente de cette espèce d'œnomanie aiguë. La nuit coïncide surtout avec les paroxysmes. Le pronostic est souvent fort grave : la moitié de ces malades succombent rapidement; les accidents peuvent devenir brusquement mortels, alors même que rien ne faisait prévoir une terminaison fâcheuse. (Annal. méd. psych., 1852, p. 457.)

M. Delasiauve a évidemment retracé ici la forme la plus grave et la plus accentuée de l'affection désignée sous le nom de *delirium tremens*.

**Delirium tremens.** — Le *delirium tremens* (œnomanie de Rayer; encéphalopathie crapuleuse de Léveillé; *delirium potatorum*, etc.) est la conséquence la plus commune des excès alcooliques. Cette forme d'affection se produit particulièrement quand l'ingestion alcoolique a été fréquemment suivie d'un état d'ivresse. Elle se caractérise par trois phénomènes principaux : une insomnie persistante, des hallucinations de plusieurs sens, et des mouvements incertains, particulièrement le tremblement des extrémités supérieures, des mains. C'est ce tremblement qui a donné le nom à la maladie.

Les hallucinations jouent un rôle important dans le délire ébrieux; on pourrait les appeler, avec Rœsch, hallucinations ébrieuses : elles consistent dans l'apparition d'animaux fantastiques, de chats noirs, de mouches, d'oiseaux, de rats, quelquefois de bêtes auxquelles le malade ne peut donner de nom, qui remplissent sa chambre, son lit, ses habits, et qui le jettent dans une sorte de frayeur empreinte de stupidité. Presque toujours les illusions et les hallucinations de la vue et de l'ouïe sont simultanées.

L'opium à haute dose a été préconisé contre cette forme de délire. Nous partageons l'avis d'Esquirol, de Georget, etc., et nous

pensons que la guérison peut avoir lieu au bout de quelques
jours, par la seule privation de boissons, par l'isolement et l'administration de simples bains.

L'abus des boissons peut naturellement développer d'autres
formes d'aliénation.

L'ingestion continue de substances alcooliques, lorsque l'excitation n'a pas été poussée jusqu'à des accès répétés d'ivresse,
amène peu à peu différentes espèces de délire. L'affection mentale peut alors durer plusieurs mois, quelquefois plusieurs années; dans un grand nombre de cas, le délire devient incurable.
Tantôt l'on observe une véritable excitation maniaque avec prédominance d'idées ambitieuses; le malade, devenu irritable, est prêt
à s'emporter à la moindre contradiction; quelquefois il est d'une
gaîté exagérée, presque toujours sa turbulence est excessive.

D'autres fois l'on remarque une sorte de dépression mélancolique, un état d'angoisses. Le malade, toujours oppressé, ne
cesse de se mouvoir, sans que ses mouvements aient un but
déterminé; il se croit perdu, ruiné, damné; il gémit et se plaint
sans discontinuer, il refuse les aliments, et oppose aux moyens
tentés pour le calmer, une résistance énergique qui a sa source
dans les vagues terreurs qui le dominent. Sa face est vultueuse,
ses lèvres sont bleuâtres; tout indique la congestion veineuse du
cerveau que les moyens les plus énergiques parviennent difficilement à faire disparaître.

Une forme d'aliénation, que nous avons observée à la suite
des excès de boissons, est la manie intermittente.

Esquirol a remarqué avec raison que ces excès conduisent
souvent à des impulsions au suicide.

Sous le nom de *dypsomanie*, on désigne une maladie entièrement distincte de la folie des ivrognes, une variété de la monomanie, qui consiste dans une propension irrésistible à s'enivrer.
Cette terrible affection peut se développer chez les personnes
les plus sobres, chez les femmes les plus respectables. Nous
examinerons plus tard dans quelles conditions et avec quels caractères on la voit se présenter habituellement.

**Folie ébrieuse, pronostic.** — La folie qui reconnaît pour origine des excès de boisson, est ordinairement d'un pronostic fâcheux; elle passe souvent à l'état chronique. Chez les ivrognes qui viennent à guérir, il s'établit une disposition névropathique spéciale, qui persiste longtemps, et sous l'empire de laquelle les accès de délire réapparaissent sous l'influence des moindres causes débilitantes, et particulièrement dans les affections graves : pneumonie, pleurésie, rhumatisme, etc.

Les excès alcooliques, comme cause d'aliénation, se remarquent, on le sait, plus fréquemment chez les hommes que chez les femmes. Cette circonstance nous donne, pour les premiers, l'explication des cas plus nombreux de folie compliquée de paralysie. C'est à un âge plus avancé, vers l'âge critique, que ce penchant vient à se manifester chez la femme d'une manière spéciale. C'est, en effet, à cette époque de la vie, quand elle vient à perdre en partie les attributs de son sexe, que la femme se rapproche par ses goûts, sa disposition d'esprit, ses tendances instinctives, du sexe masculin.

L'aliénation de cause alcoolique est beaucoup plus fréquente dans les pays du Nord que dans ceux du Midi. En Angleterre, le rôle de l'ivrognerie, dans la production de la folie, paraît être de 15 p. 100; pour 9 asiles on trouve 32 p. 100.

La moitié des aliénés de l'asile de Richemond, à Dublin, se composait d'ivrognes. M. Parchappe a trouvé pour Rouen la proportion de 28 p. 100. En Prusse on trouve un tiers d'ivrognes, pour les hommes devenus aliénés. Nous avons constaté, sous ce rapport, pour le département du Bas-Rhin, la proportion de 1 sur 7 de toutes les causes produisant l'aliénation; et comme on remarque cette disposition fâcheuse exceptionnellement chez les femmes, on peut affirmer que dans ce département le quart environ des hommes, devenus aliénés, a été victime de cette déplorable habitude.

**Narcotiques.** — Tous les narcotiques pris à forte dose, et d'une manière répétée, peuvent, à la longue, donner lieu à des troubles divers de l'intelligence ; ils déterminent une lésion spéciale de l'innervation qui a pour conséquence un délire plus ou moins fugace, et plus tard l'affaiblissement des facultés intellectuelles.

L'infusion vineuse de *stramonium* plonge dans le sommeil en quelques minutes : c'est seulement au réveil que le délire se prononce, gai, extravagant, sans nausées ni cardialgie ; puis le malade conserve pendant plusieurs jours un certain degré d'affaiblissement et reste impropre à l'acte vénérien. On paraît s'être servi, surtout en Orient, de ce poison pour enivrer des jeunes filles qui devenaient ensuite un objet de prostitution.

La jusquiame noire produit, outre le resserrement de la gorge, l'extinction de la voix, une amaurose passagère, un rire imbécile, souvent une mobilité très-grande, de la céphalalgie et un état d'asthénie qui peut se prolonger pendant plusieurs semaines.

L'opium engourdit les sens ; il ôte la faculté de fixer l'attention et de rassembler les idées, qui deviennent ainsi vagues et confuses.

Le haschisch, suivant le professeur Rech de Montpellier, produit des effets qu'on peut rapporter à trois ordres différents : 1° troubles digestifs, en général peu importants ; 2° troubles nerveux, donnant lieu à des contractions involontaires et à un sentiment de paralysie : ainsi, rires convulsifs, commotions pareilles à celles que détermine l'électricité, difficulté éprouvée pour la locomotion, etc.; 3° enfin, troubles des facultés mentales, présentant les caractères suivants : lésion de l'attention, d'où résultent les plus grands efforts de la part de ceux qui sont placés sous l'influence de cette intoxication, pour soutenir la conversation la plus superficielle ; perte de la mémoire ; illusions remarquables : les objets semblent s'agrandir, des mouches se promenant sur les vitres sont prises pour des lièvres, pour d'autres animaux plus grands encore ; les personnes étrangères deviennent des amis, des parents, etc.

Cette propriété qu'a le haschisch d'agrandir démesurément les objets, est un des effets les plus constants. Nous avons été nous-mêmes, après avoir pris une dose assez considérable de cette substance, sujet à des illusions semblables; non-seulement les objets s'étaient sensiblement agrandis, mais le temps et l'espace nous paraissaient s'être singulièrement allongés; les pas des personnes qui marchaient près de nous nous semblaient d'une longueur démesurée.

Toutes ces substances produisent, il est vrai, un délire passager, sans fièvre, accompagné de peu ou point de symptômes physiques, mais qui tend, en se répétant, à persister et à amener une forme d'aliénation presque toujours incurable, souvent accompagnée d'accidents de paralysie.

**Affections organiques.** — L'aliénation mentale peut survenir à la suite de quelques affections plus ou moins graves, qui s'accompagnent ou non de délire pendant le cours de la maladie. Nous nous bornerons à les passer rapidement en revue.

**Fièvre typhoïde.** — Le dérangement des facultés a été observé surtout pendant la convalescence de la fièvre typhoïde. Le désordre consiste dans une espèce de manie qui, d'habitude, disparaît assez facilement, mais qui peut aussi affecter un caractère plus fâcheux. Le professeur Chomel cite à ce sujet l'exemple d'une jeune fille entrée en convalescence le 26e jour d'une fièvre typhoïde, extrêmement grave. Après 18 ou 20 jours de convalescence, on remarque, sans cause appréciable, et sans augmentation dans la fréquence du pouls, un changement notable dans son caractère. Peu à peu sa raison s'altère au point qu'on est obligé de la transporter à la Salpétrière, d'où elle a pu sortir entièrement rétablie, après y être restée seulement 15 jours.

M. le professeur Forget cite également, dans son ouvrage sur l'entérite folliculeuse, l'aliénation comme une complication qu'on peut observer pendant la convalescence de cette maladie. Cet accident se dissiperait, suivant lui, presque constamment; lorsqu'il persiste, il y a lieu de le considérer comme le résultat d'une affection encéphalique à peu près incurable.

M. Louis (Recherches sur la gastro - entérite, II, 566) a vu deux fois, quand la fièvre avait diminué, ou même au commencement de la convalescence, le délire se caractériser par des idées fixes. Un malade prétendit, pendant cinq jours de suite, que depuis son admission à l'hôpital, il avait été dans son village, et qu'il en avait rapporté des louveteaux qu'il voulait vendre. Pendant cinq jours, quelque objection qu'on lui fît, il resta dans la même illusion, que d'ailleurs il soutenait avec beaucoup de calme. Ce ne fut qu'après ce temps, après une promenade qu'il venait de faire, qu'il reconnnt son erreur. Une jeune fille soutint d'abord, pendant deux jours, que sa sœur était morte; elle l'affirmait avec l'accent de la plus profonde conviction, s'occupant de ses petites nièces, de leur *deuil,* etc. Nous nous rappelons avoir été nous-même tourmenté, pendant la convalescence d'une fièvre typhoïde grave, par des idées fixes de ce genre, et le regret exagéré de la perte d'un objet insignifiant.

La convalescence d'une fièvre typhoïde doit donc être considérée comme prédisposant à la folie, par cette raison, d'abord, qu'elle porte une atteinte profonde au système nerveux, et, peut-être, plus encore, parce qu'elle détermine l'appauvrissement du sang. En effet, la folie persiste tant que dure l'anémie; elle se dissipe à mesure qu'une alimentation réparatrice fait renaître les forces et rétablit les fonctions dans leur état normal.

**Pneumonie.** — Après la fièvre typhoïde, la pneumonie est peut-être la maladie qui paraît le plus prédisposer à la folie. Il importe toutefois de séparer le délire qui survient pendant la convalescence, et dont le pronostic est favorable, de celui qui donne tant de gravité à la pneumonie. Dans ce dernier cas, les émotions morales, et surtout l'abus des liqueurs alcooliques seraient les causes les plus communes du délire grave, qui serait une véritable complication de la pneumonie, et contre lequel le professeur Chomel conseillait d'associer, surtout chez les ivrognes, quelque boisson alcoolique à une médication opiacée. C'est seulement lorsque la pneumonie est en voie de résolution que se manifeste cette forme d'aliénation que nous venons d'indiquer, dont le pronostic n'est nullement fâcheux et qui est, en général, de courte durée.

**Fièvres intermittentes.** — Sydenham, Boerhave, et quelques auteurs allemands, ont signalé les fièvres intermittentes comme pouvant donner lieu à des troubles de l'intelligence. C'est surtout à la suite de récidives fréquentes, lorsqu'il est survenu une cachexie séreuse, quelquefois sous l'influence d'un léger état d'œdème cérébral, qu'on peut observer l'aliénation mentale avec un caractère plus ou moins marqué de stupeur. Friedreich, dans sa Pathologie des maladies psychiques, a rassemblé, sous ce rapport, un certain nombre d'observations. Pour notre part, malgré les fréquentes épidémies de fièvres intermittentes que nous avons pu observer, surtout en Alsace, il ne nous a pas été donné de rencontrer des exemples évidents de fièvres intermittentes dégénérées en aliénation. Cette cause nous paraît fort douteuse. Nous partageons l'opinion de M. Guislain, et nous croyons, ainsi que nous l'avons dit, qu'il y a lieu, dans ce cas, de tenir grand compte de la cachexie et de l'appauvrissement du sang. M. Baillarger pense que les fièvres intermittentes prédisposent à l'aliénation mentale, en agissant d'abord comme toutes les affections nerveuses, mais surtout en produisant l'anémie, et, par conséquent, en augmentant encore la prédominance du système nerveux sur le système sanguin.

· L'on a pensé que les fièvres de nature paludéenne, par une sorte de perturbation apportée dans le système nerveux, pouvaient amener une crise favorable de la folie, et, dans ce but, on a cherché, notamment en Allemagne, à faire naître artificiellement des accès fébriles. L'expérience nous a démontré, à l'asile de Stéphansfeld, que ces accès n'ont jamais modifié le délire d'une manière favorable; si quelquefois l'agitation maniaque paraît céder momentanément pendant la période de fièvre, elle reprend souvent avec une intensité plus grande,

14

dès que l'accès est terminé. Nous ne saurions donc partager l'opinion de quelques-uns de nos confrères d'Allemagne, qui voudraient voir construire une maison d'aliénés au milieu de terrains marécageux, persuadés des effets bienfaisants que les fièvres intermittentes devaient produire sur l'aliénation mentale.

Nous trouvons la confirmation de l'opinion que nous venons d'émettre dans un excellent travail de M. le Dr Duclos, médecin de l'asile des aliénés de Betton (Savoie). L'asile de Betton est situé dans une vallée limitrophe de la Maurienne, où les eaux viennent s'accumuler à certaines époques de l'année, et transforment la vallée en une sorte de marais que l'action du soleil, si prolongée qu'elle soit, ne peut dessécher complétement; aussi les fièvres intermittentes y sont-elles endémiques; elles n'épargnent personne, après un séjour d'une certaine durée : médecin, employés, malades, tous paient leur tribut à l'influence paludéenne. Les aliénés ont paru moins réfractaires; les mélancoliques sont devenus plus agités, mais pour retomber bientôt dans une prostration plus morne; les maniaques, d'abord plus calmes, ont été pris ensuite d'une agitation plus grande; les uns et les autres ont marché plus rapidement vers la démence; deux maniaques seuls semblent s'être améliorés. (Ann. méd. psych. 1847, p. 150.)

Il y a donc lieu de conclure que, dans la majorité des cas, les accès de fièvre exercent l'influence la plus défavorable sur la marche de l'aliénation, et qu'ils tendent plutôt à transformer en démence les diverses formes d'aliénation qui, jusque-là, présentaient encore des chances de guérison. L'expérience prouve même qu'ils ajoutent un élément de plus à ceux qui, chez les aliénés, favorisent le développement de l'état cachectique, et qu'ils sont une source d'accidents plus ou moins sérieux.

**Affection rhumatismale.** — Quoique rares, les cas de délire consécutif à une métastase rhumatismale ou goutteuse ne sauraient être mis en doute. Nous en avons rencontré plusieurs exemples fort remarquables. Un de nos malades souffre alternativement d'attaques de goutte et d'accès d'aliénation ; quand les premières disparaissent, les autres se produisent aussitôt. Nous avons observé aussi une femme d'un âge déjà avancé, atteinte de mélancolie-suicide ; elle reprenait l'usage de sa raison chaque fois qu'elle venait à souffrir de ses douleurs rhumatismales. Nous nous rappelons encore une autre malade, qui avait alternativement des accès maniaques intenses, et des névralgies rhumatismales de la face et de l'épaule.

Ces faits nous paraissent mettre hors de doute l'action du rhumatisme sur l'organe cérébral. Sans doute, on doit admettre, dans quelques cas, une prédisposition à l'aliénation ; mais, dans d'autres circonstances, cette prédisposition peut ne pas exister ; il y a alors déplacement de la maladie ; le principe morbide abandonne tour à tour les régions musculaires et les surfaces articulaires pour se porter sur la membrane séreuse du cerveau. Guislain, Leuret, ont fait la même observation. Dans ces derniers temps, on a admis, avec quelque fondement, le rhumatisme cérébral que caractérise l'explosion d'un délire aigu, consécutif à la cessation brusque de douleurs rhumatismales localisées ; nous en avons observé, pour notre part, un exemple fort remarquable.

En général, les observations, citées par les auteurs, de rhumatisme articulaire aigu se terminant presque subitement par un accès de folie, nous font voir celui-ci revêtir principalement deux formes : l'une d'excitation violente, l'autre de dépression avec stupeur plus ou moins prononcée.

Quelquefois le délire se termine après quelques semaines par une diaphorèse abondante.

Il peut survenir, après plusieurs accès, des exsudats méningitiques qui rendent l'affection mentale incurable.

**Affection vermineuse.** — On trouve dans la science quelques exemples d'affection vermineuse ayant déterminé l'aliénation, ou plutôt des accès de délire plus ou moins prolongés. M. Legrand du Saule a cité des faits intéressants rapportés par les auteurs, notamment de larves logées dans le conduit auditif externe, dans les fosses nasales, dont la présence aurait été une cause de vive irritation, et aurait déterminé des accidents cérébraux plus ou moins remarquables. Esquirol et M. Ferrus ont également rapporté des cas de guérison d'affection maniaque, déterminée par l'expulsion de vers intestinaux. M. Ferrus a communiqué à l'Académie de médecine, l'observation d'un aliéné guéri immédiatement après l'expulsion d'un ténia, au moyen d'une décoction d'écorce de racine de grenadier. Frank a vu, chez les juifs de la Lithuanie, un délire furieux causé par des ascarides. Vogel a observé un jeune homme chez lequel deux attaques de manie furieuse, à quelques années l'une de l'autre, se dissipèrent immédiatement après l'expulsion d'une assez grande quantité d'ascarides (Ann. méd. psych., 1857, p. 441). Une observation remarquable de délire maniaque produit par la présence de vers lombrics dans l'estomac, et guéri aussitôt après leur expulsion, a été publiée dans les Annales médico-psychologiques, 1845, p. 292. Dans sa Pathologie générale, Friedreich a également publié un certain nombre d'observations dans lesquelles la présence d'helmintes, ténia, lombrics, ascarides, auraient provoqué des accès de délire subit ; l'expulsion aurait été suivie de la cessation presque immédiate des accidents.

Cette cause, certainement peu fréquente, ne peut cependant pas être mise en doute. Il nous a semblé, du reste, que les aliénés sont atteints d'affection vermineuse dans une proportion à peu près égale à celle que présentent les personnes saines d'esprit, et que chez les premiers, comme chez les dernières, on observe, comme complication, les mêmes accidents névrosiques, qui forment le cortége ordinaire de l'affection vermineuse.

**Onanisme, excès sexuels.** — Plus le système nerveux est excité, dit Reveillé-Paris, plus il s'affaiblit ; et plus il s'affaiblit, plus il est disposé à l'excitation. On remarque ici un cercle cruel d'irritation et d'affaissement, dans lequel s'usent et se consument radicalement les forces.

En tête des causes qui viennent porter une atteinte profonde au système nerveux, se trouvent l'onanisme et les excès sexuels.

Quelques auteurs, particulièrement Tissot, Deslandes, ont décrit les ravages que ces tristes habitudes ne manquent pas d'exercer sur la constitution physique et morale de l'individu.

Dans l'ordre des altérations physiques, on ne tarde pas à observer l'amaigrissement du sujet qui se plaint en même temps d'un sentiment de lassitude, d'abattement et d'une sorte de courbature. La physionomie perd sa fraîcheur, pour revêtir une teinte gris jaunâtre, les yeux sont entourés d'un cercle gris bleuâtre; l'appétit est capricieux, la digestion paresseuse; il n'est pas rare de voir survenir, comme conséquence, l'épuisement, par suite du ramollissement du système nerveux cérébro-spinal; le *tabes dorsalis,* et quelquefois la phthisie pulmonaire, n'ont souvent pas d'autre origine.

Au point de vue moral, les suites des excès vénériens ne sont pas moins désastreuses : on observe d'habitude une disposition hypochondriaque accompagnée d'idées de suicide; ou bien un état maniaque avec affaiblissement des facultés intellectuelles; l'incohérence des idées s'ajoute à des erreurs de jugement et à des fausses sensations de diverses sortes.

On peut, en outre, remarquer la lenteur des mouvements, le dégoût pour toute espèce de travail, et une évidente difficulté pour fixer l'attention. Les onanistes sont craintifs, pusillanimes; un rien les effraie, ils fuient l'éclat de la lumière, le regard des personnes qui les entourent; les plus nobles instincts sont paralysés chez eux; leur regard, lorsqu'il n'est pas hébété, a quelque chose de sauvage et de sournois. Malgré leur état habituel d'apathie et de timidité apparente, ils sont quelquefois sujets à des accès de fureur, et peuvent devenir extrêmement dangereux. Un malheureux jeune homme, que nous avons observé et dont la raison s'était égarée à la suite de ces regrettables excès, a voulu, dans un moment de surexcitation sauvage, frapper sa mère d'un coup de couteau.

. « Que ne puis-je, dit le Dr Ellis, emmener avec moi, dans mes visites de tous les jours, les tristes victimes de ce vice, et leur faire voir les terribles conséquences de leur funeste passion! Je pourrais leur montrer des personnes, favorisées, par la nature, des talents les plus distingués et les plus propres à les rendre utiles à la société et à en faire l'ornement, tombées dans un tel état de dégradation physique et morale, que le cœur se brise à cette vue. »

Esquirol signale l'habitude de l'onanisme comme étant aussi commune chez les femmes que chez les hommes; mais elle paraît moins funeste chez les premières.

Il fait remarquer avec raison que ce vice est souvent aussi la conséquence de l'aliénation, et il le signale comme en étant fréquemment le prélude. Il n'est pas rare de voir des malheureux, surtout à la période prodromique de la paralysie générale, être irrésistiblement poussés à des excès sexuels. Esquirol fait encore observer justement, que la masturbation est un des obstacles qui s'opposent le plus à la guérison des aliénés qui s'y livrent fréquemment, pendant le cours de leur maladie. Les crétins, les imbéciles, les idiots s'y abandonnent avec fureur.

Les auteurs sont partagés sur la fréquence de cette cause, dont il est difficile d'obtenir l'aveu, soit du malade lui-même, soit des parents chargés de fournir des renseignements.

**Spermatorrhée; pollutions.** — On a signalé, dans ces derniers temps, les pertes involontaires du liquide séminal, pour peu qu'elles soient répétées ou abondantes, comme pouvant constituer chez les jeunes sujets une cause déterminante du désordre des facultés. Le professeur Lallemand a recueilli l'histoire de plusieurs de ces malades chez lesquels l'impulsion au meurtre existait seule, ou s'accompagnait du penchant au suicide. Ces aberrations intellectuelles étaient tellement sous la dépendance de la spermatorrhée qu'elles disparaissaient aussitôt que les pertes séminales venaient à cesser, et reparaissaient avec la même force quand celles-ci se manifestaient de nouveau.

Le D^r Lisle a communiqué, dans la séance de l'Académie du 25 mars 1852, le résultat de ses remarques sur ce sujet. Il a recueilli l'observation de malades chez lesquels il existait depuis plusieurs années des pertes séminales involontaires et qui présentaient les symptômes suivants : souffrances physiques plus ou moins anciennes, dont le siége et la nature sont difficiles à déterminer; penchant instinctif, irrésistible, à la tristesse, à la mélancolie, et plus tard, au suicide. Changement graduel de caractère, d'idées, d'affections, d'habitudes; de temps en temps, faiblesse de l'intelligence, et surtout de la force morale, inaptitude au travail, indécision habituelle, tendance à l'isolement, irritabilité, disposition méfiante et soupçonneuse. Suivant cet auteur, la folie qui reconnaît cette cause est rebelle à tous les moyens de traitement dirigés contre les affections cérébrales; elle est, au contraire, rapidement guérie, si l'on remédie à la perte séminale, et s'il n'existe pas de symptômes de paralysie, ni de démence. Nous examinerons plus tard les moyens proposés pour remédier aux pertes séminales provoquées ou involontaires, et particulièrement la cautérisation de l'urètre employée contre ces dernières par le professeur Lallemand.

**Menstruation.** — Chez les femmes, les désordres de la menstruation peuvent être considérés, dans une foule de circonstances, comme une cause incontestable de l'explosion de la folie. Il est des jeunes filles qui deviennent folles par suite des difficultés mêmes que la menstruation éprouve pour s'établir; la folie disparaît aussitôt que les règles viennent à se montrer. La suppression brusque de l'écoulement menstruel, quelle qu'en ait été la raison, refroidissement ou impression morale, etc., a été fréquemment la cause déterminante de l'aliénation, qui a pu se dissiper dès que les règles se sont rétablies. Cette influence énergique de la menstruation sur l'organe cérébral se montre chez le plus grand nombre de femmes aliénées, chez lesquelles le délire s'exaspère au moment de l'apparition de la menstruation, pour diminuer à mesure que l'écoulement se manifeste.

Au début de presque toutes les formes de folie, on peut remarquer la suppression de cette fonction importante.

Nous avons observé une malade, entre autres, prise, à chaque époque menstruelle, d'impulsions homicides violentes. Sous l'influence de cette disposition, elle avait tué ses trois enfants, peu de temps avant son arrivée à Stéphansfeld.

L'état de la puberté peut être chez les jeunes gens, chez les jeunes filles surtout, la source des accidents névropathiques les plus variables. Le travail physiologique qui s'accomplit alors, donne lieu à des passions nouvelles et à une surexcitation des facultés qui, dans quelques cas, vient imprimer au cerveau une activité désordonnée. « C'est, dit M. le docteur E. Rousseau, l'aiguillon de l'amour qui se fait sentir, pressant, irrésistible, avec son cortége de joies et de douleurs, d'espérances et de déceptions. Quelquefois c'est une application prématurée à certains travaux abstraits, ou bien une étude mal entendue de la religion, conduisant à des pratiques austères et inconsidérées. » (Folie, Puberté; Paris, 1857.)

**État puerpéral, folie puerpérale.** — L'état puerpéral est signalé par tous les auteurs comme une cause d'aliénation assez fréquente chez les femmes. Il n'est pas sans importance d'examiner ce qu'on doit entendre sous le nom d'état puerpéral, lorsque surtout il s'agit de rechercher le rôle pathogénique que cette nouvelle situation vient jouer dans le développement des accidents cérébraux.

L'état puerpéral (*puerpera,* femme en couches) ne comprend, à vrai dire, que l'ensemble des modifications fonctionnelles et organiques qui surviennent chez les femmes, pendant et après la parturition, jusqu'au retour des règles, ou jusqu'à l'établissement de la lactation. Cette manière de considérer l'état puerpéral nous paraît la plus rationnelle. Cependant, au point de

vue de notre sujet, et à l'exemple de M. Monneret (Pathologie
générale), nous admettrons les trois périodes suivantes : 1° période de gestation; 2° de parturition; 3° de lactation.

### Première période de la folie puerpérale.— Grossesse.—

Si quelques phénomènes nerveux apparaissent au début de la
grossesse, on peut surtout les observer à mesure que celle-ci
avance, et particulièrement dans les trois derniers mois de la
gestation, lorsque le sang vient à subir d'importantes modifications : d'une part, la fibrine augmente et se rapproche de la
proportion que l'on rencontre dans les phlegmasies; de l'autre,
il y a diminution des globules et de l'albumine; le sérum devient moins riche en matériaux solides; il y a tendance à l'anémie et prédisposition aux hydropisies. On observe dans quelques
cas, à la face interne des os du crâne, le développement d'ostéophytes, qui prouvent toute l'énergie de la nutrition.

L'altération chloro-anémique que subissent les femmes enceintes, et l'influence sympathique exercée par l'utérus sur le
système nerveux, nous expliquent en partie les phénomènes
morbides qu'on peut alors observer : tels sont les migraines, les
névralgies de diverses parties du corps, la gastralgie, les appétits
bizarres, les vomissements plus ou moins opiniâtres, les convulsions passagères, ou les attaques éclamptiques que l'on voit
se déclarer dans les derniers mois.

Suivant M. le Dr Marcé (De la folie des femmes enceintes), la
folie qui paraît se rattacher au travail de la gestation ou en recevoir sa cause excitante, ne débute guère qu'à partir du quatrième mois, pour croître ensuite progressivement, tandis que
les troubles moraux sympathiques, très-marqués dans les premiers mois, vont généralement ensuite en s'effaçant.

Suivant l'auteur que nous citons, la mélancolie serait la forme
d'aliénation prédominante. Parmi les faits nombreux qu'il a pu
étudier à ce point de vue, il ne se trouve qu'un très-petit
nombre de cas où l'accouchement ait mis fin au trouble intellectuel survenu pendant la grossesse, l'avortement, proposé comme

moyen de guérison de la folie des femmes grosses, doit donc être sévèrement réprouvé.

M. le D^r Cerise s'était élevé lui-même déjà contre cette pratique de l'avortement qu'il a vue employer en Angleterre. Dans le cas qu'il a eu l'occasion d'observer, la malade succomba aux suites de l'avortement, sans même qu'il se fût manifesté la moindre amélioration dans son état mental.

La grossesse, chez les aliénées, se fait habituellement d'une manière normale; bien plus, on a observé des cas où des personnes, tant qu'elles restaient bien portantes, étaient sans cesse exposées à faire des fausses couches; elles accouchaient, au contraire, à terme, dès qu'elles étaient devenues aliénées.

Quant à l'utilité, admise par quelques auteurs, de la grossesse elle-même, dans le but de modifier le désordre mental, elle est fort contestable. Esquirol regarde comme exceptionnelle la guérison de la folie par le mariage et par l'accouchement; il dit, au contraire, avoir vu beaucoup de folies, non-seulement persister, mais encore s'aggraver par ces moyens.

Les observations que nous avons pu faire nous-même à ce sujet nous confirment dans cette opinion. Nous nous souvenons d'une jeune fille atteinte de nymphomanie, et qui devint enceinte après être sortie de l'établissement de Stéphansfeld, en voie d'amélioration. Cette malheureuse jeune fille a vu sa folie s'aggraver par le fait de la grossesse et de l'accouchement.

Il arrive souvent que la folie, lorsqu'elle s'est présentée pendant la grossesse avec le caractère mélancolique, se transforme peu après l'accouchement en un état d'exaltation plus ou moins violente.

**Deuxième période de l'état puerpéral. — Folie puerpérale proprement dite. —** L'état puerpéral proprement dit comprend, non-seulement l'acte même de l'expulsion du fœtus, mais encore les modifications locales ou générales qui surviennent à la suite du travail de l'accouchement jusqu'au moment où les organes de la génération ont repris leurs fonctions normales, suspendues par la gestation.

L'aliénation puerpérale proprement dite est celle qui se développe dans les quatre ou cinq semaines qui suivent l'accouchement, jusqu'au rétablissement régulier de la menstruation, ou jusqu'à l'époque où la lactation est devenue un état véritablement physiologique, si la femme allaite.

Il est inutile d'énumérer les causes qui prédisposent les femmes à l'aliénation pendant l'état puerpéral : les douleurs térébrantes du travail de l'enfantement, l'anxiété qui les accompagne, l'impatience qui domine à ce moment les femmes, souvent même les mouvements de colère qu'elles ne peuvent retenir, telles sont les causes puissantes d'excitation cérébrale. Si l'on ajoute cet excessif besoin de sommeil qui tourmente les nouvelles accouchées, et que viennent interrompre à chaque instant de nouvelles douleurs, l'état d'anémie profonde et les hémorragies qui peuvent survenir à la suite du travail, on comprendra combien sont nombreux les éléments morbides qui viennent aggraver cette disposition spéciale. Pendant le travail, dit le professeur Nægelé, il se passe une modification importante dans tout le système nerveux de la femme, qui se fait voir par le changement de son caractère et par les émotions qui l'agitent. Les femmes les plus sensées, les plus courageuses, divaguent alors et deviennent pusillanimes. La physionomie est altérée, les yeux sont hagards, le regard fixe; mais c'est surtout pendant la 3e et 4e période du travail que cet état ressemble à un véritable accès d'aliénation mentale.

Suivant certains auteurs, on voit, dans l'accouchement normal, le délire survenir assez fréquemment pendant quelques minutes, et persister même des heures entières, au moment de la dilatation du col ou par suite du passage de la tête.

Ce délire passager, qui se manifeste pendant l'accouchement, et souvent immédiatement après, a été désigné par quelques médecins sous le nom de folie transitoire (paraphrosyne).

Klug rapporte le cas d'une paysanne admise à l'hôpital de

Berlin, qui fut prise, à la suite d'un accouchement laborieux, d'une agitation extrèmement violente, au point qu'elle cherchait, aussitôt après avoir accouché, à saisir son enfant pour l'étrangler. Cet état d'agitation dura environ quatre heures, puis elle se remit tout à coup, comme si elle sortait d'un rêve, demandant à la gardienne des explications sur ce qui s'était passé. On comprend quelles difficultés de semblables accès peuvent présenter en médecine légale.

Le travail de l'enfantement, sa durée, ses difficultés, les vives douleurs qui l'accompagnent, les pertes utérines plus ou moins abondantes, exercent sans doute une influence puissante sur le développement de la prédisposition à l'aliénation ; mais les impressions morales jouent un rôle bien autrement important encore dans la production de cette maladie : le chagrin, la honte, la misère, l'abandon d'un séducteur, la jalousie, etc., telles sont les causes habituelles signalées par les auteurs. Esquirol a trouvé que les influences, agissant sur le moral, sont quatre fois plus nombreuses que celles qui ont une action physique.

Sur 18 aliénées traitées à la suite de couches, à l'établissement de Stéphansfeld, pendant l'espace de 4 ans, 12 ont éprouvé des affections morales; les 6 autres ont été sujettes à des causes physiques ou de nature complexe. En 1814, cette époque de grands événements politiques, sur 13 cas de manie puerpérale, onze ne reconnaissaient d'autre cause que la frayeur.

Parmi les causes physiques, on a cité les écarts de régime, l'impression du froid, l'action des courants d'air qui auraient déterminé la suppression des lochies.

L'hérédité joue aussi, dans la production de la folie puerpérale, un rôle considérable. Burrow a cherché à démontrer que la moitié au moins des femmes, atteintes de folie puerpérale, présentent une disposition héréditaire.

D'après le D$^r$ Helft de Berlin, la proportion serait de 39 p. 100. Sur un relevé de 30 malades, observées à Stéphansfeld, et devenues aliénées à la suite de couches, 14 avaient des parents à différents degrés devenus aliénés. Sur 92 femmes admises à la

Salpétrière, de 1811 à 1814, pour cause de manie puerpérale, un grand nombre présentaient également une prédisposition héréditaire. Le D<sup>r</sup> Macdonald, aux États-Unis, a trouvé, sous ce rapport, une proportion de 26 p. 100. C'est ordinairement vers le 4<sup>e</sup> ou le 5<sup>e</sup> jour après l'accouchement, quand la sécrétion de lait est en train de se faire, qu'on observe le plus communément l'explosion de la folie puerpérale.

On trouve comme symptômes précurseurs, plus ou moins longtemps avant l'invasion de la maladie, une irritabilité extra-ordinaire, de l'insomnie, de la céphalalgie, le regard brillant, la figure animée, exprimant déjà un certain degré d'agitation; la sécrétion de lait diminue, s'arrête même; il y a de la consti-pation. Cet état peut être accompagné ou non d'un mouvement fébrile; tantôt le pouls reste faible et tranquille, tantôt il est petit et rapide. La peau peut-être chaude, humide, mais c'est surtout à la tête que la chaleur se porte; on constate parfois des bourdonnements d'oreilles; la langue est blanche; le ventre reste mou; les malades se montrent d'abord mécontentes, silen-cieuses, et témoignent de l'indifférence à l'égard de leur enfant, puis le délire se caractérise de plus en plus. Lorsque celui-ci revêt une forme plus grave et le plus souvent mortelle, on voit la langue devenir sèche et fuligineuse; les sécrétions cessent brusquement; les malades tombent dans un état d'indifférence, d'hébétude et bientôt de coma, qui ne tarde pas à amener la mort.

**Formes d'aliénation de cause puerpérale.** — Les formes les plus diverses ont été observées dans la folie puerpérale. On trouve toutefois, par ordre de fréquence, la manie, la lypé-manie et les différentes variétés du délire partiel. La démence qui survient immédiatement à la suite de l'état puerpéral est assez rare. Esquirol ne l'a observée que 8 fois dans 92 cas.

La manie ne présente pas, à vrai dire, des caractères différents de ceux qu'on observe d'habitude; on a cependant remarqué que le désordre des idées est plus intense, que l'excitation générale est plus violente qu'on ne l'observe dans la généralité des cas, et qu'elle se complique plus souvent d'impulsions irrésistibles, dangereuses, et d'idées érotiques. Les malades se livrent facilement, à l'égard de l'enfant qu'elles viennent de mettre au monde, à des actes d'une redoutable violence qui ont leur raison d'être dans la perversion du sentiment maternel. Les discours qu'elles tiennent sont obscènes, elles cherchent à se découvrir, leurs gestes et leur tenue les rendent, pour les personnes qui les entourent, un objet de scandale. Lorsqu'il y a rémission des accès, il est assez commun d'observer de la pesanteur de tête, une altération des traits plus ou moins marquée, et une sorte de malaise général.

La lypémanie nous a aussi paru, dans la plupart des cas, offrir des caractères plus tranchés que d'habitude. La physionomie revêt une remarquable expression de souffrance; la figure est amaigrie et les traits sont profondément altérés. La perversion des sentiments naturels, et particulièrement du sentiment de la maternité, les impulsions homicides et les tendances suicides, ont été observées dans la mélancolie, comme dans la manie des nouvelles accouchées.

**Pronostic.** — Dans la majorité des cas, la guérison se fait assez rapidement; il n'est pas rare de voir celle-ci, précédée du rétablissement des fonctions puerpérales, ou des sécrétions physiologiques.

**Troisième période de l'état puerpéral. — Folie des nourrices.** — La folie des nourrices s'observe moitié moins souvent que celle des nouvelles accouchées. Mais, comme le fait remarquer M. Marcé, il s'en faut de beaucoup que toutes les femmes allaitent leurs enfants, et cela diminue d'autant l'importance de cette comparaison. Circonstance remarquable, tous les cas de folie, survenue pendant l'allaitement, se partagent en deux catégories; les uns se sont produits dans les six ou sept premières semaines de la lactation, les autres après huit mois ou plus d'allaitement.

Cette circonstance serait, d'après l'auteur, importante au point de vue étiologique; car, si les faits du premier groupe paraissent se rattacher encore à l'état puerpéral proprement dit, les autres se lient à l'épuisement des forces qui résulte de la lactation prolongée. Aussi est-ce, dans ce dernier cas, avec les marques de l'anémie et d'une profonde débilitation, que les malades se présentent ordinairement. (Dr Marcé, analysé par C. Potain, Ann. méd. psych., 1858, p. 623.)

**Considérations statistiques.** — La folie puerpérale est assez fréquente; suivant Esquirol, elle a lieu une fois sur 12 aliénées; cette fréquence paraît être plus grande encore dans la pratique civile; l'auteur que nous citons a trouvé la proportion de 1 sur 7.

Le Dr Webster a trouvé à Bedlam une femme atteinte de folie puerpérale, sur 18 aliénées. Il fait remarquer que cette affection est plus fréquente et plus fatale pour les classes élevées que pour les classes inférieures. Beaucoup plus souvent produite à la suite de l'accouchement que pendant l'allaitement, elle se déclarerait plus fréquemment aussi après le sevrage que durant l'allaitement. L'âge est en général de 20 à 30 ans. Trois cas sur cinq éclatent avant le quatorzième jour après la délivrance, tandis que le danger diminue à mesure qu'on s'éloigne de la parturition. Autrefois la maladie était moins fréquente. (Ann. méd. psych., 1851, p. 129.)

Sur 66 cas, recueillis par le Dr Macdonald, aux États-Unis, 44 survinrent durant la période puerpérale proprement dite, et 18 à l'époque de la lactation. Sur ces 66 malades, 29 furent prises de dérangement intellectuel à leur premier enfant; dans près de la moitié des cas, le désordre s'est manifesté une semaine après l'accouchement; il a eu lieu 44 fois sur 66 pour le premier mois, période stricte de l'état puerpéral. (Ann. méd. psych., 1850, p. 814.)

**Nature de la folie puerpérale.** — On a rapporté à l'existence de l'albuminurie le développement de la folie puerpérale

Sans nier la part d'influence que cette cause peut avoir dans la production des accidents, il y a lieu toutefois de reconnaître qu'il a été impossible de constater la présence de l'albumine dans le plus grand nombre des cas.

L'albuminurie est, on le sait, une des complications que l'état puerpéral peut entraîner. Elle semble dépendre elle-même d'une lésion particulière de l'innervation; et, dans quelques cas où il nous a été possible de l'observer à une époque antérieure à l'invasion de la folie, nous l'avons vue disparaître, à mesure que cette dernière prenait un caractère plus tranché.

M. Simpson rapporte également quatre faits de manie puerpérale pour lesquels il aurait été consulté, et dans lesquels l'albuminurie aurait été observée, mais seulement au moment de l'apparition des symptômes. (Union méd., 10 oct. 1857.)

La plupart des auteurs s'accordent à regarder cette affection comme étant rarement de nature inflammatoire; l'état anémique, l'épuisement nerveux, l'irritation cérébrale qui en est la conséquence, telles sont les conditions organiques qui en favorisent le développement.

On comprend les indications thérapeutiques qui peuvent résulter de cette manière de voir. L'éloignement de toute cause irritante, un régime tonique, analeptique, des moyens calmants, quelques purgatifs doux, quelquefois l'opium uni à l'aloès, tels sont les moyens principaux qui doivent être employés dans la plupart des cas.

Les lésions trouvées à l'autopsie des femmes atteintes de folie puerpérale, sont extrêmement variables. Au début de la maladie, il paraît y avoir communément une turgescence vasculaire du cerveau, plus ou moins intense, et, dans quelques cas exceptionnels, on a rencontré une exsudation hémorragique de nature passive. Nous renvoyons, à ce sujet, aux considérations qu'a produites dans sa thèse inaugurale sur la folie puerpérale, un de nos anciens internes, M. le Dr Weill. (Strasbourg, 1851.)

**Chlorose. Anémie. —** Les exemples d'aliénation intimement liée à la chlorose et à un état de chloro-anémie, sont communs dans les annales de la science, et les cas de guérison, obtenus uniquement sous l'influence d'un régime tonique ferrugineux et réparateur, s'observent chaque jour dans les établissements d'aliénés.

La plupart des affections aiguës graves, certaines diathèses, paraissent agir, sans doute, en portant sur les centres nerveux une action spéciale; mais c'est surtout en déterminant un état d'anémie profonde qu'elles viennent produire des accidents névropathiques de diverses sortes.

On observe chaque jour de malheureuses femmes, des jeunes filles, dont la figure pâle, les muqueuses décolorées, la teinte bleuâtre des sclérotiques, les palpitations, le bruit de souffle artériel, indiquent suffisamment une affection chlorotique arrivée à un degré élevé. Dans la plupart des cas, il suffit des préparations ferrugineuses et d'un régime substantiel pour voir disparaître, en même temps que la chlorose, les symptômes nerveux qui en étaient la conséquence.

N'est-ce pas une chose bien digne de la méditation des physiologistes et de l'attention des praticiens, dit M. Trousseau, que cet antagonisme perpétuel entre le sang et les nerfs? entre la prédominance de la force d'assimilation, et la prédominance des phénomènes nerveux? antagonisme duquel il résulte que, plus le système nutritif et les phénomènes végétatifs sont pauvres et languissants, plus la quantité du sang est diminuée, plus ce liquide est dépouillé de ses parties organisables, plus aussi les phénomènes nerveux sont mobiles, exaltés, irréguliers et désordonnés. (Mat. méd., I, p. 551.)

Le cerveau ne trouvant plus dans le fluide sanguin les conditions physiologiques de sa nutrition, doit nécessairement éprouver un trouble fonctionnel plus ou moins profond. Il peut se développer, dit M. Sandras, sous l'influence de l'état chlorotique, des paralysies que l'on guérit par le fer.

Valleix, dans son Guide du médecin praticien, exprime la même manière de voir (II, 149). La chlorose étant au fond une anémie, il n'est pas surprenant qu'on ait observé dans cette maladie des troubles cérébraux qui accompagnent cette altération du sang. Ils sont quelquefois portés à un si haut degré, qu'on a noté l'existence d'une véritable manie. Pour M. Sandras, toutes les formes de l'aliénation mentale peuvent avoir également leur origine dans la chlorose et dans l'anémie.

M. Boureau, interne des hôpitaux, dans un mémoire qui a remporté le prix Esquirol, fait remarquer qu'à l'altération sensoriale se mêlent souvent, chez les femmes hallucinées, des troubles de la constitution physico-chimique du sang; que les unes sont chlorotiques ou anémiques; que les autres présentent tous les symptômes de la pléthore, etc. Dans ces différents cas, ce serait se tromper, dit-il, que de mettre l'altération de sang sous la dépendance de l'affection nerveuse, car les désordres nerveux sont presque toujours produits, comme le prouve l'observation, par la lésion du liquide circulatoire. (Ann. méd. psych., 1854, p. 55.)

La chloro-anémie, fait avec raison remarquer M. Hildenbrand (Thèse Strasbourg, 1857), favorise les stases sanguines locales, les congestions cérébrales; dans quelques cas même on a vu se produire des inflammations partielles, l'encéphalite limitée, avec taches jaunâtres; le ramollissement et l'ulcération de diverses parties de la substance cérébrale, et particulièrement de la substance grise.

Syphilis. — La syphilis peut être une source d'inquiétudes, d'humiliation, de peines morales diverses, lorsqu'elle vient, par exemple, apporter le trouble et le désordre au foyer de la famille. Elle est par sa nature, plus que toute autre maladie, la cause de chagrins de toutes sortes et de regrets incessants. Il est peu d'établissements qui ne présentent des exemples remarquables de cette espèce d'hypochondrie, de mélancolie inquiète qu'on a désignée, avec assez de justesse, sous le nom de syphilophobie.

Nous nous souvenons avoir entendu citer par M. Ricord, l'un

de nos anciens maîtres, des exemples bien curieux de cette disposition morale, qui consiste à s'examiner dans tous les détails et dans toutes les circonstances, à scruter toutes les excrétions, etc., disposition bien propre à assombrir l'existence et à produire sur le système cérébral une atteinte susceptible de déterminer un état d'aliénation.

Mais, en dehors de cette cause morale, la syphilis peut agir directement, et, dans quelques cas, l'on peut attribuer à son influence immédiate la manifestation du délire. Quels sont alors les accidents syphilitiques qui viennent déterminer la folie?

On comprend quelles difficultés environnent la solution d'une semblable question.

On conçoit aussi combien l'attention de l'observateur doit être exercée pour ne pas confondre, dans certaines circonstances, le résultat d'excès habituels à quelques malheureux atteints de syphilis, avec celui qui est uniquement produit par cette triste maladie.

On n'en doit pas moins reconnaître que la syphilis, dans quelques cas, rares cependant, porte son action sur les centres nerveux, et particulièrement sur les diverses parties du cerveau, chargées des fonctions intellectuelles et morales. Un de nos anciens internes, M. le D$^r$ Hildenbrand, a fait à ce sujet un travail intéressant, dont nous croyons devoir résumer les idées principales. (*Op. cit.*)

Des auteurs, qui font autorité dans la science, admettent que la syphilis peut être une cause d'aliénation et d'accidents nerveux variables. MM. Trousseau, Vidal, Ricord, le D$^r$ Simon, qui a écrit dans la Pathologie de Virchow le chapitre de la syphilis; le D$^r$ Yvaren, qui a publié un ouvrage intéressant (Métamorphoses de la syphilis; Paris 1854); Esquirol, Ferrus, Trélat; en Allemagne, Essmarch et Jessen, médecins aliénistes, etc., sans parler des auteurs anciens, pour lesquels la syphilis était une obscure fantasmagorie, ont émis l'opinion que diverses formes d'aliénation peuvent être une des conséquences de l'infection syphilitique.

On doit considérer cette maladie comme agissant de diverses
manières. M. Ricord admet que, sous l'influence syphilitique, il
se produit d'abord chez certains sujets un appauvrissement du
sang, et tous les phénomènes qu'on rencontre dans la chlorose en
général, l'altération de la myotilité, de la sensibilité, l'affaiblissement physique et moral, le visage terne, l'œil éteint, les douleurs rhumatoïdes, etc. Dans ce cas, la syphilis constitutionnelle ·
n'agirait qu'en déterminant une chlorose spéciale.

Son action n'apparaît d'une manière manifeste que lorsqu'elle
se fixe sur les enveloppes du cerveau, et sur le parenchyme cérébral lui-même. Ici nous trouvons les lésions cérébrales suivantes, qui viennent suffisamment rendre compte des affections
mentales symptomatiques :

Les diverses espèces de périostose que M. Ricord a décrites
sous les noms de périostoses phlegmoneuse, gommeuse et plastique, et qui donnent lieu, tantôt à de la suppuration, tantôt à
une production de liquide séro-albumineux, qui va peu à peu en
s'épaississant, pour se transformer en une substance gommeuse,
susceptible de résolution franche ; ou qui déterminent une tumeur, par suite d'un épanchement plastique qui peut lui-même se
transformer en tissu osseux, et donner naissance à l'exostose
épiphysaire (ostéophyte d'Albert, de Bonn); celle-ci, d'abord indépendante de l'os, finit par faire corps avec lui. Les exostoses
vénériennes présentent, d'ailleurs, rarement un volume considérable ; tantôt elles forment une couche osseuse peu épaisse,
déposée à la surface de l'os, tantôt une tumeur hémisphérique
ou pédiculée; leur surface est ordinairement régulière (Nélaton,
Path. chir., 11, 12). Le Dr Sandberg, cité par Flemming, trouva
à l'autopsie d'un dément paralytique, atteint antérieurement de
syphilis, une exostose considérable de la base du crâne. M. Rayer
a rencontré chez un individu, mort à la suite d'accidents cérébraux divers, une tumeur gommeuse adhérente à la base du
crâne, et qui avait déterminé l'inflammation et le ramollissement de la région correspondante du cerveau.

La dure-mère, membrane fibreuse, peut être primitivement

atteinte sous le nom de méningite syphilitique; Read Thomas rapporte trois cas de tumeurs syphilitiques de la dure-mère.

M. Rayer croit à la possibilité d'un travail phlogistique spécial des méninges, sous l'influence de la syphilis, travail analogue à celui qu'elle détermine dans les tissus fibreux pour donner lieu à la périostose. (Ann. de thérap., décembre 1857.)

Si pour les os du crâne, si pour les enveloppes du cerveau, la lésion syphilitique paraît peu douteuse, en est-il de même pour l'organe cérébral? La syphilis exerce-t-elle sur le parenchyme une action directe? Existe-t-il une dégénérescence syphilitique du cerveau? Malgré le nombre restreint d'observations, la réponse paraît peu douteuse; l'analogie, d'ailleurs, doit en faire admettre la possibilité.

Flemming (*Pathologie und Therap. der Psychosen*, 1859) rapporte le cas d'une jeune fille atteinte d'accidents syphilitiques secondaires et décédée à la suite d'une encéphalite violente. A l'autopsie, on trouva, en arrière du ventricule latéral gauche la substance cérébrale transformée, dans l'étendue de quelques lignes, en une masse d'un aspect lardacé; à côté, se trouvait une petite caverne dont les surfaces étaient mamelonnées et recouvertes d'un enduit exsudatif rougeâtre. Cette dégénérescence du tissu lui a paru être un produit de la syphilis secondaire.

M. Ludger Lallemand a présenté à la Société médicale d'émulation de Paris l'observation d'une tumeur présumée syphilitique, développée dans le cerveau. Soumise à l'examen microscopique par M. Lélut, cet observateur a également pensé qu'il s'agissait dans ce cas d'une tumeur gommeuse ancienne, en partie calcifiée.

MM. Ricord et Cullerier ont rencontré et présenté à l'Académie de médecine des tubercules syphilitiques développés, dans un cas, dans le corps strié, et dans un autre cas, à la base du cerveau.

De ces considérations, que nous ne voulons pas prolonger davantage, il résulte pour nous que les lésions de nature syphilitique du cerveau ou de ses enveloppes, quoique d'observation peu fréquente, ne sauraient être mises en doute, et qu'elles peuvent avoir pour conséquence des formes variées d'aliénation mentale.

Il n'est pas indifférent que l'attention soit, au besoin, fixée à cet égard, puisque, par un traitement approprié, il est possible de modifier heureusement certains états phrénopathiques, dont autrement le pronostic pourrait être défavorable. Les auteurs citent des faits authentiques d'affection mentale guérie par un traitement antisyphilitique ; la thèse que nous venons de citer en contient de curieux exemples.

M. le D^r Berthier a également recueilli sur ce sujet d'intéressantes observations (Folie diathésique ; Montpellier, 1859). Il croit devoir conclure, d'après les exemples qu'il a réunis, que la folie syphilitique frappe généralement l'âge adulte, et qu'elle semble avoir une prédilection pour le tempérament lymphatique ; que cette maladie affecte plus fréquemment la forme de la manie, quelquefois de la démence avec ou sans paralysie ; rarement elle détermine la mélancolie, très-rarement les autres genres d'aliénation.

Quelquefois les manifestations de la syphilis accompagnent les accès de manie intermittente ; plus fréquemment elles ont une marche rémittente ou progressive, qui en impose par ses moments de répit. Si la folie syphilitique est grave quant à sa nature, elle n'est pas cependant incurable, tant qu'elle n'a pas altéré la substance propre du cerveau. M. le D^r Berthier ajoute avec raison que ces déductions ont encore besoin d'observations ultérieures, pour en contrôler la valeur.

**Affections cutanées.** — Les affections cutanées paraissent être une cause réelle, quoique rare, d'aliénation mentale.

Esquirol cite les dartres, ou repercutées, ou longtemps stationnaires, comme ayant déterminé quelquefois la manie. Cette cause, dit-il, agit plus ordinairement vers l'âge de 35 à 45 ans, et chez les femmes pendant les anomalies de la dernière menstruation. Aussi, ajoute-t-il, n'est-il pas rare de retirer alors de très-bons effets des exutoires qui, en excitant la peau, y déterminent un point d'irritation ou un foyer d'évacuation salutaire.

M. Guislain a également observé le vice dartreux lié à l'aliénation symptomatique. Il lui est arrivé plusieurs fois de voir disparaître cette dernière, grâce à l'apparition d'une éruption dartreuse dont le malade avait été atteint récemment.

Quoique l'observation nous ait démontré cette cause comme étant exceptionnelle, nous croyons cependant qu'elle doit être admise, et, en ce moment même, nous observons un prêtre dont le corps est couvert de larges plaques de dartre squameuse (*Psoriasis diffusa inveterata*), et qui est en même temps atteint d'une manie ambitieuse tendant à la démence. Cette affection alterne chez ce malade avec des périodes de stupeur, sous l'influence desquelles il paraît éprouver des symptômes de congestion cérébrale.

Il règne dans quelques contrées, et particulièrement en Scandinavie, une sorte de lèpre, décrite sous le nom de *Spedals-Kehed*, qui, dans quelques cas, s'accompagne de manisfestations délirantes. L'érysipèle de la face peut être, d'après M. Baillarger, une cause de paralysie générale. Il en rapporte quelques exemples dans un mémoire inséré dans les Annales médico-psychologiques.

**Folie pellagreuse.** — Dans ces derniers temps, l'attention a été plus particulièrement appelée sur une affection cutanée qui sévit surtout dans la vallée du Pô, et qu'on désigne sous le nom de pellagre. Cette affection se complique souvent de troubles cérébraux.

La pellagre, qui ne diffère pas essentiellement des maladies connues sous les noms de scorbut des Alpes, mal de la Rosa des Asturies, mal de la Teste, etc. (voir feuilleton, Landouzy, Union médicale, juin 1861), atteint particulièrement trois grands systèmes de l'économie. La peau se recouvre d'un exanthème caractéristique, qui affecte principalement les poignets, le dos des

mains, le coude-pied, quelquefois le visage; l'erythème donne
aux mains un aspect raboteux, comme celui d'une patte d'oie.
La muqueuse intestinale se trouve à son tour compromise, il en
résulte des douleurs abdominales, une diarrhée opiniâtre, l'a-
maigrissement et, comme conséquence, le marasme, l'infiltration des membres, l'épanchement séreux dans les cavités, etc.
Des accidents plus ou moins graves se manifestent, enfin, comme
conséquence de la lésion du système cérébro-spinal; en même
temps que surviennent des douleurs lombaires, on voit apparaître
la faiblesse des membres, particulièrement des membres inférieurs; tout indique la lésion de la moelle. On trouve chez quelques pellagreux, une sorte de tremblement, de mouvement désordonné, qui donne à leur démarche un cachet spécial, et qui
peut présenter tous les caractères du mouvement choréique.

Le délire se montre au début par une apathie morne, une
tristesse profonde, conduisant à la monomanie suicide, quelquefois donnant lieu à des impulsions homicides. Strambio considère le désir effréné de se noyer, comme le caractère propre de
la maladie, d'où le nom d'hydromanie qu'il a voulu lui donner.
A cette période de dépression, succède bientôt une agitation
plus ou moins intense, une excitation maniaque avec prédominance d'idées fixes de grandeur, ou de nature religieuse, et qui
mène insensiblement à un état de démence paralytique.

M. le Dr Théophile Roussel (Pellagre, Paris, 1845) attribue à
l'usage du maïs le développement de cette maladie.

Un médecin italien, Balardini, croit avoir découvert une maladie du maïs, consistant dans la production d'un parasite, connu
sous le nom de verderame. Cette altération, suivant lui, cause
principale de la pellagre, ne se manifesterait qu'après la récolte
et lorsque le grain est placé dans les greniers.

MM. Gibert et Ferrus ne partagent pas l'opinion des médecins
qui admettent l'influence du maïs comme cause productrice de
la pellagre. Nous nous rappelons avoir entendu partager cette
opinion par le savant médecin en chef du Manicome, à Milan.
Des considérations de misère, d'hérédité, etc., sembleraient pré-

sider au développement de cette redoutable affection, qui s'attaque presque uniquement à la classe pauvre.

M. Depaul a exposé, devant la société d'émulation de Paris (4 août 1860), des considérations intéressantes sur la pellagre; voici les conclusions auxquelles il est arrivé :

1° L'usage du maïs sain ou atteint de verdet, n'est ni la cause unique ni même la principale de la pellagre;

2° On ne compte plus aujourd'hui les faits qui démontrent que la pellagre peut apparaître chez les individus qui n'ont jamais fait usage du maïs;

3° C'est dans des conditions plus générales qu'il faut chercher la cause de cette maladie;

4° On a beaucoup exagéré tout ce qu'on a dit de la propagation du verderame dans nos départements pyrénéens : Cette maladie du maïs constitue encore une exception assez rare, ce qui s'explique par le soin qu'on met à ne le récolter que lorsqu'il est parfaitement mûr, et par les précautions qu'on prend pour le conserver;

5° C'est à une bonne application des lois de l'hygiène qu'il faut demander l'extirpation de la pellagre. (Union médicale, 24 nov. 1860.)

D'après les médecins qui se sont occupés de ce sujet, la paralysie pellagreuse serait déterminée par une lésion de la moelle; M. Baillarger trouve une grande analogie entre elle et la paralysie générale.

Quoi qu'il en soit, la pellagre se complique fréquemment de troubles intellectuels; depuis quelques années, plusieurs médecins en France, notamment MM. Landouzy et Billot, ont eu l'occasion d'en observer des exemples assez fréquents; nous n'en avons pour notre compte rencontré qu'un seul exemple en Alsace, quoique nous habitions cette contrée depuis un assez grand nombre d'années.

**Névroses. Leur influence sur la production de l'aliénation.** — Il existe entre les névroses et les diverses formes de l'aliénation des points de contact vraiment remarquables : non-

seulement il y a entre les unes et les autres des rapports nombreux de causalité, mais elles présentent encore une véritable
analogie de nature, tant par leur caractère symptomatologique
que par leur siége. Dans quelques cas même elles s'engendrent
les unes et les autres, et se remplacent réciproquement.

Pour la plupart des individus atteints d'aliénation, comme
pour ceux affectés de névroses, il existe un état organopathique
commun, que nous pouvons appeler *l'état nerveux*. Cet état nerveux, décrit par Sandras, peut être lui-même déjà considéré,
lorsqu'il est porté à un certain degré, comme constituant une
forme particulière d'aliénation. Il se caractérise par une susceptibilité maladive que mettent en jeu et que surexcitent les circonstances les plus insignifiantes. Les personnes qui en sont
atteintes versent des larmes ou poussent des éclats de rire pour
les motifs les plus futiles. Elles sont sujettes à des angoisses
précordiales, à une tristesse inexplicable, qu'une diversion imprévue dissipe en un clin d'œil. Les circonstances extérieures
les impressionnent singulièrement; les occupations sérieuses
les fatiguent à l'excès. Les sens sont l'objet des perceptions les
plus bizarres : la vue perçoit des formes vagues, des lueurs extraordinaires; l'ouïe est fatiguée de bruits étranges, ce sont des
sifflements, des bruits de clochettes; l'odorat acquiert un haut
degré de sensibilité, les odeurs, bonnes ou mauvaises, aggravent
cet état nerveux. Le sens du goût est également modifié, les
choses aigres, acides, sont vivement désirées par les malades.
Le toucher prend quelquefois une susceptibilité incroyable : le
plus simple contact devient une cause de douleurs intolérables,
de sensations inattendues. Les organes de la locomotion présentent aussi des troubles particuliers : tantôt ils sont doués d'une
énergie excessive, tantôt c'est un abattement que rien n'explique;
plus souvent on remarque des tics, des mouvements convulsifs,
des spasmes involontaires de quelques muscles de la face ou du
tronc. Les grandes fonctions de l'économie, la respiration, la
circulation, la secrétion, peuvent également présenter des symptômes caractéristiques.

Cet état nerveux, sur lequel nous avons cru devoir insister avec quelques détails, est un des signes prodromiques presque constants des diverses formes d'aliénation mentale; il mérite, à ce titre, de fixer l'attention d'une manière spéciale.

De toutes les névroses, c'est surtout l'épilepsie, puis l'hystérie, qui alternent ou coïncident le plus fréquemment avec l'aliénation mentale. L'extase et la catalepsie peuvent compliquer quelques-unes des formes de l'aliénation : elles se rencontrent à un degré plus ou moins marqué dans cette variété délirante qu'on a désignée sous le nom de stupidité. La chorée, comme cause ou comme complication, est une des névroses que nous avons observées le moins fréquemment.

**Épilepsie.** — L'épilepsie mérite une place à part dans l'histoire de l'aliénation. Son influence sur le développement du trouble de l'intelligence est tellement puissante, qu'on peut affirmer que tout épileptique, sujet à de fréquents accès, ne peut guère espérer de voir sa raison, se conserver longtemps.

Esquirol, et avant lui, d'autres observateurs avaient déjà fait remarquer l'influence redoutable que cette cruelle affection vient excercer sur le cerveau. « Chez quelques enfants épileptiques, dit Esquirol, la raison ne se développe pas, ils deviennent idiots; chez d'autres elle se développe, mais elle se perd lentement. » Lorsque l'épilepsie éclate après la puberté, mais sourtout dans l'âge consistant, la raison se perd plus lentement, mais chaque accès ajoute à l'affaiblissement de l'intelligence avant que la démence soit complète.

Sur un relevé de 339 femmes épileptiques, recueillies à la Salpétrière, Esquirol a trouvé que 269, c'est-à-dire les 4/5 étaient plus ou moins aliénées.

« Les perturbations violentes et souvent répétées du système nerveux produisent à la longue des lésions dans les organes de la vie de nutrition, aussi bien que des altérations du cerveau et de ses fonctions. Les traits de la face grossissent, les paupières inférieures se gonflent; les lèvres deviennent épaisses, les plus jolis visages enlaidissent; il y a dans le regard quelque chose d'incertain; les yeux sont vacillants, les pupilles dilatées. On observe des mouvements convulsifs de quelques muscles de la face. En général, ceux qui en sont atteints ne parviennent pas à une longue vieillesse. » (Esquirol, I, 282.)

Non-seulement les accès d'épilepsie, en se répétant, modifient peu à peu l'habitude extérieure, le facies (*habitus*) du malade; mais, lors même que cette triste affection n'apporte pas aux facultés un trouble plus ou moins profond, elle modifie et altère insensiblement l'idiosyncrasie morale. Tous les auteurs ont remarqué que le caractère des épileptiques présente des particularités anormales. Ils sont susceptibles, irritables, méfiants; leur humeur est morose, et leur colère se change rapidement en fureur. M. Calmeil signale les épileptiques non encore aliénés comme très-irascibles, très-impressionnables, comme enclins aux fausses interprétations; ce qui, dit-il, ébranle à peine un homme d'une susceptibilité ordinaire, porte dans leurs sens un trouble profond. M. Delasiauve indique les mêmes traits dans le caractère de certains épileptiques; il conclut que cet état ne doit pas être considéré comme une véritable maladie, mais comme une disposition extra-physiologique. M. Baillarger ajoute que l'épilepsie, avant de conduire à la folie complète, produit dans l'état intellectuel et moral de certains malades des modifications très-importantes; ces malades deviennent susceptibles, très-irritables, et les motifs les plus légers les portent souvent à des actes de violence; toutes leurs passions acquièrent une énergie extrême (Union méd., 21 mars 1861, p. 526). Il y a chez eux une sorte d'hypochondrie qui les rend malheureux eux-mêmes et qui fait qu'ils sont pour leur entourage une cause de tourments continuels. Non-seulement l'épileptique se laisse entraîner facilement à des excès vénériens, mais il est quelquefois dominé par des impulsions sauvages.

L'épilepsie peut survenir, mais exceptionnellement, à la suite d'une affection mentale : dans ce cas, il est rare qu'elle ne soit pas la conséquence, et comme le symptôme des progrès de l'altération organique qui a pu dans l'origine être une cause déterminante du délire.

C'est ainsi que, par suite de la dégénérescence inflammatoire des enveloppes qui protégent le cerveau, et plus souvent encore par le fait des progrès de quelque tumeur intra-crânienne, ou de quelque ostéophyte développé dans les membranes de la dure-mère, on voit survenir, sans autre cause appréciable, des attaques épileptiques parfaitement caractérisées, et revenant à des époques plus ou moins éloignées. Nous avons observé un maniaque chronique, atteint, longtemps après l'invasion de la folie, d'attaques d'épilepsie qui, rares au début, et n'apparaissant que tous les deux ou trois ans, se montrèrent plus fréquentes vers la fin de la vie. A l'autopsie, on trouva une tumeur fibreuse, de la grosseur d'un œuf de pigeon, adhérente à la face interne de la dure-mère.

Mais l'épilepsie est avant tout, nous l'avons dit, la cause première de l'aliénation, dont elle devient une complication redoutable; elle détermine différentes formes de trouble intellectuel que nous devons ici passer rapidement en revue. Nous emprunterons en grande partie à M. le Dr Delasiauve les considérations qui se rattachent à la folie des épileptiques, et qu'il a développées longuement dans un traité spécial, et dans différents articles remarquables, insérés dans les Annales médico-psychologiques.

Les attaques d'épilepsie peuvent donner lieu à une congestion cérébrale qui, suivant les circonstances, présente des phénomènes opposés. Tantôt, et c'est ce qui arrive le plus ordinairement, on observe un ensemble de phénomènes qui permettent de donner à la congestion le nom d'apoplectique. On voit alors apparaître les symptômes suivants : engourdissement, coma, torpeur, sommeil soporeux, quelquefois rigidité. Tantôt, au contraire, mais plus rarement, les signes extérieurs se rapprochent de la période la plus intense de la méningite. Ainsi, prostration avec fièvre ardente, chaleur au front, sécheresse de la langue et de la bouche, délire plus ou moins furieux. On pourrait donner à cette forme de congestion le nom de méningitique.

Ces sortes d'oppressions cérébrales peuvent présenter des dangers sérieux pour la vie du malade, et nécessitent d'ordinaire un traitement approprié. Mais on voit survenir à la suite des attaques des perturbations mentales nombreuses et variées.

**Manie épileptique.** — Un des accidents assez fréquents et en même temps les plus redoutables, ce sont les accès d'excitation maniaque, qui peuvent se produire avant comme après l'attaque d'épilepsie, et qui peuvent être portés jusqu'à l'état de fureur le plus inconcevable. L'épileptique, dit M. Delasiauve, parcourt en quelque sorte tous les tons de la gamme maniaque, depuis l'irascibilité capricieuse, l'excitation turbulente, jusqu'à l'incohérence et la fureur la plus déréglée. Les auteurs ont remarqué avec raison que la manie épileptique a une tendance toute spéciale à affecter la forme furieuse. Ordinairement la phase délirante ne s'étend pas au delà de trois ou quatre jours; quelquefois même elle est beaucoup plus fugitive et se limite à une espèce d'égarement, sur lequel les médecins aliénistes ont insisté avec raison, et qui présente une grande importance, au point de vue médico-légal.

La manie épileptique est commune chez les enfants, et elle participe, à quelques égards, de l'extase : le malade prend des attitudes variées; son regard est fixe, immobile; il paraît en proie à une vision intérieure, et articule des paroles vagues, confuses, inintelligibles. Il n'est pas rare de voir chez ces malades les accès de manie revêtir un caractère de fureur redoutable, et être intimement liés à des mouvements convulsifs, isolés, quelquefois paroxystiques, qui, presque toujours, précèdent le trouble mental; dans quelques cas, ils en sont comme la période critique. Le délire furieux peut survenir brusquement chez les épileptiques, et donner lieu à des accès redoutables, dont les malades ne conservent pas le souvenir; les

annales de la science en renferment des exemples remarquables.
On peut dire presque sans crainte de se tromper, dit M. Trousseau, que, si un homme sans aucun trouble intellectuel préalable, sans avoir jusqu'ici donné signe de folie ou de fureur,
sans être empoisonné par l'alcool ou par toute autre substance
qui exerce une action énergique sur le système nerveux, se
suicide ou tue quelqu'un, on peut dire que cet homme est un
épileptique, et qu'il a eu une grande attaque, ou bien, ce qui
est plus ordinaire, un vertige comitial. (Union médic., 17 janvier 1861.)

Mais d'habitude l'accès d'agitation ne se développe pas brusquement : presque toujours il est précédé de signes précurseurs,
qui se répètent chaque fois avec les mêmes caractères, et annoncent, d'une manière certaine, sa prochaine explosion. Le
malade devient sombre, taciturne, plus irritable ; ou bien, il se
montre d'une gaîté exagérée, turbulente ; il a des rires convulsifs, on dirait une sorte d'ivresse ; il se plaint d'oppression, de
douleurs épigastriques, de céphalalgie. Quelquefois il éprouve
une ardeur des intestins, de l'inappétence, de l'insomnie ; ses
idées se troublent, ses sentiments se pervertissent, le délire
croît rapidement jusqu'au paroxysme de la fureur. La physionomie revêt une expression de cynisme, la face est congestionnée,
le regard perçant ; les forces musculaires semblent décuplées ;
le malade crie, hurle, brise tout ce qui se trouve à sa portée ;
ses actes sont automatiques, convulsifs ; aucune idée dominante
ne paraît présider à ses déterminations. L'agitation dure trois
ou quatre jours, quelquefois plus longtemps ; après quoi l'individu revient insensiblement au calme et à la conscience de lui-
même ; il conserve tout au plus un souvenir vague de ce qui s'est
passé pendant sa redoutable agitation.

Chez quelques épileptiques, le retour du délire est annoncé
par des signes prodromiques d'une nature singulière. Nous avons
à Stéphansfeld un malade qui, à l'approche de chaque accès,
commence par dire lui-même, avec l'accent de la terreur : «Je
sens mon mal revenir;» ensuite il s'agite, il prend son violon,

et il se met à parcourir le préau en chantant et en s'accompagnant des sons discordants de son instrument.

Cette forme maniaque, qui est sous la dépendance des attaques d'épilepsie, est une des affections mentales qui méritent le plus de fixer l'attention par les signes vraiment caractéristiques qu'elle présente. Rarement elle alterne chez le même malade avec d'autres variétés de délire; elle se présente presque constamment avec les mêmes caractères.

**Stupeur épileptique.** — M. Delasiauve a décrit sous le nom de stupidité des épileptiques, une forme d'aliénation également liée aux attaques convulsives, et qui serait particulièrement caractérisée par de l'hébétude et de la stupeur. Les idées sont vagues, la mémoire vacillante, le raisonnement embarrassé, le caractère moral indécis. Il y a lenteur intellectuelle, difficulté dans les réponses; la physionomie revêt une expression de bêtise. Cet état résulte de la suspension plus ou moins complète de l'activité cérébrale. Si les accès convulsifs diminuent de violence, l'engourdissement moral diminue dans la même proportion, et l'intelligence reprend peu à peu ses droits et l'exercice de ses fonctions. Ce genre d'aliénation est plus persistant que l'affection maniaque, qui la complique ou lui succède dans une foule de cas. Les hallucinations sont fréquentes, souvent de nature à effrayer le malade; quelquefois cependant elles sont pour lui de nature réjouissante. Un malade que nous avons observé, atteint presque chaque fois, à la suite de ses attaques, de cette forme de délire, voyait des anges dont la voix lui commandait l'homicide; sous l'empire de semblables hallucinations, il a failli une fois couper la tête à un de ses camarades endormi à côté de lui.

L'épileptique atteint de stupidité se livre, comme le maniaque, à des actes automatiques; il présente quelquefois la lourde physionomie d'un homme aviné; on le voit occupé à faire et à défaire son lit, à boutonner et à déboutonner ses vêtements, etc.

**Lypémanie épileptique.** — La tendance lypémaniaque n'est point rare chez les individus atteints d'épilepsie; mais elle ne survient pas accidentellement et passagèrement, comme les formes que nous venons de décrire; elle est le résultat progressif de l'atteinte portée sur le cerveau. Quelquefois elle semble la conséquence des chagrins cuisants que doit causer à ces infortunés leur triste situation. Elle n'offre, d'ailleurs, rien de spécial. Dans quelques cas, elle revêt une forme hypochondriaque. Les auteurs ont remarqué qu'elle est souvent accompagnée de penchants homicides.

**Démence épileptique.** — Mais, ainsi que l'a remarqué Esquirol, la démence est l'espèce d'aliénation mentale qui menace le plus ordinairement les épileptiques. Sous l'influence des attaques répétées, on voit peu à peu l'intelligence s'affaiblir; l'individu tombe dans un degré plus ou moins profond d'anéantissement moral; les facultés s'éteignent, les mouvements perdent leur énergie, leur autonomie, et la physionomie ne tarde pas à exprimer un état d'annihilation caractéristique.

Esquirol a émis cette opinion, dont nous n'avons pas eu cependant l'occasion de vérifier la justesse, que la tendance vers la démence est plus directement liée à la fréquence des vertiges qu'à celle des accès épileptiques; les vertiges auraient, suivant lui, une influence plus active, plus énergique sur le cerveau que ce qu'on appelle le grand mal, ou l'accès complet.

Nous ne nous étendrons pas davantage sur toutes les questions qui pourraient se rattacher à l'épilepsie dans ses rapports avec l'aliénation. Nous nous bornons à indiquer les notions sommaires qui doivent être possédées à ce sujet, et nous renvoyons le lecteur désireux d'approfondir cette matière, aux ouvrages spéciaux de MM. Herpin, Delasiauve, et à l'article qu'Esquirol lui a consacré dans le premier volume de son immortel ouvrage.

**Hystérie.** — L'aliénation mentale se complique assez rare-

16

ment d'hystérie. Dans quelques cas cependant, cette dernière peut être considérée comme une cause déterminante ou prédisposante. En émettant cette opinion, nous n'avons en vue que l'affection simple, en quelque sorte sporadique, et non les cas d'hystérie, qui se sont produits sous forme épidémique à certaines époques du moyen âge, et dont M. Calmeil nous a donné l'intéressante relation.

Ce n'est que bien rarement qu'on observe les accès d'agitation, le délire sensoriel que quelques auteurs ont décrit, et que l'on a vus, dans d'autres temps, se produire à la suite de violentes attaques hystériques. On ne rencontre plus guère de nos jours des femmes, sous l'influence de leurs attaques nerveuses, proférer des injures de toutes sortes, des paroles obscènes, et, dominées par des impulsions dangereuses, frapper, mordre les personnes, et se livrer à des actes de suicide; les attaques compliquées d'hallucinations, d'extase et de somnambulisme, sont d'ailleurs assez rares.

L'hystérie n'affecte pas le cerveau comme l'épilepsie; ses effets sont plus fugaces; elle arrive, d'ailleurs, à un âge où l'aliénation elle-même ne se manifeste pas encore chez les femmes dans sa plus grande fréquence.

D'après M. Briquet, il peut exister à Paris, entre l'âge de 13 à 35 ans, 50,000 femmes hystériques, dont 10,000 ont des attaques. Cette névrose, au contraire, se rencontre dans les établissements d'aliénés dans une proportion véritablement imperceptible.

La diminution et la perversion des facultés intellectuelles, dit Brachet (Hystérie, p. 389), forment une complication rare de l'hystérie. Le plus souvent les facultés éprouvent une sorte d'exaltation qui se met en harmonie avec le degré de susceptibilité nerveuse.

Quelquefois l'aliénation mentale est le résultat de crises successives et violentes : c'est alors une complication grave que les crises ne font ordinairement qu'accroître.

Esquirol a fait la même remarque en ce qui concerne la fréquence relative comme cause, entre l'épilepsie et l'hystérie. Comment se fait-il, dit cet auteur, que les convulsions hysté- riques, qui sont si intenses, qui persistent durant plusieurs heures, et même plusieurs jours, ne jettent pas dans la démence, comme les accès épileptiques et surtout comme les vertiges? (T. I, p. 289). L'hystérie, même prolongée, ajoute-t-il plus loin, ne détruit pas les facultés intellectuelles. Il est vrai que dans une autre partie du même volume (p. 74), cet auteur a émis une opinion contraire, en disant que l'hystérie dégénère souvent en folie, et que dans beaucoup de cas elle n'en est, comme l'hypochondrie, qu'un premier degré.

Quoi qu'il en soit, l'observation de chaque jour nous porte à formuler cette conclusion : que l'hystérie est une cause rare, quoique réelle, d'aliénation. Cette réserve faite, nous n'en devons pas moins admettre que les hystériques présentent une disposition morale particulière et que leur imagination exaltée les porte souvent à l'excentricité, et leur fait avidement rechercher tout ce qui peut avoir un caractère surnaturel et merveilleux. Cette disposition doit être prise en sérieuse considération, dans les cas de médecine légale.

**Chorée.** — Ce que nous venons de dire de l'hystérie s'ap- plique également à la chorée, affection relativement rare et que l'on doit considérer comme une cause peu fréquente d'aliénation. Il y a lieu aussi de ne pas confondre, sous ce rapport, la chorée sporadique avec celle qui peut se présenter à l'état épidémique. La chorée épidémique, dit le professeur Puccinotte de Pise, a eu au moyen âge une raison d'être suffisante dans la situation morale et politique de cette époque. La différence dans les symp- tômes, dans la marche et dans les terminaisons de la maladie est telle, qu'on ne peut les confondre l'une avec l'autre, sans tomber dans une erreur profonde.

### CAUSES MORALES.

S'il est un fait que l'on ne saurait mettre en doute, c'est l'ac-

tion que certaines affections de l'âme exercent sur notre organisation. Par quel mystérieux mécanisme cette action vient-elle
particulièrement atteindre les organes chargés de présider à
l'exercice des facultés intellectuelles? Quelle est la modification
morbide apportée à cette portion du cerveau, qui a pour conséquence le trouble, le désordre de l'intelligence? Sans doute, le
problème restera longtemps encore environné d'obscurité.

Le fait que nous devons nous borner à constater, c'est la prédominance des causes morales sur les causes physiques dans la
génération de la folie. C'est là, dit M. Parchappe, une vérité
acquise à la science, et que l'observation avait enseignée aux
anciens; c'est ce que les recherches statistiques ont démontré
pour les modernes.

Sur un relevé statistique que nous avons fait il y a quelques
années, nous avons trouvé sur 974 aliénés, chez lesquels il aurait été possible de constater la cause de l'aliénation, 405 ayant
éprouvé des impressions morales de diverses sortes, un peu
plus des deux cinquièmes du chiffre total des malades. Pour
MM. Parchappe et Guislain, la proportion serait plus forte et l'on
devrait admettre 66 causes morales pour 100 cas de maladie,
les deux tiers.

**Chagrins domestiques.** — Esquirol considère avec raison
les chagrins domestiques comme une des causes d'aliénation les
plus fréquentes. «Les chagrins domestiques comprennent, dit-
il, les peines, les douleurs, les contrariétés, les infortunes, les
discussions de famille; on ne se persuade pas combien cette
cause agit sur le peuple, principalement sur les femmes. » (T. I,
p. 58.)

Qui ne voit chaque jour les ravages que les constitutions les
plus robustes subissent sous le poids des peines endurées au
foyer de la famille? Qui n'a vu souvent l'inconduite d'un fils,
frapper au cœur un malheureux père, dont les plus douces espérances et les illusions les plus chères venaient se briser du même
coup? Combien de fois la raison d'une mère n'a-t-elle pas suc-

combé à cette intarissable douleur causée par la perte de l'enfant auquel elle portait une affection sans bornes; car l'amour maternel dépasse en puissance tous les sentiments que la providence a placés au fond du cœur humain. «Cette espèce de tristesse a une particulière amertume, dit Descartes, en ce qu'elle est toujours jointe à la mémoire du plaisir que nous a donné la jouissance.»

Le chagrin revêt toute espèce de formes; il prend sa source dans une foule de circonstances; revers de fortune, ambition déçue, désordre introduit au sein de la famille, perte d'emploi, remords, jalousie, amour contrarié, telles sont les circonstances que nous voyons se reproduire à chaque instant.

Un père de famille, à force de travail et d'économie, amasse un capital de 30,000 francs. Il a l'imprudence de le confier à son beau-père, qui le dépense et le perd en spéculations malheureuses. L'infortuné, à la vue de la perte totale d'une fortune si laborieusement réalisée, ne tarde pas à être pris d'une des formes les plus graves d'aliénation.

Une jeune fille, sur le point de se marier, réclame près de son frère le petit avoir qu'elle lui avait confié et qui devait lui servir de dot. Celui-ci ne peut lui faire cette restitution; la perte de la dot entraîne le refus de mariage et ce double coup ébranle bientôt la raison de la malheureuse fille.

Un jeune homme est atteint d'un asthme symptomatique d'un emphysème pulmonaire et d'une affection organique du cœur. Il est sujet à un état habituel de cyanose. Aux souffrances qu'il endure, viennent s'ajouter d'autres chagrins profonds : d'abord, la mort d'un de ses frères; plus tard, dans la même année, il voit mourir presque en même temps sa mère et un autre de ses frères; puis une jeune fille qu'il aimait ne tarde pas, elle aussi, à succomber. Ces pertes successives, jointes à l'affection organique qui est pour lui une source d'inquiétude permanente, déterminent l'explosion presque subite d'un délire violent : on le voit se précipiter par la fenêtre qu'il venait d'ouvrir, en s'écriant : Braves gens, un miracle vient de s'accomplir, moi aussi je suis mort!

Transféré à l'asile de Stéphansfeld, il continue à être pris d'accès intermittents de manie aiguë.

Toutes ces causes se présentent avec un nombre infini de variétés, elles ont rarement elles-mêmes une action isolée; elles se combinent soit entre elles, soit avec diverses lésions organiques, et leur association prépare plus ou moins rapidement le terrain favorable à l'évolution de la maladie. De là résulte l'impérieuse nécessité, pour le médecin, de tenir compte de toutes les circonstances et des faits même en apparence les plus insignifiants.

**Crainte, frayeur.** — La crainte et la frayeur sont plus souvent qu'on ne le pense l'origine de dérangements intellectuels et de troubles nerveux.

La frayeur est, on le sait, une des causes les plus fréquentes d'attaques d'épilepsie et même d'hystérie. Esquirol et Guislain ont trouvé pour cette cause la proportion d'environ 12 p. 100 chez les aliénés, nous sommes loin d'avoir rencontré cette proportion dans nos relevés statistiques. On n'en doit pas moins reconnaître que la frayeur produit des effets redoutables, surtout sur les imaginations ardentes, et notamment sur les jeunes enfants. Elle paralyse momentanément les facultés; sous son influence, la respiration est suspendue, la circulation est ralentie, la peau se couvre d'une sueur froide, le sang se retire des extrémités et reflue vers les organes intérieurs. Elle exerce sur les centres nerveux une action tellement marquée que, dans quelques cas, on l'a vue dissiper l'ivresse sur-le-champ, et rappeler l'homme à son bon sens, en présence d'un danger imminent. Certaines conditions organiques peuvent aussi en exagérer les effets; par exemple, la susceptibilité nerveuse, une constitution affaiblie; lorsque l'estomac est à l'état de vacuité; quand a lieu la période menstruelle, etc.

**Causes religieuses.** — Le fanatisme religieux, dit Esquirol, qui a causé tant de folies autrefois, a perdu toute son influence aujourd'hui et produit rarement la folie. Cependant, il existe des localités où cette cause se rencontre encore assez fréquemment. On l'observe particulièrement dans les pays où des cultes différents sont en présence : nous avons trouvé l'exaltation religieuse dans le dixième des causes dites morales; elle peut compter pour un vingt et unième de toutes les causes que nous avons relevées pour le département du Bas-Rhin; on la rencontre dans quelques communes avec une intensité assez remarquable.

**Amour.** — «L'amour, qui cause si souvent l'érotomanie et même la nymphomanie dans les pays chauds, a perdu, dit Esquirol, son empire en France; l'indifférence des esprits a gagné les cœurs, et les passions amoureuses n'ont ni l'exaltation ni la pureté qui engendrent la folie érotique.» Cependant, quoique cette remarque de ce maître célèbre soit au fond assez juste, il n'est pas d'année que nous n'en observions plusieurs exemples frappants.

C'est surtout la lecture assidue d'ouvrages romanesques, érotiques, qui de nos jours est une cause puissante d'excentricités maladives; nous en avons vu les exemples se multiplier depuis quelque temps.

La littérature de notre époque, plus propre à pervertir le sens moral qu'à fortifier l'intelligence, en surexcitant les passions, tend aussi à exalter l'imagination, à fausser le jugement, à déplacer les affections naturelles et légitimes, pour les reporter sur des personnages de comédie et des héros extravagants; elle est bien faite pour disposer l'esprit à de funestes travers, et développer une tendance marquée à la folie.

Nous ne nous étendrons pas plus longtemps sur la nature d'influences dont le nombre varie à l'infini, et qu'il nous a suffi d'exposer succinctement, pour en faire voir l'extrême importance.

CHAPITRE VII.

# MANIE.

———

**Considérations générales.** — La manie, dont nous allons essayer d'exposer les caractères principaux et les variétés les plus importantes, est, sans aucun doute, l'une des affections mentales les plus anciennement observées. Elle offre, dans sa manifestation extérieure, des particularités tellement remarquables, qu'elle a dû attirer de tout temps l'attention des observateurs. Le mot de manie a même servi à désigner par extension toutes les formes de folie. Nous pouvons ajouter qu'aux yeux des personnes étrangères à la médecine, et particulièrement à l'étude de l'aliénation, il n'y a de véritablement aliénés, que ceux-là mêmes qui sont atteints de l'espèce de manie la mieux caractérisée.

Il semblerait, d'après cela, que rien n'est plus facile que de tracer l'histoire de cette affection, et qu'il suffit d'avoir présente à l'esprit la description qu'en ont donnée les différents auteurs. Loin de là, cette tâche nous a paru, au contraire, hérissée de difficultés. Ce ne sont point les matériaux qui manquent à la science; on pourrait dire plutôt qu'elle en est encombrée; ce qui est difficile, c'est de faire un classement méthodique et d'en tirer les déductions logiques; c'est de réunir les différents groupes et d'en faire ressortir les traits généraux, de manière à donner de cette maladie une idée exacte et à en tracer une description aussi complète que possible. Nous tâcherons d'éviter ce double

écueil, ou de faire une peinture à larges traits, vague et plus
fantaisiste que scientifique, ou de nous perdre dans des détails
trop minutieux qui fatiguent l'esprit et l'entraînent dans une
voie sans but et presque sans issue.

Dans l'exposé qui va suivre, nous serons sobre d'observations ;
nous ne citerons que celles qui peuvent servir d'étude pratique,
et qui viennent en aide à l'intelligence même de la description ;
nous n'oublierons pas que notre œuvre ne doit pas être un recueil d'histoires palpitantes, racontées avec plus ou moins d'é-
légance et dans un style approprié. Nous avons moins en vue de
plaire à l'esprit du lecteur, que de lui faciliter ses recherches,
et de lui donner un travail analytique où il puisse trouver, résumées, les notions qu'il lui serait difficile d'acquérir par lui-
même. Nous éviterons encore de trop insister sur des observations quelquefois mal étudiées, qui n'ont d'autre mérite que
leur rareté, et le côté merveilleux par lequel on les envisage.
Nous n'avons aussi nul désir de nous mettre en frais d'imagination, pour créer une espèce nouvelle, dans la grande famille
des maladies mentales, et de chercher par là à enrichir encore
le cadre déjà si chargé des espèces nosologiques.

**Notions préliminaires.** — Les auteurs français comprennent, sous le nom de manie, un certain nombre d'affections qui
ont pour fonds commun la surexcitation désordonnée de quel-
ques-unes ou du plus grand nombre des facultés morales et intellectuelles. Cette surexcitation a pour résultat un défaut d'ordre,
une désassociation plus ou moins étendue et plus ou moins profonde des phénomènes qui se rapportent à l'intelligence, à la
conscience et à quelques sens spéciaux.

Ainsi, chez les maniaques, les idées sont en opposition avec
les actes, la volonté est aveuglement entraînée à la remorque
d'impulsions accidentellement prédominantes et essentiellement
fugaces. Dans quelques circonstances, on peut assister au singulier spectacle d'une intelligence qui fonctionne en apparence,
dont les opérations semblent s'accomplir d'une manière logique,

parfaitement normale, et cependant les actes sont en contradiction avec le raisonnement ; ils ne sont pas la conséquence des idées exprimées par l'individu, ils se rattachent, avant tout, à une sorte de perversion morale, engendrée par la maladie.

« Le maniaque, a dit Esquirol, dans son style imagé, méconnaissant tout ce qui l'entoure, s'ignorant lui-même, ne vit que dans le chaos ; il veut tout bouleverser, tout détruire ; c'est le génie du mal qui se plaît au sein de la confusion, au milieu des ruines, du désordre, de l'effroi qu'il répand autour de lui. Cette femme, autrefois l'image de la candeur et de la vertu, voit tout à coup sa timidité changée en audace, sa douceur en férocité ; elle ne profère plus que des injures, des propos obscènes et des blasphèmes ; elle ne respecte plus ni les lois de la décence, ni celles de l'humanité ; sa nudité brave tous les regards et, dans son aveugle délire, elle menace son père, frappe son époux, etc. Le maniaque, ajoute plus loin l'auteur que nous venons de citer, est un protée qui, se cachant sous toutes les formes, se soustrait à l'observation de l'œil le plus exercé et le plus attentif. »

« C'est l'image du chaos, dont les éléments, mis en mouvement, se heurtent, se contrarient sans cesse, pour augmenter la confusion, le désordre et les ténèbres. Les sensations, les idées, les images, se présentent à son esprit, sans ordre et sans liaison ; entraîné sans cesse par des impulsions toujours renouvelées, il ne peut fixer son attention sur les objets extérieurs, il confond les temps et les espaces, il rapproche les lieux les plus éloignés, les personnes les plus étrangères, il associe les idées les plus disparates, crée les images les plus bizarres, tient les discours les plus absurdes, se livre aux actions les plus ridicules. » (Esquirol, T. II.)

La manie renferme tous les degrés possibles et toutes les variétés imaginables.

On peut observer le trouble mental le plus profond, le plus étendu ; le malade peut être incohérent dans ses actes, dans ses sentiments et dans ses idées ; il peut n'être maniaque que dans

un seul ordre d'idées, dans un seul ordre de sentiments; il peut
se montrer l'homme le plus logique dans ses jugements, le plus
raisonnable dans sa conduite, tant qu'on n'éveille pas chez lui
un ordre particulier d'idées, ou qu'on ne touche pas la corde
sensible qui vient brusquement donner lieu à l'explosion du
délire.

Toutes ces nuances, toutes ces variétés, font de la manie une
affection de nature complexe, en quelque sorte insaisissable, et
dont l'étude, pleine d'intérêt sans doute, n'est pas sans présenter des difficultés sérieuses. Dans la description à laquelle
nous allons procéder, nous examinerons successivement la *manie aiguë* et la *manie chronique;* nous étudierons ensuite les
formes spéciales de manie : *manies partielles, manies instinctives,* etc., qui viennent se rattacher par leurs principaux caractères au type général.

## MANIE AIGUË.

Synonymie : manie, polymanie, hyperphrénie (Guislain);
*hyperkinesis* (Bergmann) *mania universalis, vecordia maniaca,*
etc.

**Définition.** — Pinel définit la manie : une affection caractérisée par une surexcitation générale et permanente des facultés
intellectuelles et morales. Elle se traduit au dehors par les symptômes les plus tranchés : l'altération des traits, le désordre des
vêtements, des actes de violence, et le bouleversement des idées
qui se succèdent sans ordre et sans suite. Elle se distingue,
ajoute Pinel, par une excitation nerveuse, une agitation extrême
portée quelquefois jusqu'à la fureur, et par un délire général
plus ou moins marqué, quelquefois avec les jugements les plus
extravagants, et même un bouleversement complet de toutes les
opérations de l'entendement.

La manie, dit Esquirol, est une affection cérébrale chronique,
ordinairement sans fièvre, caractérisée par la perturbation et
l'exaltation de la sensibilité, de l'intelligence et de la volonté.

Tout annonce dans cette maladie, ajoute le même auteur, l'effort, la violence, l'énergie; tout est désordre; le défaut d'harmonie est ce qu'il y a de plus saillant dans le délire du maniaque. (T. II, p. 137 et 147.)

Les caractères pathognomoniques de la manie sont, d'après Guislain, l'exagération, l'exaltation, l'agitation, les passions agressives. Cette maladie, dit-il, porte généralement avec elle la pétulance, la force, la puissance.

La manie est caractérisée, dit M. Baillarger, par une surexcitation générale et permanente des facultés intellectuelles et morales. Rien d'ailleurs, ajoute-t-il, de plus varié que les formes de la manie, cette maladie offrant, depuis la simple excitation maniaque jusqu'au délire aigu, une foule de nuances et de degrés. La suractivité des fonctions cérébrales entraîne aussi le trouble des fonctions de nutrition : le malade maigrit, est plus ou moins privé de sommeil, la constipation est souvent très-forte, etc. (Ann. méd. psych., 1853, p. 552.)

En nous rattachant aux opinions des auteurs que nous venons de citer, nous définirons la manie aiguë : Une affection caractérisée par la surexcitation désordonnée des facultés, d'où résultent l'incohérence des idées, des erreurs de jugement, la lésion de l'attention, une mobilité sans but et des impulsions instinctives violentes.

Cette affection présente non-seulement des nuances et des degrés infinis, mais encore des formes nombreuses. Tantôt elle se manifeste sous forme de fureur sauvage; dans son aveugle emportement, le malade brise et détruit tout ce qui lui fait obstacle, ou bien, on le voit s'abandonner à une intarissable loquacité, à un incroyable dévergondage de paroles. Quelquefois il est moins privé de l'exercice de ses facultés intellectuelles que du pouvoir de régulariser ses actes. Livré à lui-même, il se laisse aller aux extravagances les plus inconcevables. D'autres fois, l'affection repose sur un délire sensoriel des plus intenses, le malade est devenu le jouet des fausses sensations les plus variables et les plus contradictoires. Quoi qu'il en soit, la manie, dans sa manifestation la plus complète, dans son état franchement aigu, revêt des caractères tellement tranchés, qu'il serait impossible de la confondre avec aucune autre affection. Nous allons rapidement passer en revue et décrire successivement les symptômes principaux qui la distinguent.

**Période prodromique.** — Le délire maniaque peut débuter brusquement, sans que rien n'en ait annoncé l'invasion; c'est ce qui arrive à la suite d'une forte colère, d'une émotion violente, d'une frayeur excessive. Mais il est bien plus fréquent d'observer une période d'incubation d'une durée de plusieurs jours, souvent de plusieurs semaines. Voici, dans ce dernier cas, les phénomènes qui viennent préluder au développement de la maladie. L'individu devient impressionnable, susceptible, un rien l'irrite, l'agace; cependant il peut encore se dominer, en présence de personnes étrangères. Il est sujet à des craintes vagues, à des angoisses dont il ne se rend pas compte.

Tout effort d'attention le fatigue et l'indispose; il est incapable d'un travail régulier; il quitte et reprend ses occupations, et ne trouve nulle part de repos et de satisfaction. Une insomnie opiniâtre le brise et l'épuise, ou bien son sommeil est interrompu par des rêves pénibles, par des espèces de cauchemars. En même temps, on remarque dans sa manière d'être de la brusquerie, une sorte d'impatience; ses réponses sont écourtées; on ne tarde pas à observer dans le caractère, dans les habitudes, un changement plus ou moins profond; le malade n'a plus les mêmes sentiments d'affection pour ses parents, ses amis; il les traite avec indifférence; il a fréquemment à leur égard des mouvements d'emportement que rien ne justifie. Abandonné à lui-même, il n'a déjà plus la force de se contenir, et s'il ne se croit pas observé, on le voit se livrer à des actes ridicules et déraisonnables : ses écrits offrent aussi un léger degré d'incohérence. Son regard est étrange, mobile; sa figure présente des alternatives de pâleur et de coloration. Il existe du côté des organes digestifs des troubles qui semblent particulièrement dépendre d'un embarras gastrique. La langue est chargée, saburrale ; on observe de l'inappétence, une soif souvent inextinguible ; la constipation devient opiniâtre. Un vomitif ne fait le plus souvent qu'accélérer le développement de l'accès ; rarement il le fait avorter.

L'affection parcourt rapidement sa période de développement, et arrive, en quelques jours, quelquefois en quelques semaines, à son degré le plus élevé d'intensité. Tout contribue, d'ailleurs, à cette marche ascensionnelle rapide : l'inintelligente conduite des personnes qui entourent le malade, les excès auxquels il est poussé, les luttes qu'entraîne la nécessité d'imposer une limite à des écarts intolérables, un traitement irrationnel, des moyens antiphlogistiques auxquels quelques médecins croient devoir recourir pour calmer l'exacerbation des symptômes, tout vient accélérer l'évolution de la maladie et donner à l'accès de manie une violence quelquefois extraordinaire. Une fois développée, l'affection revêt des caractères de plus en plus tranchés, et qui ne peuvent plus la rendre méconnaissable.

## A.

**Caractères physiques, physionomie.** — La physionomie du maniaque révèle, au premier coup d'œil, le désordre de ses pensées, l'incohérence de ses idées et l'agitation de ses sentiments. Elle réfléchit, jusqu'à un certain point, les différents degrés et la forme particulière de la maladie. La figure est colorée, quelquefois cependant elle est d'une pâleur remarquable ; le plus souvent les traits sont altérés, amaigris. Les cheveux sont en désordre, il en est de même de la tenue ; les habits sont déchirés, malpropres ; les gestes dénotent, comme les paroles, une sorte d'effronterie et de brutalité, qui trahissent suffisamment la prédominance des tendances instinctives et des impulsions mauvaises qui dominent le malade, et qui, dans quelques cas, le rendent un objet de redoutable danger. Le regard du maniaque est caractéristique : d'une excessive mobilité ; il a quelque chose de vague, d'incertain, de hagard ; il ne se fixe

sur rien et ne s'arrête nulle part. Les yeux sont vifs et brillants,
quelquefois agités de mouvements convulsifs ; la pupille présente des alternatives de dilatation et de contraction ; elle est
très-impressionnable à la lumière. Dans le paroxysme de l'accès,
les yeux sont véritablement étincelants ; chez quelques malades,
les paupières semblent participer à la mobilité de l'organe de la
vue ; elles sont le siége d'un clignotement spasmodique.

**Mobilité.** — Les muscles placés sous l'influence de la volonté
participent à cette excitation désordonnée. Les bras, l'avant-
bras, les mains, les doigts, tout est agité de mouvements sans
ordre et sans but ; la figure est tourmentée par d'horribles grimaces, et, dans quelques cas, on peut remarquer des contractions convulsives. On observe des tics de la face, et, si l'on
explore le pouls radial, on peut quelquefois percevoir des soubresauts des muscles de l'avant-bras. Le besoin du mouvement est
impérieux chez le maniaque ; c'est même un des symptômes
caractéristiques de son délire ; il faut qu'il s'agite, qu'il se re-
mue ; souvent il est nécessaire de modérer l'exagération de ce
besoin instinctif. A un degré moins élevé, et dans quelques
variétés de la manie, les malades représentent assez bien la
mobilité caractéristique du jeune âge : toujours remuants, ils
ne trouvent de repos nulle part ; ils touchent à tout ; ils détruisent et brisent les objets qui sont à leur proximité. Dans le
paroxysme de l'agitation, quand la fureur vient s'ajouter aux
autres symptômes, les mouvements sont impétueux, violents,
et, si les précautions convenables ne sont pas prises, l'entourage des malades peut être exposé aux plus grands dangers.
On les voit se livrer à tous les efforts possibles pour donner
satisfaction au besoin de se mouvoir qui les domine ; ils rompent
et déchirent les liens qui les retiennent ; souvent même, ils
emploient la ruse plutôt que la violence pour arriver à leurs
fins ; et, s'ils parviennent à se débarrasser de leurs entraves,
ce n'est pas pour suivre un projet arrêté d'avance, un but déterminé ; ils n'usent pas de la liberté qu'ils viennent de se pro-

curer pour s'évader; ils n'ont qu'un but, celui de se livrer à leur insatiable désir; c'est pour faire plus de bruit qu'ils réclament leur liberté; c'est pour danser, sauter, pour courir de côté et d'autre. Les muscles de la volonté semblent soustraits à la règle qui les dirige d'habitude; les mouvements s'accomplissent en dehors de toute réflexion et comme machinalement; ils sont, pour ainsi dire, la conséquence des impulsions les plus variables; le malade court à pas précipités, sans savoir où il va, ni pourquoi il court.

**Circulation.** — La circulation du sang reçoit, dans la plupart des cas, une sorte d'excitation. Elle est activée vers la tête; la face est colorée, les yeux sont injectés, l'artère temporale distendue fait souvent distinguer ses pulsations à la simple vue; le front, et presque toute la tête, sont le siége d'une chaleur intense, qui paraît causer à quelques malades une sensation pénible. Beaucoup d'entre eux se plaignent de bouffées de chaleur qui se portent au cerveau et qui viennent accroître leur agitation.

Suivant Jacobi, les battements du cœur seraient rarement plus forts qu'à l'état normal, et le pouls radial serait plus souvent ralenti qu'accéléré dans les accès d'agitation violente; il l'aurait vu, dans quelques cas, descendre à 44 pulsations. Tout en partageant l'opinion de l'illustre médecin allemand, nous n'en devons pas moins reconnaître qu'un surcroît d'activité est imprimé à la circulation du système cérébral.

**Hématose.** — La respiration est rarement plus fréquente; elle présente sa régularité habituelle. L'hématose subit un trouble plus ou moins profond. On remarque une tendance à l'anémie, et, chez les femmes, à la chlorose. La température du corps ne paraît pas modifiée : le thermomètre n'indique pas un degré de chaleur supérieur à celui que présente la moyenne ordinaire.

**Digestion.** — La plupart des auteurs ont signalé les troubles de la digestion comme un des caractères à peu près constants de la manie à son début. Les anomalies de la digestion sont alors, dit Flemming, tellement fréquentes, que les cas dans lesquels on ne les rencontre pas doivent être regardés comme des exceptions. Cela est tellement vrai, ajoute cet auteur, qu'il existe un grand nombre d'observations, particulièrement de manie subite, où l'excitation cérébrale s'est rapidement dissipée, et où un sommeil critique a promptement suivi l'administration d'un émétique violent, ou d'un purgatif énergique. (*Allgemeine Zeitschrift für Psychiatrie*, 1845, p. 1, 205.)

Il existe, en effet, presque constamment, au début de l'accès, un embarras des organes digestifs; la langue présente un état saburral, la constipation est opiniâtre. Dans le cours de la maladie, l'appétit est tantôt augmenté, tantôt diminué, et les évacuations alvines sont ordinairement d'une odeur fétide. Presque toujours, pendant la période aiguë, les malades maigrissent, leur poids diminue rapidement de 8 à 10 livres; mais, à la fin de l'accès, la maigreur fait place à l'embonpoint; c'est alors un signe de favorable augure. Lorsque, cependant, l'embonpoint se manifeste sans qu'il y ait aucune amélioration dans l'état mental, on doit craindre le passage de l'état aigu à l'état chronique.

**Sécrétions.** — La sécrétion de la peau est augmentée dans quelques cas, par suite surtout des mouvements désordonnés auxquels les maniaques se livrent. Quant à la sécrétion de l'urine, les recherches les plus minutieuses n'ont abouti qu'à des résultats contradictoires. La manie, quelque aiguë qu'elle soit, ne paraît apporter, sous ce rapport, aucun trouble spécial. Les urines présentent un certain degré d'alcalinité, particulièrement dans les cas de rétention.

**Menstruation.** — La menstruation est ordinairement supprimée chez les femmes atteintes de manie aiguë. Cette suppression précède même d'un certain temps le développement de la

17

maladie; elle doit être considérée, dans quelques cas, comme la cause déterminante de l'affection mentale. Chez quelques maniaques, la cessation de la menstruation semble être une véritable complication de leur maladie : non-seulement l'utérus, dont la fonction est suspendue, vient produire sur le système cérébral une excitation sympathique, mais encore, par le fait même de l'absence de cette sécrétion physiologique, le sang se trouve vicié, et il en résulte une dyscrasie qui peut exercer à son tour une action nuisible sur les centres nerveux.

Ordinairement la menstruation reparaît quand la convalescence tend à se faire; le retour de cette fonction est d'un pronostic favorable. Il n'est pas rare, quand ce rétablissement n'a pas lieu à l'approche de la guérison, de rencontrer des phénomènes critiques, tels que d'abondantes transpirations, une éruption furonculeuse générale, etc.

On observe cependant des femmes, atteintes de manie aiguë, chez lesquelles la menstruation continue à se faire, même pendant la période la plus élevée de la maladie; mais il est rare qu'on ne remarque pas alors quelque anomalie. Les règles peuvent être trop abondantes; d'autres fois elles sont insuffisantes; on remarque, enfin, que, pendant le temps de leur durée, l'excitation cérébrale prend constamment une nouvelle exacerbation.

**Insomnie.** — Les maniaques, surtout à l'état aigu de leur affection, sont sujets à une insomnie opiniâtre que les moyens les plus énergiques ne peuvent faire cesser; elle peut durer des semaines et des mois entiers; elle fatigue et surexcite le malade; lorsqu'elle s'est prolongée pendant un certain temps, elle affaiblit le système nerveux et détermine une prostration, une sorte d'épuisement qui a été suivi, dans quelques circonstances, d'une forme plus ou moins grave de stupidité, parfois même de démence paralytique. Le retour du sommeil est en général d'un augure favorable.

**Dépravation des sens.** — Il est des maniaques qui ont

perdu à tel point le sentiment d'eux-mêmes, que non-seulement ils ne peuvent retenir leurs excrétions, mais qu'ils
prennent même plaisir à se couvrir de leurs ordures. Chez
ces malades, la dépravation des sens est poussée jusqu'au dernier degré; ils se montrent d'une malpropreté repoussante. Ce
symptôme est d'un augure défavorable, et l'on doit rechercher
minutieusement s'il n'existe pas chez le maniaque des idées prédominantes de grandeur et de richesse, qui annonceraient un
commencement de paralysie, et si les idées, malgré leur désordre, ne conservent pas cependant dans leur expression leur
netteté habituelle; si la parole ne présente pas déjà un embarras
particulier; si, en un mot, il n'existe pas quelques signes de
congestion cérébrale. La manie qui a pour caractère principal
un délire sensoriel, donne souvent lieu à cet état de malpropreté. Les malades trouvent en effet un véritable plaisir à se
parer des objets les plus abjects et à avaler les substances les
plus dégoûtantes. Quelques-uns prétendent que leur urine est
une boisson délicieuse, que leurs excréments sont des aliments
d'une extrême suavité, etc.

Tel est le cortége habituel des symptômes physiques que présente la manie, dans son état aigu. Naturellement, ils se montrent avec des caractères variables d'intensité et de durée;
quelques-uns peuvent passer inaperçus, d'autres se présentent,
au contraire, dans certaines circonstances, avec des caractères
de gravité tellement redoutables qu'ils peuvent compromettre
l'existence de l'individu. Il nous reste à examiner, dans un autre
ordre de phénomènes, les symptômes que nous avons étudiés
dans les précédents chapitres, sous le nom d'illusions et d'hallucinations.

**Illusions**. — Les organes des sens, particulièrement ceux
de l'ouïe et de l'odorat, acquièrent chez les individus atteints de
manie aiguë une finesse remarquable. On peut dire que les illusions sont, comme la mobilité, l'incohérence, etc., un caractère pathognomonique de cette affection. Cette excitation, im-

primée aux appareils de la sensibilité spéciale, est la source
principale des fausses idées, des erreurs de jugement, des
étranges appréciations que les malades commettent à chaque
instant. Ils attribuent aux objets une forme, un aspect qu'ils
n'ont pas; les choses les plus insignifiantes, les pierres, les cailloux qui se trouvent sous leurs pas, ont à leurs yeux l'importance
d'un objet précieux; les personnes qui les entourent sont des
parents, des amis, des personnes de leur pays. Le moindre bruit,
les paroles les plus insignifiantes sont autant d'injures ou d'al-
lusions blessantes; les odeurs les plus fétides ont pour eux une
suavité extrême.

Le maniaque voit des chiffres, des images, il lit des ordres,
des instructions, là où se trouve une toute autre signification.
Le délire sensoriel peut constituer une forme spéciale, une variété remarquable de la manie aiguë, dans laquelle les malades,
en proie aux plus étranges erreurs, se livrent à des extravagances, à des actes excentriques dont ils expliquent plus tard
les mobiles, lorsqu'ils reviennent à la santé.

Il n'est pas rare de rencontrer les aberrations des sens plus
marquées au début des accès, particulièrement dans la manie
intermittente. Un de nos malades, atteint de cette dernière
forme de maladie, était, sous ce rapport, un exemple remarquable. Chaque fois qu'il était repris de son accès d'agitation,
les personnes qui l'entouraient prenaient à ses yeux une forme
bizarre; le choc le plus léger, le moindre signe, devenait
un élément d'excitation pour son imagination déréglée et donnait lieu, instantanément, aux conceptions les plus disparates
et les plus inattendues. Des maçons, par exemple, travaillent
près de la loge où il se trouve enfermé, et ce rapport de loge
et de maçons fait aussitôt naître dans son esprit cette idée,
qu'il est dans une loge maçonnique et que des épreuves de
toutes sortes lui sont réservées. Il croit lire, en caractères
imprimés, sur la physionomie des personnes qui l'entourent,
leurs pensées cachées dans les replis les plus profonds de leur
cerveau, et ce qu'il y découvre excite chez lui de bruyants

éclats de rire. Si par intervalles le sommeil vient fermer ses paupières appesanties, ses sensations pénibles ne tardent pas à l'assiéger et à le tenir en éveil. Il s'imagine alors tomber au fond d'un précipice, et il cherche à se retenir aux objets qui l'entourent. Sa turbulence est extrême, sa gaîté n'a point de bornes, elle a quelque chose de convulsif; il est aisé de voir qu'elle le fait souffrir.

Une jeune fille présente, à son entrée à Stéphansfeld, un état d'agitation extraordinaire : elle est d'une mobilité excessive; on est obligé de lui mettre la camisole pour l'empêcher de se déshabiller et de détruire tout ce qui se trouve à sa proximité; elle a les illusions les plus singulières. Elle appelle la sœur supérieure sa maman; elle se croit placée dans un pensionnat et voit dans les personnes qui l'entourent des camarades de pension.

Il est rare que le sens génital ne soit pas, lui aussi, le siége d'une excitation plus ou moins marquée. Cette excitation se remarque plus fréquemment chez les femmes et elle donne lieu à des impulsions érotiques qui peuvent revêtir les caractères de la nymphomanie, et, chez les hommes, ceux du satyriasis.

Des jeunes filles bien élevées, dont jusque là aucune parole indécente n'avait souillé les lèvres, ni même frappé l'oreille, se livrent, quand elles sont prises de manie, à un incroyable dévergondage de paroles et à des actes d'une impudeur révoltante.

Quand cette excitation érotique porte à des habitudes d'onanisme, on ne tarde pas, si l'on n'y met obstacle, à voir survenir un dépérissement, une usure de forces, une sorte d'énervation qui peut devenir très-grave et qui prédispose à la démence. L'excitation génitale est quelquefois une véritable complication; elle peut par elle-même augmenter la durée de la maladie.

**Hallucinations.** — Les hallucinations existent souvent dans la manie aiguë; mais elles sont incomparablement plus rares et moins bien caractérisées que dans les autres formes d'aliénation; elles passent inaperçues dans le cortége si varié des autres symp-

tômes, elles n'ont aucun caractère de fixité, et elles sont, comme
les idées et les impressions du malade, essentiellement mobiles
et changeantes. Rarement aussi elles sont restreintes à un seul
sens, elles se mêlent et se confondent avec les illusions, à tel
point qu'il est difficile de les distinguer les unes des autres.

Suivant M. le Dr Macario, les hallucinations se rencontreraient
dans le septième environ des cas de manie (Ann. méd. psych.,
T. VI, p. 328). Mais c'est surtout dans l'ordre moral et dans la
sphère intellectuelle qu'on observe les symptômes les plus caractéristiques.

**B.**

**Caractères psychiques.** — La lésion de la sensibilité morale et l'altération profonde des sentiments affectifs, sont un des
signes les plus tranchés de la manie franchement aiguë. Cette
transformation survenue dans les sentiments se fait remarquer
dès le début par les personnes qui vivent dans l'intimité du malade : elle signale en quelque sorte la période de transition de
l'état de santé à l'état de maladie. En effet, avant de constater
tout autre symptôme, on peut observer déjà cette modification
qui s'opère plus ou moins rapidement dans la disposition morale
de l'individu.

**Sensibilité morale ou affective.** — Les maniaques présentent une susceptibilité tellement grande que tout, chez eux,
se transforme en impressions vives qui sont elles-mêmes comme
autant d'éléments générateurs de l'incohérence et de l'intarissable loquacité qu'ils offrent à notre observation. Cette impressionnabilité morbide revêt toutes sortes de manifestations : ce
sont des pleurs, des rires, des cris, des chants qui se produisent
et disparaissent instantanément. Les sentiments affectifs sont le
plus souvent pervertis, ou tout au moins suspendus. Les malades
tombent dans l'indifférence la plus complète à l'égard de ceux
qui les entouraient, qui les aimaient; bien plus, leur amitié ne
tarde pas à se changer en haine profonde. Ils prodiguent les in-

jures, les calomnies; ils rient du mal qu'ils font et de celui
qu'ils voient faire. (Esquirol, T. II, p. 151.)

Toutes les passions sont naturellement surexcitées; mais, par
suite de la mobilité même des impressions, on les voit se succéder rapidement les unes aux autres. Les malades passent sans
transition de la joie à la douleur, et les sentiments de crainte,
de haine, de vengeance, qui se manifestent tout à coup, font
bientôt place aux sentiments contraires de dévouement, et aux
expressions les plus chaudes d'une amitié sans bornes.

L'irritabilité forme, dans la plupart des cas, le caractère prédominant de la maladie; elle se change facilement en accès de
fureur sauvage.

**Fureur.** — La fureur n'est pas un symptôme inséparable de
la manie; elle se remarque seulement dans les cas où l'affection
est arrivée à son plus haut degré.

On voit les maniaques, dans le paroxysme de la fureur, vociférer, injurier les personnes qui s'approchent, déchirer leurs
vêtements, se livrer à des actes de violence et de destruction
qui seraient extrêmement dangereux, si l'on n'avait soin de les
mettre dans l'impossibilité de se nuire à eux-mêmes et aux autres. Dans cet état de fureur, les forces physiques sont, on peut
le dire, décuplées.

Ce qui rend les maniaques furieux si redoutables, dit Esquirol, c'est le sentiment même de leurs forces augmentées, et
parce que plusieurs d'entre eux ont la conviction que leurs
forces sont surnaturelles et indomptables. (T. II, p. 153.)

La plupart d'entre eux conservent le souvenir de ce qui s'est
passé dans leurs accès de fureur; il faut en excepter ceux qui
en sont atteints à la suite d'attaques d'épilepsie; dans ce cas, la
fureur a quelque chose de sauvage et de non motivé; lorsqu'elle
se prolonge pendant longtemps, elle peut être suivie d'une période de stupeur et d'anéantissement, dont les malades se re-
mettent difficilement.

**Excitation intellectuelle.** — C'est surtout au début de la

manie, lorsque les facultés n'ont pas encore subi une atteinte
profonde, qu'on remarque seulement un certain degré d'excitation : le malade semble avoir acquis une pénétration d'esprit
plus grande, et il fait preuve de talents dont il n'avait jusqu'a-
lors montré aucun indice. Il devient bavard, parfois éloquent,
souvent même spirituel.

Cependant il ne faudrait pas conclure de ces faits que son
entendement a acquis plus de solidité et de profondeur; il ne
lui est pas survenu des capacités nouvelles; tout ce faux éclat
n'est dû qu'à des combinaisons d'idées accidentelles, plus rapides,
et essentiellement superficielles. A mesure que la maladie fait
des progrès, ces apparences ne tardent pas à disparaître : le
maniaque éprouve des difficultés de plus en plus grandes pour
fixer son attention, et les idées deviennent chaque jour plus
fugitives. A la période la plus aiguë, l'incohérence apparaît
comme symptôme véritablement pathognomonique.

**Incohérence.** — L'incohérence est, on peut le dire, le phénomène prédominant; elle peut être aussi générale, aussi étendue que possible, et embrasser tous les objets, sans distinction.
Contrairement à ce qui se passe dans la démence, l'incohérence,
ici, n'accuse pas l'affaiblissement des facultés intellectuelles;
elle témoigne plutôt de leur surexcitation désordonnée, et de
l'impossibilité où se trouve le malade de se dominer et d'arrêter cette prodigieuse activité, imprimée aux organes de la
pensée.

L'incohérence se manifeste rarement tout à coup; elle ne se
produit pas, dans les diverses formes de la manie, avec la même
intensité; il existe, sous ce rapport, des différences très-sensibles.
C'est, au début surtout, une sorte de mobilité, d'instabilité dans
les idées; le malade ne peut plus suivre le fil d'une conversation;
il passe sans transition d'une idée à une autre; il est incapable
d'arrêter son attention sur certaines séries de pensées; ses réponses sont écourtées; il lui est impossible d'approfondir les
moindres questions. Puis, l'incohérence se prononce davantage;

les idées se suivent sans ordre et sans liaison; des mots, des propositions entières peuvent manquer dans la phrase et la rendent inintelligible; plus tard, ce ne sont plus seulement les phrases qui, dans leur construction logique, présentent des lacunes considérables, mais les mots eux-mêmes. Lorsque le malade écrit, cette même incohérence se reproduit.

A un degré plus élevé, et dans la période la plus aiguë de l'affection, les idées sont violemment chassées les unes à la suite des autres; elles se déroulent avec une telle véhémence que les expressions manquent au malade pour les rendre, et que bientôt l'observateur le plus attentif ne peut plus en suivre le cours. Ce phénomène est fort bien appelé par les aliénistes allemands *Ideenflucht*, la fuite des idées.

**Loquacité.** — Le symptôme sur lequel nous venons de nous arrêter donne lieu à une sorte de volubilité et de loquacité extraordinaires. Cette intempérance de langage qui, dans quelques cas, et particulièrement chez les femmes, forme le caractère principal de la maladie, a reçu, par quelques auteurs, le nom de *lallomanie*. C'est un flux de paroles sans suite et sans but, n'ayant entre elles aucun rapport. Le malade, jusque-là timide et taciturne, se montre hardi, bavard, d'une loquacité intarissable, et ses discours deviennent en même temps de moins en moins intelligibles.

Dans les accès violents, on voit les maniaques pousser jour et nuit des cris épouvantables, des hurlements affreux, sans que rien puisse mettre un terme à leurs vociférations. A la fin, leur voix, rauque d'abord, finit par ne plus pouvoir se faire entendre. On les voit alors se livrer à des mouvements et à des gestes qui témoignent de leur désir ardent de continuer leurs cris.

**Mémoire.** — La mémoire, elle aussi, présente des particularités intéressantes. Dans les cas de manie aiguë, cette faculté peut atteindre un degré de puissance remarquable. Les malades se souviennent de faits et d'événements qu'on aurait pu croire

oubliés depuis longtemps. On peut même observer chez quelques-uns des aptitudes mnémotechniques dont le germe ne s'é-
tait pas révélé avant le développement de l'affection.

L'excitation imprimée à cette faculté permet aux maniaques
de se rappeler plus tard les phénomènes morbides qui se sont
produits pendant leur accès; ils se souviennent des sensations
étranges qu'ils ont éprouvées, et des discours incohérents qu'ils
ont prononcés. Le souvenir de tous ces faits se montre dans toute
sa force, au moment où s'établit la convalescence, et à mesure
que les facultés reprennent leur exercice normal.

Le malade, redevenu calme et raisonnable, se rappelle les bons
comme les mauvais procédés dont il a été l'objet; il peut rendre
compte de ce qu'il a vu, de ce qu'il a entendu, des motifs de ses
déterminations, etc.

**Imagination.** — L'imagination, surexcitée comme la mémoire, joue un rôle essentiel dans la plupart des manifestations
morbides; elle donne lieu aux créations les plus fantastiques et
aux combinaisons les plus singulières. Elle est, nous l'avons
dit, la source la plus ordinaire des illusions et des hallucinations.

**Attention.** — Une des premières conséquences de la lésion
profonde de la volonté chez les maniaques, c'est l'impossibilité
où ils sont de diriger leurs propres facultés, d'en modérer les
mouvements impétueux, et de fixer leur attention.

Cet élément de l'activité normale des facultés, ce régulateur
puissant des fonctions de l'intelligence, fait chez eux entièrement
défaut. Ainsi s'explique l'espèce de déchaînement confus et
désordonné des idées, et leur production instantanée, sous l'influence des circonstances les plus insignifiantes qui viennent se
présenter.

Qu'on vienne agir puissamment sur l'esprit d'un maniaque,
dit Esquirol, qu'un événement imprévu arrête son attention, et,
tout à coup, le voilà raisonnable, et la raison se soutient aussi

.ongtemps que l'impression actuelle conserve assez de puissance
pour soutenir son attention. (T. II, p. 147.)

**Imitation.** — L'affaiblissement de la volonté, qui rend les
malades incapables de se dominer, leur vive impressionnabilité,
l'excitation imprimée à la plupart des facultés, tout contribue à
développer, chez eux, l'instinct d'imitation. Les maniaques rient,
s'agitent au milieu du bruit et de l'agitation ; leur tendance à
l'excitation reçoit un nouvel aliment des éléments de trouble et
d'excitation qui les entourent. Ce penchant à l'imitation doit
être soigneusement réprimé. On peut quelquefois le faire tourner au profit du malade, en le soumettant, dès le début de l'affection, à des conditions d'ordre et de discipline.

**Conscience.** — On pourrait croire que le maniaque, toujours
distrait par les objets extérieurs, et par les impressions qui ne
cessent de l'assaillir, n'a plus le sentiment intime, la perception
intérieure des phénomènes dont il est l'objet ; mais il n'en est
pas ainsi : quoique cette perception se fasse d'une manière
assez confuse, il n'en a pas moins cependant la conscience de
ce qui se passe en lui, et, plus tard, ce fait lui vient en aide,
lorsque arrive la guérison, pour apprécier à leur juste valeur
les phénomènes auxquels il était en butte pendant son délire.

**Résumé des symptômes.** — En résumé, la manie aiguë
se présente avec des symptômes tellement tranchés, qu'il serait
impossible de la confondre avec aucune autre forme d'aliénation. Tout indique chez le malade le trouble et le désordre ;
tout présente chez lui les caractères d'une surexcitation plus
ou moins violente. La figure animée, les yeux étincelants,
les cheveux en désordre, une insomnie opiniâtre, des idées
incohérentes, se déroulant pour ainsi dire mécaniquement,
sans transition, sans ordre logique ; une loquacité intarissable,
des impulsions violentes, des erreurs sensorielles, des illusions et des hallucinations qui se jouent du malade, le do-

minent et le tyrannisent; une irritabilité anormale, qui peut
aller jusqu'à la colère et à la frayeur; un besoin incessant et
invincible de mouvement; l'instinct de la destruction; le mépris
de toute convenance et des règles les plus élémentaires de la
décence; l'audace, l'effronterie, la grossièreté des manières et
des habitudes; le désordre et la malpropreté dans la tenue extérieure; des cris, des chants, des hurlements sauvages, etc, tels
sont les symptômes habituels de la manie aiguë, et ces caractères font du maniaque le type classique de l'aliéné.

**Diagnostic différentiel.** — La manie aiguë, nous l'avons dit,
se distingue de toute autre forme d'aliénation. Ainsi, on ne
rencontre pas, chez ceux qui en sont atteints, le délire partiel
systématique que l'on observe dans les affections désignées sous
le nom de lypémanie et de monomanie. C'est une disposition
contraire à cet état passif que présentent les aliénés atteints de
stupeur, et dont la physionomie hébétée suffit pour faire reconnaître leur affection. Enfin, dans les symptômes que nous venons
d'énumérer, rien ne ressemble à l'indolence, à l'affaissement
qui caractérisent la démence, ou à ces idées de puérile grandeur,
de faiblesse intellectuelle et de préoccupation qu'on trouve dans
la paralysie générale. Nous verrons plus tard quels sont les phénomènes caractéristiques des accès maniaques qui se rattachent
à cette dernière affection. Il ne faut pas cependant se le dissimuler, le diagnostic, dans quelques cas, peut présenter de véritables difficultés. Tels sont, par exemple, les cas de panophobie aiguë, de lypémanie anxieuse, de mélancolie avec
agitation (*Melancholia agitans*, de quelques auteurs), où l'on
voit les malades, sous l'empire des frayeurs qui les obsèdent,
pousser jour et nuit d'horribles cris. Dans ce cas, le début de la
maladie, les renseignements commémoratifs, la coloration
bleuâtre de la face, l'altération des traits, seront autant d'éléments précieux pour fixer le diagnostic.

**Variétés de la manie aiguë.** — Nous l'avons déjà vu, la

manie aiguë présente dans sa manifestation des formes, des degrés variables et les nuances les plus insaisissables. Tantôt l'affection se produit sous forme de fureur : c'est la manie furibonde, *ferox*, ce que les Allemands appellent *Tobsucht, Raserei*. C'est la forme la plus aiguë. Les malades, dominés par une aveugle fureur, se livrent sans motifs à des actes de violence et de destruction; ils brisent tout ce qu'ils rencontrent; ils se dépouillent de leurs habits; souvent ils tournent leur rage contre eux-mêmes. Leurs yeux hagards, leurs paupières largement ouvertes, donnent à leur regard une certaine ressemblance avec l'œil du bœuf (*oculus bovinus*). Ils parviennent à briser les liens les plus solides. Dans le paroxysme de l'accès, la sensibilité physique semble entièrement émoussée : ils ne sentent ni la faim, ni la soif, ni le froid, ni la chaleur; des blessures graves peuvent être produites sans qu'ils en paraissent incommodés.

La manie furieuse apparaît souvent sous la forme de paroxysmes. Dans ce cas, elle présente des périodes de rémission et des intervalles lucides plus ou moins marqués.

### Observation.

Marie-Anne K...., âgée de 39 ans, mariée à un cultivateur, et mère de 4 enfants, est d'un tempérament sanguin-nerveux. Sa grand'mère a eu dans sa vieillesse quelques accès; elle-même s'est fait toujours remarquer par un caractère irritable et par une tendance particulière à la superstition. L'affection mentale s'est annoncée par une exaltation religieuse considérable. La malade ne cesse d'être en prières; puis, l'excitation générale ne tarde pas à se manifester et à se caractériser par une grande loquacité et des actes désordonnés.

La cause provoquante du trouble de ses facultés paraît avoir été de vives discussions avec son mari, pour lequel elle avait toujours eu la plus grande affection et que, depuis quelques temps, elle soupçonnait, à tort ou à raison, d'entretenir des relations avec une servante. Quoi qu'il en soit, le délire furieux a fait explosion presque subitement : elle se livre tout à coup envers les personnes de son entourage, à l'égard de sa mère et de ses propres enfants, à des actes de l'emportement le plus redoutable; elle est tellement forte et tellement violente qu'on ne parvient à la contenir qu'avec une peine extrême. Conduite aussitôt à l'établissement de Stéphansfeld, elle présente, à son entrée, les symptômes suivants:

La tête est rouge, chaude; les yeux sont hagards, les traits décomposés. Le pouls est petit, très-fréquent; la malade est incohérente, d'une loquacité excessive; elle voit pleurer avec indifférence son mari et ses enfants qui nous l'amènent; elle les accable même d'injures. Placée dans la division des malades agitées, elle se met à crier, à chanter, à déchirer ses habits; elle casse immédiatement plusieurs carreaux, frappe les personnes qui l'environnent, les injuriant et leur crachant à la figure. Isolée dans une chambre particulière, elle ne cesse de vociférer et frappe à coups redoublés contre la porte de sa chambre, la nuit se passe dans une agitation difficile à décrire. Le lendemain, elle est plus calme, on peut fixer son attention, et obtenir d'elle une réponse raisonnable aux questions qui lui sont adressées; toutefois, on ne peut prolonger la conversation sans risquer de voir se renouveler l'état d'agitation.

L'excitation générale et le délire furieux se reproduisent, la nuit suivante, avec le même caractère, pour cesser le lendemain, et être suivis d'un état de demi-lucidité. Dans les périodes de calme, elle se plaint d'une céphalalgie violente et d'une grande fatigue dans les membres. Elle continue à être très-impressionnable, elle s'effraie de ce qu'elle voit et de ce qu'elle entend; tout ce qui l'entoure a pour elle une signification particulière. Elle a conscience de la confusion où se trouvent ses idées; elle dit même ne pouvoir se rendre compte des objets qui l'environnent. Les nuits suivantes sont plus calmes, cependant le sommeil est encore interrompu par des rêves pénibles.

Huit ou dix jours après son entrée à Stéphansfeld, elle est entièrement remise. Par précaution, sa sortie n'a lieu qu'un mois après son admission.

Le traitement a consisté en purgatifs doux; bains de 2 heures avec affusions froides sur la tête; potions comprenant 0,15 centig. d'extrait d'opium et 0,30 de sulfate de quinine.

**Manie gaie.** — D'autres fois, la fureur n'est qu'une expression fugace de la maladie; le délire revêt plutôt une exagération de gaîté. Les malades se livrent à toutes sortes d'espiègleries : ils ne cessent de faire des grimaces; ils rient, ils chantent, bavardent, déclament à haute voix; c'est une sorte de manie déclamatoire, comme l'appellent quelques auteurs.

### Observation.

Mlle Sophie M..... est d'un tempérament nerveux, d'une constitution débile; pâle, maigre, âgée de 32 ans. Son visage est ridé; les fonctions d'ailleurs s'accomplissent régulièrement; la menstruation est régulière et augmente habituellement l'agitation de la malade.

Elle a eu, il y a 12 ans, un premier accès d'aliénation, à la suite de vives contrariétés.

Elle est agitée, pétulante, turbulente, d'une mobilité extrême dans ses idées, comme dans ses actions; elle passe rapidement d'un sujet à un autre; la loquacité est extraordinaire; elle parle souvent en rimes, et toujours elle affecte de parler le bon allemand. Ses réflexions sont le plus souvent très-originales; elle affiche une gaîté folle; elle est d'ailleurs inoffensive; la nuit se passe sans sommeil. Après 6 mois de traitement, elle se rétablit; alors elle reprend dans son langage, le dialecte strasbourgeois dont elle se sert habituellement.

Après sa guérison, elle s'étonne elle-même de l'étrange affectation de ses manières; elle raconte que les mots lui venaient sans réflexion, et sans qu'elle pût les arrêter dans leur cours. Tant que dura sa maladie, elle a ressenti à la tête une sensation de froid qui la faisait souffrir. Depuis qu'elle est guérie, cette sensation n'existe plus.

**Manie avec prédominance du mouvement.** — Ou bien, c'est le mouvement, la mobilité qui prédomine. Le malade court de côté et d'autre, sans but et sans motif; il lui est impossible de rester un seul instant à la même place; il touche à tout, déplace tout, trace des mots, des phrases inintelligibles sur les objets qui se trouvent à proximité; il saute sur les bancs, sur les tables; il vole tout ce qui se trouve à sa portée; il collectionne toutes sortes d'objets, etc.

### Observation.

Mlle B...., âgée de 43 ans, d'une constitution frêle et rachitique, offre, dans ses accès, un spectacle réellement curieux et intéressant à observer : ses cheveux flottent épars au gré de tous ses mouvements, la face est animée, les pupilles sont fortement dilatées, les yeux brillent d'un éclat inaccoutumé et les gestes sont désordonnés. La volubilité est extrême, l'incohérence absolue. Par moments un déluge de paroles s'échappe de ses lèvres, l'agitation augmente progressivement, elle frappe à coups redoublés et précipités soit contre le mur, soit sur le banc, trépigne des pieds, etc.; puis, arrivée au dernier paroxisme de surexcitation, elle se laisse tomber épuisée et haletante sur le sol. Les idées prédominantes, dans ce flux de phrases incohérentes, sont des idées de persécution de la part de ses coreligionnaires; elle est protestante et s'imagine que les autres protestantes lui en veulent parce qu'elle est bien avec la sœur du service. La pensée de la persécution du diable y trouve aussi sa place; les évêques, les pasteurs, les médecins, les sœurs, presque toutes les classes de la société sont passées en revue ; tout y est mêlé sans ordre, sans mesure et sans suite, débité avec une volubilité extrême et assaisonné de mots obscènes, de pensées cyniques. Cet état dure ordinairement une dizaine de jours pendant lesquels elle se nourrit à peine. Les prodromes de ces accès sont : l'inappétence, l'insomnie et une soif inextinguible. Le délire se termine par des paroles devenues plus rares, un affaissement marqué des forces et un sommeil de plomb ; puis, tout rentre dans l'ordre, la malade se remet à travailler et redevient douce et docile, n'ayant qu'un vague souvenir de ce qui s'est passé. Le calme dure trois semaines, puis les accès se représentent, déroulant les mêmes phases que les accès antérieurs.

Cet état a persisté ainsi depuis le mois de décembre 1858 jusqu'au mois de novembre 1860, c'est-à-dire 2 ans. Depuis un an environ, aucun accès ne s'est présenté, la malade est parfaitement calme ; quoique peu intelligente, elle comprend bien ce qu'on lui dit, travaille avec assiduité et obéit volontiers aux injonctions qui lui sont faites.

**Variété hallucinatoire.** — L'accès de manie aiguë peut présenter les caractères d'un véritable délire hallucinatoire ; il semble prendre son origine dans une excitation sensorielle intense, et reposer sur des hallucinations de presque tous les sens. Ce délire présente alors une physionomie et des particularités qui le distingue des autres variétés de la manie aiguë ; une observation attentive et l'habitude de ces malades le font assez facilement reconnaître.

L'individu est agité et incohérent ; mais son incohérence a un cachet spécial ; elle est en quelque sorte partielle et plus apparente que réelle. Elle repose sur les fausses sensations qu'il éprouve et dont il ne peut expliquer la nature qu'après sa guérison. Ses actes, ses gestes, son regard, sa manière d'écouter, même les paroles qu'il débite, et qui sont comme la réponse à des voix qu'il paraît entendre, tout indique chez lui cette disposition hallucinatoire, sous l'influence de laquelle il se trouve placé, et qui est le mobile des actes extravagants auxquels il ne cesse de se livrer. Cette variété a une marche spéciale : elle se présente sous forme de périodes irrégulières et vient se reproduire à certains moments de la journée ; l'accès peut durer plusieurs heures de suite. La période d'excitation est presque toujours suivie d'un état de dépression et de stupeur plus ou moins marqué.

Un de nos malades est pris, surtout la nuit, de son délire hallucinatoire et de son accès d'agitation. On le voit alors quitter son lit, il va se promener dans le dortoir, il regarde par la croisée; il aperçoit au dehors des personnes de sa connaissance, il entend leur voix, il leur répond, il frappe à la fenêtre, quitte un instant sa place, puis il revient à la fenêtre pour en casser les carreaux, en prétendant que son frère vient de l'appeler. Cette agitation le tient éveillé pendant toute la nuit; le lendemain il est calme, mais fatigué; ses idées ne présentent d'ailleurs aucune suite.

**Manie transitoire.** — On a décrit, sous le nom de manie transitoire, un accès de délire maniaque franchement aigu, dont l'invasion se développe en quelque sorte brusquement, mais qui, après avoir rapidement parcouru ses périodes, se termine en quelques heures, sans laisser de traces de son passage. Cette affection délirante ne compte que de rares exemples, mais son existence ne saurait être mise en doute.

En général, des causes spéciales, une attaque d'épilepsie, d'hystérie, des excès de boisson ou de travail intellectuel peuvent lui donner naissance. Il en est de même des frayeurs subites, des insolations, et d'autres circonstances semblables agissant sur un tempérament nerveux, ou pendant l'époque de la menstruation.

Dans ces cas, le pronostic doit être réservé : rien ne peut faire croire que, sous l'influence des mêmes causes, les mêmes accès ne se reproduisent pas. Ces accès peuvent être la cause de dangers redoutables; l'attention du médecin doit être sérieusement éveillée à cet égard. (Ann. méd. psych., 1851, p. 307.)

**Marche et terminaison.** — La manie aiguë présente une marche plus ou moins régulière et une durée variable. Tantôt elle parcourt rapidement ses périodes de développement pour

18

arriver en peu de temps à son plus haut degré d'intensité; puis, elle se termine brusquement, presque sans période de rémission, dans l'espace de quelques jours. Le malade semble sortir d'un rêve; l'obstacle, qui naguère l'isolait du monde extérieur, a disparu tout à coup. Mais il est rare que la terminaison de cette affection se fasse aussi rapidement. Le plus souvent elle dure des semaines, des mois entiers; rarement, lorsqu'elle présente un caractère franchement aigu, elle dure plus d'une année.

Dans le cours de la maladie, on observe des alternatives de rémission et d'exacerbation; les accès paroxystiques deviennent de moins en moins intenses, à mesure que la guérison s'approche; peu à peu, les fonctions organiques reprennent leur régularité; le sommeil se montre de nouveau, l'embonpoint fait place à la maigreur; le malade, plus calme, reprend peu à peu de l'empire sur lui-même et recouvre par moments l'usage de sa raison.

Quelquefois la manie se termine par des phénomèmes critiques : une transpiration abondante, une diarrhée, une éruption cutanée; une apparition de furoncles, etc. Si l'agitation a été excessive, on voit une fatigue extrême succéder à l'excitation prolongée. Le malade est pris d'une sorte d'énervation, d'un épuisement, d'une prostration des forces physiques; il devient lourd, apathique; il tombe dans un état de torpeur. Lorsqu'on l'interroge sur son état actuel, il accuse un brisement musculaire, des douleurs lombaires. Ses facultés semblent engourdies; tout le fatigue, l'épuise. Cependant les forces ne tardent pas à revenir et l'individu reprend bientôt son énergie habituelle. Dans la plupart des cas, la manie franchement aiguë se termine par la guérison. Cette issue favorable se présente plus fréquemment dans cette affection que dans les autres formes d'aliénation. Il est rare, dit Esquirol, qu'un premier accès de manie ne guérisse point, s'il n'est pas compliqué d'épilepsie ou de paralysie. L'on guérit fréquemment aussi d'un second accès, tandis que la guérison devient plus douteuse après un quatrième accès.

Il résulte du tableau des guérisons dressé par Esquirol et comprenant 269 cas, que le plus grand nombre de guérisons a été obtenu dans les six premiers mois du traitement, le deuxième et le quatrième mois présentent surtout un chiffre très-élevé. « Les convalescents, ajoute cet auteur (T. II, 199), conservent une grande sensibilité qui les rend très-impressionnables, très-susceptibles, très-accessibles aux chagrins. Quelques-uns sont honteux de l'état d'où ils sortent, redoutent la première entre-vue de leurs parents, de leurs amis, surtout lorsque, dans leur délire, ils ont fait des actions bizarres, blâmables, dont le sou-venir blesse leur amour-propre ou afflige leur cœur. La plupart d'entre eux ont besoin de consolations, d'encouragements, de conversations agréables, de sensations douces, de promenades et d'exercices variés. »

La manie peut revêtir un type intermittent : les accès sont séparés entre eux par un espace de temps plus ou moins long; ils peuvent revenir tous les quinze jours, tous les mois, toutes les six semaines, etc. Pendant les intervalles de rémission, les malades jouissent d'un degré souvent incomplet de lucidité. La manie intermittente est quelquefois périodique; chez les femmes particulièrement, elle peut se reproduire sous l'influence du re-tour de la menstruation.

Ordinairement, des troubles notables des organes digestifs se présentent comme signes précurseurs de l'invasion de l'accès maniaque. On observe alors un embarras gastrique souvent ac-compagné de douleurs d'estomac. Il semble que la région de l'épigastre devienne le point de départ, le foyer de rayonnement de l'accès maniaque. C'est un symptôme analogue à l'*aura epi-leptica* qui, chez quelques épileptiques, précède d'un temps plus ou moins long l'attaque convulsive.

Dans les cas moins favorables, la manie aiguë peut passer à l'état chronique, ou bien elle se transforme complétement en d'autres espèces d'aliénation.

Quelquefois elle alterne avec des accès de lypémanie, et alors elle donne lieu à une forme très-remarquable d'aliénation mentale, qui a été désignée sous le nom de folie circulaire ou de folie à double forme. Cette dernière est caractérisée par des alternatives d'excitation maniaque plus ou moins intense et de dépression lypémaniaque ; MM. Falret et Baillarger ont particulièrement appelé l'attention sur ce sujet.

Il existe, dit M. Falret, une certaine catégorie d'aliénés chez lesquels se manifeste, avec continuité et d'une manière presque régulière, la succession de la manie et de la mélancolie. L'existence de ce genre d'aliénés roule dans un même cercle d'états maladifs qui se reproduisent sans cesse, comme fatalement, et ne sont séparés que par un intervalle de raison d'assez courte durée. M. Baillarger remarque justement que, dans cette forme de folie, l'intermittence, d'une durée plus ou moins longue, indiquée par M. Falret, n'a pas lieu entre la période d'excitation maniaque et celle de dépression mélancolique, mais qu'au contraire, ces deux termes de la maladie sont liés intimément l'un à l'autre pour former un accès à la suite duquel a lieu la période de rémission ou de lucidité plus ou moins complète, puis, la maladie ou l'accès revient sous cette double forme de manie et de mélancolie. (Ann. méd. psych., 1854, p. 369.)

Nous avons observé des exemples remarquables de cette espèce de manie intermittente, dont le pronostic paraît être ordinairement grave. Nous avons encore sous nos yeux deux femmes dont les accès maniaques se reproduisent, une ou deux fois chaque année, avec une intensité considérable. L'agitation est chaque fois précédée d'une dépression mélancolique profonde, d'une durée de 5 à 6 semaines, et qui semble être comme la période prodromique de l'état maniaque ; ce dernier dure deux, trois mois, puis la rémission se prononce de plus en plus pour arriver à l'intervalle lucide.

Enfin, la manie aiguë peut se terminer par l'anéantissement moral et intellectuel qui caractérise la démence. Le passage de la manie franchement aiguë à la manie chronique, ou à la démence, est surtout hâté par la production de lésions organiques sur le cerveau ou sur les membranes qui lui servent d'enveloppe.

Tels sont : les exsudats de diverses natures, les opacités de l'arachnoïde, les infiltrations de la pie-mère, etc.

**Pronostic.** — Nous l'avons déjà dit, le pronostic de la manie est en général favorable; on peut augurer une terminaison heureuse, quand cette affection offre des caractères franchement aigus, quand le délire est général, et même quand elle se montre avec une disposition à la fureur.

La manifestation d'idées prédominantes de grandeur, de puissance, de richesse, est, au contraire, de mauvais augure. Il en est de même quand les malades sont dominés par une grande perversion des sens; quand ils prennent plaisir à se souiller de leurs ordures; quand leurs idées sont moins nettement exprimées, et quand leur attention ne peut être fixée par aucun moyen. Si la maladie s'est annoncée par une série d'accès répétés, on doit s'attendre à une durée prolongée de l'affection.

Les récidives de la manie se remarquent plus fréquemment dans les cas de prédisposition héréditaire, lorsqu'il existe chez le malade une conformation anormale de la tête, ou, enfin, lorsque les mêmes causes viennent à se reproduire; par exemple, chez les hommes, les excès de boisson; chez les femmes, l'état puerpéral, etc.

**Causes spéciales.** — Nous nous sommes suffisamment arrêté sur l'étiologie des affections mentales, pour n'avoir pas ici à entrer dans des détails étendus; nous nous bornerons à résumer ce qu'il peut y avoir de spécial sous ce rapport.

La manie aiguë se remarque le plus souvent entre 20 et 30 ans. Il y a, à cet égard, dit Esquirol, une proportion croissante de 15 à 30 ans, tandis que la proportion est décroissante de 30 ans à 60, et au delà.

Chez les femmes, les irrégularités de la menstruation et de l'accouchement paraissent être une cause assez fréquente de cette affection. Chez les hommes, les excès de boisson se rencontrent avec une fréquence relativement très-grande.

Suivant Jacobi, l'abus des boissons alcooliques serait une des causes prédominantes de la manie dans la Prusse rhénane. Nous pouvons en dire autant de nos deux départements du Bas- et du Haut-Rhin.

Les conditions qui viennent affaiblir l'organisme développent en même temps une susceptibilité nerveuse que les moindres excitants moraux ou physiques ne tardent pas à changer en état maniaque : ainsi, les maladies graves, lorsque il y a prédisposition héréditaire, peuvent devenir une cause déterminante de manie; telles sont particulièrement la fièvre typhoïde, la pneumonie, et quelques autres affections qui peuvent exiger des émissions sanguines répétées. Dans ce cas, le délire maniaque est en général de courte durée; il disparaît dans l'espace de quelques semaines, quelquefois de quelques jours. Il cède à un traitement simple, à un régime reconstituant; il se dissipe de lui-même, à mesure que la constitution se fortifie.

## MANIE CHRONIQUE.

### MANIA UNIVERSALIS.

Le passage de la manie aiguë à la manie chronique donne lieu à des symptômes variables, difficiles à apprécier et à bien définir, mais qui ne sauraient, dans la plupart des cas, échapper à une observation attentive et exercée.

Voici quelques-uns des caractères qui peuvent permettre de distinguer l'état franchement aigu de l'état devenu chronique. Comme pour la manie aiguë, la physionomie présente certaines particularités : le regard a quelque chose de vague et d'incertain; on peut lire sur la figure des malades le désordre de la pensée et l'incohérence de leurs idées; mais elle ne reflète plus l'état d'agitation désordonnée et le bouleversement, en quelque sorte actif, des facultés. La tenue du malade peut toujours être négligée et malpropre, mais rien ne vient plus indiquer les impulsions violentes et instinctives qu'on remarque dans la manie aiguë. La mobilité, l'agitation, la fureur ont perdu de leur intensité; on les observe seulement dans les moments d'exacerbation passagère, lorsque réapparaissent des accès d'agitation maniaque. Les fonctions physiques reprennent jusqu'à un certain point leur ancienne régularité : la constitution s'améliore, le sommeil devient calme, l'appétit est normal, dans la plupart des cas il est plutôt exagéré. La digestion ne présente plus les irrégularités qui existaient à la période aiguë de la maladie. La menstruation reparaît chez la plupart des femmes, et, lorsqu'elle a lieu, elle ne produit plus une surexcitation aussi marquée de l'état cérébral.

Les malades peuvent encore avoir de la tendance à se livrer à des actes de destruction; mais ils le font tranquillement, passivement, comme par habitude. Quelques auteurs, M. Falret entre autres, ont signalé les mouvements convulsifs et les vacillations involontaires de l'œil, comme indiquant, lorsque ce symptôme existe, un état devenu incurable.

Au point de vue moral, on observe un défaut plus ou moins complet de réaction aux stimulants ordinaires, l'impressionnabilité du malade est sensiblement diminuée. Ce n'est plus cette haine passionnée qui naguère déchaînait le maniaque contre les personnes mêmes auxquelles il avait porté une tendre affection; au contraire, tous les sentiments sont à peu près marqués chez lui au coin de l'indifférence. On ne rencontre plus cette joie expansive, ces transports, ces craintes brusques et non motivées qui le saisissaient autrefois, pour le quitter l'instant d'après : l'impassibilité la plus absolue semble désormais présider aux actes du malade.

Les facultés intellectuelles ont, elles aussi, perdu ce degré d'activité, qui donnait à l'entendement du maniaque une étonnante vivacité, à l'expression de ses idées une remarquable netteté et quelque chose d'imagé et d'éloquent. Le malade reconnaît à peine ses parents, ses amis; tout se confond dans son esprit, les faits d'autrefois avec ceux d'aujourd'hui. Les paroles

sont incohérentes; les mots se suivent sans ordre, les phrases
sans liaison. La mémoire, sans avoir cependant acquis un affaiblissement réel, ne présente plus le degré d'activité que l'on
remarquait dans la forme aiguë de la manie.

De quelque manière qu'on agisse sur l'esprit du malade,
quelque forte que soit l'impression, et c'est là un caractère
essentiel, il n'est plus possible désormais d'obtenir ce résultat
remarquable que nous avons constaté dans la manie aiguë, et
qui consiste à fixer pour quelques instants l'attention du malade,
à le ramener au sentiment de lui-même, et à lui rendre momentanément l'usage de sa raison.

**Marche, durée, terminaison.** — La manie chronique a
une marche lente; elle peut durer de longues années, sans faire
d'autre progrès, et sans apporter aucune autre perturbation dans
l'existence matérielle de l'individu.

Pendant les premiers temps, elle donne lieu à des retours
d'agitation plus ou moins fréquents, plus ou moins intenses.
Ces accès présentent à peu près les mêmes symptômes que
ceux de l'état aigu. Ils vont s'affaiblissant d'année en année et
s'éloignant de plus en plus.

La manie chronique est la conséquence la plus ordinaire de
la manie aiguë; elle peut aussi survenir à la suite d'autres
formes d'aliénation dans lesquelles le délire partiel se serait peu
à peu généralisé. Elle ne doit pas être confondue avec ces états
maniaques plus ou moins partiels, complexes, qui affectent un
caractère essentiellement chronique, et que nous allons résumer
succinctement. Elle peut revêtir des nuances diverses, comme
la manie aiguë, et s'accompagne quelquefois d'idées fixes prédominantes.

Ajoutons, enfin, qu'elle est souvent le résultat des lésions
méningitiques, sur lesquelles nous aurons à dire quelques mots,
et qu'elle tend à se transformer en démence, à mesure que les
exsudats plastiques et les épanchements séreux du cerveau font
eux-mêmes des progrès.

Mlle F.... est d'une grande mobilité, elle ne peut rester un moment à la même place; elle va d'une malade à l'autre pour les taquiner; leur enlever les objets qui leur appartiennent; elle s'expose souvent par là à recevoir quelques coups. De temps à autre elle est prise d'accès d'agitation sous l'influence desquels elle brise tout, déchire ses habits, parle avec vivacité et tient des propos dont il est impossible de comprendre la signification. Ses habits sont en désordre, déchirés, ses cheveux dérangés, sa tenue malpropre. Elle répond d'une façon incohérente aux questions qui lui sont faites; toujours elle parle seule, elle est indifférente à ce qui se passe autour d'elle, et tout à fait insensible à l'égard de sa famille. Il est impossible de fixer son attention; elle oublie, après avoir commencé une phrase, ce qu'elle voulait dire; elle rit sans motifs; son intelligence, autrefois remarquable, n'a conservé aucune trace de la culture qui l'avait distinguée; elle ne se fait remarquer que par son incroyable impulsion au vol (cleptomanie). Sa physionomie est complétement changée : de belle et gracieuse qu'elle était autrefois, elle est devenue laide, sa peau a pris une teinte brune, halée; sa voix est enrouée; tout présente le cachet d'une sorte d'abrutissement; elle se maintient depuis plusieurs années dans un état véritablement stationnaire, le sommeil est tranquille, la menstruation se fait d'une manière régulière et l'appétit est conservé.

## DÉLIRE AIGU OU MANIE GRAVE.

Sous le nom de délire aigu, on a voulu rattacher à l'aliénation mentale, et particulièrement à la manie, une affection cérébrale extrêmement grave, qui présente quelques symptômes obscurs, souvent aussi des lésions mal caractérisées, et qui n'est, après tout, qu'une forme particulière d'encéphalite. Aussi a-t-elle été désignée sous différentes dénominations : Inflammation cérébrale, délire phrénétique, fièvre cérébrale, fièvre convulsive, méningo-encéphalite, etc.

Le Dr Jessen, de Copenhague, en a fait l'objet d'un mémoire intéressant, dont nous résumerons ici les principales données, d'après l'analyse qu'en a faite M. Renaudin (Annal. méd. psych., 1855). Quelques auteurs français avaient déjà appelé l'attention

sur ce sujet; entre autres, MM. Brierre de Boismont, Calmeil,
Lélut, Parchappe, Falret, etc.

**Symptômes.**—L'invasion fait ordinairement explosion d'une
manière subite et, presque toujours, le délire se manifeste sous
la forme d'une excitation violente, rarement par une sorte de
dépression ou d'agitation anxieuse. L'excitation revêt les caractères d'un état de fureur avec impulsions violentes; le malade
est continuellement en mouvement, et les mouvements présentent quelque chose d'incertain et de convulsif qui, cependant, diffère essentiellement de phénomènes analogues que l'on
observe chez les paralytiques.

L'individu laisse échapper un torrent de paroles souvent inintelligibles : ce sont des cris, des injures, des menaces; c'est un
pêle-mêle d'idées et d'expressions qui n'ont entre elles aucun
rapport raisonnable. La voix est quelquefois tremblante et criarde.
Le malade est extrêmement irritable; il est dominé par des hallucinations de plusieurs sens, particulièrement de la vue et de
l'ouïe; toujours il existe une insomnie complète. Les symptômes
physiques surtout présentent une gravité qu'on ne saurait méconnaître longtemps : la face est tantôt pâle, tantôt congestionnée, surtout vers le soir, elle est comme bouffie; les veines
temporales sont gonflées; une sueur plus ou moins abondante
couvre la figure et la région du cou; le regard est sans expression, comme celui d'un homme ivre, et la bouche est souvent
à demi-ouverte.

Au début de la maladie, on observe quelquefois une sorte de
bégaiement qui ne doit pas être considéré comme un symptôme
de paralysie, et qui tient à une autre cause. Il provient, dans ce
cas, de la position même de la langue, placée hors de la bouche,
presque toujours sèche, couverte d'un enduit blanchâtre, et
rouge à la pointe et sur les bords. Une salive visqueuse est fixée
aux angles de la bouche ou adhère fortement aux lèvres. Le
malade, lorsqu'il se lève, éprouve des vertiges; sa marche

vacillante ressemble à celle qu'on observe dans l'état de demi-ivresse.

Le pouls est en général précipté, du reste très-variable, se maintenant entre 90 et 150 pulsations. Lorsqu'il se ralentit, c'est un symptôme favorable. La respiration est quelquefois embarrassée, l'inspiration courte. La déglutition est difficile, surtout lorsqu'il s'agit des liquides : ce symptôme paraît être caractéristique du délire aigu, et semble tenir à un état convulsif du pharynx et de la glotte. Les pupilles sont, dans la plupart des cas, fortement contractées. Le plus souvent l'urine s'échappe involontairement, comme s'il existait un spasme de la vessie. Enfin, il peut survenir d'autres symptômes convulsifs dont la durée est momentanée; tels sont : le strabisme, le grincement des dents, de légères convulsions des muscles fléchisseurs des doigts. La constipation existe souvent; elle alterne quelquefois avec la diarrhée; toutefois celle-ci a lieu à une époque plus avancée de la maladie.

**Marche.** — A mesure que s'approche la terminaison fatale, on voit, peu à peu, l'état comateux succéder à l'agitation violente. Le pouls devient insensible, les yeux se couvrent de chassie; enfin, des convulsions, la contracture des membres, puis, la diarrhée et des excoriations gangréneuses se montrent successivement. Quelquefois, cependant, l'agitation persiste jusqu'au dernier moment.

La mort survient souvent presque tout à coup par une sorte d'épuisement nerveux. Dans les cas les plus favorables, l'affection se tranforme en d'autres états chroniques, comme la démence. La terminaison fatale est presque constante; quelques auteurs prétendent avoir observé des exemples de guérison complète.

La durée moyenne est de 10 à 15 jours. Dans quelques cas, la mort est arrivée après 3 jours; dans d'autres cas, tout à fait exceptionnels, la maladie a duré plusieurs semaines.

**Étiologie.** — Les causes du délire aigu peuvent être des impressions morales très-violentes, telles qu'on peut en observer dans différentes affections mentales. Cette maladie a été quelquefois la conséquence d'états pathologiques qui ont porté un trouble général dans la circulation, tels que les maladies du cœur et des poumons.

Nous l'avons vu survenir une fois à la suite d'un rhumatisme articulaire aigu qui avait cessé brusquement; cette métastase avait agi concurremment avec des impressions morales pénibles.

**Nature et diagnostic.** — L'affection que nous venons de décrire tient évidemment à un état inflammatoire du cerveau ou de ses enveloppes, peut-être seulement à une simple congestion avec tendance à l'inflammation. Il faut dire, toutefois, qu'il est, dans la plupart des cas, impossible de constater des lésions cérébrales en rapport avec la nature même des symptômes graves qui se sont manifestés pendant la vie. Cependant, on observe constamment une congestion du cerveau, l'injection de la pie-mère et de l'arachnoïde, quelquefois le ramollissement de la substance corticale. Dans deux cas, le docteur Jessen a pu observer une pseudo-membrane demi-transparente et recouvrant la partie inférieure et antérieure d'un des lobes antérieurs du cerveau. Dans quelques circonstances, enfin, on a rencontré des ecchymoses subarachnoïdiennes.

Quoi qu'il en soit, le diagnostic de cette affection qui, au début, peut être entouré de sérieuses difficultés, ne tarde pas à être éclairé par la présence de symptômes de plus en plus fâcheux, et qui permettent dès lors de ne pas la confondre avec une simple manie aiguë. La fréquence du pouls, l'espèce d'ivresse, l'étourdissement, le bégaiement, la dysphagie, et plus tard, des attaques convulsives et l'état comateux, tels sont les caractères qui doivent servir à distinguer cette maladie.

**Traitement.** — Les saignées générales doivent être en général rejetées. Elles tendent à affaiblir le malade sans diminuer l'excitation cérébrale. On emploiera avec avantage les émissions sanguines locales, en même temps que la réfrigération de la tête, au moyen d'affusions froides, auxquelles on peut substituer plus commodément l'application de compresses imbibées d'eau froide.

Les purgatifs salins, quelques révulsifs, des lavements, tels sont les moyens auxquels on peut encore avoir recours.

### Observation.

Une malade nous arrive, le 2 juillet 1857, dans un état d'agitation excessive; son affection était survenue peu de jours auparavant, à la suite de la cessation brusque d'un rhumatisme articulaire aigu et avait fait explosion d'une manière subite. Cette femme présente à son entrée les signes caractéristiques d'un délire aigu. Elle est dans un état d'excitation continuelle, très-incohérente, d'une grande loquacité, et privée de sommeil. Sa figure est rouge, injectée, les yeux extrêmement brillants, convulsivement agités; on remarque de temps à autre du strabisme. La parole est embarrassée, assez difficile; lorsqu'on fait tirer la langue, on remarque une sorte de trémulation; les mouvements volontaires sont vagues et incertains; il existe de la contraction et des spasmes toniques de quelques parties du tronc. La malade éprouve une évidente difficulté pour avaler; on observe en même temps un état fébrile marqué, la sécheresse et l'état saburral de la langue, de l'inappétence, le pouls fréquent et une constipation extrêmemeut opiniàtre.

Quatre jours après son entrée, la malade tombe dans un état comateux qui ne tarde pas à amener la mort.

On constate, à l'autopsie, les signes d'une congestion cérébrale et d'un ramollissement aigü du cerveau. Les méninges sont extrêmement injectées à leur surface, on trouve des arborisations vasculaires nombreuses et les vaisseaux gorgés de sang noirâtre. Il n'existe pas d'adhérences avec la substance corticale. Le cerveau conserve mal sa forme et s'étale sur la table; le parenchyme cérébral tout entier est ramolli, le ramollissement est très-prononcé au corps calleux, à la protubérance, au bulbe rachidien, et à toute la région du cervelet. Il n'existait pas de sérosité dans les ventricules.

### MANIE ÉROTIQUE.

Synonymie : Érotomanie et, suivant les degrés, nymphomanie, *satyriasis*, fureur utérine.

Nous avons vu que la plupart des maniaques, surtout à la période aiguë de leur maladie, présentaient des impulsions érotiques plus ou moins prononcées, et que ce symptôme se remarquait surtout chez les femmes.

Sous le nom d'érotomanie (monomanie érotique), les auteurs ont décrit une affection essentiellement différente de
cette variété de la manie, dont nous résumons seulement les principaux caractères ; dans celle-ci, en effet, les idées lascives se
présentent comme une complication et comme phénomène accidentel et transitoire ; tandis qu'elles forment le symptôme principal et caractéristique de la monomanie érotique (érotomanie).
La manie érotique est donc une simple variété de la manie aiguë, variété dans laquelle l'appareil sexuel est le siége d'une
surexcitation plus marquée, en même temps qu'on observe les
autres signes caractéristiques de l'affection principale à laquelle
elle se rattache. Cette excitation génitale porte les malades, ainsi
que nous l'avons déjà fait remarquer, à des habitudes d'onanisme
qui aggravent singulièrement leur délire, et qui, si elles ne
peuvent être empêchées, donnent lieu à une agitation considérable, ou à un état d'hébétude et de prostration voisin de la
démence.

L'excitation sexuelle peut être poussée jusqu'à ce désordre
effroyable qu'on a désigné sous le nom de nymphomanie chez
les femmes, de satyriasis chez les hommes, et dont nous allons
exposer succinctement les signes particuliers.

La nymphomanie et le satyriasis doivent être considérés comme
constituant le degré le plus élevé de la manie érotique, et se caractérisent par l'excitation puissante et irrésistible de l'appétit
vénérien. Celle-ci dépend essentiellement d'une modification
morbide du cerveau, et la satisfaction de l'acte génital est
absolument incapable d'apporter, sous ce rapport, le moindre
soulagement.

Comme signes distinctifs de cette triste affection, on trouve,
la tuméfaction, la congestion habituelle des organes génitaux.
La circulation générale est ordinairement activée, le pouls est

plein et dur, la face est rouge, animée, le regard lubrique,
les yeux sont injectés, étincelants; les hommes exhalent, dit-
on, une odeur de bouc. A un degré inférieur de leur maladie,
les individus conservent encore la conscience de leur pénible
situation; mais leur volonté reste impuissante à dominer les
irrésistibles impulsions qui les tourmentent; plus tard, ce sentiment même leur échappe, et ils se livrent, sans retenue et
sans pudeur, à leurs instincts lubriques : ce sont alors des
attaques directes, des provocations formelles, sans considération
de personnes, d'âge, ni d'entourage, etc. Les femmes témoignent,
par toutes sortes de gestes, les désirs qui les consument, elles
crient, se découvrent, ne cessent de se livrer aux actes les
plus indécents. Souvent il existe chez elles un prurit des organes génitaux, et elles éprouvent une sensation de brûlure
très-incommode.

Chez les hommes atteints de satyriasis, on rencontre des manifestations de même nature et des impulsions qui les entraînent
aveuglement à la satisfaction de leurs désirs ardents. Beaucoup
d'assassinats suivis de viol n'ont souvent pas eu d'autre cause
que cet irrésistible entraînement. Chose remarquable, on ne rencontre pas toujours chez les malades, même dans le paroxysme
de la fureur génitale, la contraction des testicules, et l'érection
paraît loin d'être fréquente et complète.

### Observation.

La nommée S.... est, depuis trois mois, atteinte d'aliénation, à la
suite d'un amour contrarié.... A son entrée à Stéphansfeld elle profère
d'énergiques jurons, sa physionomie porte le cachet de la méchanceté
et des désirs sensuels qui la dominent, elle est d'une grande loquacité.
La menstruation est supprimée depuis plusieurs mois, les fonctions ne
présentent d'ailleurs aucune irrégularité. Elle est sujette à des hallucinations de la vue et de l'ouïe et commet fréquemment des erreurs de
personnalité. Elle croit entendre la voix de son amant, et reconnaît celui
qu'elle appelle son Joseph dans tous les hommes qu'elle voit. L'intelligence ne paraît pas très-développée, les idées sont incohérentes, ambitieuses et toutes de nature érotique. Elle cherche sans cesse à se découvrir et n'éprouve aucun sentiment de pudeur; elle guette l'occasion

favorable pour embrasser le médecin qui fait la visite du quartier où elle se trouve; la vue d'un homme lui fait éprouver des mouvements spasmodiques; dans ses accès de fureur utérine, elle fait tous les efforts possibles pour se précipiter sur les hommes qui s'offrent à ses regards et pour satisfaire, à tout prix, ses désirs vénériens; si on n'y met obstacle, elle se livre avec frénésie à l'onanisme. Parfois elle est prise d'un état cataleptiforme. La malade se renverse alors en arrière, ses yeux fixes regardent en haut, sa pose est lascive, elle reste des heures entières dans cette sorte de stupeur, puis l'agitation revient violente et éclate quelquefois jusqu'à la fureur.

## MANIE ÉBRIEUSE.

Synonymie : *delirium potatorum*, folie des ivrognes, crapuleuse.

Nous ne reviendrons pas, à propos de cette forme d'aliénation consécutive à des excès de boisson, sur les développements dans lesquels nous sommes entrés, lorsque nous avons parlé de l'influence pathogénique des boissons alcooliques. Nous avons dit que les excès de boisson déterminent primitivement des congestions cérébrales qui exercent d'abord leur action fluxionnaire sur la pie-mère, puis, sur le parenchyme cérébral, et qu'ils donnent lieu, peu à peu, à des exsudats de diverses natures, à de fausses membranes, etc.; ces congestions modifient, sans aucun doute, à la longue, la nutrition du cerveau.

L'ivresse peut, en se répétant, nous l'avons vu, donner lieu aux formes d'aliénation les plus diverses; une des variétés les plus communes est celle qui s'accompagne d'insomnie, d'hallucinations et d'illusions d'une espèce particulière. (Voir chap. VI, Étiologie, p. 201.)

Ce sont ces principaux caractères, sur lesquels nous avons déjà appelé l'attention, qui distinguent la manie ébrieuse. Cette forme d'aliénation ne doit pas être confondue avec la dipsomanie, variété de la monomanie, qui se caractérise par des tendances irrésistibles, des impulsions violentes pour la boisson, et que nous décrirons plus loin.

Voici, en quelques mots, les symptômes de la manie ébrieuse, d'après la description qu'en a faite M. le D<sup>r</sup> J. Bougard, dans les Annales médico-physiologiques (1844, p. 123).

Suivant cet auteur, la manie ébrieuse est une affection caractérisée par un désordre extrèmement aigu et non fébrile, des facultés mentales, ordinairement avec tremblement des membres, et produit par l'effet des liqueurs alcooliques sur l'organisme humain.

Elle reconnaît pour cause, l'usage abusif des boissons alcooliques, surtout par les grandes chaleurs de l'été. Le délire se déclare ordinairement d'une manière subite; cependant il existe quelquefois une période prodromique de courte durée. Le premier caractère, le plus essentiel, est le tremblement musculaire, souvent borné aux membres supérieurs, quelquefois généralisé. Ce tremblement, qui manque dans quelques cas, est d'autant plus prononcé que le sujet est depuis plus longtemps enclin à l'ivrognerie, et quelquefois il persiste après le délire. Le malade est pris d'une activité désordonnée, ses mouvements sont précipités; il est le jouet d'illusions et d'hallucinations qui le jettent parfois dans un état d'angoisse; il a de la peine à fixer son attention et à recueillir ses souvenirs, de manière à répondre aux questions qui lui sont faites. Certaines idées fixes viennent souvent le dominer. La physionomie est empreinte d'une sorte d'hébétude; après la guérison, il n'existe aucun souvenir de ce qui s'est passé pendant la période aiguë de l'accès. L'insomnie est opiniâtre; lorsque le délire est survenu peu de temps après la dernière ingestion d'alcool, l'haleine peut conserver une odeur alcoolique.

L'accès se termine ordinairement au bout de peu de jours, ou de quelques semaines; mais la maladie présente une disposition particulière aux rechutes. Il n'est pas rare de la voir se transformer en paralysie générale, ou plutôt, en démence paralytique.

Le régime de ces malades doit être très-simple : privations de boissons alcooliques, bains, laxatifs, repos d'esprit. L'opium a été préconisé; le délire se passe presque toujours, sans qu'il soit nécessaire d'administrer ce médicament.

### Observations.

Un militaire offrait à notre observation les particularités suivantes : spasme tétanique des muscles de la mâchoire, grincement des dents, embarras de la parole, hésitation de la langue, bégaiement et prononciation inintelligible, tremblement choréique des membres supérieurs; le malade ne peut manger, boire, s'habiller qu'avec une extrême difficulté; insomnie opiniâtre, visions fantastiques. Il a comme le sentiment, la conscience incomplète des singuliers phénomènes qui se passent en lui, il se croit l'objet d'influences mystérieuses, on se moque de lui, on le tourne en ridicule. Tantôt ce sont des chats noirs qui le regardent fixement et qu'il ne peut faire bouger de place; ou bien des ombres qui passent et repassent devant lui; ou, enfin, des étincelles qui viennent, tout à coup, la nuit, illuminer sa chambre.

Un ivrogne, batelier de profession, amené à Stéphansfeld vers la fin de son accès, semblait être dans un état de continuelle oscillation, les murs s'avançaient ou se reculaient devant lui; il se croyait placé sur un bateau que des vagues agitées soulevaient à chaque instant, et il tremblait à l'idée de voir son bateau chavirer, ou s'écrouler les murs de la maison dans laquelle il se trouvait.

Il y a dans l'attitude de quelques-unes de ces malheureuses victimes de la débauche bachique, je ne sais quoi de triste et de mécontent qui persiste, même quand déjà est arrivé un état de démence avancé, et qui semble avoir sa raison d'être dans la continuation de quelques hallucinations et de cette espèce de fantasmagorie qui ne cesse de les fatiguer.

### Observations.

Une femme, atteinte de démence consécutive à des excès de boisson, nous offre précisément cette physionomie empreinte d'une profonde terreur. Sa figure est à demi-cyanosée, ses membres sont agités d'un tremblement convulsif, elle ne comprend plus rien, et balbutie de temps à autre quelques paroles à peu près inintelligibles, mais qui suffisent pour nous faire comprendre qu'au milieu de l'anéantissement de la plupart des facultés, des craintes de magie, des idées de sorcellerie, prédominent encore comme les débris du délire primitif.

Citons un dernier exemple assez remarquable et qui nous permet, en quelque sorte, d'assister au développement pathogénique des phénomènes morbides.

X.... porte en lui une prédisposition héréditaire; des excès de boisson pendant les grandes chaleurs de l'été dernier ne tardent pas à troubler sa raison; vers la fin, il buvait jusqu'à six à huit litres de bière par jour.

Sa maladie s'annonce d'abord par de l'insomnie, de l'inappétence, puis une constipation opiniâtre. En même temps, un bruit confus vient bourdonner à ses oreilles, il a de temps à autre comme des vertiges, et son sommeil est, à chaque instant, interrompu par d'insupportables cauchemars. Peu à peu il est le jouet d'illusions bizarres; les personnes qui l'entourent ont une singulière physionomie, elles ont l'air de se moquer; les paroles qu'elles prononcent, même les plus insignifiantes, ont pour lui quelque chose de blessant; dans son chemin, les passants qu'il rencontre se mettent à rire et lui disent distinctement qu'il ne sait plus ce qu'il fait. Ce dernier phénomène était une dernière lueur de sentiment et de conscience qui se révélait à lui, sous la forme d'une hallucination de l'ouïe. Bientôt, enfin, apparaît cette série de phénomènes morbides qui appartiennent à la lésion de la sensibilité générale et spéciale. La nuit on lui fait de la physique, c'est-à-dire que, chaque fois qu'il veut dormir, on l'en empêche. On fait entendre dans sa tête des craquements terribles qui s'accompagnent, chaque fois, de secousses violentes dans différentes régions du corps. Sa chambre s'illumine à plusieurs reprises et lui permet de distinguer parfaitement les objets qui s'y trouvent placés. Il se lève pour ouvrir la porte, et il constate très-bien que tout, au dehors, est plongé dans l'obscurité. Le sens de l'odorat ne reste pas étranger à ce trouble général, il sent autour de lui comme une forte odeur de tabac brûlé. Plusieurs fois il sort de son lit pour faire cesser cette intolérable physique, et chaque fois qu'il se recouche, les mêmes tortures recommencent. Il croit qu'une personne de la maison qu'il habite s'est introduite dans le tuyau du poêle, et, de là, profère mille railleries injurieuses. Impatienté, il allume des copeaux dans le poêle, de manière que la flamme puisse monter assez haut. Mais, à peine le feu est-il mis que le fantastique personnage disparaît, en prononçant ces paroles : « il faut bien que je me sauve, car il serait capable de brûler toute la maison. » Cependant la physique continue, il allume deux lumières, prend un crucifix en main et récite des cantiques à tue-tête. Mais déjà ses idées se pressaient confusément, la conscience lui échappait de plus en plus, son cerveau était comme dans une sorte d'effervescence. Le souvenir confus de ce qui s'est ensuite passé, lui revient seulement trois ou quatre jours après son entrée à Stéphansfeld. La nuit qui avait précédé son arrivée à l'Établissement, il avait brisé le crucifix qu'il tenait en main, sur la tête d'une malheureuse femme qu'il connaissait à peine. Celle-ci avait seulement entr'ouvert la porte, dans le but de connaître la cause du bruit qui se passait au-dessus de sa chambre. X.... s'était aussitôt précipité sur elle, la prenant, dans son trouble, pour un esprit de l'autre monde qui venait apporter quelque obstacle aux pratiques dévotes auxquelles il croyait se livrer.

## MANIE RAISONNANTE.

Synonymie : Manie tranquille, manie sans délire (Pinel); monomanie raisonnante (Esquirol). Folie morale, *moral insanity* (Prichard). *Insania malitia* (Kieser). Manie sans délire; occulte; latente; impulsive. Monomanie instinctive (Marc, etc.).

Sous ces différents noms, on a désigné une forme. de manie fort remarquable, dans laquelle l'individu semble moins privé de sa raison et de son jugement, que de la possibilité d'accomplir des actes réguliers. Bien plus, les malades de cette catégorie ne savent que commettre des actes nuisibles, ils apportent à leur exécution toute la ruse imaginable; on les voit ensuite se disculper avec plus ou moins de vraisemblance, et ils trouvent toujours des prétextes plausibles pour se justifier.

Un des caractères essentiels de cette singulière affection est une tendance irrésistible vers toute espèce de mouvement, et surtout vers des actions bizarres et désordonnées.

De semblables malades vivent souvent dans la société pendant quelque temps et paraissent céder seulement à un caractère irascible. Pinel cite l'exemple d'un jeune homme d'une nature perverse et qui, avec les progrès de l'âge, était arrivé au point de ne plus pouvoir maîtriser l'impétuosité de son humeur violente et irritable. Il vivait continuellement dans les querelles et les rixes, il se livrait aux attaques les plus audacieuses, en mêlant, d'ailleurs, à une vie aussi agitée quelques habitudes d'ordre et même des actes de bienfaisance. S'étant un jour emporté contre une femme qui osa lui résister, il la jeta dans un puits. Ce délit donna lieu à un procès criminel, et, sur la déposition d'une foule de témoins qui rappelèrent les écarts et les emportements de ce maniaque, il fut condamné à la réclusion, dans l'hospice des aliénés de Bicêtre.

En dehors de ces faits, ces malades, ceux surtout dont l'intelligence a été cultivée, savent raisonner, sur n'importe quel sujet, avec une telle adresse, qu'il est difficile à l'homme le plus versé dans la dialectique de les réfuter. Ils montrent cette aptitude particulièrement là où il s'agit de leur intérêt.

En même temps, tout témoigne chez eux d'une grande faiblesse de volonté.

Livrés à eux-mêmes, ils obéissent aux entraînements les plus contraires. La première impression subie, une idée venue au hasard, un fait accidentel, devient le mobile et le point de départ de leur conduite. Il y a chez eux, non-seulement un fonds d'irritabilité considérable, et, pour ainsi dire, un foyer prêt à faire ébullition; mais encore ils sont habituellement dominés par des impulsions de diverses natures. Ils suivent aveuglément les mouvements passionnés que les moindres circonstances viennent provoquer. Les désirs sexuels, la jalousie, l'ambition, la vengeance, les entraînent à tout moment, et malgré eux, à des actes redoutables. Avec la meilleure volonté, l'individu ne peut se maîtriser, et s'arrêter sur la pente fatale qui le conduit au désordre.

Dans les établissements où ils se trouvent, ils excitent les autres malades et les poussent à l'insubordination. Ils prennent plaisir à fatiguer de leurs réclamations incessantes les employés de la maison. Ils critiquent sans cesse les observations et les conseils qu'on leur donne; les sentiments haineux, le soupçon, la malveillance, la calomnie, sont les éléments dans lesquels ils vivent, et sans lesquels ils semblent ne pouvoir exister.

Une observation attentive et prolongée ne tarde pas à faire reconnaître que les maniaques de cette catégorie possèdent un état intellectuel plus solide en apparence qu'en réalité. En effet, ils raisonnent logiquement dans le cercle étroit de certaines données; mais, qu'on prolonge la conversation, qu'on l'étende à quelques sujets qui ne soient pas familiers au malade ou qui soient étrangers à ses préoccupations habituelles, et l'on ne tardera pas à voir apparaître un ordre de phénomènes caractéristiques de leur affection : idées fixes, illusions étranges, erreurs nombreuses de perception, fausses appréciations de toute sorte, telles sont les anomalies qui viendront mettre en évidence l'état mental de ces malades.

On arrive donc, avec un peu d'habitude, à reconnaître cette forme de manie, surtout si l'on tient compte des circonstances commémoratives. Ainsi, on pourra constater, à une certaine époque, un changement dans la manière d'être, dans les actes, les habitudes, le caractère de l'individu. L'état pathologique s'est manifesté par phases, par périodes; il peut y avoir des moments de recrudescence où l'affection s'accompagne de troubles digestifs, d'absence de sommeil, de véritable agitation, etc.

Ajoutons enfin que cette affection mentale se présente souvent par accès. Les malades ont quelquefois la conscience de la disposition morbide dans laquelle ils se trouvent, et ils savent parfaitement dissimuler leur situation aux yeux des personnes étrangères. Souvent même, ils nient formellement, devant le médecin chargé de les soigner, les actes désordonnés qui leur sont reprochés et auxquels ils se livrent de nouveau, dès qu'ils ne se sentent plus ou ne se croient plus surveillés. Des individus atteints de manie raisonnante ont quelquefois dû subir des condamnations, pour des actes commis sous l'influence de cette fâcheuse situation; ajoutons enfin que cette dernière s'est, dans quelques cas, montrée comme période prodromique d'autres affections mentales.

### Observation.

Paul H.... est âgé de 57 ans; sa taille est élevée, sa constitution bonne, son tempérament sanguin-bilieux. Il avait quitté l'asile, il y a neuf ans, après un premier séjour de 5 mois. Pendant cet espace de temps, il ne s'est livré à aucune occupation et vivait à la charge de sa belle-sœur, ce qu'il nie avec énergie. Les causes occasionnelles sont des revers de fortune, à la suite de fausses spéculations. Vers les derniers temps, il est devenu excessivement processif, il ne songeait qu'à spéculer et ne vivait, pour ainsi dire, que pour acheter, vendre et troquer. Il était devenu très-irritable; des voies de fait envers sa belle-sœur et un israélite qui, dit-il, lui devait 4 à 5 francs, ont motivé sa séquestration. Depuis 16 mois il nous est revenu. C'est un homme à physionomie intelligente, paraissant avoir reçu une assez bonne éducation, jouissant de toutes ses facultés intellectuelles, mais incapable de les diriger et ne s'en servant que dans un but hostile à son entourage. Les idées prédominantes sont de nature ambitieuse. Toutes ces idées grandioses ne sont pas le fait d'une conviction intime; M. H.... sait fort bien à quoi s'en tenir sur sa position, seulement, à force de s'être créé des illusions, il en est venu à prendre par moments pour des réalités les choses que lui-même sait n'être que fictives. Il lance avec le sang-froid le plus imperturbable les accusations les plus mensongères envers les personnes de sa famille et de son entourage actuel; jamais mensonges n'ont été débités avec de pareils semblants de vérité et de conviction. Il est à supposer que le malade est sujet à des hallucinations. On ne sait presque dans quel quartier le placer; partout où il se trouve, il détruit ce qui lui tombe sous la main; mais, à l'entendre, ce n'est jamais lui qui a fait telle ou telle chose, c'est l'un ou l'autre de ses compagnons; si même on le prend en flagrant délit, il nie avec effronterie, se met à crier et à jurer; les veines du front se gonflent, la face se congestionne, il nous accable de sottises, en proférant des menaces de mort et d'incendie, et finit par demander, soit du tabac, soit des pruneaux, soit un chapeau, etc. On ne peut jamais passer dans le service où il est sans qu'il n'ait des réclamations à faire, c'est chez lui un véritable besoin; ainsi, s'il a demandé des pruneaux et qu'on lui répond qu'il n'y en a pas, il vous dira : alors, donnez-moi du tabac ou un bain. Au moyen du manche d'une cuillière, d'un clou, d'un instrument quelconque, il ouvre toutes nos serrures, dévisse les lits, troue le plancher où il établit des cachettes pour cacher les objets qu'il vole; car rien n'est en sûreté, il prend tout ce qu'il trouve. Son chapeau, ses poches, ses bas, ses souliers sont le réceptable d'une infinité de choses hétéroclites. Par ses mauvais conseils, il entretient les autres malades dans leurs mauvaises dispositions, souffle l'esprit de révolte aux uns, suscite la colère des autres et attise la mésintelligence entre tous; puis, quand il est parvenu à faire éclater la révolte, il vient s'offrir à nous comme médiateur, on peut alors lui donner carte blanche, car il mettra autant d'activité à faire rentrer tout dans l'ordre qu'il en a mise à tout désorienter, mais cette bonne disposition n'est que passagère : au bout de peu de jours, nous trouvons, soit le feu dans un coin, soit les arbres lacérés ou les serrures disloquées; s'il n'est pas toujours l'auteur des méfaits, il en est constamment l'instigateur.

## MANIE PUERPÉRALE.

Nous nous sommes longuement étendu dans notre chapitre étiologique, sur l'influence de l'état puerpéral comme cause de développement des diverses formes d'aliénation; nous nous bor

nerons donc à de courtes considérations au sujet de la manie
puerpérale.

On désigne sous ce nom le délire consécutif au travail de
l'enfantement, et qui revêt le plus souvent, mais non toujours,
la forme maniaque plus ou moins aiguë.

L'invasion de la maladie a lieu d'habitude peu de temps après
l'accouchement; quelquefois pendant la lactation. Dans les trois
cinquièmes des cas, la manie puerpérale se déclare avant le
14e jour après la délivrance, le danger diminue à mesure qu'on
s'éloigne du moment de la parturition. (Webster, Ann. méd.
psych., 1854, p. 129.)

Chez la moitié des femmes, le dérangement intellectuel est
survenu après la naissance de leur premier enfant. Dans un
grand nombre de cas, l'invasion se fait brusquement 3, 4, 6, 10,
15 jours après les couches. Il se manifeste de l'excitation cérébrale, de la turbulence, de l'insomnie; le pouls devient agité,
variable, sinon plus fréquent; la figure s'anime, les lochies se
suppriment, une constipation plus ou moins opiniâtre se produit, puis le délire éclate avec une intensité plus ou moins
grande; il peut revêtir toutes sortes de manifestations délirantes:
manie, lypémanie, stupidité, etc. Le plus souvent, nous le répétons, c'est la forme maniaque qu'on observe.

Les causes les plus ordinaires de cette affection sont : d'une
part, les pertes utérines et l'état d'épuisement et d'anémie qui
survient à la suite de l'accouchement; d'autre part, les émotions plus ou moins profondes subies pendant la période puerpérale. Quelques malades ont commis des imprudences, se sont
exposées à un refroidissement et, par suite, à une suppression
de l'écoulement des lochies. Dans presque le tiers des cas on
rencontre une prédisposition héréditaire.

M. Simpson a constaté chez quelques maniaques la présence
de l'albumine dans les urines, au moment de l'apparition des
symptômes. On sait que, depuis quelques années, on a rattaché
à l'existence de l'albumine diverses complications cérébrales et
nerveuses.

Dans les cas graves de manie puerpérale, on a signalé une phlébite méningée, et la production d'ostéophytes qui viennent irriter et comprimer la surface du cerveau.

**Pronostic.** — La folie puerpérale présente plutôt un pronostic favorable : les deux tiers environ des malades se rétablissent. Le pronostic est plus défavorable quand cette maladie revêt une forme lypémaniaque, et lorsqu'elle se complique d'idées de suicide ou d'homicide.

**Traitement.** — Cette affection n'est pas, comme la plupart des autres formes d'aliénation, de nature inflammatoire. Il y a donc lieu de rejeter, tout d'abord, les émissions sanguines.

Le traitement ne diffère pas essentiellement de celui que nous avons fait connaître pour la manie aiguë. Les indications particulières sont : de rappeler autant que possible les lochies supprimées par quelques doses de seigle ergoté. On peut essayer de ramener la sécrétion laiteuse par des cataplasmes, quelques douches de vapeur. Le repos absolu, l'opium, le camphre, les aromatiques, les purgatifs salins, sont aussi employés avec avantage. La folie peut survenir pendant la grossesse, sans que celle-ci doive être considérée comme en étant la cause déterminante. Aussi, doit-on condamner tout moyen qui aurait pour but de mettre fin à la grossesse, dans l'espoir de faire disparaître la folie, et, à plus forte raison, blâmer toute tentative d'avortement. D'ailleurs, la folie n'entrave pas la marche régulière de la grossesse et de l'accouchement; au contraire, les maniaques souffrent à peine pendant leurs couches, et l'on a vu des femmes, sujettes à des fausses couches, accoucher à terme, quand une fois elles étaient devenues aliénées.

### Observations.

Mad. P.... nous arrive, 16 jours après un accouchement prématuré (grossesse de 7 mois). Vers le septième mois de sa grossesse, elle devint anémique, on remarque une certaine bouffissure, sans urines albumineuses; l'œdème gagna les mains et, au bout de quelques jours, il se déclara des douleurs qui déterminèrent l'expulsion d'un enfant qui mourut au bout de 3 jours. Les lochies disparurent vers le septième jour et, à la même époque, les urines devinrent albumineuses. Les accès de manie éclatèrent aussitôt après la mort de l'enfant; il y eut de la fièvre, un pouls à 120; l'œdème disparut. A partir du quatrième jour de l'accouchement, on remarqua de l'incohérence, puis de l'agitation qui alla en augmentant, de l'insomnie, une loquacité extrême et des tendances érotiques très-prononcées. Cette dame avait eu, antérieurement à son mariage, plusieurs accès d'hystérie; sa mère et d'autres ascendants sont tombés en enfance, une de ses tantes était atteinte d'érotomanie, à l'âge de 60 ans. La malade est une Anglaise, d'un tempérament essentiellement nerveux. Vaporeuse et romanesque, elle avait toujours été très-intelligente, et paraît avoir reçu une éducation distinguée. Elle était sujette à des rêves agités. Lors de son arrivée, nous constatons un amaigrissement général; les pupilles sont dilatées, les yeux sont brillants, les pommettes arborisées, la loquacité est extrême, les rires et les pleurs se succèdent sans cause appréciable; les mouvements sont saccadés, les ailes du nez très-mobiles, et agitées d'une espèce de tremblement vermiculaire. Les nuits sont assez calmes, et ce n'est que vers 4 heures du matin que l'agitation se manifeste; la malade se livre alors à toutes sortes de mouvements désordonnés; elle crie, injurie son entourage et répète sans cesse qu'elle veut absolument manger de l'animal céleste; elle se découvre, tantôt elle bondit dans son lit, tantôt elle se ploie en arc, en s'appuyant sur la tête et les talons. A cette agitation succèdent des pleurs, un affaissement général et des craintes anxieuses, elle supplie alors qu'on ne la laisse pas seule. Environ 24 jours après son accouchement, les époques paraissent revenir, pendant 3 jours son linge est légèrement taché de sang. Les urines ne sont plus albumineuses. Cet état d'agitation dure ainsi pendant 12 jours; parfois la malade est sujette à des hallucinations de la vue, et croit voir devant son lit toutes sortes de personnes auxquelles elle adresse alternativement la parole; pendant ce temps, l'appétit est nul; on a bien de la peine à la nourrir convenablement; la soif est au contraire très-grande; on en profite pour lui faire ingérer des boissons analeptiques. Le treizième jour de son séjour à l'établissement, et après une nuit parfaitement calme, l'agitation paraît tombée. Mad. P....· nous dit qu'elle se sent faible, qu'elle sait bien que sa tête était malade, mais qu'elle ne saurait se souvenir de ce qui s'est passé, au début de sa maladie. A partir de ce moment, le mieux continue, l'appétit est revenu, et, avec lui, les forces et un léger embonpoint; enfin, cette dame sort guérie après un traitement de 5 semaines qui a consisté, au début surtout, en bains prolongés, fomentations froides sur la tête, camphre à l'intérieur et purgatifs répétés; plus tard, l'isolement que réclamait l'état de la malade à son arrivée, a été levé; de longues promenades ont été prescrites et un régime fortifiant n'a pas tardé à consolider la guérison.

Une autre dame atteinte de manie puerpérale, quelques jours après ses couches, nous a offert les caractères suivants : pupilles fortement dilatées, yeux brillants, face injectée, traits mobiles. Rires, chants, pleurs, mouvements saccadés, gestes incohérents. La malade tire la langue, se découvre dans son lit, paraît indifférente au souvenir de son enfant, déchire tout ce qui lui tombe sous la main, crache sur tous les meubles, etc. Cet état dure deux semaines; au bout de ce temps, l'agitation a disparu en grande partie : la malade s'occupe à des travaux d'aiguille, elle répond sensément aux questions qu'on lui adresse; mais il ne faut pas prolonger la conversation, si on ne veut pas voir survenir l'incohérence. Nous constatons un état franchement anémique. Les sentiments maternels ont reparu, l'état mental s'améliore de jour en jour, mais les pupilles restent dilatées et un tremblement fibrillaire se remarque dans les muscles de la face et dans les mains, à la moindre contradiction ou à la plus légère émotion; enfin, Mad. B.... fait des progrès rapides vers la guérison et nous quitte après un séjour de 6 semaines. Le traitement a consisté, au début, en isolement, en bains prolongés, lotions froides sur la tête, lavements purgatifs salins. Plus tard, de longues promenades, le travail modéré, du fer à l'intérieur et un régime analeptique.

## ALTÉRATIONS ANATOMIQUES SPÉCIALES AUX DIVERSES FORMES DE MANIE.

Il nous reste à jeter un coup d'œil rapide sur quelques-unes des lésions rencontrées à l'autopsie des individus atteints de manie. Dans la plupart des cas, lorsque l'affection a duré quelque temps, lorsque surtout la maladie est devenue chronique, on trouve diverses altérations de l'organe cérébral, que nous allons rapidement passer en revue.

Disons-le tout de suite : dans les formes essentielles de la manie, dans celles surtout qui sont susceptibles de guérison, lorsque la maladie est récente et qu'elle ne se rattache à aucune complication cérébrale, le scalpel tenterait en vain d'en découvrir la raison anatomique. Mais, quoique l'organe cérébral, siége évident de la maladie, apparaisse avec sa texture et sa composition normales, il ne faut pas en conclure que la lésion n'existe pas, elle échappe seulement à nos moyens d'investigation.

Les cas franchement aigus de la manie s'accompagnent ordinairement d'une congestion de la pie-mère, et, probablement,
d'un obstacle apporté à la libre circulation du sang dans les différentes parties du cerveau. De là, l'injection plus ou moins
étendue, et plus ou moins marquée; l'exsudation séreuse, le
boursoufflement, l'œdème, et l'infiltration des membranes : l'exhalation séreuse vient à son tour jouer le rôle d'agent irritant
et compressif. L'arachnoïde paraît être secondairement affectée;
elle est seulement plus tard le siége de modifications pathologiques sur lesquelles nous allons revenir.

Il ne faut pas oublier que cet état congestionnaire est l'effet
et non la cause du délire.

On reconnaît cette altération à la coloration de la pie-mère
et à la distension des nombreux vaisseaux qui en sortent pour
se rendre à la substance corticale; quelquefois on observe de
larges ecchymoses d'un aspect rouge jaunâtre, dues à une transsudation du sang, lorsque la congestion a été trop prononcée.
Ces ecchymoses apparaissent surtout dans les cas de profonde
anémie, et quand les malades ont été soumis à d'abondantes
émissions sanguines. Cet état fluxionnaire, nous le répétons,
n'est nullement primitif; il se montre seulement comme l'expression la plus haute, la plus significative du trouble apporté
dans la circulation cérébrale.

Bayle avait déjà remarqué que l'hypérémie de la pie-mère
peut exister seule, indépendamment de la congestion de la
substance cérébrale. Elle est alors partielle, dit-il, et a ordinairement pour siége les parties supérieure et latérale de chaque
hémisphère dans les deux tiers antérieurs. L'arachnoïde, dit-il
encore, ne participe presque jamais à l'injection de la pie-
mère.

M. Parchappe a aussi décrit cette hypérémie de la pie-mère;
mais il la rattache à divers états phrénopathiques.

Nous la regardons comme une conséquence de l'affection maniaque; elle se dissipe à mesure que celle-ci disparaît. Elle
nous donne l'explication de lésions consécutives rencontrées à

l'autopsie, et nous rend compte de quelques autres symptômes concomitants, tels que l'injection conjonctivale, les yeux brillants, le larmoiement, l'impressionnabilité de la pupille, la sensation de chaleur à la tête, etc. Elle nous explique, enfin, l'action bienfaisante de certains moyens employés dans le traitement des maniaques, et le bien-être qu'ils éprouvent à la suite de l'usage modéré des réfrigérants.

L'épanchement séreux sous-arachnoïdien est rare dans la manie : il s'observe seulement dans les cas essentiellement chroniques ; on le rencontre quelquefois lorsque la manie se transforme en délire aigu et lorsqu'elle donne lieu à des symptômes d'une extrême gravité, tels que : cris violents, frayeurs, agitation presque convulsive, mouvements spasmodiques des globes oculaires, accidents qui paraissent être déterminés par l'épanchement plus ou moins abondant, mais brusque, de sérosité dans la cavité de l'arachnoïde.

L'épaississement et l'opacité de l'arachnoïde sont une des altérations les plus fréquentes dans la manie chronique. Ces lésions présentent naturellement des caractères variables ; dans quelques cas, la résistance de l'arachnoïde se montre à tel point qu'il est possible de soulever cette membrane sans la rompre, avec une partie du cerveau. Les plaques opaques existent presque toujours à la convexité des hémisphères. D'après M. Lélut, ces épaississements ne paraissent pas être le résultat de l'incorporation de pseudo-membrane au feuillet viscéral de l'arachnoïde ; ils siégent toujours, ainsi que le prouve la dissection attentive, en dehors de la membrane, et sont dus à une sorte de dépôt de matière albumineuse à sa surface externe ou interne. (Lélut, Mémoire sur les fausses membranes de l'arachnoïde, p. 31.)

On peut, enfin, rencontrer les granulations dont nous avons eu déjà l'occasion de parler (chap. Anat. path.), qui se développent à la surface libre de l'arachnoïde, dans les cas surtout où cette membrane est épaissie et indurée.

Elles donnent à la membrane une sensation rugueuse et comme chagrinée, qu'on peut, dans la plupart des cas, distinguer à l'œil nu; on les trouve plus particulièrement à la surface des ventricules cérébraux. Elles ont une signification essentiellement chronique.

Rokitansky les considère comme une forme d'épaississement de la membrane, consécutive à l'épanchement séreux, et qui serait produite par les exsudats albumino-plastiques déposés sur cette membrane.

Enfin, dans quelques cas, on observe l'hypérémie cérébrale nettement accusée, et qui se caractérise par la coloration rosée uniforme de la substance grise et l'état ponctué de la substance blanche.

### TRAITEMENT SPÉCIAL DE LA MANIE.

Sans revenir sur les considérations que nous avons développées dans le chapitre consacré au traitement général de l'aliénation, nous nous bornerons à présenter sommairement les indications spéciales qui se rapportent au traitement de la manie aiguë et de quelques-unes de ses variétés.

Pour ce qui concerne la manie aiguë, le traitement doit être essentiellement calmant; il importe d'éloigner le plus tôt possible les circonstances qui peuvent accroître l'excitation. Quelle que soit, d'ailleurs, la cause qui ait présidé au développement de la maladie, une des premières conditions à remplir, c'est de garantir le malade contre les impulsions violentes qui le dominent, et de l'enlever au milieu dans lequel son délire a pris naissance. La présence de ses parents, de ses amis, de ses connaissances, aurait pour résultat infaillible de multiplier ses impressions, de les rendre plus vives et d'accroître l'intensité de son agitation.

L'isolement, ou du moins la séparation de son entourage habituel, est, pour le maniaque, profitable à plusieurs égards. En changeant ses impressions, en le plaçant au milieu de personnes étrangères dont l'autorité et l'ascendant peuvent lui en imposer, on a déjà exercé sur lui une influence des plus favorables. Il en éprouve une sorte d'intimidation qui l'oblige à se modérer, à se contenir; on lui inspire le sentiment, la conscience, qu'il n'est pas libre d'agir comme il l'entend; c'est déjà un élément important de traitement moral, qui a pour résultat d'ébranler, jusqu'à un certain point, la confiance illimitée qu'il avait en lui-même et en ses propres forces.

Le malade doit être traité avec tous les ménagements possibles; il ne doit être ni enfermé, ni attaché; le mouvement lui est nécessaire, et il ne doit en être privé que dans les cas tout à fait exceptionnels.

Si, en général, il est bon de laisser les maniaques dépenser ce surcroît d'activité qui les domine, au grand air pendant l'été, et pendant l'hiver dans des salles convenablement chauffées, il y a lieu toutefois de craindre pour eux les suites d'une fatigue trop grande et d'un exercice immodéré. Avant tout, il importe, dans la grande majorité des cas, d'éviter un traitement débilitant; il ne faut prescrire, autant que possible, ni diète, ni saignées; plus les symptômes présentent un certain degré d'acuité, plus il faut craindre d'augmenter encore la débilité du système nerveux.

Au début de la manie, il existe souvent un état saburral des voies digestives, auquel il est toujours prudent de remédier; un purgatif, un éméto-cathartique, seront employés avantageusement. Dans le cours de la maladie, il peut se présenter une constipation quelquefois tellement opiniâtre qu'elle résiste aux purgatifs les plus énergiques.

En tête des moyens propres à diminuer rapidement l'excitation cérébrale et l'agitation violente du maniaque, se trouvent les bains tièdes prolongés, accompagnés d'affusions froides sur la tête, pendant la durée du bain. Ce moyen, sur lequel M. Brierre de Boismont a particulièrement appelé l'attention dans ces derniers temps, et qui a eu tant de peine à pénétrer dans la pratique en Allemagne, avait déjà été préconisé par Esquirol. On emploie, dit ce dernier, les bains tièdes; on les prolonge jusqu'à deux, trois et quatre heures, et on les répète jusqu'à deux et trois fois par jour, en donnant un bain chaque fois que le délire et la fureur se renouvellent, surtout si le sujet est d'un tempérament sec et irritable. Tout le temps que le malade est dans le bain, on fait des lotions d'eau froide sur la tête, tantôt en versant de l'eau, tantôt en maintenant sur la tête un linge ou une éponge pénétrés d'eau froide (t. II, p. 201). M. Brierre n'a pas craint de continuer ces bains pendant deux et trois jours de suite, y compris la nuit. Une semblable prolongation pourrait paraître exagérée. Dans quelques cas, nous avons obtenu un avantage véritable en prolongeant les bains, surtout en été, pendant 10 et 12 heures. Lorsque les malades sont affaiblis, il est prudent de les coucher immédiatement après. Si ce moyen a été employé sans résultat favorable, pendant une quinzaine de jours, il y a lieu d'en restreindre l'emploi.

La douche est quelquefois suivie d'un résultat satisfaisant; elle produit une réfrigération plus complète de la tête qui persiste pendant plusieurs heures; quelques malades, lorsqu'ils sont en convalescence, conviennent eux-mêmes qu'ils en ont éprouvé un effet avantageux.

En tête des médicaments dirigés spécialement contre la manie, se placent naturellement les narcotiques, et particulièrement l'opium, qui a été employé en vue de ramener le sommeil et de calmer l'agitation. Une jeune personne aliénée, dit Esquirol, ayant été guérie après avoir avalé un onguent qui ne contenait pas moins de 24 grains d'opium, l'attention se dirigea particulièrement sur les effets possibles des narcotiques. Ces médicaments ne conviennent pas lorsqu'il y a pléthore.

M. Baillarger vante l'opium à haute dose, et il n'a jamais vu ce médicament prolonger la durée de l'affection. Cet éminent médecin ne craint même pas de l'employer dans l'excitation maniaque des paralytiques. Pour nous, nous pensons que son usage doit être extrêmement réservé en pareille circonstance, et nous le croyons nuisible dans tous les cas qui s'accompagnent de congestion cérébrale. (Voir Ann. méd. psych., 1855, p. 556.)

Nous devons ici faire une remarque importante qu'il ne faut

pas perdre de vue, lorsqu'on croit devoir recourir chez les aliénés à des médicaments actifs : c'est la tolérance extraordinaire
pour les médicaments qui peut s'établir chez eux.

Cette tolérance se remarque au plus haut degré dans les affections aiguës récentes, et particulièrement dans la manie aiguë.
Nous avons vu des maniaques supporter des doses énormes
d'opium et d'acétate de morphine; nous avons administré jusqu'à 0,80 centigrammes d'extrait d'opium et 0,15 centigrammes
d'acétate de morphine, sans que les malades aient paru le moins
du monde indisposés par ces doses. Il n'en faut pas moins être
très-réservé à cet égard et ne pas se laisser aller à une aveugle
confiance; il existe, sous ce rapport, de nombreuses exceptions,
et nous avons observé des maniaques qui étaient loin de présenter cette immunité si remarquable à l'action des narcotiques.

Dans quelques cas, sans qu'il soit facile d'en bien préciser les indications, l'opium nous a rendu d'excellents services;
il faut agir par tâtonnement, commencer par des doses modérées,
qu'on peut accroître rapidement. On cesse les doses croissantes,
ou l'on supprime même entièrement le médicament, pour peu
qu'il en résulte un surcroît d'excitation. Il en est de même pour
l'emploi de la digitale, dont on a vanté outre mesure les bons effets,
et qui a été considérée autrefois comme un véritable spécifique.

Esquirol se borne à mentionner ce médicament, sans en recommander l'usage.

Le Dr John Conolly prétend n'en avoir jamais constaté les
avantages. Tout en diminuant l'activité du cœur, dit-il, il n'enlève rien à l'excitation cérébrale; les malades s'en trouvent seulement incommodés.

Albert, de Bonn, recommande l'infusion de digitale pourprée
avec le nitre ou avec le sulfate de soude. Nous avons vu, dans
ce dernier cas, les malades supporter difficilement cette médication. Nous avons employé la digitale avec des résultats variables; nous croyons qu'elle trouve particulièrement son indication, lorsqu'il existe un surcroît d'activité de la circulation et
de battements tumultueux du cœur.

Les émétiques ne doivent pas être administrés sans qu'il se présente une indication spéciale.

L'excitation des organes génitaux, lorsqu'elle se montre comme une complication de la manie, peut être combattue par l'administration de lavements froids ou préparés avec les opiacés, la jusquiame, l'assa fœtida, l'eau de laurier-cerise, etc. (Esq., t. II, 212.)

On peut obtenir aussi quelques avantages de l'emploi du camphre associé aux opiacés.

Les révulsifs, moxas, cautères, vésicatoires, nuisent plus souvent qu'ils ne sont utiles.

Le sulfate de quinine, dans les cas d'intermittence régulière, peut produire de bons effets.

Il est rare que dans la manie aiguë, surtout chez les femmes, dans le cas de suppression de la menstruation, il n'existe pas un état plus ou moins profond de chlorose ou d'anémie. Dans toutes ces circonstances, on recueille un avantage précieux des préparations ferrugineuses combinées avec l'aloès, soit en pilules, soit en potion. Une préparation que nous employons volontiers dans le cas de suppression de la menstruation est l'iodure de fer à dose croissante, jusqu'à un gramme, administrée dans une potion sirupeuse avec l'aloès succotrin, depuis 0,15 jusqu'à 0,30 centigrammes. En général, le traitement et le régime doivent tendre à modifier la constitution amaigrie, débilitée des malades; c'est aux principes analeptiques et réparateurs, mais non excitants, que le médecin doit avoir recours.

On ne peut se dissimuler, dit Esquirol, et nous partageons entièrement l'opinion de ce grand maître, que les succès attribués aux remèdes héroïques sont bien moins nombreux que les guérisons obtenues par une bonne direction imprimée aux maniaques et à ceux qui les servent; par un régime convenable et par une sage expectation; et qu'il est préférable de s'en rapporter au temps et aux efforts de la nature, plutôt qu'à l'emploi de médicaments souvent hasardés, rarement utiles et quelquefois dangereux. (T. II, p. 218.)

CHAPITRE VIII.

# L Y P É M A N I E.

————

Lypémanie : Mélancolie. — *Melancholia.* — Aliénation partielle dépressive (Falret). — Phrénalgie (Guislain). — Hypéresthésie (Bergmann). — *Schwermuth* — *Tiefsinn* — *Irrfühlen*, etc.

La lypémanie constitue une forme principale d'aliénation
extrêmement remarquable au point de vue des phénomènes
morbides, du pronostic et des indications spéciales du traitement.

C'est, dit Esquirol, une affection cérébrale caractérisée par
un délire partiel chronique, sans fièvre, entretenu par une passion triste, débilitante ou oppressive.

Cette maladie, dit M. Falret, a pour caractère principal l'affaiblissement, la lenteur, la prostration des facultés, etc.

Dans la nomenclature d'Esquirol, le terme de *lypémanie*
comprend tous les délires partiels produits par l'exagération d'un
sentiment dépressif, en opposition au genre *monomanie*, qui se
rapporte aux délires partiels, expansifs. C'est une forme principale d'aliénation dans laquelle les manifestations extérieures,
aussi bien dans l'ordre moral que dans l'ordre organique, sont
sans énergie et comme engourdies ; l'activité fonctionnelle opprimée est en quelque sorte dominée par l'état de souffrance et
de dépression morales.

Voici, en commençant par les symptômes physiques, les particularités qui distinguent le lypémaniaque :

**Physionomie. — Aspect extérieur. —** La physionomie
du malade, sa contenance, présente toujours quelque chose de
caractéristique. La physionomie reflète d'une manière remarquable, et avec une fidélité parfaite, les passions énervantes qui
torturent l'esprit du malade ; on peut lire sur sa figure les sentiments de toutes sortes qui l'agitent. L'envie, la haine, la jalousie, la méfiance, le chagrin, la crainte, la terreur, le désespoir, viennent imprimer à sa physionomie un caractère qui ne
peut échapper à l'observation la plus superficielle ; les muscles
de la face sont contractés et restent dans une sorte de tension
convulsive. Le regard est inquiet, soupçonneux ; l'œil fatigué,
enfoncé dans son orbite, a quelque chose d'interrogateur, quelquefois il est baigné de larmes.

**Fonctions organiques. —** Les fonctions organiques subissent des perturbations notables qui affectent ordinairement un
caractère chronique. On constate particulièrement la diminution
des divers produits de sécrétion. L'élément graisseux diminue ;
la peau devient sèche, aride, quelquefois brûlante ; la transpiration est nulle ou bien elle est répartie d'une manière inégale
sur diverses parties du corps. Chez quelques individus atteints
de lypémanie chronique, et qui ont repris de l'embonpoint, la
peau est souvent couverte d'une sueur visqueuse. La digestion
est ordinairement lente et se fait d'une manière imparfaite ;
quelques malades témoignent un dégoût profond pour les aliments ; l'invincible répugnance qu'ils éprouvent, rend alors nécessaire de recourir pour eux à l'alimentation forcée.

La persistance avec laquelle quelques lypémaniaques repoussent toute espèce de nourriture a moins souvent sa raison d'être
dans un état de souffrance des organes digestifs que dans l'existence d'hallucinations et d'idées fixes, et dans la persuasion où
ils sont qu'on cherche à leur nuire, qu'on veut attenter à leur
existence, et que leurs aliments sont empoisonnés. Il faut, en
pareil cas, s'efforcer de triompher de cette répugnance, si l'on
ne veut voir le délire prendre une nouvelle exacerbation, et la

constitution subir un affaiblissement fâcheux. Les évacuations alvines sont pénibles, paresseuses, on observe quelquefois une constipation opiniâtre, on peut aussi trouver dans les selles des aliments non digérés. L'urine est ordinairement rare, sédimenteuse, troublée; dans quelques circonstances elle est abondante et peut offrir une moindre densité. La chaleur de la peau est diminuée, elle est souvent répartie d'une manière inégale, les extrémités sont froides, la tête est chaude.

Les deux plus importantes fonctions de l'économie, la circulation et la respiration sont entravées; l'obstacle apporté à leur exercice normal et régulier nous donne la raison de l'état d'atonie qui vient atteindre d'autres fonctions placées sous leur dépendance. Le pouls, petit, mou, dépressible, est ordinairement lent; sous l'influence des périodes d'exacerbation, il est précipité et devient irrégulier. Le pouls de la carotide présente encore mieux ces caractères que le pouls radial.

La respiration est embarrassée, ralentie, amoindrie, superficielle; elle se fait quelquefois par saccades. Sous l'influence de l'oppression morale qui domine les malades, les mouvements respiratoires deviennent incomplets et insuffisants; il y a diminution dans la quantité d'air que reçoivent les poumons, l'hématose ne se fait plus d'une manière normale; le sang, chargé de carbone, n'apporte plus qu'une excitation insuffisante aux appareils de la vie organique : cette circonstance, jointe au peu d'énergie des battements de cœur, devient la cause d'inconvénients graves et peut apporter un obstacle sérieux au système général de la circulation. L'irrégularité des battements du cœur vient, dans quelques cas, augmenter encore l'oppression et l'angoisse précordiales. On comprend dès lors la nuance foncée et quelquefois la teinte plombée de la peau, la coloration bleuâtre des lèvres, l'état cyanotique général et la disposition plus ou moins considérable que présentent les malades aux infiltrations séreuses et aux congestions passives de quelques organes, particulièrement des extrémités inférieures.

**Motilité.** — Les mouvements du lypémaniaque sont lents et témoignent du même défaut d'énergie : le malade est fatigué; ses actes sont marqués au coin de l'indécision, tout lui est pénible; il travaille sans goût, il parle à voix basse, et laisse inachevé ce qu'il vient de commencer; on le voit quelquefois, dans un état de découragement profond, accroupi des heures entières à la même place et dans la même position.

**Sensibilité.** — Poussée au plus haut degré, la maladie semble enrayer jusqu'aux manifestations de l'instinct; l'individu cesse d'être impressionné par le froid, par la chaleur ; en hiver il se laisse geler, en été il reste insensible aux rayons d'un soleil ardent; il n'éprouve ni soif, ni faim. Dans quelques formes de lypémanie, particulièrement dans celle qui est compliquée de stupeur, on peut observer l'insensibilité la plus complète. Quelques malades sont tourmentés par une lourdeur, un embarras de la tête et une sorte de pression à la région frontale.

**Habitude extérieure.** — On voit les malheureux, atteints de cette triste affection, se négliger entièrement; ils ne soignent plus leur toilette, ne démêlent plus leurs cheveux, ils ne se lavent plus, et leur tenue présente l'indice de la plus insigne malpropreté. On observe chez quelques-uns la contracture de divers muscles fléchisseurs.

**Insomnie.** — Une insomnie opiniâtre poursuit les lypémaniaques dans la forme aiguë de leur maladie. Leurs craintes imaginaires, leurs vagues terreurs, se réveillent et redoublent d'intensité à l'approche de la nuit. Ils redoutent l'obscurité, la solitude, et les hallucinations auxquelles ils sont en proie viennent à chaque instant interrompre leur sommeil.

**Caractères psychiques.** — Au point de vue psychique les caractères généraux de la lypémanie ne sont pas moins tranchés.

**Sensibilité morale.** — Quelle que soit la forme sous la-

quelle cette affection vient à s'exprimer, on trouve, comme phénomène constant, une modification profonde de la *sensibilité
morale*, d'où résulte un ensemble de symptômes véritablement
caractéristiques. Il est même, nous le verrons plus tard, quelques formes de la lypémanie dans lesquelles il est difficile de
bien saisir l'idée délirante, et dans lesquelles on observe, comme
phénomène prédominant, la perversion plus ou moins profonde
de la sensibilité morale.

Les lypémaniaques sont en général d'une susceptibilité excessive ; tout fait sur eux une impression plus ou moins douloureuse ;
la plus légère cause produit les effets les plus extraordinaires ;
les moindres circonstances, les événements les plus insignifiants prennent à leurs yeux des proportions inattendues ; tout
leur paraît être fait à dessein, et préparé dans le but de nuire à
leur santé, d'augmenter leurs souffrances, etc. Cette susceptibilité morbide leur fait trouver, dans les personnes et dans les
objets qui les entourent, une source inépuisable de douleurs et
de froissement.

Les sentiments affectifs subissent à leur tour une transformation en rapport avec la nature même de la lypémanie. Le
malade est dominé par un sentiment exagéré d'égoïsme ; son
esprit, uniquement préoccupé de chagrins imaginaires, n'a
plus aucune part à donner à la tristesse, aux peines que peuvent
avoir les personnes qui l'entourent. Il devient indifférent aux
événements extérieurs, et d'une insensibilité complète à l'égard
de ses enfants, de sa famille, de ses amis les plus dévoués. Il
n'est même pas rare de voir les sentiments naturels d'affection
se transformer en des sentiments contraires d'aversion profonde.

Les passions dépressives jouent dans la lypémanie un rôle
important. La crainte, avec tous ses degrés et toutes ses nuances,
le soupçon, la haine, la défiance poussée à ses dernières limites,
des scrupules non fondés, tels sont les sentiments pénibles
dans lesquels ne cessent de s'entretenir les infortunés atteints
d'une des plus tristes affections. Découragés, abattus, mécon-
tents d'eux-mêmes et des autres, ils envisagent toutes choses

par le côté le plus sombre et le plus défavorable. Quels que
soient les efforts que l'on tente pour ranimer leur courage,
quelles que soient les paroles de consolation qu'on leur prodigue,
rien ne peut les faire sortir de leur état d'abattement. La crainte,
les angoisses, dit Wachsmuth, sont pour ces malades aussi
réelles que si elles étaient motivées par des objets actuels, véritables; il est impossible de leur faire comprendre que les maux
dont ils souffrent n'ont aucune raison d'être. Le moindre bruit
les fait tressaillir d'effroi; les uns s'imaginent ressentir les effets
de l'électricité, du magnétisme, et se croient sans cesse soumis
à une influence occulte; d'autres s'effraient de tout ce qu'ils
voient, et leur vie se passe dans des angoisses perpétuelles.

**Volonté.** — On comprend comment la volonté chez de semblables malades vient à subir une oppression plus ou moins
considérable; si les actes auxquels ils peuvent se livrer n'ont
pas toujours un véritable caractère d'irrésistibilité, du moins ils
sont le plus souvent la conséquence nécessaire et fatale de cette
disposition pénible de l'âme et de la perversion du sens moral
qui en est le résultat.

Le lypémaniaque, découragé, soucieux, se méfie de lui-même
comme il se méfie des autres; ses actes sont empreints d'hésitation, il lui est impossible de prendre la moindre décision;
quelques-uns même semblent se complaire dans leur état d'a-
pathie et d'indolence.

**Impulsions violentes.** — Les lypémaniaques sont, comme
d'autres aliénés, sujets à des accès de fureur, quelquefois même à
des impulsions soudaines, violentes, qui paraissent être comme
une sorte de détente de leur situation intolérable, et comme une
crise qui leur apporte un soulagement plus ou moins durable.
On les voit alors, dans un accès de rage, s'emparer du premier
instrument qui leur tombe sous la main, pour s'en servir contre
eux-mêmes, ou contre les personnes ou les objets qui se trouvent à leur proximité. Ce moment passé, ils retombent bientôt

dans leur état habituel d'apathie et d'accablement; et l'acte, auquel ils se sont livrés, devient pour eux une nouvelle source d'intarissables regrets.

**Délire.** — La lenteur des mouvements que présente le lypémaniaque, l'incertitude de ses actions et l'accablement dans lequel il reste plongé, pourraient faire croire que son esprit reste inactif; il n'en est rien cependant; ses facultés, dit Esquirol, sont, au contraire, l'objet d'une surexcitation maladive. Le caractère fondamental des troubles de l'intelligence, dit Wachsmuth, c'est que le mélancolique prend l'état subjectif de son âme pour un état objectif et que, par conséquent, il cherche à l'expliquer objectivement ainsi que les impressions qui en résultent. L'abattement physique et moral, la douleur, la crainte, les angoisses sont pour lui aussi réels que s'ils étaient motivés par des objets actuels. Ces deux états ont en effet, pour point de départ, une modification subie par les organes de la vie psychique; mais, dans un cas, cette modification a pour cause la maladie de l'organe, dans l'autre, au contraire, elle a pour origine une affliction, un danger, etc., etc. Aussi tous les raisonnements sont-ils impuissants à débarrasser l'âme de ses fantômes. (*Pathol. der Seele*, p. 134.)

Le malade pense toujours, mais son esprit reste absorbé dans les mêmes préoccupations; toutes ses idées se rapportent à un objet prédominant: elles suivent un même ordre, elles restent concentrées dans un même cercle, qui devient de moins en moins restreint, et qui s'élargit d'autant plus que l'affection fait elle-même des progrès plus étendus. C'est ce qui distingue le délire partiel, systématique, et ce qui forme, avec la lésion spéciale de la sensibilité morale, le phénomène prédominant et caractéristique de la maladie. L'individu ne peut détourner son esprit de l'objet qui l'affecte, sa pensée se reporte fatalement sur la cause prétendue de ses peines morales, et son attention reste invariablement fixée à cette seule et même préoccupation.

Pour soutenir le système d'idées fausses qu'il s'est édifié, pour expliquer les souffrances bizarres qu'il éprouve, le lypémaniaque fait souvent preuve d'une force de raisonnement et de logique extrêmement remarquable; il témoigne quelquefois d'une vivacité d'esprit et d'une sorte d'intuition dont il paraissait incapable, lorsqu'il jouissait de l'intégrité de sa raison. A une période élevée de son affection, il est absolument impossible de le convaincre de l'absurdité de ses idées.

Quelques malades ont le sentiment intime de leur situation, la conscience de la fausseté de leur raisonnement et de l'absurdité des craintes qui les tourmentent; ils conviennent même qu'ils déraisonnent,.et, malgré cela, ils retombent fatalement dans les mêmes erreurs, ils reprennent les mêmes idées, les mêmes terreurs chimériques, ils assurent qu'ils ne peuvent faire autrement, qu'ils ne sont plus maîtres d'eux-mêmes, et qu'ils n'ont point la force de chasser de leur esprit toutes ces vaines préoccupations.

Les lypémaniaques, nous l'avons dit, ne déraisonnent que dans la sphère des idées et des sentiments qui caractérisent leur délire, et, de ce côté même, on peut dire que tout n'est pas déraison chez eux. Le raisonnement peut être juste si l'on admet le point de départ; la base seulement est fausse, mais les déductions sont logiques. Sur les sujets étrangers à leur délire, ils jugent nettement des personnes et des choses, ils les apprécient et les envisagent à leur véritable point de vue.

Combien sont variées les manifestations délirantes que présente la lypémanie! Celui qui en est atteint, dit Wachsmuth (*Op. cit.*, p. 80), recueille et résume avec un soin minutieux tout ce qui, dans le cours de sa vie l'a fait souffrir; son attention est absorbée par ces événements, il les relève, les exagère, tout ce qui ne l'a pas fait souffrir est nul pour lui; si le présent ne lui offre aucun sujet de douleur, il va fouiller dans le passé, ou bien il se cramponne à l'avenir. L'idée de persécution est celle qui domine; elle se produit naturellement, sous toutes les formes imaginables. Ses meilleurs amis conspirent contre sa

perte, la police lui en veut; sous l'influence des sentiments de
méfiance qui l'animent, il interprète faussement ce qui se rapporte à lui; il s'imagine qu'on s'occupe toujours de lui dans
l'intention de lui faire du mal. S'il assiste à un sermon, c'est
contre lui qu'on a prêché : il est en proie à de cruels remords,
il se reproche les fautes les plus insignifiantes, même les
crimes les plus horribles; il montre un talent particulier pour
se créer des motifs de terreur; il redoute un affreux malheur,
un châtiment épouvantable; plus il a d'intelligence, plus sa
mémoire est riche et féconde, et plus son imagination lui fournit des sujets de crainte et d'épouvante. Lorsque l'affection est
portée au plus haut degré, les idées deviennent confuses et
plus ou moins incohérentes.

**Hallucinations.** — Les malades sont sujets à des illusions
et surtout à des hallucinations de divers sens, en rapport avec
la nature de leurs conceptions délirantes. Le moindre bruit qui
frappe leurs oreilles devient la voix d'un juge qui prononce
leur arrêt de mort, ou celle du démon qui se rit de leur malheur et les pousse à des actes criminels. Le geste le plus insignifiant est à leurs yeux une menace, un ordre de persécution.
Les hallucinations de l'ouïe présentent surtout une grande fréquence et une remarquable intensité.

**Variétés de la lypémanie.** — La lypémanie affecte des
formes diverses dont quelques-unes présentent une physionomie
assez intéressante et des symptômes assez caractéristiques pour
mériter une description à part, que nous chercherons à faire
plus loin. Dans ses manifestations extérieures, elle peut revêtir
tous les degrés imaginables depuis le calme le plus complet jusqu'à l'agitation la plus violente.

**Melancolia agitans.** — Sous le nom de *melancolia agitans*,
on a décrit une variété de la lypémanie, dont les symptômes
aigus se rapprochent de ceux que présente la manie. Le malade
est dans une agitation extrême, il va d'une place à l'autre,

pousse d'horribles gémissements; il lui est impossible d'écouter
la moindre observation; il se roule par terre, se frappe la tête
contre le mur; sa figure est injectée, ses mouvements sont
violents, et l'on doit tâcher d'en modérer la vivacité, si l'on ne
veut le voir devenir lui-même la victime des actes dangereux
auxquels il est sans cesse poussé. La lypémanie qui se complique d'angoisses, celle qui s'accompagne de craintes religieuses, d'idées de suicide, peuvent présenter ces caractères
d'excessive agitation.

**Lypémanie mysanthropique.** — Quelquefois elle se montre
sous une forme simplement misanthropique, et sans que le délire soit apparent; les malades recherchent la solitude, ils se
retirent dans les lieux écartés, ils y restent des journées entières sans éprouver la sensation de la soif ou de la faim. Cette
espèce de mélancolie, à cet état de simplicité, est une maladie
rare, dit Guislain; dans tous les cas, l'aversion pour la société
des hommes, le besoin de la solitude, la répugnance pour les
plaisirs du monde, sont de l'essence de toute mélancolie. Cette
aliénation est souvent l'avant-coureur de la folie religieuse, du
suicide et de l'homicide. (Guislain, Phrénopathies, t. I, p. 125.)

**Lypémanie suicide.** — La lypémanie peut être caractérisée
presque uniquement par des impulsions suicides extrêmement
prononcées; alors le malade est sans cesse tourmenté par l'idée
de mettre fin à son existence; on le voit chercher tous les
moyens possibles d'arriver à l'accomplissement de ses funestes
projets. Cependant il est assez rare d'observer les impulsions
suicides, indépendantes de manifestations délirantes et d'hallucinations. On remarque particulièrement cette aberration de
l'instinct de la conservation dans le délire religieux, compliqué
d'hallucinations extrêmement persistantes. Le suicide peut
avoir sa raison d'être dans une foule de conceptions erronées;
l'un se croit chargé d'iniquités et veut expier ses crimes imaginaires par la mort; l'autre se tue pour éviter les châtiments

qui l'attendent; celui-ci pour mettre un terme aux souffrances
morales et aux angoisses qu'il éprouve, et dont il n'entrevoit
pas la fin. On ne doit pas confondre les malades atteints de ce
délire suicide avec ceux qui refusent toute espèce de nourriture. Ce refus, nous l'avons dit, est déterminé par des motifs
de diverse nature : la crainte d'être empoisonné, l'inappétence,
un sentiment de satiété, etc.

La lypémanie peut alterner avec des accès d'agitation et
donner lieu à une forme d'aliénation spéciale que l'on a désignée sous le nom de folie circulaire, et dont nous avons déjà
parlé dans différentes circonstances. (Pages 114, etc.)

**Marche, terminaison.** — La lypémanie débute rarement
d'une manière subite; presque toujours elle a une période d'incubation, lente, insidieuse, pendant laquelle on observe chez les
malades un changement singulier dans leur conduite, dans
leurs habitudes, dans leur manière d'être. (Voir Guislain, t. I,
p. 137.) Ainsi on les voit devenir peu à peu irritables; ils s'iso-
lent de leur entourage, ils négligent leurs affaires et présentent
déjà dans leurs sentiments une transformation et une sorte de
perversion qui devient pour leurs parents, un sujet d'étonnement et de vive inquiétude.

Cette affection a une marche continue, souvent rémittente,
rarement intermittente. Celle qui est rémittente, dit Esquirol,
est beaucoup plus fréquente, et il est très-peu de lypémaniaques dont le délire ne s'exaspère pas tous les deux jours ;
plusieurs éprouvent une exacerbation très-marquée le soir et
après le dîner, tandis que d'autres sont très-exaspérés au réveil
et au commencement de la journée. La lypémanie a ordinairement une marche lente: elle peut durer des mois entiers, même
des années.

Elle se termine par la guérison chez le tiers environ des malades; il est une foule de cas de mélancolie simple et intense
qui se guérissent facilement au milieu même de la famille, sans
qu'il soit nécessaire de recourir à un traitement actif et à un

isolement absolu. Le retour à la raison a souvent lieu, ainsi
que le remarque Esquirol, à la suite de phénomènes critiques,
par le rétablissement de la transpiration, des sueurs abondantes, des exanthèmes, par le retour d'hémorragies habituelles, de la menstruation, etc. L'apparition de ces phénomènes
est presque toujours un indice de favorable augure. Le malade
se sent peu à peu moins tourmenté par ses idées fixes, ses
craintes imaginaires, ses hallucinations; il comprend mieux la
portée des observations qu'on lui adresse; sa figure reprend de
la fraîcheur, et une sorte d'embonpoint succède à son excessive
maigreur. Dans un grand nombre de cas, la lypémanie passe à
l'état chronique, les fonctions organiques ne subissent plus
alors d'une manière aussi prononcée l'influence de l'état moral;
l'individu conserve son délire comme par une sorte d'habitude,
sans en être autrement tourmenté.

La lypémanie peut se transformer en diverses espèces d'aliénation; elle serait même, d'après quelques auteurs, la seule forme
primaire qui se présenterait d'emblée avec les signes qui lui sont
propres, tandis que les autres formes d'aliénation offriraient au
début les caractères plus ou moins tranchés d'un état de mélancolie. Cette manière de voir nous paraît être trop absolue. Dans
35 cas, la manie furieuse, ainsi qu'il résulte du relevé de Jacobi,
fut précédée évidemment de la mélancolie; dans cinq cas, cette
dernière était peu prononcée. Dans 32 autres circonstances, les
renseignements recueillis sur les malades n'accusaient nullement
la présence antérieure de cette affection. Et pourquoi, ajoute
ce savant médecin, persisterions-nous à supposer gratuitement
dans tous les cas de manie, la présence antérieure de la mélancolie, tandis que partout ailleurs nous nous faisons un devoir
de nous en tenir rigoureusement aux données de l'observation?
(Jacobi, *Allg. Zeitschrift*, t. III, 3ᵉ cahier, p. 432.)

On voit quelquefois cette affection se transformer en une véritable monomanie; le malade, après avoir été pendant plusieurs
mois, quelquefois plusieurs années, dans un état d'accablement
profond, après avoir été tourmenté par les idées fixes et les

hallucinations les plus pénibles, revient peu à peu à une disposition plus gaie et plus expansive, ses idées prennent une autre tournure et on le voit s'occuper activement de projets de toutes sortes, de réformes, etc.; autant il était apathique et indolent, autant son esprit devient actif et en quelque sorte entreprenant. Nous en avons en ce moment un exemple remarquable sous les yeux.

La lypémanie, ainsi que le remarque Esquirol, dégénère assez souvent en démence. Le malade peut encore conserver des idées prédominantes, mais celles-ci finissent par devenir incohérentes et ne sont plus le mobile des actes de l'individu, tandis qu'auparavant, les convictions étaient fortes, le raisonnement était suivi, les désirs, les déterminations étaient des conséquences justes et immédiates des idées qui caractérisaient le délire.

**Pronostic, etc.** — Le pronostic de la lypémanie sera d'autant plus favorable que l'affection aura fait invasion et se sera développée plus rapidement. Dans les cas d'invasion lente, avec intermittence bien marquée, la guérison parait être en général plus difficile. La maladie est évidemment incurable quand elle est symptomatique d'une lésion cérébrale.

Elle se complique fréquemment d'autres lésions organiques qui réclament un traitement approprié; souvent alors elle est sous leur dépendance immédiate. Les affections thoraciques, abdominales sont extrêmement fréquentes; l'hypertrophie du cœur, l'engouement et la tuberculisation des poumons, l'augmentation de volume du foie, la sécrétion biliaire anormale, les calculs biliaires, etc.; telles sont les maladies intercurrentes que l'on observe assez fréquemment. On peut dire que dans quelques cas les différents foyers de la sensibilité organique viennent réagir sympathiquement sur l'organe cérébral pour produire le délire spécial de la lypémanie.

On trouve souvent, à l'autopsie des mélancoliques, une stase veineuse du cerveau et de ses enveloppes et un état variqueux

des vaisseaux qui rampent à la surface des hémisphères. L'œ-
dème des membranes et l'infiltration de la substance cérébrale
peuvent être la conséquence de la congestion passive. Le cerveau semble quelquefois hypertrophié par l'abondance des sucs
qui le pénètrent, quelquefois il existe une hypérostose des parois
du crâne. Dans ces deux cas, l'organe cérébral subit une compression et une gène plus ou moins considérable dans ses mouvements. Il n'est pas non plus rare de rencontrer des ossifications dans la faux ou dans les replis de la dure-mère.

**Causes spéciales.** — Les causes de la lypémanie sont celles
que nous avons indiquées pour d'autres formes d'aliénation mentale. Esquirol a admis quelques causes spéciales dont nous nous
bornerons à faire l'énumération.

L'automne serait, d'après l'auteur que nous venons de citer,
la saison la plus favorable au développement de cette affection;
c'est aussi entre 30 et 40 ans qu'elle paraît se manifester avec
le plus d'intensité. Les climats peuvent avoir une influence spéciale; les habitants des montagnes, lorsqu'ils quittent leur pays,
sont pris plus facilement de nostalgie que les habitants des
plaines; les pays chauds et secs, lorsqu'il règne certains vents,
y prédisposent aussi. Tout le monde connaît les effets mélancoliques du Sirocco sur les Italiens, du Solano sur les Espagnols,
du Kramsin sur les Égyptiens. (Esquirol.)

Il y a une évidente prédisposition du côté des femmes, surtout dans les pays du Nord; les tempéraments dans lesquels
prédomine le système hépatique et hémorroïdaire peuvent exercer, sous ce rapport, une influence plus ou moins fâcheuse.
Toutes les circonstances qui agissent sur la constitution, qui
viennent plus ou moins directement affaiblir le système nerveux,
qui privent le sang de ses éléments réparateurs, sont autant de
conditions susceptibles d'activer le développement de la mélancolie. Plusieurs médecins anglais attribuent à l'abus de boissons
chaudes le grand nombre de suicides que l'on observe en Angleterre : mais l'on doit encore, sous ce rapport, mettre en

ligne de compte d'autres faits qui se rattachent au climat, à l'hygiène, à l'éducation, et qui peuvent contribuer pour leur part à développer cette triste disposition que l'on a désignée sous le nom de *Spleen*.

Les affections des organes digestifs, celles particulièrement de l'estomac, la chlorose, la suppression des règles chez les femmes, et surtout l'onanisme, sont autant de circonstances fâcheuses qui viennent disposer à la mélancolie.

Les passions, dit Esquirol, exercent une influence très-énergique sur les fonctions de la vie organique et sur notre entendement; les affections morales et surtout les passions tristes sont la cause la plus ordinaire de la lypémanie; en tête de ces causes morales nous devons placer les chagrins domestiques, les revers de fortune, les inclinations contrariées. C'est peut-être dans la lypémanie, ainsi que le fait justement remarquer M. Renaudin (Lypém., p. 6, 1847), que l'on peut surtout signaler l'influence d'une prédisposition héréditaire, soit directe, soit indirecte; dans un grand nombre de familles on peut voir la disposition au suicide se transmettre d'une génération à l'autre; nous ajouterons que l'hérédité est plus commune du côté des femmes et que celles-ci sont déjà, par le fait de leur organisation, plus impressionnables, plus particulièrement sujettes à des accidents névropathiques, qui eux-mêmes se transmettent facilement par voie héréditaire.

**Traitement.** — «Le traitement de la lypémanie, dit Esquirol, comme celui des autres aliénations, ne doit pas se borner à l'administration de quelques médicaments; il faut, avant toute médication, être bien convaincu que cette maladie est opiniâtre, difficile à guérir; que la médecine morale, qui cherche dans le cœur les premières causes du mal, qui plaint, qui pleure, qui console, qui partage les souffrances et qui réveille l'espérance, est souvent préférable à toute autre. Il faut s'être bien informé des causes éloignées et prochaines de la maladie.» (Esq., T. I, p. 465.)

Le traitement est à la fois hygiénique, pharmaceutique et moral.

L'hygiène consiste à éloigner du malade ce qui pourrait être pour lui une source d'excitation, de souffrance morale ou physique. Il importe qu'il soit convenablement vêtu, les aliments prescrits doivent être à la fois toniques et de facile digestion, il faut, en un mot, veiller à ce que les fonctions organiques s'accomplissent avec toute la régularité possible.

Les indications thérapeutiques se tirent des circonstances qui accompagnent ou qui tiennent la mélancolie sous leur dépendance; il est fréquent de voir les veines tuméfiées à la surface du cerveau; l'organe cérébral est souvent opprimé par un état de congestion passive; dans ce cas, l'emploi de lotions froides sur la tête, l'usage d'eaux minérales sulfureuses et alcalines, le mouvement, l'exercice, même les occupations intellectuelles employées dans une juste mesure, rendent d'importants services et tendent à imprimer à la circulation une régularité plus grande. Lorsqu'il existe de l'agitation, les bains tièdes prolongés avec affusions froides sont d'une incontestable utilité.

On ne doit pas oublier qu'il se manifeste d'ordinaire une constipation plus ou moins opiniâtre; on doit la combattre par les moyens habituels, les laxatifs, les purgatifs répétés, les drastiques. Lorsqu'on observe une constitution sèche, nerveuse, des angoisses, de la panophobie, on peut avoir recours, avec avantage, à l'infusion de valériane, à de légères doses d'opium, de digitale, à des lavements calmants contenant de l'assa, du camphre, administrés sous un petit volume.

Les révulsifs cutanés sont quelquefois avantageusement employés; l'excitation de la peau par des fomentations stimulantes, les onctions avec une pommade stibiée, largement faites le long de la colonne vertébrale, ont quelquefois apporté une heureuse dérivation à la dépression morale de l'individu. Les médicaments toniques sont presque toujours indiqués, le quinquina, le fer, surtout chez les femmes. Nous avons dit qu'il était fréquent de voir chez les mélancoliques, par suite de circonstances diverses, la constitution s'affaiblir; il n'est pas rare de rencontrer l'apauvrissement du sang et comme conséquence une diathèse séreuse, scorbutique, l'haleine fétide, les gencives saignantes; dans ce cas, il faut avoir recours à un régime réparateur, reconstituant, aux vins généreux, au vin de quinquina, etc. Lorsque les malades se soumettent au jeûne forcé, on doit en rechercher attentivement les causes; si celles-ci tiennent à un état inflammatoire, à un trouble quelconque des organes digestifs, on devra chercher à combattre le trouble des fonctions digestives par les moyens appropriés; lorsque le jeûne est la conséquence des idées fixes et des aberrations psychiques auxquelles l'individu est en proie, on devra recourir à l'alimentation forcée et artificielle, d'après les préceptes que nous avons indiqués succinctement dans le chapitre consacré au traitement général.

**Traitement moral.** — Le traitement moral prend chez les mélancoliques, plus que partout ailleurs, une grande place dans la thérapeutique. Il faut à ces malades le mouvement, l'exercice à l'air libre, une occupation manuelle ou intellectuelle et autant que possible attrayante; le repos doit être convenablement réglé. L'on doit rechercher tout ce qui peut attirer l'attention du malade, soustraire son esprit à ses incessantes préoccupations, et diminuer du même coup la tension que subissent ses facultés intellectuelles. La variété, le changement de lieux, quelquefois les voyages, le plus souvent l'isolement de la famille où se renouvellent des émotions pleines de danger, le traitement dans une maison de santé convenablement organisée, telles sont les principales indications à remplir pour ce qui concerne le traitement moral.

Il faut s'efforcer de relever le moral de l'individu, lui rendre cette confiance en lui-même qui lui manque, et surtout ne jamais admettre, comme réelles, les singulières erreurs et les idées chimériques dans lesquelles s'entretient son esprit.

Depuis que l'homme existe et qu'il souffre, dit M. le Dr Dumont (Monteux), le langage de la pitié a été l'une de ses meilleures assistances, et souvent il obtient plus d'adoucissement à ses maux par un coup d'œil, par une pression de main, par une interjection charitable, que par tous les ingrédients que nous faisons bouillir, filtrer, concasser et moudre.

On arrive, dit Guislain, à guérir 7 mélancoliques sur 10, quand on a soin de les traiter convenablement ; la guérison est plus difficile, lorsque le mal se complique d'hallucinations ou d'impulsions destructives. On nuit au malade en cherchant à le soumettre à des impressions vives, appliquées coup sur coup et sans distinction des périodes de la maladie. Calmer d'abord, voilà la base du traitement.

La cure, dans un cas ordinaire, peut durer un semestre, trois trimestres; au delà de ce terme, toute médication, si le malade n'est pas rétabli, devient inutile et même nuisible. La guérison, si elle a lieu après cette époque, se fait par l'influence des forces de la nature. (Phrénopath., T. III, p. 79.)

### Observation I.

**Lypémanie aiguë.** — M. S. est un homme intelligent, qui a reçu une bonne éducation et qui a fait de bonnes études; ses aptitudes étaient principalement commerciales et agricoles. Il est d'un tempérament sanguin et paraît jouir d'une assez bonne constitution ; néanmoins sa santé exige certaines précautions réclamées par quelques altérations fonctionnelles du côté des voies de la respiration. Les prodromes de l'affection mentale se sont manifestés par de la morosité, de la brusquerie et une légère irritabilité; de fréquentes congestions cérébrales ont eu lieu. M. S. est repris pour la troisième fois d'accès d'aliénation mentale. Il existe chez lui des idées de suicide, dont une surveillance toute spéciale peut seule empêcher l'exécution. Il entend des voix qui lui disent qu'il est damné, qu'il est un grand coupable, que lui et les siens sont condamnés aux tortures de l'enfer; partout autour de lui il ne voit que préparatifs de supplice et instruments de torture. La face est généralement injectée, les pupilles sont dilatées. Saisissant un jour le moment favorable, il cherche à s'étrangler au moyen de sa cravate : déjà la face était cyanosée, la langue projetée hors de la bouche, les yeux injectés, saillants hors de leurs orbites, et la circulation presque suspendue; les moyens appropriés firent disparaître tous les dangers d'une asphyxie imminente. Interrogé sur les motifs qui l'ont porté à cette détermination funeste, il nous répond : « C'est la certitude dans laquelle je suis de ne jamais obtenir le pardon de mes fautes ; je suis un grand coupable, digne des plus terribles châtiments de l'enfer ; je suis allé à confesse,

et le prêtre chargé de recevoir l'aveu de mes fautes, m'a refusé l'abso-
lution en me menaçant des peines éternelles. Ma conscience ne me laisse
plus de repos, le gouffre infernal est entr'ouvert sous mes pieds, prêt
à m'engloutir. Je suis un homme perdu, car, malgré tous les soins que
l'on pourra me donner à l'établissement, rien ne pourra améliorer ma
terrible situation.» Parfois le malade s'imagine qu'on va lui tirer tout
son sang, goutte à goutte, et le mêler à du sang d'animaux; d'autrefois
on va le broyer, le faire entrer dans des machines et le forcer à travailler, lui seul, au percement de l'isthme de Suez. Il voit des milliers de
canons braqués sur lui et se plaint de ce qu'on veuille l'obliger à manger ses propres excréments. Le sommeil est très-agité, les idées de suicide persistent toujours. Il y a des jours où il se dit sous l'influence de
l'électricité et de la physique. On veut le forcer à mettre en mouvement
des machines à vapeur de la force de 10 à 15 chevaux; il se croit destiné à servir de jouet et d'exemple à la postérité. Nous constatons un
certain degré d'affaiblissement de la mémoire. D'autres fois M. S. se
croit destiné à souffrir perpétuellement, à mourir à petit feu pour ra-
cheter les fautes du genre humain. Les hallucinations de l'ouïe et de la
vue persistent : des voix lui disent qu'il est arrivé au dernier jour de
son existence ; il voit l'Empereur avec lequel il s'entretient longuement
de ses affaires et de son état. Il s'imagine qu'on a mêlé de l'arsenic à
ses aliments et surtout au vin qu'on lui fait boire; partout il ne voit que
des ennemis qui lui tendent des piéges de toutes sortes, afin de le faire
mourir lui et les siens. L'infirmier qui le soigne est un mercenaire placé
auprès de lui pour le faire sauter dans un puits, après lui avoir fait ingérer des substances toxiques ; il saute à la gorge de cet infirmier et
cherche à l'étrangler. Dans une de ses lettres, nous trouvons les lignes
suivantes ; « Ayez pitié de moi, vous tous qui voulez me faire tant souffrir ; je vous pardonne à tous, pardonnez-moi aussi, ô Dieu, mon Sauveur, et faites-moi souffrir des douleurs supportables. Je désire sauver
les miens, être la victime à leur place et être mis à mort le plus vite
possible. Priez tous pour moi! Ayez pitié de moi, croyants de tous les
cultes, je suis né chrétien, mais de mauvais chrétiens m'ont fait devenir
païen pour faire de moi un damné, ce que beaucoup d'autres auraient
mérité de devenir plutôt que moi. Si j'avais pu faire faire un recours en
grâce à S. M. l'Empereur des Français, lorsque de force on m'a amené
ici, je crois qu'il m'aurait gracié, car je n'étais pas fou ; l'on m'a fait
ainsi pour me voler ce que j'avais et pour me faire renier ma famille. Je
vais vous dire que je pars pour les quatre parties du monde, et que ma
peau fera marcher le mouvement perpétuel. Adieu ma femme et mes
enfants, ayez pitié de moi; je ferai le bonheur de ceux qui sont mes
persécuteurs. Un bonjour au docteur R... ainsi qu'à ses frères, sans oublier mon très-cher cousin le missionnaire; ils auront fait du beurre
avec ma graisse et du vin avec mon sang qui coulera un jour dans

leurs veines. Ainsi soit-il.» M. S. est en même temps très-méfiant, il
n'ajoute aucune foi à nos paroles, et refuse d'admettre l'authenticité
des lettres de sa femme. Parfois il s'obstine à jeûner, sous le prétexte
qu'on veut le forcer à manger la chair de ses enfants. Cet état dure environ 5 mois; au bout de ce temps on constate de jour en jour une
certaine amélioration, mais on observe néanmoins chez lui une persistance des idées de persécution, et la méfiance prédomine toujours. Enfin, repris par sa famille, trop impatiente, il sort par amélioration, après
six mois de traitement. Ce traitement a consisté en bains, lotions froides
sur la tête, frictions révulsives, sangsues à l'anus; à l'intérieur, aloës,
extr. op., lim. purg. Régime analeptique. Nous avons appris récemment
que M. S. s'était de nouveau remis à ses affaires, mais qu'il conservait
encore quelques-unes de ses préoccupations habituelles.

### Observation II.

**Lypémanie suicide.** — Chez un autre malade, les premiers signes de
l'affection mentale remontent à 10 ans; ces symptômes se manifestèrent
à la suite de quelque revers de fortune, par une méfiance générale et
progressive appliquée à tout son entourage, par de l'insomnie, de l'a-
gitation et des hallucinations de l'ouïe. A cette époque, M. X. habitait
Paris; on fut d'avis de lui faire quitter cette ville, dans l'espoir que le
retour dans son pays natal et l'entourage de sa famille exerceraient une
influence favorable sur son état mental; il n'en fut pas ainsi, les symptômes s'aggravèrent de jour en jour; il se mit à accuser sa famille
d'être de connivence avec ses ennemis et de conspirer avec eux. Sans
cesse préoccupé de son avenir, il détruisit lui-même par le feu des pa-
piers et des valeurs d'une certaine importance, *de peur qu'on les lui
volât;* il se livra en un mot à toutes sortes d'excentricités et finit par
se précipiter à l'eau, afin de mettre un terme à ses tourments continuels.
M. X., quoique dans l'aisance, se nourrissait fort mal; c'est un homme
affaibli plus par son genre de vie que par le nombre des années, il est
âgé de 65 ans. Le teint est pâle et terreux, la tête est chauve et couron-
née de rares cheveux blancs; son facies exprime l'inquiétude, l'anxiété,
et son regard incertain et méfiant semble chercher autour de lui quelque
ennemi imaginaire. M. X. est dominé par des hallucinations à la suite
desquelles il se croit persécuté par une bande de malfaiteurs qui veulent
attenter à ses jours pour s'emparer de ses économies. Il voit sans cesse
autour de lui les mêmes individus qui le poursuivaient pendant qu'il habitait encore Paris. Il y a inappétence et constipation opiniâtre; les
pupilles sont fortement dilatées, les pommettes sont arborisées (pil.
d'aloës, lim. purg., bains). L'agitation est parfois extrême, le malade
s'imagine qu'on lui met le couteau sous la gorge toutes les fois qu'on
veut le faire manger; sous l'empire de cette idée, il jette au loin les

plats et renverse la table. Souvent il se lève pendant la nuit et examine les serrures de son appartement, afin de s'assurer si les portes sont bien fermées, et si personne n'a pu pénétrer dans sa chambre. A la visite du matin, nous le trouvons presque toujours en pleurs, il se croit à la charge de sa famille. « Je vois bien, dit-il, que je suis à charge à ma sœur; voyez comme elle me néglige, elle ne m'envoie ni vêtements, ni argent.» M. X. passe la plus grande partie de la journée à pleurer et à prier; très-souvent nous le trouvons dans un état de grande prostration, la figure cachée dans ses deux mains, le front appuyé sur le bord du canapé; il nous prie de ne pas l'interrompre dans ses méditations; « des choses graves se passent en moi, laissez-moi sous l'impression de mes idées, je demande pardon à Dieu de mes fautes passées.» Les idées de suicide prédominent de plus en plus: il demande un pistolet ou un couteau pour s'ôter la vie; il se refuse à toutes les injonctions, et ce n'est que par force qu'on parvient à lui faire prendre quelques aliments. Il pleure toujours, gémit sur son sort, et dit que ce n'est que pour le voler et le dépouiller complétement que ses parents l'ont amené dans notre établissement. Pendant la nuit il se lève à différentes reprises pour se mettre à genoux et prier. Tous les matins il est persuadé qu'il ne vivra plus le soir. (Toux opiniâtre, crachats purulents, pupilles fortement dilatées. Jugulaires et veines frontales gonflées, lèvres bleuâtres, langue sèche, pouls dur, intermittent, dyspnée. Eau gommée, sucre de Saturne 0,50 sir. morph. 30,00, calomel.) Toujours dominé par ses idées de suicide, M. X. demande quelques litres de vin de Bordeaux, afin de succomber plus vite. Les frais de sa pension sont pour lui une préoccupation constante. Il se plaint de ne plus pouvoir s'occuper de musique, il voit autour de lui des personnes qui lui en veulent, il entend des voix qui le tourmentent sans cesse, qui l'insultent et attaquent sa moralité. Une voix mâle et humaine, dit-il, venant d'en haut, lui répète à chaque instant qu'il mourra dans une heure. Tous les moyens de destruction lui paraissent bons pour arriver au suicide. Ainsi, il se cache un jour dans les lieux d'aisance où il cherche à s'étrangler au moyen de deux serviettes liées ensemble, qu'il s'était passées autour du cou, et sur les extrémités desquelles il tirait fortement, lorsqu'il fut surpris *pendant cet acte de désespoir*; le même soir, il cassa une petite cuillère à café, en étain, dans le but d'en avaler les fragments. Un autre jour il réclame à grands cris du poison. Il demande instamment à quitter l'asile pour aller s'engager dans un régiment, parce qu'une voix inconnue le lui a conseillé pendant la nuit. (Pâleur excessive de la face, respiration haletante, langue sèche, pouls fréquent, diarrhée, affaiblissement général, somnolence presque constante, inappétence, soif; fièvre prononcée, crachats purulents, adhérents au vase, vomissements répétés.) Le malade s'affaiblit de jour en jour, l'haleine est fétide, il y a perversion du goût, les choses douces paraissent salées. Les idées de suicide et les hallucinations persistent toujours, ainsi que le délire ; quelques mots intelligibles sont à peine articulés ; enfin, après une agonie de plusieurs heures, M. X. meurt, après 3 mois de séjour à l'asile.

**Autopsie. Crâne.** — Les os du crâne sont injectés ; il en est de même de la dure-mère qui adhère à l'arachnoïde le long du bord supérieur des hémisphères. On rencontre dans la faux trois noyaux d'ossification, placés du côté gauche ; deux de ces noyaux occupent la région anté-rieure, et sont volumineux. Celui qui est placé tout à fait en avant est conique, et pénètre par son sommet dans la substance cérébrale. Les méninges offrent à toute la région supérieure, latérale et même anté-rieure des hémisphères, une opacité notable. La pie-mère est infiltrée et épaissie. Le cerveau est injecté et présente un commencement de ramol-lissement. Ce ramollissement est plus prononcé au corps calleux, aux couches optiques et aux corps striés. Le cervelet est injecté. Le poids total de l'encéphale est de 1325 grammes. La moelle est ramollie dans toute son étendue, particulièrement à la région dorsale.

**Thorax.** — Les poumons sont, des deux côtés, fortement engoués ; il s'écoule à leur incision une grande quantité de liquide sanguinolent. Le poumon gauche montre un commencement d'hépatisation ; son tissu est devenu friable et laisse suinter une grande quantité de liquide. La muqueuse des bronches est injectée, rougeâtre et épaissie. Les ramifi-cations bronchiques présentent une dilatation assez considérable. Quand on comprime les poumons, on voit suinter à travers les petits orifices aériens un liquide épais et purulent. Le cœur n'offre rien d'anormal, les cavités gauches contiennent du sang liquide et noirâtre.

**Abdomen.** — Le foie présente un degré déjà avancé de cyrrhose ; il est ratatiné ; son tissu est jaunâtre et fortement condensé. Il existe un épanchement considérable dans la cavité du péritoine.

Les autres organes n'ont pas été examinés.


## HYPOCHONDRIE.


L'hypochondrie est une forme de lypémanie, qui a pour carac-tère principal une préoccupation exagérée et incessante de l'in-dividu, au sujet de sa santé.

Cette affection, dit M. Michea, est une des nombreuses espèces de la monomanie triste ou de la lypémanie, qui consiste dans une méditation exagérée sur son moi physique, sur l'état de son corps, sur sa propre santé ; en d'autres termes, dans la terreur extrême d'être affecté de maladies qu'on juge dangereuses, incurables, susceptibles de conduire au tombeau. C'est une disposition particulière, ajoute l'auteur que nous citons, qui ramène constamment les individus à s'occuper de leur santé, à chercher à lire au fond d'eux-mêmes ce qui s'y passe pendant les opérations de la vie matérielle. Cette préoccupation constante de soi-même finit par procurer à l'individu des sensations qu'il n'éprouve pas, et à lui faire croire qu'il est réellement ce qu'il redoute d'être.

On comprend que ces malades fassent le désespoir des médecins qu'ils recherchent sans cesse, pour avoir l'explication de leur maladie, et la fortune des charlatans dont ils sollicitent des remèdes qu'ils prennent en général avec avidité.

**Période d'incubation.** — L'invasion de l'hypochondrie est ordinairement lente, graduée ; elle présente des signes précurseurs qui se caractérisent de plus en plus. Le malade devient irritable ; il s'isole des personnes qui l'entourent ; le travail lui devient difficile ; il ne prend aucun goût aux plaisirs, aux distractions qui avaient l'habitude de l'attirer. Il devient inquiet, préoccupé, et commence à éprouver des craintes à propos de sa santé ; il inspecte minutieusement ses organes ; il examine attentivement ses déjections ; il observe scrupuleusement toutes les règles de l'hygiène ; il recherche avidement les livres de médecine, et éprouve le plus vif désir de converser avec des médecins ; puis, les symptômes se formulent d'une manière plus nette, et l'on observe alors les particularités les plus remarquables.

**Symptômes.** — Au point de vue physique, nous trouvons les caractères suivants : la figure est jaunâtre ; elle présente quelquefois une coloration diffuse ; les conjonctives sont ordinairement injectées ; on voit sillonner à leur surface de nombreux vaisseaux capillaires affectant plus ou moins une disposition variqueuse. Le regard est sombre, farouche ; il a quelque chose d'inquiet et d'interrogateur ; le malade cherche à lire sur la

physionomie du médecin l'impression que lui cause le récit de ses
nombreuses doléances. Il est sujet à des bourdonnements, des
tintements d'oreilles; la tête est chaude; les extrémités souvent
refroidies. Le sommeil est troublé, interrompu par des cauchemars.

Il existe une sensibilité anormale, une hypéresthésie plutôt
apparente que réelle : le malade ne peut supporter ni le froid,
ni le chaud; le moindre contact, la douleur la plus insignifiante,
lui cause une surexcitation extraordinaire; cependant il supporte
volontiers et avec courage toute opération qui peut avoir pour
but de l'affranchir de ses continuelles inquiétudes.

Les mouvements sont nonchalants, parfois frappés d'engourdissement.

L'appétit est conservé; souvent même les hypochondriaques
mangent avec une espèce de voracité, mais la digestion est
paresseuse; lorsqu'elle se fait, elle donne lieu à une recrudescence des sensations morbides. Le malade devient plus sombre
après les repas; il est sujet au météorisme et à des flatuosités
qui renouvellent ses angoisses et provoquent des accès de suffocation et des battements de cœur; on peut alors remarquer la
voussure et une sensibilité anormale de l'épigastre.

La miction est ordinairement fréquente et peu abondante,
l'urine est claire, limpide; elle a quelquefois l'apparence du
petit lait, son poids spécifique est constamment diminué; ces
anomalies paraissent être moins prononcées le matin que le soir
et dans la journée.

Au point de vue moral, on observe des symptômes non moins
caractéristiques; le malade éprouve des inquiétudes continuelles
au sujet de sa santé; son attention est toujours concentrée dans
les mêmes idées, et toutes ses facultés sont tendues vers le même
objet, c'est-à-dire vers la recherche de la nature de sa maladie.
Rien ne peut lui enlever la conviction qu'il est atteint d'une
affection grave, souvent extraordinaire.

Il prétend éprouver un nombre infini de sensations pénibles,
qui ont pour siége les parties du corps les plus différentes et

souvent les plus inattendues. Son esprit est empreint d'une excessive mobilité, et ses actes présentent une sorte d'indécision
et même de contradiction. Tantôt convaincu, il est prêt à suivre
les conseils qu'on lui donne; il change de résolution et les rejette l'instant d'après. Les hypochondriaques viennent eux-mêmes
réclamer un traitement spécial dans une maison d'aliénés, et à
peine sont-ils installés, à peine a-t-on donné satisfaction à leur
désir le plus ardent, qu'ils veulent de suite changer le traitement
qu'eux-mêmes avaient demandé à force d'instances, et quitter
une maison où tout leur devient presque aussitôt à charge. Ils
sont sujets à des illusions et à des hallucinations de diverses
sortes, qui toutes se rapportent à la nature même de leurs conceptions délirantes. Toujours à la recherche d'une médication
particulière, tantôt ils suivent un régime trop stimulant, tantôt
trop débilitant; ils font un emploi intempestif de médicaments,
et, par les absurdes moyens auxquels ils ont recours, ils sont
eux-mêmes quelquefois la cause du trouble qu'ils éprouvent dans
les fonctions de la digestion, de la circulation, de la respiration, etc. Nous devons ajouter qu'ils sont souvent dominés par
des idées de suicide, mais qu'il leur arrive rarement de les
mettre à exécution.

**Degrés, périodes.** — M. Dubois, d'Amiens, auquel nous
empruntons en partie cette description, admet trois périodes,
ou pour mieux dire, trois degrés de la maladie. A un premier
degré, les malades sont tourmentés par la crainte d'être atteints
de certaines affections graves; ils se palpent, s'examinent; ils
lisent avidement des livres de médecine; ils ont des anxiétés
morales, et font un emploi intempestif des médicaments.

On trouve, à une seconde période, le développement de névroses variées; du côté des voies digestives: dysphagie, gastralgie, entéralgie, constipation, etc.; pour les organes de la respiration et de la circulation : palpitations, dyspnée, battements
des artères, etc.; pour les organes des sens: bourdonnements,
détonations, éblouissements, etc.; enfin, on rencontre d'autres

sensations générales : inertie, accablement, faiblesse, sueurs, douleurs vagues, entrave subite à l'exercice des fonctions intellectuelles, etc.

A une troisième période, à un degré avancé de l'affection, on observe l'inflammation chronique et la dégénérescence de divers organes; des lésions organiques variables ayant surtout pour siége les voies digestives : de là, des symptômes nombreux et graves en rapport avec la nature de l'affection.

**Variétés.** — Suivant les névroses auxquelles sont en butte les hypochondriaques et l'ordre de phénomènes qui se présente, on peut admettre, ainsi que l'a fait M. Brachet, plusieurs variétés d'hypochondrie.

Lorsque la névrose a pour siége les voies digestives, l'hypochondrie est dite *gastrique;* on rencontre alors les symptômes de disphagie, de gastralgie, que nous avons indiqués; les malades ont des aigreurs d'estomac, des ardeurs plus ou moins vives; ils éprouvent une tension de la région de l'estomac, etc.

L'hypochondrie est dite *cérébrale,* lorsque les accidents prédominent du côté du cerveau. Les malades sont d'une irritabilité, d'une susceptibilité extraordinaires; tout leur cause un agacement nerveux; ils se bouchent les oreilles, se ferment les yeux; ils restent immobiles, cherchent à se soustraire au bruit, à la lumière; ils sont tourmentés par une céphalalgie plus ou moins intense; ils se plaignent que leur cerveau est gelé, liquéfié, réduit en bouillie, etc. Ils ont peur de la mort, et par une contradiction étrange, ils l'invoquent souvent comme seul moyen d'en finir avec leurs éternelles douleurs.

L'hypochondrie est *cutanée,* lorsque les fonctions de la peau sont troublées et qu'il existe de ce côté des sensations anormales; elle est *spinale,* lorsque la moelle épinière semble principalement souffrir.

Elle paraît avoir quelquefois envahi tout le systême ganglionnaire; elle donne lieu alors à des symptômes particuliers, tels que des battements dans diverses parties du corps, particulièrement à l'épigastre, palpitations du cœur, arrêt momentané des pulsations; le battement épigastrique est quelquefois si fort que l'on pourrait croire à un anévrisme de l'artère cœliaque. Sécrétions difficiles, particulièrement de la salive, de la bile, du mucus intestinal; développement de gaz; anomalies de la nutrition, etc.

**Pronostic.** — L'hypochondrie est toujours une affection grave de longue durée, et lorsqu'elle vient à se guérir, elle laisse ordinairement une disposition fâcheuse aux récidives. On comprend que le pronostic varie suivant la nature même des circonstances qui auront favorisé ou accompagné le développement de cette maladie; ainsi elle peut tenir à une disposition rhumatismale, goutteuse, à une constitution hémorrhoïdale; elle empire quand ces dispositions pathologiques s'aggravent elles-mêmes.

Lorsqu'elle tient à des pertes séminales chez les jeunes gens, à des habitudes d'onanisme, elle peut disparaître assez facilement, après que ces causes particulières ont elles-mêmes cessé.

Elle coïncide souvent avec un délabrement très-visible de la santé physique, qui persiste malgré les moyens mis en pratique et l'emploi des médicaments réparateurs. Rarement les hypochondriaques atteignent un âge avancé; ils sont rapidement enlevés par diverses maladies intercurrentes; en effet, une bronchite, un catarrhe, une simple congestion des poumons, une affection gastrique, revêtent bientôt, chez eux, un véritable caractère de gravité.

Après la guérison de l'hypochondrie, dit Brachet, les rechutes sont assez fréquentes. Elles seront d'autant plus faciles que la maladie aura duré plus longtemps, et qu'elle aura laissé le moral et le système nerveux cérébral dans un plus haut degré de susceptibilité. Alors les moindres impressions seront senties vivement, les plus légères émotions, les inquiétudes les plus insignifiantes agiront avec force sur l'imagination et feront toujours craindre une récidive. (Hypoch., p. 460; Brachet.)

**Causes.** — La cause la plus puissante réside dans une disposition héréditaire; c'est une constitution nerveuse, une sorte de diathèse originelle acquise par le fait des parents.

Les circonstances déterminantes les plus ordinaires sont l'onanisme, l'abus des plaisirs vénériens, des écarts de régime, des pertes séminales; des chagrins divers, surtout des espérances déçues, des travaux intellectuels prolongés; on a dit que l'abus de la bonne chère tendait au même résultat. L'hypochondrie paraît être plus fréquente dans les grandes villes que dans les campagnes, par la raison sans doute que dans les premières l'éducation est plus efféminée; la vie y est plus sédentaire et plus désœuvrée. On l'observe plus rarement chez la femme que chez l'homme; enfin, elle peut survenir sympathiquement, à la suite d'affections organiques diverses. L'hypertrophie du foie, la discrasie veineuse, les affections rhumatismales, les maladies des voies digestives, celles du cœur, paraissent y prédisposer d'une manière spéciale. Les éruptions cutanées, la syphilis, doivent être également mises au nombre des causes déterminantes plus ou moins actives.

**Nature, théorie.** — M. Brachet divise en trois grandes catégories les diverses opinions émises par les auteurs sur le siége et la nature de l'hypochondrie. Dans une première classe figurent les médecins qui ont placé le siége de l'hypochondrie dans les humeurs; dans une deuxième, ceux qui l'ont placé dans les viscères abdominaux; dans une troisième, ceux qui le fixent dans le système nerveux.

Les derniers se subdivisent à leur tour; les uns en font une maladie des nerfs et les autres une maladie du cerveau.

Pour les humoristes, l'affection tient à la viscosité du sang de la veine-porte, aux vapeurs fuligineuses de l'estomac, aux émanations d'une bile noire et épaisse, etc. Pour les solidistes, c'est une irritation de l'épigastre qui vient transmettre au cerveau une sorte d'*aura* perturbatrice; ce sont des affections organiques de l'estomac, avec réaction sympathique sur le cerveau.

Comparetti, auteur d'un ouvrage publié en 1780, place le siége des affections nerveuses, et particulièrement de l'hypochondrie, dans différentes affections morbides des nerfs et des ganglions nerveux qui se trouvent dans toutes les parties du corps. Il a trouvé, dans un cas unique, les nerfs et les plexus abdominaux, et notamment le ganglion semi-lunaire, très-petits, comme desséchés, plus durs et plus pâles que dans l'état normal, tandis que M. Barbier, d'Amiens, les a trouvés, au contraire, enflammés, rouges et volumineux. Joseph Franck a émis une opinion analogue à Comparetti; mais il ne produit aucun fait nécropsique à l'appui.

«Les auteurs contemporains s'accordent presque tous à placer le siége de l'hypochondrie dans le système nerveux; mais le système nerveux, dit M. Cerise, se divise en trois classes : il comprend les fonctions de nutrition, les fonctions sensitives et les fonctions intellectuelles. On s'accorde bien, à la vérité, à reconnaître qu'en général ces trois classes de fonctions sont lésées, mais quelle est celle qui l'est nécessairement et primitivement? ici commence le débat. Ce qui, selon les uns, caractérise l'hypochondrie, ce sont les perversions de la sensibilité, donc c'est une névropathie; une affection des nerfs du sentiment, des nerfs ganglionnaires, disent les pathologistes qui se préoccupent plus ou moins des troubles viscéraux et partant de ceux du système nerveux de la vie de nutrition. Ce qui, selon les autres, caractérise l'hypochondrie, c'est une préoccupation triste, exclusive, presque délirante et relative à la santé, alors même que cette dernière est florissante. Donc c'est une cérébropathie, disent Georget, l'organiciste, et après lui, MM. Falret, Belhomme et Gérard de Morteau; donc c'est une maladie d'esprit, dit M. Dubois, d'Amiens, le psychiste. Pour Brachet, l'hypochondrie ne gît point exclusivement dans le cerveau, ni dans le système nerveux cérébral, ni dans le système nerveux ganglionnaire, mais à la fois dans ces trois ordres d'organes ou de systèmes; tous les trois sont compromis en même temps et chacun y joue un rôle si important que, s'il venait à s'en abstenir, la maladie cesserait d'être de l'hypochondrie ; mais, dans cette association trinitaire, l'un de ces appareils peut se montrer plus en évidence que les autres et paraître concentrer sur lui l'ensemble des phénomènes. M. Cerise, auquel nous empruntons ces considérations, se borne à dire que c'est une variété d'hystéricisme, ce que l'on peut appeler névropathie protéiforme, ce que Sydenham appelait l'atonie nerveuse. »

Il est inutile de faire remarquer que ces dernières expressions d'atonie ou d'irritation nerveuse ne donnent pas davantage l'explication de la nature et du siége des phénomènes morbides. (Voir Ann. méd. psych., 1844, p. 130.)

**Traitement.** — Le traitement de la lypémanie hypochondriaque doit être à la fois moral et pharmaceutique. Il y a lieu de prendre en grande considération, d'une part, la dépression morale et l'impressionnabilité exagérée que présentent les malades ; d'autre part, les anomalies et les troubles organiques qui paraissent être la cause des sensations douloureuses qu'ils éprouvent et qui sont elles-mêmes une complication de la maladie.

Nous nous bornerons à indiquer quelques-unes des règles tracées par M. Brachet dans son traité de l'hypochondrie, surtout pour ce qui a rapport au traitement moral.

Le premier soin du médecin est de chercher à captiver la confiance du malade : il faut l'écouter avec bienveillance et ne pas traiter d'imaginaires les souffrances fort réelles qu'il endure ; cette confiance acquise, le médecin doit user de son autorité, avec prudence, mais aussi avec fermeté, pour lutter contre la direction vicieuse des idées de l'hypochondriaque ; son langage doit être grave et empreint de franchise.

Ce sont souvent des artistes, des hommes de lettres, des savants dont les excès d'étude et le libre champ donné à leur imagination viennent épuiser l'organisme ; on doit, dans ce cas, régler les occupations, les alterner avec d'autres, étrangères aux études habituelles, obtenir que le malade prenne du repos et des distractions ; il ne doit jamais se mettre à travailler après le repas, ni prolonger son travail trop avant dans la nuit.

On doit chercher à lui inspirer quelqu'une de ces passions qui viennent faire une puissante diversion sur son moral; tels que le goût du jeu, la passion de la chasse, les sentiments de philanthropie et d'une noble ambition; cette méthode de substitution des passions était connue des anciens qui ont su en tirer de grands avantages. L'exercice en plein air, quelques travaux manuels, l'équitation, la chasse, les voyages devront être recommandés. Il importe aussi de prescrire la plus grande modération dans les plaisirs de l'amour.

Les bains seront toujours une partie essentielle du traitement, à moins que le malade ne puisse pas les supporter; on les fera prendre tièdes, ou chauds, ou frais, selon les dispositions de l'individu; ils agiront d'autant mieux qu'on les prolongera davantage; il est bon de pratiquer de temps en temps des lotions froides sur la tête.

Il existe chez la plupart des hypochondriaques une certaine paresse des intestins, quelquefois une constipation opiniâtre qui doit être soigneusement combattue : les purgatifs salins répétés tous les jours à petite dose, l'aloès, etc., suffiront dans la plupart des cas, pour faire disparaître ce symptôme.

La rhubarbe, les extraits amers de gentiane, de houblon, rendent du ton aux fonctions affaiblies de la digestion, et empêchent les flatuosités et la production des gaz intestinaux qui viennent encore assombrir la disposition morale du malade.

Une nourriture variée, de facile digestion, devra être prescrite, le malade évitera soigneusement les boissons trop excitantes.

Les affusions froides sur la colonne vertébrale, des frictions avec une pommade stibiée, rendent d'utiles services dans le cas de douleur spinale; rarement on doit employer une médication opiacée trop active, alors même qu'il s'agirait de combattre l'insomnie. Nous bornerons à ces indications les considérations que nous croyons devoir émettre à propos du traitement; nous renvoyons aux nombreux traités qui ont été écrits sur ce sujet, le lecteur désireux de faire de cette curieuse névrose une étude plus approfondie.

22

Nous ne pouvons terminer, toutefois, sans rapporter ici une sage réflexion de M. Brachet :

«Quelle que soit, dit ce savant auteur, l'habileté avec laquelle le médecin dirige le traitement, qu'il ne compte pas réussir toujours. Il a affaire à la maladie la plus rebelle, et aux malades les plus capricieux et les plus injustes, qui, au lieu de reconnaissance, le paieront de la plus noire ingratitude, en le quittant et en le blâmant amèrement ; mais, que leur infidélité ne l'affecte point ; il est, comme dit Lentilius, délivré d'un grand poids, lorsqu'il est délivré d'un malade morose, sans patience, sans idée arrêtée et qui murmure même du bien qu'on lui fait.» (Brachet, Trait. de l'hyp., p. 735.)

La relation suivante, faite par un hypochondriaque, mérite d'être citée.

Doué d'un tempérament nerveux sanguin, d'une constitution forte et vigoureuse, vif, alerte, n'ayant jamais commis d'excès, ni éprouvé d'affection de quelque genre que ce fût, jouissant en un mot de la plus florissante santé, je fus atteint comme d'un coup de foudre, le 27 mars 1836, alors âgé de vingt et un ans, d'une maladie des plus aiguës, nommée par les médecins, autant que je puis me le rappeler, gastro-entéro-péritonite. Aucun indice précurseur de ce mal ne s'étant fait remarquer avant son invasion, si ce n'est un appétit extraordinaire quelques jours auparavant, je puis dire sans exagération, et sans vouloir faire de poésie, qu'il est venu fondre sur moi comme un vautour sur sa proie. Dès lors les médecins ne purent en découvrir la cause que dans une trop grande abondance de sang et l'état pléthorique où j'étais à cette époque. Cette maladie se déclara, après avoir soupé comme à l'ordinaire, par un grand vomissement, accompagné des douleurs les plus cruelles. Dès son début, et pendant toute sa durée, j'eus l'estomac et le ventre considérablement tendus, sensibles et douloureux. Une forte saignée, l'application de soixante à quatre-vingts sangsues, en différentes fois, cataplasmes émollients, tisane d'orge et de gomme, lavements, tels sont les remèdes qui furent employés pour la guérison de cette péritonite, qui ne disparut entièrement qu'au bout de sept semaines. La convalescence qui suivit n'ayant été entravée par aucun accident fâcheux, je ne tardai pas à récupérer mon appétit, mon embonpoint et mes forces primitives. Mon médecin, jugeant alors que tout danger était disparu, me donna la liberté de reprendre mon genre de vie ordinaire, me recommandant seulement de m'abstenir autant que possible de vins et d'aliments trop échauffants. Néanmoins, le 27 septembre de la même année, six mois, jour pour jour, après l'éruption de la première maladie, je fus atteint d'une rechute aussi grave que cette dernière et qui, sous tous les rapports, lui fut absolument semblable. L'emploi des mêmes remèdes produisit le même effet. Mais la convalescence fut plus longue, plus difficile. Le mal étant passé à l'état chronique, j'éprouvai constamment, dans toute la région épigastrique et le côté droit de l'abdomen, une gêne, un embarras, une obstruction, qui rendaient mes digestions lentes et pénibles, enlevaient à mes selles leur périodicité indispensable. Dans l'espoir de remédier à ces deux graves inconvénients, je fis un usage exclusif d'aliments doux, rafraîchissants, et de légère digestion, tels que les œufs frais, le lait, les farineux, les fruits. Ce régime n'apporta qu'un très-faible soulagement à ma situation. Il ne put me préserver d'une troisième et d'une quatrième rechute. Je jouissais déjà, depuis près de deux ans, d'un bien-être qui depuis longtemps m'était inconnu, lorsque, par suite d'un avancement, je fus contraint de quitter ma famille. Je ne trouvai dans ma nouvelle pension que des mets de haut goût ou fortement assaisonnés. Cette transition trop subite d'une nourriture légère à une autre trop substantielle, détermina chez moi une rechute d'un genre tout particulier. Mes digestions, toujours accompagnées d'un invincible besoin de dormir, redevinrent lentes et pénibles; mon estomac s'échauffa, mes selles cessèrent, l'appétit se perdit; néanmoins je continuai à manger; le mal s'aggrava, il s'aggrava au point que, ne pouvant plus prendre aucune nourriture, je dus songer sérieusement à me faire traiter. Je n'éprouvais dans cet état aucune douleur, si ce n'est un sentiment de plénitude fortement prononcé, et que je ne puis mieux comparer qu'à celui qu'on ressent après un bon et copieux repas. Ma langue, recouverte d'une couche épaisse de matière jaunâtre, indiquait visiblement l'embarras du tube digestif. Mon médecin ne reconnut rien de dangereux dans ma position. Je restai cinq mois entiers sans prendre la plus légère nourriture, me bornant à l'usage de boissons légères et rafraîchissantes. Mon estomac s'étant débarrassé petit à petit, et mes selles ayant repris leur cours habituel, l'appétit me revint, et j'eus encore le bonheur, cette fois, de me délivrer d'un mal sur lequel j'entendis exprimer autant d'opinions différentes que je consultai de médecins. Me voilà encore une fois guéri; mais hélas! mille fois hélas! ce ne sera pas pour une longue durée. Deux ans à peine s'étaient écoulés depuis ma nouvelle guérison, je fus envoyé à Strasbourg. Là, je me trouvai, pour l'observation de mon régime, dans des conditions défavorables. Je ne pus faire que deux repas par jour, l'un à 10 heures du matin, l'autre à 5 heures du soir. Je ne fus pas longtemps sans me ressentir de ce mauvais genre de vie. Je maigrissais et je perdais insensiblement mes forces, mon courage et mon activité ordinaires; les tiraillements à l'estomac se faisaient souvent sentir, et tout cela sans que je puisse en déterminer la cause, que je n'attribuais qu'au travail

trop assidu auquel j'étais contraint de me livrer. Après huit mois de
cette existence, je fus envoyé dans une autre résidence; pour comble
de malheur, je fus encore plus mal placé sous le double rapport du travail et de la nourriture, je ne pus encore faire que deux repas, et je
n'avais pour aliments que de mauvais bouillons de viande de vache,
des légumes mal arrangés et du laitage. Cette nourriture insuffisante,
aqueuse et trop rafraîchissante pour ma position, jointe à l'air trop vif
du lieu, acheva bientôt de me délabrer l'estomac. Mes tiraillements aug-
mentèrent, mes forces diminuèrent sensiblement, une diarrhée des plus
opiniâtres survint; je ne me soignai pas, le mal s'aggrava, et dès les
premiers jours de mars 1844, j'étais réduit à l'impossibilité de travailler.
Je voulus néanmoins faire preuve de bonne volonté. Je persévérai,
n'ayant d'autre force qu'une surexcitation nerveuse, jusqu'à ce qu'a-
battu, je fus contraint de solliciter un congé pour retourner dans ma
famille. En passant à Strasbourg, je consultai M. le docteur Bach, qui
ne reconnut chez moi qu'un estomac délabré par le jeûne, le travail et
une mauvaise nourriture. Une fois revenu chez mon père, et après
quelques jours de repos, un appétit, un insatiable appétit ne tarda pas
à se déclarer. J'éprouvais à chaque instant le besoin de manger; néanmoins je réglai mes repas à quatre par jour, je fis de plus un choix d'a-
liments toniques et très-nourrissants; des consommés, des viandes
rôties, du chocolat, tels sont ceux dont je fis le principal usage. J'y
joignais du bon vin vieux de Bordeaux ou de Bourgogne et un exercice
proportionné à mes forces, néanmoins mes forces ne revenaient pas. La
digestion se faisait cependant avec une grande célérité, sans la plus
légère pesanteur à l'estomac, mais elle se faisait sans profit pour ce
dernier organe et pour toute l'économie, puisque les fèces étaient limpides, sans consistance, ni affinité. Elles étaient du reste toujours très-
abondantes. Il faut noter de plus que quelque astringents ou échauffants
que fussent les boissons ou les aliments dont je faisais usage, je ne
pouvais jamais, contrairement à ma prédisposition habituelle, être
reserré ou demeurer seulement deux jours sans selle, ce qui prouve
qu'il s'est opéré dans mon tube digestif une bien grande et désavanta-
geuse modification. Voyant au bout de cinq mois que mon régime était
sans effet, je le quittai pour satisfaire, sans restriction aucune, toutes
les exigences de l'estomac qui devenaient de jour en jour plus impérieuses; je ne fis plus alors qu'un repas, un petit repas qui durait depuis
le lever jusqu'à l'heure de mon coucher, se prolongeant parfois fort
avant dans la nuit; je pouvais ainsi manger nuit et jour sans le moindre
renvoi et le plus léger embarras d'estomac, qui semblait toujours vide.
Ce dernier organe était réellement devenu le mouvement perpétuel,
tant recherché par les philosophes. Les aliments filaient dans ce sac
qu'ils ne semblaient qu'effleurer, et, semblable aux Danaïdes, j'étais
comme condamné à remplir un vase percé. Au bout de six mois, nou-

velle consultation. Mon médecin reproduit les explications de M. Bach et
me prescrit de changer de régime, de régulariser mes repas ; il pres-
crivit les farineux et ordonna des pillules ferrugineuses. Je suivis ce régime, sans éprouver d'amélioration dans mon état, depuis le mois de
février 1845 jusqu'à la fin de juin suivant. (Renaudin, rapport sur le
service des aliénés, p. 40, t. II.)

Moreau, de la Sarthe, cite l'exemple d'un hypochondriaque
qui avait fini par donner toute sa confiance aux jugeurs d'eau;
il s'était procuré leurs traités les plus populaires et observait
lui-même ses urines avec la plus scrupuleuse attention. Pour
éviter toute négligence, il avait fait établir dans sa garde-robe
douze à quinze vases de nuit numérotés, et lorsque son médecin
venait lui rendre visite, il lui était impossible, sans lui donner
une attaque de nerfs, de se refuser à examiner, d'après ces numéros, les urines qu'il avait rendues en différentes heures ou
dans différentes circonstances, ce qu'il marquait dans une espèce
de journal avec beaucoup d'exactitude. Cet homme, comme tous
les hypochondriaques, était souvent tourmenté de distensions
gazeuses, d'irritation et de palpitations dans différentes parties
du corps, de fausses perceptions, de spasmes, de vertiges, etc.
Il était d'ailleurs encore jeune; il avait de la force, de l'embonpoint, dormait bien et mangeait avec appétit. Dans l'espèce de bio-
graphie très-volumineuse qu'il avait remise à son médecin, pour
l'instruire de tous les détails de son tempérament et de sa constitution physique, ce pauvre malade était remonté, comme
Tristam, jusqu'à l'époque de la conception.

## LYPÉMANIE RELIGIEUSE.

La lypémanie religieuse est une variété de la lypémanie, caractérisée principalement par des idées fixes et des hallucinations
de nature religieuse, et qui peuvent varier à l'infini selon les
dogmes que chaque malade professe.

« Le sentiment religieux, si universel et si consolant, dit M. Calmeil, qui porte l'homme, quelle que soit la place que la provi-

dence lui ait assignée ici-bas, à fléchir le genou, à s'incliner pour offrir à l'être suprême un tribut d'amour et de vénération, est sujet à plus d'un genre de perversion. L'on peut voir la piété dégénérer en rage forcenée, toujours prête à s'exhaler en imprécations et en blasphèmes contre le divin créateur. L'exaltation des penchants les plus honteux, le désespoir, le dégoût de la vie, le penchant au suicide viennent souvent compliquer l'aliénation des sentiments religieux ; enfin, les infortunés, atteints d'un des plus pénibles délires, sont poursuivis par les idées fixes les plus désespérantes, et effrayés par les hallucinations les plus capables d'entretenir la terreur dans l'âme. » (Calmeil, Folie au moyen âge, t. I, p. 57.)

La lypémanie religieuse revêt presque constamment une forme anxieuse, seulement les angoisses qui tourmentent les malades s'expriment par des idées fixes de nature religieuse. Ce sont des frayeurs qui partent d'une conscience timorée, des scrupules qui n'ont pas leur raison d'être, et des craintes de la damnation.

Les malades se reprochent leurs actes, leurs paroles, leurs moindres pensées, ils s'accusent continuellement et se croient indignes de la miséricorde divine. On les voit se reprocher des crimes qu'ils n'ont jamais commis ; ils disent avoir volé, ils soutiennent s'être livrés à des assassinats, à des adultères, aux actes les plus abominables, et presque toujours ces accusations font un singulier contraste avec l'honorabilité même de leur existence passée.

Ils prétendent être la cause de tout le mal qui se fait en ce monde, ils se croient l'objet de la répulsion générale, leur existence est un fléau public, ils méritent le dernier des supplices.

A un degré aigu de leur affection, on voit les malades gémir sans cesse, se lamenter, pousser quelquefois d'horribles cris ; ils redoutent à chaque instant les tortures de l'enfer.

Les illusions et les hallucinations sont, on le comprend, inséparables d'une semblable forme d'aliénation ; dans tout ce qui les environne, ils voient des indices accusateurs de leurs for-

faits, ils ne cessent d'entendre des voix menaçantes qui renouvellent leurs incessantes terreurs.

La lypémanie religieuse s'accompagne ordinairement d'une
perversion profonde de la sensibilité morale, perversion qui
pousse les malades à des actes homicides et suicides; c'est dans
cette affection que l'on a observé les exemples de mutilation les
plus effroyables et les plus inconcevables.

Il n'est pas rare, dit Wachsmuth, de voir ces malheureux se
livrer à des actes nuisibles, dangereux, contre ceux qui les entourent, et plus souvent à des actes de mutilation contre eux-
mêmes; ils savent tromper avec une ruse admirable la vigilance
des gardiens chargés de les surveiller. Non-seulement, ajoute
l'auteur que nous citons, ces malades se torturent, se coupent
le cou, avalent des couteaux, des clous, pour se faire du mal,
mais ils cherchent à commettre des actions violentes et nuisibles
contre les personnes et les choses; à faire le mal, à commettre
des crimes, pour justifier en quelque sorte les bizarres accusations qu'ils formulent contre eux-mêmes pour s'humilier, s'a-
baisser à leurs propres yeux et aux yeux des autres, en un mot,
pour être non-seulement véritablement coupables, mais encore
pour le paraître, et ils choisissent pour les victimes de leurs
méfaits les personnes mêmes auxquelles ils portaient le plus
d'affection. Plus une action est infâme, plus ils s'y sentent portés
avec une sorte d'irrésistible volupté. (Wachsmuth, *Op. cit.*, p. 98.)

Les lypémaniaques religieux sont sujets à des accès paroxystiques qui se manifestent, tantôt sous forme d'agitation maniaque
plus ou moins aiguë, tantôt sous la forme d'extase et d'état cataleptiforme. Dans cette dernière période, les malades ne paraissent plus avoir le sentiment d'eux-mêmes, ils restent dans
une immobilité complète et ils deviennent non-seulement insensibles aux excitants moraux, mais encore à la douleur physique. Nous verrons plus loin les aberrations de la sensibilité
organique caractériser l'une des variétés les plus remarquables
de la lypémanie religieuse, que nous décrirons sous le nom de
démonomanie et de lycanthropie.

Quoi qu'il en soit, la lypémanie religieuse renferme une classe de malades extrêmement dangereux pour eux-mêmes, comme pour les personnes qui les entourent; les causes qui viennent la développer sont celles qui donnent lieu à la lypémanie elle-même, on n'en doit pas moins reconnaître que certaines influences spéciales peuvent en activer puissamment le développement : ainsi, la superstition et l'exagération des pratiques religieuses, imprudemment entretenues ou développées, sont autant de circonstances qui peuvent avoir exercé une action fâcheuse sur la production de la maladie, et contribuent à lui imprimer un caractère particulier.

### Observation.

Madame X. a été sujette, il y a dix ans, à un premier accès d'aliénation, dont la durée a été de 15 mois environ. Elle a été prise d'un nouvel accès de sa maladie, quinze jours environ avant son arrivée à Stéphansfeld. L'affection a eu pour symptômes précurseurs une tristesse profonde, une observation plus rigide de ses devoirs religieux, et une moindre familiarité envers les personnes de son entourage. Depuis son entrée, la malade se lamente sans cesse, elle gémit, parfois pousse des cris déchirants, s'arrache les cheveux, s'enfonce les ongles dans les chairs, dit qu'elle est à jamais perdue, et que jamais Dieu ne pourra jeter sur elle un regard miséricordieux. « Satan est en moi, dit-elle, je n'appartiens plus au genre humain, dont il ne m'est resté que la forme; depuis que Dieu s'est retiré de moi, j'appartiens à l'enfer; je le sais, ma conscience me le dit, car j'ai commis des crimes abominables, j'ai renié ma religion, je n'ai pas prié comme j'aurais dû le faire, j'ai communié lorsque j'en étais indigne, etc., etc.» Cette dame est du reste d'une bonté de cœur angélique, elle compatit aux peines des autres, et se rend serviable autant qu'elle le peut. Par moments elle est calme, elle travaille avec assiduité, on est tout heureux de la voir ainsi sans angoisses: mais ce n'est qu'un calme éphémère, tout à coup un profond soupir vient gonfler sa poitrine, les pleurs et les lamentations recommencent avec une nouvelle intensité, elle se tord les bras, ses traits expriment l'angoisse la plus profonde, ses yeux larmoyants sont tournés vers le ciel, sa pose est admirable d'expression, et le pinceau le plus habile ne saurait rendre toutes les nuances de cette physionomie de Madeleine anxieuse et repentante.

**Démonomanie.** — La démonomanie, démonolâtrie, forme,

nous l'avons dit, une des variétés les plus curieuses de la lypémanie religieuse; elle consiste dans des hallucinations particulières et la croyance à la possession du démon. Longtemps on a
rapporté cette affection à une origine surnaturelle; de nos jours
encore, bien des personnes croient à la réalité de la possession
des infortunés qui sont atteints de cette triste maladie, et se
livrent à des pratiques d'exorcisme tout au moins inutiles.

La démonomanie, dit Wachsmuth, appartient presque exclusivement au moyen âge, de même que les vertus superstitieuses
attribuées au magnétisme, à l'électricité; les apparitions odiques
des esprits, les tables tournantes et les esprits frappeurs, appartiennent aux curiosités physiques de notre époque, de même,
enfin, que les métamorphoses appartiennent à l'antiquité.

Chez les possédés, les affections sont perverties à un haut degré; ils prennent en haine toutes les personnes de leur famille;
ils se portent facilement à des actes de fureur; des idées de
meurtre, d'incendie, de suicide les dominent presque constamment. Chez les femmes, tout sentiment de pudeur est éteint.
Leurs illusions et leurs hallucinations sont plus bizarres les unes
que les autres. Le diable se présente à leur vue sous la forme
d'un chien, d'un chat, d'un crapaud. Il pénètre dans leur corps
et parle par leur bouche. Il s'empare de leurs facultés; il les
brûle, leur arrache le cerveau; il répand autour d'eux une odeur
infecte de soufre, de bouc, etc. Chez les femmes, l'esprit du
mal leur tient des propos obscènes et se livre sur elles à de cri-
minelles jouissances.

Les démoniaques appartiennent corps et âme au malin esprit.
Tout ce qu'ils font, les cris horribles qu'ils poussent, les mutilations qu'ils commettent sur leur propre corps, les violences
qu'ils exercent à l'égard d'autres personnes, tout cela ne provient pas d'eux; ils n'en sont pas responsables, il faut en accuser
le diable qui demeure en eux. C'est pourquoi ces malheureux,
dit Wachsmuth, ont toujours été un objet d'horreur pour leurs
semblables; c'est pourquoi ils ont toujours répandu la terreur
autour d'eux. Peut-être aussi, ajoute Spielmann, parce qu'on

ne voit dans aucune autre forme d'aliénation, les impulsions au suicide et, nous ajouterons, à l'homicide, se montrer avec autant d'opiniâtreté, et que les tentatives se font avec calme, prévoyance et une remarquable insistance.

On a admis trois genres de démonomanie :

Dans le premier groupe, *démonomanie externe*, les malades ont avec le diable des rapports externes, ce ne sont pas de vrais possédés; mais ils voient le diable, ils l'entendent, ils le touchent, ils le sentent; seulement ils ne le portent pas dans leur corps : ce sont des hallucinations et des illusions d'une nature spéciale. Cette forme de démonomanie est la plus fréquente.

Le deuxième groupe, *démonomanie interne*, comprend les individus véritablement possédés, ceux qui sont convaincus qu'ils portent le diable dans leur corps. Il y a, dans ce cas, lésion de la sensibilité interne. Ce sont, en général, des hypochondriaques qui ont des douleurs dans l'abdomen, dans la poitrine, dans la tête, mais dont ils dénaturent l'origine. Le craquement des articulations, le simple bruit des borborygmes, le moindre frémissement des artères et des organes internes, sont pris pour des sons articulés, pour la voix des démons qui habitent l'intérieur du corps. Ils prétendent que le diable parle par leur propre bouche, et qu'ils n'exprimeraient pas les horreurs qu'ils débitent, s'ils pouvaient faire autrement, s'ils n'y étaient pas contraints.

Le troisième groupe est caractérisé principalement par une sorte d'érotomanie; il comprend ce que l'on a désigné sous le nom d'*incubes* et de *succubes*. On appelle démonomaniaques incubes, les femmes qui ont l'intime et entière conviction d'avoir des rapports sexuels avec le diable. Par contre, on donne le nom de succubes aux hommes qui ont la même conception délirante. La lésion de la sensibilité génitale forme le caractère principal de cette variété de la démonomanie. Cette affection est de nos jours plus rare qu'au moyen âge; cependant on peut encore en rencontrer de temps à autre des exemples remarquables, surtout chez les femmes.

Ce que l'on a compris sous la dénomination de *lycanthropie*, de vampirisme, ne sont que des formes de cette espèce de lypémanie démoniaque, dans lesquelles on rencontre les aberrations de la sensibilité et les idées superstitieuses portées au plus haut degré.

Dans la lycanthropie, les malades se croient changés en bête sauvage : en chien, en loup ; ils sautent, ils rampent, ils mordent, ils hurlent, ils aboient, ils imitent par leurs gestes, par leurs cris, les habitudes des animaux en lesquels ils se croient changés.

Le mot de *vampirisme* sert à désigner une autre espèce de délire lypémaniaque, qui a régné, d'une manière épidémique, au commencement du dix-huitième siècle, dans plusieurs parties de la Hongrie, de la Moravie, de la Sibérie, et dans la Lorraine. « Le mal avait sa source dans une croyance superstitieuse répandue dans ces régions, et suivant laquelle le paysan morave ou hongrois était persuadé, qu'après la mort, l'âme de son ennemi pouvait lui apparaître, non-seulement sous diverses formes, mais exercer envers lui ou envers les bestiaux des actes de vengeance, si le corps renfermé dans la tombe n'était pas putréfié ou encloué. Sous l'influence de ces idées absurdes, quelques individus, portés à l'exaltation, rêvèrent bientôt qu'ils voyaient ces spectres malfaisants, ceux-ci les prenaient à la gorge, les étranglaient et suçaient leur sang. Cette apparition ne tarda pas à se communiquer à d'autres personnes et bientôt la maladie devint générale. L'effet de la terreur était ordinairement si vif, qu'après l'avoir éprouvée deux ou trois fois, le rêveur était épuisé et mourait dans un état de syncope. Le mal fut porté à un point tel que, ne pouvant guérir ces imaginations malades, les magistrats furent obligés de laisser violer l'asile des morts pour sauver les vivants. On procéda en forme pour cette violation, et on entendit des témoins à charge et à décharge ; on fit faire les visites les plus scrupuleuses des cadavres accusés, et lorsqu'on leur trouvait quelque signe de vampirisme, on les condamnait à être brûlés ou encloués par la main du bourreau. » (Moreau, de la Sarthe, Encycl. méth., t. IX, p. 150.)

Les victimes des vampires maigrissaient, pâlissaient, tombaient en consomption, tandis que les morts engraissaient, prenaient des couleurs vermeilles, étaient tout à fait appétissants, ajoute Voltaire.

C'est là, sans doute, un triste et bien remarquable exemple de l'influence que peut exercer sur certaines imaginations la peur, lorsque surtout elle a pour objet des idées superstitieuses.

### Observations.

Démonomanie. — H... compte dans sa famille quelques cas d'aliénation mentale. La folie a fait explosion chez lui, une année environ avant son arrivée à Stéphansfeld, à la suite de quelques contrariétés. Il affirme être possédé du démon; celui-ci a pris domicile dans son ventre sous la forme d'un gros serpent. Le malade pousse de temps à autre des cris bizarres; il s'exprime parfois dans une langue incompréhensible; c'est alors, dit-il, le diable qui parle par sa bouche. Il s'établit quelquefois entre le démon et lui un véritable dialogue, dans lequel il reproche à son esprit de lui susciter des mauvaises pensées de toutes sortes. Il nous supplie souvent de faire venir le bourreau de Strasbourg, pour mettre fin à une existence qu'il ne peut supporter. En vain implore-t-il le secours des ministres de la religion, aucune consolation ne parvient à calmer son délire. Un jour il dérobe un couteau, et se fait au cou une blessure dangereuse, qui heureusement put être guérie au bout de quelques jours. A peine est-il rétabli qu'il nous reproche vivement de lui avoir sauvé la vie. Le délire cependant acquiert chaque jour une intensité que rien ne peut arrêter ; il nous prie à chaque instant de lui ouvrir le ventre. Malgré la surveillance spéciale dont il est l'objet, il parvient de nouveau à cacher un morceau de fer, dont il se sert pour s'ouvrir le ventre. Il en résulte une plaie pénétrante transversale, à bords irréguliers, d'où sortaient l'épiploon et une grande partie des intestins; ces derniers furent aussitôt réduits et les lèvres de la plaie mises en contact par quelques points de suture; malgré les soins qui furent prodigués, le malade mourut au bout de trois jours. Entre autres altérations remarquables, on trouve à l'autopsie trois vers lombrics ayant plus de 20 centimètres de longueur, contenus dans l'estomac. Ce dernier présente en outre deux ulcérations serpigineuses, à fond rougeâtre, de la grandeur d'environ une pièce de deux francs, et dont l'une correspondait à une perforation de la paroi de l'organe. La mort qui a eu lieu d'une manière subite, quand la plaie de l'abdomen semblait déjà marcher vers une bonne issue, nous a semblé devoir être attribuée à la perforation de l'estomac, et à l'épanchement des matières qu'il contenait, dans la cavité abdominale.

Citons encore un autre malade chez lequel les impulsions au meurtre et au suicide étaient également très-développées.

X... s'est converti du catholicisme au protestantisme ; un de ses frères est mort ·idiot ; on l'a toujours regardé comme un esprit faible et impressionnable. Les symptômes de l'aliénation mentale se déclarent chez lui à la suite de chagrins violents ; il se croit possédé du diable. Le démon lui conseille de tuer sa femme, une de ses filles, et de se détruire ; contre sa volonté, il a cherché à suivre les conseils que la voix lui donnait. Il souffre d'une céphalalgie intense, et prétend avoir dans la tête une fournée de diables ; il se dit l'Antéchrist, et prédit que le monde n'existera plus dans quinze ans. Les objets se transforment à ses yeux en fantômes bizarres, les couleurs sont changées, ce qui est bleu lui paraît rouge ; la lumière du jour lui semble toujours terne, de couleur verte ou brune ; il éprouve dans les membres quelques secousses spasmodiques ; des nuées d'oiseaux voltigent au-dessus de lui ; il se figure qu'il existe derrière sa tête une sorte de grosseur qu'il veut à toute force nous faire sentir : c'est dans cette tumeur que logent ses diables. Il voit dans certains moments comme une pluie de sang ; le démon lui répète qu'il est damné, et ne cesse de lui crier qu'il n'y a plus de Dieu, que le monde entier va s'abîmer.

## LYPÉMANIE ANXIEUSE.

### PANOPHOBIE , OPPRESSION MORALE. — ANGOISSE MORALE.

#### (Gemüthsbeklemmung. — Angst.)

Sous le nom de lypémanie anxieuse, panophobie, on a désigné une variété de la lypémanie, dans laquelle on rencontre comme symptôme prédominant, les angoisses, les inquiétudes vagues, les terreurs, qu'il existe ou non des conceptions erronées et un délire plus ou moins systématisé.

Le début de l'affection est variable, les prodromes peuvent présenter une physionomie caractéristique, et semblent déjà indiquer la forme même de la maladie dont l'individu paraît menacé. C'est une crainte vague, une peur indéfinissable, qui survient à certains moments ; le malade ne peut ni la maîtriser, ni en expliquer la raison.

Peu à peu le sentiment d'angoisses se formule d'une manière plus nette, se généralise plus ou moins, et prend une forme mieux définie. Les terreurs sont continues ou se manifestent d'une manière fréquente et sans qu'aucun motif vienne les provoquer : j'ai peur, dit le malade, et je ne sais pourquoi. — Ce sont des tressaillissements, des mouvements convulsifs, que les moindres circonstances viennent à chaque instant provoquer. Cette angoisse morale peut présenter tous les degrés, depuis la simple crainte jusqu'aux terreurs les plus violentes, sous l'influence desquelles les malheureux poussent des lamentations sans fin et d'affreux gémissements. Le malade, à force de rechercher les causes et l'origine de ses souffrances, de fouiller dans ses souvenirs, finit par trouver une cause possible, il croit à un empoisonnement ; il rapporte les tourments qu'il éprouve à des fautes qu'il lui faut expier ; de là, une foule de conceptions erronées, un délire systématisé, qui doit être considéré comme consécutif.

La physionomie présente quelque chose de caractéristique, et qui, du premier abord, révèle assez bien les anxiétés qui torturent le malade; le regard est profondément triste et désespéré; la figure offre une teinte cyanosée; elle est comme vultueuse et semble déjà indiquer la congestion veineuse du cerveau. Les conjonctives sont injectées, les veines sous-cutanées, les jugulaires, sont distendues et remplies de sang noirâtre.

Les fonctions de la digestion ne sont pas ordinairement troublées, les malades mangent beaucoup; mais il est à noter que, sous l'influence de la digestion, le délire anxieux semble prendre une nouvelle exacerbation.

La constipation est fréquente, comme d'ailleurs cela a lieu dans la plupart des formes aiguës de la folie.

La respiration et la circulation sont le plus souvent entravées, le pouls est petit et fréquent, quelquefois irrégulier ; les battements du cœur sont précipités; les mouvements respiratoires sont incomplets, l'inspiration est peu profonde; l'hématose est imparfaite; cette disposition, on le comprend, en produisant un état habituel d'engouement pulmonaire, prédispose à l'œdème et à l'inflammation du parenchyme pulmonaire. Il peut en résulter d'autres conséquences pathologiques non moins fâcheuses. L'entrave que l'oppression morale vient apporter aux importantes fonctions de la respiration et de la circulation a pour résultat, non-seulement l'état cyanotique plus ou moins étendu, mais encore l'engouement avec infiltration des diverses parties du corps, particulièrement des extrémités inférieures et supérieures.

Les hallucinations de la vue et de l'ouïe sont fréquentes et contribuent singulièrement à augmenter les frayeurs du malade; elles consistent à lui faire croire qu'il n'y a plus de salut pour lui, qu'il est perdu sans ressources, qu'il va être guillotiné, mis en prison; qu'il aura à subir les tortures les plus épouvantables, etc.

On peut remarquer chez ces malades la perversion morale la plus étrange, ils craignent la mort et, par une singulière contradiction, ils sont fréquemment dominés par des idées de suicide et font des tentatives pour s'ôter la vie.

Très-souvent aussi, ils sont tourmentés par des impulsions homicides qui n'ont quelquefois d'autres motifs que le désir de pouvoir eux-mêmes terminer plus sûrement leur existence, en subissant la peine de l'échafaud pour le nouveau crime qu'ils auront commis.

Quelques malades, sous l'influence de la frayeur qu'ils éprouvent, sont dans un état d'agitation extrême, ils courent sans but d'une place à l'autre, renversent les obstacles qui s'opposent à leur passage; nous avons déjà décrit cet état sous le nom de *melancolia agitans, errabunda,* active de Spielmann.

Les angoisses ont cela de caractéristique qu'elles s'accompagnent d'accès de suffocation, c'est un sentiment douloureux que les malades rapportent à la région du cœur; c'est ce qui a encore fait désigner cette forme de l'aliénation sous le nom de pneumo-mélancolie.

**Pronostic.** — Le pronostic de la lypémanie anxieuse est grave, lorsque surtout elle donne lieu à des accès fréquents gitation et de fureur. Elle se transforme souvent alors en une sorte de démence stupide, qui semble être le résultat de l'infiltration du parenchyme cérébral. Le pronostic est moins défavorable, lorsqu'elle se produit à un âge peu avancé, et qu'elle ne se complique d'aucune lésion organique du cœur ou des poumons.

**Traitement.** — Le traitement doit avoir pour but de régulariser les fonctions, particulièrement celle de la respiration et de la circulation, de combattre la constipation et de chercher, par un traitement moral bien entendu, à diminuer les sentiments d'angoisses. L'opium à faible dose, les préparations de digitale associées à l'aloès, des bains prolongés suivant les circonstances, un régime réparateur, une direction ferme et bienveillante, et une occupation régulière, tels sont les moyens qui devront former la base du traitement.

### Observation.

La nommée M. Marguerite, rentière, âgée de 45 ans, séparée de son mari, voit ses règles se supprimer; elle éprouve en même temps quelques contrariétés. Elle devient irritable, d'un caractère de plus en plus difficile, sa raison commence à se troubler, on remarque chez elle des inquiétudes de diverses sortes et des terreurs non fondées. Ainsi, elle se croit poursuivie par le Gouvernement, dont elle prétend avoir dit du mal; une fois entre autres, elle cherche à se pendre, effrayée par deux paysans qui passaient et qu'elle prit pour des gendarmes. Il existe chez elle une prédisposition héréditaire. Sa grand'mère a été aliénée, ainsi que le frère de sa mère, dont tous les enfants sont aliénés; deux de ses cousines se trouvent à Stéphansfeld, une autre à l'asile de Maréville, une quatrième est morte aliénée, et leur frère, cinquième enfant de cette malheureuse famille, a également ressenti une atteinte d'aliénation. Cette femme, d'une taille élevée, est d'un tempérament nerveux, d'une constitution amaigrie et débilitée. Sa figure est ridée, elle porte les signes d'une vieillesse précoce, sa physionomie exprime l'anxiété et l'inquiétude.

Le délire lypémaniaque est des plus complets; elle doit être emprisonnée, assassinée, guillotinée pour les crimes qu'elle a commis; les personnes étrangères qu'elle rencontre sont des juges inexorables ou même ses exécuteurs; un morceau de papier quelconque qui tombe sous ses regards, contient son accusation ou sa condamnation. A chaque nouvelle impression qu'elle reçoit, tout son corps est pris d'un tremblement convulsif. Elle est sujette à de la céphalalgie, à des congestions cérébrales et à une constipation fréquente. Les autres fonctions paraissent s'accomplir d'une manière normale.

La première nuit qu'elle passe à l'établissement de Stéphansfeld, elle est prise d'une anxiété terrible; elle se lève de son lit en proie à une excessive frayeur, elle cherche à se sauver, et comme la porte de sa chambre est fermée, elle brise les carreaux de sa fenêtre. Le moindre bruit qu'elle entend la jette dans une indicible terreur; elle se cramponne aux personnes qui sont avec elle et ne veut plus les lâcher. Elle reçoit de sa famille une lettre fort bien écrite qui la jette dans une nouvelle consternation, elle manifeste des doutes sur son authenticité. Angoisses fréquentes, elle se croit condamnée à être exilée dans des terres sauvages et incultes, où elle sera obligée de vivre d'herbes et de racines ; elle veut s'habituer à ce régime. Ce délire persiste avec les mêmes caractères, puis un abcès furonculeux vient se déclarer à la nuque, elle porte pendant quelque temps à cette région une plaie assez profonde, qui peu à peu se cicatrise ; à mesure que la cicatrisation se fait, l'état de la malade s'améliore, et fait bientôt place à une guérison complète.

**Lypémanie érotique.** — On désigne sous le nom de lypémanie érotique une forme de délire mélancolique qui a pour caractère principal des idées fixes et des impulsions de nature érotique. Les malades pensent continuellement au mariage, les femmes surtout s'imaginent être l'objet de persécutions qui n'ont d'autre but que de mettre obstacle aux projets qu'elles ne cessent de caresser dans leur esprit; les illusions, les hallucinations auxquelles elles sont sujettes, se rapportent toujours aux idées qui les préoccupent. Une tristesse invincible et une irritabilité qui se transforme sous l'influence des moindres causes en accès de fureur, tels sont les symptômes particuliers de cette forme d'aliénation; nous devons ajouter qu'il n'est pas rare d'observer, en outre, chez les femmes, des accidents hystériques de diverses sortes.

Ainsi que le fait remarquer Guislain, la lypémanie érotique, comme état décidément pathologique, est une affection rare, elle peut constituer la période prodromique d'autres formes d'aliénation et surtout de la manie érotique.

## Observation.

Joséphine B... est d'un caractère doux et paisible, elle a des habitudes régulières. Elle a été placée à Strasbourg pour apprendre le métier de couturière. Là, elle fit la connaissance d'un ouvrier tapissier qu'elle aimait éperdument. Ses parents ne tardent pas à apprendre ses relations ; malgré leur défense, elle n'en continue pas moins à voir son amant ; de là, mauvais traitements exercés à son égard, surveillance plus active pour l'empêcher de voir ce jeune homme. Contrariée dans ses inclinations, elle se livre à un désespoir violent, elle se lamente et paraît triste et accablée. Cet état empire toujours, et sa raison finit par être ébranlée. La nuit elle est agitée, elle appelle à grands cris son amant.

Cette jeune fille est d'un tempérament lymphatique, petite de taille, et présente un certain degré d'embonpoint, sa physionomie exprime la tristesse, elle est empreinte de douceur. Elle se renferme dans un mutisme complet, il est impossible d'obtenir d'elle aucune réponse aux questions qu'on lui adresse ; elle se borne de temps à autre à appeler celui qu'elle appelle son François. Elle prend les hommes qu'elle rencontre pour son amant, elle les enlace de ses bras, et se cramponne après eux au point qu'il est difficile de l'en détacher. Cette affection ne tarde pas à se transformer en état de stupeur, puis d'extase. Elle reste des heures entières à la même place, dans la même attitude, le regard fixe, et ne paraissant accessible à aucune espèce de stimulant. Elle devient d'une grande malpropreté, ne mange plus seule, et n'exécute plus que de rares mouvements. L'état de stupeur se transforme lui-même en véritable démence ; l'expression de stupeur et d'extase que présentait la physionomie, fait place à une sorte d'hébétude et d'insignifiance ; la malade n'oppose plus aucune résistance et se soumet passivement à ce qu'on exige d'elle ; atteinte de phthisie pulmonaire, elle tombe peu à peu dans un état d'excessive faiblesse, qui ne tarde pas à amener la mort.

**Lypémanie raisonnante.** — Sous le nom de lypémanie raisonnante, Esquirol a décrit une forme remarquable, quoique assez rare, d'aliénation ; c'est la même que d'autres auteurs ont désignée sous le nom de mélancolie morale, mélancolie sans délire, et que les auteurs allemands appellent *Gemüthskrankheit* ; cette affection se rapproche beaucoup de l'hypochondrie.

Cet état nerveux est caractérisé par une lésion profonde de la sensibilité morale, il ne semble pas s'accompagner toujours de conceptions délirantes, et souvent il est impossible de constater le moindre trouble de l'intelligence, mais le sens moral présente les aberrations les plus singulières. Profondément attristés, les malades restent dans une tenue négligée, malpropre, indécente même, ils semblent dépourvus de toute espèce d'initiative; ils sont nonchalants, apathiques, tout indique chez eux l'impuissance de leur volonté; et cependant ils ont la conscience de cette impuissance, de cet abandon auquel ils se laissent aller, ils déplorent amèrement leur situation, ils peuvent raisonner avec une parfaite lucidité, et manifestent même le désir de revenir à des sentiments plus conformes à leur dignité; mais ils se disent incapables d'apporter le moindre changement à cette situation qui choque le sentiment des convenances, et fait un contraste si frappant avec leur position antérieure.

Bien plus, ils opposent une résistance passive à tout ce qu'on leur conseille; ils refusent obstinément les soins qu'on leur donne, ils ne montrent de volonté que pour faire le contraire de ce qu'on leur propose; ils ont une horreur invincible pour tout changement et tout mouvement. Esquirol cite l'exemple d'un ancien magistrat, très-distingué par son savoir et la puissance de sa parole, qui avait été atteint, à la suite de violents chagrins, d'un semblable accès d'aliénation; aux conseils qu'on lui donnait il répondait invariablement : je sais parfaitement ce que je devrais faire, vos conseils sont fort bons et j'ai le meilleur désir de les suivre, mais faites que je puisse vouloir, de ce vouloir qui détermine et exécute. Il est certain que je n'ai de volonté que pour ne pas vouloir, car j'ai toute ma raison, mais la force m'abandonne lorsque je devrais agir.

Rien n'est étonnant, dit Guislain, comme ces hommes profondément attristés qui analysent toutes leurs idées, tous les phénomènes de leur situation maladive, qui raisonnent avec une entière lucidité de conscience sur l'impuissance de leur volonté, sur l'extrême désir qu'ils éprouvent de sortir de cette situation de crainte et d'amertume. (*Op. cit.*, t. I, p. 115.)

Les malades, atteints de cette forme d'aliénation, présentent donc les caractères de la dépression morale sans lésion appa-

rente des facultés; ils sont tristes sans savoir pourquoi, apathiques, indolents, sans pouvoir surmonter ce défaut d'énergie.
Cependant, il est bien rare, en suivant de près leur observation,
qu'on ne trouve pas chez eux quelques particularités, qui pourraient déjà former un certain ensemble d'idées délirantes; on
remarquera, par exemple, des appréciations erronnées sur divers sujets, ou bien des phénomènes illusoires surtout sur les
objets qui se rapportent à leur situation. Ainsi, ils voient continuellement, dans ce qui les entoure, une source de chagrins, de
tourments, tout est fait à dessein pour les tourmenter.

A un degré élevé de leur maladie, leur attention se concentre
uniquement sur leur triste situation; ils la considèrent comme
désespérée; leurs idées deviennent de plus en plus vagues, et
leur conception plus lente. A l'insensibilité morale se joint
quelquefois une diminution notable de la sensibilité physique;
d'une malpropreté repoussante, ils sont indifférents à tout, on
les voit exercer sur eux-mêmes des mutilations plus ou moins
profondes.

« Beaucoup de médecins aliénistes, surtout de nos jours, dit
Guislain, ont passé sous silence cette variété si remarquable de
la mélancolie, que caractérise une absence d'idées délirantes.
Depuis Pinel, on a dit que la mélancolie consiste dans l'extrême
intensité d'un délire exclusif; on veut qu'il y ait dans cette affection un certain désordre appréciable dans les conceptions. Cependant Lorry avait parfaitement bien fait connaître la *melancholia sine delirio,* en combattant l'idée de Bœrhave, qui ne
voyait dans cette affection que des idées délirantes. »

L'appréciation d'une semblable disposition morale présente
une véritable importance, surtout au point de vue du pronostic.
Ainsi, l'expérience semble démontrer que plus la lypémanie
s'écarte de son type primitif, fondamental, moins les chances de
guérison sont favorables. Il ne faut pas oublier non plus qu'au
fond de cette disposition morale, que derrière cette lésion profonde des plus nobles facultés, cet anéantissement de la sensibilité morale, il existe certaines affections organiques : ainsi,

on peut observer un état cachectique, une diathèse séreuse, tuberculeuse ou autre; on rencontre des troubles variables de la nutrition, de la digestion, de la circulation, l'altération d'organes importants, des troubles de diverses sécrétions, etc. Ces lésions peuvent être souvent difficiles à reconnaître au début de la maladie et doivent attirer sérieusement l'attention du médecin.

### Observation.

Madame X... a de tout temps éprouvé des symptômes nerveux particuliers qui ont déterminé l'affection mentale dont elle souffre depuis longtemps. Les digestions ont toujours été pénibles et les excrétions accompagnées de douleur, et le plus souvent suivies d'un sentiment de faiblesse indéfinissable. L'époque menstruelle s'accompagne habituellement d'une mélancolie profonde. Cette malade est tombée depuis plusieurs années dans un état d'apathie singulière, elle reste des journées entières dans un affaissement dont on ne peut la faire sortir. Tout la mécontente; elle se plaint d'être abandonnée, de ne pas recevoir les soins que comporte sa situation, elle pousse à chaque instant des gémissements qui la rendent plus qu'incommode aux personnes qui se trouvent près d'elle. D'une incroyable irrésolution, sans aucune initiative, elle se borne à opposer à tous les moyens qu'on emploie pour l'occuper et la distraire, une singulière force de résistance. Elle repousse les médicaments qui lui sont prescrits, parce que, dit-elle, sa maladie est devenue incurable, qu'elle ne peut plus les supporter, et l'instant d'après, elle se repent de ne pas les avoir pris. Elle reproche amèrement aux religieuses qui la soignent de ne pas faire attention à elle, de laisser ignorer au médecin les souffrances qu'elle endure, et si on la presse pour s'expliquer elle-même, elle prétend que c'est maintenant inutile et qu'il n'y a plus rien à faire, puis elle recommence ses plaintes et ses éternels gémissements. Et cependant cette dame est douée d'une intelligence remarquable, et possède une véritable instruction. Sa conversation a toujours de l'intérêt, et on la voit souvent émettre, sur les sujets les plus variés, des idées vraiment riches en [appréciations ingénieuses. Il lui manque seule cette force morale, sans laquelle ses facultés ne peuvent reprendre leur direction normale, et qui ne lui servent plus qu'à sentir l'impuissance à laquelle elle est réduite, et dont elle cherche sans résultat la cause probable.

CHAPITRE IX.

# STUPIDITÉ.

———

Stupidité. — Stupeur. — *Melancholia attonita.* — *Cataleptica.* — *Hyperphrenica.* — *Starres Irrfühlen.* — Extase de Guislain.

**Stupidité.** — La forme d'aliénation qu'on désigne sous le nom de stupidité, a été observée plus particulièrement depuis quelques années; elle a été, surtout dans ces derniers temps, l'objet de nombreuses discussions.

Georget a le premier appelé l'attention sur cette affection, que Pinel confondait avec l'idiotisme et qu'Esquirol considérait comme une variété de la démence, sous le nom de démence aiguë. C'était, en effet, une chose fâcheuse, ainsi que le remarque M. le D$^r$ Sauze, de confondre avec deux affections éminemment incurables, une maladie qui offre les plus grandes chances de guérison. (Thèse; Paris, 1852.)

Cette espèce d'aliénation est caractérisée par la suspension, quelquefois seulement apparente, des fonctions intellectuelles, et extérieurement par un état empreint d'hébétude et de stupeur.

Les auteurs, nous l'avons dit, ont émis, au sujet de cette affection, des opinions variables et contradictoires.

Pour Georget, la stupidité est caractérisée par la suspension des facultés cérébrales, la confusion des idées, l'obtusion de l'intelligence.

M. le D<sup>r</sup> Etoc-Demazy, qui, en 1833, a publié une très-bonne
monographie sur ce sujet, reconnaît, avec Georget, que la stupidité a pour caractères principaux la suspension ou l'embarras
de l'intelligence. (Morel, Maladies ment., t. II, p. 261.)

L'opinion de Georget et de M. Etoc, dit M. Baillarger, a été
adoptée par plusieurs auteurs et, entre autres, par M. Ferrus,
qui définit ainsi la stupidité : « L'abolition, ou plutôt la suppression rapide, apyrétique et curable de toutes les facultés cérébrales. »

Pour Guislain, la suspension des actes intellectuels constitue
le caractère pathognomonique de la stupidité.

M. Baillarger considère cette affection comme une variété de
la lypémanie, à laquelle des accidents de stupeur se trouvent
associés. Ce serait pour lui une forme de délire mélancolique.

M. Delasiauve combat cette manière de voir; selon lui, la stupidité consiste dans une abolition accidentelle, subite, complète
des facultés intellectuelles et affectives, le malade qui en est atteint serait loin d'éprouver les tourments des lypémaniaques.
(Ann. méd. psych., 1854, p. 299.)

La stupeur a paru à M. Billod, dans quelques cas, tellement
profonde, et le malade si étranger à tout ce qui se passe autour
de lui, qu'on doit se demander si l'exercice des facultés n'est
pas véritablement aboli, si, en un mot, il n'y a pas plutôt stupidité que lypémanie avec stupeur. (Ann. méd. psych., 1856,
p. 324.)

Bergmann considère cette affection comme caractérisée, à un
premier degré, par une suspension de la volonté, suspension qui,
parvenue à son plus haut degré, atteint secondairement l'intelligence.

Cette divergence d'opinion pouvait avoir sa raison d'être dans
la nature même de l'affection, dans les formes variables qu'elle
présente et les différents degrés qu'elle peut offrir.

Nous croyons devoir considérer la stupidité comme une forme
spéciale d'aliénation, comme une variété typique, ayant ses caractères, sa physionomie propre, ses phases, et présentant ses

indications au point de vue du pronostic et du traitement. Nous admettons, toutefois, qu'elle est rarement primitive et que, presque toujours, elle est une transformation d'autres affections mentales. Enfin, il n'est pas rare de la voir alterner avec des périodes d'agitation maniaque plus ou moins violente.

Elle est d'ailleurs le résultat de conditions étiologiques diverses et elle se rattache à des états pathologiques variables de l'organe cérébral.

Elle peut se montrer sous deux formes principales; dans un cas, elle offre les caractères d'un véritable automatisme, elle est alors la conséquence de la suspension véritable et plus ou moins complète des facultés; dans l'autre cas, la stupeur présente une sorte d'état cataleptiforme et peut s'accompagner d'un délire hallucinatoire très-marqué.

**Caractères. — Symptômes.** — Voici, d'après M. Baillarger, les caractères principaux qui appartiennent à cette affection :

Les aliénés, atteints de stupidité, ont la figure triste, un peu étonnée, leurs traits ne sont pas contractés, leur regard est incertain, rien n'indique chez eux la contention douloureuse de la pensée, ils semblent, au contraire, dans un état tout passif.

La tête de ces malades paraît souvent tuméfiée, la couleur de la peau a perdu sa fraîcheur, elle est devenue comme veineuse; il règne une sorte de pesanteur dans les paupières, l'œil est terne, souvent inintelligent; les paupières sont légèrement infiltrées, les cils sont humides.

L'attitude est lourde, pesante, nonchalante, l'individu est affaissé; il laisse presque toujours aller sous lui.

A un degré élevé de l'affection, le malade reste dans un état de complète immobilité; il peut garder la même attitude, des heures, des jours, des semaines, des mois entiers. Il est d'une inertie complète et conserve la situation dans laquelle on l'a placé. Cette inertie peut s'étendre des muscles de la volonté, à ceux de la vie organique et végétative, et comme sans mouvement, toute fonction est impossible, ainsi que le fait justement remarquer Kieser (*Elem. psych.*, t. I, p. 249), l'assimilation, la nutrition, la sécrétion, l'excrétion, la circulation, la respiration, la production de la chaleur, etc.... sont entravées; le malade n'a ni faim, ni soif, il pourrait rester des journées entières sans boire ni manger. Les sueurs, les urines, les évacuations alvines sont rares. Le pouls se ralentit, la peau est froide et pâle, l'hématose est imparfaite.

Il faut, pour irriter la peau ou le canal intestinal, avoir recours à des stimulants énergiques et les purgatifs drastiques restent quelquefois sans effet. Les organes des sens, dit M. le Dr Sauze, participent à l'atonie générale; le tégument externe est insensible aux excitants les plus énergiques; il arrive souvent que l'on peût tirailler la peau, la pincer avec force, enfoncer des épingles dans les membres, sans que l'on parvienne à mettre en jeu la sensibilité du malade, et provoquer chez lui les mouvements réflexes. La rétine elle-même paraît peu impressionnable à la lumière; on peut approcher brusquement des yeux du malade des objets divers, sans déterminer l'occlusion des paupières. L'organe de l'ouïe est également affaibli; il en est de même de l'odorat et du goût. La sensibilité des muqueuses est aussi obtuse que celle du tégument externe. Nous avons plus d'une fois, ajoute le Dr Sauze, porté sous les narines de l'acide sulfureux, de l'ammoniaque, sans apercevoir le moindre signe de douleur ou de sensation pénible; on sait, d'ailleurs, que les révulsifs cutanés, qu'on emploie si souvent dans le traitement de la stupidité, que les sétons, les vésicatoires, n'occasionnent chez la plupart des malades aucune sensation de douleur. (Sauze, *Op. cit.*)

Les malades répondent lentement et brièvement aux questions qu'on leur adresse; souvent même ils ne fournissent aucune réponse, soit par suite de l'embarras même des facultés intellectuelles, soit à cause de l'état d'inertie et d'apathie dans lequel ils sont plongés.

L'hébétude, l'immobilité des traits, l'incertitude du regard révèlent, dit M. Delasiauve, la nullité de la pensée et des émo-

tions. Il n'en est cependant pas toujours ainsi : dans le plus grand
nombre de cas, la vie intellectuelle ne reste pas inactive; le
malade voit, entend, pense, observe ce qui se passe autour de
lui; il peut en conserver le souvenir et en rendre compte lorsque
son accès est passé.

Il existe souvent des conceptions délirantes, de nature triste,
conceptions qui n'ont pas, toutefois, ainsi que le fait justement
remarquer M. Baillarger, la netteté des idées fixes du mélancolique; c'est ordinairement un état de frayeur et d'angoisse qui
paralyse la volonté du malade.

Les illusions et les hallucinations forment le caractère prédominant de l'affection; elles sont variées et toujours en rapport
avec la nature du délire. Elles sont difficiles à distinguer, et l'on
ne peut guère les apprécier que lorsque le malade est revenu à
la santé. Ce sont des fantômes qui passent sans cesse devant ses
yeux, la terre tremble sous ses pas; il voit devant lui un gouffre
toujours béant, un précipice prêt à l'engloutir; il entend des
menaces de mort; ce sont des bruits qui s'entre-choquent, des
coups de fusil qui retentissent à ses oreilles, etc.

Peu à peu, à mesure que la maladie fait des progrès, les
idées perdent de leur netteté, tout devient chaos et confusion
dans l'esprit du malade, et celui-ci ne conserve plus tard qu'une
conscience imparfaite des phénomènes auxquels il a été en butte.

**Forme cataleptique.** — Nous avons dit que la stupidité
revêt dans quelques cas un caractère cataleptiforme; c'est, dit
Wachsmuth, l'image d'une catalepsie chronique, qui ne se produit pas par accès. Les malades se laissent mouvoir comme on
le veut. Ils présentent une insensibilité plus ou moins complète,
et les muscles conservent la position qu'on leur a une fois imprimée; non point qu'il y ait la raideur et la contraction musculaire que l'on rencontre dans l'attaque cataleptique, mais les
individus semblent n'avoir pas la conscience de la position qui
vient d'être imprimée à leurs membres, ils n'éprouvent aucun
besoin de la changer et la conservent machinalement.

Le délire est très-manifeste chez eux, la production des idées est très-active, et après la guérison, le plus grand nombre d'entre eux déclarent qu'ils observaient dans leur maladie ce qui se passait autour d'eux.

Dans quelques cas on voit le malade répéter constamment le même mot, comme par une sorte de mouvement machinal.

**Marche, pronostic.** — Rarement la stupidité débute brusquement, l'affection a une marche lente; elle arrive peu à peu à son plus haut degré; elle n'est le plus souvent que la transformation d'autres affections mentales, et, dans ce cas, son pronostic est variable; ainsi, le pronostic est plus favorable, lorsqu'elle survient à la suite d'une affection maniaque intense et prolongée; elle nous a paru être plus grave, lorsqu'elle survenait à la suite d'une lypémanie religieuse avec extase et idées de suicide. Elle marque souvent la période de transition vers la démence; il est inutile de faire remarquer dans ce cas la gravité du délire. Elle est ordinairement de longue durée; lorsqu'elle doit guérir, on voit les symptômes diminuer peu à peu. On remarque cependant que la lenteur de la pensée persiste longtemps encore après la convalescence. On a prétendu que les malades étaient sujets à des rechutes fréquentes.

Lorsque la stupidité alterne avec des accès d'agitation, elle semble être d'un pronostic défavorable; il en est de même lorsqu'elle est simplement intermittente; ce dernier cas est d'ailleurs assez exceptionnel. Nous avons en ce moment à Stéphansfeld un malade qui, depuis plusieurs années, est atteint de cette forme de stupidité intermittente. Après un intervalle de 15 jours, 3 semaines, il retombe infailliblement dans son accès de stupidité, qui dure quelquefois 5, 6 semaines et plus; cette rechute a lieu brusquement dans l'espace de quelques heures. « J'aimerais autant, dit-il dans une de ses lettres, avoir un bras, une jambe coupés, qu'une telle maladie, dans laquelle je me trouve tout à coup comme idiot, comme stupide, ne pouvant ni parler, ni voir, ni sentir, absolument comme une momie.»

**Étiologie.** — La stupidité peut reconnaître des causes diverses ; elle survient à la suite d'émotions morales plus ou moins violentes ; elle a été quelquefois la conséquence d'une vive frayeur et même d'une forte colère ; dans ces différents cas, elle semble être le résultat d'une dépense brusque, d'une soustraction comme instantanée des forces nerveuses ; elle porte le caractère d'une paralysie transitoire des facultés morales et intellectuelles.

Nous avons dit qu'elle était souvent la transformation d'autres formes aiguës de la folie, particulièrement de la lypémanie et de la manie.

La stupidité est souvent la conséquence et comme l'expression la plus élevée de la lypémanie. C'est ce que l'on observe surtout dans le délire religieux, lorsqu'il se complique de périodes extatiques ou d'idées de suicide ; dans ce cas, on le comprend, la stupidité repose sur un véritable délire, dont les malades peuvent garder le souvenir, et qui rappelle les principaux phénomènes de l'affection primitive, dont elle est, en quelque sorte, une phase nouvelle, ordinairement fort grave.

Après une période de violente excitation maniaque, il n'est pas rare d'observer, dit M. Morel (*Op. cit.*, t. II, p. 271), chez des malades encore jeunes, et qui ordinairement ont été épuisés par des saignées exagérées, un état général de prostration, une torpeur de toutes les facultés, un anéantissement dont le système locomoteur se ressent d'une manière notable. La stupidité, ajoute M. le D$^r$ Renaudin (5$^e$ rapport, p. 82), se montre quelquefois dans la période de prostration de la manie ; on la voit aussi devenir continue dans ces circonstances et marquer ainsi une sorte de transition entre la manie et la démence. Il est rare alors que les idées délirantes accompagnent cet état de stupeur, qui est la conséquence de l'énorme dépense de forces qu'a faite le maniaque, pendant une longue période d'excitation.

Lorsqu'elle est la conséquence de cette déperdition de forces nerveuses qu'un accès violent et prolongé de manie a pu déterminer, elle présente, dans ce cas, quelques caractères particuliers.

Les malades n'ont pas, comme dans la stupeur mélancolique, la conscience de ce qui se passe en eux; la pensée s'exprime lentement, les phrases et les mots s'échappent des lèvres sans but et sans ordre, comme par le fait d'une simple coïncidence; les paroles, les mouvements ne sont pas opprimés par certaines conditions morales, telles que des idées fixes, des angoisses, une frayeur, qui paralysent momentanément la volonté et les autres facultés. Tout au plus les malades conservent-ils le vague souvenir de ce qu'ils ont souffert. Dans ce cas aussi la constitution est altérée, affaiblie; la peau est humide, décolorée; la bouche retient une grande quantité de salive; de temps à autre reviennent des accès d'excitation maniaque plus ou moins violente.

Enfin, dans un assez grand nombre de circonstances, cette forme de stupidité se rattache à un œdème cérébral, à l'infiltration interstitielle du cerveau, qui sans doute peut disparaître, mais qui peut aussi avoir pour conséquence le ramollissement même de la substance cérébrale, et par suite, une démence plus ou moins complète. On trouve alors comme symptômes les signes suivants, décrits par Guislain : Les paupières présentent une certaine pâleur, un aspect nacré, opalin ; la paupière inférieure est infiltrée, distendue, il se fait souvent une abondante sécrétion de fluide séreux par les bords palpébraux. Des ecchymoses légères se montrent autour des yeux, quelquefois entre les lames du pavillon de l'oreille; il existe une sorte de turgescence veineuse de la tête, enfin le malade éprouve ordinairement de l'allégement quand il s'établit spontanément un émonctoire, entraînant une évacuation de sérosité.

**Traitement.** — Le traitement dépend naturellement de la forme qu'affecte l'affection et des circonstances morbides auxquelles elle se rattache. Lorsqu'elle est la conséquence d'une profonde débilitation, lorsque l'individu a été soumis à une excitation prolongée, à des émissions sanguines répétées, il faut s'attacher à relever les forces épuisées. Dans ce cas, un régime tonique, réparateur, le fer, le quinquina, aideront peu à peu à dissiper cet état d'épuisement nerveux. Dans le cas où l'on suppose un œdème cérébral, on doit avoir recours aux révulsifs et aux dérivatifs de différentes sortes; les diurétiques, les purgatifs, les drastiques même pourront agir favorablement. Les bains tièdes, avec lotions froides sur la tête, peuvent rendre d'utiles services. Autant que possible, on ne doit pas laisser les malades abandonnés à leur état d'apathie et d'abattement physique et moral; il en résulte toujours une aggravation de l'état moral, et, dans quelques circonstances, des inconvénients fâcheux, comme, par exemple, la contracture définitive de quelques muscles fléchisseurs. Toute fonction dont on ne stimule pas l'exercice, finit par être frappée d'une sorte d'atonie, dont il est bien difficile de la faire sortir. Il faut donc faire appel aux moyens excitants dans l'ordre moral, aussi bien que dans l'ordre physique. Les bains hydro-sudothérapiques sont aussi indiqués en pareil cas; ils peuvent être suivis de résultats avantageux; ces bains consistent surtout, on le sait, dans l'enveloppement convenablement pratiqué du drap mouillé. Le séton est un des révulsifs le plus souvent employé. Un malade observé à l'asile de Quatre-Mares, a lui-même fait connaître le bien-être qu'il ressentait chaque fois après les applications du drap mouillé (Arch. cliniq. n° 4). Les promenades, les exercices corporels, devront être concurremment mis en pratique; il faut engager le malade à faire des efforts sur lui-même, à vaincre cet état d'inertie dans lequel il semble se complaire; toutefois, cet appel à l'initiative de l'individu doit être fait avec prudence, une stimulation trop grande, et quelquefois trop brusque, a été, dans certains cas, suivie de résultats contraires à ceux que l'on devait en attendre. Sous ce rapport, comme sous beaucoup d'autres, il faut agir dans une juste mesure. La conversation, l'écriture, quelquefois la musique, aideront, entre autres moyens moraux, à appeler et à fixer l'attention distraite du malade.

### Observations.

M. X. présente une prédisposition héréditaire: sa mère a eu plusieurs atteintes de manie, son frère aîné, une tante et un oncle du côté maternel sont morts après avoir été affectés de mélancolie pendant plusieurs années.

Lui-même, un an avant son arrivée à l'établissement, a été sujet à un violent accès de manie, qui dura environ quatre mois, et bientôt fut suivi d'un état de profonde stupeur. On remarquait en même temps une maigreur excessive, une bronchorrée et un ptyalisme qui avaient fait supposer une tuberculisation des poumons. L'on attribuait l'affection mentale à des tubercules développées dans le cerveau. Le malade offre à notre observation une constitution physique très-affaiblie, détériorée, émaciation, flaccidité du système musculaire, figure pâle, décolorée, toux légère, voix faible, enrouée, regard inquiet, empreint de stupeur. Il est d'une excessive malpropreté et ne paraît pas avoir le sentiment de ses besoins les plus indispensables. Quelquefois cependant il répond par quelques paroles inintelligibles aux questions pressantes qui lui sont faites. Sous l'influence d'un régime tonique et stimulant (fer, quinquina, affusions froides, huile de foie de morue, noix vomique, etc.), on voit insensiblement les forces revenir, l'appétit surtout finit par devenir insatiable.

Peu à peu l'état de profonde apathie morale se dissipe, et nous ne sommes pas peu étonnés de découvrir une intelligence ouverte et cultivée dans celui qu'une observation superficielle aurait pu faire ranger au nombre des déments les plus incurables.

L'engourdissement de la pensée était cependant loin d'être absolu, alors même que la stupeur existait à son plus haut degré. Le malade, devenu étranger aux stimulants extérieurs, restait pendant ce temps plongé dans une sorte de rêverie, qui empruntait à la souffrance générale ses plus sombres couleurs. Dès que la convalescence s'est établie, il a pu recueillir ses souvenirs et nous a donné lui-même le détail des tristes préoccupations qui le dominaient alors.

« Je m'imaginais, nous dit-il, que tous mes parents étaient morts, que ma ville natale était inondée, il me semblait qu'un nouveau déluge avait submergé la terre. Dans ce temps-là, j'avais toujours faim, et je croyais qu'on voulait me faire périr d'inanition. Dans le jardin où l'on me faisait promener, j'avais peur des malades qui m'entouraient, ils étaient à mes yeux autant de brigands et d'assassins, et je vivais dans de continuelles angoisses. A la promenade, hors l'établissement, je marchais lentement, avec répugnance; j'avais la conviction qu'on voulait me noyer, ou bien me faire écraser sur le chemin de fer qui passe à proximité, etc. »

A mesure que sa situation physique s'améliorait, il sentait ses terreurs diminuer, ses idées semblaient se fortifier, et peu à peu s'opéra une guérison complète.

L'observation suivante peut encore être citée comme un exemple de lypémanie aiguë, arrivée au plus haut degré, et transformée en un état caractéristique de stupidité.

Mlle Eugénie X. avait quitté la France depuis trois ans pour aller en Angleterre en qualité d'institutrice. Des excès de travail et des chagrins de toutes sortes ont déterminé une affection mentale, qui a nécessité son placement dans un asile d'aliénés à Londres.

Elle nous est amenée le 15 février 1858. L'un des signes qui nous fait douter de sa guérison, consiste dans la production d'un hématôme auriculaire, volumineux, ayant pour siége l'oreille droite. Les tumeurs auriculaires de ce genre sont, on le sait, d'un pronostic défavorable. La lypémanie chez cette malade se manifeste par des lamentations constantes; elle refuse de manger, ne parle que pour s'adresser des reproches, tantôt en se tutoyant, tantôt en se nommant à la 3e personne : Eugénie, s'écrie-t-elle, qu'as-tu fait? Tu n'aurais pas dû te découvrir; que pensera de toi cet homme? Eugénie a tort de faire cela, Eugénie, tu n'es plus digne de vivre. Eugénie ne doit pas manger, etc. Par moments elle pousse des cris encéphaliques, puis une morne stupeur s'abat sur elle, elle reste des journées entières assise dans un coin; l'œil est terne, presque vitreux, les mouvements sont inertes, tantôt elle laisse tomber les bras; tantôt elle se cramponne à un objet quelconque, au point qu'il devient impossible de lui faire lâcher prise, tant la contracture de ses muscles est puissante. Elle est d'un laisser-aller extraordinaire et d'une malpropreté repoussante ; la salive découle continuellement de sa bouche, ses cheveux sont en désordre, sa figure est lacérée par ses ongles, elle n'a plus, en un mot, de la femme, que la forme et le nom. Cet état dure 5 mois environ, avec des alternatives d'agitation. A partir de cette époque, la malade devient plus propre, son teint s'éclaircit, elle ne se mutile plus la face, elle ne répond pas encore aux questions qu'on lui fait, mais elle commence à comprendre ce qu'on lui dit. Au bout du sixième mois, le voile épais qui couvrait cette intelligence, commence à se déchirer. La malade parle un peu, récite quelques vers en langue française, anglaise et allemande, se rappelle de quelques passages de poésies qu'elle transcrit sur des fragments de papier qu'elle a cherché à se procurer, exécute quelques dessins aussi confus et mal coordonnés que les idées qui y président : tantôt c'est une fleur sans tige, puis une feuille bizarre, une maisonnette impossible, quelques croquis d'arbres, etc. Au bout de quelques jours les dessins deviennent plus corrects, ce qu'elle écrit a plus de suite, elle fait des additions, des soustractions et des divisions irréprochables, et nous assistons peu à peu au réveil de ses facultés, si longtemps endormies.

La menstruation est rétablie, la malade s'occupe d'un tricot, elle n'est plus récalcitrante, prend soin de sa personne, et demande des nouvelles de sa mère. Peu à peu le volume de l'hématôme diminue, l'embonpoint augmente à mesure que la raison revient, les progrès vers la guérison sont de plus en plus rapides, et enfin, le 25 octobre, notre malade retourne dans sa famille, entièrement rétablie. L'hématôme a complétement disparu, et il ne reste plus que la déformation caractéristique et indélébile de ces sortes de tumeurs.

# CHAPITRE X

# MONOMANIE (MÉGALOMANIE).

———

Synonymie : Monomanie (Esquirol). — Mégalomanie. — Monomanie des grandeurs, *Wahnsinn* (aut. allem.). — Fanatisme (Jessen). — Aliénation partielle expansive (Falret). — Manie systématisée (Morel). — Manie ambitieuse, vaniteuse (Guislain). — Manie narcisse, etc.

Esquirol a décrit, sous le nom de monomanie, une affection cérébrale, chronique, caractérisée par une grande surexcitation des diverses facultés, l'exaltation du sentiment de la personnalité, une expansion morbide de l'être moral tout entier, d'où résultent un excès de force, une réaction énergique, des impulsions violentes, etc.

Ce terme de monomanie a été, dans ces derniers temps, l'objet de singulières et ardentes discussions. On l'a attaqué comme ne représentant pas l'exacte réalité des faits, comme étant une expression vicieuse pouvant faire croire à une lésion tout à fait isolée de l'intelligence, en dehors de laquelle les autres facultés s'exerceraient dans la plénitude de leur intégrité ; en un mot, a-t-on dit, si la monomanie était réelle, si cette expression ne servait qu'à désigner des individus qui n'auraient qu'une seule idée délirante, il faudrait alors admettre des degrés variables dans la responsabilité de l'individu atteint de cette singulière forme de maladie; des quarts, des tiers de responsabilité morale.

Dans la monomanie, le délire est partiel, dit M. le D$^r$ Renaudin, il est souvent circonscrit dans un cercle d'idées très-restreint, mais on s'exposerait à des erreurs graves, si, exclusivement préoccupé des désordres psychiques, et sans tenir compte de la maladie, on ne réservait cette dénomination qu'aux seuls cas présentant l'exact isolement d'une lésion déterminée. A ces conditions, la monomanie serait très-rare, elle ne serait même, en quelque sorte, qu'un état transitoire. On tomberait dans une erreur opposée, si l'on rapportait à la monomanie certains faits dans lesquels on observe quelques idées dominantes, confuses et incohérentes. (Rapport, mai 1856, p. 3.)

M. Morel, l'un de ceux qui ont combattu avec le plus d'ardeur l'expression de monomanie, a proposé de lui substituer le nom de manie systématisée; il rejette le terme créé par Esquirol, parce que, suivant lui, il indiquerait un délire partiel, tandis que chez les individus atteints de cette forme d'aliénation, il y a aptitude à délirer d'une manière générale.

On peut certainement accorder à l'auteur que nous citons, que les individus atteints de monomanie ne sont pas des malades qui déraisonnent sur un seul point, tout en conservant, sur les autres points, le libre exercice de leurs facultés. Les malades cités par Esquirol sont loin de présenter des observations de ce genre; nous verrons plus loin, par la description qu'il en donne, que cet illustre aliéniste ne l'entendait pas ainsi.

On peut aussi convenir que le terme de monomanie n'est peut-être pas exactement choisi pour désigner, ainsi que le voulait Esquirol, la forme de délire opposée à celle que présentent les lypémaniaques, ces deux affections mentales étant essentiellement caractérisées par un délire partiel, *hors duquel les malades sentent, raisonnent, agissent comme tout le monde.*

Peut-être l'expression de *mégalomanie*, déjà proposée par quelques médecins, serait-elle plus exacte, puisqu'elle tendrait à rappeler le symptôme prédominant, c'est-à-dire le sentiment exagéré de la personnalité, qui constitue un des caractères saillants de cette forme d'aliénation.

En tous cas, il nous est impossible de faire de cette grande classe d'aliénés une simple espèce de la manie; elle en diffère à tous les points de vue, par la forme du délire, la durée, le pronostic, etc.; et il nous paraîtrait dangereux, dans l'intérêt de la science, aussi bien que dans l'intérêt des malades eux-mêmes, de faire une semblable confusion. Sans doute, il existe pour l'aliénation des formes mixtes, complexes, dans lesquelles on rencontre les caractères qui appartiennent à diverses affections mentales. Ce sont là des faits spéciaux sur lesquels nous avons eu déjà à nous expliquer, et qui ne suffisent certainement pas pour rejeter l'importante distinction établie par Esquirol.

On nie, dit l'auteur que nous venons de citer, qu'il existe des monomaniaques. Il n'y a pas, dit-on, d'aliéné qui ne soit déraisonnable que sur un seul objet; toujours ces malades offrent quelques désordres de sentiment et de volonté, mais, *s'il n'en était pas ainsi*, les monomaniaques ne seraient pas des fous. (Esq., t. II, p. 4.)

La monomanie doit donc être séparée de la manie, aussi bien que la lypémanie, que la démence, etc., ce sont des formes essentielles qui ont leur raison d'être, et qu'il importe de distinguer. Nous la décrirons telle qu'Esquirol nous l'a fait connaître, et sans attacher d'ailleurs à cette dénomination de monomanie une signification particulière.

En médecine, les termes qui n'expriment rien, quand surtout ils s'appliquent à une maladie bien déterminée, sont les plus désirables, parce qu'ils ne viennent pas soulever à chaque instant des questions de principe, et qu'ils ne sont pas sujets à discussion. Nous aurons toutefois à examiner rapidement, à la fin de ce chapitre, s'il n'existe pas un certain nombre d'affections mentales à forme de délire véritablement restreint et qui, pour être extrêmement rares, n'en ont pas moins une existence réelle. Telles sont, entre autres, celles qui sont principalement caractérisées par quelques impulsions dangereuses, violentes, irrésistibles, et que la volonté impuissante du malade est désormais incapable de réprimer. Ce sont là de véritables monomanies, des espèces d'oligomanies, pour me servir d'une expression du Dr Auzoui (rapport médical, 1858 et 1859), c'est la monomanie sans délire, instinctive d'Esquirol, fort différente de celle que nous allons décrire, et à laquelle, nous le répétons, le terme de mégalomanie nous semblerait beaucoup mieux convenir.

**Définition.** — On peut définir la mégalomanie (monomanie d'Esquirol), une affection mentale caractérisée par l'exagération du sentiment de la personnalité, d'où résultent une surexcitation expansive des facultés et des sentiments, des impulsions violentes, énergiques, et une attitude caractéristique.

### A.

### CARACTÈRES PHYSIQUES.

**Physionomie. Attitude.** — Le monomaniaque présente une physionomie caractéristique qui réfléchit, d'une manière remarquable, les préoccupations orgueilleuses et les sentiments exclusifs qui dominent son esprit. Les traits de son visage, la manière de se tenir, de se mouvoir; sa démarche originale, sa pose excentrique, la bizarrerie de ses manières, tout, dans son extérieur, forme un ensemble de phénomènes suffisant pour faire reconnaître à l'œil exercé de l'observateur la nature des conceptions délirantes, alors même que celles-ci ne se manifesteraient pas d'une manière évidente.

La figure est ordinairement colorée, les yeux sont vifs, animés, brillants, quelquefois mobiles, le regard est fier, hautain, dédaigneux.

Le malade marche la tête haute, avec assurance, sa parole est brève et impérieuse, il recherche souvent l'isolement et

dédaigne la société de ceux qui l'entourent. Grossier, orgueilleux, sa conduite varie nécessairement et est en rapport avec la
nature des préoccupations qui le dominent.

Rien n'est caractéristique comme la tenue des monomaniaques ;
ils se drapent dans leurs vêtements, dit M. Calmeil (Dict. méd.,
art. Monom.), ils fabriquent des épaulettes, des décorations, ils se
couvrent de ces indices de leurs dignités. Ils prennent le costume,
les manières des personnages historiques qu'ils se persuadent
être ; ils racontent comme leurs propres actions celles qui ont
illustré ces mêmes personnages. Un aliéné, M. P.... que nous
avons été à même d'observer, et dont l'histoire est rapportée
dans l'ouvrage de M. Morel (t. I, p. 341), est un exemple remarquable de monomaniaque. Il a une taille superbe, sa tête a conservé tous ses cheveux ; il porte la queue comme au commencement de ce siècle ; son front est élevé, il a le regard fin et
spirituel, l'œil vif et brillant. Il est tellement identifié à son
rôle de monomaniaque que la voix a pris l'habitude du com-
mandement. Il ne sort, même dans les plus grandes chaleurs,
qu'avec un énorme manteau doublé d'une étoffe rouge ; il a un
képi et jamais il ne quitte sa canne de commandant. Il n'est
pas un étranger visitant l'asile qui ne demande quel est cet officier supérieur. Avant d'être placé à l'établissement de Maréville, on voyait M. P..., en habit de général, armé d'un grand
sabre, et porteur de toutes sortes de décorations, se pavaner
au milieu de la ville de Nancy. Les fêtes et les réunions publiques n'avaient pas de spectateur plus assidu ; monté sur un
mauvais cheval, il caracolait au milieu de la foule.

Les monomaniaques ont, nous venons de le dire, une manière
d'agir, de se vêtir, de parler, qui dénote bien vite le genre de leur
aberration. Ils aiment et recherchent la vivacité des couleurs. Les
femmes apportent une attention minutieuse dans leur toilette,
presque toujours il y a quelque chose de choquant dans leur arran-
gement. Comme le maniaque, dit Spielmann (Diagn. des mal.
ment.), le monomaniaque a besoin de mouvement ; mais quelle
différence dans l'un comme dans l'autre ; car, tandis que chez

le maniaque le mouvement n'a pas de but, le monomaniaque se meut, s'agite, parce que le mouvement, l'agitation, constitue sa joie, son bonheur, sa vie; chez lui, aucun mouvement n'est fortuit, n'a lieu sans motifs; sa volonté est toujours mise en jeu, ses actes ont un but déterminé; s'il est violent, c'est pour faire exécuter ses ordres, ses résolutions, c'est pour faire voir sa force capable de tout détruire, de tout anéantir; ce n'est pas l'esprit de destruction qui l'anime, c'est la révélation, la manifestation de sa force, de son pouvoir.

Les fonctions de la vie d'assimilation ne sont pas ordinairement altérées chez les monomaniaques, elles s'accomplissent d'habitude avec une parfaite régularité. Il semble même que la forme expansive de leur affection, le contentement d'eux-mêmes, et l'extrême satisfaction dans laquelle ils ne cessent de vivre, impriment aux appareils de la vie organique un surcroît d'activité, d'où résulte, en quelque sorte, un excès de santé.

Cependant, dit Esquirol, les monomaniaques ont le pouls développé, dur; la face est animée, la chaleur de la peau est forte, quelquefois halitueuse; ils mangent beaucoup, dorment peu; ils ont parfois de la constipation.

La menstruation peut être supprimée chez les femmes, surtout à la période de développement de leur maladie; les tempéraments sanguins et nervoso-sanguins se remarquent ordinairement dans cette affection; il n'est pas rare non plus d'observer quelque lésion du cœur, et particulièrement l'hypertrophie de cet organe, cause si fréquente de congestion active du cerveau.

### B.

### CARACTÈRES PSYCHIQUES.

Les symptômes de l'ordre moral et intellectuel sont véritablement caractéristiques.

**Sensibilité morale. Passions.** — Comme dans toutes les maladies mentales, on rencontre, du côté de la sensibilité morale, des particularités plus ou moins remarquables. Cette faculté primordiale est profondément atteinte.

On n'observe point, comme dans la manie, cette surexcitation générale, d'où résulte la mobilité des impressions, et ces dispositions subites, en vertu desquelles les malades passent instantanément de la joie à la tristesse, de la fureur aux sentiments opposés de bienveillance et d'affectueuse expansion; loin de là, la sensibilité est exaltée toujours dans un même sens, et en quelque sorte suivant un même mode.

Au contraire du mélancolique, chez lequel on observe les sentiments dépressifs sous toutes les formes, tels que la haine, la jalousie, les craintes, les angoisses, chez le mégalomane tout est en rapport avec le sentiment exagéré de sa personne, avec cette satisfaction intime et cet exhaussement de son individualité, qui contribuent à lui procurer tant de sensations agréables. «Chez les individus atteints de cette affection, les passions, dit Esquirol, sont exaltées et expansives; ayant le sentiment d'un état de santé parfaite et inaltérable, d'une force musculaire augmentée, d'un bien-être général, ils saisissent le bon côté des choses; satisfaits d'eux-mêmes, ils sont contents des autres, ils sont heureux, joyeux, communicatifs; ils chantent, rient, dansent; dominés par l'orgueil, la vanité, l'amour-propre, ils se complaisent dans leurs convictions vaniteuses; ils sont actifs, pétulants, d'une loquacité intarissable, parlant sans cesse de leur félicité; leurs impressions sont vives, leurs affections énergiques, leurs déterminations violentes.» (Esquirol, t. II, p. 6.)

Tant qu'on ne froisse pas ses sentiments, qu'on ne fait pas d'opposition à ses idées, le mégalomane est de bonne humeur et affable avec les personnes qui l'entourent; mais, si l'on cherche à lui faire de l'opposition, il devient téméraire, arrogant, peu communicatif; il se livre à des actes de fureur, se venge sans pitié pour peu qu'on veuille lui faire de la résistance et que l'on mette en doute son pouvoir sans bornes, la profondeur de sa raison et l'immensité de son savoir.

Il est, sous ce rapport, d'une susceptibilité excessive, le moindre obstacle, la plus légère contradiction ne tarde pas à développer son irritabilité au plus haut degré, et à donner lieu à des accès d'agitation, qui peuvent alors le faire ressembler à un véritable maniaque.

On rencontre en même temps une transformation remarquable du caractère de l'individu ; autrefois timide, pusillanime jusqu'à l'indécision, on le voit devenir peu à peu décidé, hardi, entreprenant ; rien ne l'arrête plus lorsqu'il s'agit de mettre ses idées à exécution ; il ne connaît ni obstacles, ni difficultés, du moment où il croit avoir à poursuivre la réalisation de ses chimériques projets.

Le sens moral, et surtout les sentiments affectifs, sont d'habitude profondément pervertis ; si les malades n'ont pas conçu une profonde antipathie à l'égard des personnes qui leur étaient les plus chères, ils n'ont plus, du moins pour elles, que l'indifférence la plus complète. Ils n'hésiteraient pas un seul instant à sacrifier amis, parents, connaissances, aux idées qui les préoccupent et aux impulsions que viennent provoquer chez eux les illusions et les hallucinations auxquelles ils sont en proie.

**Conscience.** — Plus souvent que chez les maniaques et que chez les lypémaniaques, on trouve chez les monomaniaques l'affaiblissement plus marqué de la conscience ; les premiers se rendent compte, à certains moments, de leur situation ; ils ne perdent même pas toujours, au plus fort de leur agitation, le sentiment d'eux-mêmes ; souvent aussi, chez les mélancoliques, la conservation de ce sens intime fait un singulier contraste avec leur état d'abaissement moral. Au contraire, chez le mégalomaniaque il y a perte entière de la conscience, il ne se comprend plus lui-même, jamais il ne doute de la réalité de ses convictions, il est loin de se croire malade, et quand arrive la convalescence, son étonnement est extrême, et il ne peut comprendre comment, sous l'influence de sa maladie, il lui était

impossible d'entrevoir jamais la fausseté de ses étranges aberrations.

Ainsi que cela a lieu dans d'autres formes d'aliénation, les
moindres circonstances agissent puissamment sur la sensibilité
et tendent instantanément à surexciter les passions. Sous l'influence de la musique, d'une scène de déclamation, d'une réunion chantante, en présence d'un spectacle, les malades ne se
modèrent plus; ils s'exaltent, ils pleurent, ils chantent, ils se
substituent aux acteurs; ces aliénés remplissent parfaitement les
rôles qu'on leur fait jouer, lorsque surtout ceux-ci sont en rapport avec leurs idées orgueilleuses. On les voit s'identifier avec
le personnage qu'ils représentent et, dans quelques cas, ce n'est
pas sans danger qu'on les laisse se livrer à leur enthousiasme.

**Délire.** — Le délire du monomaniaque est des plus caractéristiques; ce qui le distingue, c'est son peu d'étendue, c'est le
cercle restreint, vicieux, dans lequel se maintiennent les conceptions du malade, c'est en même temps la netteté des idées
et l'intégrité apparente des facultés intellectuelles, pour peu
qu'on ne touche pas aux préoccupations maladives de l'individu.
Hors de leur délire partiel, dit Esquirol, les monomaniaques
sentent, raisonnent, agissent comme tout le monde.

Ils conservent plus ou moins, dit Guislain, le masque et le
geste de l'homme normal.

L'orgueil est en quelque sorte le principe générateur des idées
fixes et des convictions erronées dans lesquelles leur esprit ne
cesse de s'entretenir; c'est le pivot autour duquel roulent leurs
pensées les plus chères. On conçoit toutes les variétés et tous
les degrés que l'on peut observer sous ce rapport.

L'orgueil, chez le monomaniaque, peut aller aussi loin que
possible; il n'y a pas, dit M. Leuret, de durée qui l'épouvante,
d'espace qu'il ne franchisse; il s'élève à tout ce que l'imagination est capable de concevoir, sans considérer l'inanité de sa
base. On dirait même qu'il est d'autant plus hardi, qu'il germe
dans un entendement moins cultivé. L'homme instruit, quand il

est aveuglé par cette passion, monte quelques degrés; l'homme ignorant va d'un seul bond jusqu'au sommet : le premier se fait ministre, roi ou empereur; le second s'arrête rarement à ces dignités trop fragiles, il se fait Dieu. Les dieux que l'on rencontre dans les maisons d'aliénés, appartiennent presque tous à la classe la plus pauvre. (Leuret, Frag. psych., p. 322.)

Il serait difficile d'énumérer toutes les idées chimériques que l'imagination des individus atteints de monomanie vient à leur créer, et qu'ils prennent pour autant de réalités. Les uns se croient prophètes, dieux; les autres sont riches, puissants, ce sont des généraux, des ministres, des grands seigneurs, des princes, des rois; ils commandent à l'univers entier, ils donnent avec dignité et protection des ordres à ceux qui les entourent, quelques-uns se croient des savants distingués, des poëtes, des orateurs, etc. D'autres sont des réformateurs en politique, en finances, en religion; ils réforment jusqu'à la langue et se composent de nouveaux dictionnaires.

Chaque sexe, dit M. Renaudin, a, sous ce rapport, un cachet particulier.

C'est la monomanie des richesses qui prédomine chez les femmes; elles ont équipage et laquais, elles aspirent à d'illustres alliances ou sont issues de familles princières; elles sont filles ou épouses de rois et de grands personnages. C'est la gloire et la renommée qui surexcitent les hommes; c'est chez eux que l'on trouve surtout les rois et les empereurs. La manière de parler, d'écrire, peut dénoter la nature des aberrations, le caractère du délire; les malades aiment les phrases sonores, les tournures hardies, les antithèses; leur style est imagé, fleuri, symbolique; souvent il est laconique, impératif.

Quelques monomaniaques ont véritablement un dictionnaire à eux.

L'observation d'un malade, cité par M. Morel, en est un exemple frappant. M. P...., outre les titres et les honneurs qu'il s'imagine posséder, se croit encore réservé à une gloire nouvelle, celle de réformer la langue française par la création d'un dictionnaire nouveau, et d'une langue où l'on n'entendra plus aucune des dissonances qui heurtent le bon goût et blessent la morale. L'examen des livres qu'il lit, et il lit énormément, est le monument le plus curieux de ces excentricités actuelles; il corrige à la marge les auteurs, réforme les mots, en invente de nouveaux, et si, de temps à autre, il émet une idée heureuse, elle se trouve bientôt étouffée sous le nombre de ses idées délirantes ou burlesques. (Morel, *Op. cit.*, t. I, p. 354.)]

Une femme indigente, atteinte de monomanie, écrit, le lendemain de son arrivée à l'établissement où on est obligé de la conduire, la lettre suivante :

«Français! je suis dans une maison de santé qui appartient «au Gouvernement; deux médecins sont venus m'annoncer que «j'étais devenue folle et que c'était là la cause que je me disais «Reine. On veut me faire travailler et me mettre avec les autres «malades, on me traite en esclave au point que je suis obligée «de manger comme tout le monde, chose qui m'est impossible; «enfin, on va jusqu'à me menacer de m'ôter mes habits pour «me revêtir de ceux de la maison.

«Dépêchez-vous de m'arracher d'ici.

«C'est toujours Marie-Anne Hommel, première reine de «France, élue du vrai Dieu, qui Vous écrit, et qui Vous déclare «plus que jamais, que si Dieu l'a destinée pour régner, elle «emportera plutôt sa couronne au tombeau que de donner ce «que Dieu lui a confié; elle défend même que l'on s'en serve «après sa mort;

«L'on veut me forcer de donner ma couronne aux démons... «Jamais! »

Le mégalomane conserve, nous l'avons dit, l'intégrité de son entendement sur tout ce qui est en dehors de la sphère de ses fausses croyances; l'idée première de son délire supposée juste, tout vient s'enchaîner dans un ordre logique et naturel. Seulement, il ne peut diriger sa raison dans le cercle d'activité que la maladie lui a imprimée, dans l'ordre des convictions, en quelque sorte génératrices et caractéristiques de son affection.

On comprend dès lors que les objections ne puissent avoir aucune prise sur son esprit; elles restent sans influence sur lui, sa conscience les repousse sans examen préalable, on l'offense par cela même qu'on les lui présente; elles n'ont d'autre résultat que de provoquer chez lui la colère et la fureur.

Nous devons aussi mentionner une particularité de la monomanie, c'est que le délire tend souvent à se généraliser, et que les idées deviennent confuses, presque incohérentes, dès que le malade vient à être placé, et comme poussé, sur le terrain même de ses conceptions délirantes.

**Volonté.** — On conçoit toute l'influence qu'une semblable disposition peut exercer sur les déterminations de l'individu. La volonté est véritablement opprimée, elle est dirigée dans le sens même des préoccupations ardentes et vivaces qui le dominent. Non-seulement il n'a pas la conscience de son état, mais, fasciné, pour ainsi dire, par la satisfaction exagérée de lui-même, par la conviction que rien n'égale son pouvoir et son mérite, on ne le voit apporter aucune hésitation à la réalisation de ses projets.

Si la monomanie était plus fréquente, dit Wachsmuth (*Op. cit.*, p. 305 et 306), il serait plus souvent question de crimes et de délits commis par les malades qui en sont atteints, parce que aucune autre affection ne pousse davantage à des actions dangereuses. Elle fait disparaître à leurs yeux toutes les limites, tous les obstacles; ils conservent, en outre, assez de raison pour employer sûrement les moyens utiles au but qu'ils veulent atteindre. Nous avons déjà fait remarquer ailleurs que les idées fixes revêtaient, dans cette forme d'aliénation, plus que dans toute autre, un véritable caractère d'irrésistibilité; nous devons ajouter que le délire sensorial, qui donne lieu à une conviction absolue, est également un symptôme d'une extrême fréquence.

**Illusions et hallucinations.** — Les monomaniaques, dit Esquirol, sont sujets aux illusions et aux hallucinations; souvent même ces symptômes caractérisent seuls leur délire, et sont la cause de la perversion de leurs affections et du dérèglement de leurs actions; les faits abondent pour justifier cette proposition.

Les objets qui frappent leurs regards, les paroles qu'ils entendent, sont pour eux le sujet d'une interprétation vicieuse qui vient fournir un nouvel aliment à leurs conceptions délirantes.

Les hallucinations du mégalomane sont extrêmement vives, elles exercent sur lui un empire absolu et irrésistible; celles de l'ouïe sont surtout fréquentes, elles consistent à faire entendre au malade des voix qui l'entretiennent dans ses idées de grandeur et d'orgueilleuse vanité.

Madame de R...., citée par Esquirol, s'entretient avec des princes, des rois, qui sont ses ancêtres; les plus grands monarques lui rendent des visites; les morts les plus illustres lui apparaissent, elle cause avec eux, tantôt avec emportement, leur faisant des reproches, tantôt avec tranquillité, leur donnant des conseils et leur annonçant de grands événements : cette dame se pose en souveraine, elle porte la tête haute, proclame sa puissance, sa force, ordonne avec fierté.... l'insomnie et la constipation sont opiniâtres.

Un autre monomaniaque, dont l'observation est citée par le même auteur, croit entendre la voix d'un ange qui lui ordonne d'immoler son fils, à l'exemple d'Abraham, et, sans hésiter, il consomme son sacrifice.

Les hallucinations existent, pour ainsi dire, d'une manière constante dans la monomanie religieuse; il n'est guère de malade qui n'en soit affecté. Nous en citerons plus loin des exemples remarquables.

**Agitation maniaque.** — Les accès d'agitation ne sont pas rares dans la monomanie, l'on peut même dire que la plupart des malades présentent une sorte de disposition maniaque qui se traduit, à certains moments, par des accès caractéristiques d'agitation, avec prédominance d'idées orgueilleuses.

Sous ce rapport, ainsi que l'a fait remarquer M. Renaudin

dans son excellent travail sur la monomanie (Rapport 1846, p. 30), cette affection présente deux formes différentes qui caractérisent les deux degrés d'une même maladie.

Tantôt la surexcitation est telle, que le malade, entièrement absorbé par son erreur, ne peut fixer son attention sur aucune autre idée; son agitation est telle, que tout travail suivi lui est devenu impossible; la rapidité de son élocution simule assez bien l'incohérence de la manie; l'irritabilité est excessive; le malade ne voit rien, n'entend rien, tout l'impressionne si vivement que toute discussion est impossible, même sur les sujets étrangers au délire.

Dans une autre forme, au contraire, lorsque surtout le malade est soustrait à toute cause d'excitation, l'irritabilité est moins prononcée et l'idée fixe semble le préoccuper d'une manière moins exclusive. Susceptible d'être occupé, il est raisonnable tant qu'on ne fait pas vibrer la fibre sensible. Il discute même l'objet de son erreur, et cherche à opposer des raisons plausibles aux tentatives que l'on fait pour le détromper.

**Résumé des symptômes.** — En résumé, la mégalomanie, et surtout la mégalomanie ambitieuse (monomanie ambitieuse), constitue véritablement une forme typique, et présente les symptômes caractéristiques suivants :

Attitude orgueilleuse, figure ordinairement colorée, regard assuré, hautain, physionomie exprimant le dédain et la fierté. Les malades prennent le costume, les manières des personnages qu'ils se persuadent être ; ils s'identifient avec le rôle qu'ils se croient appelés à jouer, ils agissent, parlent et se vêtissent en conséquence.

Ils sont doués d'une certaine mobilité; ils sont remuants, actifs, entreprenants ; mais chez eux ce surcroît d'activité a un but déterminé, celui de faire voir leur force extraordinaire et leur pouvoir sans bornes.

Les fonctions d'assimilation s'accomplissent régulièrement, les fonctions organiques semblent même éprouver un surcroît d'activité. Cependant on remarque un léger degré d'excitation dans la circulation, le pouls est fort et développé, la face est animée, la chaleur de la peau est plus sensible, le sommeil est plutôt agité; les malades mangent beaucoup et sont sujets à de la constipation.

Ce qui caractérise surtout cette forme d'aliénation, c'est l'exagération du sentiment de la personnalité et les passions expansives qui en sont la conséquence; les monomaniaques sont contents, satisfaits d'eux-mêmes, et parlent sans cesse de leur félicité sans bornes.

L'individu est susceptible, irritable, il peut être pris de fureur, lorsque l'on vient à faire une opposition maladroite aux idées qui le dominent.

Le sens moral est presque toujours profondément perverti; les sentiments affectifs sont nuls; le malade devient non-seulement d'une indifférence complète pour les personnes qu'il aimait auparavant, mais il les prend souvent en profonde aversion.

La conscience de sa maladie lui échappe entièrement; jamais il ne doute de la réalité de ses convictions erronées.

Il présente un délire partiel, plus ou moins restreint, mais toujours caractéristique; en dehors de ce délire, il peut conserver une netteté d'idées remarquable et l'intégrité apparente de ses facultés.

L'orgueil est le sentiment générateur de ses conceptions, il se croit riche, puissant, général, ministre, roi, Dieu; il est poëte, musicien, orateur, etc. Le délire tend à se généraliser et les idées à devenir confuses, lorsqu'elles se manifestent dans le sens même du délire et des fausses appréciations.

Le monomaniaque ne voit à ses projets aucun obstacle; rien ne l'arrête pour arriver au but auquel il tend; les idées fixes qui le dominent peuvent donner lieu à des impulsions qui ont un caractère d'irrésistibilité; il est d'autant plus dangereux qu'il conserve assez de raison pour calculer sûrement les moyens d'arriver à ses fins.

Il existe des illusions et des hallucinations de différents sens, extrêmement vives et qui sont en rapport avec le caractère même du délire ambitieux.

On observe enfin des accès d'agitation maniaque qui se produisent d'une manière intermittente, et qui sont en général de courte durée.

Tels sont les signes caractéristiques, et en quelque sorte pathognomoniques de cette affection ; il nous reste à jeter un coup d'œil rapide sur son mode de développement, et sa marche habituelle.

**Développement, marche de la maladie.** — La monomanie succède parfois, dit M. Baillarger, à un désordre plus ou moins général de l'intelligence ; l'idée fixe est alors, suivant l'expression de M. Moreau, l'idée principale d'un rêve qui survit au rêve lui-même (Ann. méd. psych., 1846). La monomanie a, comme toutes les formes d'aliénation, sa période d'incubation. Celle-ci est d'une durée variable, souvent prolongée ; on peut alors voir l'individu lutter contre le délire qui cherche à le surprendre, et le domine parfois, malgré ses efforts. Pendant cette période d'incubation, il peut jouir d'une conscience encore assez lucide pour se comprendre lui-même et pour dissimuler sa fâcheuse situation aux yeux des personnes qui l'entourent ; tout au plus remarque-t-on chez lui une susceptibilité inaccoutumée, et des singularités de conduite que l'on a peine à s'expliquer.

Mais cette première phase de la maladie ne tarde pas à se caractériser, l'irritabilité devient plus marquée, et le délire ambitieux tend à se formuler de plus en plus ; les idées fixes se coordonnent graduellement, le malade est tourmenté par un surcroît d'activité ; le sommeil devient plus difficile, la face se colore et la constipation est plus opiniâtre.

L'individu s'irrite à l'idée qu'on puisse le croire dérangé, il se trouve au contraire plus heureux, mieux disposé que jamais ; des rêves nombreux troublent son sommeil, et des hallucinations de plus en plus fréquentes viennent le confirmer dans ses orgueilleuses obsessions.

Puis, la monomanie s'établit définitivement, et ne laisse plus,
aux personnes qui vivent dans l'intimité du malade, aucune
espèce de doute sur la nature des conceptions délirantes.

Cette forme de début, qui s'annonce déjà par les symptômes
propres à la monomanie, est relativement rare; cette affection
est plus souvent la conséquence et, en quelque sorte, la transformation d'une autre forme de délire. Lorsque la forme monomaniaque apparaît dès l'origine, on peut considérer cette évolution comme un symptôme d'un augure plutôt favorable.

Dans le cas contraire, elle semble être d'un pronostic plus
grave, et il n'est pas rare de la voir alterner avec l'une ou
l'autre des formes d'aliénation auxquelles elle a succédé. La
mégalomanie, dit Spielmann (*Op. cit.*, p. 200), se développe de
deux manières : elle peut naître de la manie, et alors elle atteint
rapidement tout son développement, ou bien elle apparaît successivement, comme par saccades, et alors le délire se développe lentement, insensiblement. Dans les deux cas, les caractères de la maladie sont les mêmes; quelques signes différencient
cependant les malades de la première catégorie de ceux de la
seconde.

Les malades de la première catégorie ont quelque chose de
plus vaste dans leur délire, et de plus grandiose dans leurs
actions; ils sont plus tranchants dans leur manière de s'exprimer, leur ton est plus persuasif et plus entraînant; ce qu'il y a
de plus frappant chez eux, ce sont les restes de la manie.

Dans ce cas, ils font tout avec précipitation, avec violence;
plus ils peuvent faire de bruit, et plus ils sont contents; beaucoup de leurs actions n'ont d'autre but que de faire voir leur
force et leur courage. Cette pétulance est un vestige, un écho
de l'agitation maniaque, qui, on le sait, est toujours spontanée,
non motivée.

Le second mode de développement a lieu lorsque la monomanie procède de la mélancolie; il est toutefois moins fréquent.
Cette transition de la forme dépressive à la forme expansive
de délire, se manifeste d'une manière assez brusque. Dans

l'espace de quelques jours, souvent même de quelques heures, le malade revêt une expression toute autre, et une disposition morale absolument contraire.

. Dans ce dernier cas surtout, la monomanie alterne avec la lypémanie. Nous en avons observé un exemple des plus remarquables. Le professeur Albers, de Bonn, exprime la même opinion, au sujet de la fréquence du développement de la monomanie, comme transformation de la folie avec dépression ou avec excitation (*Lypémanie, Manie*). De temps à autre, dit-il, l'affection monomaniaque retourne à cet état d'excitation ou de dépression, et montre ainsi à quelle espèce d'aliénation elle doit son existence. La monomanie qui débute d'emblée avec les caractères qui lui sont propres, sans phénomènes d'excitation ou de dépression, est une des plus grandes raretés, à tel point que l'auteur que nous venons de citer, prétend ne l'avoir jamais observée. Suivant lui, elle paraît souvent primitive, parce que, dans quelques cas, le stade d'excitation est peu marqué et qu'il disparaît rapidement.

Quelle que soit la manière dont elle se développe, il n'est pas rare, en effet, ainsi que l'a fait remarquer Esquirol, de voir cette affection alterner avec des périodes de lypémanie et quelquefois avec des accès d'agitation maniaque d'une durée variable.

Sa marche est ordinairement lente, cependant nous avons observé quelques exemples dans lesquels la maladie avait rapidement parcouru ses différentes périodes, et s'était terminée par la guérison, dans l'espace de trois à quatre mois. C'est ce que l'on observe lorsqu'elle atteint les individus peu avancés en âge, et lorsqu'elle débute d'emblée avec les symptômes qui lui sont propres. Esquirol a admis que la monomanie pouvait être rémittente ou intermittente; dans le premier cas, on voit les symptômes s'exaspérer, particulièrement aux époques menstruelles. Nous ne nous rappelons pas avoir observé d'exemple bien évident de monomanie intermittente; toutefois, nous avons rencontré des récidives assez fréquentes chez une personne, entre autres, d'un esprit distingué et d'un caractère fort estimable.

Les accès se manifestaient chez elle, chaque fois, sous la même forme et avec les mêmes idées fixes ; ils se terminaient invariablement après une durée de trois à quatre mois.

Lorsque l'affection mentale tend vers la guérison, on voit peu à peu le malade prêter plus d'attention aux observations qui lui sont faites ; il devient moins susceptible, les objections ont plus de prise sur lui, et ses idées fixes semblent dominer son esprit avec beaucoup moins de ténacité. Une fois guéris, les individus se souviennent parfaitement de la forme et de la nature de leurs préoccupations ; ils se rappellent l'incroyable opiniâtreté avec laquelle ils restaient attachés à leurs chimériques convictions ; ils sont même étonnés de l'étrangeté des sentiments qu'ils éprouvaient, et ils ne comprennent pas comment il leur était devenu impossible d'entrevoir la fausseté de leurs singulières illusions. La monomanie, après avoir duré des années entières, peut encore avoir une issue favorable. Sans admettre les idées sans doute trop exclusives d'Esquirol, au sujet des crises qui viennent juger les différentes formes d'aliénation mentale, nous pensons avec lui que le délire partiel des monomaniaques peut, dans quelques cas, disparaître, à la suite d'affections intercurrentes ; nous en avons vu un exemple remarquable chez une dame qui souffrait habituellement d'une hypertrophie du cœur.

Il n'est pas rare de voir la monomanie affecter une marche chronique et persister, avec les symptômes les mieux caractérisés, pendant l'existence entière de l'individu.

De toutes les formes d'aliénation mentale, elle est peut-être celle qui est le plus compatible avec la prolongation de l'existence. Les exemples de longévité des monomaniaques ne sont pas rares dans les établissements d'aliénés ; il semble même que la vie tranquille qu'ils mènent, l'éloignement de toute cause d'excitation, et le parfait contentement d'eux-mêmes, soient autant de circonstances qui favorisent le jeu régulier des fonctions organiques.

M. Renaudin cite l'exemple d'une femme qu'il a observée à

Stéphansfeld et qui, depuis 40 ans, était atteinte de monomanie ambitieuse. Quoique âgée de 72 ans, elle jouissait d'une bonne santé; douée d'une grande activité, elle prenait part à tous les travaux et tenait d'autant plus à la maison qu'elle se persuadait en être la propriétaire.

Nous avons en ce moment sous les yeux un malade qui est devenu monomaniaque, après avoir souffert de lypémanie, pendant plusieurs années. Sa constitution était profondément détériorée et sa santé très-affaiblie, aussi longtemps qu'il était resté lypémaniaque; ses forces, au contraire, ne tardèrent pas à s'accroître, et sa santé reprit une remarquable vigueur, dès que son affection mentale vint à se transformer en monomanie ambitieuse.

Enfin, la monomanie peut se changer en démence; dans ce cas, les idées deviennent plus confuses, plus incohérentes; la mémoire s'affaiblit, et l'on n'observe plus que les traces fugitives des anciennes préoccupations.

**Causes spéciales.** — La monomanie est une affection relativement peu fréquente; on l'observe à peine chez le vingtième, peut-être même le trentième des aliénés. On ne saurait lui reconnaître de causes spéciales autres que celles qui viennent produire la folie en général.

On a cité, parmi les causes spéciales, un tempérament nerveux sanguin, un esprit naturellement disposé à l'exaltation, la lecture d'ouvrages mystiques, de romans, quelquefois un caractère naturellement orgueilleux et dont l'exagération vient, en quelque sorte, imprimer au délire une physionomie spéciale.

Parmi les causes physiques, on trouve les excès de boisson, les circonstances nombreuses et variables qui peuvent entretenir la surexcitation permanente du cerveau, un travail excessif, l'onanisme chez les jeunes gens; l'on doit encore admettre des causes spéciales d'irritation méningitique, telles que l'insolation, certaines diathèses, la diathèse rhumatismale, enfin, la rétrocession d'affections goutteuses et de maladies cutanées.

**Traitement.** — Le traitement de la monomanie, dit Esquirol, doit, comme pour les autres aliénations mentales, être dirigé d'après l'appréciation des prédispositions, des causes excitantes de la maladie et d'après les désordres physiques; les symptômes intellectuels et moraux peuvent eux-mêmes fournir des indications spéciales pour la thérapeutique.

Tant que la période d'irritation existe, que le malade est agité, que son sommeil est troublé, que les hallucinations exercent une influence marquée sur lui, on doit employer les moyens habituels pour combattre cette irritation.

Les bains tièdes plus ou moins prolongés, les affusions froides sur la tête, contribueront à diminuer la susceptibilité nerveuse; il sera toujours bon de joindre à ces moyens les laxatifs et, suivant les circonstances, l'opium et la digitale.

Une des premières conditions à remplir, c'est d'isoler le malade le plus tôt possible, de l'éloigner de son entourage et des conditions qui étaient de nature à entretenir sa disposition à l'exaltation. C'est surtout aux monomaniaques ambitieux que l'isolement est le plus utile, dit M. Renaudin. La vie intérieure les use, tandis que le séjour dans les établissements d'aliénés les met à l'abri de tout danger. Les distractions trop grandes, les spectacles, les voyages doivent être formellement interdits ; ce sont des éléments de dangereuse surexcitation.

Le traitement moral convenablement établi, dans quelques cas même le traitement par intimidation, vient exercer une influence favorable. Une occupation régulière, physique ou intellectuelle, peut faire une utile diversion aux préoccupations maladives; autant que possible, il faut choisir un travail qui rentre dans les habitudes de l'individu et qui, jusqu'à un certain point, lui soit agréable.

### Observation.

M. P..... avait toujours mené une conduite des plus régulières et s'était montré d'un caractère franc, modeste, affectueux et sociable. Depuis l'invasion de l'aliénation, un grand changement s'est opéré en lui : il est devenu exigeant, impérieux, menaçant; il s'est même livré à des voies de fait envers ses parents, qu'il n'avait cessé de respecter. Son délire a engendré des projets déraisonnables et même dangereux pour la sécurité publique. La maladie s'est manifestée lentement par des idées ambitieuses ; des moments entièrement lucides ont existé ; les accès, rares au début, ont fini par se transformer en délire continu. Lors de son entrée à Stéphansfeld, le malade se présente d'un air fier et hautain ; son regard mobile est menaçant ; il donne des réponses insolentes aux questions qu'on lui adresse. Son délire est de nature ambitieuse : il se croit un riche seigneur qui voyage pour son plaisir et accompagné d'une suite nombreuse. Tous ses actes se rattachent à cette idée. Toutes les fois qu'on l'interroge sur l'état de sa santé, il répond avec assez de complaisance ; mais, dès qu'on vent l'entretenir de ses antécédents ou de ses projets futurs, il répond fièrement que c'est son affaire et que cela ne regarde personne. Lorsqu'on le flatte, il paraît satisfait et devient un peu plus expansif ; il nous dit alors qu'il a l'intention de voyager, il nous parle de sa suite nombreuse et nous offre de faire partie de sa cour, en nous promettant des appointements considérables. M. P... ne s'occupe guère ; de temps à autre il va à la salle d'études et lit un peu ; mais toute autre occupation est au-dessous de sa dignité (bains prolongés, douches). Après trois mois environ de séjour, le malade commence à revenir un peu de ses idées de grandeur et montre même une légère confusion quand on lui parle de la grande fortune qu'il prétendait avoir ; il commence également à s'occuper. L'état mental subit peu à peu une amélioration sensible et M. P.... nous quitte guéri après un traitement de 4 mois à Stéphansfeld.

## MONOMANIE RELIGIEUSE. — THÉOMANIE.

Les symptômes que nous venons d'exposer succinctement se rattachent principalement à la monomanie ou mégalomanie ambitieuse ; il nous reste à décrire deux autres formes principales, particulièrement désignées sous le nom de monomanie religieuse et de monomanie érotique, et qui, toutes deux, ont pour caractère prédominant, l'une, l'exaltation maladive du sentiment religieux, l'autre, l'exagération anormale du sentiment érotique.

**Monomanie religieuse.** — La monomanie religieuse, dit Spielmann, est l'opposé de la lypémanie religieuse ; ce qui distingue celle-ci, c'est la douleur physique, l'accusation de soi-même, l'indignité personnelle.

Au contraire, ce qui caractérise la monomanie religieuse, c'est le bien-être physique, le ravissement d'une joie céleste, une exaltation qui élève l'individu jusqu'au ciel, jusqu'à Dieu.

Les individus atteints de cette forme de monomanie, dit Esquirol, se croient des dieux, ils prétendent être en communication avec le ciel, assurent qu'ils ont une mission céleste; ils se donnent pour prophètes, pour devins; on les a appelés théomanes. Platon admettait une folie par inspiration, et la regardait comme un bienfait des dieux. Le souffle divin animait les prophétesses et les sybilles, et leur inspirait la connaissance de l'avenir. Arétée, Cœlius Aurelianus, admettaient aussi un délire sacré. La monomanie d'enthousiasme de Paul d'Egine appartient à la même variété de délire. Ces monomaniaques se croient excités, agités, éclairés par une puissance surnaturelle. (Esquirol, t. II, p. 7.)

*Caractères.* — Les monomaniaques religieux montrent la même exagération du sentiment de la personnalité qui est le caractère distinctif de la monomanie. Seulement, l'exaltation religieuse forme le point de départ et, en quelque sorte, l'élément générateur des manifestations délirantes.

Le monomaniaque religieux présente une attitude fière, hautaine; son regard est assuré et sa parole impérieuse; il lui faut du mouvement, de l'activité.

Les fonctions d'assimilation s'accomplissent d'habitude avec une parfaite régularité. Chez ces malades, plus que dans toute autre forme de monomanie, la sensibilité morale et affective est profondément pervertie.

Non-seulement ils sont irritables, violents, et ne souffrent aucune espèce d'opposition à leurs idées fixes, mais ils sont prêts à sacrifier, même les personnes qui autrefois leur étaient le plus chères, à ce qu'ils appellent leur devoir impérieux.

C'est surtout chez les aliénés de cette espèce, dit M. Renaudin, que nous remarquons la perversion des sentiments affectifs. Sous l'influence de l'exaltation spéciale qui les domine, la voix de la nature n'est plus entendue, et l'histoire est là pour attester les crimes auxquels le fanatisme peut conduire. Toutes les affections sont sacrifiées à ce sentiment exclusif. (Mon., p. 55.)

Deux frères, à la suite de prédications fanatiques, sont pris de théomanie; l'un des deux explique à l'autre qu'il a entendu la voix de Dieu et qu'il a reçu l'ordre de renouveler sur lui le sacrifice d'Abraham, et, du tranchant de son épée, il coupe la tête de son frère, et la fait rouler aux pieds de ses parents et de ses amis, glacés d'épouvante à la vue de ce spectacle. Le meurtrier sort aussitôt dans la rue, portant encore à la main l'épée fumante du sang de son frère; puis, d'une voix effrayante : la volonté du Père céleste est accomplie, s'écrie-t-il. (Calmeil, t. II, p. 252; De la folie, etc.)

Les idées délirantes peuvent être innombrables; le plus grand nombre de ces malades se croient prophètes; ils sont le Messie envoyé pour sauver le monde, ils ont reçu la mission de prêcher dans l'univers entier, ils prédisent les événements futurs et emploient, lorsqu'ils parlent, le style biblique.

Le délire roule principalement, dit M. Calmeil (*Op. cit.*, p. 82), sur les idées qui se rapportent à l'être suprême, aux saints anges, à la mysticité, aux miracles, à la prédiction des événements futurs. Les individus ont reçu, comme ils le disent, des inspirations divines; ils se croient appelés à réformer la religion du peuple, à établir une religion universelle; ils sont immortels, invulnérables, ils peuvent faire des miracles, etc. Quelques-uns prennent un plaisir infini à s'affubler d'ornements caractéristiques, en rapport avec la nature de leurs idées prédominantes; ce sont des chapelets autour du bras, des croix tracées sur les vêtements, des images religieuses, des médailles sur la poitrine; partout ils croient voir des hérétiques qu'ils veulent convertir à leur nouvelle religion.

Ces malades chantent des psaumes, des cantiques; ils emploient à tout moment le texte de la bible, ils émettent des citations de l'évangile d'une manière plus ou moins intempestive, en font une application, plus ou moins juste, aux événements

les plus insignifiants qui se passent autour d'eux. Quelquefois la
langue n'est pas assez riche pour suffire à l'expression de leurs
idées, ils se créent alors un langage nouveau et se servent de
signes cabalistiques dont eux seuls peuvent comprendre la signification. (Voir Snell, *Allg. Zeitsch.*, t. IX, p. 11.)

Cette disposition à former des mots nouveaux peut se trouver
dans les différentes variétés de l'aliénation mentale; mais on
l'observe particulièrement chez les individus atteints de monomanie; elle a tantôt sa source dans des hallucinations qui elles-
mêmes font entendre au malade les paroles caractéristiques,
tantôt dans les impressions nouvelles et étranges qu'ils ressentent.
Leur interprétation vicieuse des faits qui se passent sous leurs
yeux, s'écarte tellement de celle qu'ils auraient présentée dans
d'autres circonstances, leur disposition d'esprit est si étrangement modifiée, qu'il leur faut à eux-mêmes de nouvelles dési-
gnations, pour s'expliquer les phénomènes auxquels ils sont
sujets.

Ces malades sont, on le comprend, sujets à des hallucinations
de l'ouïe et de la vue, en rapport avec leurs conceptions délirantes. Ils entendent la voix de Dieu; ils se trouvent, dit M. Calmeil, face à face avec des anges resplendissants de clarté, ils
s'enivrent de l'harmonie céleste, de senteurs qui n'ont rien de
commun avec les odeurs terrestres; quelquefois le firmament
s'ouvre devant leurs yeux ébahis, et ils contemplent à loisir le
trône du Créateur, la splendeur des chérubins et du paradis.
Leurs conceptions délirantes, leurs hallucinations, persistent
presque toujours pendant qu'ils dorment. Ils continuent à apercevoir des météores enflammés, des êtres mystérieux, des animaux emblématiques; ils entendent gronder la foudre, retentir
les éclats de la trompette, et s'appuient encore, au réveil, sur
ces prétendues preuves, pour se poser avec plus d'assurance en
véritables prophètes. (Calmeil, *Op. cit.*, t. II, p. 825.)

L'extase, ajoute l'auteur que nous venons de citer, est une
des complications de la théomanie; jamais les fausses sensations,
les hallucinations, les idées fixes, ne sont plus nombreuses, et,

en apparence, plus dégagées de la matière que pendant la durée du transport extatique.

L'extase religieuse présente, d'après M. Sandras (Mal. nerv., t. I, p. 454), les principaux caractères suivants : suspension presque complète des sens et du mouvement; concentration de toutes les facultés sur un seul objet; jouissance pour ainsi dire infinie de l'idéal qui absorbe toute l'intelligence et toutes les affections; enfin, la physionomie revêt l'expression la plus vive de l'idée prédominante au moment où l'accès a commencé. Dans l'état extatique, le malade perd presque complétement la perception du monde extérieur; il ne sent plus, n'entend plus, ou plutôt n'éprouve plus qu'un vague sentiment de l'existence matérielle et des sensations. Les yeux ordinairement levés et fixes sous la paupière, la figure illuminée d'un rayon de bonheur indicible, la tête renversée en arrière, le cou tendu, les membres immobiles dans une position une fois prise, le malade paraît en proie à une des plus vives et des plus douces hallucinations (Sandras); c'est alors qu'il se met à prophétiser et qu'il se livre à des improvisations, dans quelques cas, d'une véritable éloquence; d'autres fois l'improvisation a lieu dans une langue inintelligible.

Pendant l'extase, il survient souvent des convulsions de la face, quelquefois de tout le corps. L'extase véritable, ajoute l'auteur que nous venons de citer, s'observe plus souvent chez les aliénés que chez les personnes saines d'esprit; mais il est certain aussi qu'elle n'est pas l'apanage exclusif du dérangement d'esprit, ou des maladies du cerveau.

**Marche. — Terminaison.** — La marche de la monomanie religieuse est celle de la monomanie ambitieuse; sa durée est ordinairement longue et sa terminaison par la guérison est relativement moins fréquente que pour d'autres formes d'aliénation. Les individus qui en sont atteints sont extrêmement dangereux; ils résument toutes les anomalies psychologiques les plus fâcheuses. La perversion de leurs sentiments, l'exaltation de leurs idées, le fanatisme religieux, la plus redoutable des passions, les hallucinations auxquelles ils sont en proie et le caractère d'irrésistibilité des impulsions auxquelles ils sont entraînés, sont autant de raisons qui doivent faire prendre à leur égard les mesures que réclame la prudence la plus vulgaire.

Portée à un certain degré d'intensité, cette affection donne lieu à une congestion spéciale du cerveau, qui a pour conséquences, tantôt un obstacle à la circulation cérébrale, l'œdème interstitiel, et un état de stupidité plus ou moins complète; tantôt, au contraire, une sorte d'irritation qui ne tarde pas à produire une agitation maniaque ordinairement violente. Il n'est pas rare de voir, dans ces conditions, la maladie se transformer en une démence incurable. A un degré moins élevé, la monomanie religieuse peut revêtir une forme chronique, et durer de longues années, sans apporter aucun obstacle à l'exercice des fonctions cérébrales et organiques. Nous avons observé la transformation de cette affection successivement en stupidité, en manie et en démence chez une même jeune fille.

**Étiologie.** — En dehors des causes habituelles qui viennent prédisposer au développement des diverses formes de l'aliénation, on doit admettre que le mysticisme, les pratiques d'une dévotion exagérée et inintelligente, la lecture d'ouvrages abstraits et la fréquentation abusive de réunions ayant pour objet des conférences religieuses, sont autant de causes provocantes qui, dans tous les cas, viennent imprimer au délire une physionomie spéciale. La monomanie religieuse est une des affections qui peuvent se propager le plus facilement par imitation et qui donnent lieu à ces folies épidémiques si fréquentes à diverses époques du moyen âge, et dont M. Calmeil nous a fait la savante relation.

### Observations.

Mad. Th.... est aliénée depuis 27 ans. Elle est entrée à Stéphansfeld en 1847. Le premier accès d'aliénation a éclaté d'une manière subite en 1834, deux mois après ses couches. A cette époque, elle a cherché à plusieurs reprises, à s'ôter la vie. Six autres couches ont succédé aux premières, et chaque fois des accès de folie se sont déclarés et n'ont disparu que lorsque la malade se trouvait de nouveau enceinte. Les accès étaient caractérisés par une grande loquacité, par une violente agitation, surtout la nuit, et par des tentatives réitérées de suicide. Les idées prédominantes étaient de nature ambitieuse et surtout religieuse; il existe une prédisposition héréditaire, deux oncles du côté maternel ont été aliénés.

La malade, d'une taille au-dessus de la moyenne, est d'une constitution scrofuleuse et d'un tempérament bilioso-nerveux. Sa démarche est affectée, elle cherche à rendre son port majestueux; elle redresse la tête en rejetant le tronc en arrière. Dès son arrivée, elle se dit heureuse de se trouver au milieu de toutes ces folles auxquelles elle a été appelée à rendre de grands services; elle affirme que c'est Dieu qui lui a commandé de se rendre à Stéphansfeld, pour ramener dans la voie ces pauvres créatures qui n'ont personne qu'elle au monde pour les soigner et les empêcher de tomber dans le précipice ouvert sous leurs pas. Elle cause beaucoup, rit souvent, puis, par moments, prend un air sérieux et réfléchi, surtout quand elle se sait observée; alors elle ferme à moitié les yeux et se pince les lèvres. Elle soutient qu'elle est une personne d'importance qui sera utile à l'humanité, le jour où Dieu le lui commandera; elle se dit l'ange gardien de toutes les personnes souffrantes, elle est envoyée par Dieu pour les protéger. Elle se croit reine et destinée à opérer des miracles; elle prétend que son mari a été nommé roi, et que c'est à son intercession auprès de la sainte Vierge qu'il doit sa couronne. Elle reste des heures entières debout sous un arbre du préau et se met à improviser des sermons qu'elle débite avec emphase; elle s'exalte alors de plus en plus et finit parfois par devenir réellement éloquente. Elle se couvre de chapelets, d'amulettes et de médailles; sa taille est serrée par une corde et sa main droite étreint constamment un crucifix en bois, fabriqué par elle-même. Tous les vendredis, elle pleure et on la voit s'agenouiller devant la chapelle, gémissant et se frappant la poitrine; elle nous affirme que chaque vendredi les cicatrices des scrofules qu'elle porte sur le corps se rouvrent : ce sont les sept plaies de Jésus-Christ qui saignent par elle. Elle recueille avec une avidité extrême toutes les nouvelles du dehors, puis elle les revêt d'une couleur religieuse et les fait passer pour des prophéties.

« Dieu est en moi, s'écrie-t-elle; rien ne saurait m'émouvoir ni ébranler ma foi; il m'a fait part de treize révélations, je vous les dirai, je ne me gênerai pas de les crier à haute voix par-dessus les toits, afin que tout le monde m'entende et que les pécheurs se convertissent. Écoutez! Dieu parle par ma voix :

« Je suis la dispensatrice de l'amour de Dieu, de son serment et de sa « miséricorde.

« Dieu le Seigneur m'a dit : Ton mari ne te reconnaîtra pas et ne saura
« t'apprécier que lorsque l'heure de sa mort aura sonné.

« Marie-Élisabeth, tu es l'élue du Seigneur et tu feras passer l'idolâtrie
« par un tamis.

« Je retiens ma malédiction pendant 26 ans, puis je la placerai entre
« tes mains. Les 26 ans sont passés depuis 1850, et depuis ce temps
« la malédiction divine imposée par moi, au nom de Dieu, repose sur le
« monde entier.

« La république seule existera.

« Sois forte, Marie-Élisabeth, je me rendrai auprès de toi, je n'y res-
« terai que peu de temps, et, en remontant au ciel, je remettrai ma puis-
« sance entre tes mains, etc. »

Mad. Th.... en veut surtout à l'empereur et au pape. Parfois elle est
excessivement violente. Il faut une surveillance incessante pour l'empêcher de se couvrir de médailles et de chapelets, et on ne parvient à la
réduire à l'obéissance qu'en la privant du service divin.

Mlle X..... est atteinte d'une forme remarquable de monomanie religieuse (ascétisme), qui lui fit refuser, jusqu'à la dernière heure de son
existence, les aliments les plus nécessaires. Quoique présentant une prédisposition héréditaire, elle était cependant arrivée jusqu'à l'âge de 40
ans, sans avoir offert rien qui pût faire craindre l'invasion de l'aliénation
mentale.

L'âge critique, et peut-être aussi une inclination contrariée, tardivement survenue, paraissent avoir imprimé à ses croyances religieuses
une exaltation qui devait aboutir rapidement au trouble de la raison.

Le caractère prédominant du délire consiste chez elle dans des idées
d'humilité religieuse, poussées à leur plus extrême exagération, et qui
viennent faire un singulier contraste avec son orgueilleuse obstination.
Elle refuse les aliments par esprit de pénitence ; ses raisonnements sont
d'ailleurs empreints d'une logique presque irréfutable. Son unique et
constante préoccupation est de soulager les pauvres, de soigner leur
ménage, leurs enfants ; elle pleure, à l'idée de tout le bien qu'elle peut
faire de ce côté.

« Mon bon père, écrit-elle à un ecclésiastique, ne me retirez pas vos
conseils spirituels ; je suis détachée des biens de cette terre, autant que
de l'affection particulière aux créatures, et depuis huit mois je jouis du
bonheur inexprimable de cette liberté d'esprit que donne le dégagement
des soins personnels de son propre corps. »

Et, en effet, cette pauvre malade ne souffrait d'autres vêtements sur
elle que des haillons sordides, et, si quelquefois elle consentait à manger, c'était quand elle pouvait trouver elle-même le rebut des aliments
les plus abjectes. Nulle prière, nulle considération, nul moyen ne pouvait lui enlever cette idée fixe, qui la poussait incessamment à macérer

son corps pour arriver à l'éternelle félicité, et la portait ainsi à un véritable suicide. Elle croyait, dans l'exaltation du sentiment qui la dominait, devoir expier jusqu'à la satisfaction intérieure que procure l'accomplissement d'œuvres charitables et d'actes empreints de l'abnégation et du dévouement le plus pur. « Encore une fois, ajoutait-elle, est-ce péché que de se nourrir ou de se vêtir de la manière dont je l'ai fait ? Quand je dis que je suis détachée de toute affection aux créatures, je crains de manquer de sincérité, parce que je regrette souvent une petite fille de quelques mois que je soignais dans mon village ; je me rejouissais et j'espérais trouver moyen de lui faire prononcer d'abord les noms de Jésus et de Marie, avant ceux de père et mère naturels, de lui parler de Dieu et de tâcher de porter son cœur innocent à l'aimer, et ses premières pensées à se porter vers d'autres choses que les choses de ce monde. Que Dieu me pardonne, et je trouverai à me faire de nouvelles privations pour ôter le trop sensuel d'une si heureuse vie. » Singulier contraste ! ces sentiments d'excessive humilité cachaient au fond un orgueil invincible, qui la portait même à résister aux injonctions de l'ecclésiastique, dans lequel elle avait mis toute sa confiance.

## MONOMANIE ÉROTIQUE. — ÉROTOMANIE, MÉGALOMANIE ÉROTIQUE.

**Monomanie érotique.** — Voici comment Esquirol résume les caractères qui appartiennent à cette forme particulière de la monomanie.

La monomanie érotique est une affection cérébrale chronique, caractérisée par un amour excessif, tantôt pour un objet connu, tantôt pour un objet imaginaire. C'est une affection dans laquelle les idées sont fixes et dominantes. (Esquirol.)

L'érotomanie diffère essentiellement de la nymphomanie et du satyriasis ; nous pourrions ajouter de la manie érotique, qui est elle-même un degré inférieur des deux autres formes d'aliénation. L'érotomanie est à la nymphomanie et au satyriasis, ce que les affections vives du cœur, mais chastes et honnêtes, sont au libertinage effréné. L'érotomaniaque ne songe même pas aux faveurs auxquelles il pourrait prétendre de l'objet de sa folle tendresse, quelquefois même son amour a pour objet des personnes imaginaires.

Dans l'érotomanie, dit Esquirol, les yeux sont vifs, animés; le regard passionné, les propos tendres, les actions expansives, mais les érotomanes ne sortent jamais des bornes de la décence. Ces malades sont ordinairement d'une loquacité intarissable, parlant toujours de leur amour; pendant le sommeil, ils ont des rêves qui ont enfanté les succubes et les incubes. Comme tous les monomaniaques, ils sont nuit et jour poursuivis par les mêmes idées, par les mêmes affections; ils négligent, ils abandonnent, puis ils fuient leurs parents, leurs amis; ils dédaignent la fortune, méprisent les convenances sociales; ils sont capables des actions les plus extraordinaires, les plus difficiles, les plus pénibles, les plus bizarres. (Esquirol.)

Si cette forme, d'ailleurs assez rare, de monomanie, doit être nettement distinguée de la manie érotique, de la nymphomanie et du satyriasis, ainsi que nous l'avons déjà dit, elle doit aussi être soigneusement séparée de la lypémanie érotique, dans laquelle on observe, avant tout, les signes de la dépression morale, et, bien souvent, des idées de suicide et d'homicide.

Chez le monomaniaque érotique, au contraire, on remarque toujours le contentement de lui-même, l'exagération du sentiment de la personnalité; il est heureux, content, et ses hommages s'adressent à des personnes placées dans des conditions sociales élevées, qu'il croit éprises de ses avantages personnels et de son rare mérite.

C'est souvent, dit Marc (t. I, p. 185), un amour purement imaginaire, ou bien il porte, sans être partagé, c'est-à-dire sans être payé de retour, sur une personne qui, par sa fortune, son rang, en un mot, par sa position sociale, ne peut ou ne veut répondre au sentiment qu'elle inspire, et dont souvent elle ne se doute même pas d'être l'objet. Cet amour exclusif, presque romanesque, s'observe plus communément chez les femmes que chez les hommes.

Rien de plus curieux, dit Guislain (t. I, p. 17), que d'entendre la conversation de ces érotomanes, d'observer leurs minauderies, leur toilette. Les doigts garnis de bagues, le corps couvert de

brillantes étoffes, veuves le plus souvent, grand'mères parfois,
elles font la désolation de leur famille, et en causent souvent la
ruine par leurs dépenses frivoles.

Chez quelques malades, dit M. le Dr Renaudin, l'amour s'idéa-
lise à tel point qu'il captive exclusivement toute l'organisation.
Les diverses fonctions sympathisent avec cette surexcitation. Le
sommeil devient agité par des rêves qui conduisent bientôt ces
infortunés malades à l'état de succubes ou d'incubes. Le délire
religieux s'allie, dans quelques cas, à la passion érotique. Une
demoiselle, qui s'est toujours fait remarquer par ses principes
de piété et de chasteté, et qui a passé la soixantaine, reçoit
chaque nuit la visite d'un être mystérieux qui lui procure les
jouissances les plus pures.

L'érotomanie peut revêtir différents degrés, et l'excitation
sensuelle peut être portée au point de lui donner de nombreux
points de contact avec la manie érotique, et une physionomie
qui rend difficile toute distinction avec cette forme d'aliénation.

Il n'est pas rare d'observer des hallucinations de l'ouïe, qui
rappellent aux malades l'objet habituel de ses préoccupations
érotiques. Une jeune fille entend sans cesse prononcer son nom
et des paroles d'amour, par celui qui est l'objet exclusif de ses
sentiments et de ses idées fixes.

L'érotomanie se complique assez fréquemment, chez les jeunes
filles, de symptômes hystériques; les attaques convulsives ont
alors une durée variable, et sont plus ou moins franchement
caractérisées.

**Étiologie.** — On a cité comme pouvant prédisposer plus particulièrement à la monomanie érotique, la suppression catamé-
niale chez les femmes, l'onanisme chez les jeunes gens. On peut
l'observer à tout âge, depuis l'époque de la puberté jusqu'à l'âge
le plus avancé. Une vie molle, efféminée, une imagination vive,
romanesque, la lecture d'ouvrages érotiques, prédisposent à cette
affection. On a encore indiqué comme causes spéciales, certaines lésions organiques; telles que les affections vermineuses,

26

la présence d'ascarides logés dans les parties voisines des organes de la génération et même parfois dans ces derniers ; les affections herpétiques, l'irritation hémorroïdale, etc. Guislain admet une érotomanie sénile qui arriverait chez les femmes aussi bien que chez les hommes, à un âge très-avancé. Il existe dans la généralité des cas une prédisposition héréditaire.

**Marche. — Terminaison.** — L'érotomanie dégénère comme toutes les monomanies, dit Esquirol ; le délire s'étend à un plus grand nombre d'idées, il devient général et, par les progrès de l'âge, il finit par la démence dans laquelle on retrouve encore les premiers éléments du désordre intellectuel et moral qui caractérisait le début de la maladie. Suivant Guislain, l'érotomanie chez les personnes âgées passe généralement à la démence, mais elle peut durer des mois et même des années, avant de subir cette transformation. A un âge avancé, la démence paraît survenir plus promptement chez les hommes que chez les femmes.

La monomanie érotique est susceptible de guérison, lorsqu'elle se manifeste surtout chez des jeunes personnes, et lorsque son invasion s'est faite d'une manière en quelque sorte brusque et rapide. Lorsqu'elle se présente sous forme de délire tranquille, que l'aberration des idées l'emporte pour ainsi dire sur la manifestation des sentiments érotiques, la marche de la maladie devient essentiellement chronique. Elle est quelquefois une affection transitoire et comme une période d'incubation d'autres affections mentales, dans lesquelles elle se transforme, telles que la manie, la stupeur ; dans ces conditions, elle présente des chances de guérison plus nombreuses.

**Thérapeutique.** — Nous nous bornerons à quelques indications thérapeutiques, et nous devons reconnaître que, pour le traitement de semblables affections, les ressources médicales sont complexes.

La première indication à remplir est de chercher à diminuer l'excitation prédominante des organes génitaux ; les bains frais,

les lavements froids, le camphre associé à de petites doses d'o-
pium, peuvent apporter une sédation utile sous ce rapport.

Dans tous les cas, il y a lieu d'examiner attentivement la constitution, le tempérament de l'individu, et de rechercher les
causes dont l'affection peut dépendre. Il peut, nous l'avons dit,
exister un état d'irritation des organes génitaux; quelques éruptions cutanées, exanthémateuses ou herpétiques, peuvent siéger
au voisinage de ces organes. On rencontre quelquefois chez les
femmes des accidents hystériques et surtout une disposition
chlorotique; on conçoit qu'il faudra s'attacher à combattre ces
différentes affections, qui contribuent pour une grande part à
entretenir cette forme spéciale du délire. Le traitement moral
doit être surtout l'objet de l'attention du médecin.

L'éloignement de toute cause d'excitation, l'isolement de l'entourage qui pourrait réveiller les idées morbides et les sentiments érotiques ou leur donner naissance, une occupation active,
intellectuelle et plutôt manuelle, de longues promenades, l'exercice et la fatigue musculaire qui font appel au sommeil, tels sont
les moyens susceptibles d'exercer une diversion utile et de nature à calmer l'imagination surexcitée des malades. Les bains
prolongés, avec affusions froides sur la tête, sont aussi d'une incontestable utilité, à la condition, toutefois, que les malades
seront surveillés et qu'au moyen d'un vêtement spécial on les
empêchera de se livrer à de secrètes habitudes, qui ne manque-
raient pas de réveiller chez eux une fâcheuse surexcitation.

Une malade que nous avons eu l'occasion d'observer à Maréville, mère de famille, et âgée de plus de 50 ans, remettait à
chaque instant à l'interne, chargé du service dans lequel elle se
trouvait, des lettres, dans lesquelles elle lui exprimait les sentiments les plus tendres. Nous extrayons d'une de ses lettres les
passages suivants :

O amour, quel est ton charme! tu donnes de la vie, du sentiment, à
un être froid comme le marbre, je crois sentir encore un cœur vibrer en
moi! mais ce cœur sec et froid, fait, hélas! de vains efforts. Comme une
nouvelle Héloïse, j'étreins une ombre, je la combats après, je la quitte

pour la resaisir de nouveau, mais sans en obtenir plus de bonheur.....
Qui ne comprend pas le bonheur d'aimer et d'être aimé, est pour moi un
être incompréhensible; car l'amour élève, agrandit l'âme; l'amour répand un charme sur tout ce qui nous environne, et par ce charme on
voit les choses les plus abjectes de la nature sous une autre forme, une
autre couleur; on est porté à aimer tout ce qui vous environne : si l'a-
mour était complet, comme il devrait l'être, quel être pourrait se trouver
malheureux, dut-on même ne jamais posséder l'objet de nos désirs. Que
d'embarras, que de futilités on pourrait se ménager, et auxquels on attache malheureusement une trop haute importance.

Pourquoi ne te dirais-je pas tout ce que tu me fais éprouver? ne suis-
je pas environnée de danger de toutes parts et à toute heure du jour?
je sais que la damnation m'est inévitable.... Malédiction! et tout me
porte vers toi! je te cherche partout et tu me poursuis partout. J'ai commencé à rentrer dans ton temple par vanité; maintenant c'est l'amour
qui m'y entraîne : je te mange des yeux.... à la vérité tu es un morceau
friand, tu as encore une candeur dans ta physionomie qui pourrait faire
croire....... A cette candeur tu joins une gravité qui te sied à mer-
veille; tu as réellement, je crois, la fierté romaine, sans en avoir l'ambition. Serais-tu un être accompli?.... Cet être que je cherche depuis
que j'ai compris ce que c'était qu'un cœur.... et maintenant que je n'en
ai plus, que je suis un être inanimé, je fais ta connaissance, et je te
tiens un langage. Damnation! Damnation! Ton ascendant, ta science, ont
tant de force, que je me plie sous ton pouvoir; je te parle comme te
parlerait une créature mortelle; c'est toi que je reconnais et prends pour
Dieu; mais si je me trompais sur ton compte? O! alors je n'aurais plus
la force de nourrir un amour qui doit m'amener une damnation certaine.... maintenant je me figure que tu me connais d'ancienne date,
de celle où je voulais, où je croyais pouvoir embrasser la vie religieuse,
etc.

### MONOMANIE INSTINCTIVE.

Monomanie sans délire, impulsive, restreinte. — Oligomanies
de quelques auteurs. — Monomanies affectives d'Esquirol.

Sous le nom générique de monomanie, ou plutôt de mégalomanie, nous avons exposé une forme essentielle, typique, d'aliénation, qui a pour signes distinctifs l'exaltation du sentiment de la
personnalité et un délire systématique, plus ou moins restreint.
Il nous reste à examiner un ordre tout différent d'affections mentales, qui donnent lieu à des impulsions irrésistibles, souvent

dangereuses, quelquefois à des idées fixes, mais qui ne s'accompagnent pas de manifestations délirantes nettement accentuées. Les malades qui en sont atteints, ont ordinairement la conscience de leur triste situation. Les affections que l'on peut désigner sous le nom de folies restreintes, morales, impulsives, ont été, nous avons déjà eu l'occasion de le dire, l'objet de nombreux débats dans ces derniers temps.

C'est là, on le comprend, une partie difficile de notre tâche, nous serons d'autant plus bref, que le sujet est environné d'une grande obscurité ; il n'entre pas d'ailleurs dans les conditions de notre travail, d'examiner les discussions médico-légales, auxquelles peuvent donner lieu des faits spéciaux et, du reste, exceptionnels.

On rencontre, nous l'avons vu, dans diverses formes d'aliénation, des impulsions au meurtre, au suicide, qui sont plus ou moins irrésistibles, qui peuvent être motivées ou non, et qui accusent, dans tous les cas, l'affaiblissement considérable survenu du côté de la volonté. C'est ce que l'on observe, par exemple, dans les différentes espèces de manie, de lypémanie, dans quelques formes de l'épilepsie, etc.

Les aliénés, dit Esquirol (t. II, p. 94), attentent à la vie de leurs semblables ; les uns, devenus très-susceptibles, très-irritables, frappent, tuent les personnes qui les contrarient ou dont ils croient être contrariés ; ils tuent les personnes qu'ils prennent pour des ennemis dont il faut se défendre ou se venger. Les autres, trompés par des illusions des sens ou par des hallucinations, obéissent à l'impulsion du délire. Enfin, les idiots, par défaut de développement de l'intelligence, dans l'ignorance du mal comme du bien, tuent par imitation.

Nous n'avons pas en vue ces divers faits dont nous nous sommes occupés avec les détails nécessaires, et qui se reconnaissent, soit à la forme même des accidents convulsifs, soit aux manifestations délirantes qui les ont déterminés.

Les cas que nous devons ici rapidement exposer sont des troubles psychiques particuliers, caractérisés principalement par un affaiblissement marqué de la volonté, quelquefois par des idées fixes, dont le malade ne peut se débarrasser, et surtout par des impulsions irrésistibles extrêmement dangereuses, qui poursuivent l'individu sans relâche tant que dure l'accès, et qui peuvent revenir d'une manière en quelque sorte périodique. Ces affections, essentiellement *monomaniaques,* ont ordinairement une période d'incubation et une évolution particulière.

Il existe, dit M. Baillarger, un assez grand nombre de cas dans lesquels le délire est rigoureusement limité à une idée ou à une série d'idées toujours la même. Souvent ce délire a persisté sans être soupçonné, et n'a entraîné aucun désordre. Sans l'aveu du malade, on ne saurait rien de ses longues souffrances, de ses luttes contre une idée qui a fini par le dominer. Le suicide est ainsi, dans beaucoup de cas, le dénouement d'un combat tout intérieur, et que rien n'a révélé. Il en est de même de la monomanie homicide: elle reste quelquefois longtemps cachée et n'est connue du médecin qu'au jour où le malade, effrayé par les progrès du délire, se décide à demander des secours contre sa propre faiblesse. Il y a dans beaucoup de cas une première période, caractérisée par des idées fixes sans délire; la durée de cette période est extrêmement variable; elle peut être seulement de quelques jours ou se prolonger pendant plusieurs années, etc. (Ann. méd. psych., 1846, p. 8 et suiv.)

Dans la monomanie partielle, impulsive, le délire n'apparaît que dans des termes restreints, ou même n'est caractérisé que par des impulsions isolées qui poussent au crime les infortunés qui en sont atteints; elles se rattachent essentiellement à l'aliénation mentale, soit par la coïncidence de quelques conceptions délirantes, soit par le retour périodique, et sous forme d'accès, de ces mêmes impulsions irrésistibles, qui entraînent nécessairement la liberté morale de l'individu. La science nous offre des exemples incontestables de cette forme de maladie.

Nous savons l'opinion trop exclusive que professent quelques auteurs modernes à cet égard. «On a appliqué, dit Wachsmuth, le mot de monomanie aux cas où prédomine une tendance spéciale, par exemple, monomanie homicide, et qui, dès lors, furent jugés superficiellement, et regardés comme des phénomènes morbides d'une espèce particulière; l'on n'a pas fait attention que les actions anormales qui en résultent, sont toujours motivées par des idées fausses ou des hallucinations (*Op. cit.*, p. 146).» Nous ne partageons pas l'opinion de l'auteur que nous venons de citer, ni de ceux qui se refusent à admettre l'existence d'accès d'aliénation, caractérisés par des impulsions isolées et un affaiblissement momentané et pathologique de la volonté. Les faits, tout exceptionnels qu'ils sont, n'en existent pas moins.

Nous ne saurions admettre qu'ils aient été observés incomplétement, puisqu'ils l'ont été par des maîtres de la science, tels qu'Esquirol, Marc, Baillarger, etc., et qu'ils devaient déjà, par leur étrangeté même, attirer doublement l'attention de savants dont on ne saurait méconnaître l'autorité.

Depuis que j'ai observé des folies sans délire, dit Esquirol, j'ai dû me soumettre à l'autorité des faits.... S'il existe des monomaniaques qui préméditent et raisonnent l'homicide qu'ils vont commettre, il en est d'autres qui tuent par une impulsion instinctive. Ces derniers agissent sans conscience, sans passions, sans délire, sans motifs; ils tuent par un entraînement aveugle, instantané, indépendant de leur volonté; ils sont dans un accès de *monomanie sans délire*. (T. II, p. 99.)

Cette monomanie peut se présenter sous forme de simple névrose, caractérisée par une oppression accidentelle des fonctions de l'intelligence, et l'apparition plus ou moins périodique d'idées fixes qui dominent l'esprit du malade, dont il a la conscience, souvent l'horreur, et qu'il ne parvient cependant pas, malgré tous ses efforts, à éloigner de son esprit.

La névrose dure quelques instants, quelquefois des heures entières: elle peut donner lieu à des actes excentriques, déraisonnables, injustes, puis tout rentre dans l'ordre, sans que l'accès laisse la moindre trace extérieure de son passage. Sans doute on peut observer chez ces sortes de malades quelques particularités du côté des fonctions organiques ou des fonctions nerveuses, particularités sur lesquelles nous aurons l'occasion de revenir.

M. Baillarger, dans le n° 3 des Archives cliniques, rapporte des observations intéressantes sous ce rapport.

M. X., chaque fois qu'il rencontre une femme qu'il juge jolie, est tourmenté du désir impérieux de connaître son lieu de naissance, sa position de famille, son âge, ses habitudes, son genre de vie; le désir est tellement impérieux, que, s'il ne peut le satisfaire, il tombe dans des espèces de crises, et reste plusieurs heures en proie à une grande anxiété. Les personnes qui l'accompagnent n'ont pas de meilleur moyen, pour empêcher le développement de ces sortes de crises, que de lui affirmer que la personne qu'il a rencontrée n'est pas jolie.

Cependant M. X., en proie à une aberration si étrange, conserve sa raison sur tous les autres points; il a toujours très-bien géré ses affaires. Cette monomanie a suffi pour rendre sa vie très-malheureuse, et, depuis longtemps déjà, elle est pour sa famille un profond sujet de tourment et d'affliction.

Nous nous rappelons avoir lu dans les Annales médico - psychologiques, deux observations citées par M. Lélut, et fort curieuses à ce point de vue. L'une de ces observations se rapporte à une dame appartenant à une famille des plus honorables, d'un esprit distingué et d'une conversation agréable, et qui était, de temps à autre, dominée par l'insurmontable besoin de dire les plus grossières injures aux personnes avec lesquelles elle était en train de lier conversation. Lorsque l'accès la prenait, elle débitait tout à coup, et au grand étonnement de ceux qui l'entouraient, les paroles les plus obscènes, puis, au bout de quelques minutes, tout rentrait dans le calme, et elle en était réduite à faire des excuses aux personnes qu'elle avait injuriées sans le moindre motif.

Nous nous souvenons avoir vu à l'hôpital de la Charité à Paris, un malheureux couvreur, qui, toutes les dix minutes environ, était obligé d'aboyer. Cette sorte de névrose lui était survenue à la suite d'une frayeur qu'un chien lui avait occasionnée ; chaque fois que l'accès revenait, il interrompait la conversation pour se livrer à ses aboiements ; puis, la crise passée, on ne remarquait plus rien d'anormal chez lui. Il avait parfaitement la conscience de cet état fâcheux, et lui-même s'attristait de ne pouvoir trouver un moyen d'empêcher le retour de ces déplorables accès.

«M. Trélat et moi, dit M. Baillarger, avons été consultés tout récemment pour une jeune dame qui, de quatorze à dix-huit ans, a été en proie à une monomanie de ce genre. Elle croyait à chaque instant avoir eu une mauvaise pensée, et elle s'imposait l'obligation de la rétracter.»

Nous avons eu l'occasion de donner des conseils à un jeune homme atteint d'une affection identique, et qui était obligé de répéter à haute voix, les unes après les autres, les heures qu'il entendait sonner à l'église de son village ; ce jeune homme, fils de parents aliénés, ne présentait pas d'autre dérangement ; il se rendait parfaitement compte de cette singulière aberration de son esprit, et manifestait la crainte de devenir un jour aliéné, ainsi que ses parents l'avaient été eux-mêmes.

J'ai vu, dit M. Baillarger (Arch. clin., n° 3, p. 143), une vingtaine de cas de ce genre, et j'ai été frappé de ce fait que, presque toujours, la maladie avait débuté vers l'âge de la puberté. Ces monomanies, beaucoup plus communes chez les jeunes filles, commencent souvent, de la manière la plus insidieuse, par des scrupules de diverse nature, par des craintes puériles et exagérées, auxquelles les parents attachent peu d'importance, jusqu'à ce que la maladie ait acquis son complet développement. On rencontre en même temps chez quelques malades des signes d'hystérie.

Beaucoup de ces monomaniaques, ajoute M. Baillarger, continuent à vivre dans le monde, mais presque tous éprouvent, à certains intervalles, des paroxysmes plus ou moins marqués.

Nous admettons donc avec Marc (t. I, p. 244, Consid. médic. judic.), une monomanie restreinte, que l'on peut appeler im-

pulsive, en vertu de laquelle les malades sont poussés à des
actes instinctifs, automatiques, et qu'aucune aberration intellectuelle ne précède. Nous décrirons, d'après cet auteur et
d'après Esquirol, les deux formes principales de cette redoutable névrose, l'une, que l'on a désignée sous le nom de monomanie ébrieuse, dypsomanie, et l'autre sous celui de monomanie suicide et homicide ; cette dernière, sans aucun doute la
plus grave, et qui peut être l'objet de constatations difficiles en
médecine légale.

### MONOMANIE ÉBRIEUSE. — DYPSOMANIE.

Si l'abus des liqueurs alcooliques, dit Esquirol, est un effet
de l'abrutissement de l'esprit, des vices de l'éducation, des
mauvais exemples, il y a quelquefois un entraînement maladif, qui porte certains individus à abuser des boissons fer-
mentées. Cette affection se présente d'habitude sous forme
d'accès ; les malades pouvaient avoir antérieurement des habitudes sobres, une conduite régulière ; puis, sous l'influence
de certaines causes physiques ou morales, on voit se manifester
quelques signes précurseurs ; l'accès se déclare avec plus ou
moins d'intensité, et avec les symptômes qui lui sont propres,
parmi lesquels se trouve l'irrésistible propension pour les boissons alcooliques. L'accès passé, les malades rentrent dans leurs
habitudes, et reprennent leur vie régulière, manifestant même
un dégoût prononcé pour toute boisson fermentée, jusqu'au moment où les symptômes de leur triste et redoutable affection
viennent à se reproduire de nouveau.

Au début de l'accès dypsomaniaque, dit Esquirol, l'estomac
est dans un état particulier qui jette le malade dans un affaiblissement physique excessivement pénible ; l'estomac alors
appète les boissons fortes ; c'est un appétit désordonné : c'est
le *pica*. Tantôt le moral s'est affaissé, le malade est sans énergie,
incapable de penser et d'agir, il est accablé d'ennui et de morosité. Puis le besoin de boire devient instinctif, impérieux, irré-

sistible; le malade se précipite sur toutes sortes de boissons fortes; il s'irrite et devient dangereux, s'il ne peut se contenter.

Ce besoin des boissons alcooliques persiste pendant toute la durée du paroxysme, après lequel le convalescent redevient sobre et reprend toutes les habitudes d'une vie tempérante. (Esquirol, t. II, p. 81.)

Les causes les plus ordinaires de cette affection mentale, qui peut se transformer en une folie chronique, sont une prédisposition héréditaire, des peines morales plus ou moins vives; chez la femme, les difficultés de la menstruation, la grossesse, l'âge critique, etc.

Marc cite l'observation rapportée dans les Annales de Henke, 1837, d'un individu qui présentait au plus haut degré les caractères de cette malheureuse maladie. Le goût de boire lui venait régulièrement toutes les trois ou quatre semaines pendant huit jours. Quand l'accès arrivait, cet homme, jusque-là si laborieux et si économe, quittait le travail, et buvait jusqu'à ce qu'il eût dépensé tout son argent, n'ayant la tête à lui ni jour, ni nuit, et ne ressemblant en rien à un être raisonnable. Prières, représentations, menaces, mauvais traitements, même de la part de ses proches, ne produisaient pas plus d'effet que la soustraction absolue de l'argent et de la boisson. N'avait-il rien dans sa bourse, lui, d'ordinaire bien vêtu, allait en haillons sales et demi-nu, mendiant d'un air hébété, qui décelait le bouleversement de ses facultés morales. Oubliant ses habitudes de propreté, il buvait l'eau-de-vie dans les vases les plus dégoûtants, sans s'inquiéter de ce qui pouvait y être mêlé.

Le Dr Fuchs décrit de la manière suivante l'approche de l'accès:

### Observation.

Après avoir assidûment travaillé et mené une vie fort régulière pendant trois semaines, cet homme revient un soir de la forêt, ne se plaignant de rien; il se couche comme de coutume, mais ne peut s'endormir, à cause d'une grande anxiété et d'une douleur particulière dans la tête. A 11 heures du soir, il saute à bas de son lit, se met à courir partout dans la maison et en sort, couvert seulement d'une chemise. Il va frapper avec violence à la porte de plusieurs cabarets, jusqu'à ce qu'on ait satisfait son désir; l'eau-de-vie qu'il boit avec excès, lui fait perdre l'usage de ses membres. Vers le matin on le ramène chez lui, on l'enferme dans une chambre et on le garotte. Il passe ainsi quelque temps sans connaissance, les yeux à demi-fermés, puis il se dresse sur son séant, en jetant des regards sombres et farouches autour de lui. Les veines de sa face sont gonflées, surtout celles du front; la sueur lui ruisselle sur le corps, et ses cheveux pendent en désordre, rabattus en partie sur le visage; le pouls est accéléré et plein; il n'y a qu'une partie de son corps qui soit couverte par la chemise. D'abord, l'individu s'épuise en menaces contre ceux qui l'ont attaché, il cherche à se débarrasser de ses liens, ce que l'épuisement de ses forces ne lui permet pas d'accomplir; bientôt il en vient aux prières, prononce à chaque instant le nom de sa sœur, qu'il défigure de diverses manières, et demande de l'eau-de-vie à voix d'abord haute, puis de plus en plus faible. Il écarte les aliments qu'on lui présente; la bière et toutes les autres boissons, le café excepté, sont refusées, il ne veut que de l'eau-de-vie, qui seule peut le délivrer de l'anxiété qu'il éprouve. Pour le calmer jusqu'à un certain point, on lui donne un mélange d'un quart de chopine d'eau-de-vie avec quelques pintes d'eau; il avale ce liquide avec une grande avidité, parce qu'il a le goût et l'odeur de l'eau-de-vie. Dès que le vase est vide, il en redemande un autre, et continue ainsi de boire jour et nuit, pendant huit jours, sans dormir un seul instant. Deux ou trois fois par jour on lui donne le mélange qui vient d'être indiqué. Il ne mange que très-peu, et presque jamais de bon gré. De jour en jour il s'affaiblit, de sorte qu'il ne peut plus prononcer le nom de sa sœur, ni lui demander de l'eau-de-vie qu'à voix basse.

Enfin, il s'endort épuisé; au réveil, il ne reprend pas ses sens, éprouve beaucoup de faiblesse et tremble violemment; mais il a de l'appétit, mange et boit de l'eau pure; l'eau-de-vie lui inspire de l'horreur, et il n'en prend plus jusqu'au prochain accès.

Bientôt il se ranime et retourne au travail, sans conserver aucun souvenir du passé. Quand on lui donnait, pendant l'accès, autant d'eau-de-vie qu'il en désirait, il la buvait avidement jusqu'à ce qu'il perdît connaissance, et dès qu'il revenait un peu à lui, il en demandait encore. Ce n'était pas le sommeil qui survenait après l'usage immodéré de cette liqueur, mais une sorte de stupéfaction qui ne se dissipait que pour reparaître bientôt. Rien n'était capable d'empêcher le retour des périodes de la dypsomanie. Elles s'établissaient et suivaient leur cours, qu'on donnât pleine ou seulement partielle satisfaction au besoin de boire, ou même qu'on ne le satisfît pas du tout. Dans ce dernier cas, le malheureux soupirait sans cesse après sa boisson favorite, et passait les nuits sans sommeil. Pendant les premières années de sa dypsomanie, la constitution robuste de cet homme ne reçut aucune atteinte, mais ensuite elle alla toujours en déclinant, ce qui était peu sensible dans les intervalles lucides, mais devenait très-marqué durant les périodes de la maladie ; un tremblement régulier s'établissait alors, surtout vers la fin. Peu à peu les périodes elles-mêmes de dypsomanie se raccourcirent, en raison de la faiblesse, et le sommeil venait dès le sixième, le cinquième ou le quatrième jour. Les facultés morales baissèrent aussi, quoique avec plus de lenteur, l'entendement devint obtus, et il se manifesta, enfin, un état très-rapproché de la démence. La mort eut lieu dans une de ces périodes. (Marc, t. II, p. 1.)

## MONOMANIE HOMICIDE.

Il en est de même pour la monomanie homicide et suicide. Cette affection est surtout caractérisée par des accès qui se manifestent plus ou moins brusquement et qui s'accompagnent, entre autres symptômes, d'impulsions violentes, irrésistibles, presque toujours non motivées, et qui portent le malade à des actes homicides ou suicides.

Voici, succinctement résumés, les caractères que lui a assignés Esquirol, et que Marc et quelques autres auteurs se sont bornés à rapporter sans y ajouter de nouveaux détails.

Les individus atteints de monomanie homicide, dit l'auteur que nous venons de citer, agissent sans conscience, sans passions, sans délire, sans motifs ; ils tuent par un entraînement aveugle, instantané, indépendant de leur volonté, ils sont dans un accès de monomanie sans délire.

L'observation démontre que ces aliénés étaient tantôt d'un caractère sombre, mélancolique, capricieux, emporté ; tantôt ils s'étaient fait remarquer par la douceur et par la bonté de leurs mœurs et de leurs habitudes.

Les causes prédisposantes et déterminantes sont de diverses nature; on peut citer parmi elles l'hérédité, certaines conditions organiques, une congestion cérébrale accidentelle, l'état puerpéral, la suppression des règles chez les femmes, la puberté, l'exaltation religieuse, la surexcitation de la sensibilité morale par des chagrins, la misère, la frayeur, etc.

La monomanie homicide n'épargne aucun âge; des enfants de 8 à 10 ans n'en sont point exempts. Elle est ordinairement périodique; le paroxysme ou accès est précédé de symptômes qui indiquent une excitation générale.

Les malades ressentent des coliques, des ardeurs d'entrailles, des chaleurs de poitrine, de la céphalalgie; ils ont de l'insomnie, la face devient rouge ou très-pâle, le pouls est dur et plein, le corps est dans un état de trémulation convulsive. Ordinairement le malade frappe sans qu'aucun acte extérieur puisse faire pressentir l'excès auquel il va se livrer. L'acte accompli, il semble que l'accès soit fini; quelques monomaniaques paraissent comme débarrassés d'un état d'agitation et d'angoisses qui leur était très-pénible. Ils sont calmes, sans regrets, sans remords et sans crainte. Ils contemplent leur victime avec sang-froid; quelques-uns éprouvent et manifestent une sorte de contentement. La plupart, loin de fuir, restent auprès du cadavre, ou vont se déclarer aux magistrats, en dénonçant l'action qu'ils viennent de commettre. Un petit nombre cependant s'éloignent, cachent l'instrument et dérobent les traces du meurtre. Mais, bientôt après, ils se trahissent eux-mêmes, et s'ils sont pris par les agents de l'autorité, ils se hâtent de révéler leurs actions, d'en faire connaître les plus petits détails, ainsi que les motifs de leur fuite.

Dans l'accès de monomanie instinctive, dit Marc (t. II, p. 6), lorsque surtout elle porte à des déterminations funestes, on remarque ordinairement des signes d'un orgasme cérébral. La face est rouge, les veines sont gonflées, les carotides battent, les yeux sont brillants et injectés. Les monomanes éprouvent de l'irritation avec anxiété; ces symptômes se calment lorsque l'impulsion instinctive cesse, et parfois même elle est suivie d'un état d'affaissement et de stupeur, lorsque cette impulsion a été assouvie.

Quelquefois, ajoute Esquirol, lorsque l'accès tend à se développer, les monomaniaques homicides sont agités par une lutte intérieure entre l'impulsion au meurtre et les sentiments et les

motifs qui les en éloignent ; la violence de cette lutte est en
raison de la force de l'impulsion, du degré d'intelligence et de
sensibilité conservées. Suivant cet auteur, les monomaniaques
qui ont accompli leur tentative, guérissent rarement; ils sont
facilement repris des mêmes accidents, et l'on doit prendre les
précautions convenables pour prévenir les suites des funestes
dispositions de ces malades, soit contre eux-mêmes, soit contre
les autres.

Quelques malades atteints de cette redoutable affection, à un
moindre degré, ont pu guérir, lorsque surtout celle-ci dépen-
dait de quelques conditions organiques spéciales; ils se sont
rétablis par des moyens simples. qui agissent sur les organes
abdominaux; les laxatifs paraissent entre autres spécialement
indiqués.

On peut trouver dans l'ouvrage d'Esquirol ( t. II, p. 101) et
dans celui de Marc des observations fort remarquables sous ce
rapport.

Une femme, accouchée depuis dix jours, se sent tout à coup
et sans motifs, agitée par le désir d'égorger son enfant. Une
servante, citée par Marc, est prise, chaque fois qu'elle désha-
bille pour le coucher, l'enfant confié à ses soins, du désir irrésistible de l'éventrer.

Nous avons eu l'occasion d'observer un exemple assez frappant sous ce rapport ; nous nous bornons à en citer les princi-
ples particularités.

### Observation.

X.... est pris à certaines époques d'accidents singuliers qui ont pour
caractère presque unique des impulsions au suicide et à l'homicide. L'accès monomaniaque, auquel il a été assez fréquemment sujet, survient quelquefois sans cause appréciable; il est le plus souvent provoqué par des
écarts de conduite et les remords qui exercent sur son esprit un empire
très-marqué.

X.... est entraîné vers l'âge de 17 ans, dans une maison de tolérance;
premier remords, première tentative de suicide. Un an après, il se pas-
sionne pour une cousine à laquelle il jure une éternelle fidélité; quelques
jours après il viole son serment en retournant dans une maison de tolé-

rance : nouveaux remords, nouvelle tentative de suicide. Trois ou quatre
mois après il fait à une dame qu'il rencontre dans l'établissement où il
est placé une déclaration qui est mal accueillie. Ce refus le plonge dans
la tristesse; il prend pour la première fois la résolution d'assassiner cette
dame, dans l'espoir qu'il pourra être condamné à la peine capitale, et
terminer ainsi son existence, après avoir eu toutefois le temps de remplir ses devoirs religieux. Il reste pendant deux jours en proie à ces idées
fixes, qui finissent cependant par l'abandonner. Deux tentatives de suicide
répétées à peu de temps l'une de l'autre ont lieu quelques mois après;
l'une d'entre elles est provoquée par le regret qu'il éprouve d'avoir brûlé
un billet que lui avait écrit une jeune fille qu'il avait aimée. A la fin de
1856, un nouvel accès le reprend; il est caractérisé comme d'habitude
par des idées de misanthropie; il est tourmenté par le remords de sa vie
agitée et malheureuse, et prend la résolution de commettre un crime
pour se séparer de cette société pour laquelle il ne ressent qu'un profond dégoût. Dans ce but, armé d'un instrument tranchant, il blesse au
sein une fille de mauvaises mœurs, avec laquelle il venait de passer
quelques moments. « Il aurait pu, dit-il, facilement la frapper une seconde fois; il n'en a pas eu le courage ou plutôt la lâcheté; *sa tête et
son cœur s'étaient presque aussitôt calmés.* » Plus tard, à quelques
mois de là, les mêmes idées, les mêmes impulsions le reprennent avec
une nouvelle et remarquable intensité, c'était peu de temps après l'assassinat de l'archevêque de Paris, dont la nouvelle l'avait vivement im-
pressionnée; il veut commettre un nouveau crime, qui puisse définitivement le séparer de cette société haïssable, par le bagne ou l'échafaud,
peu importe. « Il distingue, écrit-il à ce moment, deux sortes de civilisation : la civilisation du Christ, de qui procède tout bien; la civilisation
des hommes, d'où émane tout mal. La civilisation du Christ, qui enseigne
l'amour de la pauvreté, l'humilité, la mortification; celle des hommes,
qui donne la passion du luxe, de l'argent, qui encourage l'orgueil, l'abus
des plaisirs, les jouissances nuisibles, etc. Laquelle des deux est préférable? Tout homme de cœur a déjà répondu : la première. Laquelle des
deux règne dans notre France? La seconde malheureusement, celle qui
nous vient de Satan, celle que l'enfer nous insuffle.... La corruption
domine partout. Qu'on me compte les femmes qui sont restées pures
dans le célibat, fidèles dans le mariage! Qu'on me cite les maris qui n'ont
pas été adultères, les jeunes gens qui sont restés vierges jusqu'à leurs
noces. Aussi rares sont les diamants dans les mines de charbon. Les
femmes de nos jours sont affreusement rouées. On n'écoute plus les
battements de son cœur; l'argent seul, toujours l'argent. L'amour se vend,
on en fait trafic, c'est une simonie. Posez la main, dit l'abbé de Lame-
nais, sur la poitrine de ces ombres qui passent, rien n'y bat. Telles sont,
ajoute-t-il, les causes, qui me font prendre la société en dégoût. »
Ce sont là, on le comprend, non les causes, mais les motifs qu'il in-

voque, pour expliquer la malheureuse disposition d'esprit dans laquelle il se trouve à certaines époques, et les horribles pensées qui viennent l'obséder pendant les accès auxquels il est sujet, sous l'influence des impressions les plus légères. Sa physionomie présente alors quelque chose de caractéristique, son regard est assuré, brillant, véritablement décidé; sa figure est pâle, ses traits légèrement contractés; sa mise plutôt négligée; il a de l'inappétence, de l'embarras gastrique, de la constipation, ses digestions sont difficiles; il ressent des chaleurs vers la tête, du reste, il est loin de se croire malade. Ses idées sont suivies, son raisonnement est sans doute paradoxal, mais on y trouverait difficilement une aberration délirante nettement accentuée; son ton a quelque chose de sarcastique; le phénomène le plus étrange que l'on ait à constater pendant la durée de l'accès, consiste dans un changement de caractère essentiellement différent de celui qu'il présentait auparavant; ses dispositions profondément religieuses se transforment en une sorte d'impiété, le scepticisme semble l'envahir.

« Pourquoi, dit-il, lorsqu'il cherche à expliquer ses tentatives de meurtre, pourquoi me suis-je attaqué à une femme? Parce que tous mes malheurs me sont venus par les femmes, et que je les ai prises en haine. Pourquoi à une fille de mauvaises mœurs? Parce que ce sont celles-là qui ont été le plus souvent la source de mes peines, de mes chagrins, des chagrins que j'ai causés à mes parents et des catastrophes de ma vie, etc. »

CHAPITRE XI.

# PARALYSIE GÉNÉRALE.

————

Synonymie : Paralysie générale des aliénés. — Paralysie générale progressive. — Encéphalite chronique. — Méningite
chronique. — Méningo-encéphalite. — Méningite, Encéphalite
diffuse. — Folie paralytique, etc.

La paralysie générale est une affection qui a été, dans ces
derniers temps, l'objet de recherches nombreuses et de travaux
remarquables ; son histoire laisse cependant encore quelques
obscurités à dissiper.

Pinel, Esquirol, Georget, paraissent avoir entrevu l'existence
et la gravité de cette affection. Esquirol n'en avait pas fait une
description à part, mais il avait insisté sur le pronostic fâcheux
de quelques délires ambitieux, et il avait émis cette opinion, que
l'affaiblissement musculaire pourrait être une terminaison particulière de la démence.

C'est en 1822 que M. Bayle a décrit le premier, dans sa thèse
inaugurale, la paralysie générale comme une espèce distincte de
l'aliénation mentale.

Il l'a considérée comme l'expression symptomatique d'une
méningite chronique primitive, qui détermine consécutivement
dans la grande majorité des cas, l'inflammation de la substance
corticale du cerveau.

En 1824, M. Delaye a voulu rattacher cette affection à l'aliénation elle-même; il en a fait comme un accident et une complication de la démence; il en a attribué la cause à une augmentation, quelquefois même à une diminution de consistance de la masse cérébrale.

Plus tard, en 1826, M. Calmeil la considéra à son tour comme une affection distincte, et comme étant primitivement une encéphalite.

Elle donnerait lieu, suivant lui, d'abord à des symptômes de paralysie, et plus tard à des désordres de l'intelligence qui, dans ce cas, doivent être considérés comme étant une complication de la paralysie. M. Parchappe a cherché à démontrer que cette maladie se rattache à une altération spéciale du cerveau, au ramollissement de la couche corticale, et que l'on doit, par conséquent, lui donner le nom de *folie paralytique*. Si elle peut, suivant lui, constituer dès le début une forme de maladie, elle peut aussi survenir dans quelques aliénations anciennes. Sans nier la possibilité du développement de la paralysie générale chez des individus atteints depuis longtemps d'aliénation mentale, on n'en doit pas moins reconnaître qu'elle se montre exceptionnellement dans ce cas, et qu'elle doit être considérée comme étant une forme de maladie essentiellement distincte d'autres formes d'aliénation mentale; elle a des symptômes qui lui sont propres, une évolution particulière, et elle se rattache à une altération *sui generis* des centres nerveux, particulièrement de la substance grise.

Les recherches de M. Baillarger contribuèrent pour une grande part à élucider l'histoire de cette affection. Pour ce savant aliéniste, deux ordres de phénomèmes la caractérisent : l'affaiblissement musculaire, et l'affaiblissement progressif des facultés; le délire ne serait qu'une complication secondaire et pourrait même manquer dans bon nombre de cas.

M. Lunier, en se rangeant aux idées de l'auteur que nous venons de citer, a résumé, dans une intéressante monographie, tous les caractères qui se rapportent à la paralysie générale.

Nous mettrons à profit; dans la description qui va suivre, les travaux de ces médecins.

Plus tard on signala, dans les hôpitaux, des malades qui présentaient une affection identique à celle que l'on rencontre dans les établissements d'aliénés, avec cette différence seulement qu'il n'existait pas de perturbation des facultés intellectuelles. Pour MM. Baillarger, Calmeil, et quelques autres médecins, ces deux affections ne formeraient qu'une seule et même maladie, et M. Requin proposa, en conséquence, de remplacer le nom de *paralysie générale des aliénés* par celui de *paralysie progressive,* puisqu'on peut, suivant lui, observer cette affection chez des individus non aliénés.

Cependant, des observations plus complètes, mieux constatées, ne tardèrent pas à faire reconnaître qu'il existe bien réellement deux espèces de paralysie générale progressive, l'une sans aliénation et l'autre avec aliénation. Cette manière de voir, sans aucun doute, la plus rationnelle, a été particulièrement soutenue par MM. Sandras, Brierre de Boismont et Duchêne, de Boulogne; ce dernier auteur est parvenu, par ses expériences sur l'irritabilité musculaire, à établir, sous ce rapport, des signes importants de diagnostic différentiel. Nous n'entrerons pas davantage dans la discussion que pourraient soulever ces différents points de la science, nous aurons à y revenir; nous devons maintenant aborder l'étude de cette maladie, à laquelle nous conserverons la dénomination de *paralysie générale.*

On peut définir la paralysie générale, une affection apyrétique, d'une assez longue durée, déterminée par un état de congestion et d'inflammation spéciale du cerveau, et caractérisée par des symptômes particuliers tels que l'embarras de la parole, l'affaiblissement musculaire, un délire plus ou moins caractéristique, et la diminution progressive des facultés intellectuelles.

Deux ordres de phénomènes caractérisent la paralysie générale :

1° La lésion du mouvement et celle de la sensibilité;

2° L'altération de l'intelligence.

## A.

## LÉSION DU MOUVEMENT.

Les symptômes tirés de la lésion du mouvement forment véritablement le caractère de cette affection.

**Embarras de la parole.** — Le premier signe, le plus caractéristique, celui qui frappe particulièrement l'attention de l'observateur, c'est l'embarras de la parole. La langue est, dans la plupart des cas, la première partie affectée; mais, à un degré peu avancé de la maladie, ou dans quelques formes particulières, l'on ne parvient qu'avec beaucoup d'habitude à reconnaître dès le début l'existence et l'importance de ce symptôme, tellement il est quelquefois peu prononcé. D'abord c'est une sorte de gêne qui oblige les malades à faire quelques efforts, lorsqu'ils veulent parler. La voix n'est pas aussi nettement articulée; quelquefois c'est une simple difficulté dans la prononciation de certains mots, de certaines syllabes, un peu de bredouillement, une sorte d'hésitation, un bégaiement comparable à celui de l'ivresse.

A un degré plus avancé, la prononciation n'est déjà plus nette, le malade fait de plus grands efforts pour prononcer distinctement quelques paroles, en réponse aux questions qu'on lui adresse, ses efforts se traduisent par un tremblement particulier des muscles qui entourent la bouche; on le voit séparer les mots dans un même membre de phrase, et les syllabes de certains mots; ainsi il s'exprimera de cette manière : Je vou-ou-ous re-con-nais. Il bégaie davantage pour peu qu'on le presse.

A un dernier degré, la prononciation devient de plus en plus difficile, elle nécessite la contraction de tous les muscles de la face, le langage finit par être inintelligible, il faut deviner ce que le malade cherche à exprimer.

**Tremblement vermiculaire.** — L'affaiblissement qui vient

atteindre progressivement le système musculaire se traduit encore par d'autres signes non moins caractéristiques. Sous le nom de *tremblement vermiculaire, vibratile,* de quelques auteurs, M. Baillarger a décrit le premier degré de ce tremblement que l'on remarque chez les paralytiques, dans les diverses parties du corps, et qui les empêche d'écrire, de coudre, d'exécuter en un mot les mouvements qui exigent une certaine précision.

On peut l'observer quand on fait appliquer à plat sur une table le bras de certains paralytiques et qu'on examine avec soin le trajet des extenseurs des doigts.

On reconnaît alors que les muscles sont agités de contractions presque imperceptibles, les tendons eux-mêmes sont parfois sujets à de légères contractions bien différentes des soubresauts. Ce tremblement s'observe surtout d'une manière très-manifeste dans la langue, et dans les muscles qui entourent l'ouverture buccale, quand le malade s'apprête à parler, ou quand il vient de le faire.

Les lèvres, les joues, les paupières, sont le siége d'une trémulation, d'une sorte de mouvement vibratile plus ou moins apparent et qui s'accompagne alors de l'hésitation de la parole. Il suffit souvent, pour constater déjà le commencement des accidents de paralysie, de faire tirer la langue ; on la voit trembler d'autant plus qu'on la fait rester plus longtemps hors de la bouche.

Les phénomènes que nous venons de décrire présentent des oscillations, il y a des jours où ils sont peu marqués, d'autres où on ne les observe pas ; quelquefois la forme du délire empêche de les reconnaître. On les remarque plutôt au lit qu'au dehors, le matin plutôt que le soir, dans l'état de repos plutôt que dans la période d'agitation, dans une conversation lente plutôt que dans une conversation animée, en un mot, quand rien ne vient exciter l'influx nerveux qui va s'affaiblissant. (Canstatt, 1855.)

**Affaiblissement musculaire général.** — En même temps que l'on observe les désordres que nous venons de décrire, les membres et particulièrement les jambes sont le siége d'un affaiblissement progressif. La marche devient plus difficile, le malade a les membres plus roides, il se tient mal sur ses jambes; elles deviennent plus lourdes et mal assurées; il les écarte; il marche moins droit, il fait souvent des faux pas; chez quelques-uns la progression paraît s'exécuter par une succession d'élans, que l'on remarque surtout lorsqu'ils essaient de courir.

A un degré plus avancé, la marche est vacillante, le malade fait des chutes, les membres abdominaux tremblent sous le poids de son corps dans la station verticale, ses genoux plient quelquefois tout à coup, bientôt il ne peut plus marcher qu'à l'aide d'un bâton, ou en s'appuyant sur les meubles.

Enfin, la station verticale et la marche deviennent impossibles, les malades ne peuvent même plus rester assis sur un fauteuil à moins d'y être fixés.

Pour les membres thoraciques, on observe le même affaiblissement progressif: c'est d'abord une maladresse qui indique un remarquable défaut de précision; les paralytiques ne peuvent plus s'emparer des petits objets, les mouvements deviennent de plus en plus limités; le malade ne peut pas écrire, boutonner ses vêtements, porter son verre jusqu'à la bouche; on est obligé de le faire manger; le tremblement général se montre de plus en plus manifeste.

A une dernière période, la paralysie s'étend aux muscles de la déglutition; les aliments liquides son avalés de travers et provoquent à chaque instant des quintes de toux. Les aliments solides finissent eux-mêmes par ne plus pouvoir être poussés dans l'estomac, ils s'amassent dans l'œsophage et viennent comprimer le larynx. La paralysie gagne le rectum, le sphincter de de la vessie, et donne lieu à l'incontinence de l'urine, à celle des matières fécales, quelquefois à une constipation opiniâtre, à la rétention de l'urine, et à l'écoulement de celle-ci par regorgement.

**Irritabilité musculaire.** — M. Duchêne, de Boulogne, a
fait des recherches électro-physiologiques, dans le but d'étudier
les phénomènes d'irritabilité musculaire dans les différentes espèces de paralysie. Ce savant expérimentateur est arrivé, sous
ce rapport, à des résultats intéressants. Il a constaté, que dans
les paralysies consécutives aux lésions du cerveau, et particulièrement dans la paralysie générale avec aliénation, l'irritabilité
musculaire est conservée. Au contraire, l'excitation électrique
ne peut solliciter la contraction des muscles dans les paralysies
saturnines, dans celles qui sont consécutives aux lésions traumatiques des troncs nerveux, ou dans celles qui sont symptomatiques d'une affection de la moelle. Dans cette affection que
l'on a désignée sous le nom de *paralysie générale progressive
sans aliénation*, qui ne s'accompagne d'aucun trouble des fonctions intellectuelles, et dans laquelle on n'observe aucune lésion
appréciable des centres nerveux, l'irritabilité musculaire est
•spécialement lésée. Par conséquent, l'excitation électrique permettra dans les cas douteux de distinguer la paralysie générale
des aliénés de celle qui a lieu sans aliénation (Ann. méd. psych.,
1853, p. 277). Cependant, dans la première, la contractilité
musculaire peut être réduite à la moitié, au tiers, au quart de
sa force habituelle; elle peut encore se montrer très-marquée
à une période avancée de la maladie, surtout quand celle-ci a
suivi une marche aiguë.

**Hémiplégie incomplète.** — On remarque assez souvent,
dit M. Bayle, surtout à la deuxième période de la paralysie générale, des attaques apoplectiformes, pendant lesquelles les malades perdent le sentiment et le mouvement d'une manière plus
ou moins complète. Au bout de quelques heures, la connaissance
se rétablit, mais il reste fréquemment à leur suite une hémiplégie incomplète, qui ne tarde pas elle-même à se dissiper à
l'aide de moyens appropriés. Cette prédominance de la paralysie
à droite ou à gauche ne peut s'expliquer, comme le dit fort bien
M. Calmeil, que par une compression plus forte sur un des hé-

misphères, et cette compression ne tient sans doute elle-même
qu'à l'intensité plus grande de la congestion dans l'un des côtés
du cerveau. M. Baillarger fait également remarquer qu'il existe
des hémiplégies persistantes, toujours localisées d'un même
côté, qui tiennent à la prédominance congestive d'un même hémisphère cérébral, et qui finissent par déterminer une atrophie
plus marquée du même côté. (Ann. méd. psych., 1858, p. 175.)

L'hémiplégie incomplète paraît avoir lieu plus souvent à
gauche; elle peut changer de côté; elle semble se rattacher dans
quelques cas à l'hydropisie des ventricules, ou de l'arachnoïde,
qui peut être plus abondante d'un côté ou de l'autre.

**Pupilles.** — L'inégalité dans la dilatation des pupilles se rencontre fréquemment dans la paralysie générale; ce symptôme
existe quelquefois dès le début de la maladie, en général, cependant il ne se présente qu'à une période avancée. M. Baillarger
l'explique de la manière suivante : la paralysie générale, dit-il,
est le résultat d'une lésion des deux hémisphères; mais cette
lésion ne doit pas toujours se produire au même degré dans les
deux côtés. Lorsque la différence est très-tranchée, il y a prédominance de la paralysie d'un côté du corps, ce qui existe en effet
dans un certain nombre de cas. Lorsque la différence de lésion
dans les deux hémisphères est moins grande, elle ne devient
plus appréciable par une prédominance de la paralysie à gauche
ou à droite, mais elle peut encore être reconnue à la différence
de la dilatation des pupilles, dont la sensibilité plus vive révèle
plus facilement que les autres organes la moindre altération du
cerveau (Ann. méd. psych., 1850, p. 691). Nous nous sommes
suffisamment étendu dans une autre chapitre (*symptomatologie*,
p. 75) sur la cause de la dilatation inégale des pupilles dans les
diverses formes d'aliénation et particulièrement dans la paralysie générale, nous ne pouvons qu'y renvoyer le lecteur pour
tout ce qui a trait à ce sujet.

**Trouble de la sensibilité.** — Les auteurs ne sont pas encore fixés sur les troubles qui peuvent avoir lieu du côté de la sensibilité; nous n'avons, sous ce rapport, que des données assez incertaines. Suivant M. Calmeil, ils apparaîtraient les derniers, et ils ne se montreraient que lorsque l'intelligence et les mouvements seraient déjà depuis longtemps lésés. D'après M. Baillarger, la sensibilité de la peau diminue dans les deux derniers degrés de la maladie. Nous avons, pour notre part, souvent constaté cette diminution de la sensibilité, surtout aux extrémités des doigts; lorsqu'on a soin de ne pas attirer l'attention des malades à ce sujet, on peut facilement remarquer que chez la plupart d'entre eux la sensation est devenue obtuse.

La sensibilité spéciale peut à son tour éprouver un degré d'affaiblissement plus ou moins facile à reconnaître; en général la vue, l'ouïe, l'odorat, paraissent conserver leur intégrité; il n'est pas rare cependant de rencontrer des signes de paralysie partielle, tels que l'amaurose, l'abaissement de la paupière supérieure, la diplopie, la surdité, etc.

Les aptitudes sexuelles seraient éteintes, d'après Conolly, dès le commencement de la maladie. Nous ne partageons pas cette opinion, car nous avons observé nombre de malades qui, sous ce rapport, présentaient une surexcitation génitale; nous possédons en outre l'observation d'un paralytique qui, malgré le degré avancé de la maladie dont il était atteint, n'en devint pas moins le père, du moins tout porte à le croire, d'un enfant bien constitué.

B.

## LÉSIONS DE L'INTELLIGENCE.

Nous avons rapidement exposé les lésions que l'on peut observer du côté du mouvement et de la sensibilité; celles qui se produisent du côté de l'intelligence, ne sont pas moins caractéristiques. On a décrit deux espèces de délire, spécial aux individus atteints de paralysie générale, l'un ambitieux, véritablement caractéristique lorsqu'il se présente avec les signes qui lui sont propres, et de beaucoup plus fréquent; l'autre mélancolique, de nature hypochondriaque, beaucoup plus rare et d'une signification sans doute moins importante.

Les troubles intellectuels peuvent se réduire à trois formes principales : dans un premier cas, il existe dès le début un état de démence, un affaiblissement progressif des facultés, sans manifestation délirante bien accentuée; dans le second cas, on trouve le délire dépressif hypochondriaque, dont nous avons parlé, et qui paraît coïncider avec une marche assez rapide des accidents de paralysie; enfin, dans la troisième forme, la plus commune, le délire s'exprime par des idées de grandeur et présente les caractères significatifs que nous aurons à résumer plus loin.

**Délire hypochondriaque.** M. Baillarger a le premier appelé l'attention sur ce délire que l'on remarque dans quelques espèces de paralysie. Il a pour caractère d'être en quelque sorte uniforme : ce sont toujours les mêmes préoccupations qui viennent tourmenter l'esprit des malades; ceux-ci prétendent n'avoir plus de ventre, d'intestins; les aliments, disent-ils, ne vont plus dans l'estomac, leur digestion ne se fait plus, ils ont l'anus bouché, ils sont pourris; en un mot, le délire revêt, comme celui qui repose sur des idées de grandeur, un véritable caractère d'absurdité. En même temps, il existe du bégaiement, de l'embarras de la parole, une perte de la mémoire, etc. Les individus qui en sont atteints maigrissent rapidement et sont facilement affectés de diathèse gangréneuse.

Dans une note adressée à l'Institut, M. le docteur Billod émet cette opinion, que le délire mélancolique se combine ordinairement avec celui des grandeurs, pour constituer un état mixte dans lequel les idées de grandeur et de richesse s'enchevêtrent avec les idées de persécution (Union méd., 6 nov. 1860). Nous avons observé chez un malade pour lequel la paralysie dont il était atteint ne pouvait être l'objet d'aucune espèce de doute,

des alternatives remarquables de mélancolie hypochondriaque et
de délire expansif. Nous partageons volontiers l'opinion de
M. Cas. Pinel, et nous croyons avec lui que le délire dépressif
ne mérite de fixer l'attention, sous le rapport du diagnostic de
la paralysie générale, qu'à la condition d'être accompagné des
symptômes regardés comme pathognomoniques par tous les auteurs; en d'autres termes, il doit coïncider avec des accidents
particuliers du côté des lèvres, de la langue, de la parole, de la
démarche, des membres thoraciques et abdominaux.

**Délire ambitieux.** Le délire ambitieux des individus atteints
de paralysie générale est empreint d'une exagération qui a quelque chose à la fois de puérile et de ridicule; l'affaiblissement
intellectuel qui l'accompagne ne permet pas aux malades
d'entrevoir les contradictions, dans lesquelles ils tombent à
chaque instant. Leur grandeur imaginaire, dit Wachsmuth, fait
un singulier contraste avec leur faiblesse réelle; s'ils veulent
parler, leur muscles s'y opposent; s'ils veulent marcher, leurs
jambes fléchissent sous eux, et, malgré toutes les preuves du
contraire, le sentiment de leur grandeur, de leur force, persiste d'une manière invariable (*Op. cit.*, p. 175). On voit, dans
la plupart des cas, apparaître dès le début l'exagération du sentiment de la personnalité, la haute et remarquable satisfaction
de soi-même. Les idées de grandeur, qui constituent le délire
ambitieux des paralytiques, présentent des caractères fort différents de ceux que l'on observe dans la *monomanie ambitieuse*.
Ainsi, elles n'ont pas ce cachet d'opiniâtre fixité, elles sont fugaces, mobiles dans leur ensemble, aussi bien que dans leurs
détails; elles ne reposent sur aucune base et sont, pour ainsi
dire, contradictoires entre elles; elles offrent dans leur manifestations une sorte d'uniformité par suite de laquelle les malades montrent entre eux une remarquable analogie; c'est chez
tous, à peu de chose près, le même délire, les mêmes préoccupations. C'est d'abord un sentiment de vive et entière satisfaction : les paralytiques affirment avec l'expression d'un parfait

contentement qu'ils se portent très-bien; ils disent n'avoir jamais
eu une santé aussi brillante, ils ne s'inquiètent de rien, ils sont
heureux et contents; et si déjà ils ne forment pas des projets
gigantesques, s'ils ne s'élèvent pas encore bien au-dessus de leur
position sociale, du moins font-ils entendre, avec l'expression de
la joie la plus vive, qu'ils sont très-habiles dans leur métier; ils
se disent les meilleurs tailleurs, les meilleurs cordonniers, les
meilleurs ouvriers de leur endroit. Puis la transformation du
délire s'opère rapidement, et ils franchissent en peu de temps
les dernières limites de l'orgueil le plus insensé.

Le malade peut être à la fois général et ministre, roi, empereur, pape, Dieu; il a des femmes superbes, il possède tous les
talents, ses coffres regorgent de millions, il enrichit sa famille,
ses amis, l'univers entier. Son pouvoir est sans bornes, sa force
herculéenne, il soulève des montagnes, il traverse l'espace en
un moment, il fait en quelques minutes des millions de lieues,
il a *tout* inventé, il occupe *tous* les ouvriers de l'univers; un
paralytique du service de M. Trélat commandait pour son déjeuner 2,300 mètres de saucisses.

«M. X. B., le plus grand mécanicien du monde entier, écrit
l'un de nos malades, premier ingénieur de la terre entière,
premier ministre de *tous* les ministres, premier pape de Rome,
gouverneur général de *tous* les ports du monde, général en chef
de *toutes* les armées de l'Europe, a construit une machine garnie
d'or et de diamants, dont la force est indescriptible et qui pourra
contenir cent mille hommes et dix mille bombes; cette machine
voyagera en l'air à la volonté de M. X. B., etc. »

Les malades vivent dans une profonde ignorance d'eux-mêmes
et de leur pénible situation; toute réflexion leur est impossible
sous ce rapport; la conscience semble leur échapper, aux différents degrés de leur triste affection. Alors même que les accidents de la paralysie générale semblent s'être dissipés, ainsi que
cela arrive dans quelques cas, l'individu conserve ce caractère
d'ignorance complète de lui-même et ce défaut de juste appréciation de la transformation qui s'est opérée en lui. Lorsque ces

malheureux sont arrivés au dernier degré de la paralysie, lorsqu'ils sont affectés de vastes escharres, qu'ils peuvent à peine
soulever leurs membres et qu'ils souffrent d'une diarrhée intense, on les voit, au milieu des matières dans lesquelles ils
restent sans cesse plongés, bégayer les paroles qui témoignent
de leur félicité sans bornes; ils se disent toujours bien portants,
et rien ne manque à leur ineffable bonheur.

Nous devons ajouter que les hallucinations, quoique rares, se
remarquent chez quelques malades d'une manière manifeste;
nous les avons surtout observées dans le délire à forme dépressive; elles sont quelquefois la cause du retour des accès d'agitation maniaque. Une malade observée par M. Trélat, morte à
la suite de convulsions épileptiformes, voyait sortir du sol, des
meubles de l'appartement, et souvent de toutes les boiseries, de
petits chevaux qui galopaient avec une certaine rapidité, et la
forçaient de fuir pour les éviter. Tantôt ils étaient seuls, et tantôt
montés d'écuyers vêtus des plus élégants costumes.

Nous avons rapidement esquissé les particularités les plus
saillantes qui caractérisent la paralysie générale; il nous reste à
examiner succinctement l'incubation et les diverses périodes de
développement qu'elle peut offrir. .

**Incubation, prodromes.** — La paralysie générale présente
un temps d'incubation et une période prodromique, dont il est
souvent difficile de bien apprécier le caractère et la gravité.

L'incubation se fait ordinairement d'une manière lente, insensible ; on voit se manifester peu à peu des modifications
dans la disposition morale, qui viennent fixer l'attention de l'observateur. La conduite de l'individu, sa manière d'être, ses habitudes se transforment, sans qu'on puisse se rendre compte
du changement que l'on voit survenir: Le malade a de vagues
inquiétudes, il devient plus irritable; les moindres circonstances l'impressionnent vivement et provoquent des regrets, des
scrupules, des terreurs que l'on ne parvient qu'avec peine à
calmer. On observe en même temps des symptômes d'hypérémie

cérébrale ; il existe de la douleur, de la pesanteur du côté de la tête, des vertiges passagers, le sommeil est troublé par des rêves ; l'individu éprouve de la somnolence pendant la journée, plus forte après les repas ; il a une disposition très-prononcée à la congestion cérébrale ; il semble déjà, ainsi que le fait remar-' quer M. Lunier, que toute l'activité circulatoire se porte vers la tête, d'où résultent la céphalalgie frontale, les bourdonnements d'oreilles, les éblouissements, etc.

« Cela dure plusieurs mois, dit M. Delasiauve (Gaz. hôp., 1853), puis une certaine confiance vient remplacer l'abatte- ment, l'espérance se mêle à la crainte, enfin il se produit des changements dans le caractère, qui frappent la famille d'éton- nement. Le malade n'a plus de disposition pour le travail ; il oublie, se trompe, devient maladroit, il ne connaît plus d'em- pêchement à ses désirs, aucun obstacle ne l'arrête, les illusions commencent à prendre de singulières proportions et conduisent à des actions extravagantes.

« Enfin, dans quelques cas, il se manifeste un peu d'agitation maniaque qui cache momentanément le caractère du mal, mais qui le trahit à l'œil exercé, par la physionomie incertaine et la nature expansive et ambitieuse des idées.»

**Périodes.** — Quand une fois la paralysie générale a fait ex- plosion, elle présente des caractères qui ne permettent plus de la méconnaître, que nous nous sommes efforcé de résumer et qui offrent eux-mêmes une physionomie variable, suivant les différentes périodes de la maladie.

**Première période.** — A la *première période*, on remarque seulement de l'hésitation, un léger embarras de la parole. La langue est sans doute la première partie affectée dans la grande majorité des cas ; mais nous l'avons dit, ce n'est que par une grande habitude que l'on reconnaît, dès le début, l'existence et l'importance des troubles qui existent de ce côté, tellement ceux-ci sont peu prononcés. Nous avons vu que la difficulté et

la gêne de la prononciation avaient quelque chose de caractéristique, quand elles n'étaient pas dues à un état aigu, fébrile,
et lorsqu'elles s'accompagnaient d'idées de grandeur.

La parole est traînante, quelques mots sont mal articulés ; la
langue tendue hors la bouche tremble plus ou moins ; on remarque également un léger tremblement des muscles qui entourent la bouche, quand le malade vient à parler. Les extrémités
supérieures et inférieures peuvent déjà offrir des symptômes de
paralysie. D'après M. Calmeil, les jambes commenceraient d'a-
bord à se paralyser ; suivant d'autres observateurs, la paralysie
des membres supérieurs apparaîtrait la première. Ainsi un verre
rempli d'eau ne pourrait être porté à la bouche sans laisser
tomber une partie du liquide qu'il contient ; enfin, suivant
d'autres médecins, la paralysie gagnerait en même temps les
bras et les jambes. La circulation veineuse est ralentie dans les
parties inférieures ; il existe de la constipation, les fonctions
s'exercent d'ailleurs d'une manière normale, le pouls est peu
affecté, et la digestion se fait bien.

Le délire se caractérise déjà à cette première période par des
manifestations qui ont plus ou moins pour base l'exagération du
sentiment de la personnalité ; il présente des particularités que
nous avons rapidement passées en revue. Le malade est satisfait, content de lui ; il ne s'inquiète de rien, tout prend à ses
yeux des proportions grandioses. Les idées sont mobiles, changeantes, elles ne reposent sur aucune base, et semblent déjà
s'accompagner d'un état véritable d'affaiblissement intellectuel.

**Deuxième période.** — A une *deuxième période*, les symptômes s'accroissent : il existe des signes plus marqués de congestion cérébrale, le malade a des accès d'agitation maniaque qui
souvent sont portés jusqu'à la fureur ; le visage est rouge, les
yeux animés ; les forces musculaires semblent s'accroître et
l'embonpoint devient plus marqué. L'individu est bavard, expansif, son délire ambitieux se généralise ; il forme toutes espèces
de projets, il trace sur le papier des compositions de toutes

sortes, qui n'ont d'autre but que de révéler les idées de grandeur absurde qui ne cessent de le dominer. Son écriture est tremblée, la paralysie s'étend d'une manière manifeste à un grand nombre de muscles; il peut déjà survenir des attaques épileptiformes.

Dans la *troisième période*, la maladie continue à faire de graves progrès; la prononciation devient plus difficile, la parole, plus rare, est bientôt inintelligible. La démarche est presque impossible, le malade ne peut plus se tenir debout, il tombe lourdement dès qu'il essaie de se lever; plus tard, alors même qu'il est couché, il ne peut ni soulever, ni étendre ses jambes. La paralysie gagne peu à peu les muscles de la déglutition, les aliments sont difficilement poussés dans l'estomac, ils peuvent s'amasser dans l'œsophage, et devenir une cause incessante de suffocation; ils doivent être alors demi-liquides et donnés en petite quantité. On voit, en peu de jours, l'obésité que présentent quelques malades, faire place à une maigreur excessive; en même temps, des attaques épileptiformes, accompagnées de contracture de plusieurs muscles, viennent se répéter de temps à autre, et peuvent se prolonger des heures entières.

On comprend que la démence doive faire de plus en plus de fâcheux progrès: l'intelligence s'affaiblit progressivement, la mémoire s'éteint, l'expression de la figure est plus hébétée, et le malade passe son existence devenue végétative dans l'indifférence la plus complète.

Les muscles sphincters de la vessie, du rectum, également atteints de paralysie, laissent sans cesse écouler les matières. La figure se boursoufle, les paupières s'infiltrent légèrement, se couvrent de chassie; le paralytique est couché dans son lit, comme une masse inerte; des vésicules remplies de sérosité se montrent sur les cuisses, les jambes, les fesses, même les bras. Des escarrhes se forment sur les parties qui servent de point d'appui, elles font des ravages considérables, mettent à nu les muscles, les os, sans que le malade accuse le moindre signe de souffrance. Quand les muscles du pharynx viennent à se paralyser, les boissons elles-mêmes ne passent bientôt plus dans l'œsophage; elles pénètrent dans le larynx et deviennent une cause continuelle de suffocation; l'individu périt quelquefois véritablement par suite d'inanition. Plus souvent il est enlevé par quelque affection incidente, qui elle-même tient aux progrès de la paralysie; c'est ainsi qu'on le voit succomber à une diarrhée chronique, à des accidents de résorption purulente, ou bien encore, à l'engorgement hypostatique des poumons, quelquefois même à une pneumonie gangréneuse. (Voir Compendium Calmeil.)

**Variétés, formes diverses.** — La paralysie générale peut présenter, surtout à sa période de développement, des formes très-diverses, et des nuances qui peuvent varier à l'infini. M. Jules Falret, dans son excellente thèse, les réduit à trois variétés principales; dans les deux premières, les phénomènes physiques précèdent ou plutôt prédominent; dans là dernière, on observe plutôt les phénomènes intellectuels et moraux.

Nous résumons les caractères présentés sous ce rapport par ce médecin distingué.

On peut reconnaître: 1° une variété congestive; 2° une variété plus spécialement paralytique; 3° une variété mentale.

**1° Variété congestive.** — Tous les auteurs ont noté la fréquence des congestions, plus ou moins prononcées, à la période prodromique de la paralysie générale; elles se montrent sous forme d'étourdissements, de perte de connaissance plus ou moins complète, quelquefois d'attaques épileptiformes. Ces congestions sont accompagnées ou suivies de phénomènes paralytiques variables, ordinairement temporaires; d'un embarras de la parole, souvent intense après l'attaque, mais qui devient ensuite beaucoup moins saillant, et d'un affaiblissement de l'intelligence; ou bien même, suivant les cas, de l'apparition évidente du délire, soit sous la forme calme, soit sous la forme agitée.

**2° Variété paralytique.** — La variété paralytique, encore

peu connue, est devenue dans ces derniers temps la cause de
discussions nombreuses. Les malades présentent, sans cause
connue, un tremblement peu marqué des membres supérieurs,
et quelque difficulté à exécuter avec les doigts des actes délicats,
tels que l'écriture. — En même temps, il y a un léger embarras
de la parole. Ces symptômes s'accompagnent ordinairement de
céphalalgie, d'étourdissements, de quelques vertiges, d'une dilatation inégale des pupilles. L'intelligence semble intacte, mais
si l'on interroge avec détail les personnes qui vivent dans l'entourage des paralytiques, on pourra reconnaître que leurs facultés ont baissé. On constatera en même temps quelques singularités dans le caractère, dans les habitudes, enfin, on pourra
apprendre qu'ils se sont livrés à des actes inexplicables, mais
qui trahissent déjà pour le médecin la faiblesse des facultés.

3° **Variété mentale.** — La maladie peut au contraire débuter
par le délire, par des phénomènes d'excitation cérébrale. Ce
peut être d'abord un état de dépression morale, accompagné
d'angoisses, d'idées hypochondriaques, souvent aussi une débilité musculaire se joint à l'affaiblissement du moral et donne au
malade le sentiment d'une fin prochaine; cette période d'affaissement dure en général peu de temps, elle est bientôt suivie
d'une activité exubérante, de l'explosion d'un accès d'agitation ou de délire mieux caractérisé. Mais la période prodromique
la plus fréquente, la mieux connue, consiste dans une sorte de
délire expansif. Le malade devient plus actif, il est constamment
en mouvement, il conçoit des projets déjà difficilement réalisa-
bles, nullement en rapport avec ses habitudes, sa profession,
sa position de fortune. Il s'abandonne presque toujours à de
nombreux excès alcooliques ou vénériens; c'est surtout dans
cette variété que les malades commettent des vols ou d'autres
actes justiciables des tribunaux, qui deviennent souvent la cause
de leur arrestation, et dont l'imprévoyance ou la singularité
trahit d'une manière si remarquable la nature spéciale de leur
maladie. On voit souvent ces individus en proie à une activité

excessive, passer dans l'espace de quelques heures à un état d'agitation maniaque, ou au délire de grandeur le plus multiple et le plus prononcé.

Tels sont, dit M. Jules Falret (Thèse inaugurale), les phénomènes variés que l'on constate ordinairement au début de l'affection et qui se trouvent dans les antécédents de presque tous les paralytiques.

**Marche, durée, terminaison.** — La paralysie générale constitue une maladie chronique, à marche lente, progressive, et dont la terminaison est ordinairement fatale. Les auteurs ont cité des cas, d'ailleurs exceptionnels, où l'irritation inflammatoire se serait dissipée et n'aurait plus laissé que des traces sans importance sur le cerveau; de là, une guérison en apparence complète et plus ou moins durable.

**Rémissions.** — On peut en effet observer, dans des circonstances assez rares, une rémission des symptômes fort remarquable et qui vient, jusqu'à un certain point, simuler l'état de guérison. On voit des malades revenir à leur état de santé presque normal, après avoir présenté quelquefois même les accidents les plus redoutables de la paralysie générale. Nous en avons, pour notre part, rencontré des exemples frappants. Dans ce cas, les symptômes de la période d'irritation se retirent peu à peu, la motilité reprend insensiblement ses fonctions habituelles, le bégaiement et l'embarras de la parole se dissipent, le délire s'efface, et l'individu revient à une situation tellement favorable qu'elle peut en imposer et faire croire à une guérison plus ou moins complète. Cette période de rémission peut avoir une durée prolongée, quelquefois même de plusieurs années.

«Les rémissions, dit M. Sauze, peuvent présenter trois formes. Dans la première, on voit disparaître en entier les signes de la paralysie et persister la démence; dans la seconde, la paralysie persiste et l'intelligence se rapproche de l'état normal. La troisième forme est constituée par l'amendement simultané des

symptômes de démence et de paralysie. Dans toutes les rémissions, quelle que soit leur forme dominante, se rencontre un
symptôme commun, c'est l'affaiblissement plus ou moins marqué des facultés intellectuelles et morales. Les malades doivent
être dès lors considérés comme ne jouissant plus de leur libre
arbitre; ils ne sont plus aptes ni à administrer leurs biens, ni à
tester; dans leur intérêt comme dans celui de leur famille, ils
doivent être interdits. » (Ann. méd. psych., 1860, p. 493.)

La paralysie générale a une durée variable; dans quelques cas
elle s'arrête à la première, quelquefois à la.seconde période;
elle peut alors rester stationnaire pendant un assez grand nombre d'années, avant de reprendre sa marche progressive.

Quelquefois elle a une marche pour ainsi dire *galopante*,
comme le fait si justement remarquer M. Trélat; elle parcourt
ses différentes périodes dans un espace de temps extrêmement
rapide; quelques semaines à peine lui suffisent pour se terminer d'une manière fatale.

Rarement cependant cette affection amène la mort dans le
cours d'une année, sa durée moyenne est de deux à trois ans;
cela dépend d'ailleurs des soins plus ou moins intelligents donnés au malade.

La mort arrive le plus souvent vers la fin de la seconde période, à la suite d'attaques convulsives épileptiformes ou de
pneumonie hypostatique. Lorsque la paralysie arrive jusqu'à sa
dernière période, on peut observer un état d'affaiblissement et
de paralysie musculaire, qui ne tarde pas à apporter une entrave
de plus en plus considérable aux fonctions de la déglutition et
de la respiration, et qui a pour conséquences, nous l'avons dit,
l'inanition et l'asphyxie.

**Étiologie.** — «Les individus prédisposés à la paralysie générale, offrent en général, dit M. Lunier, les attributs d'un tempérament sanguin, une constitution caractérisée par un état de
pléthore plus ou moins prononcé, un certain embonpoint, une
poitrine large et saillante, un cou très-court, une tête volumi-

neuse, un teint habituellement coloré, un cœur gros, un pouls large et fort, une tendance habituelle au sommeil et à l'assoupissement. Chez eux les impressions sont vives, mais de peu de durée; ils sont brusques, irascibles, entreprenants. Doués habituellement d'un excellent appétit, en rapport avec leur activité physique, ils mangent beaucoup, boivent plus encore, et, amateurs de la bonne chère et de liqueurs alcooliques, ils s'adonnent souvent à des excès que l'on considère plus tard comme la cause de la maladie qui les menace, et dont ils méconnaissent la gravité, quand ils en ont déjà les premiers symptômes.

« Quelquefois cependant les individus présentent le tempérament nerveux, un teint pâle, mais se colorant à chaque instant sous l'influence de la moindre émotion. Ils sont d'une grande sensibilité et se passionnent facilement; ils sont sujets à des névralgies, à des migraines; ils s'adonnent facilement à des excès vénériens, à l'usage d'excitants, du café, des liqueurs, qui précipitent le développement de la paralysie générale.» (Lunier, Ann. méd. psych., 1849.)

L'hérédité semble jouer un rôle assez important dans la production de cette affection, et il n'est pas rare de rencontrer dans la parenté de ceux qui en sont atteints, des individus qui ont été affectés d'apoplexie, de démence, de diverses formes d'aliénation, d'épilepsie, etc.

Cette maladie est de beaucoup plus fréquente chez les hommes que chez les femmes; elle se déclare rarement avant l'âge de trente ans.

L'hypérémie encéphalique exerce, nous l'avons vu, une influence incontestable sur son développement; toutes les circonstances qui viendront déterminer la congestion cérébrale, seront par conséquent autant de causes prédisposantes de la folie paralytique; parmi ces dernières, on doit ranger les températures extrêmes, le froid excessif, une chaleur intense, et surtout les excès alcooliques et vénériens. On compte, dit M. Trelat, parmi les jeunes femmes qui sont atteintes de paralysie générale, une forte proportion de filles publiques; c'est ce dont la statistique de l'hospice de la Salpétrière peut fournir la preuve. M. Baillarger a également rapporté plusieurs exemples, où l'érysipèle de la face avait exercé, sous ce rapport, une influence fâcheuse.

Les vives émotions morales agissent également de la même manière, lorsque surtout elles se répètent avec trop de fréquence.

On a encore cité parmi les causes actives de la paralysie, la suppression d'hémorragies habituelles, telles que l'épistaxis, les flux hémorrhoïdaux, les menstrues. Enfin, l'on doit également signaler certaines causes physiques, qui, pour être plus rares, n'en sont pas moins réelles; telles sont les chutes, de fortes contusions à la tête, etc.

Cette affection paraît beaucoup moins fréquente dans les régions méridionales que dans le nord; elle est aussi beaucoup moins commune parmi les populations sobres et de bonnes mœurs que dans les pays où règne une grande dissolution. Les centres de population importants fournissent, toute proportion gardée, plus de paralytiques que les campagnes.

On peut se demander si cette triste maladie n'a pas augmenté de fréquence depuis quelques années. M. Moreau, en consultant les registres de Bicêtre, a trouvé que le nombre des individus qui en étaient atteints, a été croissant depuis une vingtaine d'années; la progression est constante et non interrompue. Cette augmentation serait surtout manifeste pour les classes inférieures de la société, elle existerait également, mais d'une manière bien moins sensible, pour les classes intermédiaires; enfin elle serait absolument nulle pour les classes supérieures. (Ann. méd. psych., 1850, p. 680.)

**Diagnostic différentiel.** — La paralysie générale, pour peu qu'elle soit avancée, est, dans l'état présent de la science, facile à reconnaître, dit M. Delasiauve, auquel nous empruntons la plupart des considérations qui se rapportent au diagnostic différentiel de cette affection; au début, il n'en est pas toujours de même. Les symptômes sont quelquefois si peu dessinés, si fugitifs, qu'il arrive aux observateurs les plus expérimentés de rester indécis. Une analyse sévère des antécédents et de l'état actuel permet seule alors de dissiper les doutes. Il faut étudier les moindres changements survenus chez le malade, dans son jugement, ses aptitudes, sa force morale, ses penchants et son caractère. L'examen des traits fournit de précieux renseignements; on examine si aucun frémissement irrégulier n'altère les mouvements des muscles de la face; si la prononciation n'éprouve pas le plus léger embarras. Les écrits ne doivent pas être négligés, on y rencontre des divagations, des puérilités, que ne fait pas toujours ressortir un entretien direct. A certaines heures du jour, on peut d'ailleurs observer divers degrés d'excitation qui permettent de reconnaître plus ou moins facilement les phénomènes morbides.

L'agitation maniaque qui constitue les prodromes de certaines paralysies générales, et se reproduit même dans leurs cours, pourrait être confondue avec la manie : mais les idées du maniaque sont nettement exprimées, elles sont plus diversifiées et roulent sur toutes sortes de sujets disparates. Le paralytique peut avoir la turbulence, les cris du maniaque, mais il se meut dans un cercle de pensées d'ordinaire plus uniformes et dont le fond se rapporte presque constamment à de vagues préoccupations de grandeur et d'opulence. La physionomie décèle, en outre, l'appauvrissement intellectuel et moral. Le calme qui vient à renaître ne tarde pas à mettre en relief les symptômes de la paralysie.

On pourrait encore confondre cette pseudo-monomanie des paralytiques avec la véritable monomanie, mais dans ce cas l'une est diffuse, incohérente, sans influence bien déterminée sur les déterminations; l'autre, au contraire, est circonscrite, fixe, régissant plus ou moins logiquement la conduite et les actes. Ainsi, le paralytique émet les prétentions les plus contradictoires, il est tout à la fois roi, Dieu, pape, ministre, général, millionnaire, etc. Tant d'élévation ne l'empêche pas de vivre insouciant dans un asile, avouant parfois l'obscurité de son origine et acceptant volontiers la contradiction sur ses titres. Les convictions du *monomane* sont plus fermes et plus impérieuses. S'il se croit général, il parle et agit dans le sens de sa croyance ; il revêt les insignes de son grade, il se rend près des autorités pour s'entendre avec elles, il attribue sa séquestration à la persécution, aux jalousies dont il est l'objet.

Les quelques cas observés dans ces derniers temps dans les hôpitaux, et qui ont été décrits par M. Requin, sous le nom de paralysie progressive, sont-ils de même nature que la paralysie générale des aliénés, que l'on a encore désignée sous le nom de folie paralytique? les deux affections sont-elles au contraire de nature différente? Nous l'avons déjà fait connaître, les auteurs sont partagés à cet égard. Suivant M. le docteur Delasiauve, il n'y aurait là qu'une seule et même affection, et l'on rencontrerait constamment des signes plus ou moins évidents de démence dans la maladie que l'on a désignée sous le nom de paralysie générale sans aliénation. Suivant d'autres médecins, et nous partageons cette opinion, il y aurait des caractères tellement tranchés que la confusion ne saurait être établie.

La paralysie générale progressive sans aliénation a pour caractère distinctif de présenter un affaiblissement, une diminution, une abolition de l'irritabilité musculaire, d'autant plus marquée que la maladie est plus ancienne. Cette altération peut commencer par un muscle, un membre, ordinairement c'est par les extrémités inférieures qu'elle débute; elle peut se montrer dans les extrémités supérieures, puis elle envahit successivement toutes les parties et gagne également la langue.

L'application du galvanisme à l'aide d'aiguilles enfoncées dans l'épaisseur des muscles ne produit plus la contraction des muscles; cette contraction a lieu au contraire chez les individus atteints de folie paralytique.

M. Brierre de Boismont cite sous ce rapport (Ann. méd. psych., 1851), l'observation d'une dame qui sent d'abord le membre supérieur gauche, puis l'inférieur, et successivement ceux du côté opposé, perdre successivement leur force. Les doigts se contractent et il lui devient impossible de tenir les objets. La marche n'a lieu que d'une manière incomplète et ne peut s'effectuer sans le secours d'un bras; la paralysie gagne la langue et la malade ne prononce plus qu'avec lenteur et hésitation les mots qui se présentent à son esprit. La sensibilité est conservée, l'intelligence reste intacte ; les fonctions digestives s'exécutent bien ; les urines et les matières fécales peuvent être retenues. L'appareil électrique ne détermine aucune contraction dans les membres inférieurs, les muscles du tronc ne se contractent que faiblement. L'autopsie, faite avec soin, ne révèle aucune altération, et l'examen microscopique ne montre qu'une dégénérescence graisseuse de quelques muscles.

Ces faits, ceux tirés de l'accompagnement obligé du délire, l'absence de toutes lésions des centres nerveux dans la paralysie générale sans aliénation, et les altérations anatomiques constantes que l'on rencontre dans la paralysie progressive des aliénés, doivent, avec raison, faire distinguer ces deux affections l'une de l'autre.

**Anatomie pathologique.** — On peut diviser, dit M. Baillarger, les altérations anatomiques rencontrées dans la paralysie générale, en deux groupes ; dans le premier groupe on rencontre les altérations de la méningo-encéphalite ; injection et adhérences des membranes avec la substance corticale, qui elle-même est ramollie. Dans le deuxième groupe on trouve les caractères anatomiques de l'hydrocéphale chronique avec atrophie, ramollissement du cerveau, etc. (Leçons. Gaz. hôp. 1846.)

Voici les lésions que l'on observe chez les individus atteints de paralysie générale ; nous les empruntons, en partie, à l'excellent mémoire de M. le Dr·Lunier, inséré dans les Annales méd. psych. 1849.—On remarque d'abord et le plus ordinairement, les altérations appartenant à la méningo-encéphalite chronique : congestion, épaisissement et opacités des membranes, taches opalines répandues çà et là, infiltration séreuse ou séro-purulente du tissu cellulaire sous-arachnoïdien, adhérences plus

ou moins étendues des méninges avec la couche corticale, surtout au niveau de la scissure longitudinale, sur la convexité et à
la face interne des hémisphères. M. Calmeil a trouvé ces adhérences 28 fois sur 35 ; elles peuvent être plus ou moins étendues, plus ou moins nombreuses, elles se rencontrent surtout
le long de la scissure longitudinale, sur la convexité plutôt qu'à
la base. Les points du cerveau qui correspondent à ces adhérences, offrent un aspect tomenteux, comme ulcéré, d'une
couleur violacée. Le ramollissement de la couche corticale est
plus ou moins profond, il peut s'étendre jusqu'à la substance
blanche.

On trouve encore l'injection des os du crâne et de la face
externe de la dure-mère, l'écartement et l'amincissement de ses
fibres.

Les altérations propres à l'hydrocéphale chronique sont l'é-
panchement de sérosité dans la cavité de l'arachnoïde et des
ventricules, à la surface desquels on remarque presque toujours
en même temps des granulations. La substance cérébrale, comprimée par le liquide épanché, peut être plus consistante ; les
circonvolutions sont souvent aplaties. Enfin on rencontre souvent le ramollissement cérébral de toute la substance, et des
altérations variables telles que fausses membranes, cavités hémorragiques, kystes, etc.

Toutes ces altérations sont rarement isolées, elles se rencontrent combinées de mille manières ; aussi, ajoute M. Lunier,
les auteurs qui se sont occupés de cette affection, rapportent-
ils cette maladie chacun à une lésion spéciale.

Examinons rapidement les opinions qui se sont produites à
cet égard.

**Siége, nature.** — Pour M. Delaye, la paralysie générale est
causée par un endurcissement de la substance cérébrale ; pour
M. Foville, elle est produite par l'adhérence des plans fibreux de
la substance blanche.

Suivant M. Bayle, c'est une méningite chronique ; pour

M. Parchappe, elle est due au ramollissement de la substance corticale, enfin, M. Calmeil la désigne sous le nom de méningo-
encéphalite, superficielle, chronique et diffuse.

En résumé, deux opinions sont en présence : dans un cas on
considérerait cette affection comme une forme de méningite, et
dans un autre cas comme une forme d'encéphalite.

M. Bayle soutient la première opinion ; les lésions constantes,
dit-il, sont l'opacité, l'épaississement, l'augmentation de résistance de l'arachnoïde, une forte injection sanguine de la dure-
mère, l'épaississement de l'arachnoïde ventriculaire, qui est
recouverte de granulations ; un épanchement considérable de
sérosité dans la cavité de l'arachnoïde, dans le réseau cellulo-
vasculaire de la pie-mère qui est infiltrée, œdématiée ; dans les
ventricules, qui sont souvent dilatés et distendus. Il existe,
dans la moitié des cas, des adhérences entre les méninges et les
circonvolutions cérébrales ; le cerveau présente sans doute assez
fréquemment diverses altérations telles que l'injection et le
ramollissement, mais chez un grand nombre de sujets il conserve sa consistance normale.

Ces lésions, suivant M. Bayle, caractérisent essentiellement
une inflammation chronique, on y trouve tous les caractères des
altérations qu'on assigne aux inflammations chroniques des membranes séreuses, épaississement, induration, adhérences pathologiques, exsudations pseudo-membraneuses, épanchement de
sérosité, parfois de sang. On observe, entre la pleurésie chronique, par exemple, et cette méningite, l'analogie la plus frap-
pante. On doit donc établir, dit l'auteur que nous citons, que
la paralysie générale est le résultat fonctionnel ou le symptôme
de l'inflammation chronique, primitive des enveloppes du cerveau, à laquelle se joint très-souvent une inflammation consécutive de la substance corticale subjacente aux méninges en-
flammées.

D'ailleurs, ajoute l'auteur que nous venons de citer, on trouve
dans les cerveaux de paralytiques une disposition remarquable
d'anatomie pathologique. Ainsi, les portions de pie-mère qui

s'enfoncent dans les anfractuosités du cerveau, et qui dans ces endroits sont toujours dépourvues de l'arachnoïde, ne contractent pas d'adhérences avec la substance grise qui les entoure, et là, cette substance n'est jamais molle comme sur les circonvolutions où l'on observe les adhérences.

Si, d'après M. Bayle, l'encéphalite était la première origine des symptômes, pourquoi n'existerait-elle que sur les circonvolutions qui sont recouvertes par les feuillets cellulo-vasculaires et séreux des méninges?

Si l'encéphalite chronique, ajoute-t-il, était primitive et la cause organique de la paralysie, elle devrait exister, sinon toujours, au moins fréquemment seule et sans méningite; or, il n'existe pas un seul fait de ce genre dans la science; d'ailleurs, M. Calmeil serait revenu à cette première opinion, puisqu'il a donné le nom à cette affection de méningo-encéphalite chronique. (Ann. méd. psych., 1855, p. 409.)

On pourrait répondre aux objections de l'auteur distingué, dont nous venons de rapporter succinctement la manière de voir, que la paralysie générale se caractérise, surtout à son début, par des accès répétés de congestion cérébrale, et particulièrement par la stase sanguine et l'irritation fluxionnaire de la substance corticale, et on peut alors concevoir déjà comment l'irritation vient à se propager consécutivement à l'arachnoïde qui est en contact immédiat avec la substance cérébrale, c'est-à-dire avec le sommet des circonvolutions cérébrales; il en résulte, en effet, une double inflammation de cette portion du cerveau et de la membrane séreuse, des adhérences méningo-cérébrales, etc., tandis que la portion qui forme le fonds même des circonvolutions, plus complétement isolée, serait plus à l'abri de cette grave complication.

D'ailleurs, comme le fait remarquer Virchow, une même altération peut être le résultat de causes pathologiques très-diverses, et la présence des désordres organiques, que l'on rencontre dans le cerveau des individus atteints de paralysie générale, peut être tout aussi bien la conséquence de phénomènes

purement passifs de diverses natures, et 'qui pourraient bien ne
pas toujours reconnaître une origine de cause inflammatoire.

Lorsqu'on étudie attentivement les accidents qui caractérisent
la paralysie générale, les signes par lesquels cette affection débute, les prodromes qui l'annoncent, on doit reconnaître que
les fonctions intellectuelles sont primitivement atteintes et que,
par conséquent, le cerveau a déjà éprouvé une modification
grave et plus ou moins profonde. Ainsi, on voit la scène pathologique s'ouvrir ordinairement par des accidents fugaces de délire, souvent difficiles à apprécier, par une altération du mouvement mal définie, en apparence peu étendue, et surtout par
des attaques de congestion de courte durée, qui viennent se répéter à des intervalles plus ou moins éloignés et qui laissent à
leur suite des désordres fonctionnels de plus en plus marqués.

Tout indique une tendance à l'hypérémie, à l'engorgement
des couches superficielles du cerveau, dans une étendue, et à
une profondeur plus ou moins considérable, et, comme conséquence, le ramollissement avec ou sans phénomènes d'irritation
des diverses parties de la substance grise, et particulièrement
des parties antérieures et supérieures des hémisphères. De là
aussi, les nombreuses et diverses conséquences pathologiques de
cette espèce d'engouement, telles que la fluxion de la pie-mère
et les taches opaques, laiteuses de l'arachnoïde dans les portions
les plus directement en rapport avec la substance cérébrale congestionnée, avec le sommet des circonvolutions; de là, une nouvelle et double inflammation essentiellement consécutive, les
adhérences méningo-cérébrales, etc.

Les recherches microscopiques faites dans ces derniers temps
sembleraient confirmer cette manière de voir. A quelque degré
de la maladie que M. Calmeil ait eu l'occasion d'étudier un cerveau de paralytique, il a trouvé invariablement, à l'aide du microscope, les modifications histologiques de la phlogose. A une
première période, augmentation de vascularité, stagnation de
sang coagulé dans les vaisseaux distendus et tortueux; à une période plus avancée, transsudation à travers leurs parois d'un

liquide qui, d'abord séreux et rougeâtre, ne renferme que la
matière colorante du sang dissoute; puis, dépôt dans ce liquide
par une espèce de précipitation organique de grands *globules
granuleux* qui, mêlés à des granules moléculaires, forment d'é-
paisses traînées le long des vaisseaux, écartent et compriment
les fibres nerveuses; celles-ci ne tardent pas à s'altérer, etc.
(Thèse, Lucas, Gaz. hôp., 12 déc. 1857.)

Quelques auteurs, en Angleterre et en Allemagne, semblent
être arrivés par leurs recherches à des résultats à peu près identiques.

La paralysie générale progressive, dit le Dr Joffé, de Vienne,
est la plus grave de toutes les maladies·mentales. C'est surtout,
ajoute-t-il, au professeur Rokitansky que l'on doit les connaissances anatomo-pathologiques qu'on possède actuellement sur
cette affection. En effet, c'est lui qui le premier a démontré
l'hypertrophie constante du tissu interstitiel de la substance corticale. Au début, le réseau interstitiel se ramollit, devient gluant
et entraîne consécutivement le ramollissement de la substance
corticale.

Plus tard il se tend, devient filamenteux; cette transformation
occasionne le relâchement des tubes nerveux; les lamelles qui
forment la couche corticale aussi bien que les tubes qui la
croisent en tous sens et ceux qui traversent simplement la substance grise, dépérissent successivement et s'affaissent sur eux-
mêmes. Ceux-ci, une fois détruits, se métamorphosent en corpuscules colloïdes et amyloïdes; en même temps les cellules
ganglionnaires se gonflent et prennent une forme colloïde.

Il est vraisemblable que des épanchements séreux distendent
préalablement les cellules elles-mêmes. La substance corticale
est souvent comme crevassée et cède à la moindre pression;
d'autres fois la couche supérieure est coriace, tandis que les
couches inférieures sont humides et presque liquides. La substance médullaire du cerveau dépérit de la même manière; elle
prend une couleur blanc sale, et elle se déforme à mesure que
s'altère le tissu interstitiel.

Cette transformation est accompagnée ou suivie d'autres altérations pathologiques. Les os du crâne s'épaississent et deviennent compacts. La face interne de la dure-mère se recouvre de
pseudo-membranes de diverse épaisseur, avec ou sans foyer hémorragique. Dans l'arachnoïde on trouve des amas de fluides
séreux ou des épanchements plus ou moins considérables. Les
méninges sont troubles, injectées, la pie-mère adhère à la
substance corticale; les circonvolutions sont étroites, les sillons
larges et profonds; sous l'arachnoïde on trouve de larges dépôts
séreux; la masse médullaire des deux hémisphères est ramollie;
les ventricules sont souvent considérablement élargis, contenant
depuis une jusqu'à trois onces de sérosité, leur épendyme est
épaissi et recouvert de granulations. Dans tous les cas de paralysie générale très-prolongée, la moelle épinière présente les
mêmes altérations.

Le professeur Wedl a non-seulement constaté, à son tour,
l'hypertrophie de la substance interstitielle des tissus cérébraux
chez les individus atteints de paralysie générale, mais il a encore démontré l'existence de l'hypertrophie des appendices des
petites artères et veines du cerveau et de la pie-mère. Sur la
paroi extérieure de ces vaisseaux, on remarque une masse de
tissu conjonctif (*Bindegewebsmasse*), couverte de grains épars
ou groupés ensemble, de forme ovale. Sur une étendue plus ou
moins grande des vaisseaux, cette substance forme des saillies
inégales qui s'avancent vers l'orifice de chaque vaisseau; les petites veines capillaires s'effacent entièrement et prennent l'aspect de faisceaux fibreux, souvent le tissu conjonctif des vaisseaux (*Gefäss-Bindegeweb*) se couvre de dépôts d'oléine ou de
sels calcaires très-menus.

L'oblitération des vaisseaux veineux semble résulter de l'altération qui vient d'être signalée, et comme conséquence l'embarras de la circulation capillaire du cerveau, l'oppression et
l'irritation du système nerveux cérébral, enfin, la manifestation
insensible des symptômes qui caractérisent la paralysie générale.
(Voir *Correspondenz-Blatt*, 15 sept. 1860.)

L'importance des questions qui se rattachent à l'anatomie pathologique de la paralysie générale nous a paru rendre nécessaires, ou du moins intéressants, les développements dans lesquels nous sommes entrés ; d'ailleurs, ils peuvent eux-mêmes contribuer à dissiper quelques points obscurs que présente encore l'histoire de cette maladie.

**Traitement.** — Lorsqu'on considère la nature de la redoutable affection dont nous avons essayé de résumer succinctement les principaux caractères, lorsque surtout on considère l'organe même qui en est le siége exclusif, on comprend que la thérapeutique ne puisse nous fournir que des moyens d'une efficacité douteuse, et que c'est surtout à l'hygiène que nous devrons principalement faire appel.

La paralysie générale résiste presque toujours, nous devons le dire, aux médications actives que l'on cherche à diriger contre elle ; il est toutefois possible, dans un grand nombre de cas, d'en ralentir la marche.

Une des premières conditions à remplir, dès qu'on reconnaît les premiers symptômes, c'est d'empêcher l'individu de se livrer aux nombreuses causes d'excitation auxquelles il se sent fatalement entraîné. Il doit éviter les boissons alcooliques et les émotions vives qui ne manquent pas de hâter le développement rapide des accidents de paralysie.

On a conseillé, surtout au début, les moyens habituellement employés en vue de diminuer la congestion cérébrale. Tels sont l'application de sangsues à la tête et à la région du cou, les ventouses scarifiées, l'emploi de vésicatoires, d'un séton à la nuque, et l'usage de purgatifs.

Les bains tièdes d'une durée variable, de 1 heure, 2 heures, suivant l'intensité de l'agitation, avec application de compresses imbibées d'eau froide sur la tête et renouvelées fréquemment, tendent à diminuer l'excitation maniaque.

Les attaques de congestion, celles qui s'accompagnent de con-

29

vulsions épileptiformes réclament impérieusement l'emploi des
saignées locales, l'usage de sangsues, de ventouses scarifiées.

Plus tard, lorsque la paralysie a fait des progrès, lorsque la
locomotion est profondément atteinte, lorsque le malade est
sujet à des incontinences, on doit avoir recours aux toniques
habituels, et particulièrement à ceux du système nerveux, tels
que la strychnine ; il importe aussi de recourir aux divers
agents tirés de l'hygiène, que nous indiquerons au chapitre
consacré à la démence, et à celui qui a pour objet le traitement général des maladies mentales.

### Observation.

**Paralysie générale.** — J... est seulement âgé de trente-deux ans, il
est d'un tempérament lymphatique et d'une constitution assez robuste ;
il n'existe pas d'aliénés dans sa famille. Contre-maître dans un des ateliers de construction des plus importants du Haut-Rhin, il s'était toujours
fait remarquer par l'intelligence et l'exactitude qu'il apportait dans son
travail.

Comme antécédents, on constate une maladie vénérienne, chancre
induré, quelques excès de boisson et des chagrins domestiques.

A son arrivée à Stéphansfeld on remarque un état d'excitation maniaque, caractérisé par de l'incohérence et une turbulence excessive ;
ses pupilles sont très-dilatées, la physionomie exprime de l'animation,
la circulation est accélérée, le pouls marque 90 pulsations ; les autres
fonctions et particulièrement celles de la digestion présentent leur état
normal.

Il existe des hallucinations de la vue et de l'ouïe ; le malade s'entretient avec son patron, auquel, à certains moments, il tend la main comme
s'il tombait avec lui d'accord sur certains projets.

Si, de temps à autre, on observe un léger tremblement fibrillaire des
muscles de la face, on ne trouve cependant pas un embarras très-sen-
sible de la parole ; le malade parle même avec une excessive volubilité ;
mais le délire présente chez lui ce caractère spécial de grandeur et de
richesse dont on ne saurait déjà méconnaître la fâcheuse signification.

J... a des millions, il n'est pas sur la terre d'homme plus heureux
que lui, tout est pour lui : bonheur, fortune, plaisirs. Rothschild est son
débiteur, il se promène dans une voiture dont les ferrements sont en
or, ses repas lui sont servis dans des plats de même métal. La Californie
n'est qu'un pays de mendiants comparé au sien ; il n'a qu'à gratter la
terre pour trouver de l'or en barre, tandis qu'en Australie et en Cali-

fornie on est obligé de le trier à l'état de paillettes, mêlé à une grande quantité de sable.

Il se livre à l'onanisme avec une sorte de fureur; cette triste habitude, malgré la surveillance dont il est l'objet, ne tarde pas à aggraver sa situation.

Ses actes deviennent plus irréguliers, il met son habit à l'envers ; à table, il dérange le service, déjà il ne sait plus écrire sans souiller sa lettre de taches d'encre et sans l'illustrer de figures qui n'ont aucune espèce de sens; la langue s'embarrasse, il bégaie sensiblement, le système musculaire s'affaiblit progressivement. Notre malade devient malpropre, il remplit ses poches de sable, de pierres, y fourre tout ce qui lui tombe sous la main ; il arrache les feuilles des arbres, les mange avec avidité.

En même temps que ses forces s'épuisent, son délire ambitieux devient plus absurde, il est l'empereur du monde entier ; l'empereur de Chine, celui de Russie, etc., sont ses tributaires; il dit aux personnes qui l'entourent de ramasser l'or et les diamants qui tombent de l'arbre qu'il secoue.

Le délire se généralise de plus en plus, les facultés continuent à s'affaiblir ; le malade a de temps à autre des accès d'agitation violente, son état de faiblesse l'oblige à garder le lit ; de larges et profondes escharres ne tardent pas à envahir la région du dos et celle du sacrum, il a de la fièvre, l'émaciation fait chaque jour des progrès fâcheux, le pouls devient petit et fréquent, la langue sèche et brunâtre à sa partie moyenne; la face prend une teinte terreuse jaunâtre; les orbites se creusent; dans les derniers moments de son existence, le malheureux a un regard anxieux; il voit autour de lui des voleurs qui veulent lui enlever ses millions; il succombe enfin aux suites d'une forme presque galopante de la paralysie générale.

À l'autopsie, on rencontre les lésions que présente d'habitude la paralysie générale, quand cette affection surtout a parcouru ses diverses périodes. — Les méninges épaissies, infiltrées, sont devenues opaques et se laissent difficilement déchirer; cette lésion est plus prononcée d'un côté que de l'autre ; il existe particulièrement à gauche des adhérences intimes entre ces membranes et la substance corticale. La pie-mère est fortement injectée, les ventricules sont remplis d'une quantité considérable de sérosité limpide. Le corps calleux, les couches optiques et les corps striés sont considérablement ramollis; ce ramollissement s'étend au cervelet et à la moelle, dans presque toute son étendue.

CHAPITRE XII.

## DÉMENCE. AMENTIA. Ανοια Αφροσίνη. *Stumpfsinn.*

———

La démence est caractérisée par l'oblitération plus ou moins complète des facultés morales et intellectuelles. Elle peut être la conséquence des affections cérébrales les plus diverses et des affections mentales les plus opposées. Elle présente naturellement des degrés variables et des formes particulières dont nous aurons à exposer les principaux caractères.

Dans le langage judiciaire, on confond, sous le nom de démence, toutes les variétés de la folie; on se sert de cette expression comme synonyme d'aliénation mentale; c'est une confusion regrettable, à tous les points de vue; dans un cas on a affaire à une affection au-dessus des ressources de l'art, et qui, pour le malade, doit avoir des conséquences plus fâcheuses au point de vue légal, que pour celui qui est atteint d'une forme d'aliénation susceptible de guérison.

**Symptômes.** — Voici les caractères généraux qui appartiennent à la démence:

L'impressionnabilité est généralement diminuée; le malade se montre plus ou moins insensible aux stimulants de diverses sortes, et particulièrement aux stimulants de l'ordre moral; ce phénomène pathologique tient, sans doute, déjà à la diminution d'activité que peuvent avoir éprouvé les organes chargés de transmettre au cerveau les diverses sensations, mais il

résulte, avant tout, de la faiblesse même des parties du cerveau
où les impressions sont recueillies, où se forme la perception.
Les organes des sens peuvent même encore transmettre tout
autant de phénomènes objectifs que chez d'autres personnes
bien portantes; seulement les impressions disparaissent sans
donner lieu à aucun phénomène psychique.

Les sujets en démence ne sont pas susceptibles d'une attention soutenue, les objets les frappent d'une manière obscure et
fausse, l'organe de la pensée a perdu de son énergie; ils ne
peuvent plus comparer, associer la plupart des idées, s'élever
aux abstractions les plus vulgaires.

La perte de la mémoire est un symptôme caractéristique de
la démence. Dans d'autres formes d'aliénation, on peut remarquer, jusqu'à un certain point, l'absence de la mémoire, mais
seulement parce que cette faculté est entravée; dans la démence
l'exercice de cette fonction devient de plus en plus impossible.
Suivant les progrès de l'affection, cette perte a lieu de deux
manières : d'abord les malades oublient le souvenir de toutes
les circonstances qui ont eu lieu depuis leur maladie, ils ne
peuvent plus se rappeler les faits les plus récents, mais ils conservent intacte la mémoire des événements qui ont eu lieu
avant leur maladie. C'est ainsi que des déments ont conservé le
souvenir de ce qu'ils ont appris autrefois ; on trouve parmi eux
de bons dessinateurs, de bons musiciens, quelques-uns sont
aptes à continuer l'exercice de leur profession; tous les asiles
d'aliénés renferment des cordonniers, des tailleurs, des coutu-
rières, des repasseuses fort habiles, et qui n'en présentent pas
moins un affaiblissement marqué des facultés.

A un degré plus avancé, la mémoire des faits antérieurs à la
maladie se perd peu à peu. Le malade ne reconnaît plus ses
parents, ses amis; il ne sait plus se lever, se coucher; il ne
retrouve plus son lit, etc. L'affaiblissement de la mémoire peut
présenter des particularités remarquables; elle peut ne porter
que sur certains mots, sur les chiffres, les dates, les mois, etc.
On voit quelques malades ne pouvoir plus se rappeler les sub-

stantifs, ne conserver des verbes que l'infinitif, etc. Ce phénomène, assez rare d'ailleurs, a lieu plus particulièrement à la
suite d'attaques d'apoplexie, de certaines causes débilitantes,
de l'abus des narcotiques, etc.

On conçoit déjà que ce défaut de mémoire, que la difficulté
d'appliquer l'attention, de comparer les idées entre elles, jettent
le malade dans une incohérence plus ou moins prononcée, en
rapport toujours avec le degré d'affaiblissement intellectuel.
Nous avons dit ailleurs que l'incohérence chez le dément diffé-
rait essentiellement de celle que l'on rencontrait chez le maniaque : chez ce dernier, elle tient à une excitation cérébrale
particulière, les idées se pressent en foule les unes après les
autres, la malade n'a pas le temps de les classer ; il est porté à
les exprimer telles qu'elles s'offrent à son esprit, sans ordre et
sans suite. Chez le dément, au contraire, il y a faiblesse intellectuelle, inaptitude à raisonner, lenteur de conception ; les
idées se produisent, en quelque sorte, par le seul fait du hasard.
Aussi peut-on amener chez lui, au gré de son plaisir, telle ou
telle série d'idées. L'écriture fournit un symptôme important
pour juger de l'état mental de ces malades ; ils passent des mots
dans les phrases, des lettres dans les mots ; souvent le sens de
la phrase reste suspendu, la fin est oubliée.

Un autre caractère de la démence, c'est le défaut d'harmonie qui
existe entre les pensées et les gestes. Ainsi tel aliéné en démence
chantera une chanson gaie, avec l'air, la contenance d'un
homme accablé.

L'énergie de la sensibilité et des facultés intellectuelles étant
presque éteinte, les passions sont nulles ou presque nulles ; en
général, dit Esquirol, les déments n'ont ni désirs, ni aversions,
ni haine, ni tendresse ; ils sont dans l'indifférence la plus complète pour les personnes qui leur étaient le plus chères ; ils
voient leurs parents et leurs amis sans contentement et s'en séparent sans regrets ; ils ne s'inquiètent pas des privations qu'on
leur impose, et se réjouissent peu des plaisirs qu'on leur procure ; ce qui se passe autour d'eux ne les affecte point ; en un

mot, si leur position les mécontente, ils ne font rien pour la changer.

On remarque du côté de la volonté des signes caractéristiques qui témoignent de l'anéantissement progressif de cette faculté. Les déterminations des déments sont vagues, incertaines, sans but. Ils sont sans spontanéité, s'abandonnent et se laissent conduire au gré des circonstances; leur obéissance est passive; ils n'ont pas assez d'énergie pour être indociles; aussi sont-ils souvent le jouet de ceux qui veulent abuser de leur situation. Ils peuvent être irascibles comme les êtres débiles, et dont les facultés intellectuelles sont faibles ou bornées, mais leur colère n'a que la durée du moment; elle n'a pas la ténacité que l'on remarque dans d'autres formes d'aliénation.

La plupart de ces malades ont un tic, ils répètent certains actes par une sorte d'habitude; les uns marchent sans cesse comme s'ils cherchaient quelque chose, d'autres écrivent continuellement, et profèrent dans une sorte de mussitation continuelle les mêmes paroles; celui-ci frappe dans ses mains jour et nuit, celui-là balance son corps dans la même direction, avec une désespérante monotonie. La physionomie a quelque chose de frappant: les traits de la face sont déformés, les yeux ternes, les pupilles souvent dilatées, le regard incertain, la figure sans expression; elle est généralement vieillie, comme massive, leur tenue est ordinairement d'une grande malpropreté.

Les fonctions de la vie organique, dit Esquirol, conservent en général leur intégrité; le sommeil profond se renouvelle souvent dans la journée; l'appétit va jusqu'à la voracité; chez un grand nombre, le système lymphatique prédomine, les malades prennent beaucoup d'embonpoint; il arrive souvent que lorsqu'une des formes de l'aliénation tend vers la démence, cette fâcheuse terminaison s'annonce par l'obésité. Tout indique en un mot la nullité de la pensée et l'affaiblissement progressif de l'intelligence.

**Marche.** —La démence, dit Guislain, suit une marche croissante pendant laquelle on voit la dégradation des facultés intellectuelles s'opérer insensiblement, jusqu'à ce qu'enfin le malade
tombe dans un anéantissement moral plus ou moins complet;
l'intelligence s'use d'abord, puis l'instinct; l'homme ainsi réduit finit par n'être plus qu'un estomac. La marche de la démence est quelquefois rapide, le plus souvent elle est lente.
Les déments peuvent alors vivre longtemps dans cette situation,
leur existence peut se prolonger 20, 30, 40 ans, sans offrir
d'autres particularités; mais dès que le marasme cérébral se
produit, peu de mois, peu de semaines suffisent pour conduire
le dément à la tombe. La mort survient alors d'une manière
brusque; les malades ne présentent pas la moindre apparence
de fièvre, ils continuent à ingérer les aliments qu'on leur
donne, on les couche le soir et le lendemain on les trouve
morts, ne différant presque pas à l'état cadavérique de ce qu'ils
étaient pendant la vie. Ou bien, c'est une diarrhée, un état
scorbutique, une hydropisie, qui amènent rapidement la mort.

Ils peuvent succomber encore à des inflammations produites
sous l'influence du froid, ou bien à des affections intestinales
provoquées par l'action d'une forte chaleur.

**Variétés.** — La démence affecte des formes diverses; elle est
complète ou incomplète; dans le premier cas, l'anéantissement
des facultés mentales est pour ainsi dire entier. Lorsqu'elle est
incomplète, elle ne revêt que quelques - uns des caractères appartenant à la démence. Le malade reconnaît les membres de sa
famille, il se rappelle quelques faits antérieurs, ses réponses
ne sont pas tout à fait dépourvues de sens. Quelquefois même
les signes qui caractérisent la démence sont si peu apparents
qu'il faut l'œil exercé du praticien pour les distinguer, et ce
n'est qu'en habitant avec les individus qui en sont atteints, en
vivant dans leur sphère d'action, qu'on s'aperçoit qu'ils ont
l'intelligence plus ou moins affaiblie. La démence peut être partielle ou générale. Dans le premier cas, l'aliéné peut éprouver

un affaiblissement considérable dans une certaine étendue de ses facultés, et garder presque intactes d'autres facultés. Il est des déments qui peuvent s'exprimer convenablement sur tous les sujets ordinaires de la vie, et qui cependant ne peuvent diriger leurs actes.

**Démence sénile.** — La démence sénile, qui reconnaît pour cause les progrès de l'âge, offre quelques particularités. L'homme, insensiblement poussé vers la vieillesse, voit s'affaiblir sa sensibilité, et, par suite, le libre exercice de ses facultés. Ses sensations deviennent faibles, l'attention difficile et pénible, la mémoire nulle, la volonté incertaine, et les mouvements lents. Assez souvent cependant la démence sénile débute par une excitation maniaque générale, qui persiste plus ou moins longtemps. C'est alors une activité insolite, une grande susceptibilité, des désirs érotiques qui semblaient devoir être éteints depuis longtemps, et qui poussent les malades à des actes contraires à leurs habitudes de continence; le passage de l'excitation à la démence se fait souvent brusquement.

**Démence primitive, secondaire.** — La démence peut être primitive ou consécutive. Dans le premier cas, elle survient d'emblée, avec les caractères qui lui sont propres; elle surprend l'individu au milieu même de la santé morale et physique.

Elle est dite consécutive ou secondaire, quand elle succède à une autre forme d'aliénation; dans ce cas, elle présente les symptômes, quoique à un degré beaucoup moins aigu, des affections mentales dont elle est la conséquence; elle renferme comme les débris de ces dernières, et peut comprendre tous les éléments du délire.

Ainsi, il y a des démences avec manie, avec persistance d'hallucinations, avec tendances au suicide, à l'homicide, avec loquacité, accès d'agitation; ou bien elle est associée à la mélancolie; l'affaiblissement intellectuel s'ajoute au sentiment plus ou moins profond de tristesse. Ces divers troubles antérieurs et étrangers à l'affection peuvent alors en faire connaître le mode d'évolution.

**Démence compliquée.**—Enfin, la démence peut être compliquée d'épilepsie, de convulsions, et surtout de paralysie. Les déments paralytiques constituent surtout cette classe d'infortunés que l'on a désignés sous le nom de gâteux, et que l'on est obligé d'isoler dans des quartiers spéciaux. Ils salissent leurs vêtements, leur lit, et si l'on n'a soin de les maintenir dans un état de propreté continuelle, de changer souvent leur linge, il peut en résulter des conséquences fâcheuses, tels que des escarrhes qui détruisent les téguments jusqu'aux os. Il est un autre accident qui doit éveiller l'attention et rendre les malades l'objet d'une surveillance attentive; ainsi ils mangent avec gloutonnerie; ils amassent les aliments dans l'arrière-bouche et quelquefois ne peuvent les avaler, ou bien, si la paralysie a gagné les muscles de la déglutition, cette dernière fonction est entravée; les aliments solides ne pouvant plus être poussés dans l'estomac, s'arrêtent dans l'œsophage, et compriment le larynx. Dans ces divers cas, l'asphyxie est imminente et il faut se hâter de débarrasser l'arrière-gorge et l'œsophage des substances qui n'étaient pas ingérées.

Cette démence, qui se complique de paralysie, à laquelle on peut donner le nom de démence paralytique et qui est la conséquence des lésions cérébrales les plus variables, ne doit pas être confondue avec cette autre affection, bien différente sous tous les rapports, et que nous avons décrite sous le nom de paralysie générale. Cette dernière, par sa marche plus rapide, par la nature même et le siége de l'altération qui la produit, par les phénomènes pathologiques auxquels elle donne lieu pendant la vie, diffère essentiellement de la démence paralytique.

L'affaiblissement musculaire qui vient, chez un grand nombre de déments, se montrer à titre de complication, est souvent le résultat même des progrès de l'affection mentale et, on peut le dire, de l'extension de la maladie aux parties du cerveau chargées de présider aux fonctions de la motilité. On comprend que dans quelques cas le diagnostic différentiel de ces deux affections présente de sérieuses difficultés; d'ailleurs, le dernier degré de la paralysie générale se confond avec celui de la démence paralytique.

**Diagnostic différentiel.** — Le dernier degré de la démence offre, avec l'idiotie et l'imbécillité, une ressemblance qui pourrait facilement la faire confondre avec ces deux états. Chez l'idiot, la pensée est oblitérée dès la naissance; chez l'imbécile, l'arrêt de développement des facultés se produit dans les premières années de l'existence, de sorte que la vie intellectuelle ne se compose plus que des idées et des sentiments qui, ayant reçu dans le jeune âge un premier développement, sont restés depuis à l'état d'imperfection. Chez l'idiot et l'imbécile, il y a le plus souvent quelque irrégularité saillante dans la conformation normale du crâne, ce qu'on ne remarque pas d'habitude chez le dément. Chez ce dernier, les traits conservent encore quelques traces d'intelligence, tandis que chez l'imbécile, et plus encore chez l'idiot, ils sont frappés d'un cachet particulier que l'observateur ne peut méconnaître et qui indique que la pensée n'a jamais exercé d'empire sur ces êtres disgraciés. Les circonstances commémoratives offrent un moyen sûr de reconnaître la démence de l'idiotie et de l'imbécillité. Les déments ont été doués d'intelligence, les idiots et les imbéciles en ont toujours été plus ou moins privés.

Le doute, du reste, ne saurait exister que dans les cas de démence complète; or, celle-ci ne survient que bien rarement tout d'un coup; presque toujours elle est précédée de démence partielle, qui ne devient générale qu'après avoir envahi petit à petit les diverses facultés de l'intelligence. Cette dégradation successive de chacune des facultés de l'entendement n'a point lieu chez l'idiot et l'imbécile; ils sont et restent ce qu'ils ont toujours été; ils ne vivent ni dans le passé ni dans l'avenir; le dément, au contraire, peut avoir des souvenirs et des reminiscences. (Marc, *Op. cit.*)

Il est une autre affection mentale avec laquelle la démence pourrait être confondue, c'est, nous l'avons vu, avec la stupidité. Cette dernière est caractérisée par la suspension accidentelle, plus ou moins complète, des facultés intellectuelles, morales et instinctives, ainsi que des mouvements. Elle reconnaît pour cause une secousse physique ou morale, souvent violente et brusque; elle se distingue de la démence par la rapidité de son apparition, l'intensité de ses symptômes, leur rémission et leur exacerbation fréquente, et surtout par la possibilité d'une guérison complète. (Ferrus, Leçons cliniques. Gazette des hôpitaux.)

**Étiologie.** — C'est surtout à partir de l'âge de 40 ans que la démence se montre le plus ordinairement; elle est plus fréquente chez les hommes; elle survient souvent chez eux après l'âge de 35 ans. Comme la plupart des autres formes d'aliénation, elle reconnaît un grand nombre de causes, les unes physiques, les autres morales; ces deux ordres de causes peuvent se combiner entre elles. Ainsi, chez les nouvelles accouchées, des chagrins, sous l'influence de l'état puerpéral, peuvent amener un état de démence. Les désordres et la cessation de la menstruation, les fièvres cérébrales, les inflammations chroniques du cerveau et des méninges, les congestions répétées, les écarts de régime, les excès de toutes sortes, l'onanisme, l'épilepsie, les coups sur la tête, telles sont les causes que l'on rencontre dans la généralité des cas. Nous l'avons dit, toutes les formes de la folie peuvent se terminer par la démence; Esquirol a trouvé qu'un septième environ des individus atteints de manie, de monomanie ou de lypémanie, devenait déments. Cette affection est souvent provoquée par un régime débilitant, auquel les aliénés sont quelquefois soumis au début de leur maladie, surtout à l'état abusif des saignées; il n'est peut-être pas de cause plus efficace pour hâter les progrès de cette redoutable maladie.

Nous avons encore observé, comme causes déterminantes, un traitement hydrothérapique trop rigoureusement suivi, le froid humide, pendant que le corps est en transpiration, des érysipèles de la face, etc.

**Altérations anatomiques.** — Les individus morts en état de démence offrent un bien plus grand nombre de lésions cérébrales qu'on n'en trouve dans les autres espèces de folie. On comprend, dit Esquirol, que dans la démence, qui est la terminaison de tous les désordres intellectuels et moraux, qui est le résultat des progrès de l'âge, qui est si souvent compliquée de paralysie et de convulsions, on comprend que dans cette affection le crâne, les méninges et le cerveau aient subi un grand nombre d'altérations, qui donnent la raison de l'affaiblissement de l'intelligence et de la sensibilité (t. 2, p. 244). Voici en quelques mots les lésions organiques que l'on rencontre le plus fréquemment, tantôt isolées, tantôt combinées entre elles.

1° L'hydrocéphale chronique interne (hydropisie des ventricules); il n'est pas rare de trouver de petits kystes séreux du plexus choroïde; quelquefois la cloison des ventricules, le *septum lucidum* est perforé à une ou plusieurs places.

2° L'hydropisie chronique externe, plus ou moins intense, ou l'infiltration séreuse des membranes du cerveau est fréquente; celles-ci sont épaisses, plus ou moins opaques, et ont perdu de leur transparence. Cette altération siège ordinairement à la partie supérieure des hémisphères cérébraux.

3° Il n'est pas rare de rencontrer une exsudation hémorragique entre l'arachnoïde et la pie-mère, exsudation qui se montre avec des caractères variables d'ancienneté.

4° L'inflammation plus ou moins récente des méninges, avec exsudats purulents, fibrineux, etc. Dans ce cas, la pie-mère adhère intimement avec la substance corticale du cerveau; il existe presque toujours alors une complication d'hydropisie externe et interne.

5° L'apoplexie hémorragique de la substance cérébrale se rencontre, de temps à autre, ordinairement compliquée d'autres états pathologiques du cerveau et de ses membranes. Les foyers hémorragiques ont pu faire place, suivant leur degré d'ancienneté, à des kystes séreux plus ou moins volumineux; dans quelques cas, enfin, l'hémorrhagie apoplectique a lieu sous forme diffuse et capillaire.

6° Les circonvolutions (Esquirol) du cerveau sont souvent atrophiées, écartées les unes des autres, souvent aplaties, comprimées. On peut même voir quelquefois une ou deux circonvolutions de la convexité du cerveau, déprimées, atrophiées, presque détruites, et l'espace vide rempli par de la sérosité.

7° La substance grise peut être plus ou moins rouge, jaunâtre et ramollie, surtout dans les cas de démence paralytique.

8° La substance blanche perd sa couleur, elle est d'un blanc plus mat, elle est plus dense, plus consistante; le plus souvent on trouve des portions de cerveau ramollies.

9° Le crâne présente quelques particularités qui peuvent rendre raison du développement de l'affection. Les os crâniens sont parfois épaissis et indurés; on peut rencontrer des productions osseuses, des exostoses partielles, des enfoncements, à différentes parties de la boîte crânienne.

Outre ces altérations organiques de l'encéphale, on observe communément chez les déments, l'altération d'autres organes plus ou moins éloignés. Telles sont celles qui sont produites par les affections des voies respiratoires, de la circulation, de l'appareil digestif, etc. Ces diverses lésions doivent être étudiées avec soin et dans leurs rapports avec la démence.

**Traitement.** — Bien des moyens ont été mis en usage pour combattre la démence, ou du moins pour en arrêter les progrès: vésicatoire, séton, moxa, frictions irritantes, bains de mer, électricité, etc., stimulants de toutes sortes; tous ces moyens n'ont malheureusement eu pour résultat que des succès bien rares et souvent éphémères. La démence étant une affection incurable, c'est surtout à l'hygiène qu'on devra emprunter les moyens d'améliorer la position de ceux qui en sont atteints, dans le cas surtout où cette maladie se complique de paralysie.

Ainsi que nous l'avons dit, chez quelques déments la paralysie des muscles de la déglutition peut devenir une cause d'asphyxie imminente, et il faut se hâter de débarrasser l'arrière-gorge et l'œsophage des substances qui n'ont pu être ingérées.

La constipation est un symptôme fréquent. Le rectum étant paralysé, la défécation est presque impossible. Les matières séjournent plus ou moins longtemps, sans que les malades s'en plaignent, quand surtout ils sont mal surveillés. Si l'on ne fait cesser cette constipation, les intestins s'enflamment et se gangrènent. Quelquefois les matières sont tellement durcies dans le rectum, que l'on est obligé de débarrasser le gros intestin par des moyens mécaniques. La rétention d'urine réclame une attention particulière; elle oblige de recourir souvent au cathétérisme. Il arrive quelquefois que l'on fixe les malades sur un fauteuil, en vue de leur éviter les chutes fréquentes auxquelles leur état de faiblesse les expose; c'est là un moyen pernicieux, ce repos prolongé favorise les progrès de la paralysie. Un grand nombre de déments restent dans un état habituel de malpropreté, il faut alors redoubler de soins et de propreté. On les accoutume, autant que possible, à satisfaire leurs besoins à des heures réglées. C'est surtout à ces malades qu'il convient de donner une nourriture fortifiante, de facile digestion et quelques boissons légèrement stimulantes. Le séjour au grand air, l'exercice, corrigent, chez un grand nombre, l'habitude qu'ils ont de se salir. Quelquefois même, dit Guislain, en les habillant proprement, en les couchant dans un appartement convenable, dans un bon lit, on constate la cessation de toute incontinence urinaire ou fécale.

### Observation.

M. X... avait manifesté un goût prononcé pour l'étude de la médecine. Les félicitations dont on l'accablait de tous côtés et la déférence dont il était l'objet de la part de sa famille, ne tardèrent pas à exalter son amour-propre et à semer dans son esprit des illusions de toutes sortes et des idées de grandeur qui l'amenèrent au point de se croire destiné à primer tous ses confrères, qu'il ne regardait plus qu'avec pitié et dédain. D'un naturel ardent, il se livra à de fréquents excès sexuels dont l'influence, jointe à celle exercée par les excès d'études, finit par miner sa constitution et porter le trouble dans son intelligence. Pendant plus de deux ans, des inégalités de caractère firent présager une affection mentale, qui ne tarda pas à éclater. On put constater, au début, une céphalalgie violente qu'on chercha à combattre par des émissions sanguines *copieuses et souvent répétées*. Ce traitement débilitant ne put que contribuer aux progrès du mal, et bientôt l'on constata chez M. X... une altération de la mémoire, de l'hébétement, de la difficulté d'émettre ses idées, du bégaiement, des douleurs et de la faiblesse dans les extrémités, un amaigrissement progressif, en un mot, tous les signes d'une débilité générale. Cet état ne fit qu'empirer. Reconnu incurable à Winenthal (Wurtemberg) où il avait été placé par sa famille, M. X... nous fut amené dans un état d'affaiblissement extrême : il avait beaucoup de peine à se tenir debout et surtout à marcher. Il se présente à nous comme un homme émacié, à face pâle et blême, avec des yeux enfoncés dans leur orbite et n'offrant qu'un regard vague et sans expression. Il parle peu et éprouve de la difficulté à émettre ses pensées ; ces dernières sont restreintes et se rapportent principalement à d'anciens souvenirs. Quoique tout indique un état de démence fort avancé, le malade, par moments encore, est accessible à certaines impressions extérieures. Le sommeil est assez calme, mais parfois M. X... se réveille en sursaut et jette alors de hauts cris ; l'appétit est vorace, la digestion est facile, les évacuations alvines n'ont lieu que de deux jours l'un ; les selles et les mictions sont le plus souvent involontaires. Une espèce de bouffisure envahit tout le corps et prête au malade un embonpoint factice. On constate un affaiblissement progressif ; M. X... ne mène plus qu'une vie végétative ; la parole devient inintelligible, toute lueur intellectuelle semble éteinte et le malade s'affaisse sur lui-même lorsqu'on le place dans un fauteuil ; les muscles postérieurs du cou sont relâchés, le menton appuie sur le sternum, et les paupières, en se soulevant avec peine sous une impulsion étrangère, donnent passage à un regard hébété et laissent voir des yeux ternes, quasi vitreux. Le mal progresse de jour en jour ; les paroles ne sont plus articulées, la déglutition est difficile ; puis survient une hémiplégie, et des attaques convulsives amènent enfin la solution d'une si triste existence.

L'autopsie n'a pu être faite.

# CHAPITRE XIII.

## I D I O T I E.[1]

---

Ce serait à tort qne l'on comprendrait parmi les aliénés les individus atteints d'idiotie. Les idiots sont, pour le plus grand nombre, des êtres affligés d'anomalies variables de l'axe cérébro-spinal. L'imperfection de cet axe a entraîné celle des sens.

L'idiotie se rencontre partout, et généralement à l'état sporadique; néanmoins, il est des contrées où cette affection semble endémique.

« Quoiqu'on n'ait encore sur le nombre relatif des idiots dans divers pays que des données doublement insignifiantes, et en ce que le chiffre des idiots n'a été que rarement distingué du chiffre des autres aliénés, et en ce que la démence a été souvent confondue avec l'idiotisme, il paraît assez bien établi que les pays de montagnes sont plus féconds en idiots que les autres régions. » M. Esquirol a émis cette opinion rendue fort vraisemblable, et par ce que l'on sait du crétinisme, et par les observations suivantes :

En Norwége, les idiots de naissance entrent pour un tiers dans le nombre total des aliénés.

---

1. Ce chapitre est extrait de la thèse inaugurale de M. le D$^r$ BARTH, ancien interne de Stéphansfeld (Strasbourg, 1862.)

En Écosse, et dans le pays de Galles, le nombre des idiots est plus considérable qu'en Angleterre.

Dans le département des Basses-Alpes, un préfet comptait, en 1800, 3,000 crétins. (M. Parchappe, Recherches statistiques sur les causes de l'aliénation mentale; Rouen 1839.)

A Paris, où l'idiotie est purement sporadique, on trouve dans les hôpitaux 1 idiot sur 29 aliénés à peu près (Esquirol); 1 sur 39 d'après M. Calmeil. Sur 1,002 aliénées admises à la Salpé-trière pendant 4 ans moins 3 mois, on ne trouve que 36 idiotes (Pinel, Traité de la manie, 2ᵉ édit.; table gén. des alién.). De 1804 à 1814, les relevés du même hospice présentent 98 idiotes sur 2804 aliénées admises (Dict. de méd. en 25 vol.).

A Stéphansfeld, sur 3,398 aliénés admis, nous trouvons, 63 idiots, dont 40 hommes et 23 femmes; dans ce nombre sont compris 6 hommes et 4 femmes dont l'idiotie était compliquée d'épilepsie.

Sur le même nombre d'individus admis (3,898), nous comp-tons 93 imbéciles, dont 43 hommes et 50 femmes, parmi lesquels nous remarquons 3 hommes et 4 femmes atteints d'imbécillité compliquée d'épilepsie.

## DIVISIONS.

Quelques auteurs ont admis une idiotie congéniale et une idiotie consécutive; d'autres ont divisé l'idiotie en deux genres: idiotie propre et imbécillité.

Esquirol avait d'abord classé les idiots en deux séries : dans la première sont les imbéciles, dans la seconde les idiots pro-prement dits. Dans la première série, l'organisation est plus ou moins parfaite, les facultés intellectuelles et sensitives sont plus ou moins développées; les imbéciles ont des sensations, des idées, de la mémoire, des affections, des passions, et même des penchants, mais à un faible degré. Ils sentent, ils pensent, ils parlent; ils sont susceptibles de quelque éducation. Dans la seconde série, l'organisation est incomplète, les sens sont à peine ébauchés; la sensibilité, l'attention, la mémoire sont nulles ou presque nulles.

Les idiots n'ont qu'un très-petit nombre d'idées, limitées, ainsi que leurs passions, aux besoins instinctifs, qu'ils expriment par quelques gestes, par quelques mots, par quelques mono-syllabes ou par des cris. La raison ne dirige point leurs actions qui, peu nombreuses, se répètent par habitude ou par imita-tion. (Esquirol, Traité des mal. ment., t. II, p. 288.)

Ailleurs, Esquirol donne une division en degrés, fondée sur un seul symptôme, la parole :

« La parole, cet attribut essentiel de l'homme, qui lui a été donnée pour exprimer sa pensée, la parole, étant le signe le plus constamment en rapport, chez les idiots, avec la capacité intellectuelle, donne le caractère des principales variétés de l'idiotie.

« Dans le premier degré de l'imbécillité, la parole est libre et facile; dans le second degré, la parole est moins facile, le vo-cabulaire plus circonscrit.

« Dans le premier degré de l'idiotie proprement dite, l'idiot n'a à son usage que des mots, des phrases très-courtes.

« Les idiots du second degré n'articulent que des monosyllabes ou quelques cris.

« Enfin, dans le troisième degré de l'idiotie, il n'y a ni pa-roles, ni phrases, ni mots, ni monosyllabes. » (Esquirol, *loc. cit.*)

M. Sc. Pinel (Physiol. de l'homme aliéné, appl. à l'analyse de l'homme social; Paris, 1833), considère l'idiotie comme une maladie de naissance, caractérisée par la nullité morale et intel-lectuelle, mais présentant dans cette dégradation trois variétés fort distinctes :

1° L'abrutissement, état de dernière abjection humaine, où il n'y a ni sensations, ni sentiments de besoins physiques;

2° La stupidité, où l'on trouve quelques perceptions, et au moins quelques sentiments des besoins physiques;

3° La bêtise, se distinguant des deux états précédents par

quelques fragments d'intelligence, et notamment par la possibilité de parler.

Ces trois degrés forment l'idiotisme, qui, bien que de naissance et incurable, est néanmoins susceptible de quelque amélioration, et presque d'éducabilité.

4° L'imbécillité a un caractère inverse, c'est-à-dire qu'elle
affecte des individus qui ont eu leur raison, et va toujours en
s'aggravant.

M. Dubois, d'Amiens, admet trois classes d'idiots : dans la
première, il place ceux qui présentent le plus haut degré d'a-
brutissement et sont réduits à l'automatisme; la seconde comprend les idiots qui ne possèdent que des instincts; enfin, la
troisième appartient à ceux qui offrent des instincts et des déterminations raisonnées.

Henke (Méd. lég., 5ᵉ édit., § 247) admet trois catégories :
stupidité, imbécillité, bêtise.

M. Griesinger (*Pathol. und Therap. der psych. Krank.*, p. 352)
classe les idiots en deux séries : l'une comprend les cas les plus
graves de la nullité intellectuelle ; idiotie, *fatuitas ;* l'autre renferme les cas les moins graves : faiblesse d'esprit, imbécillité.

M. Spielmann (*Diagn. der Geisteskrankh.*, p. 268) admet trois
degrés :

Le premier degré comprend les faibles d'esprit, les imbéciles
(*die Beschränkten, die Schwachsinnigen*);

Le second degré renferme les individus stupides (*die Stumpf-
sinnigen*);

Enfin, dans le troisième degré, il place les idiots apathiques
(*die apatisch Blödsinnigen*).

Hoffbauer (Traité de méd. lég.) admet cinq degrés d'imbécillité :

Le premier degré de l'imbécillité se manifeste par l'impuissance de juger des objets nouveaux, lors même que toutes les
données nécessaires sont fournies et que la chose n'offre aucune
difficulté en elle-même. Dans ce degré, l'imbécile juge fort bien
les objets avec lesquels il se trouve tous les jours en relation,

et dans l'habitude desquels il a, pour ainsi dire, grandi; il montre le plus souvent, dans ses affaires journalières, une exactitude minutieuse, qui semble être pour lui un besoin. Sa mémoire est très-bornée, non qu'il perde précisément le souvenir des choses, mais parce qu'il ne peut pas les appliquer au besoin.

Dans le second degré, le malade juge encore et agit conséquemment dans les choses qui lui sont familières; mais dans ces choses-là même, il lui arrive souvent de se tromper, parce que, par une distraction qui est pour lui une seconde nature, il oublie les lieux, les temps et les circonstances. Il observe si peu ce qui est ou ce qui se passe devant lui, qu'il se croit souvent ailleurs que là où il est; qu'il prend les étrangers pour des gens de sa connaissance, confond le présent avec le passé, plus souvent avec l'avenir, et se croit chez lui quand il est chez un autre, etc.

L'homme affecté d'imbécillité au troisième degré est impropre à toutes les affaires qui exigent plus qu'une action machinale, mais il conserve assez d'intelligence pour sentir sa faiblesse et la supériorité des autres, sous le rapport des facultés de l'âme. Aussi, remarque-t-on en lui le penchant à la dévotion et à la misanthropie. Son esprit n'est pas complétement inactif, quoiqu'il ne puisse s'élever bien haut; de là, le penchant à parler seul. Il ne peut saisir assez nettement une idée pour la graver dans son esprit; de là, un défaut très-prononcé de mémoire et une grande facilité à passer brusquement d'une chose à une autre. Il est très-irritable, très-susceptible, et voit des outrages là où il ne saurait y en avoir, parce que son état lui permet encore de ressentir les injures, et que ceux qui l'entourent en abusent souvent pour lui nuire.

Le quatrième degré de l'imbécillité se fait remarquer par une oppression complète de l'entendement et de la mémoire, et par une insensibilité profonde, qui laisse cependant au malade une idée confuse de sa faiblesse. Aussi recherche-t-il avec avidité les excitants, comme l'eau-de-vie, le tabac, etc., dont il se barbouille comme un enfant.

Dans l'imbécillité, au cinquième degré, l'intelligence est nulle, l'attention ne peut être dirigée sur la moindre chose. Toutes les facultés de l'âme, dont l'activité dépend de celle de l'intellect, sont détruites ou comprimées. Les phénomènes qui dépendent de l'attention manquent, ceux qui en supposent l'absence prennent leur place. L'imbécile, dans ce degré, est incapable de passions, de joie, d'affliction, de plaisir, de peine, en un mot d'un sentiment moral quelconque. Il est même peu sensible à la douleur et aux incommodités physiques. Il ne prend sa nourriture que parce qu'on la lui donne comme à un enfant; les besoins naturels, comme la faim, la soif, ont peu d'action sur lui. Sa mémoire est nulle; il n'a ni la dévotion, ni le penchant à parler seul qu'on remarque chez d'autres imbéciles, mais qui supposent en eux, au moins jusqu'à un certain point, la conscience de leur état.

M. Morel (Études clin. des mal. ment.) admet trois catégories : les simples d'esprit, les imbéciles, les idiots :

Le simple d'esprit a un langage plus ou moins perfectionné, répondant à une intelligence qui se développe dans un cercle étroit, il est vrai, mais qui ne l'empêche pas de se rendre utile encore et de remplir une fonction.

L'imbécile, plus restreint dans le développement de ses facultés intellectuelles, a un langage infiniment plus pauvre, et son but fonctionnel est amoindri dans la même proportion.

L'idiot, enfin, n'aura plus que quelques mots à peine articulés; il exprimera ses sensations par des gestes, ou, à la manière des animaux, par des cris étranges qui frappent d'effroi et de stupeur celui qui les entend pour la première fois. Son but fonctionnel est non-seulement amoindri, il est nul; et si l'humanité intelligente ne prenait pas ces êtres malheureux sous sa protection, ils périraient, faute de posséder l'instinct de leur propre conservation.

Nous nous arrêterons là et nous ne citerons pas un plus grand nombre de classifications. L'on pourrait dire qu'il existe autant de divisions différentes qu'il y a eu d'auteurs qui ont écrit sur ce sujet.

Nous admettrons la division suivante, qui nous paraît la plus rationnelle, la plus conforme aux opinions émises par les autorités scientifiques en fait d'aliénation : Esquirol, Georget, MM. Leuret, Parchappe, etc., et qui est celle de MM. Monneret et Fleury. Cependant nous ne la reproduisons pas telle quelle, ayant jugé à propos d'admettre quatre degrés dans l'idiotie, au lieu de trois, qu'admettent les auteurs du *Compendium*.

**Premier degré. — Simplicité d'esprit.** — Les simples d'esprit sont conformés comme tout le monde ; leur langage est plus ou moins perfectionné ; ils ont des sentiments et ne sont pas dénués de sens moral ; ils deviennent facilement les victimes du charlatanisme et de la superstition.

**Deuxième degré. — Imbécillité d'Esquirol.** — Les imbéciles sont généralement bien conformés et leur organisation diffère peu de l'organisation normale.

**Troisième degré. — Idiotie proprement dite d'Esquirol.** — Défaut d'intelligence et de sensibitité, en rapport avec des vices d'organisation ordinairement assez prononcés.

**Quatrième degré. — Automatisme de M. Dubois d'Amiens.** — Absence complète de facultés et d'instincts, coïncidant avec des vices d'organisation ordinairement très-prononcés.

SIMPLICITÉ D'ESPRIT OU PREMIER DEGRÉ D'IDIOTIE.

**Habitude extérieure.** — Les simples d'esprit sont bien conformés et leur organisation ne diffère pas de l'organisation normale. La peau est blanche et souple. Les yeux ne manquent pas absolument d'expression ; mais le regard est presque toujours interrogateur ; on dirait que l'individu sent la nécessité d'une impulsion étrangère. La mise pèche généralement par l'assortiment des couleurs ; ainsi, les couleurs vives et tranchées seront presque toujours préférées : vous verrez des boutons rouges sur un gilet blanc; des espèces d'oriflammes multicolores feront l'office de cravates; des paletots bigarrés et à coupe plus ou moins fantastique serviront d'enveloppe à ce simple d'esprit; des coiffures hétéroclites couvriront sa tête et marqueront sa place, comme le dit si bien M. Renaudin, entre les imbéciles, d'une part, et les originaux excentriques qui ne sont pas encore des aliénés, d'autre part. En société, les simples d'esprit s'observent encore assez pour ne pas se livrer à leur gourmandise naturelle. Ils ne négligent pas les soins de toilette. Ils sont généralement très-distraits.

**Sens.** — Les sens sont intacts et transmettent facilement au cerveau l'impression des objets extérieurs.

**Motilité.** — Les uns sont d'une indolence extrême et se trouvent sous l'influence d'un état dépressif, tandis que les autres, d'une pétulance sans bornes, semblent être gouvernés par une puissance expansive. Ces derniers se meuvent continuellement, ils veulent se montrer utiles et nécessaires partout et en toutes les occasions, et ont été bien décrits par Lafontaine, dans sa fable du Coche et de la Mouche. Ils se livrent avec ardeur à une foule de travaux qu'ils abandonnent avec autant de facilité qu'ils avaient mis d'empressement à les entreprendre.

**Facultés intellectuelles.** — L'association des idées laisse beaucoup à désirer. La perception est entravée par la lenteur d'évolution de l'imagination. Le simple d'esprit manque de jugement et a besoin de beaucoup de temps pour comprendre, apprendre, et pour réfléchir à ce qu'il doit dire; ses réponses se font attendre longtemps et les reparties n'existent pas chez lui. La mémoire ne manque pas, elle est quelquefois très-développée, mais c'est une mémoire toute mécanique qui n'est jamais basée sur le jugement des faits et leur compréhension : le faible d'esprit ne connaît que les choses et les personnes dans la même série, dans le même entourage et dans les mêmes con-

ditions dans lesquelles il avait appris à les connaître, mais, hors
de ces conditions, il les méconnaît et sa mémoire se trouble. Il
s'est trouvé dans l'asile d'aliénés de Prague un simple d'esprit
qui savait dire par cœur le nom de chaque saint correspondant
à chaque jour de l'année (Spielmann, *Diagn. der Geisteskr.*). Les
simples d'esprit savent facilement imiter ; mais lorsqu'ils puisent
leurs inspirations en eux-mêmes, ils tombent dans le grotesque.
Il existe chez eux une grande mobilité d'esprit ; ils n'ont aucune
énergie de volonté. Ils sont susceptibles d'une bonne éducation,
mais ils se feront toujours remarquer en société par la fatuité
qui leur est inhérente et dont ils ne sauraient se dépouiller ; ils
exécuteront bien des morceaux de musique, leurs mains-d'œuvre
pourront réussir parfaitement ; mais ils ne créeront jamais rien
de bien ; ils ne sauraient jamais qu'imiter. Le simple d'esprit a
beaucoup de penchant à parler seul ; d'autres fois il est très-ba-
vard en société, s'écoute parler et rit le premier des saillies
qu'il croit avoir dites. Sa conversation est stérile : elle peut
briller par les dehors, et, à première vue, un homme de cette
catégorie pourrait passer pour instruit ; mais on s'aperçoit bien
vite que ces dehors brillants sont trompeurs et cachent un esprit
borné, incapable de raisonner juste, de juger les choses à leur
véritable point de vue et simplement recouvert d'un vernis de
faits historiques plus ou moins bien classés dans une mémoire
fonctionnant machinalement. Les idées, avons-nous dit, sont
assez lentes à venir ; aussi le simple d'esprit, quelque bien élevé
qu'il soit, coupera toujours la parole à son interlocuteur, dans
la crainte de voir la pensée que son cerveau vient d'enfanter
lui échapper. Il est rare qu'il ne se serve pas de périphrases
pour exprimer les choses les plus simples, et il aura principalement recours aux expressions ronflantes et sonores, ce qui tient
au bonheur qu'il ressent de s'écouter parler. Les simples d'esprit ajoutent volontiers foi aux contes qu'on leur débite ; ils se
laissent facilement entraîner dans les erreurs les plus grossières
des préjugés populaires ; aussi sont-ils particulièrement les victimes du charlatanisme et de la superstition. Ils dévorent les ro-

mans, et les almanachs ont été créés pour eux. L'uniforme, que
qu'il soit, est le vœu secret de leur cœur, et le ruban de la Légion d'Honneur, si jamais ils pourraient s'en parer, les rendrait
aliénés.

**Instincts et passions.** — Le sens moral existe chez les individus de cette catégorie, il peut même être perfectionné ; mais
il ne sera jamais assez complet pour leur permettre de pouvoir
intégralement apprécier la portée de leurs actes. Le simple d'esprit est très-vaniteux : il dépensera son argent sans aucun discernement, pour se faire, par exemple, une réputation d'homme
généreux. Il est très-vantard, et par cela même qu'il est poltron,
il vous entretiendra constamment soit de ses duels, soit des
dangers qu'il a courus dans telle ou telle circonstance, espérant
se rendre intéressant par là ; alors seulement il donne l'essor à
son imagination qui, dans ce cas, devient réellement féconde.
Il est très-susceptible, et, par cela même, très-irritable : lorsqu'une querelle est survenue entre lui et une personne de son
entourage, il se démène comme un possédé, gesticule, élève la
voix, et cela d'autant plus fort qu'il voit son adversaire plus in-
timidé ; on voit qu'il cherche à s'exciter ; mais tout cela tombe
comme par enchantement devant un maintien calme et ferme.
Il est très-érotique et se croit aimé de toutes les femmes qu'il
rencontre et qui lui vouent par hasard un moment d'attention.
Son amour est plus souvent platonique, et sa gaucherie et sa
timidité font le désespoir des femmes ardentes. Il est de ces
êtres que le moindre excès alcoolique rend malades, qui n'ont
jamais obtenu les faveurs d'aucune femme, mais qui emploient
tous les efforts de leur esprit maladif à se faire passer pour
francs buveurs et obtenir une réputation de don Juan. Après
avoir inutilement et niaisement soupiré, ils rentrent chez eux
pour se livrer à toutes les fureurs de l'onanisme. Les simples
d'esprit sont bouffis de prétentions. Si leur position sociale les
met en relation avec de hauts personnages, ils ne manqueront
pas de faire valoir ces relations comme un mérite personnel, et

ils citeront à tous propos les noms de ces personnes. Ils sont fiers et hautains envers leurs inférieurs, souples et rampants à l'égard de leurs supérieurs. Leurs sentiments affectifs sont le plus souvent exagérés et empreints du cachet de l'égoïsme. S'ils ont des enfants, ils ne sauront jamais bien les diriger ; ils les aimeront d'une affection aveugle qui ne leur permettra pas de s'imposer le moindre sacrifice dans leurs sentiments, pour assurer l'avenir de ces mêmes enfants. Ils ont une tendance marquée à rendre les premiers venus confidents de leurs affaires les plus intimes ; ils demandent à être plaints ou choyés et sont malheureux si on ne s'occupe pas d'eux.

Peu aptes à envisager avec rectitude la somme de leurs capacités intellectuelles, ils se croient généralement incompris et au-dessous de la position sociale qu'ils occupent. Ils sont pusillanimes et se laissent facilement décourager, parce qu'ils se créent des illusions incompatibles avec leurs capacités, et dont la perte, lorsque la triste réalité vient à en déchirer le voile, les jette dans une prostration morale d'autant plus grande, que ces illusions avaient revêtu un caractère plus élevé d'ambition. Jamais ces êtres, d'une partialité outrée pour ce qui les regarde, ne sauront s'appliquer le γνῶθι σεαυτον du sage de l'Antiquité.

### Observation.

Le nommé S... est d'une taille élevée. Les cheveux sont blonds et ne frisent pas, la barbe est assez bien fournie, les membres sont proportionnés au tronc, le front est bas et légèrement fuyant ; les parties génitales sont extrêmement développées ; il existe une hydrocèle du côté gauche.

M. S... a fait, à l'âge de six ans, une chute sur la tête, d'une hauteur de trois mètres environ. Il est reconnu que dès sa première enfance son intelligence a toujours été excessivement faible, et que, loin de se développer, elle n'a fait que diminuer. Si l'on est parvenu à faire parcourir à M. S... les classes successives du collége, ce n'a été qu'à force de lui donner des répétiteurs et en agissant sur la mémoire, mais toutes les impressions que son esprit recevait s'effaçaient du jour au lendemain. Il y a chez lui absence d'aptitude pour toutes les professions ; il est habituellement distrait, ses parents n'ont jamais pu l'employer à rien, et toutes les peines qu'on s'est données pour cultiver son esprit, n'ont abouti qu'à un profond dégoût de sa part pour le travail et l'étude. A la mort de sa mère, qu'il aimait beaucoup, il a cru pouvoir s'émanciper : il a quitté furtivement son père et s'est livré pendant une série de jours à son penchant pour les femmes, après avoir contracté des dettes de tous côtés et avoir acheté à crédit une masse d'objets de toilette inutiles. M. S... est timide, tout en montrant parfois des hardiesses exceptionnelles pour se procurer des ressources; il est ingénu et naïf, quoique dissi- mulé. C'est un jeune homme très-paresseux, n'ayant aucune initiative, ne possédant que peu de mémoire, privé de jugement, ajoutant foi à tout ce qu'on lui dit : ainsi, quoiqu'étant en deuil, il portait des cravates rouges, parce que le marchand chez lequel il avait fait son choix lui avait fait accroire que le deuil n'excluait pas la couleur rouge pour les cravates. Il ne saurait raisonner juste. La parole est libre et facile. Dans la conversation M. S... ne dit que des banalités et ne raconte jamais que des choses connues de tout le monde; il n'émet pas d'idées qui lui soient propres. Il ne saurait se rendre compte de sa position ; ainsi, quoique se sachant dans un asile d'aliénés, il nous demande souvent quand nous opérerons son hydrocèle, afin qu'il puisse retourner chez lui. Il nous raconte qu'il tenait des écritures très-compliquées chez son père, qu'il s'en est toujours tiré avec honneur, et que sa présence chez lui est ur- gente : ce sont autant de vanteries, car son père n'a jamais pu lui confier un travail tant soit peu compliqué. Il se promène constamment avec un livre à la main, et cherche par là à persuader son entourage qu'il s'adonne avec ardeur à l'étude. En un mot, son éducation n'a pas été négligée; il connaît la musique et le dessin, mais il exécute mal les morceaux de musique et dessine des figures grotesques, toutes les fois qu'il crée au lieu de copier. Il a des habitudes secrètes.

**Résumé.** — Les simples d'esprit sont corformés comme tout le monde. Leurs sens sont intacts. Ils sont ou indolents ou d'une activité déplacée. Ils ont peu de jugement, leur mémoire fonc- tionne machinalement et leur imagination ne saurait planer dans des sphères élevées. Ils sont poltrons, vantards, remplis de fatuité et de prétentions ridicules. Leurs sentiments affectifs ne sont pas dirigés par la raison et leur sensibilité est souvent exagérée et ridicule. Ils sont susceptibles, assez irritables, très-présomp- tueux et esclaves de leurs habitudes.

### IMBÉCILLITÉ OU DEUXIÈME DEGRÉ DE L'IDIOTIE.

Synonymie : *Stupiditas. Amentia. Imbecility* (angl.). — *Imbe ·*

*cillita, deboli di mente* (ital.). — *Verstandesschwäche, Dummheit, Blödsinn* (allem.).

**Définitions.** — Esquirol dit que l'imbécillité est un état dans lequel les individus, par la faiblesse des organes destinés à la manifestation de la pensée, sont d'une médiocrité telle, qu'ils sont incapables de s'élever aux connaissances et à la raison communes à tous les individus du même âge, du même rang et de la même éducation qu'eux.

L'imbécillité est un état dans lequel les sens existent, qui comprend un organisme plus ou moins développé, et dans lequel il existe une limite que ne peut dépasser l'intelligence de l'individu, limite au-dessous de celle qu'atteignent généralement les hommes qui remplissent les devoirs sociaux. (M. Archambault, trad. de W. C. Ellis, avec notes.)

L'imbécillité est un état dans lequel les facultés se sont développées jusqu'à un certain point, mais pas assez pour que les individus qui en sont atteints puissent s'acquitter convenablement de tous les devoirs de la vie sociale. (Briand, Méd. lég.)

Selon M. Séguin, l'imbécillité est un arrêt de développement physiologique et psychologique.

M. Parchappe (Traité théorique et pratique de la folie; Paris 1841, p. 355) définit l'imbécillité un affaiblissement de l'intelligence produit par une cause quelconque autre que la folie. MM. Monneret et Fleury désignent sous le nom d'imbécillité le premier degré de l'idiotie.

**Habitude extérieure.** — Les imbéciles sont généralement bien conformés, et leur organisation diffère peu de l'organisation normale. (Esquirol, Tr. des mal. ment.)

La conformation du crâne n'offre aucune anomalie. Les cheveux sont ordinairement abondants; chez les uns ils sont crépus, chez les autres droits et couchés à plat sur le cuir chevelu, ou bien raides, s'irradiant dans plusieurs directions et récalcitrants à la brosse. La barbe est généralement peu fournie. La peau est blanche et souple. Dans la majorité des cas, les yeux sont petits, enfoncés dans l'orbite, sans vivacité et sans expression ; le regard est vague et incertain et se dérobe à l'attention de ceux qui le cherchent. La physionomie est empreinte d'un cachet d'indécision et parfois de timidité, qui semblerait témoigner de la conscience de l'infériorité morale. On remarque rarement une disproportion entre les membres et le tronc.

Ils ne se livrent que peu aux soins de propreté, et leur mise est généralement négligée. La parole est libre et facile, mais les gestes ne sont pas en harmonie avec elle.

**Sens.** — Les sens, s'ils ne sont parfaitement intacts, ne sont du moins que légèrement émoussés, et si les imbéciles ont souvent l'air de regarder sans voir et d'écouter sans entendre, cela ne tient nullement à l'imperfection du sens de la vue et de l'ouïe chez eux, mais plutôt à l'affaiblissement intellectuel qui ne leur permet que des sensations faibles et fugaces, et les rend incapables d'attention.

**Motilité.** — Les imbéciles ont généralement une enfance tardive et maladive ; ils apprennent à marcher tard et restent longtemps sans pouvoir articuler distinctement. Leur démarche est le plus souvent lente, ils sont embarrassés de leurs bras, tous leurs mouvements sont incertains et disgracieux. Ils sont très-paresseux et resteraient assis ou couchés toute la journée, si on ne les stimulait ; on dirait qu'ils ont peur de se mouvoir, tant il y a d'indolence dans les mouvements qu'ils font pour se lever et pour se mettre en marche, mais une fois en mouvement, il n'y a pas de raison pour qu'ils s'arrêtent.

**Facultés intellectuelles.** — Le succès ne vient jamais couronner les efforts qu'on fait pour développer l'intelligence des enfants. Ils n'apprennent à lire et à écrire qu'avec une grande difficulté. Les imbéciles sont incapables d'attention. Ils sont nuls par eux-mêmes, dit Esquirol, ils ne produisent rien, tous leurs mouvements intellectuels et moraux sont provoqués par des impulsions étrangères. Ils ne pensent et n'agissent que par autrui, leur volonté est sans énergie; ils veulent et ne veulent pas; ils ne peuvent suivre une conversation, encore moins une discussion; ils ne sauraient conduire à ses fins un projet. Ils prennent au sérieux les choses les plus plaisantes et rient des choses les plus tristes. Quelque chose les intéresse-t-il, leurs yeux sont fixes, mais ils ne voient pas; ils écoutent mais ils ne comprennent pas, quoiqu'ils affectent d'avoir vu et d'avoir compris. Ils répondent juste, mais ne leur faites pas beaucoup de questions, n'exigez pas d'eux des réponses qui les forcent de réfléchir, ou qui soient hors de leurs habitudes. S'ils ne sont point dirigés dans ce qu'ils font, dans l'accomplissement des usages et des devoirs sociaux, dans la gestion de leurs affaires, ils sont victimes de leur incapacité, de leur imprévoyance. Ils apprennent à lire et à écrire, la musique; ils exercent des arts mécaniques, mais ils font imparfaitement tout ce qu'ils font. Leur mémoire est peu active et peu sûre; leur volonté sans énergie; ils peuvent combiner, comparer, mais ils ne peuvent s'élever à des notions générales et abstraites. Ils sont susceptibles d'une certaine éducation. (Esquirol, *Op. cit.*)

En général, les imbéciles ne possèdent pas de jugement ou n'ont qu'un jugement erroné. Ils se font tous illusion sur leurs capacités intellectuelles. Leur intelligence est peu développée; la mémoire est courte, l'imagination est nulle. L'imbécile n'invente rien, il ne saurait créer, il ne sait qu'imiter, et tout ce qui sort de ses mains porte le cachet de l'imperfection. Il a beaucoup de penchant à parler seul. Les opinions et les jugements qu'il émet ne lui sont jamais propres.

L'imbécile n'est rendu attentif que par les choses objectives à action vive et subite, et ressemble en cela à l'enfant qui est plus spécialement impressionné par les couleurs les plus éclatantes d'un objet ou par les notes les plus aiguës d'une musique, tandis que les couleurs moins vives et les notes intermédiaires échappent à ses sens. Il diffère de l'enfant, en ce que la concep-

tion intellectuelle de celui-ci progresse du jour au lendemain,
grâce à l'attention qu'il porte aux choses objectives, tandis que
l'imbécile reste stationnaire, ne s'intéressant qu'aux choses subjectives. (Spielmann, *Diagn. der Geisteskrankheit.*)

Les imbéciles, manquant de volonté, obéissent facilement
aux injonctions qu'on leur fait; aussi s'en sert-on avec avantage
dans les travaux journaliers qui n'exigent aucune participation
de l'esprit. Une fois que l'impulsion leur est donnée, ils accomplissent machinalement leur tâche, mais ils manquent totalement d'initiative. S'ils combinent un plan quelconque, ils ne
réussiront jamais à l'exécuter, faute d'avoir prévu les plus
simples obstacles.

**Instincts, passions.** — Nous lisons dans Esquirol: Puisque
les imbéciles ne sont pas dépourvus de toute intelligence, ils
ont des désirs et des passions proportionnés au développement
de leurs facultés sensitives et intellectuelles. Ils ont des penchants plus ou moins impérieux et quelquefois des pènchants
pervers : ils volent pour satisfaire leur gloutonnerie ; ils volent
pour se procurer des objets de toilette ou pour tout autre motif.
Il y a des imbéciles incendiaires. A l'époque de la puberté,
l'instinct de la reproduction se développe, les imbéciles deviennent amoureux, se livrent à l'onanisme d'une manière d'autant
plus effrénée qu'ils ignorent les maux auxquels les expose cette
horrible habitude. Les hommes recherchent les femmes ; les
filles sont coquettes, et l'on conduit souvent dans les hospices
des filles âgées de 14 à 18 ans qui, devenues pubères, courent
après les hommes, sont indociles et méconnaissent la voix de
leurs parents. (*Op. cit.*, t. II, p. 301.)

Les imbéciles ne sont pas totalement privés de sentiments
affectifs; il y en a qui sont reconnaissants des soins qu'on prend
d'eux et qui s'attachent aux personnes de leur entourage, plutôt
peut-être par habitude que par véritable besoin d'affection, car
généralement ils perdent leurs parents et leurs amis sans manifester des regrets. On peut affirmer que les sentiments affectifs,

s'ils existent, sont pervertis et en tous cas de courte durée. Les imbéciles sont très-vaniteux et se laissent facilement exploiter. Ils sont rusés, menteurs, voleurs et gloutons; ils sont très-irascibles, grâce à une susceptibilité outrée due à leur orgueil. Malgré cette irascibilité ils sont très-poltrons, obéissent volontiers, et se laissent diriger par le premier venu. Ils s'attaqueront toujours à plus faible qu'eux.

### Observation.

Le nommé R... est âgé de 21 ans; sa taille est de 1 mètre 63 centimètres. Les cheveux sont blonds, la barbe manque totalement. La circonférence de la tête est de 56 centimètres. Le front est étroit et légèrement fuyant, l'occiput est aplati, les bosses pariétales sont très-marquées. Les yeux sont assez grands; ils fuient les regards et manquent de vivacité et d'intelligence. Les dents sont longues et larges; celles de la mâchoire supérieure sont fortement obliques de haut en bas et d'arrière en avant. Les oreilles sont grandes et mal implantées. Les membres sont proportionnés au tronc. La verge, à l'état de flaccidité, a 12 centimètres de longueur; le pubis est recouvert de poils rares; les testicules sont petits, le scrotum peu développé. Le malade se tient mal, ses gestes manquent de grâce et d'harmonie; sa mise est entièrement négligée, jamais ses boutons ne se trouvent dans les boutonnières correspondantes; ses poches sont constamment remplies de débris d'aliments. Il mange beaucoup et avec avidité.

Le vocabulaire est très-restreint; il faut insister pour avoir des réponses, toujours courtes, et l'on fixe difficilement son attention; lorsqu'on y est parvenu, ses yeux s'ouvrent largement et son front se couvre d'une multitude de rides transversales. La mémoire est très-courte, l'imagination nulle; il en est de même du jugement. La volonté est abolie, si toutefois elle a jamais existé; on fait de R... ce que l'on veut. Les sentiments affectifs n'existent pas. Il n'y a chez lui ni intelligence, ni initiative; il travaille machinalement sous une impulsion étrangère. Cet état paraît congénial.

Orphelin de père et de mère et livré à lui-même, R... travaillait parfois, mais le plus souvent s'abandonnait à sa paresse innée et incombait ainsi à la charité publique. Dans les derniers temps, il est devenu très-impudique, il se mettait tout nu et parcourait ainsi son village. Il poursuivait les femmes, dans un état fort indécent et a par conséquent dû être séquestré. Il recherchait beaucoup la société des enfants; ces derniers l'approchaient sans crainte, en faisaient leur jouet et avaient l'habitude de le mener en lesse. Il est d'un naturel très-doux, il obéit volontiers aux injonctions qu'on lui fait et peut être très-bien utilisé dans le service de l'intérieur. Il recherche de préférence la société des jeunes gens et surtout celle de ceux qui s'adonnent à la masturbation; on est obligé, sous ce rapport, de le surveiller de près. Lorsque le dîner est servi, on ne parvient plus à détourner son attention de la table, la vue des aliments l'absorbe complétement.

**Résumé.** — L'imbécile, tout en n'offrant au premier aspect aucune anomalie de conformation dans l'ensemble, ne laisse pas que d'en offrir dans les détails : ainsi le front sera plus ou moins fuyant, l'angle facial plus ou moins ouvert; presque toujours l'oreille, mal implantée, aura le pavillon déformé et l'hélix mal arrondi. Les fonctions de la vie de nutrition sont normales. Les imbéciles sont indolents, paresseux, peu soigneux de leur personne, inertes; leur enfance est tardive, leur intelligence a de la peine à être cultivée et cette culture ne porte d'autres fruits que l'aptitude à lire, à écrire, à calculer un peu sur les doigts, faire de la musique et exécuter des travaux manuels, toujours mal réussis. Ils sont incapables de raisonner et de gérer leurs affaires, ont le jugement erroné, l'imagination nulle ou très-pauvre. Ils sont onanistes, susceptibles d'amour et de haine, vaniteux, gloutons, rusés, dissimulés, hypocrites, menteurs, voleurs, luxurieux et très-irascibles. Ils n'ont aucune initiative, sont très-susceptibles, poltrons, faciles à mener et se laissent duper par le premier venu.

L'imbécillité est très-souvent compliquée de manie ou d'épilepsie. Les imbéciles maniaques sont très-méchants, très-obstinés et très-vindicatifs.

### IDIOTIE PROPREMENT DITE D'ESQUIROL, OU TROISIÈME DEGRÉ DE L'IDIOTIE.

Synonymie : *Idiocy* (angl.), *Idiotismò* (ital.), *Gefühllosigkeit*, *Stumpfsinn* (allem.).

Synonymie selon les auteurs : *Amentia* (Sauvage) ; *Imbecilli-*

*tas ingenii* (Sagar) ; *Fatuitas ingenii* (Vogel) ; *Morosis* (Linné);
*Démence innée* (Cullen et Fodéré); *Stupiditas* (Willis).

Étymologie: du mot ιδιος, *privatus*, *solitarius*, qui exprime
l'état d'un homme qui, privé de sa raison, est seul, isolé en
quelque sorte du reste de la nature.

**Définitions.** — Pinel (Tr. méd. phil. sur l'alién. ment.; Paris, 1809, p. 181), a défini l'idiotisme: une abolition plus ou
moins absolue, soit des fonctions de l'entendement, soit des
affections du cœur.

Esquirol (Des mal. ment.; Paris 1838), recommande de ne
pas confondre l'idiotie avec la démence. Selon cet auteur,
l'idiotie n'est pas une maladie : c'est un état dans lequel les facultés intellectuelles ne se sont jamais manifestées, ou n'ont pu
se développer assez pour que l'idiot ait pu acquérir les connaissances relatives à l'éducation que reçoivent les individus de son
âge et placés dans les mêmes conditions que lui.

M. Dugast (Statist. admin. et méd. de l'as. publ. d'alién. de
Dijon), dit que l'idiotie est un état dans lequel les facultés intellectuelles, les sentiments moraux et les instincts, originellement nuls ou arrêtés à une époque variable de leur évolution,
ne peuvent jamais atteindre le degré nécessaire à la conservation de l'individu et à la moralité de ses actes.

Georget (De la folie; Paris 1820, p. 100), définit l'idiotie :
un défaut de développement des facultés intellectuelles. Il range
les idiots parmi les monstres.

Selon M. Calmeil (Dict. de méd. en 25 vol.), l'idiotie est une
absence des facultés mentales et affectives, une presque-nullité
des fonctions cérébrales, provenant d'un vice congénital ou
pseudo-congénital du principal instrument de la pensée.

M. Foville (Dict. de méd. et de chir. prat., t. I, p. 512), dit
que l'idiotie consiste dans l'oblitération, la destruction plus ou
moins complète de l'intelligence.

M. Griesinger (*Path. und Therap. der psysch. Krankh.*, p. 352)
définit l'idiotie un état dans lequel il existe, depuis la *naissance*

ou depuis le plus jeune âge, une faiblesse intellectuelle qui empêche, ou du moins, enraie le développement des facultés psychiques.

M. Belhomme dit que l'idiotie est un état dans lequel il y a
oblitération des facultés affectives et intellectuelles.

Selon M. Séguin, l'idiotie est une infirmité du système nerveux qui a pour effet radical de soustraire tout ou partie des organes et des facultés de l'enfant à l'action régulière de sa volonté, qui le livre à ses instincts et le retranche du monde
moral.

MM. Monneret et Fleury donnent le nom d'idiotie au défaut
de développement plus ou moins complet, mais essentiellement
congénital, des facultés intellectuelles, morales, affectives, et
des instincts, accompagné ou non de certaines difformités.

Suivant nous, le troisième degré de l'idiotie sporadique, ou
l'idiotie proprement dite d'Esquirol, est une affection cérébrale
toujours congénitale, caractérisée par l'état rudimentaire des
facultés de l'intelligence, de la sensibilité morale et de l'instinct,
correspondant toujours à un certaine altération du squelette
primordial, et, par conséquent, à des vices de forme extérieure
plus ou moins marqués.

**Habitude extérieure.** — Nous lisons dans Esquirol: Les
idiots sont rachitiques, scrofuleux, épileptiques ou paralysés.
Leur tête, trop grosse ou trop petite, est mal conformée, l'occipital aplati et petit relativement à la face. Les traits de la face
sont irréguliers, le front est court, étroit, presque pointu,
très-fuyant en arrière, plus saillant à droite qu'à gauche; les
yeux sont convulsifs, louches, d'inégale grandeur; les lèvres
sont épaisses. La bouche, largement fendue, entr'ouverte, laisse
écouler la salive; les gencives sont fongueuses, les dents cariées. Les idiots ont les bras d'inégale longueur, contractés,
atrophiés; les mains sont déformées, tordues, minces; les doigts
sont effilés, crochus, estropiés ou privés de mouvement; la
peau est épaisse, rugueuse et insensible. Les idiots tendent les

bras et les mains d'une manière vague, convulsive ; ils saisissent gauchement les corps, ne peuvent les retenir et les laissent
échapper de leurs mains ; ils marchent lourdement, en canetant,
par saccade, etc., sont facilement renversés à terre. Les fonctions digestives s'accomplissent ordinairement très-bien, ils
mangent beaucoup et même avec voracité. Chez les femmes, la
menstruation est régulière et abondante. Quelques idiots ont
des tics très-singuliers ; ils semblent être des machines montées
pour produire toujours les mêmes mouvements, etc. (Esquirol,
*Op. cit.*)

En général, les membres ne sont pas en proportion avec le
tronc, ni la face avec le crâne, qui est mal conformé. Les idiots
ont le front bas, plus ou moins fuyant et étroit. La tête est le
plus ordinairement en pain de sucre, la région occipitale tantôt
développée, tantôt formant une paroi aplatie et verticale (ce
dernier cas est le plus fréquent). Les oreilles sont mal implantées. Les os malaires sont volumineux, l'arcade zygomatique est
très-arquée, l'angle de la mâchoire est saillant, et proémine
en dehors de chaque côté. La disposition de ces os et la structure rétrécie du crâne rendent la face d'une étendue trop considérable, relativement au reste de la tête, et imprime à l'idiot
ce cachet particulier qui le fait reconnaître à première vue. Le
cou est gros et court. Le nez est épaté, les narines sont obliquement dirigées de bas en haut, et de dehors en dedans ; la racine du nez, très-large, forme une séparation anormale entre
les yeux, qui sont le plus souvent strabiques, et se meuvent
dans des orbites plus larges, mais moins profondes qu'à l'état
normal. La peau est rugueuse, épaisse et comme enduite d'un
vernis jaunâtre et poisseux ; sa sécrétion répand une odeur *sui*
*generis*, très-pénétrante et particulière à tous les idiots. Les
cheveux sont épais, tantôt droits et raides, tantôt crépus. Les
organes génitaux sont généralement développés. Esquirol a vu
un idiot qui, dès l'âge de 7 ans, avait tous les signes de la viri-
lité, le pénis très-volumineux et le pubis couvert de poils ; il
paraissait ne vivre que pour l'onanisme. Les idiots sont très-

voraces, très-malpropres, ennemis des bains et des ablutions.
La plupart laissent aller sous eux pendant la nuit. On remarque
souvent chez eux l'œdème des extrémités inférieures. Ils sont
toujours mal habillés, et leurs poches sont le réceptale d'une
multitude de choses hétéroclites, parmi lesquelles les restes
d'aliments se trouvent en plus grand nombre. Généralement
leur lèvre supérieure est le siége d'un exanthème dû aux mucosités nasales qui la baignent constamment, et à l'habitude qu'ils
ont d'y porter le bout de leur langue.

**Sens.** — Les sens sont imparfaits. L'ouïe est dure ou manque
tout à fait; cependant il est parfois difficile de distinguer si la
surdité existe réellement ou si l'on n'a affaire qu'à un manque
absolu d'attention. Quelques-uns sont sourds et muets. Chez ces
derniers la respiration est tantôt faible, tantôt bruyante, comme
soufflée, ce qui tient sans doute à la conformation vicieuse du
thorax d'abord, et peut-être au défaut de la parole, le manque
d'exercice de l'organe pulmonaire pouvant entraver la respiration normale. La vue est moins distincte en raison du défaut de
symétrie des yeux, qui, le plus souvent, sont strabiques; il existe
souvent de l'amblyopie. Le goût et l'odorat sont peu développés
et ne transmettent que des sensations imparfaitement perçues;
le plus souvent ces deux sens sont pervertis au point que l'idiot
ingère, sans s'en rendre compte, les substances les plus nau-
séabondes et les plus fétides. Le toucher est obtus : quoique les
idiots ne soient pas complétement insensibles à la douleur, il
en est qui restent impassibles, soit qu'on les pince ou qu'on les
pique. Esquirol a vu une idiote, devenue enceinte, accoucher
sans se douter de ce qui lui arrive et voulant quitter son lit,
parce qu'elle n'est pas malade. Les fonctions cutanées sont en
partie enrayées; la chaleur animale est au-dessous de la normale.
Les uns ne sont pas insensibles aux changements de la température ambiante, aussi les voit-on s'éloigner ou se rapprocher
du feu, tandis que d'autres paraissent être peu influencés par le
froid et la chaleur extrêmes, car ils ne songent pas à se garantir

du rayonnement solaire ou de celui d'un calorique artificiel intense, ni à se soustraire à un froid capable de geler leurs pieds.
Il en est qui ne se plaignent pas lorsqu'ils sont malades; cependant la plupart indiquent par des gestes le siége de leurs souffrances et continuent à gémir jusqu'à ce qu'ils se trouvent sou-
lagés. Dès qu'un idiot refuse la nourriture, il faut l'explorer
attentivement, car on peut être certain qu'en ce cas il couve
une maladie.

**Motilité.** — Le développement physique est très-tardif chez
les idiots; ils tètent mal, et plus tard, apprennent difficilement à
mâcher et à avaler les aliments. Les mouvements sont généralement bornés. Les idiots sont apathiques, endormis; ils aiment
le repos et ne se meuvent volontairement que pour rechercher
la place où l'habitude les a condamnés à passer leur triste existence, et où ils restent cloués, tantôt les bras croisés sur les
genoux et le tronc penché en avant, tantôt assis sur leurs mains
et imprimant à leur corps un balancement quelconque, monotone, et toujours le même pour le même individu. Leur démarche est titubante, les jambes sont écartées et le tronc s'appuie alternativement à droite et à gauche, à mesure que la jambe
droite ou gauche se meut; les talons restent tout près du sol et
le pied glisse plutôt qu'il ne se soulève pour s'appuyer de nouveau. Le corps est penché en avant pendant la marche sur un
terrain horizontal; ce n'est qu'en descendant un plan incliné
que l'idiot redresse son tronc et le porte en arrière, tout en
avançant ses bras, comme s'il cherchait, en tâtonnant, un appui
dans le vide. Il est facilement renversé et le moindre obstacle
détermine sa chute à terre. Tous ses mouvements sont gauches,
incertains et disgracieux; les objets appréhendés sont mal tenus
et le plus souvent s'échappent de ses mains. Les mouvements
sont comme convulsifs, la plupart sont involontaires; tels sont
les convulsions partielles des muscles de la face, certains mouvements spasmodiques du tronc et surtout de l'épaule, ceux qui,
en un mot, constituent ce qu'on a appelé tics. Lorsque les idiots

sont sous l'influence de la colère, ils se meuvent en tous sens, frappent le sol du pied, se démènent et gesticulent beaucoup; leurs mouvements, plus étendus en ce cas, offrent néanmoins une gêne évidente et une restriction que l'on n'observe ni chez l'homme doué d'une intelligence ordinaire, ni même chez l'imbécile, lorsque la colère les agite.     •

**Facultés intellectuelles.** — Les facultés intellectuelles, en rapport avec l'imperfection des sens, se trouvent chez l'idiot à l'état rudimentaire. Nous dirons avec Esquirol qu'on peut juger du degré de l'intelligence des idiots par l'étendue de leur vocabulaire.

Les idées sont excessivement restreintes; le jugement est nul; les idiots sont totalement privés de la capacité de juger et de comparer les faits; aussi, la mémoire, lorsqu'ils en sont doués, leur est inutile, quoiqu'elle paraisse diriger quelques-uns de leurs actes.

Ils sont dépourvus de toute imagination; on constate chez eux le défaut de toute initiative, le manque de toute spontanéité, l'absence de toute volonté. Leurs sens incomplets, en leur faisant éprouver des sensations confuses, leur enlèvent la faculté de percevoir; ils ne sauraient donc se rendre compte de leurs impressions; il leur est impossible de les analyser, de les rapporter à une cause connue, et de les comparer à des impressions antérieurement reçues.

M. Griesinger s'exprime ainsi : Les impressions des sens ne fournissent à l'entendement que fort peu d'idées, et ces idées sont si fugaces et si superficielles, qu'elles s'effacent aussitôt après leur formation. L'abstraction est une opération presque entièrement inconnue, de sorte que ces individus ne peuvent jamais s'élever au-dessus des idées individuelles et presque entièrement matérielles. Ce qui leur manque, c'est non-seulement la production des idées, mais encore leur association et leur transformation, et surtout leur appropriation par la réflexion et la méditation. Ce qui leur manque encore, c'est un fond de pensées sur lequel les idées nouvelles puissent s'appuyer, la volonté prendre une détermination, le jugement se former, en un mot, le moi se constituer.

Il n'y a donc plus, chez ces individus, ni attention, ni application de la pensée, ni mémoire, ni jugement, ni spontanéité psychique. Dans les cas concrets, toutes ces anomalies ne se présentent pas seulement sous des formes très-diverses, mais encore elles se produisent avec des symptômes très-variés. Chez l'un, il n'y a aucune production d'idées, tandis que chez un autre l'idée s'efface aussitôt qu'elle a été produite. Chez l'un, c'est la perception sensorielle qui manque; chez un autre, c'est seulement l'idée abstraite, et ainsi de suite. (M. Griesinger, *Pathol. und Therap. der psysch. Krankh.*, p. 375.)

Les idiots ne sauraient être capables d'attention. M. Archambault cite une idiote qui avait le plus grand désir de se laisser mouler le visage; quelque attention qu'elle y apportât, on ne put réussir; elle essayait en vain de conserver la pose qu'on lui donnait, elle ne pouvait fermer les yeux plus d'une ou deux minutes.

Il est rare, sinon impossible, de pouvoir enseigner aux idiots la lecture, et surtout l'écriture; on parviendra tout au plus à les faire épeler et tracer quelques lettres éparses.

Ils ne parviendront jamais à savoir calculer; c'est tout au plus si on arrive à les faire compter jusqu'à dix sans qu'ils intervertissent l'ordre des unités. Il en est de même de l'alphabet : ils diront tout au plus les cinq au six premières lettres dans leur ordre successif; puis, de l'*f*, ils sauteront à l'*u*, pour revenir au *b*.

Quelques-uns ont des aptitudes spéciales pour les arts, tels que le dessin, la musique, etc.

Il se trouvait dans notre asile une idiote, qui est morte, il y a quelques années. Son vocabulaire était très-restreint; on la comprenait à peine, et elle n'avait commencé à prononcer quelques mots qu'à l'âge de neuf ans; on n'était jamais parvenu à lui enseigner quoi que ce soit; elle n'avait aucune notion des notes ; néanmoins elle faisait preuve d'une aptitude remarquable pour la musique : ainsi, elle répétait sur le piano les airs, sans doute peu compliqués, qu'elle entendait pour la première fois. Elle était, du reste, fille et sœur de musiciens distingués.

M. Morel (Étud. clin., I, p. 49) cite un idiot privé de la parole qui avait un talent particulier pour battre la caisse. Un jour, on avait fait venir un tambour pour exercer un infirmier ; à la vue de cet instrument, l'idiot s'anime, murmure quelques mots dans son langage, finit par s'emparer des baguettes, et fait signe qu'il veut battre de la caisse. On céda à son désir, et on fut très-étonné, lorsqu'après plusieurs essais infructueux, quelques motifs de marche se firent remarquer au milieu des roulements pour ainsi dire convulsifs qu'il produisait sur son instrument. Au bout de quelques essais, il réussit et finit par faire marcher toute la population, lorsqu'il s'agissait de la conduire au travail ou à la promenade. Il est résulté de renseignements ultérieurs que jamais cet idiot n'avait connu cet instrument. Son grand-père avait été tambour, puis tambour-major, son père tambour, et son frère n'avait jamais aspiré qu'à devenir tambour dans le régiment dans lequel il avait servi, mais ses vœux n'ont pas été exaucés.

Le vocabulaire des idiots est très-restreint ; ils articulent à peine et ne prononcent distinctement que des monosyllabes. Chez quelques-uns, la mémoire locale est assez développée. La faculté de comparer n'est pas complétement abolie, mais. ils généralisent toujours, les notions abstraites leur restant étrangères.

Les idiots connaissent fort bien la monnaie et l'usage qu'on en fait, mais ils ne sauraient se faire une idée de sa valeur intrinsèque ; ainsi, ils s'empareront des grosses pièces de cuivre préférablement aux petites pièces d'argent.

Avec beaucoup de patience et une surveillance incessante on peut faire arriver les idiots à un certain degré d'éducabilité ; degré très-minime, il est vrai, si on le compare à celui dont est susceptible l'homme doué d'une intelligence ordinaire, mais manifeste, lorsqu'on considère le même idiot, livré à lui-même d'abord, puis soumis à des soins intelligents.

**Instincts et passions.** — L'idiot est d'autant plus susceptible de sensibilité morale, qu'il est moins dégradé ; mais les sensations agréables ou désagréables qu'il éprouve ne sont jamais que corporelles. Il semble parfois que ces sensations ne sont nullement motivées, mais elles se rapportent à des modifications mystérieuses survenues dans le cerveau ou dans le système nerveux. (M. Griesinger, *Op. cit.*)

La personnalité prédomine dans tous les actes des idiots. La plupart ne vivent absolument que pour manger : lorsque la table est servie, on les voit se remuer, se tordre pour ainsi dire sur la place où ils sont assis, rien ne saurait plus les distraire, leurs yeux sont irrévocablement fixés sur les aliments, ils hument avec volupté toutes les vapeurs qui s'en dégagent et les engloutissent, comme ils vont engloutir ce qu'on va leur servir. Ils mangent avec voracité et ne prennent pas le temps de mâcher ; la plupart ne savent pas se servir de la cuiller. Ils ne flairent jamais les aliments ; une fois que ces derniers sont placés devant eux, ils les regardent à peine, il sont trop pressés de les dévorer.

Les idiots sont presque tous onanistes et sodomistes. Il y a néanmoins chez certains d'entre eux plutôt affaiblissement qu'exaltation de l'appétit sexuel, et, si généralement ils passent pour être très-lubriques, c'est plutôt parce que, n'ayant aucun sentiment de pudeur, ils se livrent ouvertement à la satisfaction de leurs désirs. Le membre viril, quoique souvent développé, n'atteint pas toujours une rigidité absolue. Chez eux, l'instinct de la reproduction n'existe pas, et s'ils se livrent au coït, c'est plutôt pour satisfaire à un besoin matériel. Les passions mauvaises semblent prévaloir, plutôt que les bons instincts. Les idiots sont dissimulés, généralement voleurs et enclins à l'avarice. M. Archambault parle d'un aliéné de Bicêtre qui, en quelques années, était parvenu à ramasser une somme de plus de 500 fr., en faisant des commissions dans l'intérieur de l'hospice.

Les idiots sont très-irascibles, vindicatifs et parfois susceptibles d'exaltation passionnée : Esquirol cite l'exemple d'une idiote qui, après avoir été frappée par une de ses compagnes, en conçut un si grand chagrin qu'elle se laissa mourir de faim. Ils sont cruels en ce sens que, incapables d'apprécier la portée de leurs actes, ils commettront un meurtre avec une impassibilité extraordinaire. Harder raconte qu'un idiot égorgea un homme après avoir vu écorcher un cochon. Un autre, après avoir tué deux enfants de son frère, vint en riant raconter à ce malheureux père ce qu'il venait de faire (cité par Gall).

Les idiots ne sont pas étrangers aux sentiments affectifs et reconnaissent fort bien les soins qu'on prend d'eux. Ils en est qui montrent une préférence marquée pour telle ou telle personne, tandis que telle autre leur inspire un profond éloignement. Cette affection et cette haine n'ont aucune raison d'être, c'est un phénomène mystérieux encore à l'état d'énigme. Chez d'autres, les sentiments affectifs sont nuls; ainsi, il y a des idiotes qui accouchent sans avoir le moins du monde le sentiment de la maternité ; une fois débarrassées de leur fruit, elles ne le regardent même pas; ne s'en inquiètent seulement pas et le laissent là ; les pères ne connaissent pas leurs enfants. En général, le caractère des idiots dépend beaucoup de leur entourage et de la manière dont ils sont traités : ainsi, dans les établissements consacrés à l'idiotie, la plupart des enfants se montrent doux, obéissants et éveillés; ils sont de bonne humeur et sociables. Si au contraire on les traite mal, ils s'aigrissent et deviennent méchants et hargneux.

### Observation.

J. F.... est née dans un pays où l'idiotie est endémique. Elle est âgée de 20 ans. Sa taille est de 142 centimètres; la circonférence de la tête en mesure 54. Le front est bas et légèrement fuyant; il n'est pas étroit,

les bosses coronales sont assez développées. Le crâne paraît peu voûté:
ainsi toute la région limitée par les bosses coronales et les bosses pariétales forme une sorte de section de prisme dont la surface médiane est
presque plane, oblique d'arrière en avant et dont la base se trouve vers
l'occiput; ce dernier est applati. Le développement des os malaires et la
saillie des angles de la mâchoire inférieure rendent la face dispropor-
tionnée au crâne. La racine du nez est large, les yeux ne sont pas symétriques; les oreilles sont grandes et mal implantées. Les cheveux sont
droits et bien fournis. La bouche est grande et limitée par des lèvres
épaisses et renversées en dehors. Les membres ne sont pas proportionnés au tronc; celui-ci est très-haut, tandis que les membres pelviens
sont très-courts; on ne remarque aucune déviation de la colonne vertébrale. Les mamelles sont développées, pendantes, ridées et coniques.
Le pubis est couvert de poils, les petites lèvres font saillie. La peau est
blanche, mais elle est poisseuse et exhale une odeur rance toute particulière. Les règles ont apparu il y a deux ans; elles sont assez abondantes et mensuelles. Les mains saisissent et retiennent mal les objets,
la marche est cancetante.

Le vocabulaire est très-circonscrit; lorsqu'elle parle, la langue nage
dans la salive et vient heurter les arcades dentaires; on parvient tout au
plus à comprendre une syllabe des mots qu'elle prononce et qu'elle ne
parvient pas à articuler. Elle est douée d'une mémoire locale assez développée. Elle sait fort bien distinguer les objets les uns des autres,
seulement lorsqu'on lui en demande le nom, elle ne spécialise pas, elle
s'en tient à la forme générale; ainsi un flacon est pour elle une bou-
teille, un encrier à soucoupe, une écuelle; tout ce qui porte un cou-
vercle est une boîte, etc. Elle connaît par leur nom la majeure partie
de ses compagnes; si la sœur du service la charge de porter les aliments
aux malades qu'elle lui désigne par le nom, les aliments arrivent exactement aux destinataires. Cette jeune fille a été susceptible d'une certaine
éducabilité : ainsi, lors de son arrivée, elle était complètement abrutie.
Elle offrait le tic du balancement latéral, crachotait, bavait de manière à
tremper son fichu, ne se mouchait jamais et léchait constamment sa
lèvre supérieure qui avait fini par devenir le siège d'un exanthème
rebelle. A force de patience et de soins on est parvenu aujourd'hui
à lui faire réciter sa prière, quoique d'une manière inintelligible; elle
fait le signe de la croix, sait se rendre utile dans le service de l'intérieur, ne bave plus, ne crachote plus, se tient assez proprement et a
perdu le tic du balancement; seulement, n'étant pas occupée, elle balance
une de ses jambes lorsqu'elle est assise sur le banc. Elle est tellement
maladroite de ses mains qu'on n'est pas parvenu à la faire tricoter ni
coudre; elle fait de la charpie, mais les fils sont mal tirés. Elle s'habille
elle-même, mais elle fourre entre ses vêtements tous les chiffons qu'elle
peut trouver. Elle a l'habitude de porter sous sa robe, de chaque côté du

thorax, deux larges morceaux de bois, tels qu'on en met dans les poêles, et dont elle se sert en guise de castagnettes dans ses moments de récréation. Elle mange beaucoup et avec avidité; elle n'est pas voleuse et ne prend les aliments de ses compagnes que lorsque celles-ci n'en veulent plus. Elle est très-douce de caractère et ne s'emporte que rarement. Elle n'a aucun sentiment de pudeur. Elle ne sait ni lire ni écrire. On est parvenu à lui enseigner l'alphabet, elle sait en dire les lettres, mais toujours dans un ordre inverse; il en est de même de la numération parlée. Elle n'est pas étrangère aux sentiments d'affection et de reconnaissance : ainsi elle se montre très-dévouée à la sœur du service et paraît savoir apprécier les soins qu'on prend d'elle; toute intelligence, enfin, n'est pas éteinte dans ce corps à formes lourdes et ramassées.

**Résumé.** — Les idiots sont mal conformés, leur état est congénital; la face est en disproportion avec le crâne, et les membres avec le tronc. Ils se font remarquer par divers tics, tels que le balancement, l'action de sucer les doigts ou la lèvre supérieure, etc. La démarche est canetante, les mouvements incertains. La mémoire locale est la seule faculté intellectuelle sensible, les autres facultés ne sont que rudimentaires. Leur vocabulaire est très-restreint, ils ne savent pas articuler les mots. Ils ne possèdent que des notions générales. La personnalité domine chez eux. Ils sont mal-propres, voraces, dissimulés, voleurs, onanistes, et ne connaissent aucun sentiment de pudeur. Ils peuvent éprouver des sentiments affectifs et des passions haineuses. Ils sont susceptibles d'une certaine éducabilité.

### AUTOMATISME OU QUATRIÈME DEGRÉ DE L'IDIOTIE.

**Définition.** — Nous définirons l'automatisme : une affection cérébrale, essentiellement congénitale, caractérisée par l'absence complète des facultés de l'intelligence, de la sensibilité morale et de l'instinct, correspondant toujours à une altération profonde du squelette primordial, et, par conséquent, à des vices de forme extérieure très-marqués.

**Habitude extérieure.** — Dans tous les cas, mais particulièrement dans les cas les plus graves, il est intéressant d'observer les faits et les gestes spontanés des idiots. Il y a dans ces ébauches de la vie psychique quelque chose d'énigmatique qui attire singulièrement l'observateur. Chez les uns, c'est un balancement continuel du corps, accompagné d'un certain bourdonnement ou fredonnement, destiné sans doute à marquer la mesure des mouvements. D'autres branlent constamment la tête, se lèchent les doigts, battent des mains, frappent contre le mur, soufflent avec la bouche, etc. Un geste caractéristique, et qui n'est pas très-rare, c'est qu'ils portent rapidement les mains vers l'une des paupières, après quoi ils frottent l'œil, le pressent ou étirent la paupière. Dans tous les traits de la face et dans le maintien de ces idiots on lit l'hébétement le plus complet, interrompu seulement de temps en temps par des rires ou des pleurs superficiels, ou les signes fugitifs d'autres impressions passagères, semblables à une brise légère venant rider mollement la surface tranquille des eaux. Chez beaucoup d'idiots les fonctions sexuelles manquent entièrement; les parties génitales sont petites, rabougries; la menstruation ne se présente qu'après la vingtième année, ou même pas du tout; cependant l'on voit aussi des cas où les époques se présentent en leur temps et se succèdent régulièrement. D'un autre côté, l'on voit des idiots des deux sexes se livrer avec fureur à des habitudes vicieuses. (M. Griesinger, *Path. und Therap. der psych. Krankh.*)

La forme de la tête est très-variable; tantôt les automates sont microcéphales, tantôt macrocéphales. Généralement les différents diamètres normaux sont ou dépassés ou ne sont pas atteints; le crâne est tantôt allongé, tantôt plat, raccourci, oblique en divers sens, en pain de sucre, etc. La face est bouffie, vultueuse, couverte d'éruption papuleuse, lichénoïde, etc.; elle est rarement en proportion avec le crâne; ainsi chez les macrocéphales elle est comparativement trop petite, tandis qu'elle est trop grande chez les microcéphales. Les yeux sont strabiques, le plus souvent petits, enfoncés dans l'orbite; le nez est épaté, à racine plate et large. Les lèvres sont épaisses, renversées en

dehors, et écartées l'une de l'autre par une langue épaisse, char-
nue, gonflée; la bouche est remplie de salive, les automates
bavent presque tous; les dents sont inégales, difformes, écourtées et cariées; les oreilles sont anguleuses et mal implantées.
Les cheveux son crépus ou raides et hérissés; la barbe manque
le plus souvent; le cou est épais et court, parfois allongé outre
mesure. La tête est généralement penchée en avant. La peau
est, dans la plupart des cas, rugueuse et couleur de bistre; elle
est enduite d'une espèce de vernis poisseux qui exhale une
odeur rance très-prononcée.

L'ensemble de la face résume les traits de l'enfance confondus
avec ceux de la vieillesse, de sorte qu'à première vue il est
difficile de fixer l'âge des automates. L'expression de la physionomie est le plus souvent hébétée et porte le cachet du néant
psychique.

La colonne vertébrale offre diverses formes de déviation; le
bassin est de même dévié, le plus souvent atrophié. Les membres ne sont pas en proportion avec le tronc; les os sont tordus
en divers sens, raccourcis, épaissis, amincis. Les articulations
sont épaisses, difformes; fréquemment les cavités cotyloïdes
manquent, la tête des os n'offre presque pas de volume, et ces
êtres déshérités, incapables de marcher, sont obligés de passer
leur triste existence assis sur leurs jambes entre-croisées ou
blottis dans leur lit. On remarque des contractures musculaires,
des rétractions tendineuses : pied-bot, pied équin, varus; des
fausses ankyloses, etc. Un ventre énorme surplombe un bassin
et des cuisses atrophiés.

Le thorax est étroit, aplati, sans aucune symétrie. Les mamelles sont peu développées ou flasques, pendantes et ridées.
Les parties génitales sont ou rabougries ou démesurément développées; mais l'érection est incomplète.

La marche, si elle est possible, est canetante, incertaine; tous
les mouvements sont disgracieux. La plupart des automates offrent le tic du balancement; presque tous se lèchent la lèvre
supérieure ou gardent constamment un doigt dans la bouche.

Ils font sous eux et croupiraient dans l'urine et les excréments, s'ils n'étaient soumis à des soins charitables. Il en est auxquels il faut porter les aliments jusque vers l'œsophage ; d'autres prennent les aliments avec leurs mains pour les porter à la bouche ; ces derniers mangent avec avidité et ne prennent pas le temps de mâcher. Ils ne sauraient se servir d'aucun ustensile de table. L'épilepsie complique fréquemment l'automatisme, et la cachexie scrofuleuse en est la compagne presque inséparable.

**Sens et sensibilité générale.** — Les sens sont à peine ébauchés chez les uns, nuls chez les autres. Chez les uns, la vue est bornée, d'autres sont aveugles ; presque dans tous les cas la pupille reste immobile, de sorte qu'il est difficile de décider s'il y a cécité ou non ; en tous cas l'impression de la lumière est mal perçue et ne transmet que des sensations fugaces. L'ouïe, l'odorat et le goût sont presque toujours affaiblis : les automates mettent à leur bouche les choses les plus sales ; ils mangent des orties, des excréments, de la paille, du tabac, etc. ; les choses les plus fétides, enfin, ne sauraient leur répugner. Esquirol a trouvé dans l'estomac d'une idiote des fragments du linge qui avait fait partie de ses vêtements ; chez une autre, le cœcum était distendu par un tampon de paille qui avait déterminé une inflammation et la gangrène des membranes intestinales. Le toucher est obtus ; les automates saisissent et tiennent mal les objets ; ils les laissent tomber sans paraître s'apercevoir que l'objet n'est plus entre leurs mains. Le plus souvent il y a anesthésie et analgésie de la peau et des muqueuses ; dans certains cas, l'analgésie existe seule. La plupart semblent peu sensibles à la douleur. Esquirol a vu une idiote qui, avec ses doigts et ses ongles, avait percé sa joue, et qui, jouant avec un doigt placé dans l'ouverture, avait fini par déchirer la joue jusqu'à la commissure des lèvres, sans paraître souffrir. Les automates sont généralement peu sensibles aux variations climatériques ; il en est qui s'exposent au froid de manière à avoir les extrémités gelées et qui y paraissent totalement insensibles. La chaleur animale n'atteint pas chez eux le degré normal.

Ces infortunés, dit Esquirol, sont dans un tel état d'insensibilité et d'abrutissement qu'ils ignorent quelle est la cause de leur douleur, qu'ils ne distinguent pas si cette cause est en eux ou hors d'eux; ils ont si peu le sentiment du moi qu'ils ne savent pas si la partie affectée leur appartient; aussi en est-il plusieurs qui se mutilent; lorsqu'ils sont malades ils ne se plaignent point; ils restent couchés, roulés sur eux-mêmes, sans témoigner la moindre souffrance, sans qu'on puisse deviner les causes et le siége du mal; ils succombent sans qu'on ait pu les secourir.

**Motilité.** — Les anomalies du mouvement consistent en spasmes, contractures et paralysies. Les spasmes sont généraux et locaux. Dans le premier cas le malade est atteint d'une sorte de chorée; dans le second cas l'affection spasmodique se porte ordinairement sur les orteils, sur un bras, une jambe, etc. Les plus graves sont les convulsions épileptiformes; leur présence est d'un mauvais pronostic. Parmi les contractures on remarque surtout celle des orteils, le *caput obstipum* (torticolis), le pied-bot, etc. On en voit d'une nature plus étendue, par exemple dans l'articulation fémoro-tibiale; en ce cas, les talons sont fortement maintenus contre les fesses. La paralysie est beaucoup plus fréquente : beaucoup d'idiots ne peuvent ni marcher ni se tenir debout; leurs extrémités inférieures sont ramollies ou raidies, ou atrophiées et parfois le siége de contractions involontaires. Quelquefois, outre l'atrophie musculaire, on remarque une obésité prématurée, une taille de nain, des extrémités froides et bleuâtres, en un mot, un état semblable à celui qu'on désigne sous le nom de paralysie des enfants, *Kinderlähmung* (Heine)... (M. Griesinger, *Op. cit.*)

Le développement physique des automates est très-tardif : les enfants sont presque incapables de prendre le sein; on est obligé le plus souvent de les nourrir en leur versant le lait jusque dans

l'isthme du gosier. La puberté aussi est en retard; le plus souvent les femmes ne sont réglées qu'à l'âge de vingt ans, d'autres
ne le sont jamais. Le plus grand nombre de ces malheureux se
trouvent dans l'impuissance de marcher, parce qu'ils sont paralytiques, hémiplégiques, ou parce que le rachitisme a tordu leurs
membres pelviens et les a atrophiés. Ceux qui peuvent se livrer
à la progression ont la marche incertaine, chancelante, canetante; la plupart d'entre eux s'adossent au mur et s'avancent
ainsi en prenant un point d'appui avec le dos pendant que les
pieds se soulèvent imperceptiblement et se remplacent en glis-
sant sur le sol. Les membres thoraciques, le plus ordinairement
inégaux, ne se meuvent pour ainsi dire que d'une manière convulsive ; ce que M. Duchenne, de Boulogne, appelle la conscience musculaire, leur manque; chez eux les mouvements
sont désordonnés et irréguliers comme ceux des aveugles, qui
procèdent en tâtonnant; les muscles ont pour ainsi dire perdu
la sensation de leur propre contraction. L'obtusion du toucher
rend la palpation incomplète; aussi écraseront-ils entre leurs
mains les objets susceptibles d'être écrasés, car la perception
du tact ne saurait leur faire reconnaître ce qui est dur de
ce qui ne l'est pas; il est inutile de dire qu'ils ne peuvent se
livrer à aucune espèce de travail manuel. La plupart abandonnent leur tronc à un balancement monotone, qui est tantôt latéral et tantôt s'exécute d'arrière en avant.

Beaucoup d'entre eux, à l'instar des béliers, se ruent sur leur
entourage en donnant des coups de tête; d'autres encore cherchent à enfoncer le mur avec leur crâne et paraissent totalement
insensibles à la douleur qui devrait résulter d'une pareille
commotion. Ceux qui ne peuvent marcher restent blottis dans
leur lit, se remuant à peine et faisant entendre un grognement
sourd lorsqu'on les dérange de leur position ou qu'on leur enlève la couverture; ce grognement n'est qu'un éclair de colère,
ils ne cherchent pas à se recouvrir; une fois découverts, ils le
resteraient indéfiniment, soit par apathie, soit qu'ils restent insensibles aux variations de la température. En un mot, tous les

mouvements sont lents, convulsifs, saccadés; une apathie constante et invincible cloue ces malheureux sur le fauteuil ou le lit
dans lequel ils végètent, et une somnolence apparente ou réelle
les réduit pour ainsi dire à l'état de cadavre vivant.

**Facultés intellectuelles.** — Chez beaucoup d'idiots l'on ne
trouve aucun symptôme de vie psychique : ce sont des enfants
déshérités de la nature, qui, ignorant absolument ce que sont
le monde et le temps, traversent l'existence, sans se soucier
aucunement de ce qui se passe autour d'eux; toute leur spontanéité consiste à avaler la nourriture qu'une main étrangère a
placée dans leur bouche. L'animal perçoit le monde extérieur;
son organisation spécifique est complète; il a des moyens pour
faire connaître à ses semblables ou à l'homme ses instincts, ses
affections, ses sensations, ses désirs; les créatures dont nous
parlons sont donc placées beaucoup plus bas que l'animal sain,
sans que pour cela ils cessent jamais d'être des hommes, quoiqu'on ait voulu leur enlever ce titre..... Un des caractères principaux de tous les cas graves c'est le manque du langage; jamais
les idiots du plus haut degré ne font un effort pour parler; c'est-
à-dire que le caractère essentiel, distinctif, de l'idiotie au plus
haut degré, c'est le mutisme idiotique, qu'il ne faut pas confondre avec celui des sourds-muets. Le mutisme idiotique a sa
raison d'être soit dans l'absence des idées, soit dans l'impuissance du sujet de les reproduire mécaniquement (anomalie des
organes de la parole). Dans le premier cas, le sujet n'a rien à
dire: celui qui ne pense pas ne parle pas; dans le second cas
le sujet n'éprouve pas le besoin de communiquer ses quelques
pensées; et comme on ne peut penser qu'avec des paroles, en
parlant intérieurement, il s'ensuit que l'idiot muet est incapable
de former toute idée abstraite. (M. Griesinger, *Op. cit.*)

L'intelligence est nulle, toutes les facultés sont abolies; il
existe tout au plus un peu de mémoire locale, applicable seulement aux besoins habituels. Les automates sont des êtres sans
volonté aucune; on ne trouve pas chez eux la moindre trace

d'initiative. Leur vocabulaire consiste en quelques cris plus ou
moins rauques ou stridents. Les impressions qu'ils sont susceptibles de recevoir n'ont chez eux que la durée d'un éclair. Il en
est qui expriment leurs désirs, s'ils en ont, par des signes ou
par un langage particulier, compris seulement de ceux qui vivent
avec eux; les automates qui sont arrivés à ce perfectionnement
ne l'ont atteint que par imitation et par habitude; il n'y a chez
eux aucune spontanéité qui leur ait fait adopter cette manière
de s'exprimer. Privés de toute faculté intellectuelle, incapables,
par conséquent, de juger, comparer et raisonner, ils ne sauraient avoir conscience des dangers qui les menacent; aussi,
comme le dit M. Ferrus, tel idiot que le moindre geste menaçant
effraie, reste impassible en présence d'un grand péril. C'est à
peine si les automates reconnaissent les personnes qui les soignent constamment; en tout cas ils n'en gardent aucun souvenir : leurs serviteurs les plus dévoués peuvent être successivement remplacés sans qu'ils paraissent avoir la moindre
conscience de ce changement. En un mot, toute vie psychique
est éteinte en ces corps atrophiés.

**Instincts et passions.** — Quelquefois les idiots n'ont même
pas les facultés instinctives; ils sont au-dessous de la brute, car
les animaux ont l'instinct de leur conservation, de la reproduction, et ces idiots n'ont pas cet instinct; ils n'ont pas le sentiment de leur existence; ils n'ont ni douleur, ni plaisir, ni haine,
ni amour; ce sont des êtres avortés; ce sont des monstres voués,
par conséquent, à une mort prématurée, si la tendresse des
parents ou la commisération publique ne protégeait pas leur
existence. (Esquirol, *Op. cit.*)

Chez les uns l'appétit sexuel est complétement aboli; d'autres
se livrent avec fureur à l'onanisme, en public, sans le moindre
sentiment de pudeur. Outre le penchant à l'onanisme et le besoin d'ingérer des aliments, les automates ne manifestent aucun
autre désir. Il en est qui ne sentent même pas le besoin de
nourriture et que la vue des aliments ne saurait tirer de leur

torpeur; d'autres manifestent leur voracité par de l'agitation, des grognements sourds, des cris aigus ou des rires stridents. Là où pas une lueur de sentiment affectif ne saurait trouver sa place, il ne saurait exister non plus de haine; aussi les automates sont-ils complétement indifférents à tout ce qui se passe autour d'eux et leur vie se réduit au mécanisme plus ou moins parfait des fonctions de digestion, de respiration et de circulation. Ceux qui peuvent marcher s'emparent de tout ce qu'ils trouvent sous la main sans qu'on puisse en conclure qu'ils sont voleurs, car ils prennent les choses publiquement et n'emploient ni ruses, ni détours pour arriver à les posséder. Ils sont aussi vite calmés qu'ils sont faciles à irriter, car toutes leurs sensations sont fugaces.

### Observation.

Catherine M.... est âgée de 13 ½ ans; elle a une taille de naine. La tête présente les mesures suivantes :

| | | | | | |
|---|---|---|---|---|---|
| Circonférence | . . . . . . . | 48 | centimètres | 0 | millimètres. |
| Diamètre occipito-frontal | . . . | 22 | — | 5 | — |
| — bi-pariétal . . . . . . | | 44 | — | 0 | — |
| — bi-temporal . . . . | | 10 | — | 5 | — |
| — occipito-mentonnier . . | | 21 | — | 0 | — |

Les cheveux sont droits, raides et assez fournis. Les oreilles sont petites et bien implantées. Le front est bas, étroit et fuyant ; les bosses coronales sont peu développées, les bosses pariétales le sont davantage, la droite plus que la gauche; l'occipital est assez convexe. La forme de la tête est allongée, oblique d'arrière en avant et un peu de droite à gauche. La face n'est pas anguleuse, elle est ovoïde, allongée; le menton fait fortement saillie. Le nez est petit et arrondi, les os propres du nez font peu de saillie, sa racine est concave; il existe une distance de 3 centimètres entre les angles internes des yeux. La bouche est grande, les lèvres sont légèrement déjetées en dehors. La langue est épaisse et semble plus longue qu'à l'état normal. Les dents sont mal implantées, leurs bords tranchants sont dentelés, les molaires sont énormes. Les yeux sont légèrement strabiques et les pupilles dilatées. La face, les lombes et les fesses sont le siège d'une éruption lichénoïde. La peau est rugueuse, farineuse et exhale une odeur rance toute particulière. Le cou est très-court et très-épais; le thorax est rétréci, aplati d'arrière en avant; la colonne vertébrale est fortement déviée à droite. Le bassin est oblique de droite à gauche; il est atrophié et ne mesure que 9 centimètres de la crête iliaque postérieure à la crête iliaque antérieure. Les seins ne sont que rudimentaires, le ventre est énorme. Les bras sont longs, les muscles en sont atrophiés; le radius et le cubitus sont tordus, bosselés, renflés en certains endroits, amincis en d'autres. Les doigts, longs et effilés, ne présentent pas de nodosités. Les cuisses ne paraissent tenir au corps que par la continuité de la peau et l'implantation de leurs muscles atrophiés. La cavité cotyloïde manque, la tête des fémurs est à peine perceptible; les fémurs eux-mêmes sont contournés, très-amincis à leur tiers inférieur, fortement épaissis et bosselés au tiers moyen et de nouveau très-frêles à leur tiers supérieur. L'articulation fémoro-tibiale est épaisse; des muscles·atrophiés recouvrent des tibias et des péronés frêles et contournés; les pieds sont déjetés en dehors. On ne remarque des contractures ni aux doigts ni aux orteils. La malade lèche constamment sa lèvre supérieure ou suce l'un de ses doigts; elle est toute la journée assise sur ses jambes à la manière des tailleurs. Les sens ne manquent pas absolument. La vue paraît assez étendue, les pupilles se contractent à une lumière vive et subite; l'ouïe n'est pas dure. La peau et les muqueuses n'offrent ni anesthésie ni analgésie; lorsqu'on la pince ou qu'on la pique, l'idiote se met à pleurer; elle refuse les mets trop chauds. Le goût n'est pas non plus totalement aboli, il est de même de l'odorat : ainsi elle se montre très-friande des sucreries, et lorsqu'on lui offre du vin elle se recule dès qu'on porte le verre sous ses narines. Elle ne peut pas boire dans un verre, elle lape lorsqu'on veut la faire boire ainsi. Ses fonctions digestives s'exécutent très-bien. Elle mange avec voracité et ne mâche pas les aliments, mais elle les retourne néanmoins plusieurs fois dans la bouche avant de les avaler. On est obligé de la nourrir, parce qu'il lui est impossible de se servir de cuiller; elle porte cependant elle-même à la bouche le pain et les sucreries qu'on lui donne, mais elle s'y prend mal; ainsi, lorsqu'on lui donne un morceau de pain, elle cherche à l'introduire par le milieu et ce n'est qu'en tâtonnant qu'elle finit par entamer un des bouts; elle mord dans les raisins sans les égrainer et si on n'y fait attention elle avale la grappe après les grains. Elle mange pour ainsi dire toute la journée. A la vue des aliments ou des sucreries elle s'agite sur son siége et pousse une sorte de clameur rauque et prolongée en tendant les mains vers l'objet de sa convoitise. Elle laisse tout aller sous elle. Elle n'est pas absolument dénuée de mémoire, et son éducabilité a pu être poussée assez loin pour qu'on soit parvenu à lui faire retirer le doigt de la bouche lorsqu'on le lui ordonne. Elle paraît reconnaître la sœur du service lorsque celle-ci s'approche d'elle, mais elle ne lui témoigne aucune affection; elle paraît du reste indifférente à tout et mène, assise dans son fauteuil matelassé, une vie végétative dans laquelle ne perce d'autre désir que celui de manger. L'épilepsie complique un état déjà si grave. Les accès sont rapprochés; il y a des jours où ils sévissent

jusqu'à 4 ou 5 fois. La malade ne jette aucun cri; les bras sont simplement portés en pronation forcée, les yeux tournés en haut, et une
espèce de tremblement convulsif secoue, pendant l'espace de 10 minutes environ, la masse informe et rachitique de cette malheureuse
créature.

**Résumé.** — En général, pour arriver à décrire l'automate, il
suffit de considérer les qualités physiques, intellectuelles et
morales de l'homme doué d'une intelligence ordinaire, et de
procéder ensuite par voie d'exclusion. Les automates sont rachitiques; ils sont, à de rares exceptions près, privés de toute
intelligence, de sensibilité physique et morale, de tout instinct
et de toute passion. Les uns restent indifférents à la vue des
aliments et n'ont pas même l'instinct de la conservation; les
autres ne vivent que pour manger. Ils sont très-gâteux et pour
la plupart frappés de paralysies partielles. En un mot, ils mènent
tous une vie essentiellement végétative et incombent nécessairement à la charité publique ou privée.

L'épilepsie complique fréquemment l'automatisme; les scrofules et la phthisie pulmonaire en sont les compagnes presque
inséparables.

### ANATOMIE PATHOLOGIQUE.

**Conformation, volume et capacité du crâne.** — Les idiots
ont généralement la tête ou trop petite ou trop grande; dans ce
dernier cas, ils sont le plus souvent hydrocéphales; néanmoins,
l'hydrocéphalie peut exister chez eux sans volume extraordinaire
de la tête; mais le plus souvent ce volume est exagéré. L'ossification, alors, ne se fait que lentement, les fontanelles ne se
ferment que très-tard ou pas du tout; l'espace qui sépare les os
persiste, et ces derniers, amincis, presque transparents, peuvent
acquérir la flexibilité du parchemin, mais ce dernier cas est
rare; Gall en cite un exemple. D'un autre côté, on rencontre des
idiots à tête énorme, sans que pour cela il y ait hydrocéphalie;
en ce cas, l'exagération du volume peut tenir à une ostéose trop

active, ou à l'interposition surabondante d'os wormiens, ou bien enfin, à différents autres vices de conformation, dont nous mentionnerons la cause dans le cours de cet exposé. Les différentes mensurations sur le vivant, à moins de les multiplier à l'infini, ne sauraient donner la configuration exacte du crâne, pas plus qu'elles ne peuvent déterminer sa capacité : un crâne volumineux peut avoir une capacité très-petite et renfermer un cerveau exigu, grâce à l'épaisseur de ses os; en outre, on ne saurait jamais parvenir à tenir exactement compte de tous les renflements et de toutes les dépressions que présentent le plus souvent les têtes des idiots. Parfois les os du crâne ne renferment pas de diploé, et les lames, immédiatement juxtaposées et épaissies, forment une paroi éburnée; d'autres fois, la substance diploïque est hypertrophiée et tient les tables osseuses largement écartées. Parfois encore, le frontal, fortement développé, donne à l'idiot une apparence d'intelligence et paraît augmenter la capacité du crâne; mais la nécropsie prouve que ce développement n'est dû qu'à la dilatation trop grande, et par conséquent anormale, des sinus frontaux. Le plus souvent néanmoins, les sinus manquent, mais alors les os sont d'une épaisseur remarquable. Dans la microcéphalie, les os sont peu écartés, parce que le cerveau ne se développe que faiblement; les sutures, qui se réunissent de bonne heure, sont vite effacées, surtout en avant, où elles ne laissent que des traces à peines sensibles; on ne trouve jamais non plus d'os wormiens interposés, comme dans la macrocéphalie, et particulièrement chez les hydrocéphales. En général, chez l'homme doué d'intelligence, la réunion des sutures est tardive et le cerveau est susceptible d'un accroissement lent et continu, tandis que chez l'idiot les sutures se réunissent trop vite et d'une manière tellement intime que le plus souvent la trace de leur existence n'est décelée que par une simple ligne flexueuse. Chez l'homme intelligent, l'ossification des fontanelles, surtout celle de la fontanelle antérieure, suit une évolution lente et graduelle, tandis que chez les idiots, les fontanelles, ou se ferment très-vite, excepté chez les hydrocéphales, ou même n'existent pas. M. Baillarger a eu occasion d'observer des idiots provenant de la même mère : cette femme avait eu cinq enfants, les deux premiers bien conformés, les trois autres, au contraire, atteints de microcéphalie. Or, elle affirmait que les trois microcéphales étaient nés avec le crâne dur, et qu'ils n'offraient pas, comme les deux premiers, l'espace mou qu'on observe sur la tête de tous les enfants nouveau-nés.

Depuis lors il a vu un autre idiot microcéphale âgé de deux ans, dont la mère, qui avait eu quatre autres enfants bien conformés et qu'elle avait nourris, prétendait aussi que l'idiot seul était né avec le crâne complétement dur. Dans le même compte rendu (Notes sur l'ossification précoce du crâne, Ann. méd. psych., t. II, 1856), M. Baillarger parle d'un crâne qu'il a présenté à l'Académie, et qui est celui d'un enfant de quatre ans complétement idiot; les dimensions en sont très-petites, et la grande circonférence est à peine de 35 centimètres. Examiné au point de vue de l'ossification, il offre cela de très-remarquable, que la suture lambdoïde est déjà complétement soudée en dedans, et remplacée même dans une partie de son étendue par une crête saillante. Vers le quart postérieur une barre osseuse transversale très-épaisse réunit encore les deux os en un seul. En dehors la suture est visible, excepté dans le point occupé par la saillie dont je viens de parler. La suture frontale est soudée dans ses parties externe et inférieure, et l'on perd complétement sa trace en dedans. Elle n'est plus du tout visible. Au point de section de l'os, le coronal et les pariétaux ne semblent, dans ce point, former qu'un seul os. Quant à la suture médio-frontale, qui disparaît la première, mais à un âge plus avancé, elle semble déjà effacée depuis longtemps. On n'en voit plus aucune trace, ni en dedans ni en dehors; elle est remplacée par une crête éburnée assez saillante à la partie inférieure. La suture lambdoïde est la seule qui persiste intacte, mais elle est, comme la suture frontale, presque linéaire, sans apparence d'os wormiens, et il est probable que la soudure n'aurait pas non plus ici tardé à avoir lieu. M. Baillarger cite encore MM. Vrolick et Cruveilhier, qui ont rencontré des cas analogues. M. Vrolick a vu un fait semblable d'ossification prématurée chez un idiot microcéphale âgé de sept ans, et dans le crâne duquel les sutures étaient déjà soudées. Le cas observé par M. Cruveilhier est plus remarquable : il s'agit, en effet, d'un enfant de dix-huit mois, dont tous les os du crâne, surtout ceux de la voûte, étaient déjà soudés et sans sutures. L'occiput offrait, au niveau de sa protubérance externe et de la ligne demi-circulaire supérieure, une crête transversale très-proéminente, analogue à la crête occipitale des animaux. Le diamètre vertical du crâne n'était que d'un pouce. Cet enfant n'avait d'ailleurs donné aucun signe d'intelligence.

· Chez les simples d'esprit, la conformation du crâne n'est généralement pas défectueuse.

Chez les imbéciles, les différentes mesures donnent déjà un total plus petit : on trouve un front étroit, légèrement fuyant en arrière, parfois une tête en pain de sucre, un occiput vertical, etc.

Chez les idiots proprement dits, la conformation du crâne laisse beaucoup à désirer : le front est bas, étroit et fuyant; le crâne est restreint en certaines régions, développé en d'autres; il existe différentes obliquités; l'occiput est ou anormalement développé ou tout à fait applati; la tête est ou trop grosse, ou trop petite. Toutes ces défectuosités se rencontrent, à un degré élevé, chez les automates, sauf de rares exceptions.

M. Belhomme dit qu'il n'y a pas de forme de tête particulière à l'idiotie. M. Séguin pense qu'il eût pu ajouter qu'il y a de telles formes de la tête qui emportent nécessairement avec elles l'idiotie, dans leur expression la plus tranchée; or ces formes sont: 1° l'excès de développement antérieur, latéral et supérieur; 2° l'extrême saillie par hauteur et prolongement de l'arcade temporale sur des crânes, d'un beau style d'ailleurs; 3° les dépressions frontales et temporales jointes à un renflement de la base des pariétaux près l'apophyse mastoïde du temporal; 4° les dépressions postérieures des bosses du crâne correspondant au cervelet; 5° les dépressions circulaires et coniques, à partir d'une base large et arrondie; 6° les inégalités choquantes des deux côtés de la boîte osseuse. (M. Séguin, Traitem. moral des idiots.)

Nous dirons avec Esquirol qu'il n'y a pas de forme de crâne propre aux idiots. Leur crâne offre, en général, des vices de conformation plus ou moins prononcés, et sa forme et son volume présentent autant de variétés que le volume et la forme du crâne des hommes complets.

Nous extrayons d'un travail de M. Parchappe les passages suivants :

La coïncidence de l'idiotie avec une conformation défectueuse de la tête est une des vérités d'observation les mieux démontrées. Et il n'est guère possible de contester que cette défectuosité n'influence le plus souvent le volume, de manière à ce que la tête ne soit, en général, sensiblement plus petite chez les idiots de naissance que chez les individus à intelligence normalement développée..... Suivant Meckel, qui cite Greding, le rapetissement de la tête chez les idiots tient surtout à l'aplatissement du crâne dans sa partie antérieure, et à son rétrécissement transversal.... Pinel a comparé à une tête d'enfant de sept ans la tête d'une idiote de onze ans : Il a trouvé les mesures suivantes :

|  | Chez l'enfant : | Chez l'idiote : |
|---|---|---|
| Longueur de la tête. . | 180 millimètres. | 130 millimètres. |
| Largeur. . . . . . | 130 — | 90 — |
| Hauteur. . . . . | 160 — | 130 — |

Gall a formulé en loi absolue le rapport constaté entre la petitesse de la tête et l'état d'idiotisme. Il n'admet pas la possibilité d'une intelligence ordinaire coïncidant avec un volume de la tête au-dessous d'une limite déterminée. Au-dessous de cette limite de volume il y a idiotie. M. Esquirol ne regarde pas le rapetissement de la tête comme un phénomène constant dans l'idiotie. Suivant lui les imbéciles ont souvent un crâne volumineux et épais. Chez les idiots, la tête, toujours mal conformée, est tantôt trop petite, tantôt trop grosse. Les opinions émises par Georget sur l'état de la tête chez les idiots sont tout à fait analogues à celles de M. Esquirol.

Les différences, très-considérables, si on compare les têtes des idiots à des têtes d'hommes ordinaires, encore très-sensibles, si on les compare même à des têtes de femmes, portent sur toutes les dimensions, et sont surtout très-grandes pour les mesures dans le plan vertical, qui expriment le développement du crâne au-dessus de sa base, et pour la courbe antérieure dans le plan horizontal, qui représente le développement de la partie antérieure. De ce résultat incontestable il ne faudrait pas pourtant conclure que chez les individus il y a, comme l'a pensé Gall, une liaison nécessaire entre l'imbécillité ou l'idiotisme et une petitesse déterminée de la tête. Une telle limite n'existe pas, etc. (M. Parchappe, Recherches sur l'encéphale, sa structure, etc., 1er mémoire.)

Dans ces mêmes recherches, M. Parchappe donne les mesures prises sur six têtes d'imbéciles et sur trois têtes d'idiotes; il en résulte que la moyenne proportionnelle de la circonférence de la tête est représentée par 528 millimètres pour les premiers et par 504 pour les autres; la moyenne pour les neuf têtes est de 522. Le crâne des idiots est, comme on le voit, plus étroit que celui des imbéciles. En faisant la somme des chiffres qui représentent les différentes courbes et les différents diamètres de 90 têtes d'hommes et de 70 têtes de femmes à intelligence normale, le volume chez l'homme est représenté par 1,636 et chez la femme par 1,551,2; sur 6 têtes d'imbéciles, le volume moyen est de 1484; sur 3 têtes d'idiots, il est de 1440. On voit par ces chiffres que les dernières têtes s'éloignent sensiblement du volume normal. Pour l'idiotie, dit M. Parchappe, les différences de volume sont partout considérables. Les têtes d'idiots sont à la fois petites, courtes et surtout très-étroites. En général, selon cet auteur, la tête chez l'homme sain est à la tête chez l'homme idiot, comme :

Total général . . . . . . 100 est à 91, différence, 9.
Diamètre antéro-postérieur. .        —     93,        —     7.
Diamètre latéral . . . . .          —     90,        —     10.

Esquirol (*Op. cit.*) dit que généralement le sommet du crâne est surbaissé ; le diamètre fronto-occipital est étendu ; les pariétaux sont aplatis vers la suture temporale, ce qui rend le front de quelques idiots presque pointu ; l'aplatissement de l'occipital, celui du coronal, l'inégalité des deux portions droites et gauches de la cavité crânienne sont les phénomènes les plus constants et les plus dignes d'attention. Le même auteur donne dans le tableau suivant les moyennes résultantes de mesures prises sur des femmes bien portantes et sur le plâtre moulé, après la mort, de 36 femmes aliénées, de 17 femmes imbéciles et de 17 idiotes. Les mesures des trois idiotes dont la tête était extrêmement petite, ont été prises sur le crâne :

| | Circonférence. | Courbe antéro-postérieure. | Diamètre antéro-postérieur. | Diamètre transverse. | Totaux. |
|---|---|---|---|---|---|
| Femmes à l'état sain . . | 0,555 $^6/_{16}$ | 0,338 $^1/_{19}$ | 0,177 $^8/_{19}$ | 0,134 $^8/_{19}$ | 1,205 $^7/_{19}$ |
| Aliénées . . . . . . | 0,529 $^{23}/_{34}$ | 0,292 $^{21}/_{34}$ | 0,177 $^{19}/_{34}$ | 0,144 $^{16}/_{34}$ | 1,144 $^{19}/_{34}$ |
| Imbéciles . . . . . . | 0,513 $^{14}/_{17}$ | 0,292 $^7/_{17}$ | 0,170 $^9/_{17}$ | 0,143 $^{12}/_{17}$ | 1,119 $^1/_{17}$ |
| Idiotes . . . . . . . | 0,506 $^4/_{17}$ | 0,286 $^2/_{17}$ | 0,171 $^1/_{17}$ | 0,137 $^{14}/_{17}$ | 1,101 $^5/_{17}$ |
| Idiotes microcéphales . . | 0,383 $^1/_3$ | 0,191 $^2/_3$ | 0,124 $^2/_3$ | 0,106 $^1/_3$ | 807 |

Esquirol tire de ce tableau les conclusions suivantes :

1° La circonférence de la tête, mesurée chez des femmes jouissant de la raison, sur des femmes aliénées, imbéciles et idiotes, diminue dans une proportion presque égale, de la femme ordinaire, à l'idiote privée même d'instinct.

2° La courbe fronto-occipitale diminue singulièrement de la femme saine d'esprit, à la femme aliénée tandis que cette courbe ne varie point de l'aliénée à l'imbécile, et qu'elle ne perd que 6 millimètres de celle-ci à l'idiote.

3° Le diamètre fronto-occipital ne varie point de la femme ordinaire à la femme aliénée et ne diminue que de 6 millimètres, de l'aliénée à l'idiote, tandis que la différence est énorme, si on passe au dernier degré de l'idiotie.

4° Le diamètre bi-temporal est plus considérable chez la femme aliénée, et même chez l'imbécile et l'idiote, que chez la femme d'une intelligence ordinaire.

5° En supposant que la somme de ces quatre mesures exprimât le volume du cerveau, il en résulterait que le volume de cet organe, diminuant dans la même proportion que la capacité intellectuelle, le volume du crâne serait l'expression de cette capacité.

M. Follet (Annales méd. psych., t. III, 1857) a trouvé, comme moyenne des mensurations du crâne chez les idiots, les mesures suivantes :

Circonférence occipito-frontale . . 50 centimètres.
Courbe supérieure occipito-frontale. 28 —
Diamètre antéro-postérieur . . . 17 —
Courbe supérieure inter-auriculaire. 28 —
Diamètre bilatéral . . . . . . 14 —

Du grand nombre de mesures comparatives qu'il a prises, l'auteur conclut qu'à l'égard de l'oblitération congénitale ou acquise, les moyennes céphalométriques sont faibles en général, sauf des cas particuliers où la mensuration externe fait exception. ·

M. Lunier (Recherches sur quelques déformations du crâne, Ann. méd. psych., t. IV, 1852) a trouvé sur 38 malades du sexe féminin, dont 13 idiots et 5 imbéciles, une ou plusieurs des déformations suivantes qu'il décrit ainsi :

1° Les uns ont le front déprimé, fuyant, comme déjeté en arrière. Il semble que l'os coronal ait cédé à l'action permanente d'une force agissant d'avant en arrière et de haut en bas. Aussi la convexité de cet os est-elle alors moins prononcée que dans l'état normal, en même temps que la suture qui l'unit aux pariétaux est située plus en arrière que de coutume.

2° Chez d'autres, le crâne est aplati au niveau de la fontanelle antérieure et un peu en dehors de cette fontanelle. Une surface plane a remplacé la convexité qu'on observe habituellement sur cette partie de la calotte du crâne. Cette déformation coïncide presque toujours avec un allongement de la tête, et quelquefois aussi avec une saillie de la partie postérieure de cet organe.

3° A un degré plus avancé, ce n'est plus même une surface plane qui a remplacé la convexité normale, mais bien une véritable dépression transversale, qui se prolonge parfois sur les parties latérales du crâne.

4° Quelquefois cette dépression transversale, extrêmement prononcée, se prolongeait sur les côtés et en arrière, au-dessus du pavillon de l'oreille et au-dessous de la protubérance occipitale externe; elle formait comme un sillon circulaire qui divisait le crâne en deux segments de sphère, à la façon d'une calebasse.

Outre ces déformations, M. Lunier a rencontré chez une imbécile une saillie du bord antérieur des pariétaux par suite de la dépression du frontal. Chez une autre il y avait saillie du bord postérieur du frontal, à la suite d'abaissement des pariétaux. Chez d'autres il n'a trouvé la dépression du crâne que du côté droit.

D'autres, enfin, lui ont présenté un défaut de symétrie entre les deux côtés du crâne.

Il ajoute que ce défaut de symétrie consiste presque toujours dans la proéminence de l'un des pariétaux, et, plus souvent encore, de l'une des moitiés du frontal.

M. Schnepf, après avoir donné l'observation d'une idiote chez laquelle il avait constaté la déformation des os du crâne et l'asymétrie de celui-ci, donne l'énumération suivante de certaines difformités que les auteurs signalent chez les idiots :

A la périphérie du crâne existe le plus souvent, dans la région occipitale, un aplatissement prononcé. De la direction moins oblique de l'occipital résulte un rétrécissement du trou occipital, sur le diamètre duquel Stahl s'explique longuement dans son mémoire sur l'idiotie endémique (*Neue Beiträge zur Physionomik.... de Idiotia endemica*, 1848). Les bosses pariétales sont plus saillantes et plus éloignées de la suture lambdoïde que dans l'état normal; elles correspondent le plus souvent à la portion la plus culminante du crâne; au-dessous et en arrière d'elles

paraît exister presque constamment une dépression que les auteurs allemands appellent empreinte crétine. Stahl localise cette
dépression au niveau de l'angle postérieur et supérieur du pariétal. L'asymétrie porte le plus souvent sur le frontal et sur l'occipital. La charpente osseuse de la face, d'après les recherches
de Stahl, offre fréquemment aussi de l'asymétrie.

Quant à la structure propre des os du crâne, elle varie à l'infini, pour ainsi dire; mais la présence si considérable du diploé
dans le frontal et les pariétaux, en même temps que son absence
à peu près complète dans l'occipital, est particulièrement digne
de remarque. M. Schnepf a trouvé les sutures parfaites et sans
aucun os wormien, quoiqu'il paraisse en exister le plus souvent,
surtout dans la suture lambdoïde, d'après la description que
Stahl donne du crâne des idiots. (Ann. méd. psych., t. V, 1853.)

M. Foville, en parlant des dimensions du crâne, dit que M.
Lélut a mesuré cent crânes d'individus idiots ou imbéciles à différents degrés; il a trouvé que la moyenne de la mesure de ces
infirmes était inférieure, absolument parlant, à la moyenne dans
l'état normal. Chose remarquable, la plus grande diminution
chez les imbéciles et les idiots a lieu dans la moitié postérieure
de la circonférence du crâne. La moitié frontale de cette même
circonférence se rapproche davantage des proportions de l'état
normal. Il ne faudrait pas conclure de ce fait que c'est le développement des parties occipitales du cerveau qui influe le plus
sur le développement de l'intelligence. La raison de la différence
observée par M. le Dr Lélut est toute autre, si je ne me trompe.

La partie antérieure de la base du crâne, combinée avec les
os de la face, est la partie la moins variable de la boîte crânienne,
par cela précisément qu'elle est combinée avec la face. Toutes
les fois que la mâchoire supérieure, les fosses nasales, les cavités orbitaires seront bien développées, il est inévitable que la
moitié antérieure de la base du crâne offre également un développement normal; et c'est cette moitié antérieure de la circonférence du crâne qui change le moins chez les imbéciles. Celle
qui change le plus est celle qui obéit le plus exclusivement au

cerveau, c'est-à-dire la voûte, dans ses parties les plus élevées
et les plus postérieures ; et ce sont aussi ces dernières parties
qui se renflent le plus dans le cas de grand développement général de l'encéphale. (M. Foville, Traité du syst. nerv. cérébro-
spinal, première partie.)

. M. Virchow combat cette opinion : il dit que cette explication
ne saurait s'appliquer à tous les cas, et que le développement
du crâne se trouve particulièrement sous la dépendance de l'état
des sutures ; il ajoute que les plus fortes difformités du crâne
peuvent être ramenées à une cause constante, qui est l'ossification prématurée des sutures. Le même auteur, en expliquant
en même temps leur mode de production, classe les différentes
difformités crâniennes de la manière suivante :

1° *Macrocéphalie simple*; elle comprend les *hydrocéphales,
Wasserköpfe, Hydrocephali,* et les *macrocéphales, Grossköpfe,
Kephalones.*

2° *Microcéphalie simple, Zwergköpfe, Nannocephali.*

3° *Dolichocéphalie, têtes longues, Langköpfe* : cette forme est
due à une réunion prématurée des sutures, soit de la région
supérieure moyenne, soit des régions latérales inférieures. L'ossification supérieure moyenne donne lieu : (*a*) à la *Dolicho-
céphalie simple*, qui est le résultat de la réunion prématurée de
la suture sagittale; (*b*) à la *tête cunéiforme, Keilköpfe, Spheno-
cephali,* qui est due à la réunion prématurée de la suture sagittale, avec développement compensateur de la région de la grande
fontanelle.

L'ossification prématurée des régions latérales inférieures
produit : (*a*) *Les têtes étroites, Schmalköpfe, Leptocephali*;
elles sont le résultat de la réunion prématurée des sutures fronto-
sphénoïdales; (*b*) *les têtes en forme de selle, Sattelköpfe, Klino-
cephali*; elles sont produites par la réunion prématurée des
sutures, soit sphéno-pariétales, soit temporo-pariétales.

4° *Brachycéphalie, têtes courtes, Kurzköpfe* : elle est le résultat de la réunion prématurée, soit des sutures de la région
postérieure du crâne, soit de celle des régions supérieure, an-

térieure et latérales, soit de la région inférieure et moyenne. L'ossification prématurée postérieure produit : (*a*) *Les grosses têtes, Dickköpfe, Pachycephali;* cette forme est le résultat de la réunion prématurée de la suture lambdoïde de chaque côté; (*b*) *Les têtes pointues ou en pain de sucre, Spitz- oder Zuckerhut-köpfe, Oxycephali;* elles sont dues à la réunion prématurée des sutures qui unissent les pariétaux à l'occipital et aux temporaux, avec développement compensateur de la région de la fontanelle antérieure.

L'ossification prématurée des régions supérieure, antérieure et latérales donne lieu : (*a*) aux *têtes plates, Flachköpfe, Platy-cephali;* cette forme est due à la réunion prématurée du coronal avec les pariétaux; (*b*) aux *têtes rondes, Rundköpfe, Trochoce-phali;* cette forme est le résultat de la réunion prématurée partielle du coronal et des pariétaux à la région moyenne de la suture fronto-pariétale de chaque côté; (*c*) aux *têtes obliques, Schiefköpfe, Plagiocephali;* elles sont dues à la réunion prématurée du coronal et du pariétal, soit d'un côté, soit de l'autre.

L'ossification prématurée de la région inférieure et moyenne donne lieu à la *Brachycéphalie simple,* qui est le résultat de la réunion prématurée du sphénoïde et de l'apophyse basilaire.

Telles sont les principales difformités crâniennes signalées par M. Virchow. Selon lui, d'autres causes encore qu'une réunion prématurée des sutures donnent lieu aux différentes déviations du crâne; parmi elles il signale surtout l'interposition surabondante des os wormiens. Il entend par là, non la formation de ces os, en cas de sutures écartées, comme cela a lieu chez les hydrocéphales, mais une ossification prématurée, due à un superflu d'organisation, et s'irradiant de points insolites. Le but de cette interposition n'est pas, comme dans l'hydrocéphalie, de remplir l'espace qui sépare les bords des sutures; le résultat qu'elle fournit est plutôt coarctant, en même temps qu'elle donne lieu à l'écartement des os normaux; elle les déplace et produit ainsi des difformités, particulièrement à la région occipitale. Il peut en résulter une dolichocéphalie particulière par suite d'une proéminence exagérée de l'occiput; d'autres fois elle produit une obliquité du crâne telle, que la croix, formée par l'intersection de la suture fronto-pariétale avec la suture sagittale, est complétement déplacée et que la suture sagittâle, interrompue dans son parcours, se trouve divisée en deux portions qui ne sont plus contiguës. (M. Virchow, *Abhandlungen*.)

M. Gosse, de Genève, pose d'abord en principe qu'un crâne est déformé lorsque, étant privé de sa mâchoire inférieure et placé sur un plan horizontal, de manière que les dents incisives et les apophyses mastoïdes appuient, la ligne abaissée du point d'intersection de la suture médiane et de la suture transverse du coronal ne correspond pas au conduit auditif externe. Partant de là, il ramène toutes les déformations à seize groupes principaux : 1° Tête cunéiforme ; 2° tête symétrique allongée ; 3° tête irrégulièrement comprimée et dilatée; 4° tête quadrangulaire; 5° tête trilobée; 6° tête aplatie sur le front; 7° tête avec dépression ou saillie du nez; 8° tête mongole; 9° tête prognathe; 10° tête aplatie sur les côtés; 11° tête aplatie sur le côté et le front; 12° tête sphérique; 13° tête annulaire; 14° tête bilobée; 15° tête déprimée par derrière; 16° tête conique tronquée. (Ann. méd. psych., t. II, 1856.)

M. Griesinger (*Op. cit.*, p. 358) formule les considérations suivantes, que nous nous bornerons à résumer: Certaines difformités reposent tout particulièrement sur une pénurie de dépôt calcaire, dont la cause est parfois constitutionnelle, mais le plus souvent due à un état maladif et inflammatoire des bords des sutures, état qui entraîne la réunion prématurée de ces dernières. A l'endroit où se fait cette réunion, un rétrécissement se forme, en même temps que l'ossification qui devait émaner de la suture se trouve anéantie. Les conséquences d'un pareil rétrécissement peuvent s'irradier au loin; ainsi une réunion prématurée des sutures de la voûte arrête en même temps le développement osseux de la base. Dans un certain nombre de cas, les difformités du crâne ne sont dues qu'à ce rétrécissement, mais dans beaucoup d'autres cas il se forme en même temps des développements compensateurs dus à la tendance qu'a le cerveau à augmenter de volume vers les points les moins résistants. Il résulte de là que la capacité de la cavité crânienne n'est que peu ou point diminuée, mais les difformités sont plus grandes que s'il n'y avait que rétrécissement sans développement compensateur.

Ces différentes difformités peuvent être ramenées à quelques types principaux; ainsi, s'il y a réunion prématurée de toutes ou d'un grand nombre de sutures, il en résultera une microcéphalie simple et régulière, surtout si la suture sphéno-basilaire est en même temps réunie; la tête gardera alors toutes ses proportions. Si, au contraire, la suture sphéno-basilaire n'éprouve pas en même temps que les autres sutures une ossification prématurée, la base du crâne subira une dilatation anormale et donnera lieu à un type tout particulier de figure, de forme corporelle et de vie psychique; ce type est celui des astèques.

Des crânes trop étroits transversalement proviennent surtout de la réunion prématurée de la suture sagittale; lorsque la région frontale offre ce rétrécissement, il y a eu réunion prématurée de la suture sphéno-frontale de chaque côté. Lorsque, des deux côtés, la suture occipito-temporale est prématurément ossifiée, l'espace qui loge le cervelet se trouve considérablement rétréci; en pareil cas les compensations ont lieu suivant le sens longitudinal et donnent un développement plus grand de la région frontale, ou une voussure en forme de capsule à la région occipitale.

Les têtes trop courtes sont surtout le résultat de l'ossification prématurée de la suture lambdoïde de chaque côté; cette difformité, poussée au plus haut degré, est caractérisée par l'absence totale de région occipitale, ce qui lui a fait donner le nom de masque. Les têtes trop courtes présentent un développement compensateur de la région de la grande fontanelle, ce qui donne lieu aux têtes pointues ou en pain de sucre.

L'ossification prématurée des sutures fronto-pariétales, dans une certaine étendue, engendre un raccourcissement antérieur et un crâne bas et peu voûté; d'autres têtes trop basses doivent

leur conformation anormale à la synarthrose des ailes du sphénoïde avec le frontal, et à la réunion prématurée des sutures
temporo-pariétales et temporo-frontales.

Les têtes asymétriques, obliques et obliquement rétrécies sont
dues à des sutures prématurées d'un seul côté du crâne. Cette
difformité a lieu, en avant, par suite de l'ossification prématurée
de l'une des moitiés de la suture coronale; en arrière, par suite
de celle de l'une des moitiés de la suture lambdoïde; les compensations se font par un développement plus grand des parties
opposées. La formation surabondante des os wormiens dans la
suture lambdoïde engendre ordinairement les têtes longues.
Enfin, chez les enfants rachitiques, les difformités peuvent résulter d'un déplacement partiel des os du crâne par suite du
peu de résistance de ces os, de leur peu de densité et de l'é-
cartement prolongé des sutures, ou bien par suite d'un développement disproportionné dans le mode d'ossification, soit d'un
côté du crâne, soit de l'autre.

Le docteur Karl Stahl (*Allgemeine Zeitschrift für Psychiatrie*)
n'attribue pas aux sutures un rôle aussi important. Nous citerons ici le résumé de son mémoire : Quand on examine avec attention le mode d'évolution de la configuration de la tête, on reconnaît que le développement des sutures n'y joue pas un rôle
de causalité aussi marqué qu'on serait tenté de le croire au
premier abord. Les difformités apparaissent ordinairement dès
les premiers moments qui suivent la naissance, et l'auteur en a
constaté un assez grand nombre où l'agrandissement des sutures
n'était évidemment pour rien. La consolidation des sutures est
évidemment la clef de voûte qui maintient et rend invariable
une certaine déformation du crâne; mais, en fait, cette déformation avait son origine soit dans la vie fœtale, soit dans la première période de la vie, et elle est plutôt en rapport intime avec
le développement même du cerveau. Le rétrécissement des sutures diminue l'espace crânien. Enfin, les difformités du crâne
n'ont d'influence ultérieure sur la vie psychique qu'autant qu'elles
n'ont pas obéi à une certaine loi de compensation dans le déve-

loppement de certaines parties. C'est ce que démontre l'auteur dans deux cas de dolicho-céphalie dont il donne la figure. Dans l'un, d'une remarquable intelligence, la compensation se trouve dans le développement du front et de la région postérieure aux dépens des parties latérales, tandis que chez un autre dolicho-céphale, atteint d'aliénation mentale, la région frontale est loin de présenter la même compensation. La platycéphalie, difformité qui forme l'antithèse de la précédente, est la plus fréquente, et se combine très-souvent avec les autres anomalies; c'est là surtout que l'on observe le défaut de symétrie entre les deux parties latérales. Le caractère pathologique consiste en ce que la synostose n'existe que d'un seul côté. Les compensations sont plus rares, et, chose assez remarquable, c'est que dans ce cas le défaut de symétrie s'étend à tout le squelette. Cette platycéphalie est partielle ou générale, antérieure ou postérieure, et ce sont surtout les idiots et les crétins qui présentent cette difformité. (Annales médico-psychologiques; 2ᵉ série, tome 7.)

**Face.** — M. Virchow (*Abhandlungen*) avance qu'il faut néces-sairement faire remonter l'asymétrie des os de la face aux anomalies des sutures de la base du crâne. Suivant cet auteur, outre la forte saillie des os maxillaires et l'épaississement du derme et du tissu cellulaire sous-cutané, qui lui-même entraîne l'épaississement des lèvres et leur projection en dehors; outre la laxité des joues et le gonflement des paupières, on remarque surtout au premier abord, et presque constamment, la dé-pression de la racine du nez et sa largeur anormale. Sur un crâne nu cette difformité est plus apparente : les os propres du nez sont très-courts, et leur surface, vers leur point d'in-sertion, est ordinairement incurvée; leur insertion même est profondément située, et toute la racine du nez est très-large; il en résulte que les orbites sont plus distantes les unes des autres, et en même temps plus larges et moins profondes. En exami-nant attentivement la disposition des os de la base du crâne, on arrive nécessairement à en conclure que, si la racine du nez est

déprimée, cela tient uniquement au peu de proéminence des os
de la base ; ceci admis, il est plus que probable que l'apophyse
basilaire, le sphénoïde et l'ethmoïde ont subi une restriction
due soit à une réunion prématurée des sutures, soit à un arrêt
de développement intrinsèque.

M. Griesinger attribue principalement les anomalies de la base
du crâne à un manque ou plutôt à un désordre de nutrition dans
les os et les cartilages de cette base. De même que l'évolution osseuse se trouve à la voûte, sous la dépendance des sutures, de
même elle se trouve influencée à la base par les symphyses carti-
lagineuses ; l'ossification prématurée de ces cartilages arrête surtout le développement en longueur de l'apophyse basilaire, arrêt
qui doit nécessairement entraîner à sa suite le raccourcissement
général de la base du crâne. Les conséquences de cette anomalie sont multiples et peuvent s'irradier au loin : ainsi elles
donnent lieu à une déformation de la face, à la physionomie
crétine caractérisée par un nez retroussé, à racine large et fortement déprimée, d'où il résulte que la distance qui sépare les
yeux est augmentée ; les orbites, plus larges, sont moins profondes ; les os malaires proéminent d'une manière anormale,
ainsi que les os maxillaires. L'arrêt de développement de la base
du crâne produit en outre une direction plus plane et plus
transversale des rochers, ainsi qu'un rétrécissement des grandes
ailes du sphénoïde et, par conséquent, de la fosse moyenne de
la base du crâne. (Griesinger, *Op. cit.*).

Nous lisons dans Esquirol : « Les imbéciles et les idiots ont une
physionomie toute particulière qui les fait reconnaître dès qu'on
les aperçoit. » Lavater dit que le front rejeté en arrière et dont
la courbure est sphéroïde, que de grandes lèvres proéminentes
et ouvertes dont les commissures sont très-élevées ; que le
menton en forme d'anse, ou qui se retire en arrière, signalent
l'idiotie.

Camper, qui, au reste, n'a cherché dans la ligne faciale qu'un
caractère de beauté de la face, fixe à quatre-vingt-dix degrés le
terme extrême de la ligne faciale.

Il est des idiots dont la ligne faciale a plus de quatre-vingt-dix degrés, et des individus très-raisonnables dont la ligne faciale n'en a pas quatre-vingts. (*Op. cit.*)

Quant aux oreilles, qui sont généralement mal implantées et de grandeur inégale, leur difformité tient à la déformation même du crâne, s'il est vrai toutefois, comme l'affirme M. de Blainville, que les connexions qui rapprochent la forme générale de la tête de la forme générale de l'oreille externe, sont tellement étroites, que jamais on ne trouve deux oreilles semblables quand les moitiés de la tête ne le sont pas. Le défaut de symétrie du crâne entraîne nécessairement le défaut de symétrie des oreilles. La proportion inverse n'est pas également vraie : on peut trouver deux oreilles dissemblables, une d'elles atrophiée, par exemple, appartenant à une tête symétrique. (M. Foville, Anat. et Path. du syst. nerv.)

Quant à présent, nous ne chercherons pas à discuter la valeur absolue des opinions de M. de Blainville, par rapport aux connexions étroites qui rendent la symétrie des oreilles tributaire de la symétrie des moitiés de la tête. Nous nous contenterons de faire observer que l'idiote automate, dont nous avons cité l'observation, possède des oreilles très-bien implantées, très-bien conformées, et parfaitement égales et symétriques, malgré l'asymétrie qu'offrent entre elles les deux moitiés de la tête.

**Encéphale.** — Nous extrayons du *Compendium* les passages suivants.

*Poids et volume.* — La pesanteur moyenne de tout l'encéphale chez des hommes d'une intelligence ordinaire et saine, et de l'âge de vingt à cinquante ans est, suivant M. Lélut, de 1346 grammes ; celle du cerveau seul de 1170 grammes, celle du cervelet de 176 grammes.

Chez les idiots (les idiots observés par M. Lélut présentaient tous un degré très-élevé d'idiotie), la moyenne du poids de l'encéphale est de 1218 grammes ; celles du cerveau de 1043 grammes, celle du cervelet de 165 grammes.

Il résulte de ces chiffres : 1° que le poids moyen de l'encéphale des idiots est au poids moyen de l'encéphale des hommes d'une intelligence ordinaire comme 922 est à 1000 ; c'est-à-dire que l'encéphale des premiers est plus léger d'environ $\frac{1}{13}$ que celui des seconds ; 2° que le poids moyen du cerveau des idiots est au poids moyen du cerveau des hommes d'une intelligence ordinaire comme 891 est à 1,000 ; c'est-à-dire que le cerveau des premiers est plus léger que celui des seconds d'environ $\frac{1}{11}$ ; 3° que le poids moyen du cervelet des idiots est au poids moyen du cervelet des hommes d'une intelligence ordinaire comme 931 est à 1,000 ; c'est-à-dire que le cervelet des premiers est plus léger que celui des seconds d'environ $\frac{1}{17}$ ; 4° que chez les idiots les rapports de l'encéphale au cervelet (:: 133 : 135) et du cerveau au cervelet (:: 150 : 149) sont plus considérables que chez les hommes d'une intelligence ordinaire, tandis que, au .contraire, le rapport de l'encéphale au cerveau (:: 886 : 856) est moins considérable chez les premiers que chez les seconds. Les poids les moins élevés que M. Lélut ait trouvés sont ceux-ci : encéphale 1025 grammes ; cerveau 890 grammes ; cervelet 135 grammes ; mais M. Parchappe a vu un idiot dont l'encéphale pesait 970 grammes ; le cerveau 852 grammes, le cervelet 118 grammes ; chez un autre l'encéphale ne pesait que 720 grammes. (Parchappe, Traité théorique et pratique de la folie ; Paris, 1841, p. 369, 371.)

Les poids les plus élevés que M. Lélut ait rencontrés sont les suivants : encéphale 1380 grammes, cerveau 1188 grammes, cervelet, 192 grammes.....

*Altérations de structure.* — Chez les idiots de tous les degrés on a vu l'encéphale être parfaitement normal, ne présenter aucune espèce d'altération appréciable (voy. Parchappe, ouvrage cité, p. 371). D'autres fois le cerveau offre un très-petit volume, mais il est parfaitement régulier : il constitue comme la miniature d'un cerveau ordinaire. M. Leuret a plusieurs fois rencontré cette disposition. Dans la grande majorité des cas, néanmoins, le cerveau des idiots offre des vices de conformation, des défauts de développement plus ou moins nombreux, plus ou moins prononcés. Il est impossible d'énumérer toutes les altérations de ce genre qui ont été observées : les plus fréquentes sont le petit développement des circonvolutions et le peu de profondeur des anfractuosités, l'induration de plusieurs circonvolutions, des dépressions plus ou moins profondes, l'atrophie des lobes antérieurs, qui sont souvent comme tronqués; l'atrophie de l'un des lobes cérébraux, du corps strié, de la couche optique; le rétrécissement des ventricules latéraux (Esquirol); l'absence du septum médian (Reil), des lobules antérieurs (Breschet); une augmentation de consistance de la substance blanche (Belhomme); une diminution de la substance grise; une inégale répartition des vaisseaux de l'encéphale et une diminution de leur calibre (Nat. Guillot). (Compendium de méd. prat., art. *Idiotie*, p. 128.)

M. Virchow, après avoir posé les questions suivantes : quelle peut être l'influence de la réunion prématurée de certains os du crâne sur le développement cérébral, et quels sont, outre cette anomalie, les autres désordres qui peuvent influer plus directement sur l'intégrité du cerveau, les a résolues comme il suit : le cerveau renfermé dans des crânes prématurément réunis est le siége de deux espèces de lésions dont la nature est essentiellement différente. En premier lieu, c'est un développement incomplet partiel; cette anomalie frappe le plus ordinairement les hémisphères cérébraux, tandis qu'elle ne se remarque que rarement dans le cervelet, qui, le plus souvent, est normal. Skae (*Monthly Journ.* 1854, Oct., p. 289) a publié, comme on le sait, une longue série de recherches sur les poids absolus, relatifs et spécifiques des régions partielles du cerveau chez les aliénés. Ces recherches l'ont amené à constater que le cervelet participe le moins aux anomalies qu'on rencontre si fréquemment dans les affections mentales ; le contraire a lieu, paraît-il, chez les idiots, chez lesquels, selon l'opinion de plusieurs auteurs (Malacarne, Niepce), le cervelet présente le plus souvent un arrêt de développement. L'atrophie de l'une des moitiés du cerveau s'observe presque toujours en même temps que la synostose crânienne du même côté, c'est-à-dire en même temps que la réunion prématurée de la moitié de la suture coronale correspondante à l'hémisphère atrophié. Outre cette atrophie, on en rencontre d'autres qui occupent des régions partielles, les lobes antérieurs, par exemple; il n'est pas rare de trouver en même temps les circonvolutions rabougries ou incomplétement développées. Ces altérations sont assez régulièrement accompagnées de la réunion prématurée des os crâniens correspondants. Enfin, l'arrêt de développement peut avoir eu lieu soit dans une seule, soit dans une série de circonvolutions voisines, ou bien dans des circonvolutions non-avoisinantes; en pareil cas, les circonvolutions sont ordinairement très-grandes, très-larges, tantôt profondes, tantôt superficielles. M. Virchow attribue toutes ces anomalies à l'influence des sutures prématurées.

En second lieu, dit l'éminent professeur de Würtzbourg, on rencontre les différentes lésions dépendantes de l'encéphalite. Les épanchements internes sont les plus fréquents. On peut rarement constater l'inflammation franche des méninges. (*Abhandlungen.*)

Nous terminerons par un résumé succinct d'un travail de M. Griesinger sur les lésions et les anomalies cérébrales rencontrées chez les idiots.

En tête de ces anomalies se trouve l'atrophie cérébrale avec ses différentes modifications. La microcéphalie doit être considérée comme un arrêt dans la croissance, et dont le siége peut aussi bien être l'encéphale que le crâne; ce dernier cas est le plus fréquent, et c'est principalement à l'ossification prématurée de tout le crâne qu'est dû l'arrêt de développement général de l'encéphale. L'ossification prématurée des fontanelles, qui parfois même ont déjà disparu dès la naissance, ainsi que celles des différentes sutures du crâne, s'oppose à la croissance rapide de la masse encéphalique dans les premiers temps de la vie, et influe d'une manière d'autant plus active sur l'arrêt du développement cérébral, que la dilatation d'autres régions ne vient pas

établir une compensation. L'encéphale lui-même peut, quoiqu'étant très-petit et réduit pour ainsi dire à l'état de miniature, n'offrir aucune autre anomalie et présenter de justes
proportions dans toutes ses parties; mais le plus souvent la
microcéphalie est accompagnée d'induration cérébrale, d'é-
panchement, d'inégalité dans les hémisphères, d'autres asymé-
tries enfin. Il existe des microcéphales chez lesquels le volume
de l'encéphale est de beaucoup inférieur à celui qu'eût dû faire
présumer l'aspect extérieur du crâne, soit que les os de ce dernier aient subi un épaississement considérable, soit que sa
capacité renferme, outre l'encéphale, un épanchement abondant. Dans l'atrophie générale on trouve ordinairement les
circonvolutions aplaties, peu profondes, n'offrant que peu d'an-
franctuosités et, par conséquent, une surface moindre.

On rencontre très-fréquemment chez les idiots des atrophies
partielles : ainsi, les hémisphères sont souvent le siége d'un arrêt
de développement partiel, qui réside le plus souvent aux lobes
antérieurs; d'autres fois, les bulbes olfactifs sont sensiblement
racornis, parfois encore l'atrophie occupe les lobes postérieurs,
au point que ces derniers ne recouvrent plus qu'imparfaitement
le cervelet. Il arrive presque toujours, dans ces cas, que les
circonvolutions correspondantes sont plus petites, rabougries et
semblent ne plus s'être développées depuis l'enfance. Lorsque
les deux hémisphères sont inégaux, il est rare que l'on puisse
attribuer cette inégalité à l'hypertrophie de l'un d'eux; elle est
plutôt le résultat de l'atrophie du plus petit, et peut être due
soit à une difformité même du crâne, soit à un arrêt de développement primordial, ou bien encore, elle est la conséquence
de lésions antérieures, telle qu'une encéphalite, des foyers
apoplectiques, etc. On peut trouver tous les degrés de l'atrophie,
depuis le rétrécissement le plus léger jusqu'à une lésion où tout
un hémisphère a complétement disparu pour être remplacé par
une sorte de réseau à mailles infiltrées de sérosité; même dans
les degrés moins avancés, le parenchyme de l'hémisphère atrophié est devenu racorni, rugueux, induré; le ventricule latéral

correspondant est dilaté et offre un épendyme épaissi. L'asymétrie s'étend très-fréquemment jusqu'à la protubérance, la moelle
allongée et le cervelet. Ce dernier offre une atrophie du même
côté, lorsque l'hémisphère a subi un arrêt de développement à
la suite d'un raccourcissement du crâne; lorsqu'au contraire
l'atrophie est due à une autre cause, elle est croisée. Très-souvent cette lésion entraîne soit une atrophie des membres, soit
une paralysie, soit des contractures dans la moitié du corps
opposée à l'hémisphère lésé.

Sous le nom de porencéphalie, Heschl (*Prager Vierteljahrsschr.,
Bd.* 61, 1859, p. 59) a décrit une lésion caractérisée par une
absence complète d'une partie des circonvolutions et du centre
semi-ovalaire, de manière à permettre à la vue de pénétrer
dans le ventricule. La substance cérébrale qui manque est ram-
placée par une sérosité abondante contenue dans une poche,
formée par la pie-mère. La porencéphalie ne paraît pas être due
à un arrêt de développement, elle est plutôt le résultat d'une
maladie fœtale qui a détruit le parenchyme manquant. Elle entraîne après elle, presque constamment, l'idiotie avec paralysie
ou contractures des membres du côté opposé.

On a encore trouvé dans les différentes régions du cerveau
des idiots, mais plus rarement, toutes sortes d'autres défectuosités partielles; telles sont, par exemple : absence de tout le
cervelet, de la glande pinéale; imperfection de la voûte; arrêt
de développement des olives, des pédoncules, des corps ma-
millaires, des couches optiques, des corps striés; racornisse-
ment du chiasma; état rudimentaire ou absence totale du corps
calleux, etc.

Parmi les lésions les plus fréquentes, rencontrées chez les
idiots, on peut ranger l'hydrocéphalie chronique, soit congénitale, soit survenue à un âge peu avancé, offrant tous les degrés
et accompagnée ordinairement d'un épaississement très-marqué
de l'épendyme. Dans beaucoup de cas l'hydrocéphalie semble
être le point de départ de la lésion primordiale et principale;
dans beaucoup d'autres cas, au contraire, l'épanchement séreux

qu'on rencontre dans le crâne de certains idiots est consécutif
à un arrêt de développement, à des atrophies partielles, en un
mot, à des imperfections cérébrales quelconques, et dans lesquelles il figure comme complication accidentelle. Le volume
de l'encéphale est nécessairement diminué dans l'affection dont
nous venons de parler.

Dans beaucoup de cas d'idiotie les lésions principales qu'on
rencontre sont dues à l'encéphalite : elles sont plus ou moins
étendues, tantôt sous forme de foyer, tantôt diffuses, et ont
donné lieu à divers résultats, qui consistent soit en une induration du parenchyme cérébral, soit en une atrophie des endroits
lésés. Ces phénomènes morbides, qui datent de la vie fœtale,
ou des premiers mois de la vie extra-utérine, ou de la première
période de dentition, ou enfin de l'âge de quatre à cinq ans,
sont devenus à peine appréciables à la vue, lorsque l'idiot meurt
seulement à un certain âge : les endroits atrophiés ne se reconnaissent alors de ceux qui ont simplement subi un arrêt de développement que par un tissu condensé, comme cicatriciel, et
par des dépôts pigmentaires, etc. L'épilepsie, l'hémiplégie, sont
les compagnes fréquentes de l'idiotie, en pareil cas.

On rencontre bien plus rarement l'hypertrophie cérébrale
chez les idiots. Il est du reste impossible, pendant la vie, de la
distinguer de l'hydrocéphalie, parce que, comme cette dernière,
elle peut produire une tête volumineuse. M. Baillarger (Acad.
de méd. 1856) cite le cas d'un enfant de quatre ans, dont le cerveau avait un poids de 1305 grammes; le même auteur cite un
autre cas (Gazette hebdom., 1859), où le corps de l'enfant pesait 46 livres, tandis que le poids de l'encéphale était de 1160
grammes. MM. Briquet et Delasiauve ont récemment cité des
faits semblables.

Un phénomène assez curieux, peu observé jusqu'ici, et dont
Stahl, Rœsch et M. Niepce ont fait mention, c'est la grande
richesse en substance grise trouvée dans l'encéphale de quelques idiots : cette substance occupait du reste les places qu'elle
occupe normalement, seulement, sa masse dépassait de beaucoup

la masse de la substance blanche. Par-ci par-là, on rencontre parfois aussi de la substance grise qui s'est déposée dans des places insolites. (Griesinger, *Path. und Therap. der psych. Krankh.*)

À propos de porencéphalie, nous relaterons l'autopsie d'une fille idiote épileptique, décédée à la suite de phthisie pulmonaire, et chez laquelle on observa les lésions suivantes :

La dure-mère est assez épaisse et plissée, au niveau de la partie antérieure de l'hémisphère droit. Il s'écoule à son incision une grande quantité de sérosité. L'arachnoïde est mince et décolorée. L'hémisphère droit semble atrophié; il est beaucoup plus petit que l'hémisphère gauche et porte latéralement, au niveau de la scissure de Sylvius, un enfoncement recouvert par une membrane translucide très-mince. Lorsqu'on enlève cette membrane, on voit une cavité de la circonférence d'une pièce de 2 francs; elle est due à l'absence totale des circonvolutions sur la partie correspondante du centre ovale qui forme le fond immédiat de cette cavité, dont la direction est obliquement inclinée vers la couche optique droite. Un peu plus en arrière et en haut se trouve une autre cavité en forme d'entonnoir; elle communique avec la partie postérieure du ventricule latéral du même côté, et l'on peut voir dans son fond une partie du plexus choroïde. Le temporal, de ce côté, est bien plus épais que celui du côté opposé. On ne remarque aucune différence de volume dans les lobes du cervelet. L'encéphale est généralement petit, pâle, légèrement empâté, et ne pèse que 975 grammes.

**Thorax, bassin et membres.** — Nous ne nous étendrons pas sur l'ostéomalacie, les kyphoses, les lordoses, les scolioses et les déviations du bassin qui en sont la conséquence, l'étude de ces phénomènes morbides étant celle du rachitisme.

**Étiologie.** — Les causes de l'idiotie, dit Esquirol, presque toujours locales et physiques, empêchent le développement des organes et les rendent impropres à la manifestation de l'intelligence; à la différence de la folie, dont les causes, ordinairement intellectuelles et morales, surexcitent le cerveau, exaltent les sensations, et jettent cet organe dans l'épuisement. Au nombre des causes physiques et prédisposantes de l'idiotie, il faut compter : les influences du sol, de l'eau et de l'air, la manière de vivre des mères, l'hérédité, certaines localités favorables aux scrofules, les pays montagneux, tels que l'Écosse, la Norwége. Il y a plus d'idiots dans les campagnes que dans les villes. Il n'est pas rare qu'il y ait plusieurs idiots dans une même famille. Quelquefois aussi, dans une famille, il y a un idiot et d'autres enfants qui sont aliénés. Les causes excitantes de l'idiotie sont nombreuses. Les affections morales vives de la mère, pendant la gestation, influent sur l'organisation de l'enfant qu'elle porte dans son sein; les fausses manœuvres dans l'accouchement; l'usage, anciennement signalé par Hippocrate, où sont certaines matrones de pétrir en quelque sorte la tête des enfants nouveaunés, en blessant le cerveau, peuvent causer l'idiotie; les coups sur la tête, soit que l'enfant ait été frappé, soit qu'il ait fait une chute; les convulsions, quelle qu'en soit la cause, l'épilepsie, provoquent aussi cette affection; quelquefois il suffit d'une convulsion, d'un accès épileptique, pour arrêter le développement des organes et les progrès ultérieurs de l'intelligence d'un enfant qui, jusque-là, avait paru très-spirituel; l'hydrocéphale aiguë et chronique ont des effets aussi funestes; on a vu l'idiotie produite par une fièvre cérébrale ou méningite qui a éclaté dans l'enfance.

Les effets de ces causes se font sentir dès la naissance de l'enfant, c'est l'idiotie innée; ces nouveau-nés ont la tête volumineuse ou très-petite, les traits de la face délicats; ils ont de la peine à prendre le sein, ils tètent mal, et ne se fortifient pas; leurs yeux sont longtemps avant de suivre la lumière et sont louches. Ils sont maigres, décolorés, ne marchent point avant l'age de 5 à 7 ans et quelquefois avant la puberté; ils ne peuvent apprendre à parler, ou ils ne retiennent que quelques mots, que quelques monosyllabes, et encore ce n'est-il que très-tard.

Quelquefois les enfants naissent très-sains, ils grandissent en même temps que leur intelligence se développe, ils sont d'une grande susceptibilité, vifs, irritables, colères, d'une imagination brillante, d'une intelligence développée, l'esprit est actif. Cette activité n'étant pas en rapport avec les forces physiques, ces êtres s'usent, s'épuisent vite, leur intelligence reste stationnaire, n'acquiert plus rien, et les espérances qu'ils donnaient, s'évanouissent, c'est l'idiotie accidentelle ou acquise; quelquefois aussi une cause accidentelle arrête le développement des organes et de l'intelligence. (Esquirol, *Op. cit.*)

Les êtres dont Esquirol parle en dernier lieu ne sont pas des idiots à nos yeux; l'idiotie est pour nous, comme nous l'avons déjà dit, un état dans lequel les facultés intellectuelles sont ou rudimentaires ou n'ont jamais existé; nous ne pouvons donc admettre qu'on devienne idiot après avoir joui de l'intégrité des facultés mentales, et nous considérons l'état dont parle Esquirol plutôt comme un état de démence consécutive à une surexcitation cérébrale qui a amené l'épuisement des fonctions de l'encéphale, que comme un état d'idiotie proprement dite.

Les auteurs du Compendium s'expriment ainsi : «Les causes de l'idiotie, dit M. Ferrus (Gazette des hôpitaux, 1838, t. XII, p. 327); agissent au moment de l'acte générateur, pendant la grossesse ou pendant l'accouchement.» Cette division est bonne et doit être conservée.

Au nombre des causes qui agissent au moment de la génération, on a placé un état d'ivresse, de débilité, de répugnance, d'inquiétude ou de terreur; la constitution scrofuleuse, l'infection syphilitique, la préexistence d'excès alcooliques ou vénériens, de maladies mentales, de mauvaises conditions morales, de travaux intellectuels excessifs, etc. L'influence de ces différents modificateurs est loin d'être rigoureusement démontrée. L'hérédité est, parmi les causes de ce genre, la seule dont l'action soit manifeste. Les idiots engendrent les idiots, et l'idiotisme des enfants est d'autant plus prononcé, que l'intelligence des parents a un moindre développement. « L'idiotisme, dit M. Calmeil, est encore fréquent dans les familles qui comptent parmi leurs membres des épileptiques, des aliénés, ou de nombreux exemples de paralysie. »

Les causes dont l'action s'exerce pendant la grossesse se rattachent toutes à la mère, et sont physiques ou morales. Parmi les premières, on a placé les tentatives d'avortement, les coups, les chutes.sur l'abdomen, l'usage de vêtements trop serrés et susceptibles de gêner le développement du globe utérin, les hémorragies, les maladies graves. Parmi les secondes, on a énuméré les émotions morales vives, la colère, la frayeur, les chagrins violents. L'effet de toutes ces causes n'est encore qu'hypothétique.

Les causes s'exerçant pendant l'accouchement seraient les violentes hémorragies, l'expulsion prématurée du fœtus, l'accouchement laborieux, les contractions utérines trop énergiques et trop prolongées, l'étroitesse du détroit inférieur, une application vicieuse du forceps, les manœuvres que quelques sages-femmes ignorantes exercent sur la tête de l'enfant; en un mot, toutes les causes qui ont pour effet d'exercer sur la tête du fœtus une compression prononcée et énergique.

M. Foville a considéré, comme une cause d'idiotie s'exerçant après la naissance, la mauvaise habitude qu'on a, dans certaines familles et dans certaines localités, de soumettre la tête des enfants à une compression circulaire au moyen de serre-têtes, de rubans ou de toute autre coiffure.

Il est hors de doute, dit Griesinger, que dans l'idiotie, la faiblesse intellectuelle et, par suite, l'impossibilité du développement des facultés, sont dues à un état anormal de l'encéphale. Ce fait est, en général, plus facile à constater dans l'idiotie que dans toute autre maladie mentale, car chez l'immense majorité des idiots on trouve des altérations pathologiques de l'encéphale ou de ses enveloppes, beaucoup plus graves que chez les aliénés proprement dits; de sorte qu'on peut dire que chez les idiots le

manque de développement intellectuel est une conséquence nécessaire du manque de développement organique. L'on ne rencontre pas toujours, il est vrai, dans l'idiotie, des altérations
évidentes et palpables, de sorte que, plusieurs faits venant à
l'appui, on est obligé d'admettre que la faiblesse intellectuelle
chez l'idiot n'est pas constamment due à une altération de la
substance cérébrale, mais qu'elle peut être le résultat d'un fonctionnement anormal du cerveau. On pourrait rattacher à cette
cause plusieurs cas :

1° De fréquents accès d'épilepsie dans la plus tendre enfance, ou bien des habitudes précoces d'onanisme, ont amené
l'épuisement de l'activité cérébrale.

2° Une cachexie quelconque de l'enfant a entravé chez lui la
nutrition de tous les organes, ainsi que celle de l'encéphale, et,
par suite, le fonctionnement normal de ce dernier.

3° Il y a eu arrêt de développement intellectuel par manque
de réaction objective sur les facultés de l'enfant, ou bien lorsque ce dernier est livré à une désastreuse incurie ou entouré
constamment d'autres idiots;

4° Enfin, il existe des enfants débilités chez lesquels l'intelligence ne peut se développer parce que, timides et craintifs et
possédant une sensibilité morale excessive, ils se laissent aller
à une surexcitation passionnée toutes les fois qu'on tente sur
eux des essais de culture intellectuelle ou que la moindre sensation un peu vive vient les frapper, de sorte qu'il est fatalement impossible que leurs facultés arrivent à un développement
normal. Un pareil état n'est pas, il est vrai, le fait de l'idiotie,
mais il n'en mérite pas moins d'être cité comme amenant dans
ses résultats, de même que l'idiotie, l'arrêt de développement
intellectuel. Nous ajouterons que tous ces cas de trouble fonctionnel cérébral sont très-rares en comparaison de ceux où l'on
rencontre des lésions organiques palpables.

Il est constant que dans le plus grand nombre des cas, le
germe de l'affection a été déposé, pendant la conception, dans

l'être qui se développe, et qui plus tard sera un idiot : ainsi, dans les familles où règnent l'épilepsie, les maladies mentales, les affections paralytiques, la surdi-mutité, l'idiotie à son tour est plus fréquente ; parfois elle ne se manifeste que comme une apparition partielle, un signe de décrépitude d'une race, de telle sorte que, dans une série de frères et sœurs, on trouve des idiots à côté d'individus chétifs, malingres et physiquement mal développés. Une pareille dégénérescence est le résultat d'un défaut de croisement ;· mais elle prend aussi son origine dans l'âge trop avancé des parents ou dans leur trop grande jeunesse, lors de la fécondation et de la conception, ou bien, lorsque les ascendants directs se livrent aux excès alcooliques.

Parfois tous les enfants issus d'un pareil mariage portent le cachet de l'idiotie ou d'une autre forme de décadence ; cette dernière se manifeste, dans certains cas, par différentes grada-tions, qui vont en augmentant du premier au dernier né ; de sorte qu'il arrive, par exemple,· que les premiers enfants ont, ou éprouvé un arrêt de développement physique, ou sont hysté-riques, aliénés, épileptiques, sourds-muets, tandis que le dernier ou les deux derniers sont idiots. D'autres fois, ces êtres disgra-ciés de la nature, sont entremêlés d'enfants sains et n'offrant aucune anomalie ; mais il n'est pas à dire pour cela qu'il ne faille pas alors considérer les cas d'idiotie rencontrés dans une pareille famille, comme signe de sa dégénérescence ; car, lors de la conception, les causes constantes de dégénérescence ont pu tantôt être plus actives, tantôt considérablement contre-balancées par des états variables de santé chez les parents.

On a récemment soutenu que ce n'est pas toujours l'aliénation ou l'ivrognerie des parents qui sème l'idiotie, mais que celle-ci est, dans ces cas, le plus souvent le résultat de l'incurie et de la négligence qui président à l'éducation des enfants en pareille circonstance ; cette objection est sans valeur et ne saurait in-firmer l'influence de l'hérédité.

Enfin, il existe une série de causes puissantes, inhérentes à certaines localités, et que nous considérons actuellement encore comme miasmatiques, réservant à l'avenir d'en déterminer la nature. Ces causes sont plus spécialement assignées au crétinisme. D'autres causes analogues à celles-ci, et locales aussi, résident dans l'intérieur des habitations : ce sont les miasmes exhalés par les eaux ménagères et ceux qui altèrent l'air des chambres ; l'humidité ; un air vicié, pas assez souvent renouvelé ; la malpropreté, etc. Toutes ces causes doivent naturellement exercer leur influence pernicieuse sur les petits enfants qui y sont constamment soumis. Les miasmes engendrent bien plus souvent des maladies du crâne que des affections du cerveau même ou de ses enveloppes ; ils agissent en partie, déjà sur le fœtus, et en partie, seulement sur le nouveau-né. (D$^r$ Griesinger, *Op. cit.*)

**Pronostic. — Marche. — Terminaison.** — L'idiotie, dit Esquirol, commence avec la vie ou dans cet âge qui précède l'entier développement des facultés intellectuelles et affectives ; les idiots sont ce qu'ils doivent être pendant tout le cours de leur existence ; tout décèle en eux une organisation imparfaite ou arrêtée dans son développement. On ne conçoit pas la possibilité de changer cet état. Rien ne saurait donner aux malheureux idiots, même pour quelques instants, plus de raison, plus d'intelligence. Ils ne parviennent pas à un âge avancé ; il est rare qu'ils vivent au delà de trente ans. (Esquirol, *Op. cit.*, t. II, p. 284.)

Le pronostic, comme on le voit, est toujours fâcheux. L'idiotie n'avance ni ne recule dans son évolution, et mène le malheureux, qui en est atteint, à la fin de ses jours, sans que jamais une lueur d'intelligence soit venue éclairer les ténèbres de cet anéantissement moral. La vie est généralement courte chez l'idiot ; cependant, dans l'idiotie endémique, on a vu des exemples de longévité remarquable.

M. Morel, après avoir déduit les conséquences pathologiques des lésions de l'appareil circulatoire, lésions qu'il attribue au défaut d'innervation, et après avoir parlé de l'insuffisance fonctionnelle du système cutané, s'exprime ainsi :

« D'un autre côté, les relations intimes qui existent entre les
fonctions de la peau et celles de la membrane muqueuse intestinale, peuvent expliquer, jusqu'à un certain point, les diarrhées
si communes chez eux; mais ce n'est pas dans cette circonstance
que gît l'unique cause d'une affection si fréquente chez les idiots
et les imbéciles. Ils mangent gloutonnement, et le défaut de
perfectionnement de leurs sens ne les rend pas diffficiles sur le
choix des aliments....... » La mauvaise conformation du thorax,
le défaut de la parole, sont des causes essentielles qui s'opposent
au libre développement des poumons et laissent ces organes
dans une inaction fatale. Ces circonstances ne sont pas les seules
dignes d'être appréciées, et ce que nous avons dit jusqu'à présent des fonctions physiologiques des idiots et des imbéciles, de
leurs mauvaises habitudes et de leurs instincts dépravés, nous
instruit à propos de la fréquence de la phthisie pulmonaire qui,
concurremment avec les affections diarrhéiques, plonge ces
malades dans le marasme et termine leur existence, à un âge
peu avancé.

La brièveté de la vie chez ces individus incomplets mérite de
fixer notre attention; ce fait se rattache à des lois générales que
nous retrouvons en étudiant les êtres organisés; leur longévité
est en rapport, on le sait, avec le plus ou moins de développement intellectuel. En vain objectera-t-on que l'accomplissement parfait des phénomènes de la vie purement végétative,
un sommeil que rien ne trouble et qui va jusqu'à la torpeur,
une menstruation abondante et régulière, l'absence des peines
du cœur, ainsi que la soustraction à cette dévorante activité de
l'esprit, qui consume tant d'êtres intelligents, sont des conditions d'une existence plus longue; nous ne pouvons adopter cette
explication pour ce qui regarde les imbéciles, les idiots et les
crétins. Elle est tout au plus admissible pour les simples d'esprit, qui offrent, en effet, des exemples assez remarquables de
longévité. (Dʳ Morel, Maladies ment., t. I, p. 12.)

Il est, on le comprend, dit le docteur Griesinger, difficile de
donner un aperçu général de la marche d'affections cérébrales

aussi variées que le sont celles qu'offre l'idiotie dans ses diverses formes. Il peut arriver que la cause qui produit l'arrêt de développement agisse dès la naissance et donne lieu à l'impossibilité d'apprendre à parler, à une faiblesse native des facultés mentales, etc., et par suite, à un état stationnaire; ou bien l'affection cérébrale, quoique ayant sa source dans l'hérédité, peut ne survenir que plus tard, après l'exercice normal des facultés, et apparaître alors à l'état aigu ou s'être développée lentement et à l'état chronique; en ce cas, il y a arrêt de développement psychique; les facultés rétrogradent, la parole s'oublie et la pauvreté intellectuelle imprime sur la face son cachet d'hébétude. Les enfants hydrocéphales, surtout, sont sujets à des attaques aiguës d'irritation cérébrale plus ou moins grave et accompagnées d'un état congestif; on remarque qu'après chacune de ces attaques, l'apathie et la torpeur deviennent plus marquées et plus persistantes. La coexistense de l'épilepsie exerce dans tous les cas une influence fâcheuse sur les manifestations psychiques. La nature de la lésion cérébrale, chez les idiots, est le plus souvent telle, qu'elle devient par elle-même cause de mort : c'est ce qui arrive par exemple dans les degrés élevés d'hydrocéphalie et peut-être aussi d'atrophie cérébrale. Ou bien encore, cette lésion provoque les affections cérébrales intercurrentes, telles que : méningite, épanchements aigus, etc. Abstraction faite des lésions cérébrales, beaucoup d'idiots n'en meurent pas moins dans le premier âge de la vie, soit que les influences délétères aient plus d'empire sur eux que sur les enfants sains, soit qu'ils opposent effectivement moins de résistance à la maladie. Il est donc rare que les idiots atteignent un âge avancé, (Dʳ Griesinger, *Op. cit.*)

**Traitement.** — On s'attend bien, dit Esquirol, à ce que je n'ai rien à dire sur le traitement d'un état constitutionnel; néanmoins, on peut, jusqu'à un certain point, améliorer le sort des imbéciles, en donnant une bonne direction à leurs habitudes, à leurs actions, en les astreignant à quelque travail qui tourne au profit de l'imbécile pauvre, ou serve de distraction à l'imbécile riche. Les idiots réclament des soins domestiques très-attentifs et très-assidus.

Sans imiter l'espèce de culte qu'on rendait aux idiots et aux crétins dans quelques contrés, dans lesquelles on regardait comme une faveur du ciel d'avoir un idiot ou un crétin dans sa famille, on entourera de soins assidus et actifs ces infortunés qui, abandonnés à eux-mêmes, sont exposés à toutes les causes de destruction. Par l'habitude on les accoutume à un régime convenable; leur paresse, leur apathie, leur résistance à tout mouvement, leurs infirmités, leur état habituel de malpropreté, leur disposition à l'onanisme, exigent une surveillance éclairée et très-active. Rien ne saurait prévenir l'imbécillité et l'idiotie; mais les auteurs qui ont écrit sur le crétinisme, particulièrement Fodéré, donnent des conseils précieux pour prévenir la propagation de cette dernière infirmité. (Esquirol, *Op. cit.*)

Au milieu de sa dégradation, l'imbécile, l'idiot et le crétin conservent encore, dit M. Morel, quelques aptitudes que l'on peut utiliser, quelques éléments de régénération morale. Or, l'expérience prouve, comme le dit avec beaucoup de justesse, M. le docteur Delasiauve, qu'il n'est pas impossible, même chez l'idiot, de féconder tous ces germes dans une certaine mesure, d'agrandir la sphère restreinte de son intelligence, en multipliant autour de lui les impressions extérieures, de développer en lui quelques sentiments de sociabilité, de l'initier par l'imitation et l'usage à la pratique de diverses professions manuelles, sous une direction intelligente. La gymnastique, ajoute le même auteur, qui augmente la vigueur de la constitution, en même temps qu'elle imprime à l'attitude de la grâce, aux mouvements de la rectitude, détruit ou modifie ses tics si disgracieux, ses balancements si choquants pour la vue. La constante activité à laquelle on l'oblige, amortit la violence de ses penchants brutaux, corrige les appétits déréglés, les habitudes vicieuses, qui parfois contribuent à augmenter l'infirmité de son esprit. Une communication permanente avec le monde qui

l'entoure, ses rapports avec ses maîtres et ses camarades, les
récompenses qu'il obtient, les privations qu'on lui inflige, tout
cela suscite dans cette imagination, inerte en apparence, une
notion confuse du bien et du mal, du plaisir et de la peine,
soulève des sensations affectueuses, avive l'amour-propre. La
pitié se fraie un chemin dans son âme; il vivait dans la fange,
objet de dégoût; la propreté et la décence lui sont devenues familières. C'était, en un mot, un fardeau pénible, embarrassant;
l'éducation en a fait un être supportable et parfois même un
serviteur utile. (D$^r$ Morel, Études cliniques.)

Dans le Traité des maladies mentales de M. Morel (Paris 1860),
nous trouvons les passages suivants : « Dans la triste situation
congénitale où sont réduits les êtres dégénérés, tous ont besoin
de soins hygiéniques appropriés à leur situation maladive. Livrés
à eux-mêmes, les uns sont incapables de manger, de se vêtir,
de satisfaire à leurs besoins les plus naturels.

Tantôt il y a chez eux exagération du système locomoteur,
tantôt torpeur, apathie du mouvement; les exercices gymnastiques qui leur conviennent sont donc différents selon les indications de l'état pathologique.

Si nous pénétrons dans la sphère des facultés intellectuelles,
sentimentales, instinctives, que de diversités encore n'avons-
nous pas observées, depuis l'absence complète de ces facultés
jusqu'à la persistance de quelques autres, sur lesquelles il faut
savoir s'appuyer, afin de développer «ce qui existe,» selon
l'aphorisme de M. le docteur Voisin.

«Il ne faut pas craindre de le répéter, dit un juge très-
compétent en cette matière, M. le docteur Delasiauve, l'éducation de l'idiot, vue d'ensemble, doit être tout émotion, tout
action. Stimuler sans cesse par des sensations et des œuvres en
rapport avec sa sensibilité morale, par l'attention, les comparaisons, le désir, le goût, est l'unique moyen de faire éclore en
lui l'idée. Plus le progrès est tardif, moins il faut risquer de le
compromettre par une précipitation maladroite et des soins avortés. La lecture, l'écriture, le calcul, petits talents, ne sont

véritablement, pour l'être privé d'intellect, que des outils défectueux entre des mains incapables».

« Ce n'est pas que M. Delasiauve rejette les initiations intellectuelles, lorsque surtout il existe chez ces êtres dégénérés de ces aptitudes originelles spéciales dont j'ai parlé; mais il est des indications plus positives et qui sont en rapport avec ces natures défectueuses. Je veux parler du développement de la sensibilité morale, au moyen des soins affectueux dont on les entoure, et de l'application du plus grand nombre à des travaux manuels et à des exercices réguliers qui leur apprennent à coordonner leurs mouvements et à se rendre utiles et serviables. Plusieurs ont été trouvés capables d'apprendre un métier et d'exercer quelques-uns de ces états où l'homme n'a besoin que d'employer des mouvements automatiques. Il ne faut pas oublier non plus que les résultats du traitement intellectuel, physique et moral, dans ces cas, ne doivent pas tendre à amener une comparaison entre ces êtres congénitalement frappés dans leurs facultés et les individus nés intelligents. Il s'agit de les comparer à ce qu'ils seraient si on les avait laissés dans l'état d'abjection et de dégradation où les avait placés la maladie.» (Dʳ Morel, *loc. cit.*)

La première condition de toute amélioration psychique des idiots, dit le docteur Griesinger, c'est la cessation graduelle et enfin complète de l'altération cérébrale, qui fut la cause première de l'idiotie. Il faut donc entendre, par guérison de l'idiotie, la guérison radicale du mal physique qui engendra le mal psychique. Ce n'est qu'après que cette guérison a eu lieu, que doit commencer l'œuvre éducatrice consistant dans le développement régulier des facultés, mais ce n'est que dans les cas de seul trouble fonctionnel que ce résultat peut être obtenu; ou bien encore, lorsque l'altération physique a pu être arrêtée dès la première enfance. En règle générale, lorsque l'idiotie est constatée dès le jeune âge, il est déjà trop tard pour y remédier, car l'affection est devenue incurable. Dans ces cas, qui forment l'immense majorité, ce qu'il y a de mieux à faire,

c'est de tirer le meilleur parti possible des restes psychiques
survivant à la ruine de l'intelligence et de la sensibilité morale;
c'est ce que le docteur Guggenbühl nomme le sauvetage de
l'idiot.

En fait d'idiotie, il ne peut donc être question que d'amélioration et non de guérison; or, ceci est déjà beaucoup, d'abord
pour les malheureux eux-mêmes, puis pour leurs familles. C'est
là ce qui doit faire désirer de plus en plus la création ou la désignation par les autorités, d'asiles spécialement consacrés au
soulagement des idiots.

Le traitement de l'idiotie doit donc être double : médical et
moral; médical, c'est-à-dire hygiénique et médicamenteux;
moral ou plutôt général, c'est-à-dire intellectuel, professionnel
et surtout sensoriel.

Nous terminerons nos citations par une analyse succincte des
vues de M. Séguin sur le traitement moral des idiots. Selon lui,
l'éducation doit embrasser : 1° l'activité; 2° l'intelligence; 3° la
volonté, qui correspondent aux trois aspects de l'être humain :
le sentiment, l'esprit, la moralité.

L'activité est le sentiment traduit en acte; l'intelligence est la
fonction de l'esprit; la volonté est la spontanéité moralisée.
Placées dans cet ordre, ces trois fonctions, l'activité, l'intelligence et la volonté, sont dans un ordre inverse à celui de leur
importance dans la destinée humaine; mais elles se trouvent
aussi dans l'ordre où doit les prendre l'éducation pour les développer; en d'autres termes, l'éducation de l'activité doit précéder celle de l'intelligence, et l'éducation de l'intelligence doit
précéder celle de la volonté; car l'homme se meut et sent avant
de savoir, et il sait longtemps avant d'avoir conscience de la
moralité de ses actes et de ses idées. M. Séguin s'occupe d'a-
bord de l'éducation de l'activité dans ses modes principaux.
Cette éducation, à laquelle se rattachent une foule de fonctions
soit générales, soit spéciales, soit relatives, et qui demandent à
être régularisées, surtout chez l'idiot, embrasse la motilité et la
sensibilité. Chez les idiots, la motilité engendre des phéno-

mènes qui sont presque toujours et presque tous le siége d'a-
nomalies ou d'ignorances bizarres et presque incroyables.

La sensibilité, qui agit du dehors en dedans par l'intermédiaire des sens, a ses divisions toutes tracées par la délimitation
de ces derniers. Aussi c'est à la sensibilité que M. Séguin s'a-
dresse spécialement et énergiquement, afin de régulariser, de
préciser et d'accélérer l'exercice des fonctions.          •

L'auteur parle ensuite de l'éducation intellectuelle proprement
dite. Les facultés de l'esprit sont pour lui l'objet d'exercices
précis et spéciaux; à cette époque, M. Séguin suppose que ces
facultés sont déjà mises en demeure de fonctionner avec précision, dans l'ordre abstrait, autant que le succès obtenu par
l'éducation sensoriale antérieure le permettra. Il cherche d'a-
bord à habituer les enfants idiots au travail, soit manuel, soit
intellectuel; mais, pour réussir, il faut, dit-il, que le redresse-
ment des instincts et l'éducation morale dominent l'ensemble
de l'enseignement. En un mot, M. Séguin fait d'abord l'éducation du système musculaire, puis celle du système nerveux; et
enfin, l'éducation morale. Nous renvoyons, pour plus amples
détails, à l'ouvrage de M. Séguin (Traitement moral, hygiène et
éducation des idiots).

Nous sommes absolument de l'avis de M. Morel, et nous pensons comme lui, que les effets salutaires produits par le traitement moral ne vont pas jusqu'à pouvoir comparer l'intelligence
de l'idiot à celle de l'homme doué d'une intelligence ordinaire,
et que, s'il y a lieu à comparaison, cette comparaison ne peut
être établie qu'entre ce qu'est l'idiot abandonné à lui-même et
ce qu'il est lorsque des soins assidus l'environnent de toutes
parts. Le traitement des idiots est ou physique ou moral. Le
traitement physique consiste à enrayer, par un régime approprié, les progrès de la cachexie, qui les mine ordinairement, à
combattre les maladies intercurrentes, en tenant compte toutefois de la constitution débile des individus, et à écarter d'eux
toutes les influences délétères auxquelles ils ne sauraient se
soustraire par eux-mêmes. Le traitement moral, selon nous,

devrait simplement consister à les habituer tant soit peu, si
possibilité il y a, à exprimer par des signes quelconques, les
divers besoins auxquels ils peuvent être en butte, et de les en-
tourer de soins tellement dévoués, qu'à la longue on obtienne
d'eux qu'ils finissent par s'attacher à leurs bienfaiteurs, ce qui
n'arrive pas toujours. Bien certainement, toute notre sympathie
est acquise aux hommes qui se vouent à l'éducation ingrate des
idiots; nous déplorons seulement l'exagération qu'on se plaît à
donner aux succès obtenus.

CHAPITRE XIV.

# CRÉTINISME.[1]

———

**Aperçu historique. — Bibliographie.** — Le crétinisme n'a guère attiré l'attention d'une manière particulière qu'à partir du commencement de ce siècle.

Les plus anciennes indications paraissent remonter au onzième siècle et sont relatives aux crétins des Pyrénées. « Dans les deux Navarres, dit Ramond, ils s'appellent quelquefois *caffos :* c'est ainsi que les nomme l'ancien for compilé vers 1074. » Les premières observations, qui en ont été faites en Suisse, ne remontent pas au delà du seizième siècle. Paracelse (*Opera.*, Genève 1658, t. II, p. 384, *de generatione stultorum*) qui est mort en 1541, paraît avoir fourni les premières notions connues sur les idiots et les goîtreux de la Suisse. Suivant lui, les idiots (*stulti*) sont mal conformés et mal proportionnés; le goître (*strumœ*) ne leur est pas propre, mais leur est commun avec d'autres hommes ; il est seulement très-fréquent chez eux: il tire son origine des eaux métalliques et minérales, en des lieux déterminés.

1. Ce chapitre sur le crétinisme a été rédigé par mon ami et collègue M. le Dr KŒBERLÉ, professeur agrégé à la Faculté de médecine de Strasbourg.

Viennent ensuite les indications de Stumpf (*Chronik.*, Zurich, 1586, p. 588) sur les crétins de la Suisse et de la Styrie, — de Simler (*Valesiæ et Alpium descriptio.* Leyde, 1633, L. I, p, 19), qui a décrit les crétins du Valais sous le nom de *gouchen*, — de Plater (*Praxeos med.*, t. I, C. III. Bâle, 1656), qui s'exprime ainsi : «L'idiotie est une maladie fréquente dans certaines contrées, ainsi que je l'ai observé dans le Valais, à Bremis et dans le Bintzgerthal, en Carinthie, où elle affecte beaucoup d'enfants, idiots de naissance, qui ont souvent une tête difforme et une langue énormément gonflée, qui sont muets, souvent goîtreux, et d'un aspect informe.» D'autres mentions se trouvent encore dans les ouvrages de Wagner (*Hist. nat. Helvetiæ curiosa.* Zurich, 1680), — de Hoffmann (*De morbis certis regionibus et populis propriis.* Halle, 1705), — de Haller (*Elementa physiologiæ*, L. XVII, S. 1, § XVII. Lausanne, 1763).

Des notions plus étendues ont été fournies par De Saussure (Voyages dans les Alpes. Neuchâtel, 1780) qui détermina dans les Alpes l'altitude et la situation de quelques localités où la dégénérescence était endémique et en rechercha les causes; — par Coxe (Lettres sur la Suisse, trad. de l'anglais. Paris, 1782, T. II, p. 32) qui a donné quelques indications sur les crétins du Valais; — par Ramond (Observations faites dans les Pyrénées. Paris, 1789, C. XI, p. 204) qui a rapproché les crétins des Pyrénées, désignés sous le nom de cagots, de ceux que l'on rencontre dans les Alpes.

Alors parurent les écrits de Malacarne (*Su i gozzi e sulla stupidità che in alcuni paesi gli accompagna.* Turin, 1789; *Riccordi della anatomia chir. spettanti al capo al collo.* Padoue, 1801), — les travaux de Michaelis sur les crétins du Salzburg (*Blumenbach's med. Bibl.*, III, 640); — ceux d'Ackermann (*Ueber die Kretinen, eine besondere Menschenabart in den Alpen.* Gotha, 1790) qui développa les idées de Malacarne, rattacha le crétinisme au rachitisme, et préconisa l'utilité de la transplantation des jeunes crétins sur des montagnes élevées au-dessus des limites de l'endémie, qu'il attribuait à un excès d'humidité de l'air; — ceux enfin de Fodéré (Traité du goître et du crétinisme. Paris, 1800); son remarquable traité attira particulièrement l'attention des observateurs, dont un certain nombre étudièrent le crétinisme en Suisse, en Savoie, aux environs de Salzbourg, etc. Tels sont : Wenzel frères (*Ueber den Cretinismus*. Vienne, 1802); — Odet (Idées sur le crétinisme. Montpellier, 1805); — Iphofen (*Der Cretinismus philosophisch und medicinisch untersucht*. Dresde, 1817) qui considéra le crétinisme comme un degré de la maladie scrofuleuse; — Knolz (*Oesterr. Jahrb.*, *N. F.* 1.86); — Sensburg (*Der Cretinismus mit besonderer Rücksicht auf dessen Erscheinung im Unter-Main und Rezat-Kreise des Kœnigr. Bayern*. Würzbourg, 1825); —Häussler (*Ueber die Beziehungen des Sexualsystemes zur Psyche überhaupt und zum Cretinismus insbesondere*. Würzbourg, 1826); — Brunner (*Ueber Kretinismus im Aostathale*, dans *Verhandl. der vereinigt ärztl. Gesellschaft der Schweiz*, 1829). Pendant dix à quinze ans il ne fut presque plus question du crétinisme, ou au moins aucun travail important ne fut plus publié jusqu'aux intéressantes recherches de Guggenbühl sur l'établissement d'une maison de santé pour les crétins, en 1841.

A partir de cette époque des travaux très-nombreux ont été publiés, soit comme articles variés publiés dans les journaux et dans les revues périodiques, dans les traités de pathologie, ou sous forme de mémoires et de traités spéciaux. Ces travaux, tout en semant parfois des hypothèses nouvelles, ont néanmoins jeté un grand jour sur l'étiologie, les caractères, l'anatomie pathologique, le traitement et la prophylaxie du crétinisme. Nous allons indiquer, par ordre chronologique, les plus importants de ces travaux.

Troxler (*Der Kretinismus und seine Formen*. Zurich, 1836).

Rosenthal (*Ueber den Cretinismus*, Munich, 1839).

Hoffmann (*Einiges über Cretinismus und dessen mögliche Ausrottung in den Orten Markt-Einersheim und Iphofen*. Würzbourg, 1841).

Muller (*Ueber Cretinismus im hessichen Neckarthale*, dans Ann. méd. de Heidelberg, t. V).

Monneret et Fleury (Compendium de médecine pratique. Paris, 1842, t. V, article Idiotie).

Buek (*Vortrag über Cretinismus und die Möglichkeit demselben vorzubeugen*. Hambourg, 1842).

Marchant (Obs. faites dans les Pyrénées pour servir à l'étude des causes du crétinisme. Paris, 1842).

Thieme (*Der Cretinismus*. Weimar, 1842).

Berchtold-Beaupré (Diss. sur le crétinisme. Fribourg, 1843).

Michaelis (*Skizzen von der Verbreitung des Cretinismus im Kant. Argau*. Aarau, 1843).

Stahl (*Beitrag zur Pathologie des Idiotismus endemicus*, dans *Nov. Act. N. C.*, t. XXI, 1843; *Beitrag zur Pathol. des Cretinismus in Sulzheim und Gerolzhofen*, dans *Nov. Act., N. C.* 1845, p. 368).

Rösch (*Untersuchungen über den Cretinismus in Würtemberg*. Erlangen, 1844).

Maffei (*Der Cretinismus in den norischen Alpen*. Erlangen, 1844). — Maffei et Rösch (*Neue Untersuch. über den Cretinismus*. Erlangen, 1844).

Behrend (*Ueber den Cretinismus grosser Städte, dessen Ursachen und dessen Analogie mit dem Cretinismus der Alpen*; dans *Journal für Kinderkrankh.* Juin 1846).

Meyer-Ahrens (*Zur Etiologie des Cretinismus* dans *Henle's und Pfeuffer's Zeitschrift*, t. IV, 1, 1846).

Wells (*Essay upon cretinism and goitre*. Londres, 1845).

Fauconneau-Dufresne (Du crétinisme, de ses causes, du trait. et de l'éducation des crétins, dans Revue méd. Juin, Paris, 1846).

Mgr Billiet, archevêque de Chambéry (Observations sur le recensement des personnes atteintes de goître et de crétinisme dans les diocèses de Chambéry et de Maurienne. 1847).

Gallo, Despine, Riberi, Viano, Bonino, Lismonda, Cantu, Bertini (Rapport de la Commission créée par S. M. le roi de Sardaigne pour étudier le crétinisme. Turin, 1848).

Stahl (*Neue Beiträge zur Physionomik und pathol. Anat. der Idiotia endemica*. Erlangen, 1848; *id.*, dans *Damerow's Zeitschrift*. 1854).

Rösch (*Beobachtungen über den Cretinismus.* 1850).

Boudin (Recherches sur le crétinisme en général, et compte rendu du rapport de la commission sarde, dans Arch. gén. de méd. 1850, p. 65).

Chatin (Présence générale de l'iode dans les trois règnes de la nature, dans Journ. de chimie méd. nov. 1850; *id.* Recherche de l'iode dans l'air, les eaux et le sol des Alpes, dans Gaz. méd.* Paris, 1852, p. 37 et dans Bull. de l'Acad. de méd., 12 février 1852 et 10 avril 1860).

*Zeitschrift für den Cretinismus.* Tubingue, 1850. Il n'a paru que 3 livr.

Ferrus (Mém. sur le goître et le crétinisme, dans Bull. de l'Acad. de méd., t. XVI, p. 200, Paris, 1850). Voyez aussi Gaz. des hôp. 1838.

Brierre de Boismont (Examen du rapport de la commission créée par S. M. le roi de Sardaigne pour étudier le crétinisme, dans Ann. méd. psych., 2ᵉ série, t. II. Paris, 1850, p. 205).

Nièpce (Traité du goître et du crétinisme, 1851; *id.* dans Gaz. méd. Paris, 1853, p. 11).

Grange (Rapports sur les causes du goître et du crétinisme et sur les moyens d'en préserver les populations, dans Arch. des missions scientifiques, déc. 1850); *id.* Rech. sur les causes du goître et du crétinisme, dans Ann. de chimie et de phys., 3ᵉ série, t. XXVI, p. 129).

Morel (Sur les causes du goître et du crétinisme endémiques à Rosières-aux-Salines, 1851).

Fourcault (Caractères pathol. et tératol. du crétinisme, dans Gaz. méd. Paris, 1852, p. 144).

Virchow ( *Ueber den Cretinismus und· über pathologische Schädelformen. — Ueber die Verbreitung des Cretinismus in Unter-Franken,* 1852. — *Zur Entwiklung des Cretinismus und der Schädeldifformitäten,* dans *Gesammelte Abhandlungen.* Franc-fort s/M., 1856).

G. Tourdes (Statistique du goître et du crétinisme dans le dép. du Bas-Rhin, dans Gaz. méd. Strasbourg, 1852).

Guggenbühl (*Die Heilung und Verhütung des Cretinismus und ihre neuesten Fortschritte.* Berne, 1853).

Baillarger (Rech. sur le crétinisme, dans Ann. méd. psych. Paris, 1854).

Vrolik (*Bechryving von gebrecklichen Hersen und Schädel-Vorm.* Amsterdam; 1854, et dans *Schmidt's Jahrb.* 1855, p. 359).

Bories (Du recrutement au point de vue du goître et du crétinisme dans le dép. des Hautes-Alpes. Paris, 1854).

Mgr Billiet (Observ. sur le goître et le crétinisme, avec des réflexions par M. Morel, dans Ann. méd. psych. Paris, 1854-1855).

Köstl (*Der endemische Cretinimus als Gegenstand der öffentlichen Fürsorge.* Vienne, 1855).

Arthaud (Observation de crétinisme. Lyon, 1855).

Strambio (*Sul cretinismo nella Valtellina,* dans *Gaz. med. ital. Lombard.,* 1856).

Blackie (*Cretins and cretinism.* Edinbourg, 1856).

Fabre (Traité du goître et du crétinisme et du rapport qui existe entre ces deux affections. Paris, 1857).

Morel (Traité des dégénérescences phys., intellect. et mor. de l'espèce humaine. Paris, 1857).

Eulenberg et Marfels (*Zur pathologischen Anatomie des Cretinismus,* Wetzlar, 1857).

Wunderlich (*Der cretinöse Blödsinn,* dans *Handbuch der Pathologie und Therapie.* Stuttgart, 1857, t. III.

Verga (*Sul cretinismo nella Valtellina.* Milan, 1858).

Damerow (*Zur Cretinen-und Idioten-Fragen.* Berlin, 1858).

Hirsch (*Handbuch der historisch-geographischen Pathologie.* Erlangen, 1859, p. 394).

Leven (Parallèle entre l'idiotie et le crétinisme. Paris, 1861).

**Définition.** — On désigne sous le nom de crétinisme un genre particulier de dégénération de l'homme, qui s'observe presque exclusivement dans certaines localités, et qui est caractérisée par un développement anormal, tardif ou exagéré de diverses parties de l'organisme, par la disproportion des formes corporelles et par un degré plus ou moins prononcé d'idiotisme.

Le crétinisme a été défini d'une manière très-variée, suivant le point de vue auquel les auteurs se sont placés.

Les uns, préoccupés de l'état d'imbécillité et d'abrutissement des crétins, les ont confondus avec les idiots. C'est ainsi que, suivant Fodéré[1], le crétinisme complet doit être défini la privation totale et originelle de la faculté de penser. — Esquirol[2] considère le crétinisme comme étant «une variété remarquable de l'idiotie. Les crétins sont les idiots des montagnes, quoiqu'il s'en rencontre quelquefois dans les plaines; ils offrent les mêmes caractères, les mêmes variétés d'incapacité intellectuelle, d'insensibilité physique et morale, qu'on observe chez les idiots; ils se distinguent cependant de ceux-ci, parce qu'ils naissent ordinairement dans les gorges des montagnes et au milieu de circonstances locales et matérielles qui ne se rencontrent point ailleurs; parce qu'ils portent des goîtres plus ou moins volumineux; parce qu'ils sont tous éminemment lymphatiques et scrofuleux, etc.» — Monneret et Fleury[3] définissent le crétinisme: une idiotie endémique dans certaines localités et principalement dans les vallées appartenant aux grandes chaînes de montagnes, presque toujours accompagnée, dans ses degrés élevés, de l'hypertrophie de la glande thyroïde et d'autres déformations extérieures; mais le goître et le crétinisme constituent deux affections différentes, parfaitement distinctes. — La commission sarde s'exprime ainsi : Le crétinisme est une dégénération de l'espèce humaine, qui se manifeste dans certaines parties du globe et se caractérise par un degré plus ou moins grand d'idiotisme associé à un *habitus* vicié du corps, et qui doit sa production à des causes tellement étendues qu'une grande partie des indigènes s'en ressentent plus

1. Fodéré. Traité du goître et du crétinisme. Paris, 1800, p. 130.
2. Esquirol. Traité des mal. ment. Paris, 1838, t. II., p. 352.
3. Compendium de méd. prat. T. V. Paris, 1842, p. 137.

ou moins dans la beauté de leur forme et dans le développement de l'intelligence et du corps. — Suivant Baillarger[1]
« le crétinisme n'est, dans la majorité des cas, qu'une variété
d'idiotie, l'idiotie endémique, qu'il n'est pas possible de diffé-
rencier d'une manière tranchée et complète. Cependant certains
crétins offrent un cachet spécial : ce qui permet de les classer
tout à fait à part et de les séparer des idiots, c'est la continuation indéfinie des caractères propres à l'enfance. L'arrêt de
développement, qui dans l'idiotie ne porte que sur le cerveau,
s'étend chez les crétins à l'ensemble de la constitution. » Par
suite, Baillarger propose de restreindre le mot de crétinisme « à
la classe des idiots caractérisée par l'arrêt simultané du cerveau
et de l'ensemble de l'organisme dont le développement est incomplet, irrégulier et le plus souvent très-lent. » — Fourcault[2]
a admis que les anomalies organiques qui caractérisent le crétinisme résultent d'un arrêt, d'un retard, d'une aberration de
développement dont la cause initiale se trouve dans la composition élémentaire de nos tissus. — Morel[3] regarde le crétinisme
comme une affection du système cérébro-spinal, signalée par un
arrêt de développement qui imprime à l'organisme un cachet
typique et entrave plus ou moins complétement l'évolution des
facultés intellectuelles et affectives.

**Étymologie. Synonymie.** — Il paraît difficile de remonter
à l'étymologie exacte du mot crétin, qui sert à désigner, dans la
vallée d'Aoste et en Savoie, les individus affectés de crétinisme,
et qui a été adopté dans la littérature médicale depuis Haller et
De Saussure.

Suivant Stahl le mot crétin dériverait de *creta*, craie, parce
que l'on rencontre les crétins sur des terrains crétacés, blanchâtres. D'autres le font dériver d'un mot de la langue romane,

1. Annales médico-psychol., p. 854, p. 29 - 35.
2. Gaz. méd. Paris, 1852, p. 144.
3. Annales méd. psych. Paris, 1854, p. 543.

*cretira* (?), créature. Fodéré le fait dériver de chrétien, parce que, pauvres d'esprit, les crétins étaient autrefois, ainsi qu'ils le sont encore aujourd'hui dans quelques localités, considérés comme bienheureux, béats[1], innocents, incapables de commettre aucun péché, ou chrétiens par excellence.

Suivant la couleur de leur teint, les crétins sont aussi désignés par les noms de marrons et de *bleichlinge, weisslinge*, c'est-à-dire, pâles, blanchâtres. Il est possible que la dernière dénomination ait été traduite en latin par *cretatus*, ou par corruption par *cretinus* (crayeux, d'un blanc de craie).

La dénomination de fous, d'idiots, de simples, est très-répandue. C'est ainsi que dans le Valais on les désigne sous les noms de *gouchen, trissel, tscheitten, tschengen, tschollinen*, etc. Dans le pays de Salzbourg on les nomme *fexe*. En Alsace, on les appelle, dans le langage patois, des *tolle, tscholle*, mots dérivés de *toll*, insensé, des *gaütche* (maladroits, stupides). Dans les Pyrénées on leur donne le nom de cagots : Ramond a fait, d'après une croyance populaire, une race à part de ces malheureux êtres dégénérés sur lesquels la superstition s'est longtemps acharnée. «C'est dans la race infortunée des cagots, dit Ramond, que je trouvais les crétins de la vallée de Luchon. Ce fut avec une pudeur dont il me fut difficile de triompher, que les habitants de cette contrée m'avouèrent que leurs vallées renfermaient un certain nombre de familles qui de temps immémorial étaient regardées comme faisant partie d'une race infâme et maudite ; qu'on n'avait jamais compté au nombre des citoyens ceux qui la composent ; que partout ils étaient désarmés ; et que nulle profession leur était permise hormis celle de bûcheron ou de charpentier, qui en est devenue ignoble comme eux ; que charpentiers, ils sont obligés de marcher les premiers au feu ; qu'esclaves, ils doivent rendre aux communautés tous les services réputés honteux ; que la misère et les maladies sont leur constant apanage ;

---

1. Bienheureux les pauvres d'esprit, parce que le royaume des cieux est à eux. St. Matthieu. Év., ch. V., v. 3.

que les goîtres appartiennent ordinairement à leur race ; que ce
n'est pas seulement dans la vallée de Luchon, mais encore dans
toutes les vallées du Comminges, de la Bigorre, du Béarn et des
deux Navarres, que cette infirmité afflige un grand nombre ;
que leurs misérables habitations sont ordinairement reléguées
dans des lieux écartés ; et que si les francs habitants du pays
ont maintenant un peu moins d'aversion pour ces infortunés,
et si des·mœurs plus douces tempèrent un peu la rigueur de
leur ancienne condition, il n'y a encore entre les deux races nul
commerce et nulle alliance qui ne soit, dans les villages qui en
sont témoins, un objet de scandale. Ce sont ces cagots ou capots
que dans le onzième siècle je vois donner, léguer et vendre
comme esclaves, réputés ici, comme partout, ladres et infects,
n'entrant à l'église que par une petite porte séparée et y trouvant leur bénitier particulier et leurs siéges à part ; qu'en plusieurs lieux les prêtres ne voulaient point recevoir à la confession ;
auxquels l'ancien for de Béarn croyait faire grâce, en prenant
sept témoins d'entre eux pour valoir un témoignage ; qui furent,
en 1460, l'objet d'une réclamation des états de Béarn, voulant
qu'il leur fût défendu de marcher pieds nus dans les rues, de
peur d'infection, et qu'ils portassent sur leurs habits leur ancienne marque distinctive, le pied d'oie ou de canard.[1] »

Les crétins sont encore désignés parfois sous le nom de *lalle*,
bègues, d'où quelques auteurs allemands ont dénommé le crétinisme *das Lallen*, le bégaiement. Stahl, Monneret et Fleury,
Baillarger, etc. l'ont désigné comme étant un idiotisme endémique. Ferrus l'a considéré comme une hydrocéphalie œdémateuse chronique.

### Étiologie.—*Recherche des causes du crétinisme.*—La recherche
des causes du crétinisme a longtemps exercé la sagacité des observateurs. On en a donné des explications variées qui, successivement, ont été trouvées insuffisantes ou inadmissibles à un

---

1. RAMOND. Observations faites dans les Pyrénées, 1789, p. 208.

point de vue général, à mesure que des observations ont été faites sur une plus large échelle.

*Contrées. Latitude. Races humaines. Espèces animales.* — Le crétinisme se trouve en général confiné dans des limites territoriales restreintes, peu nombreuses, où cette dégénérescence est endémique, et qui sont comprises en diverses contrées de la surface du globe.

D'abord signalé dans les Alpes, dans certaines localités du Valais et de la Savoie, dans le Salzbourg, il a été observé ensuite dans les contrées les plus variées : en France, dans les Pyrénées, les Vosges, le Jura, la vallée du Rhône, la Lorraine, l'Alsace, l'Auvergne; en Angleterre, dans le Sommersetshire; en Bavière; en Wurtemberg; dans la Prusse rhénane; dans le duché de Bade; dans le Palatinat; dans les monts Carpathes; dans les chaînes de montagnes de l'Asie, dans les vallées de l'Himalaya, dans le Thibet, le Bengale, la Chine, la Tartarie, dans l'Oural; en Amérique dans les Cordillères.

Dans l'Amérique du Nord, dans l'Australie, dans l'Afrique, dans les îles océaniques, le crétinisme paraît inconnu. Il en est tout autrement du goître, avec lequel on a généralement confondu jusqu'ici le crétinisme, et qui est bien plus répandu et plus commun.

Le crétinisme, ayant été rencontré dans les contrées les plus variées de la terre, ne peut être considéré comme affectant spécialement une race humaine, ni comme devant dépendre de la latitude.

La dégénération ne s'observe guère chez les animaux domestiques qui vivent sur le sol où elle est endémique pour l'homme. Suivant M. Rougieux, vétérinaire, de Rosières (Meurthe), où l'on trouve beaucoup de crétins, les chiens et les chevaux deviennent goîtreux et offrent des caractères très-accusés de crétinisme.[1]

---

1. Annales méd. psych. Paris, 1854. Observ. sur le goître et le crétinisme, par M. MOREL.

Cependant cela est loin d'être général et surtout ne s'applique pas à l'espèce bovine, qui est magnifique dans le val d'Aoste, où les crétins abondent.

*Age des parents.* — L'âge des parents ne peut être considéré comme une cause de la dégénérescence. On a vu des jeunes époux procréer des crétins, tandis que les enfants d'un second lit, et par conséquent à un âge plus avancé, ont été sains et intelligents. La procréation d'enfants crétins à un âge plus avancé des parents, alors que les premiers nés ont été intelligents, s'explique par l'influence croissante de la misère qui résulte de l'augmentation de la famille, par l'entassement et par les mauvaises conditions de l'existence, qui favorisent l'action des causes crétinisantes.

*État sanitaire des parents.* — L'état sanitaire des parents exerce sur le développement du crétinisme dans leur génération directe une influence incontestable. Si la constitution des parents est chétive, si leur santé est détériorée, si leur organisation a été profondément modifiée par l'influence palustre, par les scrofules, par la misère, etc., les enfants s'en ressentent nécessairement et se trouvent par là, au moins, disposés à l'action des principes ou des causes qui donnent lieu à la dégénérescence crétineuse.

*Dégénérescence progressive de la population.* — Dans quelques localités la population est tellement abatardie que le recrutement ne peut arriver au chiffre du contingent, tout en la privant de tous les jeunes gens valides, ainsi que Bories l'a fait remarquer pour certaines communes du département des Hautes-Alpes. Bories explique la dégénérescence progressive de leur population par ce fait que depuis 40 ans tous les hommes valides sont appelés au service de l'État, et qu'ils émigrent généralement en des contrées plus heureuses. La population s'appauvrit ainsi d'hommes vigoureux et bien constitués et il ne reste que des infirmes, des goîtreux, des crétins, dont la génération, de plus en plus abatardie, subit nécessairement l'influence pernicieuse des lieux avec plus d'intensité. Bories a pu se persuader que si le goître existait endémiquement dans les vallées de la haute Durance, le crétinisme y est de nouvelle invasion, et qu'on ne peut le faire remonter qu'à la génération passée. En effet, en interrogeant la mémoire des vieillards, tous assurent qu'il y a 50 ans à peine il n'existait pas d'idiot dans leur population. St.-Crépin, Val-Louise, Puy-St.-Vincent, Risoul, Champcella, Lapisse, Les Vigneaux fournissaient un très-beau recrutement. Les tableaux statistiques pour les deux cantons de Guillestre et de l'Argentière prouvent d'une manière évidente que la population perd tous les jours de sa valeur depuis 30 ans. Dans la période décennale de 1820 à 1829 le contingent a été fourni intégralement, et 309 jeunes gens sur 1475 ont échappé à l'examen du conseil de révision, qui n'a constaté que 244 crétins et goîtreux. De 1830 à 1850 le contingent n'a presque jamais été fourni, et dans cette période, sur 3218 inscrits, 11 jeunes gens seulement n'ont pas été appelés devant le conseil de révision. Ce dernier a constaté 512 crétins et goîtreux de 1830 à 1840, et 728 de 1840 à 1850. Les levées en masse de 1813 semblent avoir été le début de l'invasion et de la propagation du crétinisme.[1]

*Alliances. Défaut de croisement. Hérédité. Immigration.* — Les alliances entre les habitants des villages infectés favorisent la dégénérescence. Ces alliances sont les plus communes, parce que ces habitants plus ou moins entachés de crétinisme ne trouvent guère à se marier au dehors. Les documents statistiques de la commission sarde nous apprennent, en effet, que ce n'est que dans un petit nombre de cas que l'un ou l'autre des parents des crétins sont étrangers à la localité. A plus forte raison, la dégénérescence est favorisée dans les localités où elle règne à l'état endémique par les alliances entre les demi-crétins, les crétineux ou les individus ayant des crétins dans leur famille. Sur 4899 crétins sardes, 3915 pères et 3881 mères provenaient des localités où le crétinisme est endémique ; mais, cependant,

. 1. BORIES. Du recrutement au point de vue du goître et du crét. dans le dép. des Hautes-Alpes. Paris, 1854, *passim*.

dans 2494 cas, les pères, et dans 2262 cas, les mères n'étaient ni goîtreux, ni crétineux.

Remarquons que l'influence de l'hérédité ne se fait guère sentir que dans les localités où le crétinisme est endémique; car les individus présentant des indices de crétinisme qui émigrent dans des localités exemptes de l'endémie, ne procréent plus de crétins, ou du moins donnent lieu à une génération très-améliorée, et les générations successives restent affranchies de la dégénérescence. On peut conclure de là que la dégénérescence n'est pas héréditaire, mais est seulement favorisée ou aggravée par l'hérédité dans les localités où l'on voit naître ou se développer des crétins.

La transmission de la faiblesse intellectuelle, de l'idiotie, est, au contraire, bien établie : les idiots sont moins nombreux dans les villes que dans les campagnes, surtout dans la classe pauvre, où le développement intellectuel, la microcéphalie, sont beaucoup plus fréquents. Par conséquent, on doit considérer l'état d'infériorité intellectuelle des parents comme une circonstance favorable au développement du crétinisme; mais la prépondérance des influences des localités est indiquée, est démontrée par l'apparition de crétins dans les familles qui viennent s'y établir dans les meilleures conditions d'hygiène et d'habitation, et qui jusqu'à leur immigration n'avaient vu naître dans leur sein que des enfants bien conformés et bien portants. Ces familles engendrent de nouveau des enfants sains, lorsqu'elles se sont éloignées des localités infectées de crétinisme.

*Sexe.* — Le sexe n'a pas d'influence sur le développement du crétinisme, ainsi qu'il résulte des statistiques de la commission sarde. Le sexe masculin compte à peu près autant de crétins que le sexe féminin. On ne peut non plus déduire rien de spécial sur la production de la dégénération, suivant que le père ou la mère est affecté de crétinisme.

Il résulte de tout ceci que les crétins ne se propagent pas par hérédité, ni comme race ou comme variété distincte, en dehors de certaines localités qu'on peut appeler crétinisantes. Le crétinisme est donc nécessairement inhérent à des influences locales. Nous allons successivement passer en revue celles aux-quelles on a fait jouer un rôle plus ou moins plausible ou évident.

*Vallées. Altitude. Plaines. Insolation. Climat.* — Les pre-mières observations ayant été faites dans les hautes vallées des Alpes, et De Saussure ayant affirmé que les crétins ne se rencontrent pas au-dessus de 1200 mètres au-dessus du niveau de la mer, on en a conclu que l'altitude de la région habitée influait sur le développement de la dégénération ; mais des obser-vations ultérieures ont démontré que l'altitude des localités où règne l'endémie est très-variable et monte au-dessus de celle qu'on a d'abord déterminée dans les Alpes.

Albiez-le-Vieux, à 1,566 mètres, compte 90 goîtreux ou crétins pour 1000 habitants. D'après Rösch, dans le Wurtemberg, on n'observe plus de cas de crétinisme au-dessus de 430 mètres au-dessus du niveau de la mer. Aux environs de Strasbourg le niveau du sol n'est élevé que de 140 mètres, tandis que dans les Cordillères de la Nouvelle-Grenade, dans l'Himalaya, l'alti-tude des localités où l'on observe le goître et le crétinisme, atteint jusqu'à 2000 à 3000 mètres au-dessus du niveau de la mer.

Donc le crétinisme est indépendant de l'altitude de la loca-lité.

On a cru pendant longtemps que la dégénération ne s'obser-vait que dans les grands massifs de montagnes, dans les vallées étroites, profondes, plus ou moins privées de soleil, où l'on observe de grandes variations dans la température[1], comme dans la Suisse, la Savoie, la Styrie, et où cette dégénération est en quelques endroits extraordinairement fréquente. C'est ainsi que dans la vallée d'Aoste la population en est atteinte dans la pro-portion de 2.79 p. 100, et dans la commune d'Issogne jusqu'à 18.77 p. 100.

Depuis on a trouvé des crétins, en moins grand nombre, il

1. ZSCHOKKE. (*Die Alpenwälder.* Tubingue, 1804, p. 83).

est vrai, sur le versant des chaînes de montagnes, et jusqu'au milieu de larges plaines parfaitement exposées au soleil, comme dans la vallée du Rhin, aux environs de Strasbourg.

On a de même remarqué que la partie de la vallée d'Aoste, qui est infectée de crétins, est exposée en plein midi, et qu'il en est de même du village de Branson, dans le Valais, etc., tandis que dans les villages situés en face et exposés en grande partie à l'ombre, le crétinisme est inconnu.

Si l'endémie s'observe dans les plaines découvertes et dans les vallées étroites, dans les lieux bien exposés au soleil et dans ceux qui en sont plus ou moins dépourvus, dans les conditions de climat les plus variables, on ne peut évidemment l'attribuer à la topographie ou aux accidents de terrain de la localité, ni au plus ou moins d'insolation de cette dernière, au défaut de courants d'air, etc. Si le défaut d'insolation peut dans certains cas favoriser l'extension de l'endémie, il ne peut certainement pas être regardé, ainsi qu'on l'a dit, comme une cause essentielle.

*Conditions hygiéniques. Alimentation. Habitation. Paupérisme.* — L'influence du climat, de l'alimentation, les conditions particulières de l'existence impriment à l'économie de l'homme et des animaux des modifications plus ou moins profondes, dans un sens favorable ou défavorable, suivant que leur action est conforme ou non à leur nature; mais les mauvaises conditions d'hygiène, d'habitation et d'alimentation, le paupérisme en un mot, ne sont pas la condition essentielle du développement du crétinisme. Les habitations de la classe pauvre, dans les localités où cette dégénération endémique n'existe pas, sont aussi mal tenues, aussi humides, aussi obscures, aussi insalubres, que dans les lieux où les crétins foisonnent; enfin, la nourriture n'y est guère meilleure. La commission sarde a constaté que si 1361 crétins appartenaient, il est vrai, à des familles pauvres, 1728 sortaient de familles d'une condition moyenne, et que 866 appartenaient à des familles aisées.

Le paupérisme, les mauvaises conditions de l'existence, ne

peuvent être considérés que comme favorisant le développement du crétinisme dans des localités spéciales. Voici, du reste, comment s'exprime à ce sujet Mgr Billiet, archevêque de Chambéry.

. «Je pense qu'il faut assigner au goître et au crétinisme des causes secondaires ou accessoires, et des causes directes, primitives, ou causes proprement dites. Je regarde comme causes secondaires les conditions hygiéniques, la configuration du sol, l'étroitesse des vallées, le défaut d'insolation ou de courants d'air, l'humidité excessive, la mauvaise construction et la malpropreté des habitations, etc. Toutes ces circonstances peuvent influer sur ces deux affections, en favoriser le développement; mais elles n'en sont pas la *première cause*, parce que très-souvent on trouve les mêmes conditions hygiéniques dans des pays où le goître et le crétinisme sont inconnus.»[1]

L'influence de la misère et des conditions d'insalubrité qui l'accompagnent ordinairement est évidente dans la vallée de Challant, qui est infectée de goîtreux et de crétins, tandis que la vallée de Gressonnet en est complétement exempte; cependant les deux vallées descendent toutes deux du Mont-Rose dans la même direction; elles ont une forme analogue, la même végétation, les mêmes eaux potables et la même nature du sol; leur profondeur et leur largeur sont pareilles; mais dans la vallée de Gressonnet les habitants sont actifs, industrieux, aisés; les maisons sont propres et bien éclairées; tandis que dans la vallée de Challant la population est inactive, apathique et soumise à de mauvaises conditions hygiéniques.

*Influence des eaux potables, des terrains en général.* — Le crétinisme s'observe dans les conditions géologiques et géographiques les plus variables. Par suite, naturellement, les eaux des sources, des cours d'eau, qui servent dans l'alimentation ·et dans les usages domestiques des pays crétinisants, ont une composition qui varie beaucoup. Les unes sont très-chargées de

1. Mgr. BILLIET. Observ. sur le goître et le crétinisme, dans Ann. méd. psych. Paris, 1854, p. 221.

sels, d'autres sont privées plus ou moins de principes minéralisateurs. Or, les eaux d'une composition chimique plus ou moins
analogue à celle des pays crétinisants, mises en usage dans
d'autres localités où ne règne pas le crétinisme, n'influent pas
sensiblement sur l'économie, ou, au moins, ne lui impriment
pas ces modifications profondes, ce caractère particulier de dégradation physique et intellectuelle. Néanmoins on a fait jouer
aux eaux potables un grand rôle dans la production du crétinisme ; mais les opinions ont été très-divergentes suivant l'observateur d'une localité donnée. C'est ainsi que la manifestation
du crétinisme et de l'affection goîtreuse a été attribuée par
Fischer, Richter, Freind, etc., aux eaux provenant de la fonte
des neiges, et privées, par conséquent, de sels; par Sensburg,
Stahl, Hoffmann, M'Clelland, aux eaux chargées soit de carbonate, soit de sulfate de chaux; par Grange, aux eaux contenant
beaucoup de magnésie (eaux séléniteuses); par Borgella, aux
eaux contenant en suspension des argiles alumineuses; par
Chatin, aux eaux dépourvues d'une suffisante quantité d'iode;
par Boussingault, aux eaux dépourvues d'une suffisante quantité
d'air ou d'oxygène, dont font usage les habitants du pays.

Nous sommes conduits ainsi à examiner ce qu'il peut y avoir
de fondé dans l'opinion, du reste populaire, qui attribue le goître
et le crétinisme à l'usage des eaux du pays; à examiner les relations qui existent entre le goître et le crétinisme, et à faire
ressortir la valeur des assertions des auteurs qui localisent le
crétinisme sur certains terrains géologiques, dont la nature et
la constitution minéralogique en seraient la cause plus ou moins
directe.

*Des relations qui existent entre le goître, le crétinisme et l'idio-
tisme.* L'affection goîtreuse, le goître, ou l'hypertrophie du corps
thyroïde, a attiré l'attention à une époque très-reculée; il suffit
de citer le vers de Juvénal : [1]

> *Quis tumidum guttur miratur in Alpibus?*

1. JUVÉNAL. Sat. XIII, v. 162.

On a dès longtemps remarqué que le goître était très-commun[1] dans les pays où le crétinisme est endémique, et que de nombreux crétins étaient affectés d'un goître plus ou moins volumineux. Partant, on a rattaché le goître au crétinisme, et on a considéré ces états morbides comme étant plus ou moins inséparables et comme dérivant des mêmes causes. Or, les statistiques de la Commission sarde constatent que tandis que les États sardes renfermaient 21,841 goîtreux, on ne comptait que 7084 crétins, dont 3913 seulement étaient signalés comme affectés de goître. Boudin prétend même que les vrais crétins en sont rarement affectés, et il ne présente chez eux, suivant Cerise, qu'un médiocre développement. Le goître manquait aussi dans presque tous les cas observés par Baillarger, dans les Pyrénées, surtout dans ceux où l'arrêt de développement était le plus complet. Suivant un recensement que Mgr. Billiet a fait faire en 1847, le diocèse de Chambéry, sur 176,145 habitants, renfermait 818 individus affectés de goître, 163 crétins, 206 crétins et goîtreux; le diocèse de Maurienne, sur 63,156 habitants renfermait 4010 goîtreux, 296 crétins, 1281 crétins et goîtreux. Deux fois plus de femmes que d'hommes étaient goîtreux. On a attribué la fréquence plus grande du goître chez la femme à l'effet de la grossesse pendant laquelle la glande thyroïde se gonfle et paraît fonctionner d'une manière plus active. Les anciens avaient déjà remarqué l'influence de la défloration et de la grossesse sur l'augmentation de volume du cou, ainsi que l'attestent ces vers de Catulle :

> *Non illam nutrix, orienti luce revisens,*
> *Hesterno collum potuit circumdare filo.*

Si l'on rencontre en général des goîtreux dans les localités où le crétinisme est endémique, l'affection goîtreuse, d'autre part, est très-répandue dans un grand nombre de localités où le cré-

---

1. Dans certaines localités de la Suisse le goître est tellement commun, que les habitants le considèrent comme un ornement naturel, donnant à ceux qui en sont dépourvus le surnom de *Ganskrägen* (cous d'oie). WAGNER, *Hist. nat. Helvetiæ*, Zurich, 1680, p. 139.

tinisme est inconnu, et où elle atteint les individus les mieux conformés, du reste, et les plus intelligents, sans que depuis une longue série de générations les goîtreux aient engendré des crétins.

Enfin, les simples idiots et les imbéciles sont parfois communs dans des localités où l'on n'observe ni crétins, ni goîtreux. Dans les pays où règne le goître, les imbéciles et les simples idiots peuvent en être atteints sans que leur conformation corporelle présente alors les caractères du crétinisme.

Par conséquent, le goître n'existant que chez la moitié des crétins (sardes) et se trouvant très-répandu chez des individus intelligents et chez des idiots, qui ne présentent pas les caractères du crétinisme, il résulte que le goître ne peut être considéré comme un attribut de cette dégénérescence, et que l'idiotie compliquée de goître n'est pas nécessairement crétinique : l'idiotie simple, le crétinisme, l'affection goîtreuse, sont des états morbides distincts, indépendants, mais qui peuvent se trouver associés.

Ces états pathologiques peuvent aussi s'observer réunis chez des animaux domestiques[1] soumis aux mêmes conditions d'existence que l'homme. «Le goître, a dit Rainard, est une maladie familière à l'espèce canine. Il affecte plus particulièrement les chiens d'arrêt et les carlins. A l'exception de quelques-uns de ces animaux à tête grosse, à cou court, au corps et aux pattes peu développés, qui sont dans un état de stupidité comparable sous plusieurs points à l'idiotisme, et qui apportent cette maladie en naissant, les autres chiens ne la contractent que quelque temps après le sevrage. Elle s'accroît par le fait de l'âge, de telle sorte que, vers la vieillesse, elle devient un obstacle à la respiration et abrège la durée de la vie.»

L'affection goîtreuse, comme le crétinisme, dépend d'influences locales. Les étrangers qui viennent séjourner dans les localités

1. Compte rendu de l'École vétérinaire de Lyon, 1835. Recueil de méd. vétérinaire, 1836, p. 8.

où elle est endémique en sont fréquemment atteints en très-peu de temps ; ils y sont exposés d'une manière plus particulière que les habitants du pays.

La race indienne en Amérique paraît ne pas être susceptible d'être affectée du goître, d'après De Humboldt et Boussingault. C'est ainsi que suivant Boussingault, dans le village de Coloya, à Piedras, sur les bords du Combayma, on n'observe pas le goître chez les Indiens, tandis que les blancs, les nègres, les mulâtres et même les métis sont presque tous goîtreux.[1]

Le corps thyroïde est quelquefois hypertrophié dès la naissance ; il peut s'hypertrophier à tous les âges et subir peu à peu les nombreuses transformations qu'on y remarque consécutivement (dégénérescences, kystes, incrustations calcaires, etc.). Le goître congénial est rare, même chez les crétins. Parmi 3201 crétins goîtreux, le goître apparut 2333 fois avant la fin de la 2ᵉ année, 199 fois de 3 à 5 ans, 449 fois de 6 à 12 ans, 157 fois de 13 à 20 ans, 63 fois après 20 ans. Chez les goîtreux non affectés de crétinisme, le goître se développe rarement avant la 2ᵉ année. Lorsque le goître est congénial, il est ordinairement, d'après Fodéré, un signe précurseur de la dégénérescence crétinique.[2]

*Insuffisance d'iode.* — Le peuple a remarqué dès longtemps qu'il existait des puits, des sources qui avaient la propriété de provoquer la formation du goître (*Kropfbrunnen, Kropfquellen*[3]), et d'autres sources ou fontaines, qui avaient la propriété de le guérir. Or, ces dernières contiennent des iodures, des bromures alcalins, etc., de même que l'éponge calcinée, qui renferme de l'iodure de calcium, et dont l'efficacité pour combattre le goître a été reconnue depuis longtemps. Chatin[4] a cherché à démontrer que la proportion d'iode dans l'air, dans l'eau, dans le sol et dans les

1. BOUSSINGAULT. Recherches sur la cause qui produit le goître dans les Cordillères de la Nouvelle-Grenade, dans Ann. de chimie et de phys., 1831, t. XLVIII.
2. FODÉRÉ. Traité du goître et du crétinisme. Paris, 1800, p. 122.
3. WAGNER. *Hist. nat. Helvetiæ curiosa.* Zurich, 1680, p. 138.
4. Bull. de l'Acad. de méd. du 12 février 1852.

produits du sol varie suivant les localités, et que ces variations
sont en relation avec la manifestation du goître et du crétinisme,
qui dépendraient ainsi d'une trop faible proportion d'iode dans
l'air, dans les boissons, dans les aliments. D'après Chatin les
contrées dont 7000 à 8000 litres d'air, 1 litre d'eau, ou 10
grammes de terre contiennent plus de $\frac{1}{200}$ à $\frac{1}{300}$ de milligrammes
d'iode, ne seraient sujettes ni au goître ni au crétinisme, tandis
que ces affections deviennent de plus en plus communes, lorsque
la quantité d'iode descend à $\frac{1}{1000}$ de milligramme et surtout au-
dessous.

La manifestation du goître et du crétinisme serait par conséquent empêchée par l'usage de quelques centièmes de milligramme d'iode par jour (air, boissons, aliments), soit tout au
plus par quelques centigrammes par an, c'est-à-dire par des
quantités hahnemanniennes. Chatin a fait remarquer cependant
que les eaux potables peuvent ne pas contenir de quantité sensible
d'iode (ce qui arrive chez celles d'entre elles qui sont dures),
sans que le goître se manifeste ; et depuis, Nièpce, Bebert ont
trouvé des quantités sensibles d'iode dans les vallées d'Aoste,
de l'Isère, de la Maurienne.

Quoi qu'il en soit de ces résultats contradictoires, le goître
paraît positivement se développer sous l'influence d'une insuffisance d'iode, ainsi que l'action curative des iodures le prouve
suffisamment. On ne saurait s'empêcher d'attribuer une influence
considérable à la présence ou à l'absence d'une très-faible proportion d'iode existant dans une eau qu'on emploie à tous les
usages, a dit Bouchardat[1], quand on réfléchit que la proportion
si faible d'iode, contenue dans un gramme de poudre d'éponge,
suffit pour faire diminuer le goître, quand on continue pendant
très-longtemps l'administration de cette poudre. D'après Boussingault[2], la quantité d'iode contenue dans les sels iodifères de
la Nouvelle-Grenade est si petite qu'il lui a été impossible de la

---

1. Bull. de l'Acad. de méd., t. XVI, p. 454.
2. BOUSSINGAULT, Mém. sur les salines iodifères des Andes, dans Ann.
de chimie et de phys. Paris, 1833, t. LIV, p. 177.

doser, et néanmoins ces sels ont la propriété de guérir le goître
et d'en préserver les habitants qui en font usage, ainsi que
l'expérience l'a prouvé.

Mais si l'insuffisance de l'iode dans l'air, dans l'alimentation
influe sur le développement de l'affection goîtreuse, et peut-être
sur le développement du crétinisme, elle ne peut néanmoins en
être considérée comme la cause essentielle. Il est possible qu'elle
favorise l'action de cette dernière dans certains cas ; mais on ne
peut invoquer son influence directe. A la Robertsau, au voisinage de Strasbourg, la composition de l'air, les principes minéralisateurs de l'eau et du sol n'ont pas changé, et cependant le
crétinisme y a complétement disparu sous l'influence de l'assainissement du sol et de l'amélioration des conditions de l'existence. « La diminution du goître est également évidente quoiqu'on
n'ait pas sur ce fait de documents précis ; cette diminution paraît d'ailleurs avoir été constatée dans toute la zone parallèle au
Rhin, qui est dans le département du Bas-Rhin le foyer principal du crétinisme.[1] » A Maréville (dép. de la Meurthe), où le
goître était endémique, cette infirmité a disparu, suivant Morel,
par de simples précautions hygiéniques, en donnant de l'air et
de la lumière aux habitations, sans qu'il ait été nécessaire de
modifier en rien la nature des eaux potables.

L'observation de Chatin est néanmoins digne d'attention et il
importe d'en tenir compte dans le traitement et dans la prophylaxie. Grange a proposé, pour guérir le goître et pour prévenir
son apparition, de mêler un dix-millième d'iodure de potassium
au sel ordinaire.

*Eaux provenant de la fonte des neiges.* — On a attribué jadis
à l'usage de l'eau provenant de la fonte des neiges la propriété
de provoquer le goître et le crétinisme, mais De Saussure a
depuis longtemps fait remarquer que les habitants qui séjournent

---

1, G. TOURDES. Du goître à Strasbourg, dans Gaz. méd. Strasbourg,
1854, p. 229.

dans les hautes vallées des Alpes, à 1200 mètres au-dessus du niveau de la mer, et au pied des glaciers, font aussi usage de la même eau, et ne contractent néanmoins ni l'une ni l'autre de ces affections.

*Eaux magnésiennes, alumineuses, calcaires, séléniteuses. Influence des terrains.* — Les eaux qui traversent les terrains riches en sels magnésiens, alumineux, en carbonate de chaux, en sulfate de chaux, etc., se chargent naturellement d'une forte proportion de ces principes minéraux. Comme l'opinion populaire attribue généralement le goître et le crétinisme à l'influence des eaux qui servent dans l'alimentation, on en a conclu que le crétinisme était endémique sur les terrains, sur les formations géologiques que parcourent ces eaux. Mais ici ont surgi les dissidences les plus prononcées, suivant les localités où les observations ont été faites, et on ne tarda pas à s'apercevoir qu'il existait sous ce rapport une grande variabilité.

En Savoie, suivant Mgr Billiet, c'est presque exclusivement sur les terrains argileux et gypseux que se développent le goître et le crétinisme. Ces affections sont extrêmement communes sur la partie orientale de la Savoie, qui semble appartenir principalement au lias, et qui est occupée spécialement par des schistes argileux et par des dépôts de gypse. La partie occidentale est calcaire : on y trouve les calcaires crétacé, néocomien et jurassique en très-grande quantité avec quelques dépôts d'alluvions anciennes et quelques placages de grès; là où le calcaire compacte forme le terrain principal, le goître et le crétinisme sont presque inconnus; si l'on en trouve quelques cas, ce n'est que dans les habitations qui sont situées sur la molasse, ou sur l'alluvion ancienne, ou sur les dépôts du Rhône[1]. Les provinces de Tarentaise et de Maurienne en Savoie sont établies sur le lias, et c'est principalement dans les habitations bâties sur le sulfate de chaux (gypse) et l'argile, qu'on observe le plus de

1. Mgr. BILLIET. Observ. sur le goître, dans Annales méd. psych. Paris, 1854, p. 221 *passim.*

crétins; mais comme le fait remarquer avec justesse Mgr Billiet, la température doit être prise en considération; car dans les vallées des Alpes, la nature du terrain restant la même, les cas de goître et de crétinisme deviennent de plus en plus rares, à mesure qu'on s'élève davantage. Il y en a peu d'exemples au-dessus de 1200 à 1400 mètres d'élévation. Les terrains qui paraissent les plus sains, les plus exempts de toute influence crétinisante, sont le calcaire compacte, jurassique, néocomien et crétacé, dans tous ses différents étages, tandis que les localités infectées sont établies sur des terrains fangeux, sur des terrains d'alluvion, qui recouvrent des stratifications de marnes et de gypse. [1]

Suivant Virchow, dans la Bavière, la plus grande partie du Spessart consiste en grès bigarré, et Leidersbach, village où le crétinisme est surtout répandu, est situé au milieu de cette formation géologique. Cependant le crétinisme ne s'observe pas là où le grès bigarré atteint sa plus grande puissance, tandis qu'on l'observe là où le grès bigarré se perd sous le muschel-kalk, et ailleurs, sur les marnes irisées.

D'après Morel, qui a étudié la nature du sol dans le département de la Meurthe, au point de vue du crétinisme, cette affection se développerait spécialement sur les marnes irisées. Les communes dans lesquelles s'observe le crétinisme sont généralement bâties, d'après l'observation d'Ancelon [2], sur des terrains fangeux, salifères, marais d'alluvion, immenses tourbières, qui recouvrent des stratifications de marnes irisées, de gypse, et de sel gemme; le sous sol, formé de marnes compactes, imperméables, favorise l'accumulation de la vase et l'évaporation d'effluves paludéens. Rosières-aux-Salines, où le crétinisme est très-répandu, est situé dans une plaine entre la rive gauche de la

---

1. Nouvelles observ. sur le goître et le crétinisme, par Mgr Billiet, archev. de Chambéry. Ann. méd. psych., 1855, t. I.

2. ANCELON. Du goître et du crétinisme endém. dans la vallée de la Seille, dans Gaz. hebd., 1857, p. 62.

Meurthe et un coteau formé par des marnes irisées recouvertes de grès liasique. Le sol sur lequel repose la ville est constitué par une certaine épaisseur de terre végétale, d'une formation alluvionnaire, recouvrant une couche de pierre à plâtre d'une épaisseur de 42 mètres et de couches de sel gemme séparées par de l'argile salifère.

Le goître et le crétinisme s'observent encore en d'autres localités sur les alluvions anciennes et modernes. «Dans le département du Bas-Rhin, le goître et le crétinisme ont pour siége d'élection les bords du Rhin et de l'Ill, pays d'alluvion, bas et inondé, où les marécages exercent encore sur une large échelle leur influence délétère[1].» Le terrain est constitué par des alluvions anciennes formées par des couches de gravier entre-mêlées de couches d'argile (*lœss, leuss*), recouvertes d'alluvions modernes.

En Savoie, plusieurs villages sont situés sur les alluvions du Rhône. Grange a fait remarquer à ce sujet que le goître et le crétinisme «suivent sur un très-grand espace les terrains d'alluvions qui proviennent des pays où le goître est endémique.» Vingtrinier a conclu de là «au transport de la cause endémique avec les terres déplacées d'une localité contaminée.»

Le goître est endémique sur les alluvions modernes dans plusieurs communes situées sur les bords de la Seille (dép. de la Meurthe); dans 23 communes situées sur les rives de la Seine (dép. de la Seine-Inférieure), d'après Vingtrinier[2]; dans diverses localités situées sur les bords du Rhin, du Rhône, etc., ou de leurs affluents.

Dans le val de Lièpvre (dép. du Haut-Rhin), le goître et le crétinisme se rencontrent au milieu du terrain primitif, de roches métamorphiques, du grès rouge et du grès vosgien. Une mince bande de terrain d'alluvion se trouve au fond de la vallée. Les crétins sont relativement plus nombreux à Lièpvre que dans

---

1. G. Tourdes. Du goître à Strasbourg dans Gaz. méd. Strasbourg, 1854, p. 230.

2. Vingtrinier. Du goître endémique dans le département de la Seine-Inférieure et de l'étiologie de cette maladie. Rouen, 1854.

d'autres communes qui sont moins bien situées. Ils tendent à diminuer de plus en plus en raison du développement de l'industrie et du bien-être. Le val de Villé, voisin du val de Lièpvre, se trouve à peu près dans les mêmes conditions, mais les crétins y sont plus rares. Suivant Mgr Billiet, il y a en Savoie aussi des localités dont tout le terrain est formé de gneiss, de schistes talqueux, amphiboliques ou micacés, et qui sont loin d'être exemptes de l'endémicité crétineuse.

La vallée de la Gyronde (dép. des Hautes-Alpes), formée par le cours et le confluent du Gy et de la Ronde, est, suivant Bories, presque constituée en entier par des terrains primitifs, par des roches granitiques disposées en deux cirques très-élevés. Le lias ne se montre qu'à la sortie de la vallée. Le goître et le crétinisme y sont très-communs, tandis que ces affections sont complétement inconnues dans la vallée du Queyras, arrosée par le Guil, et de même formation géologique que la vallée de la Gyronde. Le fond de la vallée du Queyras est cependant composé de schistes argileux et de chaux sulfatée. On trouve aussi dans la Savoie, et dans d'autres contrées où le crétinisme est endémique, des localités dont les terrains ont une constitution géologique identique, et qui renferment les unes beaucoup de crétins tandis que les autres en sont complétement dépourvues.

Grange a fait jouer à la présence de la magnésie dans les terrains (dolomies) et dans les eaux potables un rôle trop exclusif dans la production du goître et du crétinisme. Dans les eaux de beaucoup de localités où règnent ces affections, la magnésie fait défaut ou se trouve en quantité insignifiante, tandis qu'elle se trouve en quantité beaucoup plus considérable dans des localités où l'on n'observe ni le goître, ni le crétinisme.

Le tableau suivant, dont la plupart des indications ont été empruntées à Hirsch[1], présente un résumé de nos notions géologiques sur les terrains où l'on a rencontré le crétinisme.

1. HIRSCH. *Handbuch der historisch-geographischen Pathologie.* Erlangen, 1859, p. 432.

Roches primitives. — *Granit.* — Dans le grand-duché de Bade (bailliage de Neustadt, dans le Séekreis); dans les Alpes noriques; dans le dép. des Hautes-Alpes (vallée de la Gyronde); sur les bords du Danube, dans la Haute- et la Basse-Autriche. — *Trapp.* — Dans le Piémont (à Antignano, à Dégo); dans le dép. du Puy-de-Dôme.

Terrains de transition. — *Gneiss. Micaschistes. Schistes talqueux. Dolomies.* — Dans les Alpes bernoises; dans le Valais; dans le val d'Aoste; dans la Tarantaise; dans les vallées de l'Arve, de l'Isère; dans les Vosges; dans les Pyrénées; dans la Valteline (vallée de l'Adda); dans les Alpes noriques; dans l'Asie mineure. — *Grauwacke.* — Dans les Alpes noriques; dans le Harz; dans l'Himalaya.

Terrain pénéen. — *Calcaire compacte.* — Dans la Valteline (vallée du Liro). — *Grès vosgien.* — Dans les Vosges (val de Lièpvre).

Trias. — *Grès bigarré.* — Dans la partie orientale du Schwartzwald; dans la Bavière (dans l'Unterfrancken; sur quelques points du Spessart et certaines dépendances de la vallée du Mein); dans la Thuringe. — *Calcaire conchylien.* — Dans le Wurtemberg (entre Rottweil et Mergentheim); dans une vallée latérale du Necker, dans le pays de Sigmaringen; à Neudenau, dans la vallée du Jaxt, dans le grand-duché de Bade; dans l'Unterfrancken. — *Marnes irisées.* — Dans le Wurtemberg; dans l'Unterfrancken, sur la pente occidentale du Steigerwald; dans le dép. de la Meurthe.

Terrain jurassique. — *Lias.* — Dans les vallées de la Stura, de la Varaita, du Pô; dans la Tarantaise, dans la Maurienne en Savoie; dans la vallée de l'Isère; dans le dép. de la Meurthe (vallée de la Seille). — *Oolithe.* — Dans les Alpes noriques.

Molasse. (*Nagelflue; lignites; sables*). — Dans les cantons de Berne, de Saint-Gall; dans le Wurtemberg, au Bodensée (lac de Constance), à Langenargen, à Oberdorff; dans le Dauphiné; dans la Savoie.

Diluvium. — Dans le Palatinat (à Rheinzabern); dans la vallée du Rhin; dans la vallée du Rhône, etc.

ALLUVIONS MODERNES. — Dans la plupart des localités où règne le crétinisme se trouve une couche plus ou moins épaisse d'alluvions modernes déposées lors du débordement des torrents, des rivières et des fleuves.

En définitive, nous ne pouvons, dans l'état actuel de nos connaissances, accuser spécialement un terrain d'une période géologique quelconque, ni la constitution minéralogique du sol, ni un principe minéralisateur donné d'une eau potable, comme cause essentielle du crétinisme. Cependant on remarque que ce dernier est surtout répandu sur les formations les plus anciennes. On paraît ne pas l'avoir observé jusqu'ici sur le terrain houiller, sur le terrain crétacé, sur le terrain parisien et sur le terrain subapennin.

Les notions que nous possédons sur les terrains sont très-incomplètes, mais néanmoins elles nous indiquent que le crétinisme a été observé en des localités où l'on ne trouve ni gypse (sulfate de chaux), ni muschelkalk (calcaire conchylien, carbonate de chaux), ni keuper (marnes irisées, argiles magnésiennes), ni alluvions anciennes (*leuss*, *lœss*), ni dolomies; on le trouve sur des alluvions modernes, sur des terrains primitifs, sur le zechstein (calcaire compacte), sur le grès; enfin, dans les conditions où les principes minéralisateurs des eaux potables sont les plus variables.

Il faut donc nécessairement chercher en dehors, sinon indépendamment des circonstances locales déjà passées en revue, la cause essentielle de la dégénérescence crétinique.

*Recherche par induction de la cause essentielle du crétinisme.* — Nous avons déjà fait remarquer que dans les contrées où le crétinisme a disparu, ou tend à disparaître, la constitution minéralogique du sol, les principes minéralisateurs de l'eau n'ont pas changé. La diminution est survenue sous l'influence de l'assainissement du sol et de l'établissement de meilleures conditions d'existence et d'hygiène. Le paupérisme prédispose à la dégénérescence, les influences débilitantes résultant de la misère en favorisent évidemment l'évolution, mais elles ne paraissent pas être par elles-mêmes la cause essentielle, puisque le crétinisme ne s'observe que dans certaines localités et que le paupérisme est très-répandu. C'est donc surtout dans les conditions générales d'insalubrité du sol qu'il faut chercher cette cause essentielle.

Or, si le sol n'est pas insalubre et crétinisant par lui-même, par ses principes minéraux solubles dans l'eau ou vaporisables, il ne peut l'être ou le devenir que par des principes, par des émanations qui s'y développent accidentellement en plus ou moins grande abondance sous l'influence de circonstances locales, et qui se répandent dans l'air, qui se dissolvent ou qui restent en suspension dans l'eau.

Le fait suivant, emprunté à Nièpce, médecin inspecteur des eaux minérales d'Allevard (Isère), fait très-bien ressortir l'influence de l'insalubrité du sol, des lieux habités, occasionnée par des circonstances locales. « Il y a dix ans il existait à Allevard une rue dont les habitations, d'un seul côté, renfermaient beaucoup de goîtreux et de crétins. A cette époque, de ce côté de la rue, les maisons étaient enterrées, et en partie construites sur un ruisseau qui la traversait en dessous. On n'arrivait dans ces habitations que par des allées humides, sombres, où le soleil ne pénétrait jamais. Au côté opposé, dont les maisons étaient saines, mieux bâties, mieux aérées, et qui recevaient les rayons du soleil levant, on ne rencontrait ni goîtreux, ni crétins. Les habitants de cette rangée de maisons formaient un contraste frappant par leur air de santé, avec les êtres chétifs, étiolés, goîtreux qui vivaient au milieu des émanations humides et pestilentielles du ruisseau servant à l'écoulement des marais de Saint-Pierre, et de l'atmosphère fétide de leurs tanières. Depuis la création de l'établissement sulfureux d'Allevard, cet état d'insalubrité a disparu. Tout le côté de la rue où vivait une population goîtreuse et crétine a été démoli et reconstruit suivant les lois d'une bonne hygiène. Depuis lors, il ne naît plus de goîtreux ni de crétins dans cette rue, et cependant, depuis que les nouvelles maisons ont été réédifiées, la population fait usage de l'eau d'une source amenée de fort loin, source qui est partagée entre l'établissement thermal de ce quartier, et qui est fortement saturée de magnésie[1].» L'affection goîtreuse et le crétinisme se trouvaient ici évidemment sous la dépendance des principes organiques en suspension ou en dissolution dans l'eau et des émanations pestilentielles crétinisantes du lieu, du sol humide.

*Principe miasmatique.* — Ces émanations crétinisantes, ces principes, hâtons-nous de le dire, n'ont pu être jusqu'ici déterminés ou mis en évidence, pas plus que les miasmes ou les principes du typhus, de la fièvre typhoïde, du choléra, de la fièvre jaune, des fièvres paludéennes, des fièvres éruptives, de la syphilis, etc., qui consistent soit en des gaz, soit en des molécules organiques, ou en des corpuscules organisés, dont des quantités infinitésimales suffisent pour opérer l'intoxication de l'économie, à laquelle ils impriment des modifications profondes, plus ou moins rapides. — Quoi qu'il en soit, en procédant par voie d'exclusion et par analogie, on se trouve conduit à reconnaître que le crétinisme paraît être le résultat d'un empoisonnement par des principes miasmatiques dont le développement est favorisé par l'humidité et par une certaine température.

*Historique du principe miasmatique du crétinisme.* — Avant De Saussure on considérait déjà les vapeurs des marais qui occupent le fond de quelques vallées des Alpes, comme la cause principale de l'endémie. Comme De Saussure n'avait remarqué aucun marais dans le voisinage d'Aoste, il crut devoir admettre, sans rejeter toutefois l'influence des exhalaisons des marais, que l'air renfermé dans de profondes vallées, fortement réchauffé par le soleil, y contractait un genre de corruption dont la nature ne nous était pas bien connue[2]. Fodéré[3] attribuait le

1. Bull. de l'Acad. de méd., t. XVI. Paris, 1850, p. 654.
2. DE SAUSSURE. Voyage dans les Alpes. Genève, 1786, t. IV, p. 300.
3. FODÉRÉ. Traité du goître et du crétinisme. Paris, 1800, p. 207.

crétinisme à l'action de l'air humide, dont l'humidité était en-
tretenue par l'influence de marécages et d'arbres fruitiers, et
il avait fait remarquer que la diminution de l'affection coïnci-
dait avec le desséchement des marais et l'assainissement des
habitations. L'influence des marécages et des eaux stagnantes
que l'on observe près de la plupart des villages crétineux a été
signalée aussi par la Commission sarde.

Gugger, Schaussberger[1], Virchow[2], ont émis directement
l'idée que le crétinisme pourrait être produit par un agent
diffusible, par un principe miasmatique, dont on peut rapprocher
les effets sur l'organisme de ceux du miasme paludéen. Guggenbühl croit aussi que le crétinisme est déterminé par un principe
narcotique, une sorte de malaria. Sous l'influence du principe
miasmatique, les individus qui s'y trouvent soumis deviennent
en quelque sorte inertes, obtus, et comme frappés de stupeur.
Depuis, Morel s'est aussi particulièrement attaché à faire ressortir
l'analogie de l'intoxication paludéenne et crétineuse. Suivant cet
éminent aliéniste, «le crétinisme est dû à une action spéciale
qu'un principe intoxicant exerce, à la manière d'un miasme
délétère sur le système cérébro-spinal, soit par l'air qu'on res-
pire, soit par les substances que l'on ingère, et qui paraît surtout
être en rapport avec les terrains où prédomine le calcaire
magnésien, sans qu'on puisse affirmer d'une manière absolue
que cette infirmité ne se trouve pas dans d'autres constitutions
géologiques.[3] »

*Hypothèses relatives au principe organique occulte du goître.
Influence des terrains d'alluvion, des iodures.* — Dès la fin du
dernier siècle, Barton avait donné au goître, dans l'Amérique
du Nord, une origine commune avec celle de la fièvre intermit-

1. *Oest. med. Wochenschrift,* 1842.
2. VIRCHOW. *Ueber den Cretinismus, vorgetragen in der phys. med.
Ges. zu Wurtzb.,* 1851.
3. MOREL. Traité des dégénérescences phys., intell. et mor. de l'esp.
hum. Paris, 1857, p. 670 et suiv.

tente. G. Tourdes est aussi disposé à rattacher en grande partie le goître à l'influence palustre[1], et Ferrus a déclaré que les altérations auxquelles les eaux sont sujettes en traversant des terres cultivées, au milieu de débris animaux et végétaux, lui ont paru mériter une attention toute particulière au point de vue de l'étiologie du goître et du crétinisme. Moretin[2], Vingtrinier[3], etc., ont même attribué le goître à un principe miasmatique provenant de détritus organiques. — Si, en effet, le goître paraît pouvoir se produire sous l'influence d'émanations méphitiques des habitations, du sol, il paraît surtout se produire sous l'influence de l'usage d'une eau tenant en suspension ou en dissolution des principes organiques en quantité très-minime, il est vrai, que les analyses chimiques signalent, mais qu'elles ne spécifient pas. On peut en évaluer la proportion par la quantité de permanganate de potasse qu'elles réduisent. Ainsi que le prouve l'expérience journalière en bien des localités, et ainsi que l'ont fait remarquer Stœber et Tourdes[4], beaucoup d'eaux chargées de matières organiques sont limpides, sans odeur, sans goût particulier au moment où on les puise; c'est plus tard, quand on laisse reposer l'eau à une température de 15 à 25 degrés qu'elle entre en fermentation et qu'elle exhale une odeur fétide.

Ces principes organiques sont entraînés par l'eau, surtout dans les terrains d'alluvion[5], qu'elle traverse sous forme de

1. G. Tourdes. Du goître à Strasbourg, dans Gaz. méd. Strasbourg, 1854.

2. Moretin. De l'étiologie du goître endémique et de ses indications prophylactiques et curatives. Paris, 1854.

3. Vingtrinier. Du goître endémique dans le dép. de la Seine-Inférieure. Rouen, 1854. — Bull. de l'Acad. de méd., t. XXV, 1860, p. 504.

4. Stoeber et Tourdes. Hydrographie méd. de Strasbourg et du dép. du Bas-Rhin. Strasbourg, 1862.

5. D'après M. Bach, le goître et le crétinisme ne se rencontrent que sur les terrains humides formés par des alluvions modernes. Le goître est dû à une intoxication hydro-alluvienne, et l'état permanent d'intoxication donne lieu à la cachexie hydro-alluvienne, qui est le crétinisme. (Communication d'après un mémoire manuscrit couronné en 1855.)

nappe souterraine; mais on en trouve également dans l'eau de pluie, et dans l'eau provenant de la fonte des neiges et des glaciers. L'eau se charge surtout de principes organiques, en traversant des terrains tourbeux et marécageux. La présence d'une quantité suffisante d'iodures ou de bromures dans l'eau s'oppose peut-être à la transformation, ou à la décomposition de ces principes, ou neutralise leur action. On peut ainsi expliquer comment, par l'assainissement du sol, en donnant écoulement aux eaux stagnantes, en desséchant les marais, on a observé une diminution de l'affection goîtreuse, sans que les principes minéralisateurs des eaux aient été changés, et pourquoi on n'observe pas de goître dans les pays où l'eau potable est suffisamment iodurée, ou dont les habitants font usage d'aliments ou de sel contenant des iodures. La relation du fait suivant est très-instructive sous le rapport de l'influence du sel ioduré sur le développement du goître. A Mariquita, dit Roulin [1], j'acquis la certitude que cette ville, qui maintenant m'offrait un si triste spectacle de misère et de dégradation de l'espèce humaine, cinquante ans auparavant, dans le temps de sa prospérité, était renommée pour la beauté de ses filles et que le goître y était en quelque sorte inconnu. Je ne laissai pas de chercher la cause d'un fait aussi singulier. Enfin je crus l'avoir trouvée. Je savais qu'une liqueur appelée *aceyte de sal*, employée contre le goître, était retirée du sel de la province d'Antioqua. J'appris que ce sel avait été longtemps en usage dans la province de Mariquita, et que depuis un certain nombre d'années il avait été remplacé par le sel de Zapaquira. On me dit qu'on obtenait l'*aceyte de sal* en suspendant dans un sac le sel, après l'avoir obtenu par évaporation, et en recueillant le liquide qui commence à tomber goutte à goutte. De retour à Santa-Fé, j'engageai mon ami, M. Boussingault, à faire l'analyse de l'*aceyte de sal*: il la fit, et y découvrit l'iode en quantité assez notable, pendant que dans le sel de Zapaquira il ne put en reconnaître aucune trace.

1. Gazette de santé. Décembre 1825.

Boussingault[1] a fait connaître d'autres faits analogues qui démontrent que dans la vallée du Cauca, à Cartago, à Sonson, dans la province d'Antioqua, où l'on use des sels contenant une petite quantité d'iode, le goître était inconnu, tandis qu'il était endémique à Mariquita, à Santa-Fé-de-Bogota, où le sel ne renfermait pas d'iode, et qu'il avait fait invasion à Cartago, depuis qu'on avait substitué le sel non ioduré de Zapaquira au sel de Galindo.

*Eaux insuffisamment aérées.* — La quantité d'air contenue dans l'eau est variable. L'eau dissout une moins forte proportion d'air sur les hautes montagnes, en raison de la diminution de la pression atmosphérique; elle perd une partie de l'air qu'elle tenait en dissolution par la congélation ; elle s'appauvrit d'oxygène en traversant des terrains contenant des détritus organiques.

A la suite de ses observations dans les Andes, dans la Nouvelle-Grenade, Boussingault a cru devoir attribuer le goître aux eaux insuffisamment aérées qui proviennent de la fonte des neiges ou qui ont traversé des terrains chargés de détritus organiques. Relativement à ces dernières, il s'exprime ainsi : «Les eaux qui sont pendant longtemps en contact avec des feuilles mortes, du bois pourri; celles qui coulent lentement ou qui filtrent à travers une terre végétale riche en *humus*, sont peu aérées et elles produisent le goître; c'est le cas à Santa-Ana, à Peladero, etc., dans les plaines où l'eau séjourne sur un terrain tourbeux. »

On peut objecter à cette théorie que le goître ne s'observe pas, tant s'en faut, sur toutes les montagnes; qu'il devrait être plus fréquent dans les vallées les plus élevées ; qu'il ne règne pas dans toutes les localités dont les habitants font usage d'une eau qui provient immédiatement de la fonte des neiges ou des glaciers. Si le goître, il est vrai, n'est pas endémique dans les endroits situés dans les plaines et à une assez grande distance

---

1. BOUSSINGAULT. Recherches sur la cause qui produit le goître dans les Cordilières de la Nouvelle-Grenade, dans Annales de chimie et de physique, 1831, t. XLVIII.

des Cordilières de la Nouvelle-Grenade, on l'observe dans l'Himalaya[1], à la fois dans des vallées situées jusqu'à 2,000 mètres et très-fréquemment dans celles qui n'ont que 500 mètres d'élévation au-dessus du niveau de la mer. Dans les Alpes, dans les Pyrénées, etc., le goître devient plus fréquent à mesure qu'on descend dans la plaine. Relativement à l'influence des eaux des glaciers, Fodéré[2] s'exprime comme il suit : «A mesure que l'on s'éloigne des glaciers et des masses de neige des véritables Alpes, à mesure que l'on boit une eau qui a déjà serpenté par les cailloux, les bois et les prairies, et qui est déjà suffisamment imprégnée d'air et de calorique, on découvre des goîtres, tandis que les habitants qui séjournent au pied des glaciers en sont généralement exempts et sont agiles et sveltes. »

Quant à la déperdition d'oxygène que l'air, dissous dans l'eau, éprouve en traversant des terrains contenant des détritus végétaux, etc., si bien que Faivre n'a trouvé que de l'azote dans l'eau de sources réputées pour donner lieu au goître dans diverses contrées du Brésil, nous croyons encore que ce n'est pas à l'absence d'oxygène qu'il faut attribuer le goître, mais à la présence dans l'eau d'une matière organique inconnue dans son essence, et qui paraît se développer spécialement dans les eaux de certaines sources, de certains puits, etc.

*Faits démontrant l'influence exclusive des eaux potables sur la production du goître.* — L'influence des eaux potables sur la production du goître est incontestable. On peut citer des faits nombreux, précis, irrécusables, des expériences directes. Wagner[3], dès le XVIIe siècle, a indiqué des fontaines réputées pour donner lieu au goître dans les Grisons à Zizers, à Trim-

1. BRAMBLEY. *Some account of the goître of Nipal and of the cis and trans Himalayan regions ,* dans *Transact. of the med. and phys. Society of Calcutta.* Calcutta, 1833, t. VI.

2. FODÉRÉ. Traité du goître et du crétinisme. Paris. 1800, p. 81.

3. WAGNER *Hist. nat. Helvetiæ curiosa.* Zurich, 1680.

mis, à Sonders. Aux faits cités par Wagner, Hoffmann [1] a ajouté les suivants. A Flach, bourg du canton de Zurich, se trouve une fontaine dont les eaux donnent lieu au goître, d'où lui vient le nom populaire de *Kropfbrunnen*. A Steinseiffen le goître a disparu presque complétement depuis qu'on s'est abstenu de faire usage de l'eau de certaines fontaines qu'on supposait devoir en être la cause. Bouchardat, dans la discussion qui a eu lieu à l'Académie, à la suite de la lecture du mémoire de Ferrus sur le crétinisme [2], a très-bien fait ressortir que c'est à la qualité des eaux qu'il faut attribuer l'origine du goître. Nous citerons avec Bouchardat quelques-uns des faits caractéristiques suivants. Mac-Clelland, chirurgien de l'armée du Bengale, ayant passé plusieurs années dans la vallée de Shore, habitée par trois classes d'Hindous, les brahmines, les rajpoots et les domes, qui se nourrissent exactement de la même manière, a fait une étude très-attentive des circonstances dans lesquelles se développe le goître dans cette contrée et a signalé le fait suivant. Dans le village de la Deota on a des eaux incrustantes de mauvaise qualité; les domes qui s'en servent exclusivement, ont tous le goître, tandis que les brahmines qui boivent de l'eau provenant d'un aqueduc construit à grands frais, ne présentent pas un seul cas de cette affection. Les rajpoots partageaient cette immunité, mais les malheurs de la guerre ne permettant pas d'entretenir l'aqueduc, et son mauvais état étant tel qu'il ne peut pas alimenter à la fois les brahmines et les rajpoots, depuis que ceux-ci ont été obligés de recourir aux eaux des villages, le goître a fait parmi eux de nombreuses victimes [3]. A Montmeillan, dit Grange, dans la basse ville, tant qu'on se servait pour la boisson de l'eau de puits creusés dans les alluvions, les goîtres étaient très-communs. On

---

1. Hoffmann. *De morbis certis regionibus et populis propriis*. Halle, 1705, p. 5.
2. Bull. de l'Acad. de méd., 1850, t. XVI.
3. M'Clelland. *Some inquiries in the Province of Kemaon relative to geology, including an inquiry into the causes of goitre* (Calcutta, 1835), cité d'après M. Grange.

a remplacé les eaux de puits par les eaux d'Arbin, qui proviennent
des calcaires oxfordiens, et depuis cette époque les cas de goître
et de crétinisme qu'on observait dans cette ville, sont devenus
assez rares pour qu'on puisse dire que ces affections ne s'y
montrent plus. Au Puiset, suivant Mgr. Billiet, sur dix-huit
familles, l'une a une citerne, les autres s'abreuvent à de mauvaises eaux ; la première est saine, toutes les autres sont gravement atteintes de goître. A St.-Jean-de-Maurienne, il est bien
connu que les eaux dites de Bourieux entretiennent le goître et
le crétinisme dans la rue du même nom, tandis que la fontaine
dite de la Pierre passe pour être très-saine. Il est certain, dit Mgr.
Billiet, que plusieurs fois dès jeunes gens en ont fait usage
pendant un mois ou deux avant la conscription pour se donner
le goître ou pour rendre plus volumineux celui qu'ils avaient
déjà, afin d'obtenir l'exemption du service militaire. La Commission sarde, Grange, s'expriment de la même manière. Selon
Boussingault[1], « il existe dans la Nouvelle-Grenade une opinion
générale qui attribue l'origine du goître aux propriétés nuisibles
de certaines eaux ; cette opinion vulgaire est fondée sur des observations journalières et qui sont à la portée de tout le monde.
Des personnes fixées dans des lieux où le goître est fortement
endémique, se sont guéries, ou se sont mises à l'abri de cette
maladie, en ayant la précaution d'envoyer chercher l'eau pour
leur usage à une rivière dont l'eau était réputée bonne, et en
s'abstenant ainsi de boire celle de leur résidence. »

*Différences étiologiques du goître et du crétinisme.* — De ce
que l'hypertrophie, les dégénérescences du corps thyroïde sont
fréquemment associées au crétinisme ou du moins s'observent
d'ordinaire dans les mêmes localités, un grand nombre d'auteurs
ont considéré le goître comme un attribut du crétinisme, ou
comme le premier degré, la première manifestation de cette
affection. Cette confusion a singulièrement compliqué la recherche

1. Annales de chimie et physique, t. XLVIII, p. 55.

des causes du crétinisme ; car ce qui s'applique à ce dernier ne peut pas toujours s'appliquer au goître, et réciproquement. Ainsi que nous l'avons déjà fait remarquer, le crétinisme et le goître sont des états morbides essentiellement distincts, indépendants. Dans un grand nombre de localités où le goître est extrêmement fréquent depuis une époque très-reculée, on n'observe néanmoins pas de crétinisme, même là où l'hypertrophie thyroïdienne arrive à ses limites extrêmes.

L'influence exclusive de l'usage de certaines eaux sur la production du goître est évidente, ainsi que le démontrent les faits cités plus haut. Le goître se développe par conséquent sous l'influence d'un principe dissous ou en suspension dans l'eau. Ce principe n'appartient certainement pas au monde inorganique minéral, et ne se rapporte à aucun des principes minéralisateurs que l'on rencontre ordinairement dans les eaux potables. Parmi ces principes, on ne peut accuser ni le sulfate ni le carbonate de chaux, ni les sels magnésiens, ni les argiles qui s'y trouvent en suspension, ni l'absence de sels ou d'oxygène (eaux provenant de la fonte des neiges), ni le défaut d'iodures, etc. ; car on peut toujours citer des faits contraires, où l'usage des mêmes eaux, ou d'eaux encore plus chargées ou plus dépourvues des mêmes principes incriminés ne donne pas lieu à la manifestation du goître.

Si l'on considère d'autre part que le goître est d'ordinaire endémique sur des terrains d'alluvion, humides, marécageux ; que les eaux des puits, etc., traversent ces terrains sous forme de nappes souterraines et s'y chargent tout autant de sels que de principes organiques fixes ou en décomposition, surtout si les eaux ont un faible écoulement, ou restent stagnantes ; que l'on observe parfois le goître à l'état épidémique, ainsi que Simonin[1], Guyton, Nivet[2], Reuss[3], Hancke[4], en ont rapporté des observa-

---

1. Simonin. Rech. topogr. sur Nancy.
2. Gaz. méd. Paris, 1852, p. 144.
3. *Würtemb. med. Corresp.* VI, 163.
4. Hufeland's *Journal.* LXXXVI, l. V, p. 77.

tions, dans les saisons où les transitions brusques de température, la chaleur et l'humidité, combinant leur action, favorisent,
activent probablement les décompositions ou les transformations
organiques, on se trouve naturellement amené à assigner à ces
matières organiques le rôle qu'on a fait jouer, sans pouvoir s'entendre jusqu'ici, à la présence ou à l'absence de tel ou tel principe minéralisateur dans les eaux potables.

D'ailleurs l'observation a prouvé que le goître a diminué ou
a disparu dans certaines localités par suite de l'assainissement
du sol, en facilitant l'écoulement des eaux stagnantes, en établissant des canaux d'arrosement ou de dérivation, en empêchant
le débordement des rivières, en obviant aux causes d'humidité
permanente du sol ou du voisinage des habitations, sans que les
principes minéralisateurs des eaux potables aient changé. Il nous
paraît par conséquent bien démontré par les faits et par le raisonnement, en procédant par voie d'exclusion, que le goître se
développe sous l'influence de l'usage d'une eau renfermant en
dissolution ou en suspension un principe organique.

On trouve des matières organiques dans la plupart des eaux
potables, notamment dans celles qui donnent lieu au goître, mais
ces matières n'ont pas été déterminées jusqu'ici, pas plus que
celles qui donnent lieu à la fièvre intermittente, au choléra, à la
peste, etc., et cependant il est certain que leurs principes se
dégagent des lieux marécageux où elles se forment pour se répandre ensuite au loin dans l'atmosphère.

Les principes infectieux paludéens varient avec les conditions
géographiques, atmosphériques, etc., qui favorisent, empêchent
ou modifient leur génération. Celle-ci est constamment en rapport
avec une décomposition plus ou moins active de matières organiques et une diminution de la proportion d'oxygène de l'air
dissous dans l'eau.

Les principes infectieux (matières en décomposition, gaz,
microzoaires, cryptogames et sporules de cryptogames) altèrent
l'eau dans laquelle ils se développent, et vicient l'air ambiant
dans lequel ils se trouvent transportés. Ces principes ont une

action toute différente sur l'économie suivant qu'ils y pénètrent par les voies respiratoires ou digestives, et qu'ils sont susceptibles ou non d'être modifiés ou décomposés par la digestion. Les principes paludéens, modifiés selon les conditions dans lesquelles ils sont produits, engendrent le choléra à l'embouchure du Gange, la peste dans le delta du Nil, la fièvre jaune à l'embouchure des fleuves des pays intertropicaux, les fièvres pernicieuses dans les plaines marécageuses des pays chauds, les fièvres intermittentes, etc., dans les climats tempérés, le goître dans certaines localités et dans des circonstances difficiles à bien déterminer. Le principe infectieux du goître est probablement organique et doit être produit par un cryptogame ou par un microzoaire spécial. Les influences combinées du terrain, de la température, de l'humidité, de l'altitude, de la latitude, de la lumière, de la chaleur, etc., qui ont tant d'action sur le règne végétal et sur le règne animal, et par suite sur le principe infectieux du goître, semblent expliquer les anomalies apparentes de la distribution géographique de cette affection.

Quoique le goître règne le plus souvent à proximité de marécages, d'eaux stagnantes, sur des terrains où l'on observe des débordements de cours d'eau, les grands marécages, qui sont des centres de fièvres paludéennes, ne sont pas toujours en relation avec l'affection goîtreuse. Le goître ne s'observe pas nécessairement dans les lieux où les fièvres paludéennes exercent leurs ravages. Les principes qui donnent lieu à ces deux sortes d'affection sont très-certainement différents et ne paraissent pas être absorbés par la même voie. L'action du principe infectieux du goître peut être neutralisée par l'iode, tandis que celle du principe infectieux des fièvres paludéennes est neutralisée par la quinine. Or, si les traitements, comme l'a dit Hippocrate, démontrent la nature des maladies, on peut conclure de là, que le principe du goître et que le principe des fièvres paludéennes sont différents dans leur essence.

Ce n'est plus par l'usage d'une eau contaminée par un principe organique que paraît se développer le crétinisme, mais bien par l'action de l'air vicié par des émanations, par des miasmes, dont l'influence devient surtout pernicieuse lorsque l'air est confiné, peu ou rarement renouvelé, et que sous l'influence de l'humidité et de la chaleur le principe miasmatique s'est propagé en plus grande abondance. Le principe agit spécialement sur les individus dont la constitution est faible et offre peu d'éléments de résistance.

D'après ce qui précède et suivant notre manière de voir, le goître dépendrait surtout de l'usage d'une eau contaminée par un principe infectieux de nature organique, et le crétinisme se développerait sous l'influence d'un air vicié par un miasme *sui generis*.

Malgré la confusion du goître et du crétinisme [1], qui existe encore pour un grand nombre de médecins et d'auteurs, l'idée d'une intoxication miasmatique, comme cause du crétinisme, gagne tous les jours du terrain dans les esprits, au fur et à mesure que l'étude des causes locales est approfondie davantage.

Il nous reste à rechercher maintenant, ou à mettre en lumière, autant que l'état actuel de nos connaissances le permet, de quelle manière les émanations crétinisantes se développent, agissent et parviennent à imprimer à tout l'organisme le cachet d'une dégradation intellectuelle, physique et morale, plus ou moins prononcée.

*Influence combinée de la température et de l'humidité sur la décomposition des matières organiques.* — Le miasme crétinique se produit très-probablement dans certaines conditions de température et d'humidité qui activent dans un sens spécial les décompositions ou les fermentations des matières organiques. Il se produira partout où les conditions de sa génération se

---

1. VIRCHOW a évidemment forcé les analogies. Il a rattaché le goître au crétinisme, en faisant un rapprochement entre les caractères de ces affections, et ceux que l'on observe dans le typhus abdominal et dans la fièvre intermittente (V. *Gesammelte Abhandlungen*. Frankfort-sur-le-Mein, 1856, p. 932).

trouveront réalisées, quelle que soit la latitude ou l'altitude
des lieux, dans les vallées ou dans les plaines, sur n'importe
quel terrain géologique. L'influence palustre et la malpropreté
sont manifestes. On trouve des marécages au voisinage de
presque toutes les localités crétinisantes. Les habitations sont
généralement basses, humides, à fleur de sol et non parquetées;
elles sont percées d'ouvertures étroites et exhalent une odeur
repoussante. La malpropreté y règne de toutes parts et des im-
mondices accumulées à leurs alentours en augmentent encore
l'insalubrité.

La situation géographique des lieux, le défaut d'aération, la
nature du sol, certaines particularités topographiques, etc., favorisent la formation du miasme. Celle-ci pourra être entravée ou
empêchée par le renouvellement de l'air, par le défaut de
stagnation de l'eau, par la nature de certains principes contenus
dans le sol ou dans l'air (par exemple par l'iode et peut-être par
d'autres principes), par l'abondance de l'ozone, par l'état électrique de la localité, etc.

*Mode d'action du principe miasmatique sur l'économie.* — Le
principe miasmatique, dont dérive le crétinisme, infecte l'air,
donne lieu à une sorte de malaria qui produit une intoxication
du sang. Son action se porte principalement sur le système nerveux, sur lequel il exerce une action dépressive, stupéfiante,
pareille à celle de l'oxyde de carbone, de quelques carbures
d'hydrogène, ou d'un poison stupéfiant analogue à celui des
champignons vénéneux.

Le développement du système nerveux central cérébro-spinal
s'arrête sous l'influence de cette intoxication. L'évolution incomplète du système nerveux réagit ensuite sur l'économie tout
entière.

L'influence miasmatique agit principalement sur les organismes délicats. L'intoxication a surtout des effets funestes
pendant la vie embryonnaire et toute la durée de la grossesse,
pendant les premières années de l'enfance et chez les sujets

dont la constitution est faible ou viciée. Ces circonstances ont été remarquées depuis longtemps, et déjà avant De Saussure les femmes aisées allaient faire leurs couches dans la montagne, à des hauteurs où l'endémie était inconnue. L'arrêt de développement du système nerveux cérébro-spinal est suivi de celui des organes qui sont sous sa dépendance et qui se trouvent alors en quelque sorte dans les conditions de ceux des monstres acéphales. Virchow a établi ce rapprochement et a fait remarquer que chez les crétins, comme chez les monstres acéphales, la peau était hypertrophiée d'une manière caractéristique. L'hypertrophie de la peau ne se rencontre pas chez les simples imbéciles et chez les idiots ordinaires : leur cerveau seul est imparfait, tandis que leur système nerveux spinal bien développé n'a nullement entravé ou faussé le développement du reste de l'organisme. Chez les crétins, au contraire, tout l'organisme se trouve retardé, arrêté dans son essor.

L'influence crétinisante agit rarement dans une étendue restreinte de localité; cependant, on peut voir le crétinisme apparaître à l'état sporadique chez des individus d'une organisation déjà faible et languissante. On peut rencontrer accidentellement, dans tous les pays, des individus plus ou moins dégénérés physiquement et intellectuellement que l'on peut rapprocher des crétins endémiques. Behrend[1] a attribué le crétinisme que l'on observe dans les grandes villes, à l'encombrement de la population dans les quartiers pauvres, à l'atmosphère froide, humide, saturée de vapeurs pernicieuses, au défaut d'aération et d'insolation, à l'insuffisance de la nourriture, à l'absence de la culture intellectuelle, à la malpropreté et à l'incurie. Suivant lui, les effluves et les mauvaises conditions hygiéniques au milieu desquels vivent les individus, donnent lieu à l'anémie, aux scrofules, au rachitisme, tandis que les sens, faute d'exercice, restent émoussés.

1. BEHREND. *Ueber den Cretinismus grosser Städte*, etc., dans *Journ. für Kinderkrankheiten*. Juin, 1846.

Dans certaines localités, la population entière subit l'influence crétinisante du milieu où elle séjourne. Les habitants en sont apathiques, inactifs, peu industrieux et rebelles au travail ; ils sont mal conformés et de petite taille.

*Causes adjuvantes de la dégénération crétineuse.* — Lorsqu'à l'arrêt de développement intellectuel et physique qui est la conséquence de l'influence miasmatique crétinisante, viennent s'adjoindre encore des vices organiques contractés pendant la vie intra-utérine (tels que l'hydrocéphalie, l'atrophie ou l'agénésie partielle du cerveau, etc.), ou contractés après la naissance (tels que la surdité, l'hydrocéphalie, des synostoses crâniennes, le rachitisme, etc.), qui à eux seuls sont à même de produire une dégradation intellectuelle ou physique, alors le crétinisme arrive à son plus haut degré et l'organisme humain revêt définitivement l'empreinte de la plus triste, de la plus profonde dégénération.

*Énumération des lésions propres, des complications congéniales et subséquentes du crétinisme.* — Dans le crétinisme il faut donc distinguer les lésions propres et les complications, qui sont très-variables et qui ne peuvent être considérées comme caractéristiques, puisqu'elles varient d'un sujet à l'autre.

Les caractères propres du crétinisme résultent de l'arrêt ou du retard du développement du système nerveux central cérébro-spinal. Ces caractères consistent : dans la faiblesse intellectuelle ; dans l'obtusion des sens ; dans le défaut d'énergie fonctionnelle du système musculaire ; dans le développement imparfait, irrégulier du squelette ; dans l'hypertrophie du tissu connectif sous-cutané ; dans l'évolution tardive du système dentaire, des organes de la génération, de la puberté, des facultés intellectuelles.

Les complications congéniales les plus communes sont l'agénésie partielle du cerveau et l'hydrocéphalie, qui ont pour conséquence une idiotie plus ou moins prononcée. D'autres complications plus rares sont : les déformations par suite d'un défaut d'eaux de l'amnios (pieds-bots varus), ou par suite de contracture musculaire (strabisme, torticolis, diverses variétés de pieds-bots, de mains-bots, etc).

Les complications subséquentes sont nombreuses : elles sont le résultat de maladies survenues après la naissance, de l'influence des mauvaises conditions du milieu physique dans lequel les individus ont vécu, ou d'un vice constitutionnel. Telles sont les déformations rachitiques, l'hydrocéphalie, les synostoses crâniennes, la surdité et le mutisme, l'anémie et les lésions consécutives à l'intoxication paludéenne, des paralysies et des contractures musculaires, le goître, des tumeurs blanches et des lésions consécutives à la carie scrofuleuse des os, à des affections cutanées, et toute la série des affections morbides que l'on peut retrouver chez les individus non affectés de crétinisme.

L'idiotie crétineuse est aggravée par l'action continue du miasme délétère et des mauvaises conditions hygiéniques, par le défaut de culture intellectuelle, par l'hydrocéphalie, par les synostoses crâniennes et par la surdité. C'est surtout par l'influence ordinairement combinée de ces causes d'idiotie que le crétinisme arrive à sa plus haute expression, alors même que les individus ne présentent que peu d'indices de la dégénération au moment de la naissance.

Examinons maintenant les conditions dans lesquelles la faiblesse intellectuelle ou l'idiotie se développent chez les crétins.

*Des causes de l'idiotie.* — L'idiotie est constamment le résultat de lésions organiques du cerveau. Ces lésions peuvent être congéniales ou ne survenir qu'après la naissance.

L'idiotie congéniale est la conséquence soit d'un arrêt général de développement des centres nerveux céphalo-rachidiens, soit d'un arrêt partiel de développement du cerveau résultant d'une lésion intra-utérine de cet organe, et survenue en général à la suite d'une hydrocéphalie. La distension des ventricules du cerveau ou de l'épendyme de la moelle par le liquide céphalo-rachidien produit parfois la rupture, et partant, la destruction partielle de ces organes. L'anencéphalie plus ou moins complète, l'agénésie de certaines parties du tronc ou des membres, des vices de conformation divers, en sont le résultat. Des arrêts de développement partiels du cerveau peuvent encore être le résultat d'une inflammation primordiale, d'une disposition vasculaire anormale, d'une hémorrhagie, de la formation d'un kyste, d'un ramollissement, d'une compression, d'une cause traumatique ou indéterminée.

L'idiotie peut ne se manifester qu'après la naissance sous l'influence des causes analogues à celles qui peuvent agir pendant la vie fœtale. Elle peut être le résultat d'un arrêt de développement général ou partiel du cerveau consécutif à une hydrocéphalie, à une inflammation, à une rupture ou à une destruction, à une compression, à une modification de tissu, à la formation d'un kyste[1], à une hémorragie. Ces lésions se compliquent fréquemment de modifications profondes qui entraînent la paralysie, l'atrophie de certaines parties, des contractures de muscles, etc.

L'idiotie peut encore être consécutive à des synostoses crâniennes, à des convulsions, à l'abus de préparations opiacées administrées aux petits enfants dans le but de les faire dormir.

A l'influence miasmatique crétinisante, qui exerce sur le système nerveux une action déprimante, et qui détermine un arrêt, un retard dans le développement général du système nerveux central, peuvent s'adjoindre les lésions ou les états morbides qui donnent lieu, en général, à l'imbécillité et à l'idiotie. Partant, un individu peut ne présenter que des caractères peu prononcés de crétinisme, et néanmoins, eu égard à son idio-

---

1. Consécutivement à la destruction ou a l'agénésie d'une partie des circonvolutions ou du corps calleux, les ventricules du cerveau peuvent être complétement à découvert. C'est à cet état pathologique du cerveau que Heschl a donné le nom de porencéphalie. Cependant les individus qui le présentent ne sont pas toujours idiots. Nous avons observé chez un jeune garçon, remarquable par son intelligence, mort de méningite, une porencéphalie très-large symétrique à l'extrémité postérieure et inférieure de l'hémisphère de chaque côté.

tisme, être classé parmi les crétins au dernier degré, surtout si le défaut de culture intellectuelle et la surdité (surdi-mutité) sont encore venus aggraver son état.

*De l'influence de l'éducation.* — L'influence de l'éducation, de la culture intellectuelle sur le développement des facultés est incontestable. L'expérience a prouvé que l'on parvient à améliorer plus ou moins notablement l'état physique, moral et intellectuel des imbéciles et même des idiots avec des soins persévérants. De même, les résultats favorables obtenus par le Dr Guggenbühl dans l'établissement de l'Abendberg, dans le Valais, destiné à l'éducation et au traitement des crétins, prouvent que les crétins ne sont pas rebelles à l'éducation. Si les crétins du dernier degré y sont complétement réfractaires, surtout lorsqu'ils sont sourds, on peut du moins améliorer leur condition et tirer quelque parti des demi-crétins. Les crétineux sont très-susceptibles d'éducation; à force de soins et de persévérance on parvient à développer très-avantageusement leurs facultés engourdies. La faiblesse de l'intelligence, l'idiotie ne peuvent que s'aggraver par défaut de culture des facultés intellectuelles plus ou moins imparfaites des malheureux crétins.

*De la surdité chez les crétins.* — La surdité est très-commune; c'est un fait presque général chez les individus considérés comme crétins complets. Baillarger a remarqué qu'il y avait parmi les crétins un plus grand nombre de sourds-muets qu'on n'en observe parmi les idiots et les imbéciles, ce qui s'explique parce que toutes les contrées où sévit le crétinisme présentent en même temps un nombre considérable de sourds-muets. D'après Strambio[1], sur un nombre de 733 crétins, il y avait 65 sourds et 269 sourds-muets. Les otites internes sont très-fréquentes chez les enfants soumis à de mauvaises conditions d'hygiène. Un grand nombre de nouveau-nés sont affectés

---

1. STRAMBIO. *Su'l cretinismo nella Valtelina. Gaz. med. ital. Lombard.,* 1856.

ou succombent à des otites internes qui ont fort peu attiré l'attention jusqu'ici, par suite de l'absence de symptômes locaux.
L'attention n'est éveillée qu'autant qu'il survient des rougeurs
au pourtour de l'oreille, ou qu'un écoulement puriforme se
manifeste tout à coup par le conduit auditif. Cet écoulement
puriforme (otorrhée) provient constamment de la caisse, à la
suite de la rupture de la membrane du tympan. Ces otites sont
indépendantes des fièvres éruptives; elles sont très-fréquentes,
et on peut leur rattacher le plus grand nombre des surdi-mutités
dites congéniales. Nous avons rencontré très-fréquemment sur
les cadavres d'enfants nouveau-nés, dès le sixième jour de la
naissance, et chez des enfants âgés de plusieurs semaines, etc.,
la caisse distendue par du pus des deux côtés, la membrane du
tympan refoulée au dehors, ou quelquefois déjà perforée, la
muqueuse de la caisse épaissie, injectée, et la trompe obstruée
par le gonflement de la muqueuse. Ces enfants criaient beaucoup, mais ne présentaient parfois guère de réaction fébrile
pendant leur vie, et aucun symptôme spécial pouvant se rattacher à des affections des organes abdominaux ou thoraciques,
ou des centres nerveux. L'attention du praticien peut même être
détournée par des symptômes d'affections de ces derniers organes,
comme dans un cas où nous avons trouvé sur le cadavre d'un enfant âgé de 10 mois, la caisse de chaque côté toute remplie de
pus, une perforation du tympan avec écoulement puriforme par
l'oreille du côté gauche, et une hydrocéphalie chronique compliquée d'hémorragie interstitielle ancienne dans la pie-mère et
de méningite suppurée, dont le point de départ paraît avoir été
le temporal gauche au voisinage de l'épine du sphénoïde.

Ces otites ont été signalées à diverses reprises par Schwarz [1],
par Helfft [2], par von Trœltsch [3]. Elles ne peuvent être reconnues
directement pendant la vie à cause de l'étroitesse du conduit

1. Schwarz, dans *Journal für Geburtshülfe* de Siebold, *B.* V, p. 160.

2. Helfft, dans *Journal für Kinderkrankheiten*, déc. 1847. — *Id.*
dans Schmidt's *Jahrbuch.* 1848, t. LVIII, p. 337.

3. Von Trœltsch. *Die Anat. des Ohres.* Wurzbourg, 1861, p. 63.

auditif, de la direction de la membrane du tympan, qui est en quelque sorte parallèle à celle du conduit, et à cause de la présence du smegma humide ou desséché qui recouvre et qui masque la membrane. Ainsi que l'a fait remarquer avec beaucoup de justesse v. Trœltsch dans le remarquable article qu'il a consacré à ces affections, ces otites doivent se comporter chez les petits enfants comme chez les adultes et être accompagnées de ces douleurs intolérables, atroces, que les malades accusent jusqu'à ce que la collection purulente ait eu une issue au dehors. Les cris incessants de certains enfants, doivent rendre le praticien très-attentif du côté des oreilles, surtout lorsque d'autres affections ne peuvent en rendre compte, et que ces cris sont augmentés ou surexcités par l'impression du froid, les mouvements des parties voisines, le bruit, les tractions exercées sur l'oreille.

La surdité, dans l'enfance, étant par elle-même une cause d'infériorité intellectuelle, au défaut de l'éducation d'autres sens, doit naturellement exercer l'influence la plus fâcheuse sur les individus affectés de crétinisme, dont l'intelligence, dont les facultés sont déjà originellement affaiblies, et chez lesquels l'idiotie complète est alors la conséquence de cette surdité.

*Étiologie de l'ossification des sutures crâniennes.* — Comme on a fait jouer dans ces derniers temps un grand rôle aux synostoses crâniennes ou aux ossifications des sutures crâniennes dans la production de l'idiotie et du crétinisme, il importe d'en étudier l'étiologie et les conséquences.

L'ossification des sutures du crâne reconnaît différentes causes. L'ossification normale peut être simplement plus rapide, prématurée, par suite de circonstances qu'il est impossible de déterminer. Ces variations s'observent non-seulement chez les crétins, mais chez les individus bien conformés de toutes les races humaines. Il suffit de rappeler que les deux parties latérales du frontal peuvent rester isolées jusqu'à l'âge le plus avancé, ou se souder dès l'âge de 1 à 3 ans. Néanmoins Gratiolet a remarqué que la synostose des différentes pièces du crâne débute par les sutures postérieures chez les races blanches et par les sutures antérieures chez les nègres. Chez les crétins on ne remarque rien de constant. Cependant Virchow a considéré l'ossification prématurée de la suture sphéno-basilaire, qu'il a observée chez un crétin nouveau-né[1], et chez un autre crétin (?) nouveauné rachitique[2], comme caractéristique du crétinisme, et a assigné à cette ossification prématurée une action prépondérante sur le développement de l'affection. Chez les crétins l'ossification prématurée de la suture sphéno-basilaire est très-commune, mais elle n'est pas constante. Nous en avons observé l'ossification incomplète à 28 ans, et Stahl prétend qu'on a souvent remarqué la persistance de la séparation de l'os basilaire et du sphénoïde, ce qui, après 20 ans, est tout à fait inhabituel. Chez un crétin âgé de 44 ans nous avons même trouvé une séparation permanente des deux parties latérales du frontal.[3]

Si les synostoses osseuses sont plus fréquentes chez les crétins, chez les idiots, cela tient à des circonstances particulières. Elles dépendent en général d'une hypérémie locale soit interne, soit externe. Les hypérémies internes des os du crâne s'observent dans les hypérémies et dans les inflammations des enveloppes cérébrales, qui sont très-fréquentes chez les crétins lesquels sont presque tous hydrocéphales. Les hypérémies externes des os du crâne sont consécutives à des lésions des téguments extérieurs, à des affections dartreuses, exanthémathiques, etc., du cuir chevelu. Ces affections sont parfois accompagnées d'une injection plus ou moins prononcée des parties voisines du péricrâne et quelquefois de ce dernier, circonstance qui favorise, qui active l'incrustation calcaire du tissu fibreux ossifiable des sutures. Il en résulte des synostoses locales plus ou moins

1. VIRCHOW. *Zur Entwicklungsgeschichte des Cretinismus und der Schädeldifformitäten*, dans *Gesammelte Abhandl.* Frankfort-sur-le-Mein, 1856, p. 353.
2. VIRCHOW. *Knochenwachstum und Schädelformen mit besonderer Rücksicht auf Cretinismus*, dans *Archiv für pathol. Anat. und Physiol.* Berlin, 1858, t. XIII, p. 353.
3. Gaz. méd. Strasbourg, 1857, p. 483.

étendues, lorsque les éruptions cutanées correspondent aux sutures, ainsi que nous avons eu occasion de le vérifier sur quelques têtes de jeunes sujets. Les crétins, les idiots de naissance, par suite de l'incurie et de la malpropreté auxquelles ils sont fréquemment abandonnés, sont très-sujets aux affections éruptives, dartreuses, parasitaires du cuir chevelu et se trouvent ainsi plus spécialement dans les conditions favorables aux synostoses crâniennes.

*Conséquences de l'ossification des sutures crâniennes.* — De même que les os longs sont arrêtés dans leur accroissement en longueur là où les cartilages intermédiaires aux points d'ossification ont été envahis par le dépôt calcaire, ou en d'autres termes, là où les épiphyses se sont soudées, synostosées, avec les diaphyses, de même, les os du crâne synostosés s'arrêtent dans leur accroissement au niveau des synostoses.

Stahl paraît avoir signalé le premier l'influence de l'ossification des sutures sur l'irrégularité des formes du crâne. Gibson, Sœmmering, ont les premiers démontré l'importance du rôle du tissu fibro-cartilagineux intermédiaire aux sutures dans l'accroissement des os. Hyrtl, Engel, etc., en ont étendu les applications et Virchow a fait sur les synostoses crâniennes un travail très-remarquable et très-complet. Le célèbre professeur de Berlin a développé avec son talent habituel toutes les conséquences de ces anomalies osseuses et a établi les règles qui permettent de déterminer à l'examen de la forme de la tête quelles sont les sutures primitivement synostosées.

Lorsque l'ossification a envahi de bonne heure un grand nombre de sutures ou toutes les sutures à la fois, le crâne se trouve fortement entravé dans son développement ou cesse de s'accroître dans toutes ses parties. Consécutivement, les centres nerveux renfermés dans la cavité crânienne se trouvent aussi entravés ou arrêtés dans leur développement; la circulation s'y fait difficilement par suite d'anémie cérébrale, et la stupeur, l'idiotie se prononcent de plus en plus et irrémédiablement. Nous possédons deux crânes d'enfants de 2 à 3 ans dont toutes les sutures ont été ossifiées simultanément; les deux enfants sont morts avec des symptômes de compression cérébrale et seraient probablement devenus des idiots s'ils avaient continué à vivre. Rösch a rencontré l'ossification presque complète de toutes les sutures sur le crâne d'une crétine âgée de 13 ans, et Vrolik sur le crâne d'un crétin âgé de 9 ans. Neumann[1] rapporte l'observation d'un enfant de 2 ans, hydrocéphale, dont les sutures crâniennes s'ossifièrent à la suite d'une éruption cutanée et qui mourut à la suite de symptômes de compression cérébrale. Les synostoses générales ont nécessairement pour conséquence la microcéphalie, pourvu toutefois que la tête n'ait déjà eu un volume considérable, par hydrocéphalie, comme dans le cas précédent. Baillarger a trouvé des ossifications prématurées de sutures chez un idiot âgé de 4 ans, et Cruveilhier chez un enfant idiot âgé de 18 mois.

Lorsque l'ossification des sutures est partielle, les os cessent seulement de s'accroître au niveau des parties synostosées. L'accroissement de la cavité crânienne peut se continuer aux dépens du tissu fibro-cartilagineux des sutures non encore envahies par le dépôt de sels calcaires. L'accroissement y devient même plus actif. Il en résulte un développement inégal, irrégulier des os et des formes du crâne, et des dilatations compensatrices des parties dont l'accroissement a été arrêté; par suite, le crâne devient irrégulier, insymétrique, difforme. L'ossification partielle peut être: médiane (ossification des sutures sphéno-basilaire, interfrontale, interpariétale); unilatérale (ossification de l'une ou de plusieurs des sutures occipito-pariétale, occipito-mastoïdienne, temporo-pariétale, fronto-pariétale, sphéno-frontale, etc.); bilatérale symétrique (soit par exemple l'ossification complète de la suture lambdoïde, ou des deux sutures occipito-mastoïdiennes, etc.); bilatérale-irrégulière (soit, par exemple, l'ossification de la suture fronto-pariétale droite et de la suture pariéto-temporale gauche, etc.).

1. *Journ. der pract. Heilk.* de HUFELAND. Berlin, 1804, t. XX, l. II, p. 30.

Le crâne des crétins peut être rétréci dans toutes ses parties ou présenter des arrêts de développement partiels (crâniosténose) variables suivant les individus. Suivant les variétés de synostoses, le diamètre longitudinal, vertical, transversal, oblique de l'un ou de l'autre côté, peut être augmenté ou diminué.

Les difformités crâniennes consécutives à l'ossification des sutures peuvent donner lieu à des lésions cérébrales lorsqu'elles sont très-prononcées ; mais elles n'influent en général sur le développement du cerveau qu'autant que l'ossification a envahi un certain nombre de sutures, toutes les sutures d'un même côté ou toutes les sutures à la fois, parce que, dans les cas où il n'existe que peu des synostoses, ou seulement quelques synostoses peu étendues, il se produit des augmentations compensatrices des parties de la cavité crânienne dont les sutures ont échappé à l'ossification. Nous avons à plusieurs reprises examiné des crânes difformes, irrégulièrement synostosés d'individus très-intelligents, dont le cerveau, sauf l'irrégularité ou l'insymétrie de ses formes, n'a présenté rien d'anormal. L'ossification prématurée de la suture sphéno-basilaire, qui est très-commune chez les crétins, n'apporte pas un obstacle considérable au développement du cerveau lorsqu'il n'existe pas d'autres synostoses : la base du crâne s'agrandit aux dépeus de la suture sphéno-frontale et il se forme des augmentations compensatrices d'autres parties de la cavité crânienne. L'ossification prématurée de la suture occipito-pariétale ou fronto-pariétale des deux côtés, ou même d'un seul côté, apporte au contraire de grands obstacles au développement du cerveau, surtout si elle se combine avec celle de la suture interpariétale.[1]

Virchow a rattaché à l'ossification prématurée des sutures des

1. Dans la riche collection de crânes synostotiques et difformes du Musée anatomique de Strasbourg existe un crâne très-irrégulier, oblique, d'un fœtus de 7 mois environ, dont l'origine est inconnue, et dont la suture fronto-pariétale gauche a complétement disparu. L'hémisphère gauche a dû être singulièrement entravé dans son développement malgré l'écartement exagéré des sutures du côté droit et des sutures médianes.

arrêts de développement partiel du cerveau, qu'on observe chez certains sujets, du côté dont la capacité du crâne est rétrécie, et il a fait remarquer que les affections cérébrales et l'ossification des sutures peuvent concourir à produire simultanément l'arrêt du développement du cerveau. A l'appui de cette assertion il a cité une observation très-remarquable dans laquelle l'arrêt du développement cérébral s'est produit sous l'influence de synostoses crâniennes et d'une hydrocéphalie, résultant d'une inflammation chronique de l'épendyme, manifestement congénitale. L'observation est relative à une femme âgée de 66 ans qui avait été épileptique dès son enfance et qui était atteinte d'atrophie et d'hémiplégie de tout le côté droit du corps. Son crâne microcéphalique oblique présentait des synostoses de toute la partie supérieure de la suture lambdoïde, de·la partie postérieure de la suture sagittale et de la partie moyenne de la suture fronto-pariétale gauche. Le cerveau était petit en général, mais l'hémisphère gauche, ainsi que le cervelet du même côté, étaient développés bien au-dessous de l'état normal, si bien que ces deux parties réunies n'avaient guère un volume plus considérable que l'ensemble du lobe postérieur et du lobe moyen de l'hémisphère cérébral du côté droit. Les circonvolutions du côté gauche étaient plus petites et plus étroites que celle du côté droit. L'insymétrie cessait au niveau du pont de Varole. L'épendyme était épaissi et les deux hémisphères étaient distendus par une énorme accumulation de liquide. La quantité de ce dernier et le poids du cerveau n'ont pas été indiqués.[1]

*Les synostoses crâniennes prématurées ne sont pas constantes dans la microcéphalie.* — L'arrêt partiel, l'arrêt·général de développement du cerveau, sa destruction plus ou moins complète (anencéphalie) ne peuvent pas être considérés d'une manière générale comme étant par eux-mêmes des circonstances favorables pour l'ossification prématurée, et de ce qu'un

---

1. VIRCHOW. *Gesammelte Abhandlungen.* Francfort-sur-le-Mein, 1856, p. 924.

microcéphale naît avec un crâne dur, c'est-à-dire, dont les fontanelles sont déjà fermées, on ne peut conclure que les sutures sont ossifiées. C'est ainsi que chez une idiote âgée de 4 ans, dont le corps calleux faisait défaut, dont le cerveau et le cervelet réunis ne pesaient pas plus de 120 grammes, et dont les fontanelles avaient été fermées dès la naissance, aucune suture crânienne, à l'exception de la suture interfrontale, n'était encore ossifiée; — chez une crétine non-hydrocéphale, dont le cerveau pesait 850 gr., la suture interfrontale et partiellement la suture sphéno-basilaire étaient seules ossifiées à 28 ans; — chez un garçon âgé de 14 ans, imbécile, dont l'hémisphère cérébral droit et l'hémisphère cérébelleux gauche étaient normaux, tandis que l'hémisphère cérébral gauche et l'hémisphère cérébelleux droit n'avaient guère que le cinquième du volume des précédents, la suture interfrontale seule était effacée et les os en rapport avec les parties incomplètement développées, étaient seulement moins larges et plus épais.

*Des causes des difformités crâniennes.* — Les difformités crâniennes sont plus fréquentes chez les crétins; mais on les observe également chez les idiots, les imbéciles et chez les individus intelligents.

Les causes des difformités crâniennes peuvent être classées de la manière suivante :

1° L'hydrocéphalie. Elle donne lieu, en général, à la macrocéphalie, mais elle se rencontre aussi chez les microcéphales. 2° L'atrophie; le développement incomplet, l'agénésie partielle du cerveau. Ces différents états sont souvent compliqués d'hydrocéphalie; ils donnent lieu à la microcéphalie et à diverses irrégularités de forme du crâne. 3° L'ossification prématurée des sutures. Elle donne lieu à un rétrécissement partiel ou général du crâne, suivant le nombre, la disposition et l'étendue des synostoses. 4° Une attitude vicieuse, une contracture musculaire, un refoulement mécanique prolongé pendant ou après la vie intra-utérine. Ces différentes causes, en maintenant les os

encore mobiles dans une position anormale, les forcent de s'accroître dans une direction vicieuse : elles donnent lieu à des
formes crâniennes irrégulières, extrêmement communes, qui
n'influent pas sensiblement, quel que soit d'ailleurs le degré de
l'irrégularité, sur le développement et les fonctions du cerveau
et sur l'accroissement ultérieur des os. 5° L'enfoncement des os
du crâne au moment de l'accouchement. Les pariétaux et les
frontaux en sont exclusivement le siége[1]. 6° Certaines dispositions d'os wormiens. Notamment lorsqu'il existe un grand
nombre d'os wormiens le long de la suture lambdoïde, lorsque
l'angle de l'occipital est formé par un os particulier, ou que l'un
des pariétaux est subdivisé en arrière. Le crâne est ordinairement saillant au niveau de ces os accidentels. Ceux-ci sont
ordinairement produits par la rupture ou la fracture d'aiguilles
osseuses qui, ensuite, continuent à se développer en formant
des centres d'incrustation calcaire, ainsi que cela est facile à
constater sur les crânes d'enfants qui succombent rapidement à
une hydrocéphalie. Les os wormiens sont surtout fréquents le
long de la suture lambdoïde, à cause de la tendance à l'enclavement réciproque des aiguilles osseuses de cette suture. Consécutivement à cet enclavement, les aiguilles osseuses se rompent
sous l'influence de la tendance expansive du cerveau. 7° Des
tumeurs intra-crâniennes et les affections des os et des téguments des os du crâne, etc. Les tumeurs intra-crâniennes
agissent d'une façon analogue aux épanchements séreux chroniques : en comprimant le cerveau dans tous les sens, ils
refoulent par son intermédiaire les os du crâne de toutes les
directions, lorsqu'il n'existe pas de synostoses. — Les périostoses, les fongus, etc., donnent lieu à des difformités locales;
lorsqu'elles siègent à la surface interne du crâne, la forme
extérieure peut ne pas être changée.

*Du développement tardif du crétinisme.* — Dans les cas où

-------

1. Gaz. méd. Strasbourg, 1858, p. 58.

l'idiotie crétineuse se déclare tardivement, les influences endémiques favorisent certainement encore l'évolution de la maladie; mais elles ne paraissent plus jouer qu'un rôle secondaire. Le développement du corps et de l'intelligence est alors arrêté par des affections intercurrentes (maladies cérébrales, cutanées, rachitisme[1], etc.), par le défaut d'éducation, l'incurie, l'abandon, et les mauvais traitements.

· La dégénérescence crétineuse, jusque-là peu marquée, ou en quelque sorte latente, se déclare, prend de l'extension, et l'idiotie, qui l'accompagne, devient de plus en plus prononcée.

*Oscillations périodiques dans la manifestation du crétinisme.* — En classant les crétins par séries d'âges, à Reichenhall, dans la Haute-Bavière, on a remarqué que ces séries renfermaient un nombre plus considérable de crétins les unes que les autres; par suite, Virchow[2] a émis l'idée que le crétinisme, ainsi que d'autres maladies endémiques, subissait dans sa manifestation des oscillations périodiques déterminées par l'augmentation et la diminution de l'intensité des causes efficientes. Morel[3], de son côté, a même admis que certaines saisons de l'année devaient activer le développement du principe intoxicant. Mais, de fait, les recherches statistiques de la Commission sarde, imparfaites, il est vrai, n'ont pu établir qu'il était né une quantité sensiblement différente de crétins dans les différents mois de l'année.

*Conclusions* — De cette revue étiologique, de cette analyse des influences crétinisantes, ressortent les conclusions suivantes:
· 1° Le crétinisme existe dans les parties du globe les plus dif-

---

1. ACKERMANN, MAYER, etc., ont considéré le rachitisme comme une condition essentielle du développement du crétinisme. Le rachitisme s'observe fréquemment chez les crétins par suite des mauvaises conditions d'hygiène et d'alimentation de la classe pauvre.

2. VIRCHOW. *Gesammelte Abhandl.*, p. 958.

3. MOREL. Traité du dégén. phys., intell. et mor. de l'esp. hum. Paris, 1857, p. 674.

férentes par leur climat, par leur élévation au-dessus du niveau de la mer, par leur constitution géologique, par leur topographie, et par les mœurs de leurs habitants.

2° Le crétinisme paraît résulter d'une cause essentielle, d'un principe délétère, miasmatique, encore inconnu dans sa nature, qui se développe surtout dans certaines localités dont la constitution géologique, secondée par les circonstances locales, est propre à sa génération, et qui sont situées principalement sur des terrains argileux, gypseux, marneux, ou alluvionnaires.

3° Les émanations miasmatiques, mélangées à l'air, produisent une intoxication de l'organisme. Elles exercent une action stupéfiante sur le système nerveux, dont le développement est entravé, et qui réagit sur la constitution tout entière; elles impriment ainsi à l'organisme le cachet d'une dégénération plus ou moins profonde. Leur action s'étend proportionnellement à leur activité sur toute la population qui s'y trouve soumise; mais elle ne devient manifeste que sous l'influence de causes prédisposantes individuelles et de causes occasionnelles. Aucune de ces causes, du reste, n'a une action exclusive ou prépondérante.

4° Les causes prédisposantes individuelles sont : l'hérédité, la faiblesse intellectuelle des parents, le tempérament lymphatique, la faiblesse constitutionnelle ou l'affaiblissement de la constitution par des maladies, le défaut d'acclimatation.

5° Les causes occasionnelles sont : la malpropreté, le défaut d'insolation et d'aération, l'humidité des habitations, la mauvaise qualité des aliments et des boissons, l'insuffisance de l'iode, les maladies intercurrentes.

6° Le crétinisme est aggravé ou est favorisé dans son évolution par toutes les causes qui agissent d'une manière débilitante sur la constitution et sur le développement physique; par les mauvaises conditions d'hygiène, d'habitation, d'alimentation et d'éducation; par les mauvaises passions, les maladies, l'incurie, et le défaut de culture intellectuelle. Comme le fait remarquer avec justesse Morel, les enfants pauvres et négligés

deviennent spécialement les victimes du mauvais milieu physique
et moral dans lequel ils continuent à se développer. La dégénérescence tend à se prononcer d'autant plus que les individus sont
prédisposés par leur constitution déjà affaiblie, par leur tempérament lymphatique, par l'hérédité, qu'ils sont plus mal nourris,
et qu'ils vivent dans des maisons humides, privées d'air et de
lumière. La manifestation de la dégénérescence se produira
avec d'autant plus d'intensité que la cause essentielle sera plus
active, que son action sera plus prolongée, et se produira à un 2
âge plus tendre, au moment où les organes sont encore le moins
formés et résistent moins à son influence; la manifestation de
la dégénérescence se produira encore, avec d'autant plus d'énergie, qu'un plus grand nombre d'influences secondaires (causes
prédisposantes et occasionnelles) combineront leur action. Elle
sera, au contraire, amoindrie ou empêchée dans ses effets par
la résistance de la constitution des individus, par de bonnes conditions d'hygiène, d'alimentation et d'éducation, et peut-être,
avant que le crétinisme soit manifeste, par l'usage de l'iode, qui
neutralise peut-être, ou rend inactives les émanations crétinisantes, de même qu'il remédie à l'hypertrophie du corps thyroïde.

7° L'hypertrophie du corps thyroïde ou le goître se développe
sous l'influence de l'usage d'une eau tenant en suspension ou
en dissolution un principe encore inconnu dans son essence.
Ce principe paraît dériver de la décomposition de matières organiques dont l'eau se charge de traces plus ou moins appréciables dans les terrains d'alluvion, etc., qu'elle traverse, ou
bien se développer dans l'eau de certains puits, etc., sous l'influence d'un voisinage impur ou de circonstances locales. Le
goître est une affection indépendante du crétinisme. On l'observe
constamment dans les localités où le dernier est endémique;
mais le crétinisme ne s'observe pas toujours dans les localités
sujettes au goître.

8° Le crétinisme est constamment accompagné d'une faiblesse
intellectuelle qui résulte de l'arrêt ou du retard du développement de l'organisme. L'idiotie est une conséquence du créti-

nisme au dernier degré, c'est-à-dire de l'arrêt général du développement du système nerveux céphalo-rachidien. — Le développement imparfait du cerveau peut être aggravé par une affection cérébrale, surtout par l'hydrocéphalie ou par une cause accidentelle d'arrêt forcé produite par la synostose des os du crâne. Ces complications donnent généralement lieu à une idiotie complète, de même que la surdité survenue dans l'enfance chez les individus entachés de crétinisme.

9° Lorsque le crétinisme n'est pas compliqué dès la naissance, il ne devient complet, extrême, qu'autant que l'enfant offrant déjà des indices de crétinisme, reste soumis à l'action prolongée ou permanente du miasme crétinisant, qu'il est dépourvu d'éléments de réaction, qu'il est abandonné à l'incurie, à la malpropreté, qu'il est mal nourri, que son intelligence reste inculte, et que son état se trouve aggravé, compliqué par des lésions accidentelles, par l'influence paludéenne, par le rachitisme, par la carie scrofuleuse des os, par des affections cutanées, par des synostoses crâniennes, par des maladies du cerveau et de ses enveloppes, par une otite interne qui donne lieu à la surdité complète et par suite au mutisme, etc. Si au contraire l'enfant se trouve soumis à de bonnes conditions hygiéniques, si on parvient à le soustraire aux influences pernicieuses qui par elles-mêmes engendrent un état morbide et détériorent la constitution; si l'on cherche à développer ses facultés par une éducation intellectuelle et morale bien entendue, son état s'améliorera sensiblement et ne tendra pas à empirer et à arriver à un degré extrême d'abrutissement moral et intellectuel.

**Caractères du crétinisme. — Anatomie pathologique.** — *Degrés du crétinisme. — Classification. — Détermination des caractères.* — Les individus affectés de crétinisme offrent des caractères spéciaux, variables et à différents degrés. Wenzel frères les ont classés en trois catégories, qui ont été conservées depuis : les crétins, les demi-crétins et les crétineux.

1º Les crétineux ont l'intelligence faible. Ils sont capables de conceptions, d'actes raisonnés. Souvent ils ne diffèrent pas des individus d'une portée d'intelligence médiocre; mais ils offrent plus ou moins d'indices des caractères propres du crétinisme, c'est-à-dire la physionomie générale, la démarche, une taille peu élevée, la maladresse, la nonchalance, les tendances apathiques. Leur langage est plus ou moins embarrassé.

2º Les demi-crétins ont une intelligence obtuse. Ils peuvent être employés à quelques travaux très-simples. Leur langage est imparfait : ils bégaient, ne peuvent articuler et accompagnent souvent leurs paroles de gesticulations exagérées. La dégénération crétineuse des formes corporelles est plus ou moins accusée chez eux.

3º Les crétins (crétins complets, vrais crétins, crétins au dernier degré) sont complétement idiots ou dans un profond état de torpeur intellectuelle, dépourvus de langage, et ordinairement très-dégénérés physiquement.

Cette classification, quoique peu rigoureuse, est néanmoins utile dans la pratique. Les crétins au dernier degré sont très-rares. Chaque auteur en a donné la description d'après les individus qu'il avait en vue, et dont la conformation présente quelquefois les différences les plus prononcées : c'est ainsi, par exemple, qu'ils peuvent avoir une tête petite ou volumineuse, des membres grêles ou trapus, une taille très-petite ou grande, des organes génitaux rudimentaires ou d'une grosseur énorme, etc. En réunissant les caractères saillants observés chez divers crétins, on crée un type idéal et chimérique. Les mêmes difficultés se rencontrent pour la détermination des caractères des demi-crétins et des crétineux, dont certaines parties peuvent présenter les formes très-prononcées de la dégénération crétineuse. Quelques-uns en offrent seulement quelques indices et sont néanmoins remarquables par la faiblesse de leur intelligence. Relativement à l'intelligence, à l'instinct et aux qualités morales, on ne peut établir des caractères différentiels prononcés entre les crétins des divers degrés et les simples idiots ou les imbéciles. Sous ce rapport il existe des transitions graduelles de l'idiotisme simple à l'idiotisme crétinique. La confusion de ces deux états est d'autant plus facile que l'on observe, dans les localités où règne le crétinisme, des idiots souvent en grand nombre, n'offrant aucun des caractères physiques du crétinisme, et réciproquement des idiots chez lesquels on remarque certains traits que l'on rencontre chez les crétins, tels que les formes du visage, le volume de la tête, le développement imparfait du squelette, l'hypertrophie du corps thyroïde, etc. Enfin, on rencontre parfois dans la même famille des crétins et des idiots nés des mêmes parents, et Baillarger a fait remarquer avec raison[1], que les crétins n'apparaissent en grand nombre qu'au milieu de populations qui ont déjà subi une dégradation physique et intellectuelle assez prononcée. D'après Baillarger, les simples idiots sont caractérisés par l'arrêt de développement du cerveau seulement, tandis que les crétins sont caractérisés par l'arrêt de développement du cerveau et de la constitution tout entière.

*Caractères propres du crétinisme.* — Les caractères propres, spéciaux du crétinisme consistent, ainsi que nous l'avons déjà indiqué, dans les éléments pathologiques suivants :

La faiblesse intellectuelle ;

L'obtusion des sens ;

Le défaut d'énergie fonctionnelle du système musculaire ;

Le développement imparfait, irrégulier du squelette ;

L'hypertrophie du tissu connectif sous-cutané ;

L'évolution tardive du système dentaire, de la puberté, des facultés intellectuelles.

Tous les autres caractères qui ne se rattachent pas d'une manière directe aux précédents, et qui s'observent aussi indépendamment du crétinisme, ne peuvent être considérés que comme des complications de cette dégénération de l'espèce.

---

1. Bull. de l'Acad. de méd., t. XVI, p. 485.

*Manifestation des caractères du crétinisme.* — La manifestation des caractères du crétinisme se produit surtout dans les
premières périodes de l'existence, et d'autant plus que le
système nerveux est encore moins développé. L'organisme est
déjà soumis pendant la vie fœtale aux influences qui lui impriment le cachet du crétinisme. Ces influences exercent leur
empire avec d'autant plus d'énergie qu'elles sont plus puissantes,
plus actives, et que l'organisme de l'individu offre moins de
résistance. C'est pendant les deux premières années que les
caractères de la dégénérescence crétineuse se révèlent ordinairement.

Dans les localités où le crétinisme est répandu, on en observe
parfois des indices plus ou moins manifestes dès la naissance.
La conformation crétine se laisse alors déjà reconnaître à la
disproportion des formes et à une empreinte particulière de dégradation physique et d'abrutissement. Souvent ces caractères
sont à peine tranchés et ne se développent que peu à peu. Les
crétins nouveau-nés ont une tête volumineuse ou petite, quelquefois irrégulière, munie de fontanelles ordinairement larges.
Leur physionomie déjà ridée, vieillote, bouffie, par suite de
l'hypertrophie de la peau et du tissu connectif sous-dermique,
offre une expression stupide. Le front est bas, ridé; les paupières sont épaisses, presque dépourvues de cils, cernées de
rides profondes; le nez est aplati et ordinairement très-déprimé
à sa racine; les pommettes sont plus ou moins saillantes; le
maxillaire supérieur proémine en avant chez les microcéphales;
la bouche est grande; leur langue volumineuse fait saillie entre
les lèvres épaisses; le cou est parfois goîtreux; le thorax est
étroit. Les membres sont grêles et la main est d'une forme
grossière. Le poids du corps est ordinairement peu considérable.
Ces enfants saisissent difficilement le sein et sont plus ou moins
maladroits dans l'action de têter, ils sont peu impressionnables,
et leurs sensations visuelles et auditives se développent tardivement; ils ne font pas de différence entre leur nourrice et une
étrangère; ils ont toujours un air endormi; leur physionomie

stupide ne s'éclaire jamais d'un sourire et n'exprime ni la joie, ni le désir, ni la sensation du bien-être.

A l'époque ordinaire de la puberté, sous l'influence de l'éducation et de bonnes conditions hygiéniques, les premiers symptômes du crétinisme disparaissent plus ou moins en même temps que la constitution s'améliore. Dans les circonstances défavorables la dégénération s'aggrave de plus en plus. Les crétins passent alors de l'adolescence à la vieillesse, tout en conservant encore certains attributs de l'enfance. Le plus souvent le crétinisme ne devient manifeste qu'au moment de la première dentition, qui s'opère difficilement. On s'aperçoit alors que les enfants ne font plus de progrès : ils ont le regard vague, hagard; leur physionomie est sans expression et leur intelligence devient de plus en plus obtuse. Ils ont l'apparence de la santé et un embonpoint considérable; mais leurs mouvements sont dénués d'énergie et le développement de leur corps se ralentit, s'arrête. Ils ne peuvent parvenir à se tenir debout, et n'apprennent ni à marcher, ni à articuler les mots. Ce qui caractérise le plus le crétin et le distingue des autres enfants, quoique scrofuleux, a dit Guggenbühl, c'est l'obtusion des sens et le développement retardé du langage et des facultés intellectuelles.

L'idiotie et les caractères physiques du crétinisme se révèlent encore assez souvent seulement au bout de la deuxième année, et quelquefois ils ne se manifestent que tardivement. Cependant il est rare que l'arrêt du développement se manifeste au delà de 4 à 5 ans. Parmi 4888 crétins sardes, le crétinisme apparut 4440 fois dès la naissance et jusqu'à la fin de la deuxième année, 187 fois de 2 à 5 ans, 202 fois de 5 à 12 ans, 31 fois de 13 à 20 ans, 28 fois après l'âge de 20 ans.

*Conformation corporelle.* — La conformation corporelle des individus affectés de crétinisme, souvent ne présente pas des caractères bien marqués, définis; cependant, dans la grande majorité des cas, elle se reconnaît aisément à des caractères propres qui permettent de séparer plus ou moins nettement les crétins des simples idiots. Lorsque la dégénérescence crétineuse est peu prononcée, lorsque les individus n'en offrent que des indices, l'appréciation de ses caractères devient parfois très-difficile; car, ainsi que l'a dit Ferrus, le crétinisme commence à l'état presque normal pour se terminer à la dégradation complète de l'organisme et de l'intelligence. La taille est ordinairement petite, ramassée, de 1ᵐ à 1ᵐ,60, et plus ou moins exempte de difformités. En général les extrémités sont disproportionnées; les membres inférieurs sont grêles et ne sont pas développés proportionnellement au tronc et aux membres supérieurs. La tête est petite ou volumineuse, souvent irrégulière. La partie supérieure du corps située au-dessus du pubis, au lieu d'avoir une longueur égale à la partie inférieure, est souvent plus longue de 10 centimètres et au delà. Les os longs des membres sont trop courts. Les mains restent parfois très-petites et sont en général difformes ou grossières. Le pouce est d'ordinaire très-court et la longueur de la main, depuis le pli du poignet jusqu'à l'extrémité digitale, n'a parfois que 13 cent. chez les individus âgés. Enfin les crétins ont fréquemment des pieds-bots ou des pieds plats. Les pieds-bots sont rarement congénitaux chez les crétins. Thieme en a rapporté un cas. Ils résultent ordinairement de contractures, à la suite de convulsions. L'accroissement du corps est le plus souvent retardé ou arrêté prématurément. Cependant il existe des individus remarquables par l'élancement du tronc, la gracilité des membres, la longueur du cou, les formes anguleuses du visage, ainsi que l'a observé Ferrus à l'hôpital de Sion[1]. Il n'est pas rare de trouver des crétins de 1ᵐ 65 et au-dessus.

*Système osseux.* — Le système osseux offre de grandes irrégularités dans son développement. L'ossification est tantôt régulière, tantôt ralentie, tantôt accélérée et excitée d'une manière extraordinaire. L'épaisseur des os du crâne est variable: assez souvent diminuée en certains endroits, elle est quelque-

---

1. Bull. de l'Acad., t. XVI, p. 211.

fois cinq à six fois plus considérable (hypérostose), et le volume des os des membres est exubérant. D'autres fois, on n'observe rien d'anormal. Les fontanelles se ferment parfois très-tardivement chez les crétins hydrocéphales[1]. L'ossification suit une marche à peu près régulière chez certains individus; mais le plus souvent dans des conditions, ou par suite d'influences qu'il n'est pas toujours facile de déterminer, les sutures des os du crâne, et les cartilages d'ossification des os longs ont une grande tendance à s'ossifier prématurément chez certains sujets. Il en résulte un arrêt dans l'accroissement de la taille et une déformation variable du crâne, suivant les sutures qui se sont primitivement ossifiées. Partant, la tête peut être ronde, pointue, aplatie, allongée d'avant en arrière, irrégulière. Le crâne est petit (crétins microcéphales) ou volumineux (crétins macrocéphales), suivant qu'il renferme une plus ou moins grande quantité de liquide (l'hydrocéphalie est commune), que le cerveau est plus ou moins développé, et que l'ossification des sutures en a plus ou moins entravé l'accroissement. On observe fréquemment des os wormiens le long de la suture lambdoïde. Le trou occipital est normal, rétréci, allongé d'avant en arrière, ou insymétrique. Les trous de la base du crâne peuvent être rétrécis en général, mais alors tout le système osseux est exubérant et il n'est pas rare de rencontrer des exostoses sur les os du tronc et des extrémités. Le rétrécissement des trous de la base du crâne a été mentionné en premier lieu par Malacarne[2]. Il est loin d'être constant, pas plus que la direction horizontale de l'os basilaire que le même auteur a signalée chez les crétins. L'apophyse basilaire de l'occipital n'affecte une direction horizontale

---

1. STAHL mentionne le cas d'un homme de 50 ans, EULENBERG et MANFELS citent une crétine de 20 ans dont les fontanelles n'étaient pas encore ossifiées.

2. M. BACH a émis l'assertion que les trous de la base du crâne sont généralement rétrécis, et il a considéré cet état comme la cause première du manque de perceptions. Il prétend même que le crétinisme est le rachitisme des os du crâne. (Communic. msc.)

qu'autant qu'il existe des synostoses des os de la voûte du crâne,
par suite de son refoulement en bas par le cerveau. Les os de
la face ont très-souvent un développement exagéré. La colonne
vertébrale peut être courbée vicieusement, mais elle présente
rarement un degré prononcé de scoliose ou de xyphose, ce qui
influe alors comme à l'ordinaire, sur la régularité des formes
du bassin. Les os des extrémités sont plus ou moins difformes
ou rabougris, trop minces ou trop épais, trop longs ou trop
courts.

*Système dentaire.* — Les dents apparaissent tardivement
et irrégulièrement le plus souvent ; elles se carient et tombent
de bonne heure. C'est ainsi que nous avons trouvé chez une
crétine âgée de 28 ans les dents canines et les petites molaires
encore profondément logées dans les alvéoles. His a même trouvé
chez un crétin âgé de 58 ans, dans le maxillaire inférieur,
trois incisives qui n'avaient pas encore fait éruption[1]. Les dents
de lait persistent quelquefois jusqu'à l'âge de 20 ans et au delà.
Baillarger a, le premier, attiré l'attention sur l'évolution tardive
et irrégulière des dents chez les crétins, dont il en a fait un des
caractères les plus importants.

*Système musculaire.* — Le système musculaire est en général peu développé, cependant il est des exceptions : celles-ci
se rencontrent surtout chez les demi-crétins et les crétineux
que l'on a pu habituer à quelques travaux mécaniques et qui
parviennent parfois à acquérir une vigueur peu commune. L'a-
trophie musculaire porte surtout sur le membre inférieur, dont
les formes sont grêles et contrastent d'ordinaire avec celles du
tronc et des membres supérieurs. Les bras restent presque
toujours pendants. La démarche est ordinairement inégale,
chancelante. Quelques crétins sont incapables de marcher, de se
mouvoir dans un sens déterminé et peuvent parfois à peine

1. His. *Zur Casuistik des Cretinismus*, dans *Archiv für pathol.
Anat.*, etc., de Virchow. Berlin, 1861, p. 104.

supporter leur tête : en général l'activité musculaire est proportionnelle au degré de l'intelligence. Chez certains individus la
langue fait saillie hors de la bouche, soit par suite de son hypertrophie, soit par suite du refoulement qu'elle éprouve par un
défaut de profondeur assez commun de la voûte palatine, ou par
une hypertrophie du corps thyroïde.

*Peau.* — La peau est épaisse, flasque, plissée, ridée. L'épi-
derme en est rude et grossier. Les jeunes crétins offrent ordinairement un certain degré d'embonpoint. Leur tissu connectif
graisseux sous-cutané est plus ou moins hypertrophié, comme
chez les monstres acéphales, suivant la remarque de Virchow.
Cette hypertrophie s'observe principalement chez les crétins au
dernier degré. L'embonpoint disparaît plus tard ; la peau se ride,
devient blafarde [1], grisâtre ou d'un gris jaunâtre [2]. Les rides profondes et précoces de la figure et des mains leur donnent ainsi,
dès le jeune âge, l'apparence de la vieillesse.

*Physionomie.* — La physionomie offre un type particulier
de laideur et d'abrutissement. Le front est ridé. Les paupières
sont épaisses et sillonnées en dehors de rides divergentes profondes. La mâchoire supérieure et les pommettes sont le plus
souvent très-saillantes. Le nez est aplati, ordinairement très-
déprimé à sa racine [3], et plus ou moins relevé à sa pointe. La
bouche est grande ; la lèvre inférieure est flasque et pendante.
Les oreilles sont informes, grossières, souvent implantées d'une
manière insymétrique, comme cela s'observe aussi fréquemment
chez les idiots, ce qui s'explique d'ailleurs par l'irrégularité
très-fréquente des formes du crâne. Le regard est stupide, fixe,
égaré.

*Système pileux.* — Le système pileux est peu développé.

---

1. D'où probablement le mot crétin, de *creta*, craie, d'après Stahl.
2. Ce qui a fait donner à cette variété le nom de marrons.
3. Cette conformation dépend surtout de la forme et de l'inclinaison
des os nasaux.

Les cheveux sont grossiers, rudes, incultes; les sourcils sont peu prononcés; les cils sont petits et rares; la barbe est très-rudimentaire; les poils des aisselles et des parties génitales sont clairsemés. Le pubis reste glabre jusqu'à 20 à 25 ans et au delà.

*Organes glandulaires.* — La plupart des organes sont hypertrophiés. Le thymus (d'après Virchow), la rate, le corps thyroïde présentent ordinairement un volume considérable; le foie, les glandes salivaires ont parfois un développement exagéré. Les mamelles sont tantôt rudimentaires, tantôt pendantes jusque sur l'abdomen.

Lorsque l'hypertrophie du corps thyroïde peut être constatée dès la naissance dans les localités où le crétinisme est endémique, c'est ordinairement un signe certain de cette dégénérescence. L'hypertrophie du foie, celle de la rate sont ordinairement consécutives à des fièvres intermittentes.

Les testicules ne présentent en général qu'un développement incomplet. Les glandes lymphatiques sont fréquemment engorgées.

*Organes génitaux.* — Les organes génitaux, souvent rudimentaires, sont parfois énormes. Les parties extérieures de la génération des crétines ne présentent parfois rien d'anormal : les petites lèvres, comme le scrotum chez les crétins, sont souvent hypertrophiées.

*Système nerveux.* — Le cerveau présente ordinairement des modifications dans sa forme, son volume, sa consistance. Les hémisphères sont parfois insymétriques, inégalement refoulés par les os du crâne synostosés, ou inégalement développés : les lobes antérieurs sont le plus souvent peu volumineux. Les circonvolutions sont tantôt peu marquées, tantôt séparées par de profonds espaces. La consistance de la masse cérébrale est variable. Le poids du cerveau est en général très-inférieur au poids ordinaire, surtout chez les crétins au dernier degré. Chez un crétin hydrocéphale, d'une intelligence très-bornée, dont le crâne avait 14 à 15 centimètres dans le diamètre vertical et le diamètre transverse, et 18 cm. dans son diamètre antéro-postérieur, le cerveau pesait 1200 grammes et le cervelet 190 gr. Chez une crétine idiote non-hydrocéphale, dont le crâne mesurait 45 centimètres de circonférence, le cerveau pesait 850 grammes et le cervelet 145. La moelle épinière et la moelle allongée sont atrophiées plus ou moins. Les tubes nerveux ne nous ont pas semblé altérés d'une manière appréciable. Les corpuscules nerveux des circonvolutions et des centres de substance grise ont été, en moyenne, moins volumineux qu'à l'ordinaire dans deux cas où nous avons examiné la substance cérébrale, etc., au microscope[1]. L'hypophyse est tantôt atrophiée, tantôt plus volumineuse qu'à l'état normal. L'épendyme est parfois épaissi. La pie-mère présente souvent des taches laiteuses, indices d'anciennes inflammations encéphaliques. Le liquide céphalo-rachidien est souvent augmenté de manière à constituer une véritable hydrocéphalie : il distend plus ou moins fortement les ventricules chez les crétins macrocéphales : son poids s'élevait dans un cas de 220 à 230 grammes; mais il est peu abondant chez la plupart des microcéphales. Rarement l'hydrocéphalie est en même temps extra-ventriculaire (œdème cérébral). Ferrus, se fondant sur les assertions de Stahl et d'Ackermann, a considéré le crétinisme comme étant caractérisé par une hydrocéphalie œdémateuse. Nous avons observé, ainsi que Eulenberg-Marfels et Thieme, un cas où l'hydrocéphalie faisait complétement défaut.

*Facultés physiques, morales, intellectuelles.* — Les facultés physiques, morales, intellectuelles présentent des différences prononcées suivant le degré du crétinisme. De même que la

1. On a trouvé chez des idiots une abondance relativement plus grande de substance grise, ce qui peut s'expliquer par l'absence ou l'agénésie de tubes nerveux destinés à établir des commissures, des connexions entre les différents centres de substance grise. C'est aussi ce que nous avons rencontré chez la petite idiote, âgée de 4 ans chez laquelle le corps calleux faisait défaut.

dégradation physique peut descendre jusqu'à l'abrutissement, de même la faiblesse intellectuelle peut aller de l'imbécillité à l'idiotisme le plus complet.

Chez les crétins au dernier degré, les organes des sens sont plus ou moins émoussés, engourdis, et les perceptions sont en général très-imparfaites. La plupart des sensations paraissent même faire complétement défaut chez eux : de tous les organes des sens, celui de la vue est en général le plus développé; l'ouïe manque à peu près constamment ou du moins est presque nulle : la surdité est probablement le plus souvent consécutive à une otite interne survenue dès les premières années. Chez les individus affectés de crétinisme, la membrane du tympan offre une direction plus ou moins horizontale, suivant qu'ils sont macrocéphales ou microcéphales. Chez ces derniers, elle ne présente d'ordinaire rien de particulier. Nous avons trouvé dans un cas, sur le cadavre d'un demi-crétin, dont l'ouïe était très-obtuse, une perforation de la membrane tympanique des deux côtés. La portée de l'intelligence des crétins au dernier degré est à peine comparable à celle d'un enfant de quelques mois. Ils sont complétement dépourvus de sentiments instinctifs de conservation personnelle : certains d'entre eux se laisseraient mourir d'inanition, si on ne veillait à leur alimentation, et si on ne leur donnait à manger comme aux petits enfants. Ils parviennent tout au plus à se servir maladroitement d'une cuiller. Ils ne se rappellent ou ne reconnaissent qu'à la longue un objet maintes fois représenté. Ils sont apathiques, indifférents à ce qui les environne, paresseux, malpropres, immondes, insensibles à la vermine qui les envahit, lorsqu'ils sont livrés à l'incurie. Ils passent la journée sans manifestation extérieure d'intelligence; leur regard est ébahi, hagard; ils mangent indistinctement tout ce qu'on leur donne, ou se laissent alimenter sans opposer de résistance; ils restent à l'endroit où on les a placés, et laissent leurs urines et leurs excréments s'échapper sans plus de préoccupation qu'un enfant nouveau-né. Ils ne paraissent éprouver ni plaisir ni désir. Quelques-uns sont accessibles au sentiment de la peur et expriment aussi le sentiment de la colère. Ils gesticulent rarement, et alors leurs contorsions sont souvent sans signification appréciable, ou ne peuvent être interprétées que par les personnes qui se trouvent toujours autour d'eux. Leur voix est rauque, dissonnante, convulsive, et leur langage se borne à des hurlements et à des cris inarticulés.

Chez les demi-crétins les sensations sont moins obtuses : ils sont doués, dans des limites restreintes, de la faculté de comparer, d'imaginer, de se rendre compte de leurs actions; mais leur intelligence bornée est incapable de concevoir une idée abstraite d'un ordre supérieur. Ils apprennent difficilement à lire et à articuler les mots; ils parlent en bégayant, d'une manière confuse, plus ou moins inintelligible, et en substituant les lettres les unes aux autres. En exprimant leurs sensations et leurs idées, ils accompagnent ordinairement leurs paroles de gesticulations exagérées et disgracieuses. Ils sont tantôt plus ou moins indifférents à ce qui les entoure, tantôt d'humeur revêche, irritables; ils se laissent facilement surexciter et se mettent en colère par le moindre motif. Leurs sentiments affectifs sont peu prononcés. Ils manifestent un certain attachement pour ceux qui leur donnent des soins; mais les affections vives et durables leur sont étrangères. Ils sont ordinairement sans retenue dans leurs actions et se laissent dominer par leurs sensations ou par leurs instincts. Par des soins persévérants, on peut arriver à leur apprendre à se tenir proprement, à triompher de leur extrême maladresse, et à les habituer à des travaux faciles dont ils s'occupent parfois avec beaucoup de zèle. On peut même parvenir à apprendre à quelques-uns à écrire, à faire de la musique, à se servir avec quelque dextérité de leurs mains; mais leurs productions sont en général grossières et informes. Toujours disposés à la paresse et à l'indolence, ils se complaisent dans l'isolement, ou errent çà et là en mendiant, lorsqu'ils sont abandonnés à eux-mêmes.

Sous le rapport intellectuel et moral, les crétins au dernier degré peuvent être rapprochés des idiots, et les demi-crétins et les crétineux peuvent être rapprochés des imbéciles. Cependant les simples idiots diffèrent parfois des crétins, en ce que l'on trouve chez quelques-uns d'entre eux quelques facultés à peu près intactes, tandis que chez les crétins au dernier degré, toutes les facultés font défaut, et tous les sens sont obtus. Les imbéciles comme les demi-crétins et les crétineux se laissent en général guider par leurs instincts.. Ils sont également pauvres d'esprit, dit Ferrus, mais les imbéciles ordinaires ont pourtant en général plus de rectitude dans le jugement, plus de sentiments affectifs, plus de sociabilité, une moralité moins suspecte, et une compréhension moins incomplète de leurs intérêts.

Les crétineux, les demi-crétins, les crétins sont des individus dont la liberté morale est faible, troublée, abolie, et auxquels on peut appliquer les dispositions législatives relatives à l'incapacité intellectuelle.

Les crétins restent d'ordinaire profondément endormis jusqu'à ce qu'on les réveille en les secouant ou en leur criant dans l'oreille. Quelques-uns se réveillent à des heures régulières; mais ils ont grand peine à se remettre de l'étourdissement dans lequel ils restent plongés pendant quelque temps.

*Respiration.* — La respiration est lente et peu active; elle peut être plus ou moins gênée par la présence d'un goître.

*Circulation.* — La circulation est en général ralentie; néanmoins Cerise, Baillarger ont noté la fréquence du pouls chez certains individus.

*Digestion.* — La digestion s'exerce convenablement, malgré les matières souvent difficiles à digérer, inertes ou repoussantes, que quelques individus ingurgitent dans leur gloutonnerie. Cependant la diarrhée est assez fréquente. Le ventre est ordinairement ballonné, distendu par du gaz.

*Sécrétions.* — Les sécrétions sont les unes normales, les autres diminuées ou augmentées.

La sécrétion de l'urine et de la bile n'offre rien d'anormal;

celle de la salive est parfois augmentée; celle des larmes est exceptionnelle. La peau reste ordinairement sèche, même à la suite d'efforts musculaires très-prolongés. La sécrétion du sperme fait défaut ou est imparfaite chez les crétins et les demi-crétins.

*Époque de la puberté.* — L'époque de la puberté est parfois indéfiniment retardée et les individus conservent une physionomie enfantine. La puberté ne s'établit quelquefois qu'à 25 ans et au delà.

*Menstruation.* — La menstruation fait défaut, est irrégulière où régulière.

*Reproduction.* — La reproduction ne s'observe pas chez les individus affectés de crétinisme au dernier degré, de même que chez les végétaux et les animaux dont le tissu cellulaire devient surabondant. Les demi-crétins et les crétineux sont souvent lubriques, adonnés à la masturbation. Les crétineux, plus rarement les demi-crétins, se reproduisent entre eux ou par croisement avec des individus sains; mais leurs enfants sont ordinairement plus ou moins dégénérés, idiots, ou deviennent crétins complets dans de mauvaises conditions hygiéniques, etc. Le croisement avec des individus sains améliore la génération.

*Grossesse.* — La grossesse ne présente rien d'anormal; mais les accouchements d'enfants morts-nés sont fréquents.

*Mortalité.* — *Maladies.* — *Complications.* — La mortalité paraît très-faible chez les crétins de l'âge de 10 à 40 ans; mais peu d'entre eux arrivent à une vieillesse avancée. Müller[1] a vu une crétine au dernier degré qui, à l'âge de 77 ans, conservait encore une santé excellente.

Parmi 4955 crétins sardes, dont l'âge était indiqué, 331 avaient moins de 10 ans; 1332 avaient 10 à 20 ans; 1339 avaient 20 à 30 ans; 1021 avaient de 30 à 40 ans; 442 avaient 40 à 50 ans; 322 avaient 50 à 60 ans; 168 étaient âgés de plus de 60 ans.

1. Compendium de méd. prat. Paris, 1842, t. V, p. 140.

En général, les crétins sont peu sujets aux maladies, en raison de leur vie sobre, de leur sensibilité physique et morale obtuse, de leur peu d'impressionnabilité au froid, à la chaleur, à l'humidité. Ils parviennent ainsi à un âge beaucoup plus avancé qu'on ne devrait s'y attendre, si l'on ne tenait compte que de leurs imperfections physiques. Au début de leurs maladies, ils présentent des symptômes fonctionnels et subjectifs peu accusés.

Beaucoup d'entre eux succombent aux maladies auxquelles ils sont sujets dans les premiers âges, à des lésions cérébrales, à l'hydrocéphalie, aux convulsions, à la diarrhée, etc. A un âge plus avancé, les uns succombent à une hydropisie, les autres meurent à la suite d'une paralysie progressive, d'affections des organes de la respiration, de dyssenterie, etc. Dans les localités où l'on observe le crétinisme, les fièvres intermittentes règnent d'ordinaire à l'état endémique : elles affaiblissent la constitution, donnent lieu à des hypertrophies du foie, de la rate, prédisposent les malheureux crétins aux épanchements séreux, et produisent dans leur économie de profondes modifications.

Ils sont souvent goîtreux, scrofuleux, rachitiques. Les hernies sont communes. Les affections cutanées sont fréquentes. Un certain nombre de crétins sont sujets à des convulsions, à l'épilepsie. La surdi-mutité est fréquente, surtout chez les crétins au dernier degré. On a vu des crétins atteints d'ostéomalacie (Eulenberg-Marfels), de pellagre, etc.

**Prophylaxie et thérapeutique du crétinisme.** — Le développement de la civilisation et l'amélioration des conditions d'existence et d'hygiène ont suffi, dans plusieurs localités, pour faire disparaître le crétinisme d'une manière à peu près complète. Depuis que l'on a établi des routes dans la Tarantaise et dans la Maurienne, le crétinisme ne s'y observe plus que dans les localités écartées. Le D$^r$ Clivaz a fait remarquer que le village de la Battiaz, près Martigny, tristement célèbre autrefois par les ravages du crétinisme, ne compte plus aucun crétin aujourd'hui, bien que sa population soit triplée. Ce changement a coïncidé très-exactement avec la disparition de terres incultes, couvertes de bois, et qui se prolongeaient jusqu'aux maisons du village. Le sol, défriché de nos jours, est couvert d'abondantes moissons; des habitations bien construites et bien aérées ont pris la place de cabanes où la lumière pénétrait à peine, et dont les fenêtres ne s'ouvraient jamais[1]. La génération actuelle de la Robertsau, aux portes de Strasbourg, où le goître et le crétinisme étaient très-répandus au commencement de ce siècle, ne compte plus de crétins depuis plus de 20 ans, par suite des travaux d'assainissement et les améliorations hygiéniques, qui ont été réalisées, et grâce à l'impulsion intelligente et aux soins dévoués du Dr François.

On a signalé la décroissance progressive du crétinisme dans presque toutes les localités depuis la fin du dernier siècle, au fur et à mesure que la civilisation, l'industrie et le commerce sont venus apporter le bien-être et améliorer les conditions hygiéniques de la population et du territoire.

L'éducation, l'hygiène, la civilisation, les mesures de salubrité générale peuvent donc être opposées d'une manière efficace à l'extension du crétinisme et à son développement.

Pour arriver à ce but, il importe que les gouvernements mettent en pratique, autant que faire se peut, des mesures de salubrité applicables au pays et aux habitations, et destinées, soit à empêcher la formation de principes miasmatiques, ou à diminuer leur activité, ou à les neutraliser; soit à soustraire les individus à leur action et aux influences du milieu dans lequel ils vivent.

Ces mesures consistent : à donner aux eaux stagnantes un écoulement convenable; — à déssécher les marais; — à empêcher le débordement des cours d'eau; — à abattre une partie des grands arbres du pays, et à débarrasser les habitations des arbres qui leur masquent la lumière, gênent la circulation de l'air et entre-

---

1. FERRUS. Mém. sur le goître et le crétinisme, dans Bull. de l'Acad. méd., t. XVI, p. 271.

tiennent l'humidité; — à établir des citernes, ou à faire dériver une eau de bonne qualité d'une localité voisine, si les eaux potables du pays sont trop magnésiennes, ou séléniteuses, ou chargées de principes organiques; — à généraliser l'usage du sel ioduré pour les hommes et les animaux, ainsi que le recommande la commission sarde; — à obliger les propriétaires qui bâtissent de nouvelles habitations, à ouvrir de larges fenêtres, et à élever le rez-de-chaussée au-dessus du sol; — à exiger que les rues-des villages soient tenues proprement, et que les tas de fumier soient éloignés autant que possible des habitations; — à soumettre peu à peu les habitants à des règles d'hygiène et de propreté, en instituant des primes d'encouragement pour la propreté, pour les mères soigneuses de leur progéniture, etc.; — à favoriser la vente de la viande et des denrées alimentaires réparatrices. Il faut appliquer, en un mot, toutes les données de l'étiologie, et éloigner, autant que possible, toutes les causes qui engendrent et qui favorisent le développement du crétinisme.

Dans ce but, on devra encore recourir aux mesures suivantes. — Soustraire les habitants à l'isolement et à l'inactivité, en ouvrant des routes pour faciliter les relations sociales, le commerce, et développer la civilisation. — Créer des industries pour faire pénétrer dans la classe pauvre, laborieuse, le bien-être, qui est la conséquence de l'activité commerciale. — Établir des écoles, des salles d'asile pour l'éducation des enfants dont on devra s'attacher à développer également l'intelligence, les sentiments moraux et affectifs et les forces physiques. — Créer dans des localités saines des établissements spéciaux destinés à l'éducation des crétins provenant de contrées où le crétinisme est commun. Les institutions pour l'éducation des crétins ou des enfants disposés au crétinisme doivent être dirigées d'une manière dévouée et intelligente. Elles peuvent rendre de très-grands services. On doit s'y attacher à proportionner, à graduer, à diriger l'enseignement suivant les dispositions individuelles et la portée de l'intelligence. Les enfants doivent y être habitués à la propreté, aux travaux manuels, aux travaux agricoles, etc., suivant leurs forces, leur adresse, leur intelligence. Ainsi que l'a fait remarquer Ferrus, et comme l'expérience le prouve d'ailleurs, l'éducation agit d'une manière plus favorable sur les crétins que sur les simples idiots, parce que ces derniers sont ordinairement affectés d'agénésie et d'altérations de la substance cérébrale, tandis que la faiblesse intellectuelle des crétins se rattache simplement à un arrêt, à un retard dans l'organisme, et que ces derniers peuvent être modifiés avec succès par le changement de lieu, de régime, d'hygiène. Les résultats favorables obtenus par les soins dévoués du D$^r$ Guggenbühl, à l'établissement qu'il a créé sur l'Abendberg, militent en faveur des idées précédentes. Il ne faut pas perdre de vue que l'éducation des crétins ne peut être suivie de succès qu'autant que le crétinisme n'est pas compliqué d'une idiotie résultant d'une agénésie primordiale, ou d'une destruction des centres nerveux encéphaliques, ou d'une autre cause irrémédiable. Dans ce cas, les résultats ne compenseraient pas les soins, car les crétins-idiots se trouvent dans des conditions pires que celles des simples idiots, chez lesquels survivent quelquefois encore certaines facultés psychiques que l'on peut parvenir à développer à force de soins et de patience, quelquefois à un degré que ne sauraient atteindre même des hommes supérieurs par leur intelligence, par exemple, la faculté musicale. — Les habitations, les écoles doivent être spacieuses, bien aérées, tenues proprement, exposées au soleil, bien éclairées. — On doit s'attacher à introduire l'usage de la gymnastique et des exercices corporels parmi les enfants et les adultes. — Les enfants nés dans les localités où règne le crétinisme doivent être élevés dans de bonnes conditions d'hygiène et d'alimentation. — Le régime doit être tonique, fortifiant, stimulant, autant que possible. — On doit éviter, s'il est possible, de passer le temps de la grossesse, au moins les premiers mois, dans les localités crétinisantes. — Donner aux nouveau-nés des nourrices bien constituées, non issues de familles crétines. — Soustraire les enfants nés de parents crétineux, les enfants crétineux ou présentant des indices de crétinisme au sol où cette dégénération est endémique, au moins pendant les pre-

mières années de la vie. — Mettre les enfants à l'usage permanent des iodures alcalins. — Empêcher l'usage des préparations
opiacées dans le but d'endormir les petits enfants. — Malheureusement ces indications ne sont pas toujours praticables, ou
ne sont accessibles qu'aux personnes riches, ou ne peuvent être
appliquées que par suite de soins constants des autorités locales.
Des comités sanitaires, des conseils d'hygiène éclairés peuvent
seuls indiquer les mesures pratiques applicables à chaque localité, suivant les circonstances. On ne peut guère obtenir de
résultats que par l'initiative des gouvernements. L'apathie et
l'esprit de routine des habitants, la misère dans laquelle vit le
plus grand nombre, l'insuffisance des ressources des communes,
ne permettent pas de s'en rapporter à l'initiative individuelle.—
Enfin, comme l'état de crétinisme des parents influe sur les
enfants, il faut susciter des obstacles au mariage entre les personnes qui offrent les indices de crétinisme, soit par des considérations religieuses, soit par des dispositions législatives et
policières, en leur appliquant les articles du Code relatifs aux
individus dont la liberté morale n'est pas complète[1]. — Faire
admettre les crétins incurables, ou dont la société ne peut tirer
aucun parti, dans un hospice, dans le but de les soustraire à
l'incurie et à la malpropreté, de les protéger contre les abus de
confiance, de leur donner des soins appropriés à leur incapacité
psychique et à leurs imperfections physiques et morales.

1. Au point de vue moral et médico-légal, a dit Ferrus (Mém. sur le
goître et le crétinisme, dans Bull. de l'Acad. de méd., t. XVI, p. 255),
les crétins suivant le degré qu'ils ont atteint, sont de véritables idiots,
ou simplement des imbéciles. Dans les deux cas, il serait urgent de leur
appliquer les mesures d'administration et de les soumettre aux règles
législatives que le Code civil et la nouvelle jurisprudence sur les aliénés
prescrivent à l'égard des individus chez lesquels la liberté morale est
faible, troublée ou abolie, au point d'assurer à leurs actes le bénéfice
de l'irresponsabilité.

CHAPITRE XV.

# TRAITEMENT GÉNÉRAL DE L'ALIÉNATION MENTALE.

Nous avons vu que, sous le nom d'aliénation mentale, on comprenait une classe d'affections essentiellement différentes entre elles. L'aliénation donne lieu, en effet, à des phénomènes complexes et à des particularités qui peuvent être considérées comme une véritable complication, et qui, par cela même, peuvent déjà réclamer des moyens de traitement spéciaux.

C'est ainsi qu'elle est le résultat des circonstances les plus variables, qu'elle se lie à des conditions particulières de tempérament, de constitution, de diathèse, d'altérations organiques, etc. On comprend dès lors combien il importe de l'étudier sous toutes ses faces, avec tous ses caractères ; c'est seulement lorsqu'une appréciation aussi exacte que possible aura été faite, qu'il sera possible de choisir la méthode de traitement la plus rationnelle, celle qui est appelée à donner les résultats les plus rapides et les plus efficaces.

Si nous voulions, par exemple, examiner le traitement de l'aliénation mentale à ses divers points de vue, nous aurions à passer en revue les moyens prophylactiques qui doivent servir à prévenir le retour de la maladie, ou à en arrêter le développement, en cas de prédisposition héréditaire ; ceux tirés de l'hygiène et qui comprennent, surtout pour les établissements

d'aliénés, les soins de propreté; les conditions qui doivent
assurer un état sanitaire favorable, le régime alimentaire, le
chauffage, les mesures de sûreté, la classification, etc.

Le traitement médical, proprement dit, aurait besoin d'être
envisagé à son point de vue général et à son point de vue particulier. Ainsi, le traitement général comprend celui des formes
mêmes de l'aliénation; nous avons eu soin, dans la description
que nous avons faite de ces dernières, de poser les indications
principales. Le traitement à son point de vue particulier, en
quelque sorte individuel, comprend les indications les plus
nombreuses et les plus variables.. Lors donc qu'il s'agit de fixer
le traitement, on doit considérer la folie quelle que soit la forme
suivant qu'elle est symptomatique de lésions cérébrales, d'affections qui viennent exercer sur le cerveau une action directe,
tels que la syphilis, la diathèse rhumatismale, certaines intoxications, etc., ou bien, suivant qu'elle est sympathique d'altérations
éloignées, qui agissent indirectement sur le système nerveux,
tels sont les troubles de la menstruation, les affections du tube
digestif, des organes thoraciques, etc.; enfin, suivant qu'elle est
véritablement idiopathique, essentielle, qu'elle est le résultat
d'une disposition acquise, d'un tempérament nerveux qu'il s'agit
de modifier, dont il importe de prévenir les conséquences fâcheuses, etc.

On comprend que nous ne puissions que poser ces indications,
sans aborder les développements qu'elles réclameraient et dans
lesquels nous sommes du reste entrés chaque fois que l'occasion
s'en est présentée. Il nous suffit d'exposer cette manière de voir
que le praticien ne doit jamais perdre de vue. Dans les considérations qui vont faire l'objet de ce chapitre, nous nous bornerons
à jeter un coup d'œil rapide sur la prophylaxie, nous ferons ensuite l'histoire aussi succincte que possible des moyens employés
dans la thérapeutique de l'aliénation mentale, et qui constituent
ce que l'on désigne sous le nom de traitement physique et de
traitement moral.

## TRAITEMENT PROPHYLACTIQUE.

Les moyens prophylactiques, dit Esquirol (t. I, p. 156), ont pour but de prévenir la maladie, ou d'empêcher le retour des accès; ces moyens sont généraux ou individuels, ils sont indiqués d'avance par l'exposition des causes de la folie.

Une des premières conditions à remplir, c'est d'éviter les mariages entre individus issus de parents aliénés. « Il est, dit M. Calmeil, du devoir des médecins que l'on consulte de ne jamais dissimuler la possibilité des inconvénients auxquels s'exposent ceux qui s'unissent à des partis, dont les lignées paternelle ou maternelle, et surtout l'une et l'autre de ces lignées, ont présenté un assez grand nombre de cas d'épilepsie, d'idiotisme, d'apoplexie, de paralysie générale, ou d'autres affections analogues. On ne peut pas nier que le mari, que la femme, sur lesquels pèsent de pareilles prédispositions, ne soient bien plus enclins que d'autres à toutes les maladies de l'encéphale et les enfants qui leur seraient redevables de l'existence auraient certainement à craindre le sort de leurs aïeux. On ne devra donc pas conseiller le mariage aux personnes qui se trouvent placées dans de telles conditions d'hérédité (Calmeil, Phlegm. cérébr., tome II, p. 630).

Les mariages consanguins sont eux-mêmes à éviter, au point de vue de la production, chez les enfants, atteints d'états névropathiques variables par le fait même de l'hérédité. Les preuves les plus authentiques abondent sous ce rapport. M. Devay, dans son Traité d'hygiène des familles (Paris 1858), a lui-même constaté, dans une double statistique portant sur un total de 121 faits, que près d'un cinquième des mariages consanguins demeurent stériles et que les enfants qui en naissent meurent pour la plupart, restant cacochymes, idiots ou sujets à une foule d'infirmités (Devay, cité par M. Morel).

Les enfants nés de parents aliénés doivent être l'objet d'une surveillance spéciale et de soins intelligents; nous ne pouvons mieux faire que de reproduire les règles prophylactiques, tra-

cées par M. Calmeil. «On doit recommander aux personnes qui
les entourent ou qui les élèvent de leur éviter les châtiments et
les réprimandes, car si l'on irrite leur caractère, si on les expose
à des émotions trop vives, trop souvent répétées, on court risque
de provoquer leur colère, et ils passent facilement de la colère
aux convulsions.

«D'un autre côté, les enfants qui doivent le jour à des mélancoliques sont disposés, tantôt à la frayeur, tantôt aux atteintes
de jalousie. L'expérience du médecin ne tardera pas à signaler
à temps ces divers écueils à la sollicitude des mères et des
nourrices, afin qu'elles s'appliquent sans cesse à les éviter, ou
à en atténuer les effets.

«Lorsque les sujets prédisposés aux dérangements du système
nerveux sont arrivés à l'âge où l'on a l'habitude de leur faire
fréquenter les écoles et les lycées, les médecins leur rendront
d'importants services, en intervenant à propos auprès des insti-
tuteurs, auprès des maîtres, pour les guider dans la manière
dont ils devront s'y prendre pour développer leur intelligence,
sans la fatiguer. Quelques-uns de ces enfants, remplis d'ardeur
pour l'étude, demanderont à être retenus plutôt que stimulés,
car leur élan tient parfois déjà à un excès de surexcitation cérébrale. D'autres, doués de peu de moyens, ne devront point être
surmenés, ni châtiés comme des paresseux. On achèverait de les
abrutir, en usant à leur égard de pareils procédés. D'autres,
enfin, devront être éloignés des milieux où l'on enseigne, car la
nullité absolue de leur intelligence les exposerait à être incessamment bafoués par leurs condisciples. L'intervention des
médecins est souvent nécessaire pour faire goûter aux parents
et aux maîtres des préceptes d'une grande simplicité.

«Beaucoup de ces enfants sont enclins et livrés à l'onanisme;
certains penchants, beaucoup d'instincts, se montrent d'autant
plus impérieux chez eux que le niveau de l'intelligence est plus
abaissé. On devra donc surveiller assidûment les habitudes de
ces enfants, les obliger à vivre sous les yeux de leur proches, à
exercer leur système musculaire, et à fuir l'isolement. Les attaques

convulsives sont des accidents fréquents sur les enfants dont
nous nous occupons.

« Le choix d'une carrière, d'une profession, d'un état, n'est
nullement indifférent pour ceux dont les prédispositions nerveuses et intellectuelles commandent une prévoyance de tous
les instants. Il appartient encore à notre science de leur venir
en aide et de leur servir de guide, dans chacune de ces circonstances.

« Les carrières qui exposent aux luttes de l'ambition, aux
vicissitudes et aux déceptions de la fortune, ne conviennent
nullement à cette catégorie d'individus. Il en est de même des
professions qui réclament une activité incessante dans les facultés de l'intelligence, telles que celles d'avocat, de professeur,
de médecin; de même des professions où l'imagination demande
à être maintenue dans un état presque continuel d'exaltation,
comme cela a lieu chez les poëtes, les compositeurs, les gens
de lettres et les peintres. On devra prendre à tâche de les
éloigner de toutes ces professions.

« Ils devront fuir les professions d'aubergistes, de cafetiers,
de liquoristes, et, en général, toutes celles qui exposent beaucoup de ceux qui y sont attachés à des habitudes d'intempérance
faciles et presque inévitables.

« En revanche, les emplois qui pourront les mettre à l'abri
de la gène, sans réclamer une grande activité dans les conceptions; les carrières commerciales qui pourront les faire vivre
dans l'aisance, sans les fatiguer de préoccupations, les travaux
de la campagne et de l'agriculture, les états de jardinier, de
laboureur, d'ébéniste, leur conviendront parfaitement. »

Les conseils de la médecine devront les guider aussi dans le
choix des milieux où ils devront fixer leur habitation. « C'est
surtout dans les villes opulentes, dans les centres de population
les plus actifs, où la tourmente des besoins et des passions a
coutume d'exercer sa principale influence, que l'homme trouve
plus de facilité à assouvir ses passions, à abuser des jouissances
de la vie et des excitants en tout genre. C'est aussi de pareils

milieux qu'on voit surgir en plus grand nombre toutes les affections nerveuses. Il sera donc rationnel de leur signaler tous ces
écueils, et de chercher à leur inspirer le goût de la campagne
et de l'air tranquille des champs.

« Les enfants qui naissent dans des conditions plus ou moins
prononcées d'imbécillité ou d'idiotisme, qui se font remarquer
en outre par des symptômes incomplets d'hémiplégie, par des
phénomènes permanents de contracture, par l'atrophie d'un
membre ou d'un côté paralysé, et souvent par l'intensité de
l'épilepsie dont ils sont encore affligés, portent presque constamment dans le cerveau des foyers d'encéphalite anciens à
l'état celluleux. Il n'est pas toujours facile de décider si ces
foyers d'encéphalite ont pris naissance sous l'influence d'une
cause reflexe, ou sous l'influence d'une cause traumatique. Mais,
comme on entend presque toujours affirmer aux mères de ces
enfants qu'elles ont été exposées, pendant la gestation, soit à
de fortes commotions morales, soit à des ébranlements physiques, les médecins ne doivent pas craindre de répéter souvent aux femmes enceintes, et surtout à celles qui le sont pour
la première fois, qu'elles s'exposeraient à donner le jour à des
enfants inintelligents et contrefaits, en négligeant les précautions qui doivent les mettre à l'abri, tant des influences morales
violentes que des coups et des chutes (Calmeil, ouvr. cité, p.
650 et suiv.).

« Comment assurer la convalescence, ajoute Esquirol, et prévenir les rechutes, si le convalescent n'est pas soumis pendant
un temps plus ou moins long à une manière de vivre appropriée
à sa constitution, aux causes et aux caractères de la maladie dont
il vient de guérir? S'il n'évite l'influence des causes physiques
et morales prédisposantes, s'il n'est en garde contre les écarts
de régime, contre les excès d'étude, contre l'emportement des
passions?

« Les précautions que réclame l'état physique doivent être
également conseillés pour l'état moral. Un homme est en colère,
il retombera s'il n'use de tout son pouvoir pour vaincre cette

passion; un autre a perdu la raison après des chagrins domestiques, on doit les lui épargner; celui-ci reste dans un état imminent de rechute, s'il ne réforme pas sa conduite et s'il s'abandonne aux excès qui ont précédé son premier accès. C'est pour avoir manqué de prévoyance que la folie est si souvent héréditaire; c'est pour être imprudentes que les personnes qui ont eu un accès de folie, sont sujettes au retour de la même maladie» (Esquirol, t. 1, p. 157).

## TRAITEMENT MÉDICAL PROPREMENT DIT.

Le traitement médical proprement dit de l'aliénation mentale comprend les indications thérapeutiques spéciales et surtout les agents pharmaceutiques habituellement employés dans les diverses formes de la folie.

Une première et très-importante indication consiste à ne rien employer qui puisse tendre à affaiblir le malade, à détériorer sa constitution physique, et à aggraver du même coup, dans la grande généralité des cas, l'affection mentale. Au nombre des moyens débilitants dont l'usage abusif (trop fréquent de nos jours encore) ne saurait être assez sévèrement réprouvé, se trouvent la saignée générale et les émissions sanguines locales souvent répétées.

**Émissions sanguines.** — Cette pratique funeste doit son origine à l'idée fort accréditée autrefois et très-erronée, que le délire est l'expression symptomatologique d'un état inflammatoire ou subinflammatoire des diverses parties du cerveau.

Or, nous avons vu, lorsque nous avons été amené à traiter cette question dans un autre chapitre (Sympt., ch. II), quelles différences doivent séparer les diverses formes d'aliénation du délire qui est symptomatique d'une inflammation du cerveau ou d'autres affections graves.

Lorsque la saignée est pratiquée dans des conditions qui la contre-indiquent, il est rare qu'elle ne donne pas lieu aux phénomènes morbides les plus fâcheux. Presque toujours, l'irritabilité du malade est augmentée; elle l'est d'autant plus que la déperdition sanguine est plus considérable, et que la vitalité est plus déprimée, en raison de l'antique précepte : *sanguis moderator nervorum.*

Certaines formes aiguës d'aliénation ne tardent pas, en effet, à passer à l'état chronique et à se transformer en une démence consécutive, que des moyens mieux appropriés auraient pu conjurer. Ajoutons que nous avons vu quelquefois des maladies incidentes, occasionnées par l'état mental lui-même, devenir rapidement dangereuses, et souvent compromettre l'existence du malade, par le fait seul de cette regrettable pratique.

On sait d'ailleurs que dans les diverses névroses, l'hystérie, la chorée, l'épilepsie, les émissions sanguines, comme la plupart des moyens débilitants, doivent être proscrits en règle générale.

Pinel, Esquirol, Georget, et la plupart des médecins aliénistes, sont aujourd'hui unanimes pour réprouver cette pratique, à moins qu'une indication spéciale ne vienne à se présenter.

Pinel, disent les auteurs du *Compendium*, s'éleva avec force contre la médication antiphlogistique; il montra que les émissions sanguines répétées, abondantes, sont extrêmement nuisibles aux aliénés; qu'elles les plongent dans un affaissement extrême, ou au contraire dans un état d'agitation et de fureur, qu'elles hâtent le développement de la démence.

Esquirol confirma les assertions de Pinel : « J'ai vu plusieurs fois, dit-il, la folie augmenter après des règles abondantes, après des hémorragies, après une, deux ou trois saignées. J'ai vu l'état de tristesse passer à la manie, à la fureur, aussitôt après la saignée, et réciproquement la démence remplacer la manie (t. I, 152).

Est-ce à dire que l'on doive abandonner d'une manière absolue les émissions sanguines. Nullement; nous ne le pensons pas; nous les croyons utiles, au contraire, dans des circonstances spéciales, mais à la condition que celles-ci se présentent d'une manière formelle; tels sont les cas d'aliénation qui se compliquent de congestion cérébrale; les émissions sanguines locales doivent être alors préférées à la saignée générale.

Voici quelques-unes des indications qui pourront en rendre l'emploi nécessaire :

Chez les femmes, à l'âge de retour; chez les jeunes filles, chez lesquelles les règles se sont momentanément supprimées, l'application de sangsues à la région du périnée, à la partie supérieure des cuisses, peut être suivie de résultats avantageux. Il en est de même chez les individus sujets à des hémorrhoïdes, dont la fluxion et la turgescence ont complétement cessé de se manifester, ainsi que cela se présente dans quelques cas particuliers.

Les émissions sanguines locales sont quelquefois d'une grande utilité dans les affections mentales qui succèdent à des causes traumatiques : dans les cas de chute, de coups sur la tête, ou à la suite de diverses causes qui ont occasionné des lésions symptomatiques; dans la folie par insolation, par rétrocession d'un érysipèle, etc.

On peut avoir recours à ce moyen chez quelques filles érotiques, quand il y a rougeur à la face, gonflement des paupières, injection des conjonctives, etc.

M. Guislain a quelquefois recours à la saignée locale chez des aliénés chez lesquels on observe des symptômes spéciaux : lorsque les yeux ont une teinte jaunâtre, que la peau a un aspect congestionné, que les lèvres sont livides, que le pouls a de l'ampleur, que le patient éprouve des angoisses; enfin, lorsque la maladie est caractérisée par des accès d'abattement ou par des pensées sinistres. Dans tous les cas, il évite les déplétions copieuses.

Les émissions sanguines sont encore utiles chez les paralytiques sujets à des retours fréquents de congestion cérébrale, et à des convulsions épileptiformes, en rapport avec la compression cérébrale et la fluxion méningitique.

Il en est de même pour certains accès d'épilepsie, lorsqu'il se forme des ecchymoses de la conjonctive, et chez les ivrognes atteints de fortes attaques de *delirium tremens*. Chez ceux-ci, l'emploi des émissions sanguines, joint à l'usage modéré de l'opium, rend ordinairement des services incontestables.

**Narcotiques.** — En tête des médicaments qui de tout temps ont attiré l'attention des médecins, se trouvent les narcotiques. Nous résumerons rapidement les principales opinions émises par les auteurs et les données les plus importantes sous ce rapport. Nous devons, toutefois, parler auparavant d'un fait physiologique fort remarquable chez quelques aliénés, qui peut donner l'explication de certains phénomènes, en même temps qu'il doit engager les médecins favorables à cette médication à se tenir dans les limites d'une conduite prudente.

Nous avons eu déjà l'occasion de le dire, on remarque chez quelques aliénés une sorte d'insensibilité qui leur permet d'avoir des phlegmons graves, d'horribles blessures, sans qu'ils paraissent en être le moins du monde incommodés. Il semble que cette disposition, cette espèce d'insensibilité, soit souvent une condition favorable à la guérison de ces diverses lésions.

De même, il n'est pas de médecin aliéniste qui n'ait observé des aliénés affectés de maladies graves, dangereuses, souvent mortelles, chez lesquels il était impossible d'observer les symptômes extérieurs de fièvre, de malaise, que l'on observe d'habitude. C'est ainsi que ces malheureux peuvent mourir de pneumonie, de pleurésie, de péritonite, sans que l'attention du médecin ait été éveillée, le moins du monde, à cet égard; très-souvent, du moins, elle l'a été beaucoup trop tard pour qu'il ait été possible d'apporter un remède efficace à la maladie.

Ce qui vient d'être dit de cette insensibilité particulière, s'applique bien plus encore à la tolérance pour les médicaments, que l'on remarque chez quelques malades. Nous l'avons surtout rencontrée dans les formes aiguës de l'aliénation mentale, et particulièrement dans la manie aiguë. Il est curieux de voir des maniaques fortement agités, prendre, sans en ressentir le moindre effet, des doses répétées d'émétique, et supporter, sans paraître en être impressionnés, des quantités considérables d'opium, d'acétate de morphine, etc., alors même qu'elles étaient administrées pour la première fois et non d'une manière croissante. On comprend, en pareille circonstance, les causes d'erreur qui peuvent en résulter, et avec quelle prudence on doit procéder dans tous les cas, puisqu'à un moment donné, sous l'influence de conditions favorables, cette tolérance peut cesser brusquement, et le malade se trouve placé tout à coup sous l'influence dangereuse du médicament. Hâtons-nous de dire que c'est là cependant un fait assez exceptionnel, et que, dans la généralité des cas, les aliénés sont loin de présenter une immunité aussi complète à l'action thérapeutique. .

**Opium.** — L'opium et ses composés devaient, on le comprend, fixer l'attention des médecins. L'irritabilité nerveuse de la plupart des malades, l'insomnie opiniâtre à laquelle ils sont sujets ; chez les uns, cette tension cérébrale, ces angoisses que ne peut apaiser aucun raisonnement ; chez les autres, cette volubilité, cette excessive mobilité que les admonestations les plus fermes ne peuvent arrêter : tout devait engager les praticiens à soumettre les individus atteints d'aliénation, à l'action des narcotiques.

Prôné avec engouement par quelques médecins, l'opium a eu ses détracteurs ardents. Nous nous proposons de résumer succinctement, et avec impartialité, les opinions diverses émises à ce sujet.

Parmi les partisans les plus connus de ce remède, dit Guislain, il faut citer Van Swieten et Cullen. Ce dernier le considère même comme infiniment propre à calmer le maniaque ; il le préconise surtout dans la manie, lorsqu'il n'y a pas lieu de craindre un état congestionnaire.

Reil affectionne ce moyen dans la manie qu'il nomme *ner-*

*veuse.* Daquin, sans attribuer à cet agent une action infaillible, lui accorde cependant une puissance incontestable dans le traitement de la manie (Guislain, p. 139, 3º vol.)

Esquirol est peu favorable à l'emploi de l'opium. Les opiacés, dit-il, sont plus nuisibles que salutaires, surtout lorsqu'il y a pléthore ou congestion vers la tête. L'insomnie elle-même ne justifie pas, suivant lui, l'emploi de l'opium.

En Allemagne particulièrement, la question de l'emploi des narcotiques a été l'objet des plus ardents débats.

Dans ces derniers temps, le Dᵣ Engelken, médecin de Brême, s'est fait l'enthousiaste admirateur de l'emploi de l'opium. Il considère cet agent comme spécifique de la plupart des maladies mentales, et en général des diverses formes de la mélancolie. Le Dᵣ Flemming (*Path. und Ther. der Psych.*, 1859) combat fortement cette pratique. «On a été jusqu'à prétendre, dit-il, que ce spécifique guérit la dépression aussi bien que l'exaltation, la mélancolie aussi bien que la manie. Quelques médecins, entraînés par les éloges excessifs répandus à profusion, à l'encontre de ce médicament, ont fait quelques essais, et ils se sont hâtés de faire chorus d'applaudissements avec les inventeurs. Je pense, ajoute-t-il, que le principal mérite de l'opium est de modérer la sensibilité anormale du système nerveux, lorsque déjà le malade est en voie de guérison. Comme il est très-difficile de reconnaître cet état à des signes objectifs, il faut user de beaucoup de précaution. J'ai donc toujours pensé que l'emploi de l'opium et de ses alcaloïdes ne doit être indiqué (j'ajouterai qu'il ne m'a pas été utile) qu'après que les anomalies des fonctions organiques ont à peu près disparu.» (*Op. cit.*, p, 316).

M. Michéa a inséré dans la Gazette médicale de Paris (1853), le résultat de ses expériences sur l'emploi des narcotiques dans l'aliénation mentale. Celles-ci, faites sur un nombre d'ailleurs restreint de malades, indistinctement atteints de diverses formes de folie, ne nous paraissent pas concluantes; il est d'ailleurs arrivé à des résultats contradictoires.

Nous devons citer ici la pratique adoptée par le Dᵣ Guislain :

Pour cet auteur distingué, l'opium est un médicament précieux dans les formes simples de la folie. Il agit favorablement, suivant lui, lorsque le malade revêt une disposition affective, sans trouble notable dans les idées; il produit surtout d'excellents résultats, lorsque la mélancolie se rattache à une frayeur, à une crainte, à une vive impressionnabilité, à un caractère inquiet et surtout à une complexion hystérique.

Il se borne, dans l'administration de ce médicament, à des doses assez fractionnées; il fait faire des pilules d'un demi-grain, et il en donne deux, trois, quatre, cinq, à prendre par jour ; l'usage doit en être continué pendant un, deux mois, à moins, bien entendu, d'indications contraires.

Guislain accorde surtout plus de confiance à l'acétate de morphine; il en a obtenu des résultats très-satisfaisants là où l'opium brut était resté sans effet; chez des malades atteints de mélancolie sans délire, anxieux, offrant une dépression dans le pouls et une profonde altération dans les traits; dans la tristesse avec caractère hypochondriaque. Il commence par un huitième, un quart de grain, donné le soir; il continue cette dose pendant 5 à 6 jours, puis il l'élève a la quantité d'un demi-grain. C'est alors qu'il a vu insensiblement le mélancolique se ranimer. On augmente la dose jusqu'à 3/4 de grain par jour, d'abord donnés de jour à autre; ensuite tous les jours, 1/4 le matin, 1/4 dans l'après-dîner, et un dernier quart le soir. Lorsque ce traitement est convenablement dirigé, lorsque, suivant ce médecin, on discerne bien les cas, on obtient parfois des guérisons inattendues.

L'auteur que nous citons croit également à l'efficacité de l'opium dans la manie, mais il pense qu'il ne convient pas dans tous les cas indistinctement ; il doit être limité à certaines variétés de cette affection; lorsqu'on remarque un affaiblissement de la constitution, l'apauvrissement du sang, la diminution des forces, et un excès d'impressionnabilité. Il réprouve, dans tous les cas, la médication préconisée par quelques auteurs, et qui consiste à prescrire de très-fortes quantités d'opium.

L'importance de cette question nous a engagé à exposer d'une

manière succincte les principales opinions qui se sont produites
à cet égard. Nous croyons, en résumé, que l'opium est un médicament d'une importance réelle, mais dont il est difficile de
déterminer les indications avec une exactitude rigoureuse. Il
nous paraît prudent de s'en tenir à des doses moyennes et de
procéder par des quantités fractionnées. Toutefois, nous l'avons
plus d'une fois employé à des doses élevées, sans avoir remarqué,
ainsi que l'avait déjà fait observer M. Baillarger, que la durée de
la maladie en fût augmentée. Ce savant médecin n'a même pas
craint de prescrire l'opium pour calmer l'irritation maniaque
des paralytiques, sans qu'il ait eu à observer des effets autres
que ceux qu'on observe dans la manie simple. (Ann. méd. psych.,
1855, p. 556.)

Si nous précisons les indications qui rendent nécessaire l'emploi des opiacés, nous trouverons d'abord la mélancolie caractérisée par des frayeurs, de vives inquiétudes, des angoisses
précordiales, une tristesse anxieuse, l'état panophobe de quelques auteurs : les Anglais l'administrent volontiers dans les affections qui se compliquent d'idées de suicide. Si, sous l'influence
de cette médication, une amélioration plus ou moins marquée
ne se manifeste pas, huit, dix, quinze jours après, ou si même
l'état mental s'aggrave, si l'on remarque plutôt une sorte d'exaspération, il vaut mieux cesser l'usage du médicament; l'indication n'est pas encore venue, il vaut mieux attendre et le reprendre plus tard, s'il y a lieu. En général, il est bon de lui
associer l'aloès et quelque extrait amer, tel que la gentiane, le
quinquina, l'extrait de rhubarbe, etc.

L'opium a réussi dans quelques cas de manie aiguë; ici il est
peut-être encore plus difficile de bien résumer les indications.
Guislain, nous l'avons vu, le prescrit plus particulièrement chez
les maniaques qui s'annoncent par une certaine faiblesse de la
constitution, par l'état cachectique, la petitesse du pouls, la
dilatation des pupilles, etc.

Il y a, sous ce rapport, une sorte de tâtonnement à faire, une
recherche des indications qu'il serait presque impossible de

reconnaître à des signes extérieurs. Rarement nous l'avons vu
réussir dans la forme franchement aiguë de la manie, surtout à
la période ascendante de cette affection.

Nous avons obtenu des succès inattendus chez des maniaques
chroniques, habituellement irritables, et dont l'irritabilité cessait ou diminuait d'une manière notable, sous l'influence d'une
certaine dose d'opium. Nous nous rappelons entre autres une
femme atteinte de manie chronique, extrêmement irritable, et
dont l'irritabilité disparaissait chaque fois qu'on lui administrait
de l'opium. Tant qu'elle était sous l'influence de ce médicament,
elle travaillait volontiers; elle cessait de travailler et devenait
fort méchante aussitôt qu'on supprimait la médication. La dose
d'opium, donnée sous forme d'extrait, était portée à 30 centigrammes par jour.

Ce médicament nous a également réussi, mais à la dose déjà
élevée de 30 à 50 centigrammes, chez les individus atteints de
cette forme de manie qui se caractérise par des instincts destruc-
teurs, et par un état de profonde perversion morale; chez ces
malheureux, qui se couvrent de leurs ordures, et qui se plaisent
dans la malpropreté la plus repoussante.

Dans les diverses formes de la folie puerpérale, l'opium, associé
à l'aloès, a été utilement employé. C'est, on le sait, un remède
considéré comme très-efficace dans les attaques de *delirium
tremens;* toutefois, nous devons reconnaître que celles-ci peuvent
se dissiper d'elles-mêmes, sous l'influence de moyens calmants
et d'un régime approprié.

Il est inutile d'ajouter que l'action bienfaisante de l'opium est
souvent favorisée par l'emploi d'autres moyens qui peuvent être
indiqués pour le traitement des différentes formes d'aliénation :
tels sont les bains répétés, plus ou moins prolongés, un régime
analeptique, les toniques, l'application intelligente du traitement
moral, etc.

Nous répéterons ici que l'usage des opiacés doit être immédiatement suspendu, dès qu'on s'aperçoit qu'il peut indisposer
le malade. On reconnaîtra cette contre-indication, s'il se mani-

feste, peu de temps après l'emploi de cette médication, une exacerbation du délire, si la tête se congestionne, si les yeux s'injectent, si le malade se plaint d'une sorte de pesanteur; enfin, si l'on remarque une tendance à l'hébétude et à la somnolence. Nous avons vu, dans quelques cas, une disposition aux vomissements et la perte de l'appétit.

**Narcotiques divers.** — La belladone, le *datura stramonium*, la jusquiame, ont été prescrits avec des résultats variables. Il est encore ici assez difficile de tracer avec quelque précision les indications spéciales qui peuvent réclamer l'une ou l'autre de ces substances. Quelques auteurs ont préconisé l'extrait de jusquiame dans les cas de manie aiguë, et surtout l'association de ce médicament avec le camphre et la lupuline, mélangés à proportion égale pour chaque dose de deux à cinq grains.

D'autres médecins ont également recommandé la stramoine dans la manie aiguë, mais seulement quand l'agitation violente est calmée. M. Moreau (de Tours) l'a préconisée dans la manie avec hallucinations, se fondant sur ce fait, que le datura donne des hallucinations et que, dans ce cas, il agit par une sorte de médication substitutive, comme l'inflammation de mauvais caractère peut être remplacée par une inflammation franche, sous l'influence de certains moyens irritants.

La belladone a été recommandée particulièrement dans la manie compliquée d'épilepsie, et plutôt encore en vue de combattre cette dernière affection. On sait que la méthode du Père de Breyne consiste à donner des pilules contenant trois centigr. d'extrait de belladone obtenu par décoction aqueuse, en commençant par une pilule le premier jour, et en augmentant chaque jour d'une pilule, jusqu'à ce qu'on arrive à la dose de 8 à 10 pilules par jour. Il n'est pas inutile d'observer que cet extrait, obtenu par décoction aqueuse, prive en grande partie la belladone de sa partie vireuse.

M. Bretonneau a préconisé, dans le même but, la poudre de belladone portée successivement de 1 à 10 centigr., et administrée pendant plusieurs mois, même plusieurs années, en interrompant, de temps à autre, pendant deux à trois semaines, l'usage du médicament.

La belladone peut être employée avec avantage chez quelques malades maniaques ou mélancoliques devenus gâteux, et chez lesquels l'excessive sensibilité des muscles sphincters devient une cause d'incontinence.

Nous ajouterons que ce médicament, associé à la digitale, peut rendre des services dans les cas de mélancolie anxieuse, lorsqu'à la fréquence des battements du cœur et à la petitesse du pouls, se joint un embarras réel de la respiration.

**Digitale.** — A l'exemple de Guislain, d'Alberts et de Flemming, nous considérons la digitale comme un adjuvant précieux du traitement de la folie.

La digitale a été particulièrement employée par Guislain, dans le traitement de la mélancolie, caractérisée pas des angoisses, lorsque le pouls est d'une fréquence excessive.

La lypémanie anxieuse, qui a pour manifestation extérieure des inquiétudes vagues, des terreurs non motivées, s'accompagne constamment, qu'elle soit cause ou effet, d'une gêne plus ou moins profonde de la respiration. L'entrave apportée à cette importante fonction est tellement manifeste, que les malades atteints de cette névrose ne tardent pas à offrir les attributs de la dyscrasie veineuse: la face est cyanosée, les lèvres, les ongles, etc., présentent une coloration bleuâtre, tout indique une hématose imparfaite, et, comme conséquence fâcheuse, les plus importantes fonctions de l'économie sont frappées d'atonie et d'un véritable état d'engourdissement.

Les battements du cœur sont alors peu énergiques, quoique souvent précipités, sous l'influence des anxiétés morales ; les mouvements respiratoires sont incomplets, la respiration courte et insuffisante ; les forces vitales sont opprimées, le malade tombe dans une sorte d'apathie et de nonchalance que ne peuvent faire disparaître les stimulants les plus énergiques.

On comprend que dans ces conditions la digitale, seule ou associée à d'autres substances, selon les indications, peut rendre d'importants services. Quelques grains, quelques gouttes de teinture, dit Guislain, amènent du calme; le plus souvent on détermine un bien-être et la cessation des angoisses.

Suivant MM. Homolle et Quevenne (Archives phys. et thérap., janv. 1854) l'influence de la digitale sur la respiration ne serait pas parfaitement démontrée, malgré les expériences de MM. Boulay et Reynal, qui ont obtenu chez les chevaux un ralentissement notable de la respiration par la digitale administrée à dose thérapeutique. Mais il est naturel de penser, ajoutent les auteurs que nous venons de citer, que cette influence puisse se montrer comme effet secondaire de la modification imprimée à la circulation.

M. Guislain emploie assez fréquemment une mixture calmante composée de teinture de digitale, d'eau de laurier-cerise, de thridace et d'eau de camomille romaine. Il donne généralement cette mixture aux maniaques qui éprouvent de fortes angoisses, qui poussent des cris, à ceux qui ont le pouls très-fréquent. Il prescrit la teinture de digitale à la quantité de 3 ou 4 grammes, et il a élevé l'eau de laurier-cerise jusqu'à une once.

Le Dr Albers (*Allgemeine Zeitschrift*, t. XIV, p. 493) considère sous différents points de vue les effets importants, déterminés par cette substance. La digitale, dit-il, a une action sédative sur le cœur et l'appareil circulatoire, elle porte en même temps son action sur la sécrétion de l'urine. Sous son influence, l'urine gagne beaucoup en poids spécifique. Cette substance tendrait à diminuer l'élément fibrineux du sang, en agissant sur tous les produits azotés qui se trouvent répandus dans ce liquide. Il lui reconnaît aussi une action narcotique. Conformément à l'avis d'autres praticiens, il conseille de faire précéder la digitale de remèdes laxatifs, ou de l'associer à quelques sels neutres, tels que le sulfate de soude et le sel de nitre, afin d'en favoriser l'absorption.

Cette médication par la digitale a été particulièrement préconisée en Angleterre par le Dr Cox. Nous nous souvenons d'avoir

entendu citer l'exemple d'un maniaque qui avala par mégarde
huit grammes de teinture de digitale. Il en éprouve aussitôt un
malaise général, des·nausées, puis des vomissements abondants;
en même temps, il survient de l'abattement, une prostration des
forces, le délire devient beaucoup moins intense, le pouls descend à·35·pulsations. Cet état dura environ dix jours, après lesquels l'agitation ne tarda pas à reprendre toute son intensité.

**Sulfate de quinine.** — Quelques auteurs ont recommandé
le sulfate de quinine, surtout dans la manie.

Nous trouvons consignés, dans les Annales méd. psych. (1850,
p. 497), deux faits de manie aiguë traités par M. le prof. Piorry,
et rapidement guéris, à la suite de l'administration du sulfate
de quinine à haute dose. On l'a conseillé, dans les accès inter-
·mittents et répétés, à court intervalle ; nous avons souvent
employé cet antipériodique dans ces circonstances, sans en obtenir d'effet bien marqué.

M. Guislain l'a, en général, administré dans les formes mélancoliques et paraît s'en être bien trouvé. Il l'a également donné à
des maniaques qu'il était parvenu à rendre calmes, quelquefois
même à guérir, sous l'influence de ce médicament. Mais il reconnaît lui-même qu'à l'époque où il constatait de véritables
succès sous ce rapport, la localité dans laquelle il se trouvait
était sous l'influence d'une épidémie de fièvres pernicieuses,
qui se rattachait à l'établissement d'un canal; il croit avoir eu
affaire alors à des affections mentales symptomatiques de fièvres
paludéennes.

**Éther.** — **Éthérisation.** — Quelques médecins ont eu l'idée
d'employer l'éthérisation dans le traitement de l'aliénation.

Dans un journal américain, publié en 1849, et analysé par
M. Brierre de Boismont, cet auteur nous fait connaître les ré-
sultats obtenus par l'éthérisation mise en usage dans l'asile de
New-York. (Ann. méd. psych., 1850, p. 472.)

Depuis, M. le Dr Morel a fait, à Maréville, de nombreuses

41

expériences à ce sujet. Il en a consigné les résultats dans un mémoire publié par les Archives générales de médecine. D'après ses indications, et après avoir assisté à quelques-unes de ses expériences, nous avons nous-mêmes expérimenté ce moyen.

L'effet produit par l'éthérisation chez les aliénés n'est pas, en général, sensiblement différent de celui qu'on obtient chez les personnes non aliénées :

L'excitation est fugace, et l'individu, une fois sorti du sommeil anesthésique, reprend les conditions psychologiques qu'il présentait auparavant. Jamais nous n'avons vu le délire disparaître sous l'influence de ce moyen. Nous nous souvenons cependant avoir vu, dans le service de l'un de nos confrères les plus distingués, M. le Dr Renaudin, un jeune maniaque reprendre l'intégrité de sa raison pendant quelque temps, après avoir été soumis à l'éthérisation ; mais cette bonne disposition fut de courte durée, et déjà le lendemain, l'excitation maniaque s'était reproduite.

L'éthérisation peut être suivie d'effets favorables chez les individus atteints de stupidité. On peut voir, chez quelques individus atteints de cette forme d'aliénation, une sorte d'excitation remplacer peu à peu l'état d'engourdissement et d'affaiblissement moral dans lequel ils restaient plongés. Nous avons observé plusieurs cas dans lesquels l'excitation maniaque, plus ou moins marquée, s'était substituée au délire lypémaniaque.

En dehors de ces cas spéciaux, nous ne croyons pas l'éthérisation utile ; nous la croyons même dangereuse dans toutes les circonstances où l'affection morale se complique d'une tendance à la congestion cérébrale, ou à la paralysie. M. Morel préconise cette médication comme un excellent moyen d'investigation dans certains cas de médecine légale. Par exemple, chez les individus qui simulent la folie, il est, suivant lui, très-facile d'arriver à la connaissance de la vérité, en employant l'éthérisation. Sous l'influence de l'espèce d'ivresse où ils se trouvent plongés, les individus ne font aucune difficulté à révéler les faits qu'ils cherchent à cacher dans d'autres circonstances.

Malgré les allégations du médecin que nous venons de citer, nous ne croyons pas à l'innocuité parfaite d'un pareil moyen ; nous doutons même de son efficacité constante pour arriver à cette connaissance si désirable de la vérité. Chez une foule de personnes, aliénées ou non, l'éthérisation produit une excitation qui donne lieu à des manifestations délirantes sur lesquelles il serait imprudent de s'appuyer, en cas d'investigation médico-légale, et, à mesure que le délire se dissipe, l'individu ne tarde pas à reprendre la conscience de sa situation.

Dans quelques cas d'hypochondrie, accompagnée d'insomnie , de névralgies intestinales, on a vu l'éthérisation calmer momentanément les douleurs et procurer pendant quelques instants un sommeil agréable et jusque-là impossible à trouver.

L'éther peut être employé avantageusement dans quelques circonstances, comme excitant diffusible, ou comme antispasmodique.

Le chloroforme a été de même recommandé, à la dose de quelques gouttes (6 à 15) dans une potion mucilagineuse, comme moyen calmant : Il a paru quelquefois amener le sommeil ; nous n'avons, sous ce rapport, aucune espèce d'expérience ; nous nous souvenons avoir employé ce moyen à deux reprises, sans avoir obtenu de résultat véritablement avantageux.

**Purgatifs.** — Les purgatifs ont été employés de tout. temps avec avantage dans le traitement de la folie; les anciens attribuaient, sous ce rapport, une vertu spécifique à l'ellébore. Il est d'observation commune que chez un grand nombre d'aliénés, surtout dans la période aiguë, il existe une constipation plus ou moins opiniâtre, qui peut devenir une cause puissante d'exacerbation du délire. L'attention doit donc être soigneusement dirigée sur ce point et l'on doit chercher à entretenir la liberté du ventre.

Quelques lypémaniaques sont particulièrement sujets à une constipation opiniâtre qu'il est souvent difficile de combattre; il est rare que dans ce cas les malades ne présentent pas les symptômes d'une surexcitation intense, qui peut même les rendre dangereux.

Un grand nombre d'individus atteints de manie, des paralytiques, surtout à leur période d'excitation, sont presque
constamment atteints d'une constipation qu'il serait imprudent
de laisser persister.

Autant que possible, il faut chercher à faire usage de purgatifs
qui ne soient pas eux-mêmes une cause d'irritation intestinale;
les purgatifs salins doivent être préférés.

Cependant ces médicaments sont pris quelquefois par les
malades avec répugnance ou bien ils ne produisent pas l'effet
désiré. Il nous arrive souvent alors de purger nos malades, à
leur insu, et d'employer dans ce but le calomel, à la dose de 50
à 60 centigrammes, mêlé soit au café donné le matin, ou bien
dans un peu de tisane, quelquefois avec de la confiture, etc.

D'autres purgatifs doux : l'huile de ricin, l'aloès en potion,
nous rendent journellement des services. Si la constipation devient opiniâtre, on doit avoir recours à des moyens plus actifs,
à une solution concentrée de sulfate de magnésie, à des lavements purgatifs. On ne doit employer qu'avec ménagement les
moyens drastiques; ils peuvent aggraver l'état du tube digestif,
souvent lésé chez les aliénés; cependant il faut, avant tout,
remédier à la constipation.

**Anthelmintiques.** — Les anthelminthiques doivent être
naturellement administrés chaque fois qu'on soupçonne la présence de vers intestinaux.

Il importe toujours de ne provoquer et encore moins d'entretenir des évacuations trop abondantes, qui auraient pour résultat
d'affaiblir le malade.

**Émétiques.** — Les auteurs ne sont pas d'accord sur la confiance qu'on doit avoir dans le traitement de l'aliénation par les
vomitifs répétés à plusieurs reprises. Esquirol les a spécialement
recommandés dans le traitement des nouvelles accouchées.

L'émétique, chez les aliénés, aussi bien que chez les personnes
qui ne sont pas atteintes d'aliénation, a ses indications qu'il

faut surveiller scrupuleusement. Nous n'admettons pas qu'on doive l'administrer d'une manière empirique, sans que rien n'en recommande l'emploi, et, en quelque sorte, comme un spécifique de telle ou telle forme d'aliénation mentale.

On l'a employé dans le but de faire avorter les accès de manie qui se reproduisent d'une manière intermittente. Dans la grande majorité des cas, cette pratique n'est suivie d'aucun effet favorable. On peut, par cette médication, arriver à faire tomber le malade dans un état de prostration plus ou moins considérable et d'une durée variable, mais l'excitation est loin d'être calmée par cela même : elle ne tarde pas après à reparaître avec une nouvelle intensité.

Les vomitifs sont indiqués, chaque fois que les voies digestives présentent un état saburral, qu'il existe de l'inappétence et que la langue est chargée d'un enduit jaunâtre. On sait que chez la plupart des aliénés l'embarras gastrique se présente, au début même de leur affection.

L'on a imaginé, sous le nom d'émétisation, une méthode de traitement par l'émétique à haute dose. Cette médication a été principalement préconisée dans le but de combattre la manie : on administre chaque jour au malade le tartre stibié, à la dose de 30 à 40 centigrammes, pendant 10, 15, 20 jours. Cette méthode est rarement suivie de résultats satisfaisants; quelques malades finissent par en être incommodés; nous l'avons expérimentée dans plusieurs cas de manie aiguë, sans avoir obtenu aucune espèce d'amélioration; dans une circonstance cependant, nous avons vu la guérison suivre de près l'usage de cette thérapeutique.

Le malade dont nous voulons parler, d'une constitution athlétique, atteint d'une manie aiguë, fut soumis pendant près de dix jours, à l'usage du tartre stibié à la dose de 60 centigr. par jour. Sous l'influence de cette médication, l'on ne tarda pas à observer un ralentissement marqué de la circulation et un affaiblissement général assez considérable, qui fut suivi, quelques temps après, d'une guérison complète. L'émétique,

donné par la méthode Rasorienne, peut déterminer dans l'économie une perturbation profonde qu'il importe de surveiller
attentivement.

**Emménagogues.** — Nous avons parlé ailleurs (chapitres
Symptomatologie et Étiologie) de l'influence que présente la
menstruation chez la femme, comme cause de développement
et d'exacerbation de leur état mental. Nous avons vu que la suppression de cette importante fonction, si elle peut être considérée, dans quelques cas, comme exerçant sur la production
de l'aliénation une action plus ou moins directe, est elle-même,
dans un grand nombre d'autres circonstances, déterminée par l'affection mentale et véritablement placée sous sa dépendance. C'est
un effet essentiellement sympathique, et ce n'est que plus tard,
lorsque la maladie a déjà duré un certain temps, lorsque l'excitation cérébrale s'est notablement modifiée, qu'on observe ordinairement le rétablissement de cette fonction, et ce fait est d'une
observation tellement rigoureuse qu'on peut diriger les médications les plus actives en vue de hâter le retour de la menstruation, sans arriver, sous ce rapport, au but désiré. Ce
résultat porte en lui-même son enseignement. Si l'attention du
médecin doit être portée de ce côté, si ses efforts doivent
tendre à rétablir une fonction, dont la régularité importe au
plus haut degré au maintien de la santé, il n'en est pas moins
vrai que, pour arriver à ce but, il ne doit pas employer des
moyens trop énergiques. Il peut avoir recours à une médication
mixte, à des moyens qui, tout en ayant une action spéciale,
tendent surtout à améliorer, à fortifier la constitution, si souvent débilitée chez les femmes.

Les préparations ferrugineuses, le quinquina associé à l'aloès,
quelquefois avec le safran, l'armoise, etc., donnent journellement des résultats favorables. Nous prescrivons volontiers, dans
la même circonstance, une potion dans laquelle on associe quantité variable d'aloès et de sirop d'iodure de fer.

**Toniques.** — **Régime alimentaire.** — Ce que nous venons de dire dans le dernier paragraphe, nous dispense d'entrer dans de longs détails, au sujet de l'importance de la médication tonique, dans les différentes formes de la folie.

Chez le maniaque qui s'épuise en efforts incessants et en mouvements violents, chez le mélancolique plongé dans un perpétuel état de dépression, chez lequel les diverses fonctions sont frappées d'atonie, et dont la figure jaunâtre indique suffisamment la profonde atteinte portée à la composition du sang; chez le dément et le paralytique dont l'affaiblissement nerveux tend à frapper la constitution d'une détérioration plus ou moins considérable : chez tous ces malades enfin, non-seulement un régime analeptique, reconstituant, est indispensable; mais il importe encore, dans une foule de circonstances, de recourir à une médication tonique, qui seule peut prévenir une cachexie scorbutique et l'aggravation de l'état mental lui-même. Tous les praticiens sont d'accord à cet égard, et dans les établissements où l'on recherche sérieusement la guérison, ou au moins l'amélioration des malades, le régime alimentaire doit être l'objet d'une surveillance très-attentive. Rien ne favorise le développement de la démence et n'aide aux progrès de la paralysie comme un régime insuffisant.

Les préparations ferrugineuses doivent être placées, pour les femmes surtout, en tête de toute médication. Les substances amères en extrait, en infusion, sont aussi, dans la plupart des cas, avantageusement employées; tels sont le houblon, le quinquina, la gentiane, etc.

**Médication bromo-iodurée.** — M. le D$^r$ Lunier a préconisé, il y a quelques années, une médication bromo-iodurée, en vue de rétablir le désordre des fonctions digestives et assimilatrices, que l'on peut rencontrer chez un grand nombre d'aliénés. C'est surtout dans les formes chroniques de la folie, et notamment dans la lypémanie, que cette méthode de traitement produirait, suivant ce médecin, des résultats tout à fait satisfaisants.

Elle déterminerait, en général, des effets plus favorables chez les femmes que chez les hommes; ce qui s'expliquerait par son action même sur les fonctions de l'utérus. Elle rendrait également des services dans la paralysie générale progressive, et peut-être aussi dans l'alcoolisme chronique. Malgré l'affirmation du distingué confrère que nous venons de citer, nous devons avouer qu'après l'emploi de cette médication, suivant ses propres indications, il nous a été impossible d'arriver à une conclusion quelque peu satisfaisante (voir Lunier, Ann. méd. psych., 1853, p. 114 et 422).

**Révulsifs.** — Les révulsifs de la peau sont d'un usage fort ancien dans le traitement de l'aliénation. Ils peuvent constituer des ressources précieuses, lorsqu'ils sont appropriés au tempérament du sujet et à la marche de la maladie.

Les vésicatoires, les frictions stibiées, le séton, le cautère actuel, tels sont les modifications le plus habituellement employées, lorsqu'il s'agit de déterminer une révulsion plus ou moins profonde et continue.

Les révulsifs présentent des indications spéciales que le médecin praticien est seul à même d'apprécier; ils peuvent réussir particulièrement dans quelques formes de mélancolie.

L'application d'un vésicatoire a, dans certaines circonstances, donné lieu à un effet moral dont il n'est pas sans importance de savoir profiter. Nous avons vu des personnes atteintes d'hypochondrie, fort impressionnables, s'imaginer qu'elles étaient perdues sans ressources, qu'il n'y avait plus pour elles d'espoir de guérison; nous les avons vues, sous l'influence de l'application d'un vésicatoire, sortir tout à coup de leur état de prostration et apprécier chaque jour davantage les effets du révulsif qui venait de leur être placé.

C'est là, on peut le dire, un révulsif moral, qui a pour résultat de détourner l'attention du malade et de faire diversion à ses incessantes préoccupations.

La plupart des auteurs blâment, en thèse générale, l'emploi

des révulsifs au début des maladies mentales : ces moyens irritants peuvent, nous le croyons, imprimer au délire une nouvelle exacerbation; ils sont plutôt indiqués lorsque la maladie a déjà revêtu une marche chronique.

Nous avons dû des succès manifestes, quoique dans des cas assez rares, aux frictions stibiées, continuées pendant un certain temps, et faites successivement sur différentes régions de la colonne vertébrale, particulièrement chez les malades dont l'affection mentale semblait rester à l'état stationnaire; surtout dans certaines formes de manie tendant à l'état chronique. Jacobi de Siegburg a préconisé ce moyen dans la manie chronique, dont l'état stationnaire pouvait faire craindre l'incurabilité. Il conseille de faire les frictions sur la tête même; il pense que cette révulsion énergique, appliquée à proximité du cerveau, d'une manière plus immédiate, peut modifier, par une sorte de substitution pathologique, l'anomalie fonctionnelle de l'organe cérébral. Voici le procédé qu'il recommande :

La tête doit être rasée dans la région qu'on veut soumettre aux frictions et principalement à la partie supérieure du vertex. Pour chaque friction, l'on recouvre la place d'un morceau de carton, dans lequel on pratique un trou rond, d'un diamètre d'environ 35 millimètres. Cette précaution a pour but de limiter exactement la friction. L'on prend ensuite 6 grammes d'onguent stibié, que, pendant un quart d'heure, on promène avec un pinceau fin sur la partie dénudée. On répète cette opération matin et soir, pendant les trois premiers jours. Aussitôt que des pustules commencent à se former et occasionnent une douleur de plus en plus vive, on abrège le temps de la friction; on la cesse entièrement quand les pustules s'élèvent et s'arrondissent, pour se réunir dans une tuméfaction inflammatoire, et que cette tuméfaction commence à s'étendre vers le front.

On recouvre alors la tête avec un cataplasme, que l'on renouvelle jusqu'à ce que la tuméfaction disparaisse, que des sphacèles se montrent au siége de la friction et se détachent des parties saines environnantes. Il importe que l'inflammation n'agisse pas trop profondément et qu'elle n'intéresse pas le périoste. En général, le moment où la tuméfaction commence à descendre de la partie rasée sur le front, peut servir d'indice; l'inflammation cesse ordinairement au bout de dix à douze jours, et l'on n'a plus à soigner qu'une surface suppurante de bonne apparence, qui, dans la semaine suivante, se cicatrice parfaitement.

Pendant la durée de l'inflammation, les malades doivent être soumis à un régime doux. Chez la plupart d'entre eux, l'appétit diminue, et il n'est pas rare d'observer un mouvement fébrile intercurrent, pendant le développement des pustules. Presque tous accusent une douleur céphalique, que quelques-uns comparent à la compression qu'exercerait un ruban serré fortement autour du cou. Ceux, au contraire, dont la lésion est plus grave, ressentent peu l'effet des frictions; ils n'accusent aucune douleur et se plaignent plutôt de la diète qu'on les force d'observer. Chez tous, l'usage du cataplasme produit un soulagement marqué. L'ensemble de la cure, qu'elle réussisse ou non, ne prend pas plus de six semaines. (Ann. méd. psych., 1855, p. 342).

A la suite d'une conversation que nous avons eue à ce sujet avec cet illustre représentant de la psychiatrie en Allemagne, nous avons fait quelques essais, les résultats douteux que nous avons obtenus ne nous ont pas engagé à continuer cette médication. Nous n'en croyons pas moins qu'elle doive être tentée dans quelques cas; mais il est indispensable d'apporter, sous ce rapport, une très-grande réserve chez les aliénés qui présentent une disposition aux congestions cérébrales. L'inflammation artificielle ou non du cuir chevelu peut aggraver l'affection mentale. Il est d'expérience que les érysipèles du cuir chevelu sont extrêmement dangereux chez les individus atteints de paralysie générale, et qu'ils tendent à ramener une congestion à laquelle ils ont une disposition si marquée.

Lorsque les frictions sont pratiquées sans les précautions suffisantes, l'ulcération pustuleuse peut aussi déterminer la dénudation du crâne.

Séton. — Le séton est suivi quelquefois de résultats favorables, mais il faut faire un choix judicieux des circonstances. Il trouve son indication dans les cas de manie, de lypémanie, qui ont une tendance à passer à la démence. Chez une femme mélancolique, dont l'état restait stationnaire, nous avons obtenu, par l'application du séton, le succès le plus incontestable.

Peu de temps après qu'un séton lui eût été posé à la nuque, cette malade vit ses idées reprendre peu à peu leur entière lucidité, pendant les trois semaines environ qu'on laissa l'exutoire en place. Celui-ci supprimé, elle retomba presque aussitôt dans son état de profonde tristesse, que ne tarda pas à dissiper de nouveau la réapplication du même moyen.

Guislain a reconnu l'utilité du séton dans la manie accompagnée d'épilepsie. Il remarque avec raison qu'il est d'observation commune de voir une plaie, faite accidentellement et entraînant une abondante suppuration, empêcher souvent les convulsions de se manifester.

Lorsque des abcès froids viennent à se former, tant que la suppuration se fait, le malade n'éprouve souvent pas de récidive de son affection, qui reparaît aussitôt que le pus cesse de couler.

L'agitation maniaque n'a également pas lieu, tant que l'individu n'est pas sous l'influence de ses attaques. Cette observation, nous avons été à même de la faire chez un épileptique doué d'une constitution vigoureuse, sujet à de fréquentes attaques convulsives et à des accès de délire furieux.

Ce malheureux reçut d'un aliéné qui travaillait près de lui, dans un atelier de cordonnier, un violent coup de tranchet qui intéressa les parties profondes de la cuisse. La plaie suppura abondamment, et ne se cicatrisa qu'au bout de trois mois. Pendant tout ce temps, il fut soustrait à ses attaques d'épilepsie et à l'excitation furieuse, qui en était la suite la plus ordinaire.

Cautère actuel. — Quelques médecins n'ont pas craint d'employer le cautère actuel au cuir chevelu ou à la nuque.

Nous l'avons vu employer dans quelques circonstances, sans que ce moyen ait été suivi d'une amélioration évidente.

M. Foville parle d'une guérison dans le service d'Esquirol, à l'aide du cautère actuel; mais il attribue l'effet du remède à la frayeur.

M. Belhomme l'applique sur différentes parties de la tête, surtout dans le cas de monomanie.

Nous repoussons, avec M. Guislain, l'emploi de cette méthode de traitement, dont il est d'ailleurs assez difficile de préciser les indications. Georget dit avoir observé une encéphalite mortelle, résultant de l'application d'un bouton de fer rouge sur la tête.

«Les sétons, le cautère actuel, les ventouses, les vésicatoires, les frictions irritantes, les frictions mercurielles sont, dit Esquirol, d'excellents auxiliaires pour provoquer une révulsion, remplacer une affection cutanée, qui est supprimée, réveiller la sensibilité de la peau, qui est souvent dans l'atonie, déterminer une réaction générale, etc. On a proposé d'envelopper la tête d'emplâtres épispastiques ou de toute autre composition irritante. Je dois avouer que je n'ai pas vu réussir tous ces moyens, qui augmentent l'éréthisme, tourmentent les malades, les irritent, leur persuadent qu'on veut les supplicier. C'est presque toujours aux monomaniaques, ou aux individus en démence, qu'on a prescrit une médication aussi active et aussi perturbatrice.» (Esquirol, I, 153.)

**Bains.** — Les bains, dans le traitement de l'aliénation mentale, rendent des services incontestables.

Depuis quelques années surtout, l'attention des médecins aliénistes a été particulièrement éveillée à cet égard; les bains tièdes prolongés ont surtout été introduits dans la pratique des maladies mentales, par M. Brierre de Boismont.

Ainsi que le fait remarquer M. Guislain (3° vol., p. 107), M. le Dr Turck, médecin à Plombières, a démontré que cette méthode curative, dans son application aux affections nerveuses, est fort

ancienne. Il cite Rufus, qui faisait usage des *assiduis balneis.*
Au rapport de Fabrice de Hilden, il paraît même qu'au seizième
siècle, on prolongeait les bains, au point que les malades y passaient plusieurs jours, et n'en sortaient que pour se livrer au
sommeil. Ponce a conçu l'idée de soumettre les femmes hystériques à l'action des bains continués pendant plusieurs heures.
On n'en doit pas moins reconnaître que, de nos jours, M. Brierre
de Boismont a été en quelque sorte l'inventeur de ce procédé
appliqué au traitement de l'aliénation mentale.

La pratique de cet éminent médecin consiste à placer le malade dans une baignoire remplie d'eau tiède et de l'y laisser pendant dix ou douze heures. Pendant tout ce temps, il fait tomber
sur la tête un filet d'eau froide ; ce moyen doit être répété six
ou sept jours de suite. L'usage de ces bains doit être suspendu,
lorsque les aliénés en ont pris huit ou dix, sans amélioration
marquée.

Un moyen fort simple pour faire les affusions consiste à suspendre au point de jonction d'une échelle double un seau rempli
d'eau, et de perforer son fonds d'une petite ouverture. On y
engage un tuyau de plume par où s'échappe le filet d'eau, qui
vient continuellement rafraîchir la tête du malade. Voici les indications posées par l'auteur que nous venons de citer, dans un
mémoire présenté à l'Académie de médecine, le 15 septembre
1856.

«Toutes les formes de la folie et de la manie en particulier
«peuvent être guéries dans un espace de temps compris entre
«une et deux semaines. Le traitement à employer, pour obtenir
«ce résultat, consiste dans les bains prolongés et les irrigations
«continues. La durée des bains doit être en général de dix à
«douze heures ; elle peut être prolongée jusqu'à quinze ou dix-
«huit heures. Les irrigations qu'on associe aux bains doivent
«être continuées pendant toute leur durée ; on peut les suspendre
«quand le malade est tranquille. Lorsque les malades ont pris
«huit ou dix bains sans amélioration marquée, il faut les cesser ;
«on pourra plus tard les prescrire de nouveau. Les bains doivent

«être donnés à la température de 28 à 30 degrés centigrades,
«et les irrigations à celle de l'eau froide.

«De toutes les formes de la folie, celle qui cède le mieux à
«l'action des bains prolongés et des irrigations, c'est la manie
«aiguë; viennent ensuite le délire aigu simple, le délire des
«ivrognes, la manie puerpérale, et les monomanies tristes, avec
«symptômes aigus. Mais, dans plusieurs de ces formes, les gué-
«risons ne sont ni aussi rapides ni aussi constantes que dans la
«manie aiguë. La manie chronique a été améliorée, mais elle
«n'a point été guérie par ce traitement. Les guérisons des formes
«aiguës de la folie sont plus nombreuses et plus promptes que
«celles observées par d'autres méthodes.»

Dans un travail lu à l'Académie (2 nov. 1852), M. Pinel, neveu,
fait connaître les résultats qu'il a obtenus dans le traitement de
l'aliénation mentale aiguë par cette méthode de bains prolongés,
avec arrosements d'eau fraîche sur la tête. Sur 157 malades
traités par ce moyen, 125 se seraient rétablis; sur les 32 qui
n'auraient pas obtenu le bénéfice de la guérison, 21 auraient
subi une sorte d'amélioration.

Aux procédés d'application déjà indiqués, M. Pinel joint quelques pratiques accessoires, destinées à en rendre l'administration plus commode et plus complète. Ainsi, il emploie un bonnet
imperméable, qui permet d'arroser la tête sans que la face et le
cou soient mouillés. Il emploie les affusions et les irrigations
avec de l'eau à 20°, 25°, 10° et au-dessus, qu'on refroidit à volonté, mais d'une manière lente et progressive, afin d'épargner
au malade une sensation trop pénible.

Les auteurs sont unanimes aujourd'hui pour recommander
cette méthode de traitement, dans les cas de folie aiguë, et surtout dans la manie. Les bains simples prolongés se trouvent, en
effet, dit M. Baillarger (séance de l'Académie de médecine, mars
1854), au premier rang des moyens thérapeutiques, pour combattre la surexcitation générale, qui est le caractère principal
de la maladie; c'est dans la manie et dans la période d'invasion
des autres formes qu'ils ont été préconisés.

M. Guislain considère les bains tièdes prolongés comme une grande ressource, comme des agents dont l'effet est très-salutaire et rarement nuisible. Rien de plus surprenant, dit-il, que la facilité des maniaques à supporter ces agents et à s'y soumettre. En général, lorsque les sujets sont vigoureux, et que le mal est récent, ils supportent facilement ces moyens, et le plus souvent, ils s'en trouvent parfaitement bien. (III, 110.)

Il est prudent de ne pas administrer ces bains, lorsque le malade est dans un état cachectique, que sa constitution est affaiblie; lorsqu'il a subi des pertes trop abondantes; lorsqu'il existe une disposition aux affections thoraciques. Ils ne doivent être employés qu'avec une certaine réserve, dans les cas chroniques, lorsqu'on observe une tendance à l'affaiblissement des facultés intellectuelles; car, suivant la juste observation du D<sup>r</sup> Pinel, on pourrait amener par ce moyen un progrès vers la démence.

Nous avons, en effet, remarqué qu'on obtenait en fort peu de temps, par ce moyen, une sédation très-marquée et très-favorable à la guérison d'affections qui se révèlent par la violence et l'acuité de leurs symptômes; mais le malade doit être soigneusement surveillé. Quelques-uns éprouvent une fatigue excessive; on a pu même observer quelques cas de syncope. Il y a lieu aussi de ne pas oublier que les bains tièdes sont une nouvelle cause d'excitation sexuelle, dans la manie érotique, et que, dans ce cas, il faut les administrer avec quelques précautions.

Les bains tièdes, mais d'une durée beaucoup moins longue, sont également favorables dans le traitement de la mélancolie. A peine, dit Guislain, le malade est-il entré dans le bain, qu'on voit ses traits s'épanouir; il cesse de gémir et de se lamenter. Chez les trois quarts des mélancoliques cette médication apporte du calme.

Nous devons ajouter, pour terminer ce qui a rapport à ce sujet, que les bains tièdes doivent être considérés comme un des agents hygiéniques les plus recommandables, et qu'ils doivent être administrés, dans tout établissement d'aliénés, à tous les ma-

lades indistinctement, au moins une fois par mois. Non-seulement ils entretiennent la propreté du corps, indispensable dans
une certaine réunion d'individus, mais encore beaucoup de
malades se trouvent bien de leur usage : en rétablissant les
fonctions de la peau, en diminuant l'éréthisme nerveux, ils tendent à ramener le sommeil.

**Bains froids.**— Les bains froids sont d'un usage plus restreint
et doivent reconnaître certaines indications. Nous croyons, avec
Esquirol, qu'ils conviennent surtout aux sujets jeunes, forts,
robustes; le froid peut agir alors en excitant l'action tonique de
la peau.

Cependant, M. Guislain les considère comme des agents qui
rendent de grands services, dans le traitement de la manie, surtout lorsque cette affection revêt une forme intermittente; dans
les cas qui ont eu déjà une durée de plusieurs semaines, de
plusieurs mois.

Plus d'une fois, dit-il, j'ai employé ce moyen sans aucun
avantage, pendant les trois premiers mois de la maladie, tandis
que j'en obtenais un éclatant succès, en le mettant en usage
vers le sixième mois. Souvent je parviens, en 10 ou 15 jours
de temps, à faire tomber tous les symptômes de la manie, et à
avoir une convalescence au bout de trois semaines, et plus
promptement encore. J'ai guéri aussi des manies qui avaient
duré deux ans. Toutefois, les cas chroniques proprement
dits résistent généralement aux bains froids, de même qu'ils
résistent à toutes les médications.

Ces agents sont donc curatifs; mais on ne réussit pas toujours
une première fois : il faut souvent recommencer deux, trois fois
le traitement, et il faut le continuer longtemps après la guérison du malade.

Dans la manie avec exacerbation périodique, on observe parfois que, pendant quelque temps, le bain froid retarde l'apparition de l'accès. Alors on y renonce pendant 8 à 10 jours et l'on
y revient jusqu'à ce que l'accès disparaisse définitivement.

Des manies avec agitation, loquacité et esprit tracassier, ont été guéries en faisant prendre, tous les jours, aux malades un bain froid, dans l'intervalle du déjeuner au dîner. Quelquefois, après la seconde tentative, le patient présentait déjà les traits plus composés ; il était plus tranquille et plus soumis.

Voici la méthode employée par Guislain :

L'eau est chauffée à la température de 14, 15, 16, 17 degrés Réaumur ; le maniaque y reste d'abord 5 minutes, puis 10, puis 20 et 25 minutes.

On prescrit les bains tous les jours, deux fois le jour, de jour à autre, trois fois par semaine, et, suivant les exigences des cas, on les continue pendant plusieurs semaines, plusieurs mois.

L'auteur que nous citons a souvent réussi complétement, en faisant donner, par jour, trois bains froids, de 12 à 15 minutes chacun, avec douches, lorsqu'un seul était demeuré inefficace. Le malade, au sortir du bain, se livre pendant 1 ou 2 heures à un exercice plus ou moins fatigant. Si la température atmosphérique est basse, il faut le coucher dans son lit, le couvrir chaudement, ne fût-ce que pendant une heure, afin de donner à la peau le temps de se réchauffer.

La précaution de frictionner la peau est importante : on ne saurait assez la recommander aux surveillants et aux gardiens. En laissant la peau se refroidir, en négligeant d'y provoquer une réaction, l'on peut occasionner des accidents graves, et l'on risque, en outre, de faire passer la manie à un état de démence incurable. On doit aussi avoir soin de ne pas exposer le malade à l'eau froide, lorsqu'il est en transpiration.

Parmi les inconvénients que peut entraîner l'emploi de ces agents, il faut compter la suppression des menstrues, ou le retard dans l'apparition de ce flux. Aussi, doit-on y recourir chez les femmes moins que chez les hommes. (Guislain, Phrénopathies, t. III, p. 115.)

Les affusions froides, les bains froids par enveloppement, d'après la méthode hydrothérapique, en provoquant du côté de la peau une réaction énergique et, suivant les cas, des sueurs

42

abondantes, peuvent rendre, dans une foule de circonstances, des services importants.

Tous ces moyens sont utiles chez les individus affaiblis par les excès, par l'onanisme, et ceux auxquels de longs chagrins semblent avoir enlevé toute énergie.

**Bains médicamenteux.** — Les bains médicamenteux ont été prescrits par quelques médecins. On a fait usage, en Italie, de bains narcotisés contre les accès maniaques. Dans ce but, une infusion de feuilles et de semences de stramonium, de feuilles de ciguë, d'hyoscyamus, était mêlée à l'eau du bain.

Il est douteux que ce moyen ait donné des résultats avantageux.

Pour notre part, nous n'avons fait usage que de bains excitants, et, dans quelques cas, nous en avons obtenu des résultats favorables.

Chez les mélancoliques, plongés dans un état habituel d'apathie et dont les fonctions semblaient frappées d'une sorte d'atonie, nous avons administré avec avantage des bains aromatisés, des bains dans lesquels on avait fait dissoudre une assez forte quantité de sel, ou qui contenaient seulement 4 à 5 poignées de farine de moutarde noire. Les pédiluves synapisés ont aussi leur utilité, dans quelques circonstances.

**Douche.** — La douche est un moyen vulgairement employé dans la plupart des établissements d'aliénés. Elle consiste à verser de l'eau sur la tête, en la faisant tomber d'une certaine hauteur. Elle était, dit Esquirol, connue des anciens. On ne saurait se dissimuler qu'elle rend d'incontestables services dans la thérapeutique des aliénés.

On connaît son mode d'application : un robinet, placé à une hauteur pouvant varier jusqu'à 2 mètres au-dessus de la tête, laisse tomber sur le cuir chevelu de l'eau, à la température ordinaire.

L'on fait d'habitude descendre l'eau par un tuyau en cuir, en gutta-percha, ou en caoutchouc et terminé par un ajustage, soit en robinet, soit en pointe, soit en arrosoir, ou en bec de flûte. L'arrosoir est surtout employé, lorsqu'on veut donner une véritable affusion, et obtenir une réfrigération de la tête plus complète, et, en quelque sorte, plus permanente. C'est une des applications à laquelle nous donnons volontiers la préférence; l'ajustage en robinet ou en bec de flûte donne plutôt lieu à une sorte de percussion douloureuse : on l'emploie particulièrement lorsqu'on veut obtenir un effet instantané.

La douche ne doit durer que quelques secondes, et ne doit être employée qu'avec précaution; elle reconnaît des indications précises. Elle doit être toujours administrée par le médecin ou l'interne en médecine; dans aucun cas, elle ne doit être donnée par un gardien ou un surveillant.

La douche agit de deux manières : comme moyen de répression et comme moyen véritablement médical, ayant un effet répercussif, ou plutôt réfrigérant. Elle reconnaît, par conséquent, une double indication.

Comme moyen disciplinaire, elle peut être employée, ainsi que l'indique Pinel, dans le cas où il y a lieu de vaincre un refus obstiné de nourriture; lorsqu'on veut soumettre l'aliéné à l'ordre et à la loi du travail; lorsqu'on veut dominer certains malades entraînés par une turbulence excessive, par une disposition morale fâcheuse, et par un caractère, en quelque sorte, indomptable. D'après M. Leuret, qui en a fait la base de son traitement moral, elle peut changer l'ordre des idées du malade, dans les cas de délire restreint, surtout de délire monomaniaque. Elle impressionne, en effet, vivement quelques aliénés, et cette impression peut tourner au profit de leur guérison.

Il est des malades qui réclament eux-mêmes la douche, qui en ressentent un bien-être évident : c'est là sans doute une indication qu'il ne faut pas négliger, elle produit chez quelques maniaques agités l'effet le plus salutaire.

Quelques auteurs en ont blâmé l'emploi; entre autres Georget et Jacobi. Nous pensons, tout au contraire, qu'elle a son utilité; elle nous a rendu des services véritables et nous lui avons vu produire des résultats inattendus. Malgré cela, nous croyons qu'elle ne doit être employée qu'avec une extrême réserve : quelques malades se plaignent, lorsqu'ils sont en convalescence, d'en avoir ressenti une impression défavorable.

La douche, dit M. le professeur Rech, de Montpellier, produit des effets immédiats, et d'autres consécutifs. Les premiers consistent en une impression de froid, une commotion sur la partie de la tête qui est exposée à son action, et une grande gêne de la respiration. Les effets consécutifs sont une extension de froid qui donne lieu à un tremblement et à des horripilations; puis, pâleur, sentiment de constriction douloureuse, en général à l'épigastre; le pouls peut devenir petit et serré et le malaise extrême; la lipothymie peut s'ensuivre. La commotion cause promptement une douleur qui envahit toute la tête, pour se répéter sympathiquement à l'épigastre. Pendant l'hiver, et lorsque l'eau est très-froide, elle détermine des résultats qui peuvent être dangereux. Pendant l'été, elle procure plutôt une sensation agréable. (Ann. méd. psych., 1847, p. 144.)

**Électricité.** — On a, dans ces derniers temps, préconisé l'électricité comme pouvant être utilement appliquée chez les aliénés. Esquirol en avait déjà fait usage, sans en obtenir des résultats importants. Il en est de même des expériences magnétiques, qui ont été pratiquées en sa présence, sans aucun succès, sur 11 femmes aliénées, maniaques ou monomaniaques. Une seule, dit-il, éminemment hystérique, a cédé à l'influence magnétique; mais son délire n'a éprouvé aucun changement. J'ai répété, ajoute-t-il, plusieurs fois, avec divers magnétiseurs, les mêmes essais, sans obtenir plus de succès. Nous avons nous-même assisté à des expériences faites, il y a 5 ou 6 ans, par un magnétiseur : les tentatives auxquelles il s'est livré n'ont abouti à rien de satisfaisant.

## MÉDICATIONS SPÉCIALES.

Si l'on jette un coup d'œil sur les diverses catégories d'aliénés que renferment les établissements consacrés à leur traitement, on en trouve un certain nombre qui sont, par suite de leur état mental, une source de difficultés et d'inconvénients graves. Quelques-uns de ces malheureux, s'ils étaient abandonnés à eux-mêmes, s'ils n'étaient l'objet de soins spéciaux, verraient bientôt leur triste situation s'aggraver; souvent même, l'existence de beaucoup d'entre eux serait impossible, si des soins expérimentés et intelligents ne venaient remédier aux conséquences graves auxquelles ils sont naturellement exposés.

Les uns, soit par suite de leur état de paralysie, ou seulement parce que leur conscience n'est même plus sollicitée par les besoins naturels, se laissent aller à des habitudes de malpropreté regrettable, et bien capables de déterminer des inflammations de mauvaise nature.

D'autres déchirent, mordent, détruisent, mangent tout ce qui se trouve à leur proximité. Ceux-ci se livrent avec une déplorable ardeur à des habitudes d'onanisme, qui viennent encore affaiblir leur constitution délabrée. D'autres refusent avec une funeste obstination les aliments nécessaires à leur existence. Quelques-uns, enfin, succomberaient aux impulsions suicides qui les tourmentent, si, par des moyens appropriés, l'on n'avait soin de mettre obstacle à leurs funestes tentatives.

Tous ces malheureux réclament des soins spéciaux; ils doivent être placés dans des conditions de régime et de traitement particulières que nous nous proposons de passer rapidement en revue.

**Aliénés gâteux.** — MM. Renaudin, Morel, Archambault, Gérard, ont développé, à ce sujet, des considérations intéressantes. Dans un chapitre spécial, M. Guislain a étudié, avec le talent d'exposition qui le distingue, tout ce qui peut se rapporter à ces malheureux (Phrénopathies, t. III). Nous nous bornerons, on le comprend, à des indications sommaires.

On appelle aliénés gâteux, les infortunés qui sont atteints d'incontinence d'urine, et quelquefois d'incontinence stercorale; ils se trouvent en assez grand nombre dans la plupart de nos établissements. Gâter ne constitue pas, dit M. le D$^r$ Girard, une affection *sui generis*; c'est un symptôme d'affections diverses, dont il faut s'attacher à reconnaître la nature, et qui peuvent, suivant les circonstances, reconnaître des indications spéciales.

Sous l'influence de l'excitation maniaque portée à son plus haut degré, et chez les individus atteints de délire général, mais dont l'affection mentale se caractérise par une perversion morale profonde, on peut observer des exemples de la plus dégoûtante malpropreté.

Chez les premiers, le délire même donne lieu à des perceptions confuses; les sensations internes n'arrivent plus à leur conscience; l'excitation qui les domine les rend inattentifs à l'appel fait par la sensibilité générale, qui, dans la plupart des cas, peut être réellement émoussée.

Dans le second cas, les malades, en proie à une sorte de perversion morale, se font un malin plaisir de prendre le contre-pied des observations qui leur sont faites; les mauvais instincts qui les dominent leur procurent une inexprimable satisfaction à se barbouiller de leurs excréments et à vivre dans l'état de la plus affligeante dégradation.

On comprend que pour ces deux catégories de maniaques gâteux, il sera nécessaire d'opposer des moyens en rapport avec la nature de leur délire : chez les premiers, en proie à une excitation maniaque des plus violentes, il convient d'employer les remèdes indiqués en pareille circonstance : les bains prolongés, les affusions froides, les calmants de diverse sorte. Chez les seconds, tout ce qui viendra mettre un frein à leur perversion morale, empêchera, par cela même, l'état de malpropreté. L'intimidation aura souvent de l'efficacité : la douche, et une conduite sévère à leur égard pourraient, dans beau-

coup de cas, arrêter des tendances que ces infortunés auraient la force de maîtriser, si l'on s'appliquait à fortifier leur
volonté.

Dans certaines formes de lypémanie, dans celles surtout qui
se compliquent d'un état de stupeur, d'une disposition cataleptiforme, l'individu, sous l'influence de l'étrange oppression qui
le domine, voit ses sens fermés aux stimulants extérieurs; il ne
comprend rien à ce qui se passe autour de lui, et les besoins
naturels les plus impérieux ne produisent plus chez lui cette
excitation qui s'adresse à la conscience et fait appel à la volonté.
Dans de telles conditions, le malade devient d'une excessive
malpropreté et les moyens les plus rationnels parviennent difficilement à le corriger. On doit d'ailleurs admettre que, dans
quelques formes de délire mélancolique, il existe un relâchement musculaire momentané, qui devient une cause d'incontinence. Pour les malades de cette catégorie, il importe de
recourir aux moyens susceptibles de remédier à l'engourdissement des facultés et de diminuer l'intensité de l'état de stupeur.
Dans ce but, les stimulants de diverses sortes, moraux et physiques, seront avantageusement employés.

Les déments, les paralytiques et une certaine catégorie d'i-
diots, forment la plus grande partie de cette espèce de malades
que l'on a désignés sous le nom de gâteux, et qui doivent être
placés dans des quartiers spéciaux, où se trouvent réunies les conditions de régime, d'hygiène, de couchage et de surveillance,
sur lesquelles les auteurs que nous avons cités ont particulièrement appelé l'attention.

Chez ces malheureux, le système musculaire est visiblement
débilité; la sensibilité organique est devenue obtuse et plus ou
moins émoussée. On comprend les soins de diverse nature qui
doivent leur être donnés; il importe, d'une part, de chercher à
réveiller la stimulation qui leur fait défaut, et, d'autre part, de
recourir aux moyens habituellement employés pour régulariser
les excrétions et remédier aux inconvénients de l'incontinence
elle-même.

En tête des moyens généraux, se trouve l'habitation. Les locaux destinés aux malades gâteux seront élevés, spacieux, aérés; le plancher sera ciré; en hiver, ils doivent être convenablement chauffés et ne pas contenir un nombre trop considérable d'individus; ceux-ci seront d'autant mieux soignés et d'autant moins malpropres qu'ils seront plus disséminés.

Le régime alimentaire doit être substantiel et de facile digestion. Ils recevront, à chaque repas, une légère quantité de vin.

Ces conditions hygiéniques ont une importance bien plus grande que les agents médicamenteux mis en usage en vue de combattre cette dégradante infirmité. Ils doivent enfin être habillés convenablement et couchés dans un bon lit.

Les médicaments que l'on a préconisés dans ces cas peuvent rendre d'éminents services : telles sont la strychnine et la noix vomique.

M. le D$^r$ Girard a recommandé le sulfate de strychnine à la dose de deux centigr., sur 30 grammes de sirop de sucre. Il donne d'abord 5 à 10 grammes de ce sirop, puis, dans les cas rebelles, il l'élève progressivement à 20, 30 et même 40 grammes. Nous administrons volontiers l'extrait alcoolique de noix vomique, dans une solution gommeuse simplement édulcorée. Nous portons successivement la dose de 25 milligrammes à 10 centigrammes, que nous ne dépassons jamais. Chez quelques malades atteints de délire maniaque aigu, de mélancolie, d'hypochondrie, l'incontinence est souvent due à une sorte d'hypéresthésie. Les sphincters se dilatent sous l'influence de l'excitation organique la plus légère; l'incontinence est alors plutôt nocturne; pendant le jour, les malades peuvent satisfaire le besoin d'excrétion dès qu'il se fait sentir. Dans ces cas, d'ailleurs assez rares, la belladone en poudre, et surtout en extrait, peut donner des résultats favorables. Nous prescrivons alors de 25 milligrammes à 10 centigrammes; à dose plus élevée cette médication peut avoir des effets nuisibles. Un de nos malades, atteint de la variété de lypémanie qu'on a désignée sous le nom de panophobie, est obligé le jour, d'uriner à chaque instant; ce besoin

fréquent le tient éveillé la nuit; s'il s'endort, il manque rarement de mouiller son lit, ce qui le contrarie vivement. La belladone a pu insensiblement remédier chez lui aux accidents que
nous venons de signaler.

Nous venons d'exposer succinctement les moyens hygiéniques
et médicaux qui, suivant les indications, doivent être appliqués.
Il nous reste à faire connaître les agents mécaniques qui, sous
ce rapport, ont été particulièrement recommandés.

Le premier et le plus important, consiste à régulariser les
fonctions des malades, à les accoutumer à satisfaire leurs besoins à des heures réglées. On comprend combien il faut compter, en semblable circonstance, sur l'intelligence et le dévouement des infirmiers chargés de ce service.

Deux fois par jour, matin et soir, les malades doivent être
conduits à la garde-robe. Plusieurs fois par jour, et deux ou
trois fois pendant la nuit, on doit provoquer chez eux l'émission
de l'urine en leur présentant le vase.

M. Girard voudrait qu'on suspendît dans chaque quartier de
gâteux une horloge destinée à donner au surveillant la possibilité
de faire ponctuellement ce service, qui tend à amoindrir une des
plaies les plus hideuses de la plupart des établissements d'aliénés.

C'est là évidemment une idée pratique à laquelle on ne saurait trop applaudir. Toutefois, nous croyons avec M. Baillarger,
qu'il faut éviter toute exagération fâcheuse; car, dans quelques
cas, elle rendrait le remède pire que le mal; cela arriverait probablement si, en hiver, on éveillait les malades plusieurs fois
pendant la nuit, et si on les laissait longtemps sur le siége, etc.
(Séance de l'Académie, 5 août 1855.)

Pour éviter les excoriations et les plaies gangréneuses qui ne
tardent pas à se produire par le contact des parties du corps
avec les matières dont sont imprégnés les draps et les diverses
pièces du lit, l'on a proposé d'apporter des modifications spéciales au couchage des aliénés gâteux. Il nous suffit de faire
connaître la plus importante : la première condition, nous l'avons
dit, est de multiplier autour du malade les soins de propreté.

Le coucher des malades gâteux doit se composer de trois pièces, disposées de la manière suivante :

A la tête et au pied du lit, deux petits matelas formant chacun le tiers de la longueur; au milieu, un troisième matelas ou une paillasse dans le centre desquels est ménagée une fente qui facilite l'écoulement de l'urine; cette dernière pièce peut être recouverte d'une toile, rendue imperméable par l'huile de lin, assez longue pour s'étendre sur les bords de deux matelas et pénétrer à travers la fente, ainsi que le représente la figure suivante :

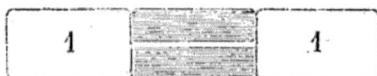

Il est quelquefois utile de faire écarter les genoux et les pieds et d'interposer des linges, de manière à empêcher les rougeurs et les excoriations que la pression seule peut déterminer.

### Aliénés jeûneurs. — Sitophobes. — Alimentation forcée.

— Quelques malades refusent obstinément les aliments indispensables à leur existence; on les a désignés sous le nom d'aliénés jeûneurs; et en Allemagne, on a donné le nom de sitophobie à cette espèce d'obstination.

Les malheureux qui appartiennent à cette triste catégorie sont une source de difficultés pour les personnes chargées de leur donner des soins. On comprend aisément tout ce qu'il y a de pénible dans l'emploi de moyens violents, destinés à vaincre une résistance qui ne peut se prolonger sans danger pour la vie du malade.

Le refus des aliments est une conséquence des conditions morbides les plus diverses, et se rencontre dans les formes les plus variables d'aliénation mentale ; on l'observe surtout dans certaines variétés de la mélancolie..

On voit des maniaques, dans le paroxysme de leur délire, refuser avec opiniâtreté toute espèce de nourriture; cette regrettable disposition peut tenir à des idées fixes qui viennent, pour un instant, s'emparer de leur esprit : c'est la crainte du poison, la persuasion que les aliments qui leur sont servis, ont été préparés par des puissances malfaisantes; ce sont, en un mot, des illusions ou des hallucinations de plusieurs sens, particulièrement de ceux du goût et de l'odorat, qui les portent à opposer une fâcheuse résistance. Mais il est rare que, dans cette affection, l'excitation persiste avec les mêmes phénomènes morbides, et que, sous l'influence de la mobilité des idées, de l'incessante variété des sensations, l'on ne voie rapidement disparaître cette dangereuse obstination. Dans le cas contraire, il faut examiner avec soin s'il n'existe pas dans l'organisme un état pathologique qui explique cette persistance de l'inappétence.

Quelques monomaniaques ambitieux, et surtout les monomaniaques religieux, peuvent arriver aux convictions les plus absurdes, par suite des idées d'orgueil et des obsessions superstitieuses qui les dominent; par exemple, par la persuasion que les aliments ne leur sont pas servis avec la déférence due à leur rang; ou bien, ils peuvent croire qu'ils doivent, à l'instar de Jésus-Christ, jeûner quarante jours et quarante nuits, pour la délivrance du genre humain; ou encore, que leur nature éminemment céleste les affranchit des besoins matériels qui asservissent le reste du genre humain, etc. Le plus souvent, l'intimidation ou quelques moyens adroits, parviennent à soustraire ces malades aux résultats fâcheux, mais inévitables, des pensées bizarres, des erreurs singulières qui les dominent.

C'est surtout dans la mélancolie qu'on rencontre la sitophobie portée à son plus haut degré; c'est alors qu'après avoir épuisé tous les moyens de persuasion, il faut recourir aux différentes méthodes d'alimentation usitées en pareil cas et que nous allons exposer succinctement. On comprend les préoccupations qui viennent assaillir le mélancolique et l'engager à opposer une résistance invincible à tous les moyens employés pour lui faire prendre des aliments.

La conviction qu'on cherche à attenter à ses jours, que, dans ce but, on mêle à ses boissons, à sa nourriture, les poisons les plus subtils et les substances les plus nuisibles; les hallucina-

tions qui ne cessent de l'entretenir des horribles complots tramés
contre lui; la crainte de la damnation; les remords d'une conscience faussement alarmée; la pensée qu'un jeûne éternel peut
seul apaiser le courroux céleste; la croyance dans laquelle se
trouve le malade qu'il est indigne des soins qui lui sont donnés
et qu'il ne mérite pas les aliments qui lui sont servis; chez
quelques-uns, enfin, l'idée bien arrêtée de se débarrasser de la
vie; chez d'autres, et particulièrement chez certains hypochondriaques disposés aux congestions, la persuasion qu'ils n'ont
plus d'estomac, plus d'intestins; qu'aucun aliment ne peut
passer; toutes ces conceptions erronées peuvent revêtir dans
leur esprit un tel degré de fixité, qu'il faut absolument recourir
à l'alimentation forcée.

Sans doute, dans tous ces cas, il importe de se rendre soigneusement compte de la disposition morale et physique du malade, d'apprécier exactement la nature des convictions erronées,
et d'examiner si cette inappétence apparente n'a pas pour origine et
pour point de départ, quelque affection des organes de la digestion, de la respiration, etc. Forcer le malheureux insensé à
prendre des aliments, ce serait, en pareil cas, aggraver singulièrement sa triste situation. Mais c'est là un fait pour ainsi dire
exceptionnel, et nous sommes bien loin de partager les idées
de quelques auteurs qui, dans tous les cas, rejettent l'alimentation forcée, et qui veulent voir dans le refus de manger une
disposition pathologique que l'on doit toujours respecter.

C'est là une erreur funeste, et qui peut aboutir à de fâcheuses
conséquences. L'expérience prouve malheureusement chaque
jour qu'en semblable circonstance, les aliénés n'obéissent qu'à
leurs préoccupations délirantes, et qu'ils sont le jouet des fan-
taisies et des illusions que vient enfanter la surexcitation désordonnée de leur imagination. Si l'on ne cherche pas à les soustraire le plus tôt possible à cette abstinence prolongée, on ne
tarde pas à voir s'aggraver sans ressources leur état mental et
physique. Nous ajouterons qu'il n'est pas rare d'obtenir chez
eux une amélioration d'autant plus rapide qu'on sera parvenu

plus tôt à vaincre leur répugnance, et à leur faire prendre, de gré ou de force, les aliments nécessaires à leur existence. On doit reconnaître que, dans un grand nombre de cas, on peut arriver au but désiré, en s'y prenant adroitement, soit en entrant dans les idées du malade, soit en les combattant directement ; mais, si les moyens de persuasion ou d'intimidation ont échoué, il y a lieu dès lors de recourir à l'une ou l'autre des méthodes employées pour l'alimentation forcée.

M. Guislain a résumé, comme il suit, les nombreuses difficultés que l'on rencontre, lorsqu'il s'agit d'introduire des aliments, qui, dans tous les cas, doivent être liquides.

1° L'action des muscles élévateurs de la mâchoire, dont la résistance, en quelque sorte convulsive, ne peut souvent être vaincue que par les efforts les mieux combinés.

2° La mobilité de la langue, qui porte le malade à repousser, par des contorsions de cet organe, les aliments qu'on veut lui faire prendre.

3° Un mouvement antidéglutitionnaire qui s'établit dans le pharynx et l'œsophage ; ce qui donne au patient le pouvoir de faire revenir les aliments dans la bouche.

4° Une contraction convulsive de l'œsophage, provoquée surtout par l'introduction de la sonde, et qui rend impossible la descente de cet instrument ou celle des aliments.

5° Un mouvement expiratoire qui empêche la descente des aliments, qui détermine leur retour dans la bouche et leur entrée dans les narines postérieures.

6° Des mouvements de répulsion des bras, de la tête, du corps, des membres inférieurs.

Deux ressources s'offrent au praticien : ouvrir la bouche pour y faire passer les aliments ; ou faire cette introduction par les narines. (Phrénopathie, t. III, p. 237.)

M. Guislain préfère l'ingestion buccale ; c'est aussi le moyen auquel nous croyons que l'on doit recourir d'abord, lorsqu'on peut avoir un personnel suffisant pour maintenir le malade, pendant l'opération.

Voici le procédé auquel nous avons recours et qui nous réussit, dans la plupart des circonstances :

Le malade est couché sur un lit en fer dont on a enlevé l'oreiller ; les mains sont retenues par la camisole et les bras fixés, comme d'habitude ; une large serviette, appliquée sur les cuisses et sur les jambes, empêche les mouvements des extrémités inférieures.

La tête est légèrement penchée en arrière ; un aide la maintient, soit avec les deux mains, soit en pressant fortement sur le front.

Les dispositions faites, l'opérateur, placé à gauche, glisse rapidement l'indicateur de la main gauche entre l'arcade dentaire et la partie interne de la joue, qu'il creuse fortement à sa partie moyenne, de manière à produire une saillie à l'extérieur au moyen de l'extrémité du doigt plié en crochet. Un aide fait au côté droit la même manœuvre et ferme hermétiquement les narines, en pinçant le nez.

L'opérateur verse ensuite de la main droite, dans l'espace laissé libre par le léger écartement de la commissure labiale, le bouillon préparé, contenu dans un vase dont le bec est allongé et qui peut avoir la forme d'une théière aplatie.

Le liquide obstrue complétement la cavité buccale ; le malade ne peut l'expulser, dans l'impossibilité où il se trouve de rapprocher les joues des arcades dentaires et de faire aucun mouvement inspirateur par suite de l'obstruction de la bouche et de la fermeture des narines.

A un moment donné, le besoin de respirer lui fait faire un mouvement de déglutition ; l'opérateur ne doit pas négliger ce moment, il doit continuer à verser le liquide et à empêcher une nouvelle inspiration, jusqu'à ce qu'aient eu lieu trois ou quatre autres mouvements de déglutition.

C'est alors seulement qu'il peut, un instant, laisser reposer le malade, pour continuer sa manœuvre, jusqu'à ce que tout le liquide ait été rapidement ingéré.

Il arrive assez souvent que l'aliéné ne veuille pas se soumettre plus d'un jour ou deux à cette pénible opération et qu'il continue à manger. Dans le cas contraire, on doit la répéter deux fois chaque jour. Il est impossible que le patient puisse mordre le doigt de l'opérateur, si celui-ci écarte convenablement la commissure des lèvres, surtout la partie interne de la joue, et si la tête est suffisamment assujettie. On peut, en tout cas, se servir d'un étui en zinc articulé et en couvrir la partie du doigt exposée.

Mais il peut arriver que le malade résiste au besoin de respirer et qu'il ait assez de force de volonté pour se laisser étouffer. Il faut alors procéder à l'introduction de la sonde œsophagienne par le nez. On a proposé pour cette opération divers procédés plus ou moins ingénieux; nous croyons que la sonde à double mandrin, de M. Baillarger, suffit pour tous les cas, et remplit toutes les indications. Voici comment lui-même décrit son procédé :

La sonde à double mandrin, longue de 40 centimètres, diffère des sondes œsophagiennes ordinaires par son volume, beaucoup plus petit, et aussi par son extrême flexibilité. A 13 centimètres du cul-de-sac, on a tracé un petit cercle blanc, et un autre semblable à 8 centimètres du pavillon.

On commence par introduire un mandrin en baleine, qu'on fixe au pavillon de la sonde dont il fait désormais partie. Ce mandrin porte à son extrémité, et en dehors du pavillon, un petit bouchon conique qu'il traverse à son centre, avec lequel bouchon l'on peut, à volonté, fermer l'entrée de la sonde. On introduit ensuite un mandrin en fer, recourbé et assez fort pour maintenir dans la même courbure le mandrin en baleine. Cette courbure doit être telle qu'une corde tirée du bout de la sonde au premier petit cercle blanc, soit de 3 pouces et demi environ.

La sonde ainsi préparée, on traverse les fosses nasales et on s'arrête lorsque le cercle blanc le plus voisin du cul-de-sac est au niveau de l'ouverture de la narine. Alors on fixe la sonde et on retire le mandrin en fer. Le mandrin en baleine obéissant à son élasticité, se redresse et applique la sonde sur la paroi postérieure du pharynx.

Immédiatement après avoir retiré le mandrin en fer, on ferme l'extrémité de la sonde avec l'obturateur, et on continue l'opération. L'instrument, guidé par le conducteur en baleine, descend directement et sans se replier en avant. Il ne reste plus qu'à retirer le mandrin et avec lui l'obturateur, et à faire l'injection. Par ce procédé, ajoute M. Baillarger, on évite les fausses routes à la partie supérieure du pharynx, et l'introduction des aliments dans les voies aériennes. En effet, avec la courbure du mandrin en fer, non-seulement l'extrémité de la sonde ne peut pas déchirer la paroi postérieure du pharynx, mais elle ne la touche même pas; elle n'est en contact avec elle que par la convexité de sa courbure.

En supposant qu'on pût encore pénétrer dans les voies aériennes, on déterminerait aussitôt une anxiété et une suffocation persistante, puisque la sonde elle-même, devenue un nouveau conduit pour la respiration, est fermée à son extrémité supérieure, et il serait dès lors impossible de méconnaître le danger. (Baillarger, Ann. méd. psych., 1845, 420.)

Chez quelques mélancoliques très-affaiblis, et qui n'ont pas la force de réagir, la sonde œsophagienne peut être introduite dans les voies aériennes, quoiqu'elle ne puisse rester longtemps lorsqu'elle est munie de son obturateur, sans produire, outre le cas particulier de gargouillement, une suffocation imminente. Il peut, dans ce cas, rester du doute dans l'esprit du médecin. On se trouvera bien alors, ainsi que le conseille M. Baillarger, d'injecter préalablement quelques grammes d'eau, injection sans danger, qui suffira pour provoquer des quintes de toux et amener la suffocation. Elle sera surtout suivie immédiatement, même chez les malades les plus affaiblis, d'un râle trachéal très-prononcé; on doit, dans tous les cas, ne pas se presser de faire l'injection, une fois que la sonde a été introduite.

M. Emile Blanche a proposé un mandrin articulé, à l'aide duquel on dirige la sonde.

M. Leuret fait usage d'une sonde de boyaux, engagée par l'une des narines, et qu'on laisse à demeure aussi longtemps que l'individu persiste dans son refus de manger. L'introduction de cette sonde est d'une extrême difficulté, et exige que le malade reste constamment dans son lit.

Nous indiquerons seulement pour mémoire le *speculum oris* de M. Billod, dont l'introduction nécessite également de grandes difficultés, puisqu'il faut toujours obtenir préalablement l'écartement des arcades dentaires.

M. Guislain a observé des aliénés chez lesquels toute ingestion alimentaire était devenue impossible par la bouche, et qui vécurent pendant trois, quatre mois, grâce à l'emploi des lavements de bouillon. En théorie, dit-il, cette alimentation rectale ne semble pas d'une grande efficacité; car on ne conçoit pas comment des matières nutritives introduites dans l'intestin, non chimifiées, puissent fournir un élément alimentaire de nutrition réelle. On ne s'explique même pas leur mode d'absorption. Toutefois, les faits sont là; l'expérience prouve que, dans certains cas, on peut aboutir à d'excellents résultats. (*Op. cit.*, t. III, p. 246.)

**Onanistes.** — Nous ne reviendrons pas sur ce que nous avons dit à propos de l'onanisme comme cause d'aliénation mentale, et d'autres conséquences funestes qui viennent atteindre le système nerveux. (Étiologie, chap. IV.)

L'onanisme, nous l'avons déjà vu, peut être aussi le résultat de l'aliénation elle-même. Dans tous les cas, il est un des obstacles les plus sérieux pour la guérison de l'affection mentale. Souvent encore, il mène à des idées de suicide, qui rendent plus difficile le traitement et la surveillance du malade.

On ne saurait donc trop s'attacher à empêcher, par tous les moyens possibles, cette pernicieuse habitude.

Malheureusement, il est difficile d'exercer, sur l'infortuné, qui y est sujet, une surveillance absolue: la nuit, d'ailleurs, celle-ci est à peu près impossible.

Divers moyens peuvent être mis en pratique. Pendant le jour, la surveillance doit être aussi active que possible. Le

malade sera assujetti à un travail manuel, à des promenades
fatigantes.

Il faut éloigner de sa vue tout ce qui pourrait réveiller des
idées érotiques; les bains froids, des affusions sur diverses parties du corps, seront avantageusement employés.

La nuit, le malade doit être convenablement attaché, les
cuisses légèrement écartées l'une de l'autre, les mains fixées le
long du lit, par l'extrémité des manches d'une camisole de force.
Ce moyen suffit, dans un grand nombre de cas, pour empêcher
cette funeste habitude. Il est vrai que l'individu peut chercher,
par des mouvements du bassin, à satisfaire son irrésistible
passion; mais ses efforts mêmes sont pour lui une nouvelle
fatigue qui finit par lui faire abandonner la poursuite de son
but. Quelques moyens pharmaceutiques ont été recommandés :
tels sont les médicaments sédatifs, le camphre, la belladone, la
lupuline, etc.

Si l'état d'insensibilité morale n'est pas arrivé à un trop haut
degré, si le sentiment de sa dignité peut encore être éveillé, il
faut faire appel à la conscience du malade, lui représenter l'abjection dans laquelle le fait tomber la plus brutale des passions;
au besoin, il faut recourir à l'intimidation, et se montrer vis-
à-vis de lui d'une sévérité des plus rigoureuses. Souvent on
arrive, en combinant ces divers moyens, à l'arrêter sur une
pente qui le conduirait bientôt à une sorte d'abrutissement et
de démence incurable.

**Moyens de contrainte. — Système no - restraint de
Conolly.** — Il nous reste à passer rapidement en revue les moyens
de contrainte que certaines formes d'aliénation rendent indispensables chez quelques malades.

On a préconisé, dans ces derniers temps, un système, désigné
sous le nom de *no-restraint*, plus philanthropique que pratique,
et dont le médecin de Hanwell, le Dr Conolly, s'est fait l'ardent
promoteur. Ce système consiste à rejeter tous les moyens de
contrainte, habituellement mis en usage, dans le but de modérer

les mouvements désordonnés des aliénés agités, d'empêcher ceux-ci de devenir, pour eux comme pour leur entourage, une source de dangers; de remédier, en un mot, à des impulsions irrésistibles et à des habitudes funestes, qui sont elles-mêmes une des complications les plus graves de leur affection. On a signalé avec raison les inconvénients fâcheux résultant quelquefois de l'application de ces moyens, les lésions qu'ils peuvent produire, lorsque surtout ils sont employés d'une manière inintelligente. Quelques médecins, poussés par un sentiment de philanthropie, assurément exagéré, ajoutent qu'ils offensent la dignité humaine, comme si celle-ci n'était pas elle-même déjà passablement offensée par les tristes manifestations auxquelles se livre fatalement l'homme en proie au délire. Ces inconvénients, auxquels il est facile de remédier, nous paraissent largement compensés par les services que la contrainte est appelée à rendre, dans un grand nombre de circonstances.

Nous partageons, sous ce rapport, l'opinion d'auteurs recommandables, tels que Jacobi, Guislain, qui pensent que ce système, si préconisé en Angleterre, du *no-restraint*, est inapplicable dans la pratique.

Nous avons sous les yeux le travail traduit en allemand du Dr John Conolly, intitulé du *Traitement des aliénés, sans moyens de contrainte.*

Nous en exposons les idées principales.

Trois conditions résument ce système :

1° Suppression des entraves, des moyens de contrainte et de répression, de quelque nature qu'ils soient.

2° Choix sévère des infirmiers chargés du soin et de la surveillance des malades : ils doivent être actifs, bienveillants, dévoués, etc. ; en un mot, ils doivent atteindre la perfection même.

3° Une bonne organisation de l'établissement est indispensable : les malades doivent être bien nourris, vêtus proprement, et la disposition des bâtiments et des préaux intérieurs doit éveiller chez eux des sentiments agréables.

Sauf la suppression absolue des moyens de contrainte, les conditions, posées en principe par le D$^r$ Conolly, sont évidemment celles qu'on a cherché à introduire dans le traitement des aliénés, depuis les remarquables travaux de Pinel et d'Esquirol. Si l'on doit restreindre aux seuls cas absolument indispensables l'emploi de la camisole à manches fermées et de quelques autres moyens, il n'en est pas moins vrai que, par le fait d'un sentiment d'humanité exagéré et peut-être mal compris, leur suppression complète donnerait lieu à de graves difficultés.

Voici d'ailleurs la méthode préconisée par le D$^r$ Conolly :

Dans les cas d'extrême agitation, les malades sont retenus par les bras de gardiens vigoureux qui, de cette manière, les empêchent de devenir dangereux; en les promenant d'un endroit à l'autre, en variant la vue des objets, on parvient à changer le cours de leurs idées. Lorsque l'individu est trop agité, on l'enferme dans une chambre ou cellule rembourrée, dans laquelle il lui est impossible de se faire aucune espèce de mal; à travers laquelle même le bruit qu'il peut faire ne saurait être entendu. Cette contrainte, la seule que nous employions, ajoute-t-il, rend les autres superflues.

Nous ne saurions trop nous élever contre cette séquestration dans une cellule rembourrée, qui n'a guère d'autre mérite que d'être fort commode pour les surveillants; il est rare que l'agitation du malade puisse, par le seul fait de cette séquestration, se dissiper, au bout de quelques heures, et l'on aura à affronter de nouvelles luttes, chaque fois qu'il s'agira d'approcher l'aliéné atteint de délire furieux : lorsqu'on devra, par exemple, le coucher, le faire manger, en un mot, lui faire exécuter les prescriptions et lui donner les soins que sa position réclame. La cellule rembourrée a l'inconvénient de ne pas attirer l'attention des employés, si dévoués qu'on les suppose, sur un infortuné qui doit être l'objet d'une incessante surveillance. Il est vrai qu'au plafond, ou à l'un des coins de la cellule, une ouverture peut être pratiquée, et permettre de temps à autre l'examen du malade; mais cette précaution est insuffisante, et il est préférable que celui-ci soit constamment placé sous les yeux de l'infirmier, chargé de ce service spécial.

M. le D<sup>r</sup> Morel, médecin en chef de Saint-Yon, s'est montré, dans un récent écrit, grand partisan de ce système de *no-restraint*. Pour les malades qui se déchirent, qui se déshabillent, on doit, dit-il, leur confectionner des vêtements qui se ferment par derrière; substituer le cuir aux étoffes ordinaires. A ceux qui ont la manie de se déchausser, de marcher pieds nus, on met des demi-bottines, dépassant les malléoles, et fixées autour de la jambe par une lanière en cuir, vissée ou simplement fermée par un boulon; à ceux qui sont dominés par des idées de suicide, ou qui cherchent à s'évader, on leur attache un infirmier, qui ne doit pas les quitter d'un seul instant, et qu'on change assez souvent, afin que cette perpétuelle surveillance ne devienne pas à son tour une torture pour celui qui en serait chargé.

Tous ces moyens sont fort recommandables; ils sont tous, d'ailleurs, plus ou moins usités dans la plupart des maisons d'aliénés, et, dans les cas où cela est possible, nous en approuvons sincèrement l'emploi; mais ne sont-ils pas eux-mêmes des moyens de contrainte déjà fort gênants?

L'expérience de chaque jour ne démontre-t-elle pas non-seulement la nécessité de modérer la violence des mouvements désordonnés auxquels se livrent quelques malades agités, et de mettre un obstacle aux irrésistibles habitudes de quelques autres; mais encore ne nous fait-elle pas voir l'obligation d'empêcher les paralytiques de se découvrir continuellement, et de contracter ainsi des maladies inflammatoires.

Est-il besoin d'ajouter que la plupart de ces infortunés ont une singulière tendance à se couvrir d'ordures, et que c'est là une nouvelle source d'inconvénients auxquels la prudence la plus vulgaire nous prescrit de remédier.

L'usage d'une camisole en toile, à manches longues, fermée par derrière ou sur les côtés, suffit pour prévenir les faits regrettables dont nous venons de parler. Ce vêtement, qui n'est nul-

lement incommode, et qui permet une certaine liberté aux
mouvements des bras, rend d'incontestables services; il serait
difficile de lui substituer quelque autre moyen plus avantageux.
La pratique l'a depuis longtemps sanctionné, et nous ne comprenons pas l'espèce de défaveur dont il a été l'objet. Nous
accordons, d'ailleurs, que la camisole doit être employée avec
la plus grande réserve, et qu'il importe, dans tous les cas, d'en
surveiller l'application.

Il en est de même pour d'autres moyens mis en usage dans
certains cas exceptionnels. Quelques malades ont la manie
de déchirer leurs vêtements, leurs draps, leurs chemises; ils
parviennent même à mettre en lambeaux la camisole dont ils
sont revêtus; quelques-uns, par des mouvements d'épaule, s'en
débarrassent facilement. Dans ce cas, une pèlerine en cuir, fixée
de chaque côté de l'épaule par une légère courroie, suffit, le
plus souvent, pour empêcher l'individu de se débarrasser de
la camisole, ou de mordre et de déchirer ses vêtements.

On voit quelques aliénés fort dangereux frapper du pied les
personnes qui les approchent, et tout ce qui est à leur proximité. On peut, dans ce cas exceptionnel, se servir d'entraves
formées de deux bracelets en toile, de 7 à 8 centimètres de
haut, convenablement rembourrés, lacés comme des bottines, à
la partie externe, et reliés l'un à l'autre par des rubans solides.

**Isolement cellulaire.** — L'isolement cellulaire est, dans
quelques circonstances, d'une nécessité absolue. L'on ne doit
cependant y recourir que le moins possible. Il est des malades
qui s'agitent et trouvent de nouveaux éléments de surexcitation
dans le milieu même où ils vivent; ils peuvent être pour ceux
qui les entourent une cause de graves désordres.

Quelques maniaques n'obtiennent de calme réel que lorsqu'ils
sont placés dans un isolement complet. Un certain nombre
d'épileptiques, dans les accès d'agitation maniaque qui remplacent ou suivent les attaques convulsives, sont pris d'accès de
fureur, qui les rendent extrêmement redoutables. Pour tous ces

malheureux, l'isolement cellulaire est indiqué d'une manière évidente; il en est d'autres pour lesquels ce peut être un moyen de répression morale. Dans tous les cas, la séquestration cellulaire ne doit pas se prolonger au delà de quelques jours; elle ne doit pas durer plus longtemps que ne l'exige le désordre mental lui-même, variable dans sa durée. Il est inutile d'ajouter qu'il importe de ne pas négliger concurremment l'emploi de moyens propres à abréger la période d'agitation, et à diminuer, par cela même, le temps de la séquestration; tels sont, entre autres, les bains plus ou moins prolongés, qui ont encore l'avantage d'interrompre momentanément la séquestration.


## TRAITEMENT MORAL.


Il est un fait psychologique extrêmement remarquable, un principe incontestable, sur lequel est basé le traitement moral de l'aliénation mentale : c'est que des moyens d'un ordre exclusivement moral suffisent dans un grand nombre de cas pour opérer sur l'entendement de l'individu, sur ses sentiments, sur sa volonté, une action puissante. Sous l'influence de certaines paroles, par le réveil de certains souvenirs, au contact de certaines personnes, l'intelligence, les passions peuvent recevoir une impulsion particulière; la conscience peut être prise d'une émotion inattendue; la volonté peut s'anéantir ou recevoir une force extraordinaire. Qui nous donnera jamais l'explication de cette influence mystérieuse exercée sur notre esprit et, par suite, sur notre organisme, par des impressions d'une nature essentiellement morale?

Quoi qu'il en soit, le traitement moral, dont il nous reste à nous occuper, comprend les moyens divers qui agissent sur les habitudes et les sentiments du malade, qui s'attaquent à ses erreurs, à ses illusions, à l'affaiblissement de sa volonté, etc. Ils doivent avoir en vue un double but : celui de faire diversion aux pensées qui préoccupent sans cesse certains individus, et en même temps, par la douceur des procédés employés à leur égard, celui de réveiller en eux des sentiments de confiance et d'une sympathique reconnaissance.

On a dit souvent que les aliénés étaient de grands enfants et qu'ils devaient être traités comme tels. Cela est vrai dans un grand nombre de cas. Autant que possible, on doit mettre sous leurs yeux les exemples de personnes sensées; on doit entretenir avec eux des conversations convenables et toujours bienveillantes. S'ils étaient, au contraire, abandonnés à eux-mêmes, entourés de personnes malveillantes ou déraisonnables; ou encore, si on s'aliénait leur estime et leur confiance par le mépris et de mauvais traitements, on n'aurait bientôt plus de prise sur leur esprit; il faudrait désespérer d'eux, et ils pourraient courir le risque de voir leur affection passer à l'état chronique.

**Isolement.** — Il est un fait d'observation commune, et sur lequel Esquirol n'a pas manqué d'appeler l'attention. C'est qu'une fois la folie déclarée, les malades trouvent presque toujours dans leur entourage habituel des éléments d'excitation. Voici les idées émises à ce sujet par cet illustre maître :

La première question qui se présente est relative à l'isolement. Les médecins anglais, français, allemands, sont d'accord sur la nécessité de cette mesure : tout aliéné doit être soustrait à ses habitudes, à sa manière de vivre; il doit être séparé des personnes avec lesquelles il vit habituellement, pour être placé dans les lieux qui lui sont inconnus, et confié à des soins étrangers.

Le premier effet de l'isolement est de produire des sensations nouvelles; de changer et de rompre la série des idées dont l'aliéné ne pouvait sortir; des impressions nouvelles frappent, arrêtent, excitent son attention, et le rendent plus accessible aux conseils qui doivent le ramener à la raison.

Quelle que soit la nature du délire qui le domine, l'aliéné ne trouve au sein de sa famille que des éléments d'excitation.

L'affection de ses parents, le chagrin de ses amis, l'empressement de tous, leur déférence pour ses volontés et ses désirs capricieux, la répugnance de chacun à le contrarier, tout contribue à le confirmer dans ses idées de puissance et de domination.

Souvent aussi la cause de l'aliénation existe au sein de la famille. La maladie prend sa source dans le foyer domestique, dans des chagrins, des dissensions, des revers de fortune, des privations, etc., et la présence des parents, des amis, irrite le malade. Il est même remarquable que les aliénés prennent en aversion certains individus sans motif; et l'objet de leur haine est presque toujours la personne qui, avant la maladie, avait toute leur tendresse. C'est ce qui les rend quelquefois si dangereux pour leurs proches, tandis que les étrangers leur sont agréables, peuvent même suspendre leur délire, soit par la nouveauté des personnes et des choses, soit parce qu'ils ne rattachent à la personne de l'étranger aucun souvenir, aucune arrière-pensée; soit, enfin, parce qu'ils cherchent, par un sentiment secret d'amour-propre, à cacher leur état.

Tels sont les obstacles, ajoute Esquirol, et les inconvénients que présente le séjour des aliénés dans leur famille, lorsqu'on veut les traiter. L'isolement est indispensable dans la manie; les maniaques sont d'une susceptibilité excessive; toutes les impressions physiques ou morales les irritent et les portent à la colère. Or, la colère du délire, c'est la fureur. Il en est de même pour les monomaniaques, qui obéissent à des impulsions aveugles, instinctives, irrésistibles. Il faut isoler les lypémaniaques dominés par des craintes et des terreurs imaginaires, tels que les panophobes et les suicides. Ces derniers sont rusés, astucieux, et savent déjouer la surveillance la plus active. L'isolement seul peut rassurer sur la conservation de leur vie; encore faut-il toujours appréhender pour leur existence.

Les personnes qui sont dans la démence n'ont besoin que de surveillance, et peuvent rester dans leur famille, à moins que des considérations particulières intéressant des tiers, n'obligent à les isoler. La présence d'un aliéné dans une famille composée de jeunes enfants peut devenir, par exemple, une cause prédisposante aux maladies mentales.

Les idiots n'ont rien à espérer de l'isolement; si on les renferme, ce n'est que pour les préserver des accidents auxquels leur état les expose.

«Lorsqu'un aliéné, quel que soit le caractère de son délire, a été traité au sein de sa famille, pendant un temps plus ou moins long, l'intérêt de sa santé veut qu'on essaie de l'isolement, comme d'un puissant moyen de guérison.»

Nous avons tenu à résumer ces considérations émises par Esquirol (I, 124; II, 746), parce qu'elles précisent toutes les indications concernant ce premier élément du traitement moral. Les auteurs qui, depuis lui, ont écrit sur ce sujet, n'ont rien ajouté aux données que nous venons d'exposer succinctement et qu'il a développées avec détail dans un mémoire spécial.

Nous n'envisagerons pas ici le côté légal de la question que M. le D$^r$ Renaudin a traité, avec l'érudition qui le distingue, dans le tome II des Annales médico-psychologiques.

Nous reconnaîtrons volontiers, avec M. le D$^r$ Leuret, que si ce moyen aujourd'hui généralement mis en usage est, dans la plupart des cas, indispensable, il peut être, dans certaines circonstances, extrêmement nuisible. L'ennui, le désespoir, la nostalgie viennent quelquefois compliquer l'affection mentale. C'est au médecin qu'il appartient d'en faire l'appréciation et de ne pas poursuivre un traitement qui tend à aggraver la situation.

Ai-je besoin d'ajouter que c'est dans une maison consacrée au traitement de l'aliénation mentale qu'il importe de placer l'individu dont la raison vient de s'égarer? Je ne crains pas de dire que c'est surtout à l'établissement public bien organisé, dirigé par des hommes expérimentés et animés de sentiments bienveillants, qu'il faut donner la préférence. L'entrée dans un bon établissement, dit Guislain, est toujours un bienfait.

Loin de nous la pensée de jeter sur les établissements privés

la plus légère défaveur : il en est dans lesquels le souci du
malade l'emporte sur des considérations de tout autre ordre; et
nous rendons justice pleine et entière aux hommes éminents qui
se sont donnés la mission d'en diriger quelques-uns. Mais il en
est malheureusement d'autres où la spéculation vient s'exercer,
au grand détriment de l'individu que l'espoir d'une guérison y
fait conduire. Pour nous, nous féliciterions le gouvernement qui
donnerait aux asiles publics d'aliénés une direction absolument
médicale, et qui s'efforcerait d'y rattacher un pensionnat convenablement organisé; les familles resteraient libres de choisir
tel ou tel établissement. Nous nous bornons à énoncer simplement cette opinion, sans chercher à examiner les objections dont
elle pourrait être l'objet.

«Nous préférons, dit Esquirol, une maison consacrée au
traitement des maladies mentales, à une maison particulière où,
à grands frais, l'individu est isolé. Les isolements partiels ont
rarement réussi. L'objection la plus forte contre l'isolement
dans une maison disposée pour le traitement des aliénés, porte
sur les effets fâcheux qui peuvent résulter pour le malade de
vivre avec des compagnons d'infortune. Loin de nuire, cette
cohabitation est au contraire un moyen de traitement, parce
qu'elle oblige les aliénés à réfléchir sur leur état, parce que, les
objets ordinaires ne faisant plus d'impression sur eux, ils sont
distraits par les extravagances de ceux au milieu desquels ils
se trouvent, ils sont forcés à s'occuper de ce qui se passe autour
d'eux, à s'oublier en quelque sorte eux-mêmes, ce qui est un
acheminement vers la santé. Dans une maison consacrée au
traitement de l'aliénation, les locaux sont plus convenablement
disposés que dans une maison particulière; avec moins de gêne,
le malade est mieux surveillé; les soins sont mieux entendus;
les domestiques mieux exercés. La distribution des bâtiments
permet de placer et de déplacer le malade d'une habitation à
une autre, relativement à son état, aux efforts qu'il fait sur lui-
même, et à ses progrès vers la raison.»

L'un de nos employés, qui s'est consacré pendant de longues

années au soulagement des malades de l'asile de Stéphansfeld,
a exposé dans un travail manuscrit quelques données intéressantes sur le traitement moral et les considérations qui militent
en faveur de l'isolement; nous en extrayons les principaux
passages.

« Si l'on admet en principe, dit l'auteur que nous citons, que
l'aliénation est toujours la suite d'une altération ou d'une modification du cerveau, il faut admettre aussi comme certain que
ces modifications, loin d'être toujours graves et permanentes,
sont souvent légères et passagères, puisqu'il y a des aliénations
intermittentes, et qu'on voit des aliénés, au plus haut degré de
la folie, recouvrer la raison inopinément, presque instantanément. Si l'aliénation mentale avait toujours pour cause une lésion
cérébrale plus ou moins grave, la médecine devrait désespérer
de guérir la maladie, et il ne saurait être question de traitement moral. Heureusement les faits prouvent le contraire, et
l'on peut soutenir que, dans bien des cas, le traitement médical
est lui-même moral.

« Les actes des aliénés, même ceux des plus agités, sont toujours motivés par des idées, et l'homme ne saurait jamais être
comparé à une machine inanimée, mise en mouvement par des
forces aveugles.

« L'aliéné qui, dans l'excès de sa rage, frappe les personnes
de son entourage, obéit à des idées de rancune et de vengeance
et regarde momentanément comme ses ennemis ceux qui l'environnent : il est différemment impressionné par des physiono-
mies étrangères qu'il voit pour la première fois; tandis qu'il
sévit contre ses proches parents, on le voit sourire à des personnes étrangères et se laisser apaiser par elles. Cette circonstance parle hautement en faveur du traitement moral.

« Souvent, il arrive qu'un aliéné, toujours furieux chez lui,
devient calme aussitôt après son admission dans un établissement
spécial, et dès qu'il a été placé au milieu des malades les plus
tranquilles.

« C'est que les causes qui provoquaient sa fureur ont disparu;

il est éloigné des personnes envers lesquelles il était animé de sentiments hostiles ; l'ordre, la discipline qui règnent autour de lui, lui imposent ; les personnes qui l'entourent ne cherchent pas à le contrarier.

« Les aliénés, de même que les enfants, ont bientôt étudié la faiblesse ou la condescendance de leurs parents ou de ceux qui les soignent à domicile ; ils ne veulent être forcés à rien et se mettent en colère dès qu'on tente d'employer les moyens recommandés par le danger de leur situation. Dans l'établissement, au contraire, les ordres brièvement exprimés imposent aux malades ; ils n'osent résister, et bientôt la conviction tacite que contre la force il n'y a pas de résistance, les soumet à la discipline. C'est là déjà un traitement moral.

« A domicile, non-seulement les aliénés des classes inférieures, mais encore ceux de la classe aisée, au début et pendant la période stationnaire de leur affection, ne prennent aucun souci d'eux-mêmes. Personne ne peut ni ne veut les forcer aux soins de propreté les plus indispensables ; et c'est ainsi que le seul aspect de leur intérieur effraie ceux qui viennent les voir. Dans l'établissement, au contraire, les malades doivent être toujours convenablement habillés, et l'on cherche sans cesse à combattre l'indifférence et la nonchalance, ces symptômes si fréquents de l'aliénation.

« A domicile, le médecin n'a aucune prise sur le malade ; à l'établissement, au contraire, le malade se sent sous la main de personnes étrangères et indépendantes, qui ne se laissent intimider ni par ses cris, ni par ses menaces. (Grucker, travail manuscrit.) »

**Raisonnement.** — On peut rapporter à trois principes, dit Georget, toutes les modifications qu'on doit chercher à faire naître dans l'exercice de l'intelligence chez les aliénés :

1° Ne jamais exciter les idées ou les passions de ces malades dans le sens de leur délire ;

2° Ne point combattre directement les idées et les passions déraisonnables, par le raisonnement, la discussion, l'opposition, la contradiction, la plaisanterie ou la raillerie.

3° Fixer leur attention sur des objets étrangers à leur délire; communiquer à leur esprit des idées et des affections nouvelles, par des impressions nouvelles.

Personne ne doit ignorer, dit M. Calmeil, qu'en général, à moins d'avoir à faire à des monomaniaques à demi-raisonnables, ou déjà à peu près convalescents, il est rare qu'on parvienne à gouverner les aliénés par le raisonnement ou la persuasion.

En présence de la difficulté qu'on éprouve à combattre par le raisonnement les idées fixes, les convictions erronnées des malades atteints de délire partiel, M. Leuret avait institué une méthode de traitement par intimidation, dont nous aurons à dire plus loin quelques mots.

Celui qui chercherait à combattre par le raisonnement direct, par les objections les plus logiques et les arguments les plus irréfutables les idées fausses et les absurdes croyances qui caractérisent le délire d'un grand nombre d'aliénés, arriverait presque toujours à un résultat opposé à celui qu'il voudrait obtenir. Nous l'avons dit ailleurs (chapitre symptomatologie) les idées fixes chez les aliénés sont la conséquence de l'exercice involontaire de leurs facultés principales, et de l'impuissance dans laquelle ils se trouvent de dominer les pénibles impressions qui ne cessent de les assiéger. Elles ont pour origine des illusions, des hallucinations, et tiennent à une disposition naturelle de l'esprit qui pousse le malheureux à chercher autour de lui l'explication de cette étrange transformation qui s'est opérée en lui. Supprimez toute cette disposition morbide, et vous verrez en même temps disparaître les idées singulières dont l'absurdité ne pouvait manquer d'être elle-même un sujet d'étonnement.

Dans de semblables conditions, il faut s'abstenir de raisonner avec les malades; l'on ne doit pas chercher à arracher, par une impitoyable argumentation, les illusions qui viennent torturer l'esprit des lypémaniaques ou qui donnent au monomaniaque une satisfaction sans limites. La discussion ne fait que surexciter les malades; ils puisent en elle de nouveaux arguments, et si elle ne les fortifie pas encore dans leurs convictions erronnées, elle aboutit presque toujours à les jeter dans une irritation plus ou moins violente.

Avec l'incroyable attachement que l'aliéné a pour son idée délirante, dit M. Lasègue (Ann. méd. psych., 1847, p. 348) la dialectique la plus pressante est toujours en défaut. La discussion n'a pas de point d'appui, elle devient une lutte ingénieuse, mais inutile, où, de guerre lasse, le médecin quitte la partie, et finit, en dernière analyse, par avoir le dessous.

La conversation fréquente avec les aliénés, dit M. Grucker (*Op cit.*), si elle est sensée, peut être regardée comme une partie essentielle du traitement moral. Elle peut devenir nuisible, si elle est irréfléchie. En écoutant le malade avec bienveillance, sans rire ou se moquer de lui, on gagne sa confiance, on le rend communicatif, on apprend à connaître le fond de son caractère et la nature de son aliénation.

Il est tout aussi inutile de chercher à réfuter ouvertement les hallucinations auxquelles sont sujets les aliénés : en vain l'on s'épuiserait à leur démontrer, par un raisonnement aussi clair et logique que possible, la fausseté de leur vision, l'absurdité des paroles qu'ils prétendent entendre, on n'arrive qu'à provoquer chez eux l'indignation, la colère ou un mutisme obstiné.

Il vaut mieux les écouter jusqu'au bout, les amener, par des questions successives, à bien exposer leur système, leur demander les preuves de leurs assertions, comme si l'on était prêt à se laisser persuader. Jamais cependant l'on ne doit feindre d'être persuadé des faits qu'ils avancent; on pourrait, par cela même, donner un point d'appui à leurs idées fixes. On ne doit pas non plus se permettre de les tromper par de fausses nouvelles, qui flattent leurs convictions ou nourrissent leurs espérances. On risquerait, par de semblables railleries, de retarder

leur guérison. Un malade pris d'un accès de monomanie aiguë,
communique à un interne de l'hospice, où il se trouve recueilli
provisoirement, des proclamations politiques rédigées par lui et
adressées au rédacteur d'un journal de la localité. Quelques
jours après, quand déjà il n'y pensait plus, l'interne vint lui dire
que ses proclamations avaient été imprimées et colportées dans
la ville, qu'elles avaient causé de la rumeur parmi la garde na-
tionale. Le malade ajoute foi à ces nouvelles, s'en réjouit; cette
première réussite sur l'esprit public l'exalte davantage et, quoiqu'il fut déjà en voie de guérison, il ne pouvait se décider
à douter de la réalité de la fausse nouvelle qui lui avait été
communiquée si imprudemment.

Si le raisonnement n'exerce aucune influence sur l'esprit de
l'aliéné, tant que l'affection est à sa période ascendante ou stationnaire, il n'en est plus de même lorsque commence la période
de décroissance. Alors, des objections à la fois bienveillantes et
précises ne tardent pas à faire crouler une à une l'échafau-
dage des idées fausses du délire systématique qui s'était peu à
peu formulé dans l'esprit du malade. De sages conseils, des
observations justes et fondées, l'impressionnent vivement et
viennent déraciner jusqu'à la dernière erreur à laquelle il cherche
encore à se rattacher dans ses moments d'indécision. C'est donc
un puissant moyen, qui vient presque toujours hâter les progrès
de la guérison.

**Intimidation.**—Si l'on doit abonder quelquefois, dit Esquirol,
dans les idées des aliénés, les caresser, les flatter, et entrer ainsi
dans leur confiance, l'on doit aussi, d'autres fois, subjuguer le
caractère absolu de certains malades, vaincre leurs prétentions,
dompter leurs emportements, briser leur orgueil (*Op. cit.*, I, 133).

M. Leuret ayant vu que le raisonnement, la persuasion, les
consolations, les distractions restaient souvent sans résultat,
chercha, au moyen de l'intimidation, à obtenir de l'aliéné la
rétractation forcée de son erreur.

Il faut, dit-il, attaquer les malades en face, ne leur faire

aucune concession, les forcer à parler sensément, etc. Dût-on
d'abord n'obtenir d'eux que des paroles arrachées de leur
bouche et désavouées par leur esprit, il faudrait encore les
contraindre à prononcer ces paroles; car c'est déjà beaucoup
que de les avoir obligés à céder sur ce point. (Trait. mor., p. 72.)
Rappelez-vous, ajoute plus loin M. Leuret, que, près d'un malade, vous n'êtes pas homme, mais que vous êtes médecin, et
qu'on attend de vous non pas des égards, de la politesse, de
bons procédés, mais la guérison. Quoi qu'il vous en coûte, ayez
la fermeté et le courage du chirurgien. Vos instruments sont les
passions et les idées, sachez vous en servir et ne craignez pas
d'appeler à votre aide toutes celles qui vous sont nécessaires
(*Op. cit.*, p. 127).

M. Leuret a recours surtout à la douche pour obliger le malade
à rétracter les assertions déraisonnables qu'il émet, et pour le
forcer à convenir de l'absurdité de ses idées délirantes. Un
exemple suffira pour faire comprendre cette méthode.

Un aliéné croit avoir sauvé la vie au roi ; en récompense, il a
été nommé général, décoré de la légion d'honneur, gratifié de
60,000 francs en biens-fonds, situés en Normandie, etc. M. Leuret l'aborde d'un air sévère et lui demande ce que signifient
toutes les bêtises qu'il vient de débiter. Ce drôle, dit-il, veut se
faire passer pour fou, qu'on lui donne une douche. Êtes-vous
encore général? — Non, Monsieur. — Cependant vous avez
sauvé la vie au roi? — C'est vrai. — Douche. — Que pensez-
vous de vos titres et de vos richesses? — J'ai eu tort; je ne pense
plus à tout ce que j'ai dit. — Sortez du bain. — Le lendemain,
M. Leuret lui demande sans autre préambule : Eh bien que pen-
sez-vous de vos propriétés en Normandie? — Je pense que doré-
navant je n'aurai plus d'idées semblables, car ce n'est pas
agréable de recevoir la douche. Le lendemain : Général, lui dit-il,
comment allez-vous? — Ça va beaucoup mieux, Monsieur. —
—Pourquoi me répondez-vous, lorsque je vous appelle général?
Je vous défends de me répondre lorsque je vous appelle général;
entendez-vous, général? — Oui, Monsieur. — Douche.

A quelque temps de là, le malade finit par reconnaître qu'il n'est pas général, mais un simple ouvrier.

Ce traitement peut être suivi de succès dans des cas exceptionnels, mais à la condition qu'il réponde à des indications formelles ; dans la plupart des circonstances, il doit être rejeté.

Nous l'avons déjà dit, durant la période ascendante de l'affection mentale, les idées fixes sont extrêmement tenaces, et les moyens les plus énergiques échouent contre leur ténacité. La lutte directe a souvent pour résultat d'augmenter la résistance, ou bien elle n'aboutit qu'à rendre le malade plus dissimulé ; rarement elle apporte une conviction sérieuse dans son esprit ; elle tend à lui faire prendre en aversion celui qui l'emploie et à lui enlever toute confiance en ceux qui sont appelés à le soigner.

L'intimidation, disent MM. Debouteville et Parchappe, doit être tempérée par la bienveillance, et s'appuyer sur la justice. On ne saurait croire jusqu'à quel point de pauvres insensés sont capables de reconnaître dans ceux qui les gouvernent les sentiments d'affection et d'équité qui les animent, et combien l'obéissance et la soumission leur sont imposées pour un homme qu'ils savent dévoué à leurs intérêts (Notice statistique sur l'Asile de la Seine-Inférieure).

**Diversion intellectuelle et morale.** — Un des points importants du traitement moral, consiste à opérer une dérivation plus ou moins puissante et continue sur les facultés et sur les sentiments de l'aliéné. Il faut, dit Esquirol, arracher le monomaniaque et le lypémaniaque à leurs idées concentrées, et les forcer à détourner leur attention sur des objets étrangers à leur méditation, à leurs inquiétudes, à leurs prétentions délirantes.

Rien n'est plus propre à dissiper la douleur morale, dit Guislain, que l'étude, la culture des lettres, les occupations scientifiques ou artistiques.

Dans ce but, on a institué dans quelques établissements une

salle d'étude. Cette institution, qu'on ne saurait trop recommander, et qui est le complément indispensable d'une bonne
organisation, fonctionne depuis un grand nombre d'années à
l'asile de Stéphansfeld. Elle nous a donné les résultats les plus
satisfaisants. Les matières les plus diverses y sont mises en pratique : des conférences sur l'histoire, les sciences naturelles, la
traduction et l'analyse d'ouvrages intéressants, la lecture à haute
voix, des exercices de mémoire, le dessin, la peinture ; tels sont
les moyens qui sont appelés à fixer l'attention du malade, et qui
deviennent un adjuvant utile du traitement médical. On comprend que les différences essentielles que présentent les malades
suivant leurs antécédents, leur degré d'instruction, la forme
même de leur affection mentale, rendent nécessaire de donner
à cet enseignement un caractère variable et en quelque sorte
individuel.

La salle d'étude a un double avantage ; d'une part, elle contribue à réveiller des sentiments engourdis, des facultés opprimées, et elle attire forcément l'attention distraite. D'autre part,
elle a pour résultat non moins avantageux de soumettre le malade
à une observation plus complète et plus directe, en obligeant
celui qui est chargé de cette espèce d'enseignement, à consigner
soigneusement tous les détails capables de servir à l'histoire de
l'affection mentale.

La musique vocale et instrumentale exercent également sur
l'esprit de quelques malades une influence salutaire. Il est peu
d'établissements où l'on ne trouve aujourd'hui une école de
musique.

La musique, le chant, en parlant à l'âme, en éveillant des
impressions agréables, fixent puissamment l'attention de l'aliéné
et tendent à régulariser la direction de ses pensées, de ses affections et de ses actes. Ils chassent promptement leurs sombres
idées et font appel à des dispositions plus favorables.

Je sais, dit M. Leuret, que, dans ces derniers temps surtout,
l'influence de la musique a été regardée comme à peu près nulle,
et qu'on la croit utile seulement à ceux dont la convalescence

est déjà commencée, mais cette opinion me paraît dénuée de fondement.

**Exercice, travail manuel.** — Le travail manuel, l'exercice en plein air, les travaux agricoles sont une précieuse ressource et forment aujourd'hui une partie essentielle du traitement moral. Cette question du travail, qui a été l'objet de discussions nombreuses, est aujourd'hui jugée; on peut le voir aux tendances de chaque asile, où l'on cherche à en multiplier les moyens.

Le travail, dit M. Parchappe, est, dans les asiles d'aliénés, comme dans toutes les agglomérations humaines, une condition essentielle du maintien de l'ordre et de la conservation des bonnes mœurs. Le bien-être des malades n'est pas moins étroitement lié que celui des autres hommes, à l'observation de la loi du travail, soit qu'on le considère comme un moyen hygiénique propre à entretenir la santé, soit qu'on l'envisage comme un moyen moralisateur apte à assurer la paix de l'âme par l'éloignement de la tristesse et de l'ennui (Ann. méd. psych., 1848, p. 396).

Un grand nombre d'établissements possèdent maintenant dans leur voisinage des terrains destinés à la culture.

Parmi les moyens qui ont été préconisés, se trouvent encore les promenades et les voyages. Mais on a étrangement exagéré l'importance de ce dernier agent de distraction, ainsi que le fait remarquer Guislain. A peine les premiers indices de l'aliénation se sont-ils déclarés, qu'on recommande au malade de voyager. Nuisible au début, cet agent produit des résultats favorables quand on y a recours à une période ultérieure, et surtout à la période de convalescence.

Nous ne pouvons mieux faire, en terminant les considérations que nous venons de présenter, que de rapporter les judicieuses observations du Dr Bouchet (Ann. méd. psych., 1844, p. 60).

Tout le monde convient aujourd'hui que, dans les soins à donner aux aliénés, il y a nécessité d'associer presque toujours le traitement physique au traitement moral. L'association de ces deux formes de traitement est déduite de l'observation des symptômes si variés de la folie, et jamais, dans aucun cas, une seule forme de traitement ne peut être admise pour cette maladie si complexe.

Nous ajouterons avec M. Chomel que le médecin, dans l'intérêt de ses malades, comme dans le sien, doit généralement éviter de les tromper et ne le faire que le moins possible, sur quelques points seulement et dans le cas d'absolue nécessité. Le médecin qui reste dans la vérité, qui répond sincèrement aux questions des malades, aux explications qu'ils demandent et qui, sur tous ces points, se tient aussi près que possible de la vérité, se rappellera facilement ce qu'il a dit, parce qu'il l'a pensé, tandis que celui qui a pour règle de tromper le malade, dans le but de mieux le rassurer, répondra chaque jour d'une manière différente à des questions semblables, parce qu'il aura répondu autrement qu'il ne pensait. Les malades qui n'oublient rien de ce que dit le médecin, s'apercevront inévitablement de ces contradictions; ils le jugeront distrait ou indifférent, ils douteront tout au moins de sa sincérité; dès lors ils n'auront pas en lui cette confiance sans laquelle le traitement le plus méthodique perdra une grande partie de son efficacité (Chomel, Élém. path. gén., p. 618).

Les sages conseils donnés par l'éminent professeur que nous venons de citer, s'appliquent parfaitement aussi à la pratique des maladies mentales.

CHAPITRE XVI. [1]

# ADMINISTRATION DES ASILES D'ALIÉNÉS.

## PRINCIPES GÉNÉRAUX.

**Loi de juin 1838.** — 1° Tous les aliénistes sont d'accord pour constater, qu'à de rares exceptions près, les aliénés ne peuvent être traités efficacement qu'autant qu'on les soustrait à l'influence de leur milieu habituel. Pour le plus grand nombre et pour les indigents surtout, l'asile public est le refuge naturel où ils peuvent trouver les soins réclamés par leur situation.

Les progrès de la civilisation ne permettaient plus qu'on renfermât les aliénés pauvres dans les prisons ou dans les dépôts de mendicité. On ne pouvait prolonger leur séjour dans des quartiers d'hospices où ils n'avaient que les restes des autres malades. Enfin, la morale réclamait qu'on ne les livrât plus à des entre-

---

1. Les considérations qui se rapportent à l'administration médicale des Asiles d'aliénés, aujourd'hui si importantes à connaître pour les médecins qui se destinent à la carrière médico-administrative des Asiles, ont été résumées dans ce chapitre par M. E. RENAUDIN, docteur ès-sciences et en médecine, chevalier de la Légion d'honneur, qui a été chargé de la direction médicale et administrative d'importants établissements.

prises qui en faisaient des instruments de spéculation et de fortune. Ces malades avaient droit à des institutions spéciales. Ce droit, proclamé depuis longtemps, a été enfin consacré par l'article 1er de la loi du 30 juin 1838, portant que chaque département est tenu d'avoir un établissement public spécialement destiné à recevoir et à soigner les aliénés, ou de traiter, à cet effet, avec un établissement public ou privé, soit de ce département, soit d'un autre département.

En réservant au ministre de l'intérieur le droit de valider les traités conclus, la loi a voulu, non pas proscrire les asiles privés qui étaient alors une ressource précieuse, mais elle investissait l'autorité publique d'un pouvoir qui servait au contrôle de ces établissements quel qu'en fut le caractère, permettait de n'admettre que les institutions régulièrement constituées, et surtout avait pour résultat de protéger les malades contre un esprit de spéculation mercantile. Dans la majorité des cas, c'est l'asile public qui présente les garanties les plus sérieuses. C'est de cette institution que nous nous occuperons d'une manière toute spéciale. Puissent les préceptes dictés par une longue expérience fixer bien des incertitudes et préparer un progrès pour l'avenir.

En créant l'institution, la loi ne pouvait livrer, au hasard, les conditions essentielles de son existence; aussi voyons-nous dans l'article 2 que les établissements publics, consacrés aux aliénés, sont placés sous la direction de l'autorité publique. Cette prescription formelle conférait dès lors au Gouvernement le droit de régler le mode d'administration et le régime intérieur de ces établissements, non-seulement par des dispositions générales et organiques, mais encore par l'approbation ministérielle donnée en vertu de l'article 7, aux règlements intérieurs destinés à coordonner toutes les parties du service.

Le décret du 25 mars 1852, relatif à la décentralisation, n'a porté aucune atteinte à ces principes tutélaires. Il a créé toutes facilités pour la prompte expédition des affaires, mais il a pris les précautions les plus sages pour protéger le service contre les difficultés qu'on lui oppose dans bien des localités.

**Caractère spécial de l'asile d'aliénés.** — 2° L'asile d'a-
liénés étant une institution de création moderne, cette institution
étant régie par une législation spéciale, on s'est demandé quel
devait être son caractère. Des discussions sérieuses ont été soulevées à cet égard et, chose triste à dire, elles se sont surtout
passionnées contre les intérêts d'un service qui aurait dû, au
contraire, attirer toutes les sympathies. La question de propriété
de l'immeuble a donné lieu à des débats traduisant presque toujours l'opposition systématique aux améliorations les plus urgentes. Dans tel département on voyait revendiquer ce droit de
propriété pour repousser l'organisation légale de l'administration.
Dans tel autre c'était un argument pour absorber au profit de la
caisse départementale des bonis prélevés sur les besoins des
malades auxquels une économie intelligente disputait les choses
les plus essentielles à la vie. La question de propriété n'a aucun
rapport avec celle des principes, et quelle que soit l'origine d'un
asile, on ne saurait y éluder l'exécution des lois et règlements.
Propriété départementale, s'il a été fondé par le département;
propriété communale, si c'est la commune qui en a fait les frais,
l'asile public conserve, au contraire, le caractère exclusivement
hospitalier, si, ayant existé avant la loi du 22 messidor an II, il
a été reconstitué comme tel par celle du 16 vendémiaire an V.
Mais quel que soit le titre de la fondation, le caractère spécial
du service est d'être essentiellement hospitalier, comme l'indique formellement l'article 16 de l'ordonnance du 18 décembre
1839, portant que les lois et règlements relatifs à l'administration générale des hospices et établissements de bienfaisance,
notamment en ce qui concerne l'ordre de leurs services finan-
ciers, la surveillance de la gestion du receveur, les formes de la
comptabilité, sont applicables aux établissements publics d'a-
liénés en tout ce qui n'est pas contraire aux dispositions de cette
ordonnance.

Du moment donc qu'il est fondé et que le service y est établi,
l'asile est devenu une unité morale, ayant une existence propre,
ses ressources spéciales, en même temps qu'il est soumis à l'ac-

tion directe de l'autorité publique. C'est en cela qu'il diffère des institutions hospitalières ordinaires sur lesquelles l'autorité gouvernementale n'exerce qu'un droit de contrôle tutélaire. Tous les actes de la vie civile peuvent donc être accomplis au profit des asiles à l'instar de ce qui se pratique pour les hospices; seulement le droit de propriété, ou la nature de la fondation, détermine la partie qui doit intervenir dans les actes comme représentant l'unité hospitalière. Cela est si vrai que les propriétés des asiles, quelle que soit leur origine, supportent l'impôt de mainmorte qui ne grève pas les propriétés départementales. Nous aurons occasion, plus tard, de démontrer combien cette donnée doit être féconde en heureux résultats pour l'avenir.

### Fondation des Asiles. — Initiative départementale. —

3° Lorsqu'en 1813 le gouvernement impérial conçut la pensée d'organiser le service des aliénés et ordonna une enquête sur les établissements qu'on pourrait consacrer à cette destination, ses instructions revelèrent le projet de créer des asiles régionnaux constitués sur une large base et dans des conditions économiques propres à assurer leur prospérité. Les événements rendirent stérile cette généreuse initiative. Esquirol a repris depuis cette idée dont l'application aurait été féconde en heureux résultats. Mais la loi du 30 juin 1838 s'en rapporta à l'initiative départementale soumise à la direction du Gouvernement. Aussi, tout en reconnaissant que ce concours d'efforts a largement satisfait à des besoins toujours croissants, nous sommes persuadés que l'initiative de l'État serait arrivée en moins de temps à des résultats d'autant meilleurs qu'ils auraient été moins disputés. Il est peu d'asiles qui n'aient souffert de ces discussions, et les lacunes qu'on observe dans beaucoup d'entre eux sont l'empreinte ineffaçable de cette hostilité systématique qui dès le principe se déclara dans bien des conseils généraux contre l'organisation du nouveau service.

Plusieurs questions importantes se rattachent aux conditions de la fondation, et quoique les créations de toutes pièces devien-

nent de plus en plus rares, nous croyons qu'il est encore utile
de les aborder, parce que l'organisation du service, en raison
de l'accroissement du nombre des malades, ne nous paraît pas
avoir dit son dernier mot.

**Effectif de la population d'un asile.** — 4° On s'est demandé depuis longtemps quel doit être le nombre des malades
d'un asile, et si cet asile doit être ou non consacré aux malades
des deux sexes. Les aliénistes ont longuement discuté ces questions et nous n'avons pu constater que des divergences d'opinions, fondées bien plus sur des considérations toutes person-
nelles que sur la saine appréciation des véritables données du
problème. Maintenant, qu'en présence des faits, la plupart de
ces aspirations théoriques ont perdu de leur valeur, l'expérience
nous apprend que toutes les combinaisons ont leurs avantages
et qu'il est toujours possible et facile de corriger les inconvénients qu'on pourrait y signaler. La loi du 30 juin 1838 n'a pas,
d'ailleurs, fourni d'aliment à ces discussions théoriques qui ont
surtout surgi en Allemagne. Si le législateur a eu d'abord en
vue la nécessité de traiter les aliénés susceptibles de guérison,
sa sollicitude ne lui a pas permis d'oublier ceux qui, moins
utiles peut-être à la réputation médicale, n'ont pas moins droit
à l'assistance publique. Du moment que la circonscription d'un
asile a été fixée, toute question de nombre ne saurait être résolue *à priori*, et cette solution ne peut être satisfaisante qu'autant qu'on aura interrogé les besoins du pays, constaté l'intensité du mal, apprécié les causes générales qui influent sur sa
propagation, étudié les fluctuations possibles, et pris toutes les
dispositions propres à satisfaire au besoin du présent, tout en
provoquant ceux qui pourront surgir par la suite. La théorie des
populations restreintes a subi, depuis 20 ans, trop de mécomptes
pour qu'on puisse songer à s'y rattacher désormais. Le nombre
des aliénés s'accroît, les besoins de l'assistance deviennent plus
pressants, et, loin de pouvoir être restreints, la plupart des
asiles sont appelés à prendre une plus grande extension.

Il ne faut pas oublier, d'un autre côté, que l'effectif de la population d'un asile a une signification financière dont il faut nécessairement tenir compte. Un petit asile coûte fort cher ou les malades n'y jouissent pas d'un bien-être suffisant. Ce n'est pas seulement ici une question de frais généraux qui n'a pas toujours été suffisamment comprise, mais c'est encore une question de production qui, aujourd'hui surtout, doit peser d'un certain poids dans la balance. Les frais de construction d'un grand asile sont proportionnellement moins élevés que pour un petit et, comme l'a très-bien dit Esquirol, un grand établissement inspire plus de confiance, attire un plus grand nombre de pensionnaires, parce que l'administration y est plus fortement organisée, qu'il est dirigé par des hommes éprouvés, que les agents secondaires sont mieux choisis, que la vie y est plus active, que la classification y est mieux observée et que les moyens de traitement y sont plus multipliés.

Si, dans un petit asile, la réunion des deux sexes constitue souvent une onéreuse complication, dans un grand asile, au contraire, elle est un élément de prospérité par le concours simultané de forces vives dont l'une ne saurait suppléer à l'absence de l'autre. Chacun apporte son contingent dans les services généraux et l'asile se suffit d'autant mieux à lui-même qu'il a moins besoin de recourir au dehors pour imprimer une bonne impulsion à son activité intérieure.

**Construction des asiles.** — 5° La virtualité de l'asile une fois connue, on se demande d'après quel plan il devra être construit. Ici encore, des systèmes différents se sont trouvés en présence, tous ont été appliqués avec plus ou moins de bonheur et tous aussi ont donné naissance à des établissements prospères jouissant d'une réputation légitime. La discussion de ces systèmes n'aurait donc en ce moment aucune portée pratique et serait d'autant moins opportune que M. le Dr Parchappe a consacré à cette étude un ouvrage important dans lequel il a fixé l'état de la science sous ce rapport. Néanmoins nous croyons devoir, pour ne rien omettre dans le cadre de ce travail, soumettre à l'attention du lecteur quelques considérations générales sur les principales données de ce problème.

La configuration du sol, son orientation, la nature des eaux qu'il fournit ont sur la distribution générale des constructions une influence telle qu'on ne saurait *à priori* et en dehors de ces données formuler, d'une manière absolue et dans tous ses détails, le plan d'un bon établissement d'aliénés. Peu d'asiles ont, d'ailleurs, été construits de toutes pièces. Parmi les plus modernes quelques-uns sont encore inachevés faute de ressources; aussi devons-nous moins faire du nouveau que rechercher les moyens de faire disparaître ces imperfections et ces lacunes.

On doit chercher, autant que possible, à isoler un tel établissement. S'il est utile qu'on le mette en rapport avec une voie principale de communication, il importe aussi qu'il en soit séparé par des terrains non bâtis et qu'on n'y arrive qu'en traversant une avenue spéciale desservant exclusivement l'asile. Construit isolément au centre de ces terrains dont la superficie doit être au moins de 30 hectares, cet asile nous paraît devoir emprunter ses services généraux au système de concentration, et la classification de ses malades à celui de la dissémination. C'est celui, du reste, qui se prête le mieux à toutes les exigences et à toutes les indications. Homogénéité et spécialité des services, salubrité en même temps que prophylaxie contre la propagation des épidémies, assurance contre l'étendue des risques d'incendies, préservation contre les dangers d'un encombrement relatif, tels sont les avantages de ce système qui, en satisfaisant aux besoins du moment, laisse toute latitude pour l'avenir encore incertain, car tout porte à penser que l'assistance publique est loin d'avoir dit son dernier mot en ce qui concerne les aliénés. En un mot, si des conditions de topographie locale amènent nécessairement des variations dans la distribution des détails, nous pouvons néanmoins résumer la construction d'un asile dans la formule ci-après extraite des préceptes posés par Esquirol à cet effet.

Centre d'une circonscription déterminée, situé en dehors et non loin d'un chef-lieu administratif ou judiciaire, assez étendu pour que tous les services y reçoivent une organisation plus large et moins dispendieuse, situé sur un terrain assez vaste, exposé au levant et un peu élevé, de manière à ce que la pente du sol le mette à l'abri de l'humidité, ayant au centre ses principaux services généraux suivant un axe séparant les deux sexes, et de chaque côté des masses isolées et isométriquement placées en nombre suffisant pour classer tous les malades d'après le caractère et la période de la maladie, disposées de manière à permettre la vue sur de vastes jardins ou sur la campagne, en évitant surtout avec soin une triste uniformité qui est un des principaux vices des asiles les mieux conçus du reste.

**Services généraux. — Ateliers. — Exploitation rurale.** — 6° Ces principes, dont l'intelligente application peut être diversifiée suivant la topographie du sol, ont pour corollaire essentiel des dispositions générales qui méritent de fixer un instant notre attention.

Les services généraux, dans un asile, doivent être constitués de manière à satisfaire à une triple indication. Rapports faciles avec le dehors et avec les divisions sans enfreindre la règle de l'isolement de ces divisions, soit entre elles, soit avec le dehors, surveillance de la régularité des opérations, coordination du service suivant les prescriptions réglementaires.

C'est d'après ces données essentielles que doivent être disposés les logements des principaux fonctionnaires, les parloirs, les bureaux de l'administration, de la recette, de l'économat, ainsi que les magasins généraux dans lesquels tous les approvisionnements doivent être classés et concentrés.

Sur un second plan nous placerions la cuisine et ses dépendances en y adjoignant la boulangerie.

Au centre sera placée la chapelle en arrière de laquelle serait établi le dépôt des morts et ses dépendances.

Nous disposons sur un cinquième plan la lingerie, le vestiaire

ayant pour dépendance, du côté des hommes, les ateliers de
cordonniers, de tailleurs et de tissage, tandis que du côté des
femmes, les ateliers de pliage, de repassage et de couture
compléteront la symétrie.

Nous rencontrerons enfin, à l'une des extrémités de l'axe centrale, la buanderie, entourée de ses séchoirs à air chaud et à
air libre, et située suivant les conditions d'approvisionnement de
l'eau.

L'asile, avons-nous dit, reculé autant que possible dans les
terres, se trouvera entouré de toutes parts d'une exploitation
rurale proportionnée au nombre des bras dont il pourra disposer, et dans laquelle on établira avec avantage les éléments
industriels de nature à la compléter. Les écuries, étables,
granges, hangars, magasins de bois et de houille, cuves,
pressoirs, ateliers de serrurerie, de menuiserie et autres con-
tinuations latérales des logements et de l'administration, consti-
tueraient ainsi une première enceinte, reliée à toutes les parties
de l'asile par un chemin de ronde, sorte de ceinture qui les
relierait entre elles.

Ainsi que nous l'avons déjà dit plus haut, la configuration du
sol et la direction des eaux sont susceptibles, sans porter atteinte
au principe, d'en modifier l'application, mais lors même qu'au
lieu de faire table rase, on aurait à étendre ou à approprier
d'anciennes constructions, il serait toujours facile d'harmoniser
le groupe des services généraux de manière à remplir les indications fondamentales.

### Éventualité de l'accroissement de la population. —

7° La plupart des asiles comprennent les deux sexes et il est
assez rare que dans la disposition des groupes de constructions
consacrées à chacun d'eux, on ait tenu suffisamment compte des
fluctuations d'effectif qui peuvent survenir dans l'une ou l'autre
des deux divisions, et des conditions spéciales d'hygiène physique et morale propre à chacune d'elles. On avait cru pouvoir
autrefois poser à la population d'un asile et à l'effectif de ses

divers éléments, certaines limites admises *à priori* sans avoir étudié les besoins de l'assistance ou par suite d'idées préconçues sur les données de cette assistance. L'attention, dans bien des cas, s'est moins fixée sur l'usage raisonné des prescriptions de la loi, que sur des abus possibles de son application irrationnelle. Presque partout nous avons vu surgir cette réaction en quelque sorte intermittente contre l'accroissement du nombre des aliénés, et il est peu de départements où l'autorité, cédant à la pression d'exigences parcimonieuses, n'ait opposé à cet accroissement des mesures inintelligentes dont l'expérience n'a pas tardé à démontrer les dangers ou l'inanité. Je ne reviendrai pas ici sur la discussion des théories qui ont surgi dans les délibérations de certains conseils généraux. Je me borne à constater qu'un asile ne saurait être un lit de Procuste, aux dimensions duquel on mesurerait l'assistance. Sans admettre l'accroissement indéfini de l'aliénation mentale, nous savons par la statistique le rapport des aliénés séquestrés à ceux qui ne le sont pas, nous constatons que le mouvement social rend chaque jour plus difficile la conservation de ces malades dans leurs familles, et les faits que nous observons nous démontrent que les admissions se recrutent surtout parmi les individus atteints depuis longtemps, conservés d'abord dans les familles dans l'espoir d'une amélioration qui n'arrive pas, et devenus enfin dangereux ou incommodes, soit en raison des progrès de l'affection, soit parce qu'ils ont perdu la protection tutélaire qui les dirigeait. L'aliénation mentale n'ayant certainement pas dit son dernier mot, les préoccupations du présent ne doivent pas faire perdre de vue celles de l'avenir et l'on doit considérer comme incomplet l'asile dont l'installation ne se prête pas aux éventualités d'un accroissement ultérieur d'effectif, soit dans une division, soit dans une autre. C'est dire assez que tout en cherchant à harmoniser les constructions, on ne doit pas oublier que chaque sexe fournit des indications qui lui sont propres.

**Organisation suivant les sexes.** — 8°. Il existe entre la

vie des hommes et celle des femmes des différences si essentielles qu'on est vraiment étonné de l'oubli dans lequel on est
souvent tombé à cet égard. Pendant que la vie des hommes se
passe généralement au dehors, celle des femmes est, en général, plus sédentaire. Pendant que la majorité des hommes est
peu influencée par les excitations externes, l'isolement a
besoin d'être plus complet pour les femmes. Tandis qu'il existe
parmi les hommes une variété professionnelle à laquelle on ne
peut donner satisfaction qu'au dehors des quartiers, c'est dans
leurs quartiers même qu'il faut fournir un aliment à l'activité
des femmes que les travaux de la buanderie, de la cuisine et
de la lingerie appellent seules au dehors. A ces différences
essentielles entre les deux sexes, il faut encore joindre celles
qui résultent de la symptomatologie même de la maladie. On
sait très-bien, qu'en général, l'excitabilité est plus vive chez les
femmes que chez les hommes, que les nuances d'éducation sont
plus tranchées chez les premières que chez les seconds, et qu'enfin
les nuances d'excitation depuis l'irritabilité jusqu'à la fureur sont
plus manifestes parmi les femmes, dont la classification méthodique mérite une attention plus sérieuse. On comprend, dès
lors, que sans repousser les avantages qui peuvent résulter du
caractère monumental des constructions, tout en admettant l'utilité de l'harmonie des lignes et en reconnaissant que la symétrie
de certains détails contribue à la beauté de l'ensemble, ces qualités ne deviennent qu'accessoires du moment qu'on leur sacrifie
les principales indications médicales et administratives, et qu'on
tombe dans cette monotonie désolante, privée de la vie que doit
animer toute agglomération et dénuée de ces pensées fécondes
exerçant une influence irrésistible sur les malades.

**Classification et divisions.** — *Ordonnance du 18 décembre
1839.* — 9°. Nous ne saurions fournir ici des chiffres même
approximatifs pour exprimer la proportionnalité des éléments
ou catégories dont se compose une population d'aliénés. Ces
proportions ne sont pas les mêmes partout et les variations de

la constitution médicale contribuent à les modifier du plus au moins dans le même asile. Nous devons donc en conclure d'abord que c'est une faute de calquer les quartiers les uns sur les autres, que chacun doit avoir sa physionomie et que les distributions intérieures doivent être appropriées aux indications de la discipline propre à chaque catégorie. L'application de ces principes est d'une nécessité d'autant plus rigoureuse qu'ils sont l'âme de la réforme qui s'est accomplie, qu'ils ont fait disparaître le régime cellulaire si fort en honneur autrefois et qu'ils font la base de la surveillance active à laquelle les malades doivent être soumis.

La vie commune, telle qu'on doit l'entendre, exige une classification méthodique, la possibilité d'échanges motivés par les phases de la maladie, et repose sur la réunion, dans un même groupe, des éléments qui peuvent être soumis au même régime disciplinaire. C'est elle qui contribue à réprimer, sans contrainte, les habitudes excentriques ou vicieuses, à favoriser le retour à la sociabilité, impose un frein salutaire aux mauvaises impulsions et devient ainsi un auxiliaire efficace du traitement, soit pour guérir, soit pour améliorer. Mais pour que la vie commune rende tous les services qu'on attend d'elle, il faut l'assujettir à certaines règles, dont quelques-unes ont été indiquées par le législateur lui-même.

L'article 22 de l'ordonnance du 18 décembre 1839 exige, en effet, une distribution suffisante d'eau potable dans tous les quartiers, la séparation des sexes, celle de l'enfance et de l'âge mur, la distinction entre les paisibles et les agités, et des locaux spéciaux pour les épileptiques, les malades malpropres et les aliénés atteints d'affections incidentes.

Grâce aux progrès de la science psychiatrique, grâce aussi à l'organisation du service médical, le nombre des aliénés paisibles l'emporte de beaucoup sur les autres, et on ne saurait, se maintenant dans les termes de l'article précité, former une seule et unique catégorie de tous ces malades, parmi lesquels l'observation nous oblige à établir quelques distinctions.

45

Trois données essentielles doivent être prises ici en très-sérieuse considération. L'éducation, les aptitudes et les infirmités, suites de l'âge ou conséquence de la marche de la maladie.

Si la création des pensionnats remplit, en partie, la première indication pour les malades jouissant d'une certaine aisance, il est assez rare que cet avantage soit réalisé en faveur de ceux qui sont compris dans le régime commun, et encore moins pour ceux qui sont secourus par l'assistance publique. Sans rien diminuer des priviléges de la fortune, on peut, on doit même faire quelque chose en faveur des convenances, et l'assistance est incomplète si, se bornant à une aumône, elle refuse au déshérité de la fortune le principal élément de traitement moral, c'est-à-dire un milieu qui ne blesse aucun sentiment légitime. C'est pour cette raison que nous admettons trois sections de paisibles. Dans les deux premières, les malades seront répartis suivant leur position antérieure et leur culture intellectuelle et morale, et nous placerons dans la troisième ceux pour lesquels la déchéance intellectuelle est entièrement consommée et qui ne prennent plus qu'une part très-incomplète au mouvement général de la maison. L'âge et les infirmités réclament des soins spéciaux, et si les malades de cette catégorie ne doivent pas être confondus avec ceux qui sont atteints d'affections intercurrentes, ils s'en rapprochent cependant par la nature du service auquel ils donnent lieu.

Malgré les objections qui ont été faites à notre opinion sur la constitution du quartier des agités, notre expérience nous entraîne à y persister et à considérer la loge ou la cellule comme incompatible avec un bon système d'organisation. Ce mode d'isolement a plus d'inconvénients que d'avantages, et en le proscrivant d'une manière absolue nous ne précédons que de quelques pas ceux qui les ont réduites à la minime proportion de 3 ou 4 pour cent. La cellule, telle qu'on la voit non-seulement dans des asiles déjà anciens, mais encore dans des établissements de fondation récente, peut être à bon droit considérée comme une cause permanente d'excitation, comme exagérant les conséquences de l'état hallucinatoire et comme favorisant le développement des conceptions délirantes les plus tenaces. Elle n'est pas moins nuisible sous le rapport hygiénique, la constitution s'y étiole, le jeu des fonctions s'y pervertit, il s'y produit une sorte de crétinisation et le marasme est assez souvent la terminaison funeste d'une existence soumise à cette séquestration. Quoique l'habitation cellulaire nous ait fourni quelques exemples de longévité, elle doit, selon nous, être proscrite, et la solution de cette question d'humanité touche en même temps de près à un intérêt économique qui a d'autant plus de valeur que les ressources manquent souvent pour obtenir les améliorations les plus urgentes.

En proscrivant la cellule, qui ne réprime pas toujours l'agitation furieuse, en manifestant une prédilection marquée pour la vie commune, je suis loin de méconnaître les indications qui réclament *l'habitation particulière*. Ces indications, comme le dit M. Parchappe, se rattachent soit au milieu dans lequel les malades sont placés, soit à l'idiosyncrasie même de ces malades, tour à tour perturbateurs ou trop impressionnables. Il faut, surtout pendant la nuit, prendre des précautions contre un bruit assourdissant aussi bien que contre des impulsions dangereuses. Le maniaque, au déclin de son accès d'excitation, doit être protégé contre le bruit ou contre des impressions vives et douloureuses. Certains malades, par leur turbulence et leur malpropreté, deviennent des corps étrangers partout où on les place. Mais pour classer ces éléments, la cellule est loin d'être nécessaire et il suffit de constituer la section des agités de telle sorte que si la vie commune en est la règle, quelques chambres réparties dans le bâtiment permettent exceptionnellement un isolement momentanément nécessaire, surtout pendant la nuit, car pendant le jour, une surveillance intelligente et active est plus efficace que la solitude.

Si parmi les malades au régime commun il importe de bien organiser la classification méthodique dont nous venons d'indiquer les données essentielles, on ne peut admettre dans le pensionnat la confusion qui y existe généralement. Mais comme on ne saurait exiger, en raison de la proportion des malades de cette classe, une catégorisation aussi minutieuse, nous pensons que tout en attribuant un quartier spécial aux pensionnaires paisibles, il y aurait un avantage incontestable pour le service et pour les malades à rattacher aux autres quartiers, tout en les distinguant formellement des indigents, les pensionnaires épileptiques, malpropres ou agités dont la présence au milieu des autres est presque toujours une cause de perturbation ou de dégoût.

Les considérations qui précèdent nous amènent donc à établir dans chaque division les sections ci-après : 1° trois sections de paisibles; 2° une section d'agités et turbulents; 3° une section d'infirmes ; 4° une section d'épileptiques; 5° une infirmerie; 6° un pensionnat. Quant au nombre des places à établir dans chaque section, les indications locales sont si variées que nous ne saurions formuler des préceptes généraux à cet égard.

Quelques auteurs ont réclamé deux autres sections qui ne se trouvent pas comprises dans ce cadre. Nous voulons parler de la section d'épreuves ou de traitement et de celle des convalescents. Outre que dans les asiles peu populeux elles n'ont pas une raison d'être suffisante par pénurie des éléments constitutifs d'un service distinct, l'expérience nous apprend en outre qu'au point de vue du traitement elles n'ont pas l'influence qu'on serait tenté de leur supposer en théorie. A de rares exceptions près, l'admission des malades n'a guère lieu qu'autant que leur situation a été préalablement constatée et que leur affection se manifeste par une symptomatologie nette et précise. On peut donc toujours, dès l'entrée, désigner la section à laquelle le malade doit appartenir. Pour des cas exceptionnels qu'il est toujours utile de prévoir, une annexe à l'infirmerie peut très-bien satisfaire aux indications d'une surveillance continue. Ce que nous disons du quartier d'épreuves s'applique également aux convalescents, qui donnent lieu en outre aux observations ci-après : Plus la situation du malade s'améliore, plus il prend part à l'activité générale dont il s'était éloigné dans la période aiguë de son affection. C'est donc parmi les tranquilles et dans les ateliers que s'écoule ordinairement cette période de la maladie, consistant d'abord dans la disposition au délire sans manifestation, et plus tard dans la diminution graduelle de cette disposition au fur et à mesure que les fonctions physiologiques se régularisent et que la constitution s'améliore. Une plus grande somme de liberté, la jouissance de certaines immunités dans l'habitation peuvent très-bien constituer une transition suffisante, tout en rattachant le malade à la discipline générale, dont l'influence doit continuer à se faire sentir. La division que nous avons admise pour les tranquilles est, du reste, de nature à satisfaire à toutes les exigences, dans un petit asile aussi bien que dans un grand établissement. Dans ce dernier, toutefois, rien ne s'oppose à ce qu'on multiplie les sections dans le but de diminuer l'effectif de chacune d'elles. Ce que nous avons dit plus haut suffit pour qu'on se rende facilement compte des conditions de ce fractionnement.

**Réfectoires, dortoirs, salles de réunion, etc.** — 10°. Nous pensons, avec M. le docteur Parchappe, que pour qu'une classification soit complète et homogène, elle doit être constituée de manière à ce que chaque section corresponde par son caractère à toutes les conditions d'une résidence continue, tant que des indications précises ne motivent pas une plus grande somme d'activité. C'est pour satisfaire à cette prescription que nous réclamons d'abord autour de chaque bâtiment un espace suffisant pour que les malades puissent y satisfaire leur besoin de locomotion, se livrer à leur instinct d'isolement sans se soustraire à la surveillance et pour qu'enfin des plantations artistement groupées charment la vue en procurant un ombrage utile. Des galeries couvertes constitueront un promenoir avantageux pendant la mauvaise saison. L'habitation de nuit sera soigneusement distinguée de celle du jour, le réfectoire sera autant que possible indépendant de la salle de réunion, et si le dortoir doit

être la règle générale, chaque section doit offrir les moyens de
procurer à certains malades l'habitation isolée pendant la nuit et
même quelquefois pendant le jour. Une pièce spéciale doit être
consacrée aux soins de propreté, en même temps qu'elle peut
servir de dépense et de magasin local. L'infirmerie elle-même
doit participer à ces avantages, qui ont une importance hygiénique incontestable. Si ces exigences réclament, pour chaque
bâtiment, un peu plus de superficie, elles permettent, d'un
autre côté, un étage de plus, sauf pour les infirmes et les épileptiques qui ont besoin d'habiter le rez-de-chaussée, et les
infirmeries qu'on établit généralement au premier étage. Enfin,
il est peu d'asiles où la question des latrines ait été convenablement résolue. On ne saurait prendre trop de précautions à cet
égard, soit pour le jour, soit pour la nuit; dans tous les cas le
système des tinettes mobiles avec désinfection par le sulfate de
fer est le seul auquel on doive recourir, tant dans l'intérêt de
la culture que dans celui de la salubrité.

11° Nous venons de faire connaître, dans les considérations
qui précèdent, les principes qui servent de base à la constitution d'un asile, et nous avons eu soin d'indiquer que, nous mettant en dehors de toute idée systématique préconçue, nous avions
eu surtout pour but de poser des préceptes généraux dont on
pût faire l'application aux conditions les plus défavorables. Si
en général on doit donner la préférence à des constructions établies après avoir fait table rase, il est des cas où des appropria-
tions intelligentes arrivent à la solution du problème sans imposer
une charge trop lourde à la fortune publique, et surtout en permettant d'achever l'œuvre dans un plus court délai. Mais l'immeuble, forme plastique de l'institution, est loin de la constituer
tout entière, c'est un élément d'action, mais ce n'est pas l'action elle-même; c'est le cadre dans lequel doit se développer la
vie, mais ce n'est ni le moteur qui l'anime ni le rouage qui
communique le mouvement. C'est le corps, mais ce n'est pas
l'esprit. Aussi devons-nous examiner maintenant ce qu'a fait le
législateur pour rendre son œuvre féconde.

La surveillance exercée par l'autorité judiciaire au point de vue des garanties de la liberté individuelle, le contrôle auquel est soumise la question financière, l'inspection générale qui embrasse tous les services, le règlement des budgets qui co-ordonne tous les détails du service médico-administratif, enfin l'intervention de la commission de surveillance dans tous les actes qui préparent cette gestion, attestent toute la sollicitude du législateur et définissent en même temps le caractère spécial de l'administration d'un asile.

**Organisation médico-administrative; directeur-méde-cin.** — 12° C'est en raison de ce caractère spécial que l'organi-sation administrative y diffère essentiellement de celle des hos-pices ordinaires, car la responsabilité y est trop grave pour être collective; l'autorité doit s'y faire sentir d'une manière trop per-manente pour être divisée, et les obligations y sont trop étroites pour être imposées à une action anonyme; c'est donc avec raison que l'ordonnance du 18 décembre 1839 a décidé par son ar-ticle 1er que les établissements publics consacrés aux aliénés seront administrés sous l'autorité du Ministre secrétaire d'État au département de l'intérieur et des préfets des départements et sous la surveillance de commissions gratuites par un directeur responsable dont les dispositions ultérieures ont déterminé les attributions. L'importance et le caractère de cette direction ont été si bien compris dès cette époque, que l'article 13 de la même ordonnance donnait au ministre la faculté d'autoriser ou même d'ordonner d'office la réunion des fonctions de directeur et de médecin. On conçoit parfaitement qu'à une époque où le nombre des médecins aliénistes était insuffisant, on n'ait pas posé un principe absolu, parce qu'il fallait avant tout organiser le service; mais aujourd'hui tout milite en faveur d'un retour complet à un système que l'exposé des motifs de l'ordonnance précitée représentait comme devant produire plus d'unité et d'ensemble dans la direction de ces maisons, plus d'harmonie et d'appropriation dans les détails de tous les services.

On avait cru dans le principe que cette organisation n'était possible qu'autant que l'asile serait renfermé dans des limites assez restreintes, au delà desquelles des fonctions trop nombreuses excéderaient les forces d'un homme, quels que fussent son zèle et sa capacité. Aujourd'hui on ne saurait admettre une semblable objection, et quelle que soit l'étendue de l'asile, nous pensons que son administration doit être toujours confiée à un directeur-médecin, qu'il faut associer d'une manière intime la direction morale et la direction matérielle et que la réunion des fonctions médicales et administratives, loin d'être un cumul, est au contraire la consécration de l'unité, qui seule peut assurer la marche régulière de tous les services. En partant de cette donnée, on comprend parfaitement que l'extension de l'asile ne soulève plus que des questions d'état-major ou d'employés secondaires et que l'harmonisation hiérarchique, en prévenant les abus de plus d'un genre, supprime les chances de tiraillements et de rivalités, qui ont compromis les services les mieux organisés du reste.

Si nous avons cru devoir signaler ce desideratum dans l'intérêt bien entendu de la marche des établissements, nous insistons sur l'utilité de ce principe dans l'intérêt du personnel lui-même, qui perd beaucoup à cet alliage d'éléments étrangers au corps médical. En effet, il arrive le plus souvent que les plus belles positions, au lieu de devenir la récompense de longs services, sont le partage de fonctionnaires qui n'étant pas médecins, les ont par cela seul beaucoup moins méritées. Malgré les sages dispositions du décret du 24 mars 1858, qui classent les fonctionnaires supérieurs des asiles et atténuent les inconvénients que nous venons de signaler, nous persistons à penser que la direction des asiles doit être nécessairement médico-administrative et que les médecins seuls doivent être appelés à l'honneur de les administrer et d'en diriger le service médical. Il est bien entendu que la résidence réelle, la renonciation à toute clientèle et la surveillance effective et permanente sont les corollaires obligés de ces prérogatives. Car jamais on ne doit séparer les attributions et les devoirs qui en découlent. C'est surtout du directeur d'asile qu'on doit toujours dire : *Vir probus, medendi peritus.*

**Commissions de surveillance.** — 13° Ces fonctions sont trop importantes et trop délicates, les attributions sont trop multipliées et se rattachent par trop de points à la responsabilité de l'administration supérieure, pour qu'on n'ait pas entouré cette direction de toutes les garanties d'un contrôle sérieux. Si l'action doit être unitaire, le conseil doit être collectif. La délibération doit précéder l'action. C'est à cette double indication que correspond l'institution des commissions de surveillance, définies par l'art. 2 de l'ordonnance du 18 décembre 1839.

Les commissions de surveillance sont composées de cinq membres nommés par les préfets et renouvelées chaque année par cinquième.

Elles sont chargées de la surveillance générale de toutes les parties du service des établissements, sont appelées à donner leur avis sur le régime intérieur, sur les budgets et les comptes, sur les actes relatifs à l'administration, tels que le mode de gestion des biens, les projets de travaux, les procès à intenter ou à soutenir, les transactions, les emplois de capitaux, les acquisitions, les emprunts, les ventes ou échanges d'immeubles, les acceptations de legs, de donations, les pensions à accorder; s'il y a lieu, les traités à conclure pour le service des malades.

Cette énumération, fournie par l'article 4 de l'ordonnance précitée, n'a pas seulement pour but de faire connaître un cadre d'attribution, elle indique en outre que, comme tous les établissements de bienfaisance, l'asile d'aliénés jouit de la vie civile, peut en faire les actes par son représentant légal et sous la tutelle immédiate de l'autorité publique.

Les commissions de surveillance se réunissent tous les mois; elles sont en outre convoquées par le préfet, toutes les fois que les besoins du service l'exigent.

Les réunions ordinaires ont lieu dans l'asile. Les séances extraordinaires peuvent être tenues au dehors.

Les délibérations ne sont valables qu'autant que trois membres au moins, non compris le directeur et les médecins, assistent à la séance.

Le directeur et les médecins, assistant aux séances avec voix consultative, doivent se retirer au moment où la commission délibère sur les comptes de l'administration et sur les rapports qu'elle peut avoir à adresser directement au préfet.

Dans la séance ordinaire du mois de décembre, la commission désigne par une délibération, dont copie est immédiatement adressée au préfet, celui de ses membres dont le temps d'exercice est accompli.

Dans la séance ordinaire de janvier, elle nomme son président et son secrétaire, répartit entre ses membres les attributions de surveillance à exercer par chacun sur les diverses parties du service, et désigne celui d'entre eux qui doit remplir, pendant l'année, les fonctions d'administrateur provisoire des biens des aliénés.

Les délibérations de la commission sont transcrites sur un registre spécial, signé par les membres présents et confié à la garde du directeur. Ce fonctionnaire peut être utilement chargé de la rédaction des délibérations que la commission ne juge pas à propos de se réserver.

Ces dispositions, extraites des articles 2, 4 et 5 de l'ordonnance du 14 décembre 1859 et de l'instruction ministérielle du 20 mars 1857, indiquent les attributions de la commission qui procède par voix d'avis, soit qu'elle délibère sur les propositions que le directeur soumet à son examen, soit qu'elle prenne elle-même l'initiative de proposition, qu'elle met sous les yeux du préfet.

C'est assez dire que l'avis de la commission ne dégage pas le directeur de sa responsabilité directe vis-à-vis de l'autorité supérieure, soit qu'il propose, soit qu'il s'abstienne; car l'autorisation qui régularise un acte, ne préjuge rien relativement à l'opportunité de cet acte, dont la responsabilité morale incombe toujours à celui qui en a pris l'initiative.

**Attributions du directeur.** — 14° Depuis que l'instruction ministérielle du 29 mars 1857 a donné une exacte et complète énumération des obligations du directeur, il ne saurait plus y avoir de doute sur ses attributions souvent contestées et cependant bien définies par l'article 6 de l'ordonnance réglementaire.

Le directeur, dit cet article, est chargé de l'administration intérieure de l'établissement et de la gestion de ses biens et revenus.

Il pourvoit, sous les conditions prescrites par la loi, à l'admission et à la sortie des personnes placées dans l'établissement.

Il nomme les préposés de tous les services de l'établissement, il les révoque s'il y a lieu. Toutefois les surveillants, les infirmiers et les gardiens devront être agréés par le médecin en chef; celui-ci pourra demander leur révocation au directeur. En cas de dissentiment, le préfet prononcera.

Ce dernier paragraphe suffirait à lui seul pour faire comprendre tous les inconvénients qui résultent de la séparation de fonctions qui ont entre elles tant de points de contact.

Ce qui confirme encore cette opinion, c'est l'article 7, portant que le directeur est exclusivement chargé de pourvoir à tout ce qui concerne le bon ordre et la police de l'établissement, dans les limites du règlement du service intérieur, qui, conformément à l'article 8, place sous l'autorité du médecin le service médical en tout ce qui concerne le régime physique et moral, ainsi que la police médicale et personnelle des aliénés.

Les attributions étant bien définies, nous avons maintenant à faire connaître les conditions spéciales sous l'empire desquelles elles s'exercent.

**Placements volontaires et placements d'office.** — 15° Le directeur pourvoit, sous les conditions prescrites par la loi, à l'admission des malades. L'accomplissement de ces formalités doit d'abord fixer l'attention.

On distingue les placements volontaires et les placements d'office.

Les premiers sont régis par l'article 8 de ·la loi du 30 juin 1838, portant :

Les chefs ou préposés responsables des établissements publics et les directeurs des établissements privés et consacrés aux aliénés ne pourront recevoir une personne atteinte d'aliénation mentale, s'il ne leur est remis :

1° Une demande d'admission contenant les noms, profession, âge et domicile, tant de la personne qui la formera, que de celle dont le placement sera réclamé et l'indication du degré de parenté, ou, à défaut, de la nature des relations qui existent entre elles.

La demande sera écrite et signée par celui qui la formera, et s'il ne sait pas écrire, elle sera reçue par le maire ou le commissaire de police, qui en donnera acte.

Les chefs, préposés ou directeurs devront s'assurer, sous leur responsabilité, de l'individualité de la personne qui aura formulé la demande, lorsque cette demande n'aura pas été reçue par le maire ou le commissaire de police.

Si la demande d'admission est formée par le tuteur d'un interdit, il devra fournir à l'appui un extrait du jugement d'interdiction.

2° Un certificat du médecin constatant l'état mental de la personne à placer et indiquant les particularités de sa maladie et la nécessité de faire traiter la personne désignée dans un établissement d'aliénés et de l'y tenir renfermée.

Le certificat ne pourra être admis s'il a été délivré plus de quinze jours avant sa remise au chef ou directeur, s'il est signé d'un médecin attaché à l'établissement, ou si le médecin signataire est parent ou allié, au second degré inclusivement, des chefs ou propriétaires de l'établissement ou de la personne qui fera effectuer le placement.

En cas d'urgence, les chefs des établissements publics pourront se dispenser d'exiger le certificat du médecin.

3° Le passe-port ou toute autre pièce propre à constater l'individualité de la personne à placer.

Les placements d'office ont lieu conformément à l'article 18, portant : à Paris, le préfet de police, et dans les départements les préfets, ordonneront d'office le placement, dans un établissement d'aliénés, de toute personne interdite ou non interdite, dont l'état d'aliénation compromettrait l'ordre public ou la sûreté des personnes.

Les ordres des préfets seront motivés et devront énoncer les circonstances qui les auront rendus nécessaires.

En cas de danger imminent, dit l'article 19, attesté par le certificat d'un médecin ou par la notoriété publique, les commissaires de police à Paris et les maires dans les autres communes, ordonneront, à l'égard des personnes atteintes d'aliénation mentale, toutes les mesures provisoires nécessaires, à la charge d'en référer, dans les 24 heures, au préfet, qui statuera sans délai.

Enfin l'article 21, dans le but de protéger la sécurité publique contre l'incurie des familles, prescrit les dispositions ci-après :

A l'égard des personnes dont le placement aura été volontaire et dans le cas où leur état mental pourrait compromettre l'ordre public ou la sûreté des personnes, le préfet pourra, dans les formes tracées par l'article 18, décerner un ordre spécial, à l'effet d'empêcher qu'elles ne sortent de l'établissement sans son autorisation, si ce n'est pour être placées dans un autre établissement.

Après avoir fait la part de la sécurité publique, la loi n'a pas négligé celle de l'assistance, et le 2e paragraphe de l'article 25 porte, que les aliénés dont l'état mental ne compromettrait point l'ordre public ou la sécurité des personnes, y seront également admis dans les formes, dans les circonstances et aux conditions qui seront réglées par le conseil général, sur la proposition du Préfet et approuvées par le Ministre.

Quoique ces articles soient conçus en termes clairs et précis et semblent ne réclamer aucun commentaire, il importe que nous donnions à leur sujet quelques explications de nature à détruire plusieurs objections qui ont été soulevées contre quelques détails de leur application.

Outre que certains antagonistes de l'assistance, que la loi accorde à tous les aliénés, ont voulu la restreindre aux seuls aliénés dangereux, des dissidences se sont élevées au sujet de la signification légale de cette expression. Peu de mots suffiront pour faire cesser toute incertitude à ce sujet. Pour admettre qu'un aliéné est dangereux, il ne faut pas attendre qu'il ait mis le feu à sa maison, qu'il ait tenté de tuer quelqu'un ou qu'il ait commis quelque acte attentatoire à l'ordre public ou à la morale, la possibilité du danger suffit pour qu'on prenne des précautions et qu'on ait recours à l'isolement. Si cette indication était mieux observée, les accidents seraient plus rares, en même temps que les guérisons seraient plus nombreuses. Cette éventualité ressort non-seulement des particularités de la maladie, mais encore du milieu dans lequel l'aliéné est placé. On ne doit jamais perdre de vue que les conceptions délirantes ont une logique fatale, que les causes d'excitation ont une influence sans cesse renaissante dans le lieu où l'affection a pris naissance et que les impulsions instinctives sont d'autant plus irrésistibles que l'élément douleur prédomine davantage ou qu'aucun frein disciplinaire n'est opposé à leur manifestation. D'après cela il n'est aucune des formes de la folie qui ne présente un danger sérieux. Le malade qui, dominé par une idée fixe, veut réaliser ses projets délirants ne reculera devant aucun acte pour vaincre tous les obstacles. L'érotomane poursuivra partout l'objet de son amour. Le lypémaniaque ; toujours prêt à secouer le joug qui l'oppresse, médite adroitement ses moyens de vengeance, et le dément lui-même devient souvent tout aussi dangereux que le maniaque auquel, par une sorte de réminiscence, il emprunte l'excitation la plus vive ou les instincts de destruction les plus incoërcibles. Qui n'a pas observé la violence du délire chez les épileptiques, soit avant ou après l'accès, soit lorsque cet accès, venant à avorter, est remplacé par une excitation maniaque dont la fureur est aveugle. Enfin, c'est en vain qu'on voudrait exclure du béné-

fice de la loi les idiots et les imbéciles qui, assez inoffensifs en
apparence, manifestent, en général, des instincts pervers, deviennent des instruments dangereux entre les mains qui les
exploitent et ajoutent à ce danger essentiel celui d'une excitation intercurrente assez difficile à contenir.

On croit moins au danger et on est disposé à repousser ce
qu'on appelle une exagération médico-aliéniste, quand on remarque l'ordre et le calme qui règnent dans nos asiles. Cependant, quand, se fiant à ces apparences, l'autorité ordonne des
sorties inopportunes, la nécessité d'une réintégration ne tarde
pas à se faire sentir. Il ne faut pas s'y tromper d'ailleurs, l'asile
est un corollaire indispensable de la civilisation. Plus la société
met en œuvre tous ses éléments d'activité, plus l'aliéné y fait
l'office d'un corps étranger; car c'est une perturbation qu'il
produit s'il se mêle au mouvement, c'est un obstacle qu'il crée
s'il est inerte ou hostile.

On ne doit pas oublier que l'aliéné est un malade qu'il faut
traiter, que le danger est loin de surgir dès le début de la maladie, que les chances de guérison ont souvent disparu quand
le danger se manifeste, et que subordonner l'isolement au danger
c'est peupler l'asile d'incurables qui finissent par l'encombrer.
Si on est si souvent obligé de recourir à l'article 18 de la loi,
c'est parce qu'on n'a pas assez fait application de l'article 25. Si
on prend si souvent une mesure de police, c'est qu'on a trop
souvent refusé l'assistance.

Enfin, nous l'avons déjà indiqué plus haut, le danger, loin
d'être absolu, est le plus souvent un fait relatif. Imminent au
dehors, il disparaît presque entièrement dans l'asile, et cette observation devrait suffire pour faire cesser une distinction qui
n'est plus aujourd'hui qu'une question de tarif, et qui ne saurait
être invoquée pour la dispensation des secours.

Quoique presque toujours le placement volontaire soit provoqué par des parents ou par des amis, il est pourtant arrivé
que des aliénés, appréciant sainement leur situation, sont venus
solliciter eux-mêmes les soins que leur état nécessitait. L'ad-

mission ne saurait être refusée, mais nous pensons qu'il est essentiel que cette demande soit reçue par le maire et qu'on ne saurait se contenter de la demande écrite par le malade lui-même. Cette admission, soumise du reste aux conditions de l'article 8, quand le malade peut payer sa pension, est, dans le cas contraire, soumise aux prescriptions du 2ᵉ paragraphe de l'article 25.

**Dispositions diverses. — Registre matricule. —** 16° Si, dans un intérêt d'humanité ou d'ordre public, la loi a permis de déroger pour les aliénés aux principes qui garantissent la liberté individuelle, elle a voulu en même temps assurer un contrôle efficace pour prévenir des abus qui en dénatureraient l'usage. Aux formalités à remplir, au moment de l'admission, elle a ajouté des mesures qui, pendant la durée du séjour, permettent de rectifier une erreur ou d'ouvrir la voie à l'examen judicieux de toute réclamation.

Conformément au dernier paragraphe de l'article 8, il doit être fait mention de toutes les pièces produites, dans un bulletin d'entrée, qui sera envoyé dans les 24 heures, avec un certificat du médecin de l'établissement, et la copie de celui ci-dessus mentionné, au préfet de police à Paris, au préfet ou au sous-préfet dans les chefs-lieux de département ou d'arrondissement et aux maires dans les autres communes. Les sous-préfet ou le maire en fera immédiatement l'envoi au préfet.

En vertu de l'article 10, c'est au préfet qu'il appartient de faire les notifications légales à l'autorité judiciaire.

Enfin, l'article 11 ordonne que, quinze jours après le placement d'une personne dans un établissement public ou privé, il sera adressé au préfet, conformément au dernier paragraphe de l'article 8, un nouveau certificat du médecin de l'établissement; ce certificat confirmera ou rectifiera, s'il y a lieu, les observations contenues dans le premier certificat, en indiquant le retour plus ou mois fréquent des accès ou des actes de démence.

Ces dispositions, applicables à tous les aliénés, quel qu'ait été le mode de leur placement, n'auraient qu'indirectement atteint le but du législateur, si la trace de ces pièces avait pu se perdre ou si la situation des malades n'avait pas pu être soumise à un contrôle permanent. L'article 12 a satisfait à cette importante indication en prescrivant les dispositions ci-après :

Il y aura dans chaque établissement un registre coté et paraphé par le maire, sur lequel seront immédiatement inscrits les noms, profession, âge et domicile des personnes placées dans les établissements, la mention du jugement d'interdiction s'il a été prononcé, et le nom de leur tuteur, la date de leur placement, les noms, profession et domicile de la personne parente ou non parente qui l'aura demandé.

Seront également transcrits sur ce registre :

1° Le certificat de médecin joint à la demande d'admission ;

2° Ceux que le médecin de l'établissement devra adresser à l'autorité conformément aux articles 8 et 11.

Le médecin sera tenu de consigner sur ce registre, au moins tous les mois, les changements survenus dans l'état mental de chaque malade. Ce registre énoncera également les sorties et les décès.

Ce registre sera soumis aux personnes qui, d'après l'article 4, auront le droit de visiter l'établissement, lorsqu'elles se présenteront pour en faire la visite. Après l'avoir terminée, elles apposeront sur le registre leur visa, leur signature et leurs observations.

Conformément au 2ᵉ paragraphe de l'article 18, ces dispositions sont applicables aux placements d'office, et le registre matricule, prescrit par l'article 12, doit recevoir copie des ordres d'admission, ainsi que de ceux qui seront donnés conformément aux articles 19, 20, 21 et 23.

Nous n'avons pas besoin d'insister sur l'importance de ces prescriptions, sur la nécessité d'en observer la lettre et l'esprit. Si les considérations scientifiques doivent être réservées pour les observations cliniques, le registre matricule doit reproduire à leur date et au fur et à mesure qu'elles se produisent toutes les particularités essentielles et caractéristiques de l'affection. Ces constatations, régulièrement faites, répondent à toutes les réclamations, et concourent à la solution d'une foule de questions qui peuvent surgir, soit pendant le séjour des malades à l'asile, soit après leur sortie ou leur décès. Chaque annotation a donc toute l'importance d'un acte médico-légal, et toute négligence engage gravement la responsabilité du directeur et du médecin.

En prescrivant les mesures propres à garantir la liberté individuelle avant l'entrée et à sauvegarder tous les intérêts pendant le séjour des aliénés dans l'asile, le législateur aurait dû peut-être étendre sa sollicitude sur les séquestrations extra-légales que des familles imposent à leurs malades dans leur propre maison, soit pour éviter une dépense, soit dans un but de cupidité, soit pour éviter certaines conséquences pouvant résulter de la constatation régulière du délire. Outre que les droits du malade sont méconnus, outre que sa santé en souffre toujours, des abus de plus d'un genre peuvent résulter et résultent souvent, en effet, d'une mesure qui, soustraite à l'action des garanties légales, a toujours un caractère d'arbitraire qui n'est plus dans nos mœurs. Nous savons très-bien qu'il est des cas où le placement dans un asile ne saurait être rendu obligatoire, il en est même où certaines particularités de la maladie peuvent être une contre-indication à la séquestration; mais nous pensons qu'alors l'aliéné devrait être placé sous la protection de la loi, et que la maison, dans laquelle il est retenu, devrait être assimilée à un asile et soumise à des dispositions analogues à celles qui régissent les établissements privés.

**Administrateur provisoire; curateur.** — 17° La loi n'a pas eu seulement pour but d'assurer refuge et protection aux aliénés, l'intérêt de la société, les indications essentielles du traitement n'ont pas seuls préoccupé le législateur. Les droits des malades ont été protégés par de tutélaires dispositions, qui sont venues combler une lacune dans notre législation, qui au-

trefois exigeait en principe que l'interdiction précédât l'isolement ou le légalisât, si l'urgence mettait dans la nécessité d'y
recourir avant l'accomplissement de cette formalité judiciaire.
Ce n'est pas ici le lieu de revenir sur ce que, dans un mémoire
publié en 1848 par les annales médico-psychologiques, nous
avons dit, pour démontrer les dangers et les abus résultant d'une
interdiction inopportune. S'il est quelques cas où elle est indispensable, s'il en est d'autres où elle ne constitue qu'une dépense indifférente ou inutile, le plus souvent elle est dangereuse
ou manque le but qu'on se propose. La loi de 1838, au contraire,
sauvegarde tous les intérêts sans compromettre ceux du malade
et surtout sans lui imposer les frais d'une procédure dispendieuse. Elle s'adapte à la pluralité des indications et c'est
seulement quand son action s'épuise qu'on peut recourir
soit à la nomination d'un conseil judiciaire, soit à l'interdiction.

Les commissions administratives ou de surveillance des hospices ou établissements publics d'aliénés exerceront, à l'égard
des personnes non interdites qui y seront placées, les fonctions
d'administrateurs provisoires. Elles désigneront un de leurs membres pour les remplir; l'administrateur ainsi désigné procédera
au recouvrement des sommes dues à la personne placée dans
l'établissement et à l'acquittement de ses dettes, passera des
baux, qui ne pourront excéder trois ans, et pourra même, en
vertu d'une autorisation spéciale accordée par le président du
tribunal civil, faire vendre le mobilier.

Les sommes provenant soit de la vente, soit des autres recouvrements, seront versées directement dans la caisse de l'établissement et seront employées, s'il y a lieu, au profit de la
personne placée dans l'établissement.

Le cautionnement du receveur sera affecté à la garantie des-
dits deniers, par privilège aux créances de toute autre nature.

Néanmoins les parents, l'époux et l'épouse des personnes
placées dans les établissements d'aliénés dirigés ou surveillés
par des commissions administratives, ces commissions elles-

mêmes, ainsi que le procureur impérial pourront toujours recourir aux dispositions des articles suivants (article 31).

Sur la demande des parents, de l'époux ou de l'épouse, sur
celle de la commission administrative, ou sur la provocation
d'office du procureur impérial, le tribunal civil du lieu du domicile pourra, conformément à l'article 497 du Code civil,
nommer, en chambre du conseil, un administrateur provisoire
aux biens de toute personne non interdite, placée dans un établissement d'aliénés. Cette nomination n'aura lieu qu'après délibération du conseil de famille et sur les conclusions du procureur impérial. Elle ne sera pas sujette à appel. (Art. 32.)

Le tribunal, sur la demande de l'administrateur provisoire
ou à la diligence du procureur impérial, désignera un mandataire spécial, à l'effet de représenter en justice tout individu
non interdit et placé ou retenu dans un établissement d'aliénés,
qui serait engagé dans une contestation judiciaire au moment
du placement, ou contre lequel une action serait intentée pos-
térieurement.

Le tribunal pourra aussi, dans le cas d'urgence, désigner un
mandataire spécial, à l'effet d'intenter, au nom des mêmes individus, une action mobilière ou immobilière. L'administrateur
provisoire pourra, dans les deux cas, être désigné pour être
mandataire spécial. (Art. 33.)

Les dispositions du Code civil sur les causes qui dispensent
de la tutelle, sur les incapacités, sur les exclusions ou les desti-
tutions de tuteurs, sont applicables aux administrateurs provisoires. Nommés par le tribunal sur la demande des parties intéressées, sur celle du procureur impérial, le jugement qui
nommera l'administrateur provisoire pourra en même temps
constituer sur ses biens une hypothèque générale ou spéciale,
jusqu'à concurrence d'une somme déterminée par ledit jugement.

Le procureur impérial devra, dans le délai de quinzaine, faire
inscrire cette hypothèque au bureau de la conservation. Elle ne
datera que du jour de l'inscription. (Art. 34.)

Dans le cas où un administrateur provisoire aura été nommé par jugement, les significations à faire à la personne placée dans un établissement d'aliénés seront faites à cet administrateur.

Les significations faites au domicile pourront, suivant les circonstances, être annulées par les tribunaux.

Il n'est pas dérogé à l'article 173 du Code de commerce. (Art. 35.)

A défaut d'administrateur provisoire, le président, à la requête de la partie la plus diligente, commettra un notaire pour représenter les personnes non interdites, placées dans les établissements d'aliénés, dans les inventaires, comptes, partages et liquidations, dans lesquelles elles seraient intéressées. (Art. 36.)

Les pouvoirs conférés en vertu des articles précédents cesseront de plein droit dès que la personne placée dans un établissement d'aliénés n'y sera plus retenue.

Les pouvoirs conférés par le tribunal en vertu de l'art. 32 cesseront de plein droit à l'expiration d'un délai de trois ans. Ils pourront être renouvelés. (Art. 37.)

Sur la demande de l'intéressé, de l'un de ses parents, de l'époux ou de l'épouse, d'un ami, ou sur la provocation du procureur impérial, le tribunal pourra nommer en chambre du conseil, par jugement non susceptible d'appel, en outre de l'administrateur provisoire, un curateur à la personne de tout individu non interdit, placé dans un établissement d'aliénés, lequel devra veiller : 1° à ce que les revenus soient employés à adoucir son sort et à accélérer sa guérison ; 2° à ce que ledit individu soit rendu au libre exercice de ses droits aussitôt que sa situation le permettra.

Le curateur ne pourra être choisi parmi les héritiers présomptifs de la personne placée dans un établissement d'aliénés. (Art. 39.)

**Participation de l'aliéné à certains actes.** — Quoique le directeur soit légalement en dehors de l'application de ces articles, j'ai cru devoir néanmoins les citer *in extenso*, pour mon-

trer que leurs dispositions constituent un système protecteur
complet, adapté au plus grand nombre de circonstances, correspondant aux besoins les plus ordinaires et réservant l'interdiction pour des faits exceptionnels. C'est donc en s'appuyant sur
les prescriptions formelles de la loi, que le médecin, combattant
l'interdiction comme le plus souvent inutile ou nuisible, pourra
indiquer aux familles une marche tout aussi protectrice des intérêts matériels et beaucoup moins onéreuse pour l'infortuné
qui supporte tous les frais qu'on fait non pour lui, mais contre
lui. Un membre de la commission pour les cas les plus simples,
un administrateur, un mandataire, un représentant désigné par
le tribunal pour des intérêts plus compliqués, constituent une
gradation de mesures suffisamment protectrices, quand l'aliéné
ne peut pas prendre lui-même à la gestion de ses affaires une
part légitime, qu'on ne saurait lui refuser quand son état mental
n'y met pas obstacle. La participation à certains actes est même,
au point de vue du traitement, un moyen souvent efficace. Elle
renoue les liens de famille, réveille les sentiments affectifs, et
quand elle est soumise à une surveillance tutélaire, elle ne peut
jamais présenter d'inconvénients. Suivant nous on doit la restreindre aux actes dont l'abstention ne pourrait interrompre
l'exécution et que le consentement rend moins dispendieux en
abrégeant la procédure. De cette manière le père et la mère ne
restent pas étrangers au mariage de leurs enfants, le mari peut
encore venir en aide à sa femme, et si la tutelle médicale peut
empêcher que le malade compromette ses intérêts, elle s'ingénie
encore à le rattacher à la famille, en l'éclairant sur ses devoirs
envers elle. La loi, d'ailleurs, a pris des précautions contre
l'abus, en édictant l'article 38 ainsi conçu :

Les actes faits par une personne placée dans un établissement
d'aliénés, pendant le temps qu'elle y aura été retenue, sans que
son interdiction ait été prononcée ni provoquée, pourront être
attaqués pour cause de démence, conformément à l'article 1304
du Code civil.

Les dix ans de l'action en nullité courront, à l'égard de la per-

sonne retenue qui aura souscrit les actes, à dater de la signification qui lui en aura été faite, ou de la connaissance qu'elle en
aura eue après sa sortie définitive de la maison d'aliénés;

Et à l'égard de ses héritiers, à dater de la signification qui
leur en aura été faite, ou de la connaissance qu'ils en auront
eue après la mort de leur auteur.

Lorsque les dix ans auront commencé de courir contre celui-
ci, ils continueront de courir contre les héritiers.

Ces dispositions légales et la gravité de leur conséquence possible, démontrent une fois de plus l'importance des prescriptions de l'article 12 et l'utilité d'annotations régulières, pouvant
toujours permettre de déterminer quel était, à un moment donné,
l'état mental d'un malade.

**Rapports semestriels.** — Enfin les dispositions légales relatives au séjour des aliénés dans les asiles sont complétées par
l'article 20, portant que :

Les chefs, directeurs ou préposés responsables des établissements seront tenus d'adresser aux préfets, dans le premier
mois de chaque semestre, un rapport rédigé par le médecin de
l'établissement sur l'état de chaque personne qui y sera retenue,
sur la nature de sa maladie et les résultats du traitement.

Le préfet prononcera sur chacune individuellement, ordonnera
sa maintenue dans l'établissement ou sa sortie.

Cet article est applicable aux placements d'office et aux placements volontaires; toutefois, à l'égard de ces derniers, c'est
moins un ordre qu'une autorisation de maintenue, sauf le cas
prévu par l'article 21.

18° Le séjour dans un asile répond à bien des indications,
c'est une nécessité dans la plupart des cas, une opportunité
dans beaucoup d'autres, mais il importait que la loi indiquât les
circonstances qui devaient y mettre un terme ou qui en rendaient la continuation obligatoire.

**Déclaration de guérison.** — **Sortie de l'aliéné.** — L'article 13 est ainsi conçu : Toute personne placée dans un établissement d'aliénés cessera d'y être retenue aussitôt que les médecins de l'établissement auront déclaré, sur le registre énoncé en l'article précédent, que la guérison est obtenue.

S'il s'agit d'un mineur ou d'un interdit, il sera donné immédiatement avis de la déclaration des médecins aux personnes auxquelles il devra être remis et au procureur impérial.

Cet article concerne exclusivement les placements volontaires; les placements d'office sont régis par l'article 23, qui stipule : Si dans l'intervalle qui s'écoulera entre les rapports ordonnés par l'article 20 les médecins déclarent sur le registre tenu en exécution de l'article 12, que la sortie peut être ordonnée, les chefs, directeurs ou préposés responsables des établissements seront tenus, sous peine d'être poursuivis conformément à l'article 30, d'en référer aussitôt au préfet, qui statuera sans délai.

Enfin le législateur a voulu que la sortie pût être ordonnée dans les cas mêmes où elle ne serait pas réclamée par le médecin, et l'article 16 porte que le préfet pourra toujours ordonner la sortie immédiate des personnes placées volontairement dans les maisons d'aliénés.

Cette disposition s'étend évidemment aux placements d'office.

L'exécution de ces articles présente, malgré la clarté du texte, des difficultés que nous croyons devoir examiner dans un court commentaire.

Quoique la loi parle des médecins, c'est toujours du médecin en chef que doivent émaner les certificats ou constatations indiqués dans les articles qui précèdent.

Ces certificats et ces constatations se rapportent à deux ordres de faits qu'on a souvent confondus et qu'il importe cependant de bien distinguer.

Ou la sortie doit avoir lieu, ou elle peut avoir lieu.

Dans le premier cas la question est résolue par la constatation de la guérison.

Dans le second cas il suffit que le certificat relate que le malade n'est nuisible ni pour les autres ni pour lui-même.

**Opportunité de la sortie. — Indications variables. —** En ce qui concerne la guérison, on s'est demandé bien des fois quels en sont les caractères et à quel moment on peut ou on doit la constater. La cessation d'un accès de manie intermittente, la rémission de l'état hallucinatoire, la succession du calme à l'agitation, ou enfin, la raison apparente des discours remplaçant l'incohérence, sont dans bien des cas des signes trompeurs auxquels on a souvent regret de s'être laissé prendre. La réapparition prochaine des accidents prouve peu après que la disposition morbide ne faisait que sommeiller, que la guérison n'était pas complète et que le malade était à peine entré dans la période de convalescence. Ce serait peu s'il ne s'agissait ici que d'un mécompte d'amour-propre ; mais combien de fois n'a-t-on pas observé que ces erreurs ne sont pas sans danger. L'aveu des malades eux-mêmes nous le prouve, et l'expérience nous apprend chaque jour qu'il y a une grande distance entre la cessation du délire et le retour complet à la raison. Ce n'est pas ici le lieu de traiter cette question *in extenso*, mais j'ai surtout pour but, en l'indiquant, d'appeler l'attention des médecins sur la nécessité de se préoccuper un peu moins du nombre des guérisons et un peu plus de leur solidité.

Cette observation est d'autant plus opportune que la guérison est loin d'être la seule indication pour la sortie, qui peut-être réclamée pour bien des motifs. Il est des cas où, si la séquestration a été nécessaire pour préparer la guérison, celle-ci ne peut être obtenue qu'en faisant cesser une mesure qui a donné tout ce qu'elle a pu. Une sortie opportune peut juger la nostalgie, qui devient quelquefois une complication de l'aliénation mentale. Ces citations, auxquelles je pourrais en joindre beaucoup d'autres, nous prouvent donc qu'en dehors de la guérison, il est des cas où la sortie doit être provoquée soit auprès des familles, soit auprès des autorités, pour satisfaire à des indications thérapeutiques. Si nous nous élevons contre les sorties prématurées, nous ne blâmons pas moins les sorties tardives. Mais dans tous les cas il ne faut jamais oublier qu'avant de prendre une détermination il faut, tout en prenant en considération la situation du malade, ne pas perdre de vue la nature du nouveau milieu dans lequel on va le placer.

**Opposition à la sortie, etc.** — (*Articles* 14, 11, 29, *etc.*, *loi* 1838). — Les réflexions qui précèdent s'appliquent principalement aux cas dans lesquels le médecin a le devoir de prendre l'initiative des propositions de sortie. Mais il arrive aussi que son avis est demandé soit par l'autorité, soit par les familles qui le consultent sur l'opportunité de la sortie, ou qui, sourdes à toute observation, la réclament impérativement. L'article 14 de la loi résout cette dernière question ainsi qu'il suit :

Avant même que les médecins aient déclaré la guérison, toute personne placée dans un établissement d'aliénés cessera également d'y être retenue dès que la sortie sera requise par l'une des personnes ci-après désignées, savoir :

1° Le curateur nommé en exécution de l'article 38 de la présente loi.

2° L'époux ou l'épouse.

3° S'il n'y a pas d'époux ou d'épouse, les ascendants.

4° S'il n'y a pas d'ascendants, les descendants.

5° La personne qui aura signé la demande d'admission, à moins qu'un parent n'ait déclaré s'opposer à ce qu'elle use de cette faculté sans l'assentiment du conseil de famille.

6° Toute personne à ce autorisée par le conseil de famille.

S'il résulte d'une opposition notifiée au chef de l'établissement par un ayant cause, qu'il y a dissentiment soit entre les ascendants, soit entre les descendants, le conseil de famille prononcera.

Néanmoins, si le médecin de l'établissement est d'avis que l'état mental du malade pourrait compromettre l'ordre public ou la sûreté des personnes, il en sera donné préalablement connaissance au maire, qui pourra ordonner immédiatement un sursis provisoire à la sortie, à la charge d'en référer, dans les

24 heures, au préfet. Ce sursis provisoire cessera de plein droit
à l'expiration de la quinzaine, si le préfet n'a pas, dans ce délai,
donné d'ordres contraires, conformément à l'article 21 ci-après;
l'ordre du maire sera transcrit sur le registre tenu en exécution
de l'article 12. En cas de minorité ou d'interdiction, le tuteur
pourra seul requérir la sortie.

Pour que l'opposition à la sortie soit légale, il faut que l'état
mental du malade puisse compromettre l'ordre public et la
sécurité des personnes. Il est évident que le malade lui-même
fait partie de ces personnes et qu'on est en droit de s'opposer à
la sortie pour prévenir le suicide, qui serait la conséquence
nécessaire de la mise en liberté. Du reste, le médecin ne doit
subordonner l'expression de son opinion à aucune considération
étrangère, et cette opinion elle-même, fût-elle dictée par un
scrupule exagéré, ne saurait jamais être abusive, puisque, conformément à l'article 16 de la même loi, le préfet pourra toujours
ordonner la sortie immédiate des personnes placées volontairement dans les établissements d'aliénés.

L'utilité, la nécessité même de l'isolement, dépendent non-
seulement de l'état intrinsèque du malade, mais encore de ses
conditions d'existence et de la nature du milieu dans lequel il
vit. La question de la sortie emprunte donc les éléments de sa
solution aux considérations qui ont motivé l'admission dans
l'asile. C'est surtout, eu égard aux indigents qu'il importe de
prendre les précautions les plus minutieuses, c'est pour eux
que la convalescence doit se prolonger, si on veut que la guérison soit durable. Enfin, tel qui, jouissant d'un revenu et entouré d'une famille, peut impunément promener au dehors ses
conceptions délirantes, ne peut sortir de l'asile si la misère lui
fait une loi d'un rude labeur dont il est incapable, et si surtout
l'absence d'une famille aisée le laisse sans protection contre les
conséquences d'un délire qui s'exagère quand il n'est pas contenu par un régulateur. Cependant, entre ces deux situations
extrêmes, il en est d'intermédiaires qui permettent de tenter
l'épreuve de la sortie en usant toutefois de certaines précau-

tions. C'est surtout à cette indication que répond l'article 15, ainsi conçu :

Dans les 24 heures de la sortie, les chefs, préposés ou directeurs, en donneront avis aux fonctionnaires désignés dans le dernier paragraphe de l'article 8, et leur feront connaître le nom et la résidence des personnes qui auront retiré le malade, son état mental au moment de sa sortie, et, autant que possible, l'indication du lieu où il aura été conduit.

Enfin le législateur, voulant assurer toutes garanties à la liberté individuelle, a dû prévoir le cas où l'intervention de l'autorité judiciaire devra suppléer celle de l'autorité administrative et la contrôler. C'est l'objet de l'article 29, renfermant les dispositions ci-après :

Toute personne placée ou retenue dans un établissement d'aliénés, son tuteur, si elle est mineure, son curateur, tout parent ou ami, pourront à quelque époque que ce soit, se pourvoir devant le tribunal du lieu de la situation de l'établissement, qui, après les vérifications nécessaires, ordonnera, s'il y a lieu, la sortie immédiate.

Les personnes qui auront demandé le placement, et le procureur impérial d'office, pourront se pourvoir aux mêmes fins.

Dans le cas d'interdiction, cette demande ne pourra être formée que par le tuteur de l'interdit.

. La décision sera rendue sur simple requête, en chambre du conseil et sans délai. Elle ne sera pas motivée.

La requête, le jugement et les autres actes auxquels la réclamation pourrait donner lieu, seront visés pour timbre et enregistrés en débet.

Aucunes requêtes, aucunes réclamations adressées, soit à l'autorité judiciaire, soit à l'autorité administrative, ne pourront être supprimées ou retenues par les chefs d'établissements, sous les peines portées au titre III ci-après.

Nous ne saurions trop appeler l'attention de nos confrères sur l'importance des prescriptions légales que nous venons d'analyser. Ce serait à tort qu'on les regarderait comme des formalités facultatives qu'on peut impunément passer sous silence. Les articles 30 et 41 nous montrent que leur utilité a une sanction légale qu'il ne faut pas perdre de vue.

Les chefs, directeurs ou préposés responsables ne pourront, sous les peines portées par l'article 120 du Code pénal, retenir une personne placée dans un établissement d'aliénés, dès que la sortie aura été ordonnée par le préfet, aux termes des articles 16, 20 et 23, ou par le tribunal, aux termes de l'article 29, ni lorsque cette personne se trouvera dans les cas énoncés aux articles 13 et 14. (Art. 30.)

Les contraventions aux dispositions des articles 5, 8, 11, 12, du second paragraphe de l'article 13, des articles 15, 17, 20, 21, et du dernier paragraphe de l'article 29 de la présente loi, et aux règlements rendus en vertu de l'article 6, qui seront commises par les chefs, directeurs ou préposés responsables des établissements publics ou privés d'aliénés et par les médecins employés dans ces établissements, seront punies d'un emprisonnement de cinq jours à un an, et d'une amende de 50 francs à 3,000 francs, ou de l'une ou l'autre de ces peines.

Il pourra être fait application de l'article 463 du Code pénal. (Art. 41).

Nous devons faire remarquer à cette occasion que l'article 463 du Code pénal, permettant l'atténuation de la peine, n'est pas applicable au cas prévu par l'article 30, qui prononce une peine de six mois à deux ans d'emprisonnement et une amende de 16 francs à 200 francs, sans préjudice des dommages intérêts que la personne retenue ou sa famille seraient en droit de réclamer.

La destitution pour le directeur d'un établissement public, le retrait de l'autorisation pour celui d'un établissement privé, seraient en outre la conséquence administrative des peines encourues.

**Mort violente; instruction du 20 mars 1857.** — 19° Les articles que nous venons d'analyser, nous montrent la surveillance tutélaire de l'autorité publique, suivant le malade au moment de son admission dans l'asile, pendant son séjour et jusqu'à sa sortie. Les règlements ont encore pris soin de spécifier les mesures à prendre quand ils viennent à succomber. L'instruction ministérielle du 20 mars 1857 prescrit à cet égard les dispositions ci-après :

En cas de décès d'un aliéné, le directeur est tenu d'en donner avis dans les vingt-quatre heures à l'officier de l'état civil et de faire inscrire sur un registre spécial les détails et les renseignements nécessaires à la rédaction de l'acte de décès, conformément à l'article 80 du Code Napoléon.

En cas de décès par suite de suicide ou de meurtre, le directeur appelle un officier de police à constater, avec le médecin, l'état du cadavre et les circonstances se rapportant au décès.

Le médecin en rédige un procès-verbal, qui est transcrit sur le registre légal à la suite des annotations mensuelles.

C'est dire assez, comme le prescrit d'ailleurs un autre article de la même instruction, que chaque décès doit être constaté avec soin, et que si les autopsies sont faites en général dans un but scientifique, le procès-verbal qui en est rédigé devient quelquefois une précieuse garantie légale.

La même instruction décide en outre que, hors les cas d'investigation médico-légale, l'autopsie ne peut avoir lieu quand la famille a formé une opposition écrite.

**Dépôts provisoires pour les aliénés.** — 20° Avant la loi de 1838, les aliénés étaient souvent séquestrés dans les prisons et confondus, pendant leur translation, avec des criminels de tout genre. La législation nouvelle ne pouvait tolérer un semblable abus, dont le renouvellement a été prévenu par l'article 24, ainsi conçu :

Les hospices et hôpitaux civils seront tenus de recevoir provisoirement les personnes qui leur seront adressées, en vertu des articles 18 et 19, jusqu'à ce qu'elles soient dirigées sur l'établissement spécial destiné à les recevoir, aux termes de l'article 1er, ou pendant le trajet qu'elles feront pour s'y rendre.

Dans les communes où il existe des hospices et hôpitaux, les aliénés ne pourront être déposés ailleurs que dans ces hospices et hôpitaux. Dans les lieux où il n'en existe pas, les maires devront pourvoir à leur logement, soit dans une hôtellerie, soit dans un local loué à cet effet.

Dans aucun cas les aliénés ne pourront être ni conduits avec les condamnés ou les prévenus, ni déposés dans une prison.

Ces dispositions seront applicables à tous les aliénés dirigés par l'administration sur un établissement public ou privé.

Cet article ne donnerait lieu à aucun commentaire, si, dans plusieurs départements, une inexacte interprétation de son premier paragraphe n'avait donné lieu à une mesure dont les conséquences sont souvent désastreuses. L'hospice, qui doit être un lieu de dépôt provisoire, dans lequel le malade attend le moment de sa translation dans un asile, est quelquefois transformé en un lieu d'observation préalable, où, au gré d'un médecin souvent incompétent, le malade reste pendant plusieurs mois enfermé dans un cabanon, privé des soins les plus essentiels que réclame sa position. Nous n'avons pas besoin d'insister sur les dangers d'une telle mesure, car il nous suffit de montrer qu'elle est illégale, à quelque point de vue qu'on se place. Si l'arrêté est motivé ainsi que le veut l'article 18, la séquestration n'est légale que dans un asile. Si l'ordre n'est pas suffisamment motivé, on crée ainsi une séquestration préventive qui n'est pas admise par la loi. C'est quand le malade est en liberté que toute constatation peut être utilement faite, et il ne saurait y avoir de séquestration intermédiaire dans un hospice, qui n'est et ne peut être qu'un gîte passager.

On avait pensé aussi dans quelques départements pouvoir placer dans des dépôts de mendicité des aliénés réputés incurables. Cette mesure, dictée par un esprit d'économie mal entendue, est une violation flagrante de la loi, et dès que l'autorité ministérielle en a eu connaissance, elle s'est empressée de faire cesser un abus que rien ne pouvait justifier. L'entretien des aliénés indigents constitue pour les départements une assez lourde charge, mais c'est une nécessité sociale qu'il faut subir et que l'illégalité ne saurait jamais atténuer.

**Entretien des aliénés indigents.—Dispositions légales.** — 21° Après avoir constitué les asiles d'aliénés, après avoir entouré l'isolement de toutes les garanties légales désirables, l'œuvre du législateur aurait été incomplète s'il n'avait assuré à l'institution les ressources financières, élément essentiel de la sanction des prescriptions légales. Autrefois on s'en serait rapporté aux élans de la charité; des legs, des donations auraient pourvu à tous les besoins; mais aujourd'hui, on éprouverait des mécomptes si on avait compté sur cette éventualité, et on apprécie d'autant mieux le mérite de la loi de 1838, quand on assiste, dans le sein de certaines assemblées, aux discussions économiques que soulève l'allocation des crédits à ouvrir dans les budgets départementaux pour cette partie importante de l'assistance publique. Les erreurs varient suivant les localités, mais toutes, à quelques exceptions près, aboutissent à marchander où à réduire les secours; aussi, quoique sous ce rapport la situation se soit généralement améliorée partout, croyons-nous opportun d'analyser ici les dispositions légales qui assurent au service des aliénés la dotation qui lui est nécessaire.

Elles nous sont fournies par les articles 26, 27 et 28 qui complètent l'organisation du service et ont donné à l'autorité publique une arme précieuse pour vaincre bien des résistances irrationnelles.

La dépense de l'entretien, du séjour et du traitement des personnes placées dans les hospices ou établissements publics d'aliénés sera réglée d'après un tarif arrêté par le Préfet.

La dépense de l'entretien, du séjour et du traitement des personnes placées par les départements dans les établissements privés, sera fixée par les traités passés par le département, conformément à l'article 1er (art. 26).

Les dépenses énoncées en l'article précédent seront à la charge des personnes placées; et, à leur défaut, à la charge de ceux auxquels il peut être demandé des aliments, aux termes de l'art. 205 et suivants du Code civil.

S'il y a contestation sur l'obligation de fournir les aliments, ou sur leur quotité, il sera statué par le tribunal compétent, à la diligence de l'administrateur désigné, en exécution des articles 31 et 32.

Le recouvrement des sommes dues sera poursuivi et opéré à la diligence de l'administration de l'enregistrement et des domaines (art. 27).

A défaut ou en cas d'insuffisance des ressources énoncées en l'article précédent, il y sera pourvu sur les centimes affectés par la loi des finances aux dépenses ordinaires du département auquel l'aliéné appartient, sans préjudice du concours de la commune du domicile de l'aliéné, d'après les bases proposées par le conseil général sur l'avis du préfet et approuvées par le Gouvernement.

Les hospices seront tenus à une indemnité proportionnée au nombre des aliénés dont le traitement ou l'entretien était à leur charge et qui seraient placés dans un établissement spécial d'aliénés.

En cas de contestation, il sera statué par le conseil de préfecture (art. 28).

La connaissance de ces articles, dont l'exécution rentre exclusivement dans les attributions de l'autorité publique, semble, au premier abord, intéresser fort peu le directeur d'un asile; mais il faut y voir moins le texte même des dispositions, que la solution des questions que soulève leur application. C'est en ce sens que nous allons mettre sous les yeux du lecteur quelques considérations d'une utilité incontestable.

**Prix de journée des diverses classes.** — 22° Le prix de pension payé par ou pour les malades, doit comprendre toutes les dépenses qui leur sont propres et fournir en même temps à

47

l'administration les moyens nécessaires pour pourvoir aux indications générales du service et de la gestion. Il doit moins représenter une dépense annuelle déterminée, que constituer la moyenne d'une série d'années, de telle sorte que supérieur dans un temps à la dépense réelle, il produise alors un excédant de recettes propre à couvrir plus tard un déficit presque inévitable. C'est encore dans le prix de journée que l'asile doit puiser les ressources nécessaires au complément ou aux progrès d'un service qui s'accroît et dont les exigences n'ont pas encore dit le dernier mot. Nous ne saurions trop nous élever contre ces fixations arbitraires consenties *a priori* sur la demande des conseils généraux, où la question d'économie l'emporte souvent sur celle de l'humanité. Agir ainsi, c'est souvent méconnaître les indications les plus pressantes ou faire descendre l'institution charitable au bas niveau d'une spéculation mercantile.

Le prix de journée est loin d'avoir une valeur absolue, il varie d'une région à une autre, et nous pourrions citer des asiles plus riches avec 90 centimes que d'autres avec 1 fr. 10. La situation de l'établissement en deçà ou au delà des limites de l'octroi, la fluctuation de certaines denrées, sont des circonstances dont on ne saurait méconnaître l'influence. Mais ce dont il importe surtout de tenir compte, c'est le nombre des malades qui, suivant qu'il augmente ou diminue, réduit ou accroît la part que prend dans le prix de journée la supputation des frais généraux. Il fut une époque où ces frais pouvaient être réduits à leur plus simple expression, où les administrations locales étaient libres de laisser subsister dans l'organisation du service les plus regrettables lacunes, et de mesurer les frais généraux, non à l'étendue des besoins, mais à l'exiguïté du prix de journée arbitrairement fixé. Aujourd'hui il n'en est plus de même; le Gouvernement a fixé à cet égard des principes dont on ne peut pas s'écarter, et c'est désormais le prix de journée qui doit compter avec les frais généraux.

Nous avons dit plus haut, que le nombre des malades venant à s'accroître, la part individuelle des frais généraux tend à dimi-

nuer. Ce rapport a des limites, et il ne faudrait pas, donnant à
ce principe une extension irrationnelle, admettre pour une
institution de ce genre la possibilité d'un accroissement indéfini
de population. Mais tout en nous abstenant de poser un chiffre
absolu, nous croyons devoir faire connaître une donnée fondamentale à ce sujet. A de rares exceptions près, le prix moyen de
la journée d'indigent varie de 1 à 1 fr. 20. Dans ces conditions
financières, un asile bien constitué peut marcher avec quatre
cents malades, il pourra prospérer s'il en a cinq cents. Un asile
de 900 malades ne coûte que le double d'un asile de 300. Enfin,
dans un asile de 1,200 malades, les frais généraux sont à celui
de 400 comme 2 est à 3. Nous savons très-bien que ces chiffres
ont soulevé des objections sérieuses de la part de confrères qui,
n'envisageant l'isolement qu'au point de vue du traitement, ne
peuvent comprendre l'action du médecin s'éparpillant sur une
masse aussi considérable. Mais nous envisageons l'asile sous un
autre point de vue. Nous y voyons la solution de la question
d'assistance, qui exclut la distinction admise en Allemagne entre
les curables et les incurables. Les indications du traitement
peuvent très-bien marcher de pair avec celles de la bienfaisance ;
et à cette époque surtout, où la valeur monétaire éprouve une
notable dépréciation, les unes et les autres ne peuvent que se
trouver très-bien des mesures ayant pour résultat l'amélioration
de la situation financière.

Le prix de journée, avons-nous dit plus haut, doit contenir
toutes les dépenses; on ne saurait admettre qu'il soit suppléé à
son insuffisance par un prélèvement sur le prix payé soit par les
familles, soit par d'autres départements, mais il peut être notablement atténué par des efforts de production qui se manifestent
sous deux formes principales. La culture d'une part, le travail
professionnel de l'autre, sont moins un revenu qu'une réduction
de dépense, et c'est en développant largement ces deux puissants
moyens d'action qu'on peut lutter avec avantage contre la dépréciation monétaire constatée plus haut. Ce sont les produits qui
comblent le déficit existant presque partout, et l'intérêt financier,

quoi qu'aient pu dire quelques critiques, se trouve ici parfaitement d'accord avec les principes d'hygiène physique et morale.

Après avoir fait la part de l'assistance publique proprement
dite, les asiles publics ont été naturellement conduits à faire la
leur en ouvrant largement leurs portes aux malades placés par
les familles et en établissant des classes de pension correspondant à des exigences plus ou moins coûteuses. Si quelques familles très-riches vont encore dans des établissements privés,
réclamer un isolement plus complet ou des conditions exceptionnelles, les fortunes moyennes viennent aujourd'hui demander
des soins moins coûteux, *et tout aussi intelligents*, dans les établissements publics, qui offrent en outre de précieuses garanties
légales. L'asile fait encore ici acte d'assistance publique, en
mettant ainsi à la portée de toutes les fortunes des soins qui
autrefois ne pouvaient s'acheter qu'à des prix énormes.

Le prix de journée de ces différentes classes presque toujours
inférieur à celui des maisons de santé particulières, est néanmoins calculé de manière à procurer à l'établissement un excédant de recettes qui fait face aux dépenses extraordinaires,
grossit le fond de réserve, ou permet de réaliser les progrès
réclamés dans l'organisation. Quelques conseils généraux, méconnaissant le caractère de l'institution, ont voulu absorber ces
bénéfices à titre de recettes départementales; c'est en partant
de cette donnée que dans quelques asiles le prix de journée a
été réduit au-dessous du prix de revient, et que l'établissement,
soustrait indirectement à ses véritables conditions d'existence,
s'est transformé en une industrie départementale où on ne juge
le service qu'au point de vue du bénéfice qu'il rapporte. C'est
un abus grave contre lequel on ne saurait trop s'élever, et c'est
au directeur qu'il appartient d'en faire ressortir le danger. Il
doit résister à la pression morale qu'on exerce sur lui. Qu'il
subisse une reduction abusive, il n'a pas le pouvoir de l'empêcher, mais ce serait une faute s'il lui donnait un imprudent
assentiment.

**Répartition de la dépense entre les communes et le département. — Aliénés dangereux et non dangereux. —** 23° Aux termes de la loi dont nous avons cité le texte plus haut, le directeur doit rester tout à fait étranger à la répartition qu'opère le préfet entre le département et les communes, de la dépense des aliénés indigents. Du moment que la famille ne paie pas intégralement le taux du tarif, qui comprend, outre le taux du prix de journée, les dépenses accessoires, qui n'y sont pas comprises, c'est le département qui devient le principal débiteur de l'asile, auquel il doit payer l'intégralité du décompte, sauf son recours de droit contre la famille et la commune du domicile. Ce principe, consacré par la jurisprudence du ministère de l'intérieur, et formellement énoncé dans les traités passés entre les départements et les asiles, n'a pas sa sanction dans la forme du budget départemental, où la dépense ne ressort qu'après déduction faite du concours des communes et des familles. Aussi arrive-t-il souvent que si la recette générale met de la lenteur dans le recouvrement de ces cotisations, on voit s'accumuler un arriéré qui embarrasse la marche du service de l'asile. Il n'en serait pas ainsi, si la dépense était intégralement portée au budget départemental et si on faisait figurer parmi les ressources éventuelles de ce budget le concours réclamé aux familles et aux communes.

Si, comme nous venons de le dire, le directeur n'a pas à s'immiscer dans la répartition de la dépense entre le département et la commune, il exerce cependant une influence indirecte sur cette répartition par les annotations, au moyen desquelles il établit une distinction entre les aliénés dangereux et non dangereux. Pour ces derniers, la proportion du concours des communes est plus forte que pour les premiers, et il semble au premier abord qu'il en doive être ainsi, suivant que le placement a été sollicité par la commune ou ordonné par le préfet, mais la pratique est loin de se trouver en rapport avec la donnée théorique, surtout quand la répartition est subordonnée à la note donnée par le directeur-médecin en un moment donné.

Cette distinction, qui manque en général de précision, devrait,
ce nous semble, cesser d'être la base incertaine d'une opération
qui grève ou le département ou la commune, d'après une appréciation que nous pouvons à bon droit déclarer capricieuse.
A l'époque où cette distinction a été établie, elle pouvait avoir
sa raison d'être, parce que le régime intérieur des asiles n'avait
pas encore reçu les améliorations qui ont été réalisées depuis.
La physionomie primitive de l'aliénation mentale se conservait
d'autant mieux que le nombre des cabanons était plus considérable, et, disons-le aussi, la constitution médicale de cette époque
comportait plus les formes expansives et bruyantes, auxquelles
on attribue plus facilement des conséquences dangereuses. Depuis lors, l'expérience nous a démontré que dans quelques cas
assez rares le délire lui-même contient la virtualité d'un danger
toujours imminent ; le danger ou la prévision du danger est un
fait relatif dépendant moins de la situation du malade que des
conditions du milieu ou des stimulations extérieures. L'isolement fait alors cesser tout danger, et tant qu'il est dans l'asile
l'aliéné est calme, serviable et peut même jouir impunément
d'une certaine somme de liberté. Quelle appréciation peut-on
énoncer dans ce cas qui se présente le plus souvent. Cet aliéné
qui n'est pas dangereux, le devient fatalement peu après être
rentré dans sa famille. L'asile est le seul milieu où il puisse
vivre. C'est la stimulation extérieure qui le rend dangereux, il
ne l'est pas par lui-même, il entre comme dangereux ; il est
maintenu comme non dangereux. Les bornes que je dois assigner
à ce travail, ne me permettent pas de pousser plus loin des citations qui démontreraient que chaque cas a son commentaire,
et qu'il est très-difficile, pour ne pas dire impossible, d'être
toujours vrai dans les limites tracées par les instructions. Si certaines qu'elles puissent être, ce sont toujours des présomptions
qui dictent le diagnostic sur ce point, et nous pensons avec raison qu'une situation financière ne saurait être établie sur une
base aussi éphémère. En fait, cette distinction nous paraît devoir
être effacée, parce que d'une part il n'est pas un seul aliéné qui

ne puisse être dangereux en un moment donné, et que d'autre part il y a dans la même maladie des phases diverses qui font tour à tour surgir ou disparaître le danger. Plusieurs départements sont déjà entrés dans cette voie, d'autres les y suivront sans doute, et ce sera le premier pas, je crois, vers l'examen d'une question qui a déjà préoccupé quelques bons esprits.

Dans un premier projet le Gouvernement, adoptant le mode de répartition en usage pour la dépense des enfants trouvés, avait proposé d'alléger la charge départementale par le concours des communes. Sans discuter ici les motifs qui ont fait rejeter cette proposition, nous pensons que dans ces termes elle pouvait entraîner après elle de graves inconvénients, elle aurait contribué à rompre les liens de famille, à diminuer l'intérêt que la commune doit à ses habitants malheureux, et peut-être aussi à provoquer des demandes abusives, dont le succès pouvait indûment exonérer l'assistance locale; mais l'expérience qui a été faite de la prescription légale qui nous régit, est venue démontrer que les charges départementales augmentent dans une proportion très-forte, que certains budgets communaux sont trop lourdement grevés, et qu'en présence de l'augmentation progressive du nombre des assisés, la répartition de la dépense a cessé d'être équitable. La solution de la question nous paraîtrait pouvoir se trouver dans un système qui formerait un fonds communal, calculé d'après l'ensemble des revenus municipaux, dans la contribution de la commune du domicile, pour une proportion fixe, égale au dixième du prix de journée et dans un contingent départemental qui compléterait la valeur du décompte; mieux répartie, la dépense de l'assistance serait moins lourde pour les parties qui sont appelées à y concourir, et l'on verrait bientôt s'évanouir ces plaintes et ces résistances qui s'attaquent au service lui-même et n'ont pour résultat que la propagation d'erreurs.

**Administration intérieure des asiles.** — 24° Après avoir exposé aussi sommairement que possible le texte et l'esprit des dispositions légales qui régissent le service des aliénés, notre devoir est d'entrer maintenant dans tous les détails de l'administration intérieure. Suivant le point de vue auquel nous nous placerions, le plan de notre étude serait susceptible de se modifier, selon que nous passerions successivement en revue les diverses sections composant le règlement du service intérieur, ou que nous présenterons un commentaire du budget de l'asile, dont chaque article est pour ainsi dire l'expression numérique des indications du service. Ce dernier procédé nous a paru le plus pratique, parce que c'est dans la rédaction du budget que le directeur-médecin trouve l'occasion de tracer son programme médico-administratif. Nous avons donc adopté cette marche comme atteignant beaucoup mieux le but que nous devons nous proposer et comme facilitant l'exposition de commentaires plus instructifs. Nous prévenons du reste le lecteur que nous nous sommes surtout inspiré de l'instruction ministérielle du 20 mars 1857 et de l'instruction générale sur la comptabilité du 20 juin 1859.

La comptabilité française est sans contredit la plus parfaite ; ses principes fondamentaux s'appliquent à tous les services, et les modifications de détails, nécessitées par des applications spéciales, sont encore une déduction logique des règles générales qui dominent la matière. La bonne tenue de la comptabilité importe essentiellement à la prospérité d'une institution hospitalière, et si les asiles d'aliénés ont obtenu en général des résultats impossibles dans les hospices ordinaires, c'est parce que la comptabilité y est mieux organisée, mieux contrôlée et appuyée sur une direction plus homogène et chargée d'une responsabilité plus sérieuse.

**Budget.** — Le point de départ de la comptabilité d'un service se trouve dans le budget ou état des prévisions de tout ce qui doit s'accomplir dans ce service pendant les 12 mois de l'année qui donne son nom à cet acte. Cette durée constitue ce qu'on appelle un exercice. Aux termes du règlement du service intérieur, c'est le directeur qui prépare et propose le budget et qui le soumet à l'examen de la commission de surveillance, de manière à ce que ses propositions et la délibération à intervenir parviennent au préfet deux mois au moins avant l'ouverture de l'exercice. C'est au préfet qu'il appartient d'approuver ou de modifier cet acte, mais la décision de ce magistrat n'est définitive qu'après qu'elle a été sanctionnée par S. E. M. le ministre de l'intérieur.

Chaque spécialité de recette ou de dépense y est désignée sous le nom de crédit.

L'exercice commence le 1er janvier et finit le 31 décembre de l'année qui lui donne son nom. Néanmoins il est accordé, pour en compléter les opérations, un delai qui est fixé au 31 mars de l'année suivante. A cette époque, l'exercice est clos définitivement (813 de l'Inst. gén.). Il faut bien remarquer que ce délai n'est accordé que pour consommer des faits constatés, recouvrer des sommes dues ou solder des dépenses faites avant le 31 décembre précédent.

En ce qui concerne les recettes, le crédit est une prévision approximative qui peut s'accroître. Il est limitatif quant aux dépenses, et son insuffisance ne peut être couverte que par une autorisation supplémentaire.

Les diverses opérations de la comptabilité réclament, soit en recettes, soit en dépenses, le concours de deux fonctionnaires agissant chacun dans la limite de leurs attributions. Si le receveur encaisse seul les recettes de toute nature, s'il est le seul dépositaire autorisé des fonds appartenant aux administrés, c'est à l'administrateur qu'il appartient de délivrer à ce comptable les pièces de recettes justifiant la perception. Toute dépense ne peut être soldée par le receveur qu'en vertu d'un mandat délivré par le directeur, imputé sur un crédit régulièrement ouvert et accompagné de pièces justifiant que la dépense a été faite suivant les conditions prescrites. Les menues dépenses soumises à des règles spéciales se rattachent encore au principe fondamental par le mode final de leur liquidation. Elles doivent être restreintes

dans les limites les plus étroites et il faut toujours résister énergiquement aux tendances qui peuvent aboutir à.leur accroissement. Toute personne qui, sans autorisation légale, s'ingère
dans le maniement des déniers de l'établissement, se rend coupable de comptabilité occulte, peut être poursuivie en vertu de
l'article 258 du Code pénal, comme s'étant immiscée sans titre
dans des fonctions publiques.

Régulateur des recettes et des dépenses d'un exercice, le
budget doit être remis, avant l'ouverture de cet exercice, au directeur, pour le guider dans l'ordonnancement des dépenses et
au receveur, qui refuse de payer tout mandat délivré en dehors
de crédits régulièrement ouverts.

S'il arrivait que le budget d'un exercice ne fût pas approuvé
et remis tant au directeur qu'au receveur avant l'ouverture de
cet exercice, les recettes et les dépenses ordinaires continueraient à être faites jusqu'à l'approbation de ce budget, conformément à celui de l'année précédente. Le directeur peut alors
délivrer, et le receveur payer des mandats pour ces sortes de
dépenses, dans la proportion des douzièmes échus, jusqu'au
moment où le budget est réglé.

La forme du budget a été réglée par les instructions ministé-
rielles et notamment par celle du 5 mai 1852, spéciale aux
asiles d'aliénés; elle offre le résumé du cahier d'observations,
dans lequel le directeur justifie les propositions soumises par lui
à l'approbation de l'autorité supérieure. L'effectif moyen de la
population, les rapports du prix payé avec le prix de revient,
le cadre de l'organisation du personnel, sont résumés dans un
tableau initial, dont la comparaison avec les résultats de l'exercice clos, constitue déjà un premier élément d'appréciation. Plus
nous avançons, plus l'organisation des asiles se régularise, et
l'adoption d'un règlement du service intérieur a mis désormais
hors de toute discussion des dépenses que, dans le principe,
les directeurs avaient beaucoup de peine à faire admettre et dont
l'allocation ne résultait souvent que de l'intervention du ministre
dans le règlement du budget.

Le budget se divise en deux titres : recettes et dépenses.

Il comprend plusieurs colonnes, désignées ainsi qu'il suit : Nᵒˢ des articles, Désignation des articles, Résultats de l'exercice clos, Proposition du directeur, Décision du préfet, Observations.

Ces données générales étant admises, entrons maintenant dans le détail des éléments qui composent le budget d'un asile.

**Recettes.** — 25ᵒ Les recettes d'un asile sont ordinaires ou extraordinaires.

Les premières comprennent :

1ᵒ Fermage en argent des biens ruraux.

2ᵒ Rentes sur l'État.

3ᵒ Intérêts des fonds placés au Trésor.

4ᵒ Aliénés au compte du département dans lequel l'asile est situé.

5ᵒ Aliénés au compte d'autres départements.

6ᵒ Aliénés militaires.

7ᵒ Aliénés au compte des familles, 1ʳᵉ classe.

8ᵒ            —            2ᵉ classe.

9ᵒ            —            3ᵉ classe.

10ᵒ           —            4ᵉ classe.

11ᵒ Domestiques au compte des familles.

12ᵒ Produit de la vente des os et objets hors de service.

13ᵒ Montant de la vente des produits excédant les besoins de l'asile.

14ᵒ Recettes accidentelles.

15ᵒ Remboursement par les familles des dépenses faites en dehors du régime ordinaire de la classe.

16ᵒ Évaluation des produits en nature, partie réservée à la consommation intérieure.

17ᵒ Évaluation du travail des aliénés.

Les recettes extraordinaires sont tous les recouvrements qui ne rentrent pas dans les catégories ci-dessus énoncées. Des legs et donations, des remboursements de capitaux, des aliénations de rentes, des emprunts, des subventions, etc., sont les principaux éléments de ces recettes, qui figurent rarement dans nos budgets, mais dont la place ne doit pas moins être marquée dans le cadre des prévisions.

Chaque catégorie de recettes donnant lieu à des observations spéciales, nous allons, dans les articles suivants, indiquer leur assiette et leur mode particulier de recouvrement.

**Fermages.** — 26° Le premier article du chapitre des recettes n'a que rarement sa raison d'être dans les asiles d'aliénés, qui, renfermant en eux-mêmes la possibilité d'une exploitation directe et économique, n'ont aucun intérêt à conserver des biens, qui, par leur situation, soient en dehors de leur action immédiate. Il est plus utile d'aliéner de tels biens pour le produit en être employé à l'acquisition de terrains, à la culture desquels les malades peuvent être utilement employés. Toutefois, tant qu'il est détenteur de propriétés de ce genre, l'asile les afferme par voie d'adjudication consentant bail pour une durée déterminée et par le ministère d'un notaire désigné à cet affet par l'administration. Ce bail n'est définitif qu'après avoir été approuvé par le préfet. Ces rentes sont remplacées quelquefois par des créances sur particuliers, débiteurs de rentes d'après des titres qui en établissent la quotité et l'exigibilité. Quand au lieu de rentes en argent les baux stipulent une redevance annuelle en nature, ce n'est pas à cet article que l'évaluation doit en être inscrite; cette recette doit figurer à l'article 16, si les denrées sont réservées à la consommation intérieure, ou à l'article 13 si on les vend comme excédant les besoins de l'établissement. Si l'asile est possesseur de bois renfermés ou non dans son enceinte, ces bois, comme ceux des communes, sont soumis au régime forestier et la place de leurs produits au budget est réglée d'après les principes ci-dessus énoncés.

**Rentes sur l'État.** — Les asiles peuvent être et sont plus souvent propriétaires de rentes sur l'État provenant, soit de l'exécution de la loi du 20 mars 1813, qui a prescrit le paiement, en inscriptions de rentes, du prix de leurs biens cédés ou rendus en vertu de cette loi, soit de l'emploi·à l'achat de rentes de capitaux disponibles et d'origine diverses. Ces achats sont encore un très-utile emploi des excédants de recette, et cette capitalisation de ses bonis offre à l'asile un excellent moyen de pourvoir ultérieurement à certaines dépenses que le prix de journée n'est pas appelé à couvrir. On croit, en général, avoir tout fait, quand on a construit l'immeuble, on veut que le service rapporte avant d'être installé et on oublie que, si nos pères avaient eu l'imprévoyance de quelques-uns de nos conseils généraux, la France n'aurait pas aujourd'hui à s'énorgueillir du riche domaine d'assistance publique que lui ont légué les générations antérieures qui, en créant une œuvre hospitalière, ont toujours eu soin de la doter au lieu de la livrer au hasard des subventions insuffisantes ou capricieuses. Pourquoi donc, dans la constitution du service des aliénés, ne songerait-on pas sérieusement, tout en assurant le présent, à la création de ressources pour l'avenir? L'assistance des aliénés est une dette que la loi impose aujourd'hui aux départements. Du moment qu'il y a dette, il est d'une bonne administration de chercher, soit à l'amortir, soit à en diminuer le fardeau, et, au lieu de marchander quelques centimes sur le prix de journée, les administrations départementales feraient beaucoup mieux de mettre à profit le caractère hospitalier des asiles, qui seraient leur véritable caisse d'épargne et qui, par une intelligente fondation, arriveraient, tôt ou tard, à atténuer le fardeau légal contre lequel tout le monde se récrie, sans que personne songe à employer le seul moyen efficace pour combattre cet accroissement progressif de la dépense départementale. L'emploi des capitaux en achats de terrains a pour limite le nombre des bras propres à leur culture. Rien, au contraire, ne peut s'opposer à l'achat de rentes qui, quoiqu'on ait pu dire, constituent un excellent placement.

**Intérêts des fonds placés au trésor.** — Quand la population est suffisamment nombreuse, quand le prix de journée représente la dépense réelle, quand les recouvrements s'opèrent avec régularité, quand, enfin, l'administration apporte une prudente réserve dans la distribution des dépenses, il en résulte un excédant de ressources disponibles que le receveur est admis à verser, en compte courant, au trésor public, qui en acquitte l'intérêt au profit de l'établissement. C'est cet intérêt, annuellement réglé sur l'ensemble des opérations de versement et de retrait, qui constitue la recette inscrite à l'article 3. Il est le critérium de la situation financière de l'asile pendant les phases de l'exercice et constitue quelquefois une précieuse ressource qu'on doit chercher à grossir.

**Décomptes. — Tarif des pensions.** — 27° La part la plus importante des recettes d'un asile consiste dans le paiement des sommes dues pour l'entretien des aliénés indigents du département ou des départements voisins. Cette dépense est fixée par journée, comme nous avons déjà eu l'occasion de l'indiquer plus haut, et le remboursement en est fait à l'asile sur des états ou décomptes, dressés en quadruple expédition à la fin de chaque trimestre, certifiés par le directeur et approuvés par le préfet. L'administration de l'asile ne saurait trop se hâter de dresser ces titres de recette en raison des lenteurs qui séparent toujours de la remise au préfet l'ordonnancement de ces sommes au profit des receveurs.

Il est peu d'asiles qui ne reçoivent des pensionnaires payants. Le tarif, arrêté par le préfet, détermine le taux afférent à chaque classe. Le traité, passé entre le directeur et la famille du pensionnaire, ne fait donc généralement autre chose que déterminer la classe de pension choisie par cette dernière. Dès que le traité renferme une clause non prévue par le tarif ou par le règlement, il doit être soumis à l'approbation du préfet.

Pour que la comptabilité ne perde rien de sa régularité, pour que chaque exercice conserve la spécialité de ses ressources, il importe de soumettre aux règles ci-après la liquidation et le recouvrement des pensions.

Le tarif est basé sur un prix de journée établi dans chaque classe.

Les pensions se liquident par mois et d'avance.

La somme à payer chaque mois est le produit du prix de journée multiplié par le nombre des jours du mois.

En cas de sortie ou de décès le mois commencé est acquis à l'établissement.

L'échéance de la pension est toujours fixée au premier de chaque mois.

Pour y arriver, le premier paiement, au moment de l'admission, comprend le nombre des jours à courir jusqu'à la fin du mois et le mois suivant. Ce premier paiement, quoi qu'il arrive, est acquis à l'asile.

Rien ne s'oppose à ce que la famille verse entre les mains du receveur, par provision et d'avance, une somme destinée au service de la pension. En cas de sortie ou de décès, l'administration fait rembourser à la famille la part du dépôt excédant la liquidation du mois courant, sauf l'exception indiquée dans le paragraphe précédent.

Enfin, en ce qui concerne les militaires ou les marins, les décomptes dressés par le directeur sont arrêtés par le sous-intendant militaire et le montant en est ordonnancé par les ministères de la guerre et de la marine, au nom du receveur de l'asile. Ces décomptes sont soumis au timbre.

**Recettes accidentelles.** — 28° Les articles 12 à 15 complètent les recettes en argent et ne donnent lieu qu'à peu d'observations.

L'article 12 indique que dans un asile aucun produit ne doit être perdu, que toute transformation doit être régulièrement constatée et que l'administration commettrait une grave irrégularité si, au lieu d'en faire recette au profit de l'asile, elle abandonnait à ses agents de petits profits constituant une augmentation occulte de leur solde.

Quoique en règle générale, les produits intérieurs de l'établissement, qu'ils proviennent de la culture ou des ateliers, doivent tourner surtout au profit de la consommation intérieure, il en est cependant quelques-uns qui dépassent les besoins de cette consommation ou qui ne trouvent pas leur emploi dans l'établissement. Un vin de luxe, des primeurs exceptionnelles, de la braise du four, des issues provenant d'un abattoir, de vieux matériaux, etc., tels sont les éléments de recette de l'article 13. Ces ventes, comme celles de l'article précédent, sont effectuées par l'économe sur l'autorisation du directeur et conformément à des marchés soumis à l'approbation préfectorale.

Nous trouvons dans les recettes accidentelles qui constituent l'article 14, la levée du tronc de la chapelle, le casuel du culte, les redevances des familles pour droits de sépulture et autres recettes imprévues qui ne rentrent dans aucun des articles précédents.

Le règlement du service intérieur fixant les conditions du régime afférent à chaque classe, les familles doivent être libres de procurer à leurs malades des avantages dont elles supportent les frais, de même que l'administration impose aux familles des dépenses individuelles qu'elle a par avance exclus du prix de la pension. Nous trouvons dans le premier cas, et pour la 4e classe surtout, certaines douceurs de régime alimentaire, comme une ration supplémentaire de café ou de vin; des personnes charitables peuvent même, en faveur d'indigents, verser un supplément qui leur assure le bénéfice de la classe supérieure. Nous rencontrons, dans le second cas, les abonnements contractés pour l'entretien du trousseau, le remboursement de la dépense pour chauffage ou éclairage particulier, le remboursement pour objets détruits ou détériorés, etc. Nous n'indiquons ici qu'une donnée générale, les détails devant nécessairement varier, suivant les détails du tarif, les usages du pays et l'organisation intime du service. Enfin, cet article est complété par un élément nouveau qui s'y est acclimaté dans ces derniers temps. Parmi les employés appelés à prendre part aux charges et aux bénéfices des caisses de retraite, il en est plusieurs, comme les employés de bureau, le surveillant et la surveillante en chef, auxquels on a, dans l'intérêt du service et pour assurer leur présence permanente, concédé la nourriture et les allocations en nature qui s'y rattachent. Aussi, est-ce en tenant compte de ces avantages qu'on a fixé leurs appointements à un taux pour la détermination duquel on a tout naturellement fait déduction de l'évaluation des allocations ci-dessus indiquées. La liquidation de leur retraite devait en souffrir et donner un résultat inférieur à celui d'un autre emploi analogue. L'administration supérieure a voulu prévenir une semblable injustice, et il résulte d'une décision ministérielle, en date du 5 janvier 1861, que désormais l'évaluation des allocations en nature devra entrer dans la supputation de la retraite, et compter dans la supputation des retenues, que le taux de la nourriture doit être fixé à 500 fr. et que les autres allocations en nature sont evaluées au dixième du traitement. D'après ces données, celui-ci devra donc être porté au budget des dépenses pour sa valeur intégrale, et l'article 15 comprendra parmi ses recettes le versement par les intéressés du montant des allocations en nature.

**Produits en nature.** — 29° Dès les premiers moments de leur fondation, l'organisation administrative des asiles en avait fait des consommateurs. C'était plus commode pour la comptabilité que n'embarrassaient pas de nombreuses complications, mais c'était aussi un sûr moyen d'accroître les dépenses et de rester exposé à toutes les éventualités. On est bien revenu de ces premiers errements et tout le monde comprend qu'un asile renfermant une certaine somme de forces vives, leur mise en œuvre doit constituer une partie essentielle des obligations de l'administration. C'est une source de revenus, c'est un élément disciplinaire et c'est une condition indispensable de bien-être physique et moral.

La culture bien organisée n'a pas seulement pour résultat de combler le déficit du tarif, mais elle a, en outre, pour avantage d'introduire dans le régime alimentaire des denrées que le commerce ne fournirait pas, même à un prix élevé. Pour que la culture rende tout ce qu'on a droit d'en attendre, il faut y adjoindre les accessoires industriels qui en sont le complément obligatoire. L'étable, la porcherie sont d'une incontestable utilité pour leurs produits immédiats et pour l'engrais qu'ils fournissent. Nous ne pouvons donner ici qu'un aperçu général, chaque asile se trouvant, sous ce rapport, dans des conditions spéciales; mais nous ne saurions trop insister sur la nécessité d'arrondir le domaine de l'établissement, d'en diversifier l'emploi et de varier la production suivant les principales indications du service.

C'est à cet article que se rapportent les fermages en nature, provenant de biens ruraux, lorsque les baux stipulent la perception des revenus sous cette forme. Pour les terrains exploités directement par l'administration, des états mensuels de recette servent de titre au receveur pour en passer écriture dans ses comptes. L'évaluation portée dans ces états est fixée d'après le prix moyen des mercuriales du marché le plus voisin. Si, pour le produit des fermages, la responsabilité du receveur est tout aussi engagée que pour les autres recettes en deniers, il n'en est pas de même pour les récoltes intérieures, qui n'entrent que pour ordre dans ses comptes où ces revenus sont justifiés par un état, dûment certifié, des produits et de leur valeur. C'est cette évaluation qui constitue l'article 16.

Le produit du travail des aliénés figure aussi, pour son évaluation, dans le budget de l'asile; il est l'expression de l'activité qui règne dans l'établissement, et s'il n'est pas une recette proprement dite, il donne le bilan des atténuations de dépense. La bonne organisation du travail est souvent la source des plus précieuses améliorations et c'est ce qui en fait aujourd'hui un élément essentiel du régime intérieur. Sa valeur morale s'accroît quand elle a un but utile, et les aliénés ne s'intéressent pas à un travail stérile. L'intensité du travail étant très-variable parmi nos malades, ce n'est pas à la journée qu'on peut l'évaluer. La constatation du travail effectué, l'application du prix ordinaire aux quantités trouvées sont les seuls procédés d'évaluation auxquels on puisse avoir recours. La culture des jardins et de la vigne s'évalue très-bien par le prix connu de la façon à l'hectare. Les terrassements s'évaluent au mètre cube, en déblai et remblai. Les travaux de lingerie s'évaluent par pièce façonnée, et la coopération des malades, dans le service intérieur, est représentée par la solde de servants qu'il faudrait ajouter au personnel pour compléter le service, si les malades ne s'en occupaient pas.

Pour l'état du travail, comme pour celui des produits en nature qui servent de pièce de recette au receveur, il y a lieu de distribuer les détails dans un ordre qui permette de les rattacher par comparaison aux crédits du chapitre des dépenses qu'ils ont exonérées.

**Recettes extraordinaires.** — 30° Nous n'avons rien à dire sur les recettes extraordinaires assez rares dans les budgets des asiles. Il en est une, cependant, sur laquelle nous croyons devoir appeler l'attention de nos lecteurs. Quoique les dispositions légales, analysées au début de ce travail, définissent le séjour dans l'asile comme essentiellement transitoire et subordonné à diverses causes qui doivent y mettre un terme, il est cependant des cas d'incurabilité absolue où, pour améliorer le sort d'un malade, la famille peut proposer et l'administration peut accepter la cession d'un capital donnant au pensionnaire le droit d'admission viagère à une classe dont il ne pourrait atteindre le prix par ses seuls revenus. C'est sous forme de traité et non sous forme de donation qu'il convient de constater cette cession. Ce traité doit être soumis à l'approbation du préfet. La somme versée en vertu de ce traité est employée en achat de rentes sur l'État, au nom de l'établissement, comme nous aurons occasion de le voir dans l'examen que nous nous proposons de faire des dépenses.

**Dépenses.** — 31° De même que les recettes, les dépenses se distinguent en ordinaires et en extraordinaires.

La nomenclature des premières a été fixée ainsi qu'il suit, pour les asiles d'aliénés, par la circulaire ministérielle du 5 mai 1852.

1° Traitement du directeur.

2° Traitements du receveur et de l'économe.

3° Traitement des employés de l'administration.

4° Traitement des fonctionnaires et employés du service médical.

5° Traitement de l'aumônier.

6° Vestiaire et nourriture des sœurs.

7° Solde des préposés et servants.

8° Frais de culte.

9° Frais de sépulture.

10° Frais d'administration, de bureau, d'impression et d'école.

11° Contributions.

12° Assurance contre l'incendie.

13° Pain ou farine.

14° Viande.

15° Vin, cidre ou bière.

16° Comestibles.

17° Dépenses de la pharmacie.

18° Tabac.

19° Lingerie et vêture.

20° Dépenses du coucher.

21° Entretien et renouvellement des meubles et ustensiles.

22° Blanchissage.

23° Chauffage.

24° Éclairage.

25° Entretien des bâtiments et murs.

26° Entretien des propriétés (frais de culture).

27° Gratification aux travailleurs.

28° Fourrages et litières.

29° Dépenses imprévues.

30° Restitution de trop perçu.

31° Consommation des produits en nature.

32° Evaluation du travail des aliénés.

Nous trouvons parmi les dépenses extraordinaires :

1° Les secours que l'administration accorde à des employés ou à leurs veuves à défaut de la retraite à laquelle ils n'ont pas encore droit.

2° L'achat de rentes sur l'État.

3° Les constructions et grosses réparations.

4° Les achats de terrains.

5° Les achats extraordinaires de mobilier.

6° Les frais de procédure, etc.

La nomenclature qui précède, comprenant tous les éléments de l'existence d'un asile, nous allons les examiner successivement, tant sous le rapport administratif que sous celui de la coordination des différents services. Les considérations que nous allons successivement développer seront, en quelque sorte, le cadre du cahier d'observations qu'en vertu des instructions le directeur doit joindre à l'appui de ses propositions budgétaires. Mais, avant d'entrer dans les détails intimes de la gestion, il importe de résumer ici quelques principes généraux applicables à toutes les dépenses.

Les dépenses sont effectuées en vertu des crédits ouverts au budget, conformément à la nomenclature ci-dessus indiquée.

Chaque crédit doit servir à la dépense pour laquelle il est ouvert, le directeur ne peut en changer la destination sans une autorisation du préfet.

Lorsque les crédits ouverts par le budget d'un exercice sont reconnus insuffisants ou lorsqu'il est nécessaire de pourvoir à des dépenses non prévues, lors de la formation de ce budget, les crédits supplémentaires doivent également être ouverts par décisions spéciales du préfet, pour se rattacher ultérieurement aux chapitres additionnels dont il sera question plus tard.

Aucune dépense ne peut être acquittée par le receveur si elle n'a été préalablement ordonnancée sur un crédit régulièrement ouvert.

C'est le directeur qui remplit les fonctions d'ordonnateur,

non-seulement à l'égard des dépenses propres à l'asile, mais encore pour les dépenses à faire, à titre d'avances, aux pensionnaires ou à titre d'emploi de l'avoir de ces pensionnaires, comme nous aurons occasion de le voir quand nous nous occuperons des opérations hors budget.

Les mandats doivent être délivrés au profit et au nom des créanciers directs de l'établissement, et il est expressément interdit au receveur d'effectuer le paiement de ces mandats, même dûment quittancés, entre les mains d'intermédiaires attachés, à quelque titre que ce soit, à l'établissement.

D'un autre côté, le receveur ne peut effectuer le paiement des mandats qu'autant que ceux-ci sont appuyés de pièces justificatives, attestant que la dépense a été faite pour un service régulièrement autorisé et dans les formes prescrites par les lois, règlements et instructions. Le cadre de ce travail ne nous permet pas d'établir ici la nomenclature de ces justifications pour laquelle nous renvoyons à l'article 1542 de l'Instruction générale du 20 juin 1859. Des états d'émargements appuyés des décisions fixant les traitements, justifient les mandats portant paiement des émoluments du personnel. Pour les fournitures, il y a lieu de produire à l'appui du mandat le mémoire réglé du fournisseur, copie s'il y a lieu du procès-verbal d'adjudication ou du marché dûment approuvé et, enfin, certificat de réception avec indication s'il s'agit de mobilier du n° du catalogue d'inventaire. S'il est question de travaux, les devis, décomptes de réception ou les mémoires réglés par l'architecte doivent accompagner les mandats. Telle est la donnée générale sur la justification des dépenses. Il est d'autant plus urgent de joindre aux mandats toutes les justifications exigées que les comptables n'ont point qualité pour apprécier le mérite des faits auxquels se rapportent les pièces à l'appui de chaque mandat. Il faut, pour garantir leur responsabilité, qu'elles soient visées et, par conséquent, attestées par le directeur. Si cependant le comptable avait des raisons de croire que l'ordonnateur a été trompé, il pourrait suspendre le paiement et avertir l'ordonnateur sans aucun retard ; mais si ce dernier lui donne l'ordre de payer il doit s'y conformer immédiatement, à moins, toutefois, qu'il n'y ait dans la constatation de la créance une erreur matérielle propre à faire rejeter la dépense des comptes du receveur.

Les mandats ne peuvent être payés après l'époque fixée pour la clôture de l'exercice. Ils sont alors annulés, sauf réordonnancement ultérieur.

Quant à ce qui concerne le timbre, nous ne pouvons que renvoyer à l'article 1542 déjà indiqué, où se trouve la nomenclature des pièces qui y sont assujetties.

En étudiant les divers éléments dont se compose le budget des dépenses, nous aurons occasion de revenir sur certaines règles d'administration, spéciales à chacun d'eux ; mais il nous reste encore, pour le moment, à présenter un résumé sommaire de quelques prescriptions générales d'un haut intérêt.

**Adjudications. — Cahier des charges.** — Depuis longtemps déjà la publicité et la concurrence avaient été considérées comme les conditions essentielles des marchés à faire pour le service des administrations hospitalières. L'ordonnance du 14 novembre 1837, en traçant les règles de l'adjudication, a déterminé les cas où un autre mode peut être admis par exception, et c'est elle qui fixe encore aujourd'hui la jurisprudence sur la matière. Pour être complète, l'adjudication comprend les éléments ci-après :

Le cahier des charges stipule d'abord la nature des fournitures, la distribution de ces fournitures en lots correspondant à la situation commerciale du pays, les conditions spéciales de la fourniture, le mode de livraison, de réception et de l'appréciation de la qualité de chaque objet, les limites inférieure et supérieure de cette fourniture, les garanties que les fournisseurs ont à produire, soit pour être admis aux adjudications, soit pour répondre de l'exécution de leurs engagements, l'action que l'administration peut exercer sur ces garanties en cas d'inexécution de ces engagements, le mode de liquidation et de paie-

ment du montant de ces fournitures. Enfin l'indication des cas
de résiliation du marché, les conditions de cette résiliation et
les formalités pour y parvenir.

L'avis des adjudications à passer est publié, sauf les cas d'urgence, un mois à l'avance par la voie des affiches, des journaux
et par tous les moyens ordinaires de publicité. Cet avis fait
connaître, outre l'indication et la composition des lots, le lieu
où on peut prendre connaissance du cahier des charges, le fonctionnaire chargé de procéder à l'adjudication, le lieu, le jour et
l'heure fixés pour cette opération.

Les adjudications et marchés à faire pour le compte des asiles
d'aliénés doivent être passés par le directeur, assisté du receveur et de l'économe. Elles peuvent avoir lieu, soit dans l'établissement, soit dans le centre de population le plus proche,
si l'asile est trop éloigné.

Les soumissions doivent toujours être remises cachetées en
séance publique. Un maximum de prix, arrêté d'avance par le
directeur, doit être déposé cacheté sur le bureau, à l'ouverture
de la séance.

Dans le cas où plusieurs soumissionnaires ont offert le même
prix, il est procédé, séance tenante, à une réadjudication entre
ces soumissionnaires seulement, soit sur de nouvelles soumissions, soit à extinction des feux.

Le lot ne peut être adjugé, si le montant de la soumission la
plus basse est supérieur au maximum du prix fixé par l'administration. Toutefois, quoique les instructions gardent le silence à
cet égard, nous pensons que le soumissionnaire dont les offres
se rapprochent le plus du maximum peut être admis, s'il l'ac-
cepte, à faire sur ces offres un rabais qui le fasse descendre au-
dessous du maximum.

Les résultats de chaque adjudication sont constatés par un
procès-verbal relatant toutes les circonstances de l'opération,
signé par l'adjudicataire et les fonctionnaires ayant présidé ou
assisté à l'adjudication.

Les adjudications, subordonnées à l'approbation du préfet, ne sont valables, en définitive, qu'après cette approbation. C'est après cette approbation que le procès-verbal doit être, dans les vingt jours qui suivent, soumis à la formalité de l'enregistrement.

L'adjudication par lots, réunissant les denrées d'un même commerce, présente, dans la pratique, des avantages incontestables, puisque c'est sur la valeur totale du lot qu'elle est consentie. Elle permet l'application plus large de ce mode à des fournitures peu importantes en elles-mêmes et acquérant une certaine valeur par la manière dont on les groupe, elle attire la concurrence, à la condition que les lots soient proportionnés aux habitudes commerciales du pays, elle est surtout utile pour les petits asiles dont les fournitures isolées auraient, sans cela, une valeur trop minime pour solliciter la concurrence.

Une expédition en forme, tant du procès-verbal d'adjudication que du cahier des charges, doit être remise au receveur chargé de poursuivre la réalisation des cautionnements et de se conformer, pour l'acquittement des dépenses, aux stipulations contenues dans ces actes.

Si l'adjudication est la règle, les circonstances obligent quelquefois de déroger à cette règle avec le consentement de l'autorité compétente. L'ordonnance du 14 novembre 1837 a elle-même indiqué ces exceptions, qui concernent : 1° Les objets dont la fabrication est exclusivement attribuée à des porteurs de brevets d'invention ou d'importation; 2° à ceux qui n'ont qu'un possesseur unique; 3° aux matières et denrées qui, à raison de leur nature particulière et de la spécialité de l'emploi auquel elles sont destinées, doivent être achetées ou choisies sur les lieux de production ou livrées sans intermédiaire par les producteurs eux-mêmes; 4° pour les fournitures qui n'auraient été l'objet d'aucune offre aux adjudications ou à l'égard desquelles il n'aurait été proposé que des prix inacceptables; 5° pour les fournitures qui, vu l'urgence, ne pourraient pas subir les délais d'adjudication, sans qu'il en résultât un préjudice réel pour le service; 5° enfin il est des cas où certaines fournitures ne pourraient être sans inconvénients livrées à la concurrence illimitée;

l'administration se réserve alors le droit de subordonner à certaines conditions l'admission des concurrents. Elle peut toujours, d'ailleurs, stipuler dans le cahier des charges les garanties préalables de capacité et de solvabilité qu'elle exige des soumissionnaires et exclure avant l'ouverture des soumissions ceux qui ne les remplissent pas.

C'est par des marchés spéciaux soumis à l'approbation préfectorale et dûment enregistrés, que l'administration pourvoit à la fourniture des denrées qui, pour un motif quelconque, n'ont pas été comprises dans l'adjudication générale.

C'est ordinairement dans les deux derniers mois de l'année qu'il est opportun d'assurer ainsi le service des fournitures pour l'exercice suivant; car moins on laisse à l'imprévu, sous ce rapport, mieux on est en mesure d'apprécier les prévisions du budget primitif et de juger l'opportunité des propositions à faire dans le chapitre additionnel.

En dehors des acquisitions effectuées dans les formes ci-dessus indiquées, il en est d'autres qui sont assez importantes encore pour ne pas rentrer dans les menues dépenses. Elles sont constatées par des mémoires réguliers produits à l'appui des mandats qui en ordonnent le paiement.

Nous devons rappeler, à cette occasion, que c'est au directeur qu'il appartient d'ordonner les achats conformément aux règles ci-dessus indiquées, mais que c'est l'économe qui fait ces achats en se conformant aux ordres qu'il a reçus. C'est pourquoi les fournisseurs ne doivent livrer que d'après un bon de commande de l'économe, visé par le directeur.

En faisant ici un résumé analytique des prescriptions réglementaires relatives aux dépenses, nous ne prétendons pas avoir traité la question dans tous ses détails, pour lesquels nous renvoyons à l'Instruction générale du 20 juin 1859, articles 980 à 1030 et articles 1083 à 1094.

Nous allons examiner maintenant chaque dépense dans sa nature intime et dans son but.

**Médecin-directeur.** — 32° Quoique l'ordonnance du 18 décembre 1859, dans ses articles 1, 6 et 7, ait parfaitement défini les attributions administratives et les obligations du directeur, que dans ses articles 8, 9 et 10 elle ait caractérisé les conditions essentielles du service médical, et déterminé ainsi le sens attaché par elle à l'article 13, qui autorise la concentration en une seule main des fonctions médico-administratives; ce n'est pas sans peine que les directeurs-médecins sont parvenus à dégager leurs fonctions des difficultés que leur ont suscitées, dès l'origine, les administrations locales, entraînées par les errements de l'administration hospitalière ou par les habitudes prises depuis longtemps vis-à-vis d'autres établissements départementaux. La marche du service s'est ressentie de ces hésitations, et aujourd'hui encore ce n'est pas toujours sans obstacles que les questions les plus élémentaires arrivent à une solution rationnelle. Ce n'est pas dans un travail de ce genre que nous pouvons analyser les causes des embarras dont nous parlons et qu'il nous suffit de constater pour montrer combien le directeur-médecin doit apporter de tact dans la défense de ses attributions et dans l'accomplissement des nombreux devoirs qui découlent de ces attributions. Parmi les objections opposées à cette base fondamentale d'une bonne organisation, il doit surtout par sa conduite, combattre celle qui regarde ces deux fonctions comme inconciliables, parce que, dit-on, on est instinctivement porté *à sacrifier l'une à l'autre.* Nous n'avons pas à examiner ici si quelque exception est venue par hasard justifier cette appréhension, car nous pourrions citer aussi de nombreux exemples à l'appui de nos principes et prouver par des faits nombreux qu'il faut être médecin pour être un bon administrateur d'asile et que loin d'être antagonistes, les attributions se confondent en se prêtant un mutuel secours; les difficultés, quand elles ont surgi, ont presque toujours eu pour cause, soit la nomination de comptables au-dessous de leur mission, soit une parcimonie inintelligente dans l'organisation du cadre des employés. Il est des travaux matériels qu'on ne saurait imposer au directeur-médecin, sans nuire au service important dont il est chargé, et si la période d'organisation que traversent encore beaucoup d'asiles exige une somme d'efforts plus considérable, le moment n'est pas éloigné où chacun remplissant exactement ses devoirs, la direction administrative sera dégagée des *impedimenta* qui aujourd'hui embarrassent souvent sa marche.

En même temps que la situation administrative est aujourd'hui mieux dessinée et que la position morale s'est améliorée, les directeurs et médecins d'asiles ont vu dans le décret du 24 mars 1858 l'expression de la vive sollicitude du Gouvernement pour les fonctionnaires qui se consacrent au service des aliénés. La classification établie, la fixation du traitement entre le minimum de 3,000 et le maximum de 6,000 francs, les conditions exigées pour passer d'une classe à l'autre, l'appréciation des services confiés à l'autorité tutélaire, qui seule peut efficacement défendre tous les droits, tels sont les résultats d'une mesure que nous devons, avec raison, regarder comme un immense progrès dans l'organisation d'un corps appelé à rendre de grands services. Néanmoins, nous pensons que si cette organisation répond aux besoins actuels, un moment viendra où elle réclamera une importante amélioration qui, sans modifier le système en lui-même, aurait au contraire pour but de le fortifier. Peu de mots suffiront pour exposer notre pensée à cet égard. La somme de 3,000 francs à laquelle est fixé le traitement des directeurs ou médecins de 4e classe, ne représente plus aujourd'hui la position hiérarchique à laquelle ces fonctionnaires ont droit de prétendre, quel que soit le service à la tête duquel ils sont placés. Si l'on peut admettre ce chiffre comme inhérent au début dans la carrière et comme caractérisant une période essentiellement transitoire, il serait à regretter que ce pût être pour un certain nombre de nos confrères une limite qu'ils ne pourraient pas franchir. Il suffirait, pour combler cette lacune, d'élargir le cadre de la 3e classe, à laquelle arriveraient tous les directeurs-médecins après un maximum déterminé d'années de service.

Ce serait ici le lieu d'énumérer et de commenter les attributions dévolues au directeur-médecin, mais les différents articles du budget nous fourniront l'occasion d'entrer plus utilement dans ces différents détails; il suffit, pour le moment, de rappeler que, nommé par le ministre de l'intérieur, ce fonctionnaire est responsable de l'impulsion qu'il donne au service dont il est chargé, et qu'il ne doit jamais perdre de vue les moyens dont il dispose pour mettre sa responsabilité à couvert vis-à-vis de l'autorité, qui lui a confié sa mission.

33°. Ce que nous avons dit dans le cours de ce travail sur les éléments de la gestion d'un asile a déjà fait pressentir l'importance des fonctions confiées aux comptables. Le Receveur et l'économe, nommés à ces fonctions par le préfet du département, ont des attributions qui, pour être quelquefois réunies dans les mêmes mains, n'ont pas moins un caractère distinct. C'est pourquoi nous allons les examiner successivement.

**Receveur.** — Les fonctions de receveur sont spéciales; la résidence de ce comptable dans l'asile, si elle n'est pas toujours obligatoire, est au moins d'une incontestable utilité; aussi ne peut-il être intéressé dans une autre gestion ou participer à l'exploitation d'une industrie quelconque. Le receveur, régulièrement nommé, ne peut être installé qu'après avoir fourni le cautionnement auquel il est assujetti. Ce cautionnement, fixé au dixième des recettes, calculées sur la moyenne des trois derniers exercices, est réalisé soit en rentes sur l'État, soit en immeubles; dans ce dernier cas le comptable doit justifier que ces immeubles sont libres de tous priviléges et hypothèques, et possèdent réellement la valeur qu'il leur assigne. Ces justifications admises comme régulières, le comptable consent, par-devant notaire, l'affectation de l'immeuble à la garantie de la gestion des deniers. L'inscription hypothécaire est prise au nom de l'établissement à la diligence du receveur, qui doit en justifier avant son entrée en fonctions. Quant le cautionnement est fourni en immeubles, sa valeur doit excéder d'un tiers, au moins, la fixation en deniers stipulée plus haut. S'il est réalisé en rentes sur l'État, le receveur remet, soit par lui-même, soit par un mandataire, ses inscriptions de rentes au directeur du contentieux des finances, pour être déposées à la caisse du trésor. L'acte de cautionnement est immédiatement dressé en double sur papier timbré, dans la forme arrêtée par l'administration. S'il s'agit de rentes départementales, le directeur de l'enregistre-' ment remplit à cet égard les mêmes fonctions que le directeur du contentieux. Une fois le receveur installé, il est procédé, d'après les règles établies, à la remise du service, dans laquelle interviennent le directeur de l'asile d'une part, et le receveur général où son délégué d'une autre. Assimilés aux comptables des deniers publics, les receveurs d'asiles sont soumis à la même responsabilité; quoique nommés par le préfet, ils ne peuvent être révoqués que par le ministre de l'intérieur. Conformément au décret impérial du 14 juillet 1856, les receveurs des asiles touchent un traitement fixe, qui, ainsi que le prescrivent les instructions, ne peut pas dépasser celui qui est assigné aux médecins de 4ᵉ classe. Cette mesure nous paraîtrait devoir entraîner après elle quelque modification dans la quotité du cautionnement, dont le taux nous paraît trop élevé, surtout si on le rapproche de ce qu'on exige des autres comptables des deniers publics.

Dans les considérations générales relatives aux recettes et aux dépenses, nous avons implicitement indiqué quelques-unes des règles que les receveurs doivent suivre pour une partie importante de leur gestion; nous n'avons donc pas à y revenir ici, et il ne nous reste plus qu'à donner un résumé sommaire des prescriptions relatives à la tenue des écritures. Ces écritures ont pour but d'établir le mouvement et la situation de la caisse, de spécifier les valeurs dont elle se compose, en distinguant les comptes au profit desquels chaque opération a été faite, de constater l'imputation régulière des recettes et des dépenses sur les articles du budget, et enfin de présenter la situation de tous les débiteurs de l'asile. Pour arriver à ce résultat, les instructions precrivent la tenue obligatoire : 1° d'un livre à souche, sur lequel les recettes sont inscrites immédiatement au moment des versements et en présence de la partie versante, qui requiert ou non quittance de la somme versée ; dans ce dernier cas, la mention du talon suffit ; dans le second, au contraire, et si la somme dépasse dix francs, la quittance est détachée d'un livre à souche timbré au coût de 35 centimes par quittance. Le livre à souche qui a reçu mention de toutes les sommes, doit être totalisé par page, pour pouvoir être rapproché du

2° Journal général, destiné à l'enregistrement, jour par jour, de toutes les opérations effectuées, soit en recettes, soit en dépenses. Ces opérations sont reportées au

3° Grand livre, où elles sont réparties entre les divers comptes qui y sont ouverts, de telle sorte que les recettes inscrites au débit du compte-caisse, sont portées en outre au crédit du compte pour lequels elles ont été réalisées ; tandis que les dépenses créditant le compte-caisse, débitent en même temps les comptes qu'elles affectent spécialement. Le compte-caisse, le compte-asile, les comptes d'avance, de pécule, de dépôt, de trésor, de retenues, sont ceux qui se partagent ordinairement le grand livre. Quant aux comptes individuels, ils font l'objet d'un

4° Livre auxiliaire, qui donne la situation des comptes de dépôt et de pécule, fait connaître le débit de chaque compte et dirige le receveur dans les réclamations à adresser aux débiteurs de l'asile.

5° Le livre de détails consiste en comptes ouverts à chaque article de budget tant en recettes qu'en dépenses. Les livres indiqués plus haut s'ouvrent au 1er janvier pour se fermer au 31 décembre. Le livre de détails, au contraire, est pour tout l'exercice, dont les opérations ne sont closes qu'au 31 mars de l'année suivante.

Le directeur doit vérifier de temps à autre la caisse et les écritures du comptable, qui doit périodiquement lui fournir les pièces justificatives de sa situation. Ces pièces consistent :

Dans une balance des comptes du grand livre, constatant

mensuellement la situation de toutes les valeurs dont le receveur
a le maniement, et dans un bordereau de situation trimestriel,
résumant en même temps les opérations du livre de détail et les
opérations de caisse.

Comme nous l'avons déjà dit plus haut, indépendamment des
recettes et des dépenses à effectuer, en exécution des budgets,
le receveur de l'asile est chargé de diverses opérations, qui se
rapportent en général aux objets ci-après :

Cautionnements pour adjudication et marchés.

Retenues à opérer pour le service des pensions.

Les recettes effectuées par anticipation avant l'échéance.

Les fonds appartenant aux malades.

Le produit du pécule, etc.

Les avances pour dépenses au compte de divers.

Ces recettes et dépenses hors budget sont soumises aux mêmes
justifications que les autres opérations effectuées par le receveur
pour le compte de l'asile.

Le directeur doit, le 31 décembre de chaque année, arrêter
les écritures du receveur, constater la situation de la caisse et
dresser de cette opération un procès-verbal, qui est adressé au
préfet et au receveur général.

Dans le premier trimestre de l'année, le receveur remet une
copie de son compte de gestion au directeur, qui le soumet,
avec son avis, à la commission de surveillance et le transmet
ensuite au préfet. Ce compte, qui résume toutes les opérations
du 1er janvier au 31 décembre, se compose de deux parties :
l'une est le compte final de l'exercice précédent, l'autre est le
compte provisoire du 31 décembre pour l'exercice courant.
Aussi, lors de la clôture de l'exercice, le comptable doit-il
extraire de ses écritures un état de situation que le directeur
joint à son compte administratif.

Il résulte de tout ce qui précède que le directeur est appelé
à exercer sur la gestion du receveur une surveillance efficace ;
mais cette gestion est en outre placée sous la surveillance des
receveurs des finances, dans les formes et limites tracées par

les articles 1317 à 1323 de l'Instruction du 20 juin 1859. En général, le budget des asiles d'aliénés s'élève à un chiffre tel que leurs receveurs sont justifiables de la cour des comptes.

**Économe.** — 34° La gestion économique touche de plus près à tous les détails du service intérieur de l'établissement, aussi est-elle placée plus directement sous l'autorité du directeur, qui doit non-seulement en surveiller la marche, mais qui doit en outre en suivre attentivement toutes les opérations. Cette gestion exige des aptitudes toutes spéciales, une assiduité de tous les instants et une activité intelligente qui ne se ralentit jamais. C'est dire assez que l'économe doit être considéré comme comptable au même titre que le receveur. Si la résidence de celui-ci est utile, celle de l'économe nous paraît indispensable ; son intervention est de tous les instants et se confond avec toutes les phases d'existence de la communauté et des individus. C'est sur ces données que s'est fondée la circulaire ministérielle du 20 mars 1857, en prescrivant d'allouer aux économes le même traitement qu'aux receveurs. Ils sont du reste assujettis comme eux à un cautionnement, nommés par le préfet et soumis à de nombreuses obligations que nous allons indiquer sommairement.

En recevant les denrées des mains des fournisseurs, en constatant qu'elles remplissent les conditions prescrites par le cahier des charges, l'économe prend la responsabilité de leur conservation, de leur manutention et de leur emploi. Il faut qu'il en justifie les transformations, et le principe de ces justifications est identiquement le même que celui qui régit la gestion des deniers ; de même que les crédits ouverts au budget sont les régulateurs des paiements à effectuer, de même aussi l'état des consommations présumées sert de guide pour l'emploi des denrées de toute nature. Le chiffre présumé des consommateurs, les conditions réglementaires propres à chaque catégorie, et le taux d'allocation pour chaque denrée, constituent, avec une appréciation approximative des éventualités exceptionnelles, la base fondamentale des prévisions à inscrire dans cet état qui est, quant aux matières, le développement des articles du budget et doit par conséquent être distribué dans le même ordre, pour pouvoir toujours établir un rapprochement de l'un à l'autre.

Ces préliminaires une fois réglés, le rôle des écritures commence, et tant en entrées qu'en sorties, nous retrouvons encore ici la base fondamentale de la comptabilité-deniers.

Le livre à souche est destiné à l'inscription, au moment de leur rentrée, de toutes les denrées livrées par les fournisseurs avec lesquels l'administration a traité; la quittance qui est détachée et remise à la partie, lui sert de titre et doit être rapportée par elle à l'appui du mémoire des fournitures faites.

Le livre-journal est destiné à l'inscription journalière des entrées et des sorties et il est ouvert au grand-livre un compte spécial à chaque denrée dont la quotité dans les magasins peut être à chaque moment contrôlée par la balance des entrées et des sorties.

Toute sortie doit être justifiée par une autorisation préalable de l'ordonnateur, basée sur la constatation d'un besoin déterminé et par le reçu de la partie prenante, chargée de l'application au service. Des bons de sortie constituent donc, en ce qui concerne les denrées, de véritables mandats qui déchargent l'économe. Ils ont une forme spéciale pour le régime alimentaire; nous aurons l'occasion d'y revenir plus tard. Quant aux denrées en elles-mêmes, elles se divisent en deux catégories.

On range dans la première celles qui sont immédiatement fongibles.

Dans la seconde, au contraire, nous rencontrons celles qui, avant d'arriver à leur destination, subissent diverses transformations. Elles donnent lieu aux comptes de confectionnement, qui doivent être suivis avec la plus scrupuleuse exactitude, l'objet confection créditant, conformément à un tarif, la denrée livrée à l'atelier pour la confection.

Chaque mois l'économe est appelé à résumer, dans un relevé récapitulatif, la balance des comptes du grand-livre qui, en indiquant le mouvement des entrées et des sorties, conduit à la

constatation des restants en magasin. Ce relevé mensuel, remis
au directeur dans les cinq premiers jours du mois, permet à
l'administrateur de se rendre un compte exact de la marche des
dépenses intérieures dans leurs rapports avec les crédits ouverts
au budget, de juger l'influence des éventualités qui ont pu surgir
et de pourvoir, par la demande d'allocations supplémentaires,
aux insuffisances que l'expérience a révélées.

Si, par l'évaluation du montant des denrées, la comptabilité-
matières se rattache à la comptabilité-deniers, pour la constatation régulière des droits des fournisseurs, elle se réduit à un
compte de quantités pour les sorties, sans acception de la nature
hétérogène de ces quantités, et c'est en quantités avec rappel de
l'évaluation des entrées, que l'économe rend son compte annuel, qui, après avoir été examiné par le directeur et la commission de surveillance, est réglé par le préfet, auquel il est
adressé dans le premier trimestre de l'année.

L'économe est, à l'exclusion de tout autre, chargé des achats
à faire pour le compte de l'asile ou pour celui des pensionnaires.
Il reçoit tous les produits récoltés, vend les objets hors de service ou dépassant les besoins de la consommation intérieure. Il
doit donc aussi préparer mensuellement, en même temps que
son relevé, les états au moyen desquels le receveur peut passer
écriture des recettes d'ordre ou poursuivre le recouvrement des
sommes dues, soit pour vente d'objets, soit pour fournitures
faites aux pensionnaires en dehors du régime ordinaire, sur les
approvisionnements de la maison.

L'économe certifiant les réceptions de denrées dont il est
responsable, il est naturellement appelé à viser les mandats relatifs aux fournitures auxquelles il a pris part, mais en même
temps qu'il appose ce visa, il transcrit *in extenso* les mémoires
sur le carnet d'enregistrement des mandats, dont les numéros
reportés au grand livre, permettent, au 31 décembre, de faire
état des fournitures qui restent à solder dans les trois mois ac-
cordés pour clore les opérations de l'exercice.

La situation des magasins de l'économe doit être l'objet de

vérifications fréquentes de la part du directeur ou des membres de la commission de surveillance ; mais sa constatation est obligatoire au 31 décembre ; le directeur alors, en même temps qu'il arrête les écritures, dresse un état des restants en magasins, établit un rapprochement entre le résultat de sa vérification et celui des écritures, se fait rendre compte des déficits et des excédants et signe avec le comptable cet état, qui doit être joint aux autres pièces justificatives du compte. Si dans le cours de l'année il se manifeste des déchets et avaries, ils doivent être constatés par un procès-verbal spécial, visé par le directeur et un membre de la commission de surveillance.

Aux attributions dont nous venons de faire l'énumération sommaire, l'économe joint encore celle de gardien du mobilier, dont il doit chaque année dresser un inventaire général, en même temps que chaque chef de service doit prendre en charge les objets qui lui sont confiés, conformément à un carnet d'inventaire sur lequel doivent être relatées toutes les mutations nécessitées par le service, ainsi que les entrées d'objets neufs. Quant aux mises hors de service, elles ne peuvent être régulièrement constatées que par des procès-verbaux dressés en la forme indiquée plus haut pour les déchets et avaries.

Quoique l'économe soit surtout un comptable en matières, il est néanmoins chargé de solder directement certains achats dits menues dépenses, qui ne sauraient, en raison de leur peu d'importance, être assujettis aux formalités du mandatement ordinaire. C'est pour cet objet que le receveur, autorisé par le directeur, fait mensuellement à l'économe une avance dont le règlement intérieur indique la limite supérieure. Quand l'économe a fait emploi de cette somme, il le justifie par des bordereaux correspondant aux articles du budget, dont le receveur passe écriture sur l'ordonnancement du directeur. L'économe ne peut recevoir d'autres avances, qu'après régularisation de celles qui lui ont été précédemment faites.

Tous les registres relatifs à la comptabilité-deniers et matières, sont parafés par le directeur.

Comme on vient de le voir par les considérations ci-dessus exposées, la gestion administrative d'un asile repose sur une triple base, correspondant à une triple responsabilité, et se résumant toutefois dans l'unité de pensée, de système et d'action qui peut seule assurer la marche régulière de tous les services. C'est l'harmonisation de l'esprit et de la forme, sous l'influence de laquelle rien ne doit être livré au hasard.

**Employés de l'administration.** — 35° Si les règlements, en spécifiant la responsabilité qui incombe à chacun des fonctionnaires dont nous venons d'indiquer les attributions, ont admis en principe que l'accomplissement de ces obligations multiples exige l'intervention d'employés secondaires, aucune disposition spéciale n'a précisé les éléments de cette partie de l'organisation, et dans bien des localités il résulte des difficultés sérieures, tant pour les directeurs que pour les comptables, de l'inexacte appréciation des obligations imposées à ces fonctionnaires. Nous comprenons parfaitement qu'on prévienne l'exagération des frais généraux, mais nous ne saurions admettre que des aspirations d'une parcimonie inintelligente dominent les indications rationnelles du service. Aussi nous a-t-il semblé utile d'entrer dans quelques détails à cet égard.

Nous avons déjà fait connaître notre opinion sur l'unité des fonctions médico-administratives; nous avons démontré qu'elle était la base de toute organisation régulière et sérieuse. Mais il nous reste maintenant à montrer comment on peut obvier à certains inconvénients plus apparents que réels, signalés par quelques confrères, effrayés d'une complication d'attributions dont quelques-unes leur semblent devoir être nécessairement sacrifiées. Naguère encore ces objections se sont produites dans le sein de la Société médico-psychologique, où l'organisation médico-administrative a été présentée comme nuisant à l'avancement de la science. Pour nous cette assertion est sans valeur, du moment que l'on comble une lacune existant dans un grand nombre d'établissements.

Il faut d'abord établir, dans les attributions administratives, une distinction essentielle à laquelle on n'a pas toujours fait suffisamment attention; d'une part nous voyons la pensée dirigeante, l'impulsion morale, le programme intellectuel, et d'un autre côté la forme plastique de cette pensée, les actes corollaires de l'impulsion et l'exécution des détails du programme, qui fait la vie de l'institution; de même que le médecin est secondé par des agents chargés de l'exécution de ses prescriptions, de même il lui faut, comme directeur, un employé chargé de l'exécution matérielle de ses obligations administratives, dont l'énumération suffit seule pour faire apprécier le travail. On comprend facilement que le directeur absorberait le médecin, si, outre la surveillance des détails de la gestion, il devait encore faire par lui-même le travail matériel qui rentre dans ses attributions spéciales.

L'accomplissement de toutes les formalités relatives aux admissions, aux sorties et aux décès, l'expédition de toutes les pièces prescrites à ce sujet par la loi et les règlements; la correspondance avec l'autorité et les familles, la tenue du registre de correspondance, celle des registres prescrits par l'article 12 de la loi du 30 juin 1838, les écritures relatives au mouvement de la population constatant jour par jour, mois par mois, année par année le nombre des journées de présence pour toutes les catégories de personnes nourries dans l'établissement, la tenue du registre du personnel, le registre des décès prescrit par l'article 80 du Code Napoléon, le sommier constatant l'actif de l'asile, le répertoire des archives, la préparation des budgets et du compte administratif, la préparation des titres de recettes comme décomptes trimestriels, état de recouvrement, la vérification des mémoires, la délivrance des mandats et leur inscription, tant au journal qu'au livre de détail de l'ordonnateur, la préparation des bulletins journaliers de population et d'alimentation et, enfin, tout ce que présente en éventualités imprévues un service administratif embrassant la vie complète d'une communauté, sont de nature à occuper matériellement un seul

homme doué d'un zèle actif et intelligent. C'est quand le directeur-médecin s'est trouvé seul pour remplir ces obligations, et
qu'on a dû les imposer à l'économe, qu'il est arrivé que l'administrateur a effacé le médecin, ou que la comptabilité s'est éva-
nouie. Le seul moyen de lui rendre toute sa liberté d'action,
consiste à placer, sous ses ordres, un secrétaire ou chef de
bureau nommé par lui, dont nous avons, dans l'énumération
ci-dessus, résumé toutes les obligations. Il ne s'agit pas ici d'un
simple expéditionnaire, mais bien d'un employé sur lequel repose
tout le travail administratif et qui, par conséquent, doit être
doué d'une instruction assez étendue. C'est généralement une
position sans issue qui ne peut qu'exceptionnellement conduire
à celle de comptable; aussi est-il indispensable de lui assurer
un traitement suffisant qui nous paraît devoir varier de 1,500 fr.
à 2,000 fr. Pour peu que l'asile soit éloigné d'une ville, la résidence de cet employé est indispensable. Dans un asile de 350
malades cet employé peut suffire à l'aide de quelques malades
qui lui servent d'expéditionnaires, à 500 malades et au delà il
a besoin d'être secondé par un commis aux entrées, chargé,
en outre, de dresser les décomptes trimestriels. Le traitement
doit varier de 800 à 1,200 fr. Quant à la question de résidence,
elle dépend de la situation de l'asile.

**Commis de comptabilité.** — Après avoir pourvu au service
admininistratif, celui de la comptabilité doit fixer notre attention d'une manière toute spéciale. Si l'asile a un receveur spécial, ce comptable, quelle que soit l'importance de sa gestion,
peut facilement en faire toutes les opérations et il n'y a pas lieu
de lui adjoindre un employé. Quand, au contraire, toute la comptabilité est concentrée dans les mains d'un receveur économe,
il faut qu'un employé soit spécialement chargé de la tenue des
écritures relatives à la gestion en deniers. Quant au service de
l'économat, ce que nous en avons dit plus haut nous indique
assez que la régularité journalière des nombreuses écritures
qu'il comporte, ne peut être obtenue qu'autant qu'elles sont

confiées à un commis spécial chargé des relevés mensuels et du
compte final. Un garde-magasin, chargé de la distribution des
denrées, aura, dans ses attributions, les autres écritures accessoires, pendant que l'économe, après avoir consigné ses réceptions dans le livre à souche, consacrera tous ses instants à la
surveillance ou à l'accomplissement de tous les détails de sa
gestion et suivra l'emploi de toutes les denrées. La rémunération
des commis de comptabilité ne saurait être inférieure à 1,200
fr., leur résidence n'est pas indispensable. On ne peut accorder
moins de 1,000 fr. au garde-magasin qui réside nécessairement
dans l'asile.

**Surveillant en chef. — Surveillante.** — En chargeant le
directeur de la police intérieure de l'asile, le règlement lui accorde un surveillant en chef et une surveillante en chef qui,
sous ses ordres immédiats, maintiennent le bon ordre et la discipline dans leurs sections respectives, surveillent les distributions, s'assurent qu'elles sont faites conformément aux prescriptions, assistent à la distribution des médicaments et président,
en un mot, à tous les actes de la vie des malades pour en diriger
la régularisation, conformément aux indications médicales. La
circulaire ministérielle du 20 mars 1857 a fait justement ressortir l'utilité de ces fonctions et la nécessité de les confier à
des agents capables, qu'il importe d'attacher aux asiles en leur
y assurant une position convenable. Dans les asiles desservis
par une communauté religieuse, c'est la supérieure qui est surveillante en chef pour la division des femmes. Quant à la rémunération du surveillant en chef de la division des hommes, on
peut se rapporter à ce que nous avons dit du secrétaire de la
direction.

**Instituteur.** — Parmi les employés supérieurs du service,
nous ne devons pas omettre de mentionner un instituteur chargé
de présider aux exercices intellectuels et capable de propager
l'enseignement de la musique parmi les malades. Je n'ai pas besoin d'insister ici sur les services que cet employé est appelé à

rendre, non-seulement sous le rapport de l'instruction, mais encore sous celui de l'exercice du culte ; les résultats remarquables obtenus dans certains asiles suffisent pour engager tous les établissements à entrer dans cette voie. Cet employé pourrait être mis sur le même pied que les commis de comptabilité.

Tous les employés, dont nous venons de parler, sont sous l'autorité du directeur-médecin qui les nomme et délimite leurs attributions. Ils sont sous les ordres immédiats du chef du service spécial auquel ils sont attachés.

**Médecin adjoint.** — 36° Les considérations que dans les articles précédents nous avons présentées au sujet des obligations du directeur-médecin, nous font déjà pressentir que, pour satisfaire personnellement à toutes les exigences du service médical, il faut comprendre dans l'organisation un personnel qui l'assiste et le seconde dans les détails multipliés de ce service, de manière à ce que l'observation soit permanente et que les soins ne se ralentissent pas un seul instant.

Les obligations imposées aux médecins par la loi du 30 juin 1838, le règlement du mode de placement, de surveillance et de traitement des aliénés, leur application au travail suivant leur aptitude ou les indications thérapeutiques, la régularité la plus ponctuelle dans la visite journalière de tous les malades, la tenue des cahiers destinés à constater les prescriptions alimentaires et pharmaceutiques, le recueil des notes destinées à la rédaction des observations, la rédaction des annotations à inscrire au registre matricule, les divers rapports ou bulletins destinés, soit à l'autorité, soit aux familles, les autopsies, et, enfin, la rédaction du compte rendu annuel, constituent avec bien des éventualités imprévues un ensemble de faits dont le directeur-médecin assume la responsabilité, qu'il harmonise en leur donnant l'impulsion, mais dont l'exécution matérielle excéderait évidemment les forces d'un seul homme lors même qu'il en ferait son unique occupation et qu'il resterait toujours dans la force de l'âge.

Quand la population reste au-dessous de 300 malades et quand
le pensionnat est peu nombreux, un interne peut suffire à tous
les détails du service, mais quand la population dépasse 300
malades et quand il existe un pensionnat nombreux, deux internes sont tout à fait nécessaires. Cependant il est des cas où
le service est mieux assuré par la présence d'un médecin adjoint secondé par un interne. Si la population gravite vers 500
malades le service réclame deux internes, au delà de cette
limite il nous paraît utile de placer deux adjoints, affectés chacun
à l'une des divisions principales. Cette organisation, en assurant
à toutes les individualités des soins intelligents, maintiendrait
l'unité de direction si essentielle dans une institution de ce
genre. Unité de pensée, multiplicité des moyens d'action, telle
est la double indication que remplirait ce système emprunté à
l'organisation militaire et maritime. Nous savons très-bien qu'il
est des asiles à effectif exceptionnel qui réclameraient non une
dérogation au principe de l'unité, mais une position meilleure
pour des adjoints qui, par la force des choses, seraient chargés
d'un service spécial; mais c'est un détail d'exécution qui ne
saurait faire difficulté pour arriver à un résultat des plus favorables, à la régularité du service. Le décret du 24 mars 1858 a
fixé la position des médecins adjoints, dont maintenant le nombre est illimité, c'est la pépinière où se recrutera désormais le
corps des directeurs-médecins et c'est à ce titre que la position
de ces honorables praticiens nous paraît être susceptible de
quelque amélioration pour compenser les lenteurs de l'avancement. Quant au traitement des internes, un usage généralement
adopté en a fixé le taux annuel à 600 fr., en leur accordant,
outre le logement, la nourriture, le chauffage et l'éclairage. En
fixant la durée de leurs services à 3 ans, en leur permettant de
se faire recevoir docteurs pendant l'internat, en permettant la
prolongation de leurs fonctions au delà de la durée triennale,
le règlement a fait de l'internat le premier pas dans une carrière
honorable.

**Pharmacien.** — Pour peu qu'un asile soit en dehors d'un centre et que la population dépasse 300 malades, nous pensons qu'il est utile de confier la préparation et la distribution des médicaments à un pharmacien qui seul peut présenter toutes les garanties désirables. Sa position nous semble d'autant plus devoir être assimilée à celle du médecin adjoint qu'elle ne lui ouvre les chances d'aucun avancement ultérieur.

**Culte religieux. — Aumônier.** — 37° On s'accorde généralement à reconnaître qu'un asile doit, en donnant satisfaction à tous les besoins légitimes, rapprocher les malades de l'existence la plus régulière et contribuer à réveiller ou à régulariser les sentiments éteints ou pervertis sous l'influence d'une perturbation plus ou moins étendue. C'est assez dire la place qui doit être faite au culte dans l'organisation générale de l'établissement. Mais, en même temps que nous réclamons cette place pour les exercices religieux, nous devons nous élever contre certaines exagérations d'un zèle mal éclairé et rappeler ici que la religion, élément essentiel à l'activité commune, loin de l'absorber tout entière en se mettant à la traverse d'autres indications importantes, doit contribuer, au contraire, à fortifier la régularité qu'on aime à rencontrer dans tous les actes de la vie. Un aumônier, dont la situation est diversement réglée suivant les conditions spéciales dans lesquelles se trouve l'établissement, est chargé de tous les détails de ce service et son intervention auprès des malades doit être nécessairement subordonnée aux indications du médecin. Le bien ne peut résulter que d'une parfaite entente entre le directeur et l'aumônier, mais si les cas sont rares où la religion, sous forme d'enseignement individuel, peut avoir une influence spéciale sur le traitement et lui venir en aide, la solennité des cérémonies religieuses est un fait général modifiant avantageusement la tenue des malades qui montrent, pour assister aux offices, un empressement d'autant plus grand qu'on n'en exagère ni le nombre ni la durée. Ce qui concourt surtout à rehausser l'éclat de ces cérémonies tout en réveillant

le sentiment, c'est la musique religieuse trop souvent négligée.
Les orgues remplissent seules cette indication et nous ne saurions trop insister sur la nécessité d'en doter la chapelle des
établissements. Les depenses matérielles du culte sont en général peu considérables et, grâce au travail intérieur, bien organisé, on peut à peu de frais arriver à d'excellents résultats.
L'asile se rattache toujours à une paroisse, mais il est essentiel
que l'aumônerie soit installée de manière à prévenir des conflits
trop fréquents ou des prétentions de fabrique qu'excluent les
conditions réglementaires du service intérieur. Sans porter aucune atteinte à la discipline ecclésiastique, on peut très-bien
séparer des intérêts matériels qui, sans cela, suscitent des débats toujours nuisibles à la dignité de la religion.

**Caisse de retraite.** — 38° La position des fonctionnaires et
employés des asiles d'aliénés, longtemps précaire en raison de
l'exiguité des émoluments, ne l'était pas moins par l'absence de
tout droit à la retraite. Depuis peu, une notable amélioration a
été réalisée sous ce rapport et, si on n'a pas pu obtenir d'être
placés sur le même pied que les fonctionnaires de l'État, si la
création d'une caisse centrale de retraite pour les asiles a rencontré de sérieuses difficultés, le but a été en partie atteint par
l'adjonction aux caisses départementales des directeurs-médecins et autres emplois dont nous avons fait l'énumération dans
les articles précédents. Des décrets spéciaux ont réglementé
chaque caisse, établi les droits à la retraite, fixé le taux de la
retenue et déterminé la quotité du capital de fondation. En cas
de déplacement, les directeurs et les médecins emportent dans
leur nouvelle résidence leurs droits antérieurs moyennant le
passage d'une caisse à l'autre des retenues qu'ils ont subies. Le
taux de la retenue varie de 4 à 5 p. 100. Si la plupart des départements ont fondé une caisse effective, il en est où la retenue
fait recours aux ressources départementales, et les retraites
concédées constituent un article de dépense du budget au même
titre que les secours. Enfin, il est des départements qui se sont

refusés à admettre les fonctionnaires de l'asile aux charges et aux bénéfices de la caisse. C'est une regrettable exception qui finira probablement par disparaître un jour.

Les règles générales applicables aux retenues sont les suivantes à peu de variation près. Elles comprennent : 1° la retenue au taux fixé p. 100 sur les émoluments personnels ; 2° une retenue du douzième de ces émoluments, soit lors de la première nomination, soit dans le cas de réintégration après démission ou révocation ; 3° une retenue du douzième de toute augmentation ; 4° les retenues pour congés ou absence au delà d'un délai déterminé ou par mesure disciplinaire. Le décompte des retenues est établi sur le mandat de paiement dont le montant total est porté en dépense par le receveur, tandis que ce comptable fait recette du produit des retenues dont il opère ensuite le versement à la caisse du receveur général. Il produit, à l'appui de ce versement, un état récapitulatif des retenues dressé par le directeur et visé par le préfet. La quittance du receveur général sert au comptable de pièce de dépense.

Parmi les employés admis au bénéfice de la caisse des retraites, il en est dont le service exige la présence permanente et auxquels on a dû accorder les allocations de nourriture. Leur traitement avait été calculé en conséquence, mais il en devrait résulter pour eux un préjudice réel lors de la liquidation de la retraite. Une décision ministérielle du 5 janvier 1861, adoptant une règle uniforme à cet égard, a prescrit de calculer pour la retraite la nourriture sur le taux annuel de 500 fr. et les autres allocations en nature pour le dizième du traitement. Nous pensons que pour l'exécution de ces prescriptions les appointements devraient être fixés à une somme totale, sauf retenue, de la valeur indiquée ci-dessus pour les allocations.

Enfin, les employés des asiles ayant été partagés en deux catégories, l'une, appelée à participer aux charges et aux bénéfices de la caisse des retraites, l'autre, au contraire, en faveur de laquelle a été créée la position de reposant, on s'est demandé avec raison quelle serait, eu égard à la retraite, la situation des employés de la deuxième catégorie qui viendraient à passer dans la première. Une instruction ministérielle a décidé que tous les services seraient comptés, pourvu que l'employé ait passé au moins dix ans dans la première catégorie où les émoluments sont assujettis à la retenue.

La sollicitude de l'administration supérieure ne s'est pas bornée à constituer des conditions de sécurité pour l'avenir, elle a su ménager dans bien des cas une transition utile, en accordant des secours à des veuves ou à des infirmes. Ces faits sont un sûr garant de dispositions bienveillantes en faveur de services rendus.

**Communautés religieuses.** — 39° Des opinions diverses ont été émises au sujet de l'intervention des communautés religieuses dans le service des aliénés. Les uns les ont proscrites d'une manière absolue, pendant que d'autres se sont laissés entraîner par un engouement irréfléchi à les doter de toutes les aptitudes. Nous avons, il est vrai, fort peu de sympathie pour les communautés d'hommes dont l'organisation se prête peu aux exigences de ce service; mais nous pensons que l'intervention des sœurs présente des avantages incontestables quand l'administration est sérieusement constituée, quand les attributions des religieuses ne dépassent pas les prescriptions réglementaires et surtout quand elles n'ont d'autre privilége que celui de donner l'exemple des vertus dont leur costume est l'emblème. Mais, en reconnaissant leurs qualités précieuses, nous ne prétendons pas leur en attribuer le monopole et nous avons eu l'occasion de rencontrer, parmi les laïques, des qualités non moins précieuses et un dévouement non moins désintéressé. Nous ne saurions donc manifester ici une prédilection préconçue en faveur de l'un ou l'autre des deux systèmes. Suivant les lieux, nous nous prononçons en faveur de celui que la tradition a consacré et une longue expérience nous a appris qu'un système mixte est celui qui, sous tous les rapports, présente les plus sérieuses garanties.

L'admission des sœurs dans un asile a lieu, en vertu d'un

traité conclu entre le directeur et la congrégation, sous l'approbation du préfet du département; les clauses de ce traité déterminent le nombre des sœurs, les services qui leur sont confiés,
leur discipline intérieure, les conditions matérielles de leur
installation.

Les sœurs doivent avoir des attributions en rapport avec le
but de leur institution; aussi l'expérience a-t-elle prouvé que
le choix de la congrégation n'est pas indifférent. Les attributions
doivent être exclusivement hospitalières et, sauf les services
relatifs à la lingerie, elles nous paraissent ne devoir s'immiscer
dans aucun service économique. De plus, conformément à l'article 34 de l'ordonnance du 18 décembre 1839, elles doivent
rester étrangères au service de la division des hommes sans
même en excepter l'infirmerie où leur présence a plus d'inconvénients que d'avantages. Leur action doit donc se concentrer
dans la division des femmes où elles sont chargées du maintien
de l'ordre et de la discipline, des soins personnels à donner aux
malades, de la direction des travaux confiés aux femmes et de
tous les détails d'une surveillance active, intelligente et continue.
Leurs exercices religieux doivent être subordonnés aux indications du service et il est important d'éviter, sous ce rapport,
une exagération toujours préjudiciable, dans laquelle ne tombent
jamais les véritables hospitalières. Enfin, tout en admettant
qu'une partie de la communauté puisse être réunie pendant la
nuit, il est nécessaire que, suivant la distribution de la maison,
quelques groupes soient répartis dans certains quartiers trop
éloignés du centre.

Le nombre des sœurs se déduit facilement des considérations
que nous venons d'exposer. Une supérieure remplissant les fonctions attribuées par le règlement à la surveillante en chef: deux
sœurs pour la lingerie et le vestiaire, une sœur pour l'infirmerie, une sœur pour le pensionnat et pour le reste du service,
une sœur pour 60 malades. Tel est, suivant nous, le cadre d'une
communauté qui, pour 200 malades du sexe féminin, ne doit
pas s'élever au delà de 8 personnes. Il est des congrégations

qui admettent des sœurs de voile et des sœurs converses, c'est une organisation qui nous paraît avoir des inconvénients, les infirmières laïques nous paraissent préférables aux sœurs converses.

L'administration n'a pas à s'ingérer dans la discipline intime de la communauté, elle n'a qu'à s'assurer, au moment de conclure le traité, qu'aucune des dispositions des statuts de l'ordre n'est en désaccord avec le règlement du service intérieur. C'est ce règlement qui régit les sœurs dans l'accomplissement de leurs devoirs hospitaliers et sous ce rapport il ne peut leur être accordé d'autres priviléges que ceux inhérents à la position hiérarchique qui leur est assurée.

Enfin, quant aux conditions d'installation de la communauté, l'expérience nous a encore appris qu'il est avantageux de les fixer de manière à ce qu'elle fasse ménage à part, qu'elle règle elle-même tout ce qui se rattache à son régime intérieur et pourvoie sans contrôle à ses dépenses. Dans ce cas, le traité devra stipuler une indemnité pécuniaire, moyennant laquelle l'asile ne fournit aux sœurs que les allocations de chauffage et d'éclairage, ainsi que la jouissance d'un jardin. Le taux de cette indemnité peut, suivant les localités, varier de 5 à 600 francs. La pension à allouer aux reposantes peut être fixée à 350 francs.

Enfin, le traité stipule les honneurs funèbres à rendre aux sœurs, ainsi que les conditions de mutation, soit à la demande du directeur, soit sur l'initiative de la congrégation.

Ces données spéciales à la communauté étant établies, nous n'avons plus maintenant qu'à nous occuper de l'organisation du service en lui-même, sans acception du caractère des personnes appelées à y prendre part.

**Services généraux.** — 40° On n'a pas toujours donné une suffisante attention à cette partie complémentaire de l'organisation du personnel. Il ne suffit pas, en effet, que l'état-major réponde à toutes les indications, il faut aussi que tous les agents présentent des garanties sérieuses qu'on rencontre très-rarement dans un système de parcimonie mal entendue. La circulaire ministérielle du 20 mars 1857 a signalé avec raison la nécessité de combler de regrettables lacunes. Un soin scrupuleux dans le choix de ces agents, une discipline sévère et des récompenses accordées avec discernement sont des moyens qui se corroborent et qui concourent simultanément à améliorer un service dans lequel aucun détail n'est indifférent.

Le cadre du personnel des préposés comprend deux parties ; dans l'une nous trouvons les services généraux ; nous rencontrons dans l'autre le service de surveillance dans chacune des deux divisions. Nous allons en donner ici l'énumération.

Les services généraux comprennent :

Un concierge, qui doit être marié, et qui, pour peu que l'asile soit important, n'a pas assez de loisir pour exercer une profession.

Un garçon de bureau, qui peut, en outre, seconder le garde-magasin et être chargé de l'éclairage extérieur.

Il est avantageux de fabriquer le pain dans l'asile, qui doit compter, dans son personnel, un boulanger.

Il nous a toujours paru préférable de confier la préparation du régime alimentaire à un chef de cuisine, toujours plus habile qu'une femme et se pliant beaucoup mieux à toutes les exigences de la responsabilité économique ; il lui faut au moins un aide, et deux au plus, quand la population dépasse le chiffre de 600 malades.

La lingerie, à laquelle le travail des malades doit fournir un concours efficace, exige quatre personnes au moins. L'importance du service détermine les adjonctions ultérieures.

Deux employés spéciaux doivent être préposés à la direction de la culture.

S'il y a des chevaux et des vaches, c'est un service qui réclame un ou plusieurs préposés. La porcherie se rattache au même service.

Dans l'intérêt de l'asile tout aussi bien que dans celui du traitement des aliénés, l'élément professionnel doit trouver sa place

50

dans l'organisation de l'établissement; mais l'application de ce
principe ne produit toutes ses conséquences qu'autant que la
direction du travail est confiée à des chefs d'ateliers, dont la
qualité et le nombre ne sauraient être déterminés d'une manière absolue. Nous pensons toutefois qu'un serrurier, un menui-
sier, un maçon, un tailleur et un cordonnier doivent constituer
le cadre de ce personnel, organisé non-seulement en vue du
travail à faire, mais surtout dans le but d'y appliquer les malades, qui reprennent ainsi peu à peu les habitudes de la vie
ordinaire.

**Infirmiers, infirmières.** — Quoique les localités donnent
au service un caractère spécial, et quoique les conditions de la
surveillance varient suivant la distribution intérieure, il y a
cependant certaines indications générales d'après lesquelles on
détermine l'effectif du personnel chargé de la surveillance. La
classification adoptée dans l'asile, les conditions d'existence
propres à chaque catégorie, l'effectif des malades que comprend
chacune d'elles, le degré de liberté accordé aux aliénés, l'activité qu'on imprime à leur vie, les travaux auxquels on les emploie sont autant de circonstances dont il faut tenir compte pour
la fixation du nombre des surveillants. Nous devons faire remarquer en outre que, quel que soit le nombre des malades, celui
des infirmiers ne saurait descendre au-dessous d'un minimum
déterminé par le nombre des catégories et la nécessité d'avoir
deux infirmiers dans chacune d'elles. C'est ce minimum qui
constitue les frais généraux de surveillance, d'autant plus oné-
reux que la population est plus restreinte. Mais une fois cette
base essentielle établie, l'augmentation du nombre des agents
est loin d'être proportionnelle à l'accroissement de la population. C'est ainsi qu'en dehors des conditions spéciales du pensionnat, de l'infirmerie et des agités, la proportion d'un surveillant sur 15 malades peut satisfaire aux principales indications,
quand le nombre des aliénés dépasse deux cents dans la division ;
ce qui constitue, en moyenne générale, la proportion de 1 sur 12.

C'est généralement sur cette donnée qu'est basé le cadre de l'organisation qui, conformément à la circulaire du 20 mars 1857, est fixé par le préfet sur la proposition du directeur et l'avis de la commission de surveillance.

Les deux sexes, quoique le régime disciplinaire y diffère dans quelques-unes de ses parties, comportent le même cadre d'organisation. Quand une communauté religieuse est chargée de la division des femmes, le nombre des infirmières laïques est calculé de manière à ce qu'avec celui des sœurs il constitue la proportion indiquée plus haut.

Les conditions spéciales de surveillance pour les pensionnaires de 1$^{re}$ classe, certaines dispositions des localités exigent des agents qui sont nécessairement en dehors du cadre ci-dessus déterminé.

Après avoir déterminé le cadre du personnel dans son ensemble, il faut en régler l'organisation hiérarchique de manière à fortifier la discipline, à stimuler l'émulation et à ménager les moyens de récompenser les services, d'encourager les aptitudes et de prévenir les mutations, assez fréquentes toutes les fois que l'asile n'offre pas à ses agents les avantages qu'une position analogue leur fournit dans d'autres administrations. Il ne faut pas non plus perdre de vue que ce n'est pas dans la domesticité ordinaire que notre personnel doit se recruter convenablement, et qu'il faut tenir un compte sérieux des exigences de l'époque, si l'on veut réunir toutes les garanties de moralité, d'intelligence et d'activité que réclame un service comme celui-ci. Pour remplir toutes ces indications, il n'y a qu'à diviser les préposés en catégories hiérarchiques: surveillants, sous-surveillants, infirmiers de 1$^{re}$ et 2$^e$ classe. Pour les femmes, ce sont les sœurs qui sont considérées comme surveillantes. La solde de chaque grade serait fixée à 400 fr., 300 fr., 250 et 200 fr. pour les hommes et pour les femmes. Les neuf dixièmes en sont ordonnancés trimestriellement, et le dernier dixième n'est acquis qu'après un service d'un an du 1$^{er}$ janvier au 31 décembre. Les mêmes conditions de liquidation s'appliquent aux femmes, dont la solde peut être réglée dans chaque catégorie à 350 fr., 300 fr., 250 fr. et 200 fr. Cinq ans de service donnent droit à une gratification annuelle de 25 francs, qui double au bout de dix ans. Enfin, des gratifications extraordinaires doivent être destinées, chaque année, à récompenser soit des services exceptionnels, soit une conduite exemplaire. La proportionnalité de chaque catégorie, les conditions d'avancement dépendent évidemment de l'importance du service, mais dans tous les cas nous voudrions que l'infirmier ou l'infirmière de 2e classe arrivât nécessairement à la 1re classe après deux années de séjour dans l'asile. Ce système, dont nous venons d'indiquer les bases, nous paraît répondre à la pensée exprimée à ce sujet dans la circulaire du 20 mars 1857. Les préposés des services généraux nous paraissent devoir participer aux bénéfices de cette classification par une assimilation de grade. Enfin, l'adoption d'un uniforme exprimant cette hiérarchie complète avantageusement cette série de mesures, surtout s'il n'a aucun point de ressemblance avec une livrée.

Le règlement du service intérieur a voulu donner à cette organisation toutes les garanties désirables, en fixant la position de ces agents dans le présent comme dans l'avenir. C'est ainsi qu'il détermine les cas de révocation pour cause d'infidélité, d'insubordination, d'inconduite ou de violence exercées contre les malades. D'un autre côté, il crée à leur profit la position de reposant, accordée à ceux qui comptent un minimum de dix ans de service dans l'asile. L'admission au repos est prononcée par arrêté du préfet, soumis à l'approbation ministérielle et accompagnée de la demande du directeur, de l'avis de la commission de surveillance, d'un certificat médical constatant les infirmités et d'un état des services du candidat.

L'application de ces principes a rencontré et rencontre encore quelques oppositions, fondées soit sur le chiffre de la dépense, soit sur quelques comparaisons avec le système antérieurement adopté. L'augmentation de la dépense est plus apparente que réelle, puisque cette organisation a contribué à rendre l'aliéné plus producteur; et d'un autre côté, l'ancien système n'avait pour but que de garder l'aliéné, qui, sous l'influence du régime actuel, est soumis à un traitement rationnel et humain [1].

En indiquant ici le cadre de l'organisation du personnel d'un asile, en insistant sur l'attention avec laquelle les choix doivent être faits, nous ne devons pas omettre de signaler combien il est indispensable que le directeur suive avec une constante sollicitude la marche et la conduite de ces agents, évite et prévienne ces conflits d'attributions et les effets toujours déplorables de ces intrigues qui sèment l'insubordination partout où on les laisse grandir. Cette vigilance sera efficace s'il donne lui-même l'exemple du dévouement aux intérêts qui lui sont confiés, s'il se montre constamment juste et impartial, s'il s'assure par lui-même de tous les détails du service et s'il parvient à faire prévaloir une discipline, fondée moins sur la crainte des punitions que sur la conviction profonde des conditions essentielles du devoir.

**Frais de culte, sépulture, administration, etc.** — 42° Les articles 8, 9, 10, 11 et 12 du budget correspondent à des besoins trop évidents pour que nous ayons à entrer dans des explications étendues à cet égard.

Nous comprenons dans les frais matériels du culte, le chantre, l'organiste, l'enfant de chœur, une indemnité à un prêtre auxiliaire pour avoir une seconde messe les dimanches et jours fériés, l'entretien des ornements, l'éclairage, le vin pour la messe et les menues dépenses pour encens, pain d'autel, etc.

Les frais de sépulture doivent être réglés de manière à ce que cette dernière cérémonie se passe avec décence. Chaque corps doit avoir un cercueil et être pourvu d'un suaire. Les obsèques doivent être célébrées conformément au rituel et le convoi doit être accompagné au cimetière par les malades capables d'y assister d'une manière convenable.

---

1. Il existe à l'asile de Stéphansfeld une caisse de prévoyance pour les infirmiers et infirmières et un système de classement qui pourrait être adopté avec avantage dans tous les établissements d'aliénés. (H. D.)

Les frais d'administration, de bureau et d'impressions sont
motivés par les obligations qu'impose la loi du 30 juin 1838
pour constater les circonstances de l'admission, du séjour, de la
sortie ou du décès du malade, et pour noter toutes les phases
du mouvement journalier, mensuel et annuel de la population.
Toutes les pièces relatives à la comptabilité-deniers et matières,
celles qui se rattachent à tous les détails du service intérieur,
constituent une dépense dont il faut tenir compte dans le calcul
de ce crédit. Nous y rattachons, en outre, les frais de bureau
proprement dits, ainsi que les fournitures à faire aux malades,
soit pour leur correspondance, soit pour les leçons données à
ceux qui sont susceptibles d'un certain perfectionnement intellectuel. L'achat de quelques ouvrages, l'abonnement à quelques
publications périodiques, la formation d'une bibliothèque administrative et psychiatrique, complètent les données servant de
base à l'évaluation de ce crédit, dont la quotité est, comme on
le voit, presque indépendante de l'effectif de la population.

Les fonctionnaires sont assujettis à payer les contributions
imposées aux logements qu'ils habitent. Les bâtiments occupés
par les malades sont exempts de toute contribution; mais les
propriétés non bâties sont imposées, non-seulement conformément au droit commun, mais supportent encore la taxe de mainmorte représentative des droits de mutation qu'elles produi-
raient si elles étaient des propriétés particulières. L'assurance
des bâtiments et du mobilier contre les risques d'incendie est
une mesure de précaution qu'on ne saurait négliger aujourd'hui.
Pour peu que la valeur de l'immeuble soit considérable, et c'est
presque toujours le cas aujourd'hui, il est bon de s'adresser
à plusieurs compagnies, dont la solidarité présente plus de garanties.

**Pain.** — 43°. Si nous nous reportons à une époque encore
peu éloignée de nous, nous constatons le progrès qui s'est
accompli dans le régime alimentaire des aliénés. C'est timide-
ment et lentement qu'il s'est produit, et plus d'un obstacle lui

a été opposé dans son évolution. Si c'est une question médico-hygiénique, c'est aussi une question financière de la plus haute importance, surtout au moment où le prix des denrées tend à s'accroître, où les ressources restent stationnaires, et où, le nombre des malades à la charge de l'assistance devenant plus nombreux, les départements sont plus disposés à réduire qu'à augmenter le prix de journée. Trois questions essentielles se rattachent au sujet qui nous occupe en ce moment. Le choix des aliments, leur préparation et leur distribution.

De même que pendant longtemps on avait confondu les aliénés avec les détenus, de même aussi on croyait autrefois qu'il ne devait y avoir aucune différence entre ces deux catégories sous le rapport du régime alimentaire. Il fut même un moment où la philanthropie de salon se porta exclusivement sur les criminels. Depuis que la médecine a pris les aliénés sous sa sauvegarde, une semblable assimilation ne saurait être admise, et c'est sur d'autres principes que repose la réglementation de ce service. Deux circonstances essentielles ont surtout concouru à cette réforme, dont l'arrêté du 20 mars 1857 a posé les bases.

Sans entrer ici dans le détail des faits prouvant que, comme les autres maladies, l'aliénation mentale subit l'influence de la constitution médicale régnante, nous devons constater qu'aujourd'hui, plus qu'autrefois, ces malades réclament un régime plus réparateur et plus tonique. Si le régime ordinaire ne pourvoit pas à cette indication, on voit se multiplier de nombreuses exceptions qui ne tardent pas à constituer un abus, et c'est ainsi qu'on a vu souvent une économie mal entendue ne pas même atteindre le but financier qu'on se proposait. Le régime doit être varié, il ne faut y exagérer ni le gras ni le maigre, qui doivent y être compris dans une juste mesure. Si le premier constitue une augmentation de dépense à laquelle on ne peut se soustraire, cette augmentation sera compensée par la valeur des produits récoltés dans l'intérieur de l'asile. La part faite aux légumes verts intéresse la santé générale, et l'hygiène s'accorde très-bien avec une donnée économique essentielle. Les malades

font trois repas par jour, et la consommation annuelle de la
dernière classe est calculée sur 255 kilos de pain, 60 kilos de
viande, 11 kilos de lard, 50 litres de vin et une moyenne de
20 centimes par jour en comestibles complémentaires et condi-
ments.

La fabrication du pain dans l'asile, l'établissement d'un abattoir quand le nombre des consommateurs dépasse 700, l'entretien d'une porcherie et d'une étable sont autant de moyens
d'atténuer le prix de revient; mais c'est à la condition que la
consommation amortisse certains frais généraux. Ce n'est plus
ici qu'une question commerciale dont la solution se confond
avec celle du problème de la vie à bon marché.

Des prescriptions médicales bien précises, inscrites avec soin
sur le cahier de visite, un relevé exact des rations de tout genre,
une application rigoureuse d'un tarif adapté à tous les besoins,
la constatation régulière de la consommation réelle, les soins
les plus minutieux donnés à la préparation, le discernement
apporté à la distribution, sont autant de fils conducteurs à travers le labyrinthe de ces minutieux détails, qu'un économe intelligent ne néglige pas et qui sont autant d'éléments de prospérité
ou de ruine, suivant que ce comptable comprend ou non l'importance de sa mission.

Les prévisions sur lesquelles s'appuie le calcul de ces crédits,
dépendent du nombre des classes de pension, qu'il ne faut pas
trop multiplier, du nombre des individus de chaque catégorie
et enfin des conditions réglementaires du régime fixant dans
chacune d'elles le nombre et la quotité des rations. C'est au
moyen d'un travail assez facile à concevoir qu'on arrive à déterminer le prix de revient de chaque consommateur, et que par
une répartition rationnelle de toutes les denrées on peut constituer un prix moyen plus avantageux que si on laissait au hasard de caprices individuels le soin de régler des détails minutieux, il est vrai, mais importants toutefois pour l'harmonie de
l'ensemble. C'est surtout par cette partie du service que les abus
s'introduisent, si la vigilance s'endort ou se ralentit.

Depuis quelques années on remarque dans les prix de toutes les denrées des fluctuations qui peuvent compromettre la situation financière de l'établissement. Les céréales surtout produisent un écart qui représente souvent une différence de plus de 10 centimes par journée. On ne peut que blâmer les mesures qui ont eu pour but d'altérer la qualité du pain ou d'en diminuer la ration. Quand la charge s'aggrave, il faut bien que le budget la supporte, et c'est pour ces circonstances critiques que l'asile doit accroître sa production intérieure, dégrevant d'autant le crédit comestibles, et se ménager pendant les bonnes années une réserve qui vienne au secours des mauvaises.

**Pharmacie.** — 44° Quand la population d'un asile est considérable, quand l'asile est situé à quelque distance d'un centre de population, il est avantageux et même nécessaire, nous l'avons dit, d'y constituer une pharmacie et de mettre à la tête de ce service un pharmacien instruit. Mais quand l'effectif n'atteint pas 400 malades et qu'on est voisin d'une ville, de sérieux motifs d'économie engagent à ne former qu'un dépôt de médicaments confié à une sœur, sous la surveillance immédiate de l'interne, auquel peut être accordée une augmentation d'appointements pour l'indemniser de ce surcroît de travail. Quelle que soit l'opinion qu'on se forme sur la pathogénie de l'aliénation mentale, le traitement de cette affection exige qu'on fasse appel à toutes les ressources de la thérapeutique, et si en général la médication est simple, les moyens mis en œuvre ont souvent besoin d'être variés. La création d'un petit jardin pharmaceutique est une mesure économique que nous ne saurions trop recommander.

**Tabac.** — 45° Le tabac est entré aujourd'hui dans les habitudes de toutes les classes. C'est un besoin indispensable pour un grand nombre. Si dans quelques cas ce besoin peut être mis à profit comme incitation normale, si la privation peut être un utile auxiliaire comme moyen de discipline, il ne faut pas moins, aux termes du règlement, allouer le tabac aux malades qui en ont contracté l'habitude avant leur entrée dans l'asile. Si l'abus

de cette substance peut avoir et a en effet des inconvénients incontestables, la privation soudaine expose quelquefois à des dangers non moins réels, et nous avons vu l'épilepsie en être la
conséquence. Modéré dans les périodes de calme, ce besoin
s'exagère souvent pendant la période d'excitation. Cette exagération est même, dans bien des cas, le signal des recrudescences
d'accès. L'expérience a démontré jusqu'alors qu'une ration journalière de 7 grammes de tabac en poudre répond à tous les
besoins, et c'est cette donnée qui sert de base à l'évaluation
de la dépense considérablement atténuée par l'allocation du
tabac de cantine, cédé par l'entrepôt à prix réduit.

**Lingerie, vêture et coucher.** — 46° Nous ne sommes pas
encore très-éloignés de l'époque où une inintelligente parcimonie faisait négliger tout ce qui concerne la vestition des aliénés. Si d'une part on pensait qu'ils étaient réfractaires au froid,
de l'autre on attachait peu d'importance à leur tenue. Aussi on
n'a pas encore perdu le souvenir du triste spectacle s'offrant
aux regards du visiteur, qui voyait sur tous les visages l'empreinte
d'un profond abrutissement. De même qu'on a voulu pour les
aliénés des habitations convenables et spacieuses, où se manifestent partout l'ordre et la propreté, de même aussi on a constaté les heureux effets résultant des soins donnés à la tenue.
Ces nombreux déchireurs du temps passé ont disparu, et c'est
par exception qu'on rencontre encore quelques rares destruc-
teurs, en proie à un violent accès de manie ou arrivés au dernier
degré de la démence paralytique. Les dépenses à inscrire dans
ce crédit répondent donc à une double indication disciplinaire
et hygiénique. Double vêtement complet aussi bien pour l'hiver
que pour l'été, une moyenne de dix chemises par malade, des
souliers pour l'usage ordinaire, et des sabots pour les gâteux
et les travailleurs; une coiffure commode et convenable, complètent, avec des bas en laine ou en coton, suivant la saison,
le trousseau que l'asile doit fournir à chaque aliéné entretenu
au compte du département.

C'est sur ce crédit qu'est imputée la dépense relative aux draps de lit, aux taies de traversin et d'oreiller, dont le nombre doit être fixé à trois par individu. On peut fixer au dixième l'entretien général pour le linge et au tiers celui du vestiaire. On peut bien marquer tous les cinq ans un ralentissement périodique, mais ce ralentissement coïncide presque toujours avec une recrudescence de dépense d'un autre côté. C'est ordinairement l'augmentation du prix du blé qui absorbe cette réserve intermittente.

C'est également sur ce crédit qu'on impute les diverses dépenses pour frais généraux, telles que linge de table, de cuisine, de toilette, les étoffes pour rideaux, etc.

Le nouveau règlement a classé parmi les dépenses obligatoires de cette catégorie la vestition des préposés à la surveillance des malades. C'est une mesure dont l'expérience a démontré l'utilité. Outre que la tenue commande plus facilement l'obéissance, elle relève le moral de celui qui la porte, et c'est pourquoi nous ne saurions partager l'opinion de ceux de nos confrères qui lui ont donné la forme d'une livrée.

C'est dans la mise en œuvre des étoffes qu'on trouve une source constante de travail pour les aliénés. Chaque pays présente, sous ce rapport, une physionomie particulière, et si aucune règle uniforme ne peut être prescrite, on doit adopter pour principe fondamental l'organisation du travail suivant les aptitudes qu'on rencontre. C'est surtout pour atteindre ce but qu'on doit donner au choix du personnel une attention toute spéciale et qu'on doit examiner ce qu'il rapporte, plutôt que ce qu'il coûte.

Si un notable progrès s'est accompli dans la vestition, il n'a pas fallu des efforts moins constants pour mettre le coucher des aliénés au niveau des besoins réels. Des couchettes en fer, d'une forme élégante, des fournitures d'une bonne qualité en crin ou en laine, des couvertures et au besoin des duvets pour l'hiver, constituent le coucher des malades propres et tranquilles. Pour les gâteux, un lit à fonds avec paillasse centrale, d'un renouvel-

lement facile, doivent être substitués à ces caisses en bois ou en
tôle, remplies de paille, qui dissimulent une situation pénible,
mais qui sont une cause d'infection. On ne doit pas perdre de
vue que s'il est des malades essentiellement malpropres, qui
exigent des précautions exceptionnelles, le nombre, autrefois
considérable des gâteux, s'est notablement atténué depuis que
le coucher a été amélioré et surtout depuis que la composition
et la distribution du régime alimentaire ont été mieux appropriées à la situation des malades. L'entretien de ce matériel doit
être suivi avec un soin tout particulier, si on veut éviter une
assez prompte détérioration, et nous ne saurions l'évaluer au-
dessous d'un dixième. Quant à la paille, qui, pour les lits ordinaires, doit être changée au moins deux fois par an, ce n'est
pas une dépense proprement dite, quand l'asile entretient des
vaches et des porcs. La litière et le fumier qui en résultent,
sont au contraire un produit précieux, dont l'utilité est incontestable.

**Mobilier.** — 47° Quand on construit un asile d'aliénés, il est
très-rare qu'on se rende un compte exact de ce qui doit en constituer le mobilier, et au moment où le service s'y installe, on
est frappé des lacunes qui existent, et il s'établit dès le principe
un disparate complet entre le luxe de la construction et la misère de l'ameublement. De là pour le budget ordinaire une sur-
charge imprévue, qui s'accroît avec l'augmentation de l'effectif
et contre laquelle on lutte pendant des années entières, sans
arriver jamais à une situation dont on puisse être satisfait. Le
crédit destiné à couvrir cette dépense ne pourvoit pas seulement
à l'entretien ou au renouvellement de ce qui est arrivé au terme
de sa durée, il faut en outre qu'il comble de regrettables lacunes,
que chaque année renvoie à la suivante, soit parce que le précédent crédit a été insuffisant, soit parce qu'une commission n'a
pas voulu comprendre les besoins sur l'urgence desquels elle a
été appelée à donner son avis.

Le mobilier touche à toutes les questions d'ordre et de disci-

pline intérieure ; il est souvent l'expression des conditions générales du traitement. Régime alimentaire, régularité et convenance dans la distribution des repas; emploi du temps, heure
du coucher, mode de blanchissage, de chauffage et d'éclairage,
se résolvent très-souvent en une question de mobilier. Il en est
de même des détails de propreté et de tenue. Le mode de transport des matières excrémentitielles trouve également sa place
ici. L'organisation du travail, la formation des ateliers, ont leur
formule pratique dans ce crédit, où l'imprévu domine souvent.
Plus l'asile devient producteur, plus les dépenses de ce genre
tendent à s'accroître.

Le mobiler a dû nécessairement se ressentir des progrès que
la science a fait faire au régime des aliénés. La discipline à laquelle ces malades sont soumis dépend beaucoup du milieu
dans lequel on les place. On n'a qu'à se reporter à l'ancien mobilier qu'on mettait autrefois à l'usage de ces malades, pour
comprendre comment le calme de nos jours a succédé à la fureur de ce temps-là, et comment un instinct assez général de
conservation a remplacé les impulsions à détruire qu'on pouvait
croire inhérentes à certaines formes du délire. Nos infirmeries,
nos dortoirs, nos salles de réunion, ont perdu cette effrayante
spécialité du temps passé ; une vaisselle propre remplace ces
tasses en bois grossier que nous avons encore vues, et le calme
de ces repas pourrait certainement servir d'exemple à des réunions où le bruit semble être l'indice d'un savoir-vivre de con-
vention.

Il est beaucoup d'établissements où la réforme du mobilier
deviendrait une lourde charge, si l'amélioration du régime intérieur n'avait pas eu pour résultat de rendre le malade producteur. L'organisation d'ateliers, en rapport avec la situation industrielle du pays, permet d'atténuer une partie du sacrifice à
faire. C'est un double avantage pour la caisse de l'asile et pour
l'état mental des aliénés travailleurs.

**Blanchissage.** — 48° Il importe que l'asile soit abondam-

ment pourvu des eaux nécessaires à son service. Cette indication
est capitale pour le choix du lieu où l'on doit construire l'établissement, et quand on a négligé d'y avoir égard, on doit tout
faire pour la remplir. La propreté intérieure, les usages culi-
naires, les bains, en exigent une quantité considérable; mais
ce qui en exige surtout un volume important, c'est le service du
blanchissage, auquel on ne saurait donner une trop sérieuse
attention. Les dépenses qu'il occasionne ne sont pas toutes comprises dans le crédit du budget, qui ne solde que le savon, les
cristaux de soude et quelques menues dépenses. La composition
du personnel, le combustible, dépend du mode de .lessivage
adopté, de la disposition des séchoirs et du matériel plus ou
moins approprié aux diverses phases du blanchissage. Sans entrer ici dans tous les détails du procédé qui nous paraît préférable, nous nous bornons à mentionner qu'il consiste dans le .
passage de la vapeur à travers le linge préalablement décrassé
dans de l'eau de soude dont le degré dépend de sa nature. Le
rinçage vient ensuite et s'opère sans avoir recours aux battoires
dont l'emploi contribue à abréger la durée du linge. Un séchoir
en plein air et abrité contre la pluie, un séchoir à air chaud
pour faire disparaître les dernières traces d'humidité, complètent
l'organisation d'un service auquel on ne saurait donner une attention trop soutenue.

**Chauffage.** — 49° On s'est beaucoup préoccupé du mode de
chauffage des bâtiments habités par les aliénés, et cependant,
malgré les expériences nombreuses, faites dans les appareils les
plus ingénieux, la question de l'usage des calorifères ne me
paraît pas encore suffisamment résolue. Qu'on ait recours aux
appareils à courant d'eau chaude, ou qu'on emploie ceux qui
débitent de l'air chaud, il en résulte pour la fonction de la respiration quelques inconvénients graves, qu'il faut combattre par
une ventilation entraînant souvent après elle des dangers non
moins réels. L'économie de combustible qu'on recherche dans
l'emploi de calorifères ne se réalise pas toujours. Enfin, si les

frais de premier établissement sont très-considérables, l'entretien des appareils est une charge d'autant plus lourde, qu'on est obligé de recourir à des ouvriers spéciaux, venant souvent de loin et exigeant, faute de concurrence, une rémunération exceptionnelle. Sans rejeter d'une manière absolue le calorifère, qui, pour des locaux très-vastes, rend d'incontestables services, nous croyons devoir manifester notre prédilection pour les foyers libres placés dans les appartements, produisant une ventilation plus efficace, constituant une distraction à laquelle tout le monde attache un certain prix et dont les dangers peuvent être facilement prévenus par un entourage élégant qui en interdit l'accès aux malades.

Ce crédit, qu'il vaudrait mieux désigner sous le nom de combustibles, n'est pas seulement appelé à pourvoir au chauffage proprement dit; les allocations accordées aux fonctionnaires et employés, les services de la cuisine, de la boulangerie, des bains et de la buanderie, en absorbent la plus grande partie. Nous ne saurions trop recommander de donner à la distribution de ces denrées toute la régularité capable de prévenir l'emploi abusif de tout objet fongible. Les délivrances doivent s'en effectuer au fur et à mesure des besoins, afin qu'on puisse toujours, dans une vérification, se rendre un compte exact des fluctuations de la consommation.

**Éclairage.** — L'éclairage est encore une de ces dépenses qui se sont accrues sous l'influence des améliorations introduites dans le régime intérieur des asiles. Depuis que l'emploi du temps est régularisé, depuis que la vie commune, bien coordonnée, a remplacé la réclusion cellulaire, depuis surtout que la liberté d'action des malades ne doit avoir pour limites que les indications d'une surveillance intelligente, on comprend très-bien l'extension qu'a dû prendre l'éclairage, tant à l'intérieur qu'à l'extérieur. Quelques asiles sont éclairés au gaz, et nous ne saurions trop recommander ce mode, dispendieux sans doute quant aux frais de premier établissement, mais présentant des avantages incontestables quand toutes les conditions de sécurité sont assurées. Si dans de vieux bâtiments destinés à subir des remaniements, on peut hésiter à bon droit d'organiser l'éclairage au gaz, on ne saurait faire aucune objection quand il s'agit d'un asile construit de toutes pièces. La fabrication du gaz dans l'asile ne nous paraîtrait même pas devoir être une difficulté sérieuse.

Les allocations en chauffage et éclairage sont accordées aux fonctionnaires et employés logés dans l'asile. Elles sont réglées par un tarif arrêté par le préfet, suivant les besoins des lieux. Les aliénés pensionnaires remboursent le prix de leur chauffage et de leur éclairage particulier.

**Entretien des bâtiments.** — 50° C'est à l'administration de l'asile qu'incombe naturellement la charge d'entretenir ses bâtiments. Les réparations extraordinaires ne doivent même pas être demandées aux subventions départementales. Le prix de journée doit satisfaire à toutes les indications, et en cas d'insuffisance, il vaut mieux l'augmenter que de courir la chance d'allocations incertaines, souvent plus nuisibles qu'utiles à la prospérité de l'établissement.

La plupart des asiles ont été construits à une époque où la statistique des aliénés était peu connue et où l'on entrevoyait encore moins les besoins qui se sont révélés depuis. A un moment ou à un autre, l'établissement le plus complet en apparence réclame un complément indispensable d'organisation, parce que la population s'est accrue, parce que la proportion des sexes s'est modifiée, ou parce qu'il faut mettre certaines localités en rapport avec des exigences qu'il est de l'intérêt de l'asile de satisfaire. C'est aux dépenses extraordinaires que se rattachent ordinairement les travaux destinés à réaliser ces diverses améliorations.

Mais l'entretien proprement dit résout la plus grande partie des questions de salubrité, de convenance ou de sécurité. S'il s'agit, d'une part, d'assurer un bon état de conservation des bâtiments, il ne faut pas oublier non plus que les aliénés se ressentent du milieu dans lequel on les place. Ce que nous avons dit, sous ce rapport, du mobilier, ne s'applique pas moins exactement à l'entretien des bâtiments, et toute négligence à cet égard se traduit ordinairement en un notable relâchement de la discipline intérieure.

Les travaux importants doivent être, en général, décrits dans un devis estimatif rédigé par l'architecte de l'établissement. Mais il est facile d'atténuer cette dépense quand on fait intervenir le travail intérieur, et surtout quand l'organisation du personnel permet d'imprimer au travail professionnel une bonne direction. On intéresse ainsi l'aliéné à la conservation de tout ce qui l'entoure, et on a souvent l'occasion d'être étonné des résultats qu'on peut obtenir sous ce rapport. C'est à cette disposition que certains asiles ont dû leur régénération. Quand les choses se passent ainsi, le crédit à ouvrir se compose, en grande partie, de matériaux à mettre en œuvre, et c'est à la comptabilité-matières à en constater l'usage ou les transformations. C'est encore sous ce titre que vient se ranger tout ce qui concerne la propreté et l'assainissement.

**Entretien des propriétés-cultures.** — 51° Nous avons déjà eu occasion de le dire, et nous ne saurions trop le répéter, un asile d'aliénés n'est complet qu'autant que son régime intérieur reflète les circonstances les plus essentielles de la vie ordinaire. Le travail étant devenu un important auxiliaire du traitement, il faut qu'il s'offre aux malades sous les formes les plus variées. La culture est donc le complément du traitement moral en même temps qu'elle fournit des produits destinés, soit à améliorer le régime des malades, soit à atténuer, dans une proportion plus ou moins forte, certaines dépenses que ne couvre pas le prix de journée payé pour les indigents. Les frais auxquels entraîne la culture varie nécessairement suivant les moyens dont on dispose, suivant le but qu'on se propose, et suivant le genre d'exploitation qu'on adopte. La culture maraîchère est celle qu'on doit préférer pour un asile d'aliénés. Elle donne un produit plus constant, exige peu de matériel et réclame, au contraire, une nombreuse main-d'œuvre dont on peut disposer. A côté de la culture maraîchère, les prairies naturelles et artificielles sont d'une indispensable nécessité. Il faut du bétail, non-seulement pour l'engrais, mais encore pour le lait, qu'on peut difficilement trouver dans le commerce. Ce n'est pas seulement à l'étable que l'on demande les éléments des fumiers, l'engrais humain offre une ressource précieuse quand on sait en approprier l'emploi à la nature du sol et aux produits qu'on veut obtenir. Fumure directe pendant l'hiver, fermentation après désinfection pendant l'été, tels sont les procédés dont l'usage est facilité par la substitution des tinettes mobiles aux anciennes fosses, cause d'insalubrité en même temps que de détérioration des bâtiments. La question de l'engrais est d'ailleurs d'une solution peu coûteuse en raison de la grande quantité de paille qu'exige le coucher des malades. Si le travail des malades est un élément obligatoire de la culture dans un asile, il ne produit ce qu'il promet qu'autant qu'il est convenablement dirigé. Il faut confier cette direction à un bon jardinier, dont la rémunération doit être en rapport avec l'intelligence et l'activité dont il doit faire preuve.

**Gratifications aux travailleurs.** — 52° Du moment que le travail est devenu un élément essentiel de l'existence des aliénés, du moment surtout que le produit en est un véritable bénéfice pour l'asile, affranchi plus ou moins du concours des ouvriers du dehors, la création du pécule des travailleurs a dû nécessairement trouver sa place dans le règlement du service intérieur. Presque tous les asiles avaient successivement adopté ce principe, avant même que l'arrêté du 20 mars 1857 en rendît l'application obligatoire. Mais elle est soumise aujourd'hui à un mode uniforme, préférable, selon nous, à celui qui, en usage autrefois, avait été, en partie, emprunté au régime des prisons. Le travail des malades doit être envisagé sous plusieurs points de vue.

C'est lui qui donne la vie à l'asile, et dans l'intérêt du traitement aussi bien que de la discipline, on ne doit rien négliger pour multiplier le nombre des travailleurs. Le travail est le plus efficace antagoniste de l'agitation et de la fureur. C'est à l'aide d'un travail bien organisé que le système cellulaire peut disparaître sans inconvénients. Il est la meilleure dérivation contre les impulsions d'une perversion maladive, en même temps qu'il est le moyen le plus propre à renouer la chaîne d'habitudes interrompues par l'affection délirante. Généraliser le travail en le posant comme un principe, ce n'est pas pour cela lui enlever le caractère de spontanéité qu'il doit toujours conserver. Il suffit de communiquer l'impulsion de manière qu'elle soit plutôt acceptée que subie. Plus on considère le travail au point de vue du traitement, plus il se diversifie et moins les unités d'intensité y sont homogènes. Inégal dans la masse, il ne l'est pas moins dans chaque individu, et la valeur qu'on doit lui donner pour le rétribuer dépend moins du nombre des heures employées que de la spontanéité qui en a été la principale force motrice. Si donc on alloue au travail complet une rémunération prise pour unité, tous ceux qui n'atteindront pas ce maximum n'auront droit qu'au tiers, à la moitié, au quart de cette rémunération type. Il est enfin des cas où l'intensité du travail est si faible, où l'automatisme du sujet est si complet, que ce travail rudimentaire ne saurait motiver une rétribution quelconque. Si la rétribution ordinairement accordée au travail des aliénés peut paraître assez faible, on ne doit pas oublier que ce travail couvre, en grande partie, l'insuffisance du prix de journée payé pour les indigents.

La valeur du travail se déduit, non du nombre des journées supputées, comme je l'ai indiqué plus haut, mais de l'appréciation vénale du produit obtenu. Qu'aurait-il fallu payer pour un nombre donné de mètres cubes, tant en déblais qu'en remblais? Quel est le prix de la main-d'œuvre pour un mètre de maçonnerie, etc. C'est par là qu'on arrive à évaluer une recette qui est moins un revenu proprement dit, qu'une atténuation de dépenses importantes. Compris ainsi, le travail est certainement le progrès le plus important réalisé dans le régime intérieur des asiles. Il a relevé la dignité des individus en même temps qu'il a permis de faire des améliorations qu'on aurait vainement attendues du vote des conseils généraux.

Le pécule constitué aux malades peut être une réserve utile pour le moment de la sortie; mais là ne doit pas se borner son emploi. Le travail a d'autant plus d'attrait qu'il donne satisfaction à des besoins ou procure une jouissance. Aussi doit-on tâcher de tourner vers un but utile l'emploi spontané que le malade veut faire de son pécule. L'amélioration de la tenue est en général ce qu'on peut conseiller de mieux quand les sentiments affectifs de l'aliéné ne le portent pas à consacrer ce qu'il gagne au soulagement de sa famille, nécessiteuse par suite de son absence.

Nous n'avons pas besoin d'expliquer comment l'allocation du pécule et ses divers modes d'emploi doivent être soumis aux règles et formes prescrites pour la comptabilité ordinaire. Nous ajouterons seulement, qu'à de très-rares exceptions près, il est prudent de ne laisser aucun argent à la disposition des malades.

**Budget supplémentaire.** — 53° Nous venons de tracer, à grands traits, les diverses parties constitutives du budget d'un asile; en exposant les motifs de chaque article, nous avons résumé les principes qui doivent présider à l'organisation du service. Enfin, en montrant l'étendue des dépenses, nous avons naturellement indiqué la formule des recettes destinées à les couvrir. Il semblerait, d'après cela, que les prévisions ainsi établies ne sont soumises à aucune variation. Cependant c'est ce qui arrive assez rarement et c'est pourquoi les chapitres additionnels viennent combler les lacunes dont il importe d'apprécier les causes principales. Il faut se rappeler que le budget est le plus ordinairement préparé près de six mois avant l'ouverture de l'exercice; que dans cet intervalle de temps les conditions d'effectif se modifient souvent d'une manière assez sensible

et que si les prévisions ont été calculées d'après les prix courants, l'adjudication consentie peu avant l'ouverture de l'année
produit des insuffisances tout à fait inattendues. Enfin, les asiles
de province surtout, ont chaque année quelque progrès à accomplir, quelque complément d'organisation à réclamer, quelque
construction nouvelle à faire élever. Il est assez rare que le
budget primitif présente un excédant de recettes suffisant pour
y faire face, et il n'est pas dans les règles d'une bonne comptabilité de régler un budget en déficit. C'est donc avec raison
qu'on renvoie ces dépenses extraordinaires au chapitre additionnel, qui peut y faire face au moyen des excédants de l'exercice clos, dont l'importance ne peut être connue qu'au 31 mars.

D'après ce qui précède et conformément à l'instruction du
10 avril 1835, le chapitre additionnel des recettes comprend les
restes à recouvrer et les recettes qui n'ont pu être prévues au
budget primitif. Celui des dépenses est composé de trois sections : les restes à payer, les dépenses complémentaires et les
dépenses extraordinaires. Ces crédits supplémentaires et extraordinaires ne sont jamais un danger, car ils s'appuient toujours sur une situation parfaitement définie et parce qu'il existe
une ressource pour les solder.

**Compte moral et administratif.** — 54° S'il est indispensable de donner aux prévisions une exactitude que rendent possible les données même du problème, si dans tout le cours de
l'exercice il faut suivre avec une scrupuleuse attention l'exécution
de ces prévisions, si on doit en outre noter avec soin toutes les
fluctuations de nature à les modifier, c'est que l'administrateur
est tenu en fin d'exercice de rendre compte de tous les actes de
sa gestion, d'en préciser la valeur morale et d'en déduire un
enseignement pour l'avenir. Le compte moral et administratif se
composera de deux parties essentiellement distinctes. Dans l'une
on explique l'exécution du budget et la situation financière de
l'établissement. Dans l'autre, au contraire, on étudie la population au point de vue du service médical. Enfin, dans le premier

on raconte ce qu'on a fait, tandis que dans le second on fait connaître ce qui reste encore à faire.

Les instructions n'ont déterminé que la forme du tableau résumant les détails du compte administratif, en indiquant les documents à fournir à l'appui; mais elles n'ont rien prescrit en ce qui concerne le cahier d'observations qui doit l'accompagner. Nous ne saurions avoir la prétention de tracer à cet égard des règles que chacun sait trouver dans son expérience. Le texte de ce rapport annuel doit nécessairement varier suivant les circonstances, et si la tâche est simple quand la marche du service a été régulière, elle se complique singulièrement quand de regrettables lacunes doivent s'expliquer, soit par l'insuffisance de collaborateurs au-dessous de leur mission, soit par le mauvais vouloir de ceux en qui l'administrateur devait trouver un appui. Ces faits qui, nous l'espérons, finiront par être relégués dans les anciens souvenirs, constituent encore trop souvent une actualité dont il faut tenir compte et qu'il importe d'étudier dans ses causes et ses effets aussi bien que dans les moyens d'en prévenir ou d'en atténuer les conséquences. Presque partout le service des aliénés se trouve en présence d'hostilités qu'il faut vaincre et désarmer. Dans l'origine il n'a pas reçu des conseils généraux un accueil bienveillant, et les procès-verbaux de ces assemblées nous démontrent aujourd'hui encore que la paix est loin d'être cimentée. Nous sommes loin d'attribuer ce mauvais vouloir à des causes dont l'humanité aurait à gémir; nous préférons admettre qu'on ne nous comprend pas et que nous devons faire de nouveaux efforts pour mettre en lumière des principes incontestables. Que nos argumentations ne sortent pas du cercle de la pratique, et que la méthode expérimentale ait toujours le pas sur les théories hasardées.

C'est dans cet esprit que doivent être conçues les observations contenues dans le rapport sur le compte administratif. Après avoir examiné la population dans les phases de son mouvement et comme principal élément de recettes, il faut faire ressortir les indications qu'elle a fournies sous le rapport de la dépense.

L'organisation du personnel, les fluctuations auxquelles elle a été soumise, les mutations survenues dans son effectif, la manière dont le service a été fait, les infractions à la discipline, les mesures prises pour le maintien du bon ordre, enfin, les détails de la dépense qui en est résultée, tels sont les principaux éléments de cette première partie du compte rendu.

La comptabilité-deniers et matières se liant intimément à la prospérité de l'institution, l'examen de la gestion financière et économique doit trouver place dans un rapport où le directeur est appelé à en fixer la valeur morale. C'est quelquefois le côté faible de l'organisation, et j'ai eu l'occasion de constater combien sont préjudiciables la négligence, l'incurie ou même le mauvais vouloir de comptables dont le caractère ou l'aptitude n'est pas au niveau de la tâche qui leur est confiée.

Ces questions préliminaires et fondamentales ayant été examinées, la revue des dépenses peut se faire dans l'ordre des articles du budget, de manière à constater l'exécution des prescriptions réglementaires et à expliquer les causes qui ont produit les différences remarquées entre les prévisions et les faits accomplis. Chaque fait essentiel doit être expliqué et commenté, chaque fait nouveau doit être interprété, et de même que les explications ressortent plus claires par la comparaison avec le passé, de même aussi cette expérience sert de jalon pour l'avenir. Il n'est pas un seul détail du service qui n'ait son expression numérique dans le compte administratif. La sollicitude pour les malades, l'activité intérieure de l'asile, sa tenue, le régime disciplinaire, son état sanitaire sont donc les commentaires naturels des crédits dépensés ou des économies réalisées. Un directeur peut rencontrer sur sa route des difficultés sérieuses qui embarrassent sa marche, mais il ne faut pas qu'il se décourage. Avec un sincère amour du bien, avec une ponctuelle exactitude dans l'accomplissement de tous ses devoirs, il peut rendre son compte moral confident des obstacles qu'il a rencontrés et peut être sûr que justice lui sera rendue tôt ou tard.

Enfin, le compte administratif se résume dans la situation

finale de l'exercice résultant de la balance entre les recettes et les dépenses constatées ou accomplies. Ce résultat, qui est un excédant ou un déficit, se reporte aux chapitres additionnels dont il fait dès lors partie intégrante.

C'est du compte administratif analysé dans ses moindres détails que résulte l'appréciation du prix de revient dans chaque catégorie et la constatation des ressources dont le service peut disposer.

**Rapport médical.** — Si on ne peut qu'indiquer très-sommairement le plan du compte moral, à plus forte raison le rapport médical dépend-il surtout de l'inspiration du moment. Néanmoins nous pouvons y signaler quelques parties en quelque sorte obligatoires.

La statistique de la circonscription que dessert l'asile est aujourd'hui un sujet trop important pour être négligé. La proportionnalité des sexes, la récrudescence des admissions, la répartition des aliénés entre les villes et la campagne sont des faits dont la valeur se déduit surtout de la comparaison avec ce qui s'est passé dans des périodes antérieures. Rien ne doit être négligé pour bien préciser la constitution médicale du moment; et tout en faisant connaître la physionomie générale des admissions, il est bon de citer *in extenso* les faits les plus saillants qui se sont offerts à l'observation. L'étude des maladies incidentes, leurs rapports avec la marche de l'aliénation, les causes générales auxquelles elles se rapportent, la physionomie spéciale qu'elles ont présentée constituent un chapitre intéressant dont les données ne peuvent manquer de servir à l'avancement de la science. Enfin, l'histoire des guérisons, des sorties et décès doit compléter cette revue clinique, sur l'utilité de laquelle nous n'avons pas besoin d'insister.

Esquirol a dit depuis longtemps que l'asile est un instrument de traitement. C'est à ce titre que l'appréciation de son organisation doit trouver place dans le rapport médical. Mais cette appréciation ne doit jamais dégénérer en une critique stérile et on doit, au contraire, y trouver le germe d'améliorations utiles. Signaler une lacune c'est indiquer les moyens de la combler, et le médecin, plus que tout autre, doit se rappeler constamment que le diagnostic n'a de valeur qu'autant qu'il révèle les indications du traitement.

Prévoir, agir et rendre compte, telle est la trilogie de la vie médico-administrative. Mais il ne suffit pas qu'elle s'accomplisse dans l'enceinte des murs d'un asile. Nous formulons le vœu de voir ces travaux surgir à la lumière de la publicité. Le service y gagnerait de toutes manières, car ce serait le seul moyen d'assurer le triomphe de la vérité, seul but que nous devons poursuivre.

Nous sommes arrivé au terme de notre tâche. Le cadre dans lequel nous avons dû nous renfermer nous a forcé de restreindre certains développements.

Mais nous aurons suffisamment atteint le but que nous nous sommes proposé, si nos collègues trouvent dans ce programme toutes les indications propres à les guider dans les nombreuses sinuosités du labyrinthe administratif.

FIN.

# TABLE DES MATIÈRES.

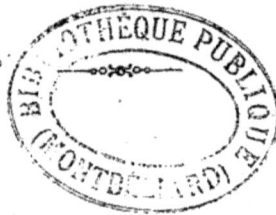

| N°s anciens | Lieux où sont situés les Asiles — DÉPARTEMENTS | COMMUNES | NOMS des Etablissements | Départemental / Hospice / Privé | Aliénés ... (1er Janvier 1862) |
|---|---|---|---|---|---|
| 1 | AIN | Bourg | St Lazare | P | 149 |
| 2 | id. | id. | Ste Madeleine | P | 439 |
| 3 | ALLIER | Yzeure | Ste Catherine | D | 215 |
| 4 | ARDÈCHE | Privas | Ste Marie de la complan | P | 249 |
| 5 | ARIÈGE | St Lizier | St Lizier | D | 154 |
| 6 | AUDE | Limoux | St Joseph de Clung | P | 195 |
| 7 | AVEYRON | Rodez | Rodez | D | 161 |
| 8 | BOU: du RHÔNE | Marseille | St Pierre | D | 734 |
| 9 | id. | Aix | La Trinité | D | 235 |
| 10 | id. | St Remy | St Paul | P | 66 |
| 11 | CALVADOS | Caen | Bon Sauveur | P | 750 |
| 12 | CANTAL | Aurillac | Aurillac | H | 112 |
| 13 | CHARENTE | Angoulême | Angoulême | H | 8 |
| 14 | CHARENTE INF | La Rochelle | Lafond | D | 221 |
| 15 | CHER | Bourges | Bourges | D | 117 |
| 16 | CORRÈZE | Meuselac-Maclone | La Cellette | P | 191 |
| 17 | CÔTE D'OR | Dijon | La Chartreuse | D | 331 |
| 18 | CÔTES du NORD | St Brieuc | St Brieuc | H | 187 |
| 19 | id. | Lehon | Sacrés Coeurs | P | 493 |
| 20 | DOUBS | Besançon | Mme M Guibard | P | 4 |
| 21 | EURE | Evreux | Evreux | H | 141 |
| 22 | FINISTÈRE | Quimper | St Athanate | D | 271 |
| 23 | id. | Morlaix | Morlaix | H | 195 |
| 24 | HAUTE-GARONNE | Toulouse | La Grave | D | 280 |
| 25 | id. | id. | Mme Delage | P | 70 |
| 26 | GERS | Auch | Auch | D | 191 |
| 27 | GIRONDE | Bordeaux | Bordeaux | D | 360 |
| 28 | id. | Cadillac | St Léonard | D | 318 |
| 29 | id. | Bouscat | Castel d'Andorte | P | 147 |
| 30 | HÉRAULT | Montpellier | St Charles | H | 354 |
| 31 | id. | id. | Pont St Côme | P | 17 |
| 32 | ILLE & VILAINE | Rennes | St Meen | D | 414 |
| 33 | INDRE & LOIRE | Tours | Tours | D | 305 |
| 34 | ISÈRE | St Egrève | St Robert | D | 247 |
| 35 | JURA | Dôle | Les Carmes | D | 205 |
| 36 | id. | id. | Les Capucins | P | 49 |
| 37 | LOIR & CHER | Blois | Blois | D | 308 |
| 38 | H:te LOIRE | Le Puy | Montredan | P | 173 |
| 39 | LOIRE INFÉR: | Nantes | St Jacques | H | 561 |
| 40 | id. | id. | La Grande Providence | S | 5 |
| 41 | id. | id. | Mme Couin | P | 18 |
| 42 | LOIRET | Orléans | Orléans | H | 333 |
| 43 | LOT | Leyme | Leyme | P | 381 |
| 44 | LOZÈRE | St Alban | St Alban | D | 260 |
| 45 | MAINE & LOIRE | Ste Gemmes sur Loire | Ste Gemmes | D | 624 |
| 46 | MANCHE | Pontorson | Pontorson | H | 347 |
| 47 | id. | St Lô | Bon Sauveur | P | 158 |
| 48 | id. | Picauville | Bon Sauveur | P | 158 |
| 49 | id. | Le Mesnil Garnier | Ancien Couvent | P | 5 |
| 50 | MARNE | Châlons | Châlons | D | 347 |
| 51 | H:te MARNE | St Dizier | St Dizier | D | 334 |
| 52 | MAYENNE | Mayenne | La Roche Gandon | P | 227 |
| 53 | MEURTHE | Laxou | Maréville | D | 1206 |
| 54 | id. | St Nicolas | St François | H | 65 |
| 55 | id. | Jarville | La Malgrange | P | 33 |

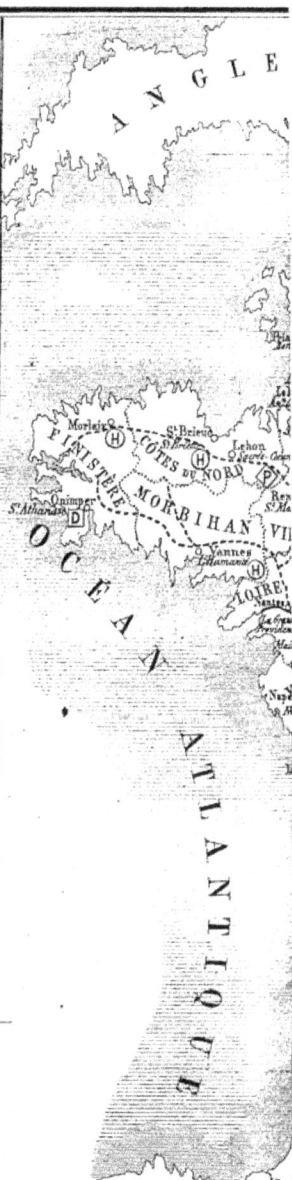

| N°s | Lieux où sont situés les Asiles — DÉPARTEMENTS | COMMUNES | NOMS des Etablissements | Départemental / Hospice / Privé | Aliénés ... (1er Janvier 1862) |
|---|---|---|---|---|---|
| 56 | MEUSE | Fains | Fains | D | 422 |
| 57 | MORBIHAN | Vannes | L'Humanité | H | 104 |
| 58 | MOSELLE | Gorze | Dépôt Mendicité | D | 7 |
| 59 | NIÈVRE | La Charité s Loire | La Charité s Loire | D | 233 |
| 60 | NORD | Lille | Lille | D | 413 |
| 61 | id. | Armentières | Armentières | D | 532 |
| 62 | id. | Marquette | Lommelet | P | 331 |
| 63 | OISE | Clermont | Mme Labitte | P | 1266 |
| 64 | ORNE | Alençon | Alençon | D | 306 |
| 65 | PAS de CALAIS | St Venant | St Venant | D | 397 |
| 66 | PUY de DÔME | Clermont Ferrand | Ste Marie Assomp. bien | H | 104 |
| 67 | id. | Riom | Riom | H | 64 |
| 68 | BAS: PYRÉNÉES | Pau | Pau | D | 264 |
| 69 | BAS-RHIN | Brumath | Stephansfeld | D | 631 |
| 70 | RHÔNE | Lyon | L'Antiquaille | D | 721 |
| 71 | id. | id. | St Jean de Dieu | P | 317 |
| 72 | id. | id. | St Vincent Paul | P | 31 |
| 73 | id. | id. | Croix Rousse | P | 26 |
| 74 | id. | id. | Champ-Vert | P | 62 |
| 75 | id. | Calvire | St Julien | P | 10 |
| 76 | id. | Vaugneray | Vaugneray | P | 94 |
| 77 | SARTHE | Le Mans | Le Mans | D | 565 |
| 78 | SAVOIE | Chambéry | Bassens | D | 163 |
| 79 | SEINE | St Maurice | Charenton (impérial) | D | 543 |
| 80 | id. | Gentilly | Bicêtre | H | 876 |
| 81 | id. | Paris | La Salpêtrière | H | 1311 |
| 82-92 | id. | Paris (environs) | Les 13 Asiles privés | P | 629 |
| 93 | SEINE INF: | Rouen | St Yon | D | 761 |
| 96 | id. | Sotteville lès Rouen | Quatre Mares | D | 400 |
| 97 | DEUX-SÈVRES | Niort | La Providence | H | 241 |
| 98 | TARN | Alby | Bon Sauveur | P | 204 |
| 99 | TARN & GARONNE | Montauban | St Jacques | H | 163 |
| 100 | VAUCLUSE | Avignon | Mont de Vergues | D | 351 |
| 101 | VENDÉE | Napoléon Vendée | Napoléon Vendée | D | 160 |
| 102 | VIENNE | Poitiers | Poitiers | H | 130 |
| 103 | H:te VIENNE | Limoges | Limoges | D | 241 |
| 104 | YONNE | Auxerre | Auxerre | D | 378 |
| | | | TOTAL | | 28,025 |

## SIGNES

- D ...... Etablissement Départemental
- P ...... Privé
- H ...... Quartier d'Hospice
- ～ ...... Chemins de Fer
- ～ ...... en projet

Dessiné à Stéphansfeld. Avril 1862   DRESSÉ PAR H. DAGONET

ANGLETERRE

MER DU NORD

BELGIQUE

PRUSSE RHÉNANE

CONFÉDÉRATION GERMANIQUE

CANAL DE LA MANCHE

BAVIÈRE RHÉNANE

Gd DÉ DE BADE

SUISSE

ÉTATS SARDES

ESPAGNE

GOLFE DE LYON

MER MÉDITERRANÉE

CORSE

Lith. de Ve Berger-Levrault & Fils Strasbourg.

Dagonet, H.
Traité élémentaire et pratique des

www.ingramcontent.com/pod-product-compliance
Lightning Source LLC
Chambersburg PA
CBHW060413220326
41598CB00021BA/2168